U0233408

血液肿瘤细胞遗传学
Hematologic Malignancies Cytogenetics

血液肿瘤细胞遗传学

Hematologic Malignancies Cytogenetics

主　编　赖悦云

副主编　王　彤　潘金兰

北京大学医学出版社

XUEYE ZHONGLIU XIBAO YICHUANXUE

图书在版编目（CIP）数据

血液肿瘤细胞遗传学 / 赖悦云主编．—北京：北京大学医学出版社，2025.1

ISBN 978-7-5659-3102-4

Ⅰ．①血…　Ⅱ．①赖…　Ⅲ．①造血系统－肿瘤－细胞遗传学－研究　Ⅳ．① R733 ② R394.2

中国国家版本馆 CIP 数据核字（2024）第 046592 号

血液肿瘤细胞遗传学

主　　编： 赖悦云

出版发行： 北京大学医学出版社

地　　址：（100191）北京市海淀区学院路 38 号　北京大学医学部院内

电　　话： 发行部 010-82802230；图书邮购 010-82802495

网　　址： http：//www.pumpress.com.cn

E-mail： booksale@bjmu.edu.cn

印　　刷： 北京金康利印刷有限公司

经　　销： 新华书店

责任编辑： 陈　奋　　**责任校对：** 靳新强　　**责任印制：** 李　啸

开　　本： 889 mm × 1194 mm　1/16　　**印张：** 22.75　　**字数：** 650 千字

版　　次： 2025 年 1 月第 1 版　2025 年 1 月第 1 次印刷

书　　号： ISBN 978-7-5659-3102-4

定　　价： 220.00 元

本书由

北京大学医学出版基金资助出版

编委名单

主　编　赖悦云

副主编　王　彤　潘金兰

编　委（按姓名汉语拼音排序）

高　露　北京大学人民医院

赖悦云　北京大学人民医院

李承文　中国医学科学院血液病医院

李钦璐　华中科技大学同济医学院附属同济医院

李　叶　北京大学人民医院

刘　虹　新疆维吾尔自治区人民医院

潘金兰　苏州大学附属第一医院

孙　媛　北京海思特医学检验实验室

王　楠　中国人民解放军总医院第一医学中心

王　彤　北京陆道培医院，河北燕达陆道培医院

王　滢　华中科技大学同济医学院附属同济医院

王　峥　北京大学人民医院

邬志伟　中国科学技术大学附属第一医院

赵佳炜　中国医学科学院血液病医院

序

自1985年由免疫学家和遗传学家共同组成的法-美-英协作组提出急性白血病的形态-免疫-细胞遗传学（MIC）分型以来，细胞遗传学一直是血液系统肿瘤性疾病诊断分型、预后分层及治疗决策的重要依据，细胞遗传学研究在血液系统疾病诊治中具有重要的临床应用价值。近十余年来，对疾病的遗传学特性的认识不断深入，促使对疾病的诊断分型和预后分层不断更新和优化，但国内尚缺乏一本较为全面的与血液系统肿瘤的最新诊断分型密切结合的细胞遗传学方面的工具书。由赖悦云教授主编、国内血液病细胞遗传学领域知名专家参编的《血液肿瘤细胞遗传学》以2016年版及2022年版WHO造血和淋巴组织肿瘤分类为基础，集细胞遗传学基础理论知识、实验操作经验、各类疾病的细胞遗传学特性、细胞遗传学图谱及典型病例于一体，以图文并茂的形式为本领域专业技术人员、血液科医生、研究生及医学生提供了一本全面了解血液肿瘤细胞遗传学知识的参考书。特别宝贵的是，本书汇集了所有编者及其所在中心多年从事血液系统疾病细胞遗传学临床检测和相关科研工作的丰富经验，许多典型病例和图片代表了国内高水平的血液病细胞遗传学领域的研究成果，将这些源于“祖国大地”的成果展示出来，对于推动血液病细胞遗传学事业发展具有重要作用。

黄晓军

北京大学血液病研究所所长

2024年10月

前　言

自 1960 年 Nowell 和 Hungerford 在慢性髓系白血病患者中首次发现费城染色体以来，细胞遗传学在血液肿瘤领域逐渐受到重视，随后越来越多与血液肿瘤密切相关的染色体异常被揭示，为进一步的分子学研究和靶向治疗药物的开发提供了重要线索。细胞遗传学已经成为血液肿瘤诊断、预后分层和疗效评估不可或缺的重要组成部分。即使在分子学检测手段突飞猛进的时代，细胞遗传学技术依旧具有不可撼动的地位。血液肿瘤的细胞遗传学技术操作难度较大，受影响因素多，只有经过长时间培训的专业技术人员方可胜任此项工作。然而，目前国内此领域专业书籍匮乏，专业技术人员稀缺，导致很多中心尚不能开展此项工作，在某种程度上限制了细胞遗传学在血液肿瘤诊治中的应用，进而限制了依据疾病细胞遗传学特性对患者进行个体化精准施治。因此，培养血液肿瘤细胞遗传学领域专业技术人才已成为当务之急，而为专业人才培养提供一本实用性较强的参考书显得尤为重要。以此为目的，我们组织国内多家中心长期从事血液肿瘤染色体分析工作且具有丰富经验的同道们共同编写了此书，通过总结在本领域多年的实践经验，并广泛查阅相关文献，将血液肿瘤细胞遗传学相关理论、方法、染色体模式图和核型图及典型病例汇集在一起，以 2016 年版及 2022 年版 WHO 造血和淋巴组织肿瘤分类为基础，着重阐述每种常见疾病的细胞遗传学特性及其临床意义，旨在为本领域专业技术人员提供一本较为实用的工具书，并为广大血液科临床医生提供一本充分了解血液肿瘤细胞遗传学的参考书。

本书中所有染色体 G 显带核型图和病例由各章节编者所在中心提供（个别由其他中心提供的核型图和病例在书中均有特别标注），所有模式图由中国科学技术大学附属第一医院 / 安徽省立医院邬志伟绘制完成。感谢李叶、张艳、马宏伟等为此书的核型图编辑所做的出色贡献，并向此书秘书组同道王峥、李叶致谢！对所有为此书作出巨大贡献的编者表示衷心的感谢！本书的图片和病例凝聚了参编人员及其所在中心全体同仁们多年的劳动成果，在此一并致谢！

血液肿瘤细胞遗传学分析是一项极需耐力和意志力的工作，谨以此书向为此领域的发展和进步而辛勤耕耘的前辈们致敬！并与今天仍处临床检验一线，弘扬前辈传统、开拓进取的同道们共勉！由于学识水平所限，书中不足之处在所难免，衷心希望各位同道和专家学者不吝指教，以便改进。

2024 年 10 月

目　录

第九章　骨髓增殖性肿瘤 ……………… 312

第十章　继发性髓系肿瘤 ……………… 321

第十一章　嗜酸性粒细胞增多性疾病 … 327

第十二章　其他血液系统肿瘤 ……… 340

第一章

总 论

第一节 细胞遗传学基本知识

细胞遗传学（cytogenetics）是由细胞学（cytology）和遗传学（genetics）相结合建立而成的。1956年，Tjio和Levan首次发现正常人体细胞含有46条染色体，标志着人类细胞遗传学的建立。1960年，Nowell和Hungerford在美国费城首先发现慢性髓系白血病（chronic myeloid leukemia，CML）患者具有费城染色体（Philadelphia chromosome，Ph），自此拉开了血液肿瘤细胞遗传学研究的序幕。

一、染色体的基本概念

染色体（chromosome）是遗传物质基因的载体，其超微结构显示染色体是由直径100埃的DNA-组蛋白高度螺旋化的纤维所组成，此时易被碱性染料着色，称为染色体，其最基本单位是核小体。有丝分裂间期，DNA解螺旋而形成无限伸展的细丝，此时不易为染料所着色，光镜下呈无定形物质，称为染色质。染色质和染色体是同一物质在细胞周期不同时期的不同形态结构，间期的染色质有利于遗传信息的复制和表达，分裂期的染色体有利于遗传物质的平均分配。

二、人类正常染色体的基本结构

染色体的形态以中期时最为典型。人类染色体是由两条染色单体（chromatids）在着丝粒处相连而成，染色单体由DNA双股螺旋借助氢键、磷酸二酯键等进一步盘旋扭曲而成。正常人体细胞的染色体组成为二倍体（diploid），即$2n = 46$，包括22对常染色体和一对性染色体（男性为XY，女性为XX）。人类24种染色体上共载有3万～3.5万个基因，染色体的改变往往导致基因的异常。人类染色体结构模式图见图1-1-1。

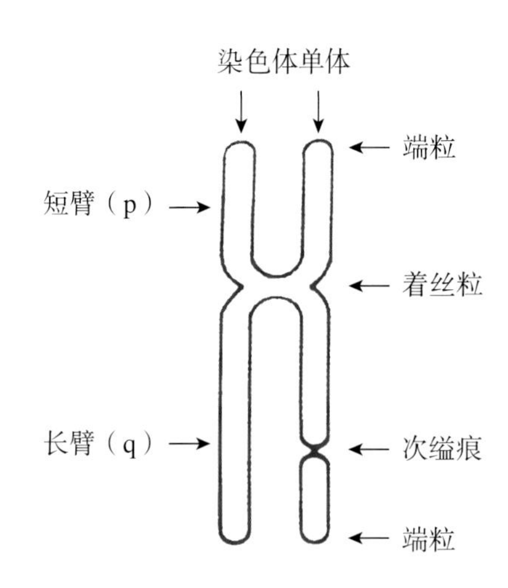

图1-1-1 人类染色体结构模式图

1．短臂（p）、长臂（q） 由着丝粒将染色体分为长短不等的两条臂（arms）。

2．着丝粒（centromere） 是细胞分裂中期两条染色单体相互连接的狭窄部位，又称主缢痕（primary constriction）。染色体按着丝粒位置的不同，分为不同类型。①中着丝粒染色体（metacentric chromosome）：着丝粒位于染色体纵轴1/2～5/8处；②亚中着丝粒染色体（submetacentric chromosome）：着丝粒位于染色体纵轴5/8～7/8处；③近端着丝粒染色体（acrocentric chromosome）：着丝粒位于染色体纵轴7/8至末端（图1-1-2）。

3．次缢痕（secondary constriction） 也称副缢痕，是着丝粒外的另一处狭窄部位，此处部分DNA松懈，形成核仁组织区。

4．随体（satellite） 在近端着丝粒染色体的短臂末端由细丝相连的粒状或圆柱形染色体片段，通过次缢痕与染色体主要部分相连，含有高度重复

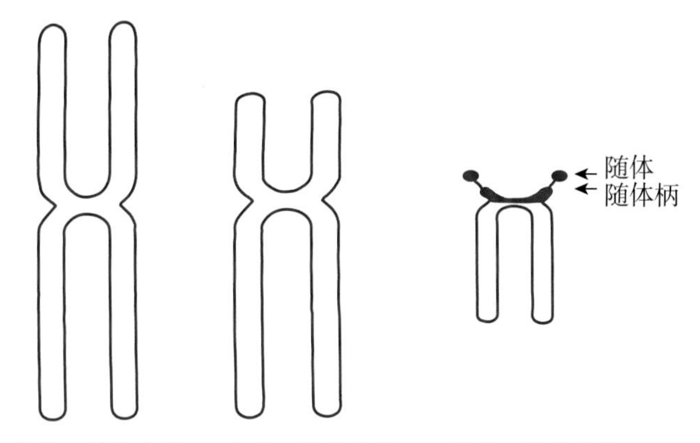

图 1-1-2 染色体形态分类模式图

的 DNA 序列。

5．端粒（telomere） 是染色体臂末端一段重复的核苷酸序列，有保持染色体完整性和遗传稳定性的功能。端粒自身长度会随着细胞分裂代数的增加不断变短。端粒较容易丢失，丢失后染色体末端与其他染色体片段相连，造成染色体变异。

三、染色体显带技术

通过吉姆萨（Giemsa）染色技术能将染色体排列分组，但组内定位、异常识别等较为困难。1968 年瑞典化学家 Caspersson 采用荧光染料喹吖因（QM）处理标本，通过荧光显微镜观察发现染色体产生宽窄和明暗不同带型，称为 Q 带。Q 带特征明显，但荧光持续时间较短，标本不适宜长期保存，目前在国内很少应用。后续相继出现了 C 带、G 带（Giemsa-banding）、R 带、T 带等多种显带技术。C 带只染着丝粒和次缢痕，故也称着丝粒带，不作为常规使用。G 带为目前使用最广泛的一种带型，其标本经过胰蛋白酶处理后行吉姆萨染色，所得带型与 Q 带相对应。G 带操作简单，带纹清晰，标本可长期保存，重复性好。其不足是多数染色体末端呈浅带，不利于该区异常的识别，且影响显带的因素较多，条件不易控制，稳定性欠佳等。在电镜下已证明，Q 亮带或 G 深带是由染色质纤维折叠盘绕的染色粒，即异染色质；Q 暗带或 G 浅带为常染色质。R 带与 G 带的着色深浅刚好相反，又称反带，因末端为深带，故易于识别末端缺失、重排等异常。T 带只染末端，也称端带。上述显带技术中 G 带、R 带为目前血液肿瘤细胞遗传学最常用的显带方法。

四、人类染色体区带

运用一种或多种显带技术，可使染色体某个区域较邻近的片段显得深染或浅染，于是染色体可被看作由一系列连续的深染和浅染的带所组成。这些染色体区、带识别和描述有一个统一的标准，最新的标准系统为《人类细胞基因组学国际命名体系》（*an International System for Human Cytogenomic Nomenclature*，ISCN，2020）[1]。每一条染色体以着丝粒为界标，从着丝粒起，到臂端止，依次分为若干区，同一区又分为若干带。描述某一特定的区带时，需写明 4 项内容：染色体号、臂的符号、区的号数、带的号数，例如：2 号染色体短臂的 2 区 3 带，应描述为 2p23。高分辨染色体命名表示法中规定任何一条带所分出的亚带，需在原带号数之后加一个小圆点，并写出每一个亚带的号数，亚带再分次亚带，可在原亚带编号后再加数字，但不必再加标点，例如：1 号染色体长臂的 3 区 2 带 1 亚带 2 次亚带，应记述为 1q32.12。

五、人类染色体分组及 G 带识别

人类染色体核型分析以分裂中期染色体为研究对象，根据染色体大小形态、着丝粒位置、长短臂比例、随体和次缢痕有无等参数，共分为 A ～ G 七个组，并借助显带技术对染色体进行分析、比较、排序和编号。A 组染色体最大，G 组染色体最小。常染色体（autosome）依照长度大小递减的顺序用数字 1 ～ 22 进行编号（例外：22 号染色体比 21 号长），性染色体（sex chromosome）用 X 和 Y 表示。将染色体制片后经盐溶液、胰酶或碱处理，用吉姆萨染色，在光镜下即可见到特征性的 G 带，一般富含 AT 碱基的 DNA 区段为暗带，富含 GC 碱基的 DNA 区段为亮带。

A 组：包括 1 ～ 3 号染色体，1 号和 3 号染色体为大的中着丝粒染色体，1 号长臂近侧有次缢痕，

2 号染色体的着丝粒略偏离中央，约在 3/8 处，为亚中着丝粒染色体。

B 组：B 组染色体长度较 A 组短，包括 4、5 号染色体，为大的亚中着丝粒染色体，着丝粒约在 1/4 处。

C 组：包括 6 ～ 12 号和 X 染色体，为中等大小的亚中着丝粒染色体，6、7、11 号和 X 染色体着丝粒约在 3/8 处，8、9、10、12 号染色体的着丝粒约在 1/4 处。

D 组：包括 13 ～ 15 号染色体，为中等大小近端着丝粒染色体，短臂上都有随体。

E 组：包括 16 ～ 18 号染色体，为中或亚中着丝粒染色体，相对较短。16 号染色体着丝粒位置变化较大，长臂上有次缢痕；17 ～ 18 号染色体着丝粒约在 1/4 处。

F 组：包括 19 ～ 20 号染色体，为短的中着丝粒染色体。

G 组：包括 21 号、22 号和 Y 染色体，是最小的近端着丝粒染色体。21 号和 22 号染色体短臂有随体，长臂两个染色单体常呈分叉状。Y 染色体仅存在于男性的体细胞中，短臂无随体，长臂两条染色单体平行排列，有时有次缢痕。

下面按照人类染色体分组分别介绍每一条染色体的 G 显带的区带特征 [2]，所展示的模式图从左至右分别为 300 条带、400 条带、550 条带水平的单倍体核型。所有区带描述是基于 400 条带水平进行描述。所展示的染色体核型图（均由北京大学人民医院血液病研究所细胞遗传学实验室提供）亦为 300 ～ 550 条带水平的核型图。

（一）A 组染色体

1 号染色体（图 1-1-3）

- 短臂——近侧段和中段各有 1 条深带，中段深带较宽，在质量好的标本上，远侧段可显出 3 ～ 4 条淡染的深带。短臂分为 3 个区，近侧的深带为 2 区 1 带，中段深带为 3 区 1 带。
- 长臂——次缢痕紧贴着丝粒，染色深。次缢痕远侧为 1 条宽浅带，中段和远侧段各有两条深带，以中段第 2 条深带的染色较深，中段两条深带较为靠近。长臂分为 4 个区，次缢痕远侧的浅带为 2 区 1 带，中段第 2 深带为 3 区 1 带，远侧段第 3 深带为 4 区 1 带。
- 着丝粒和次缢痕染色深。1 号染色体是最大的中着丝粒染色体，长臂易出现变异。

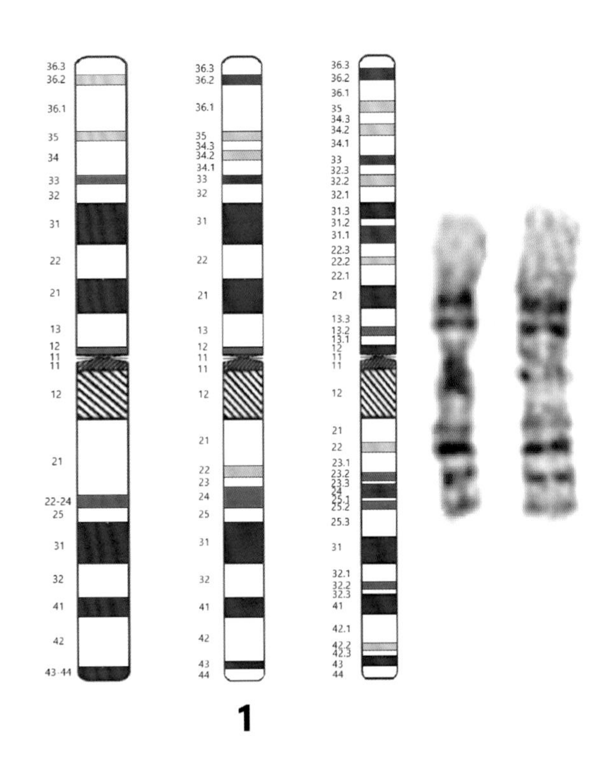

图 1-1-3　**1 号染色体**

2 号染色体（图 1-1-4）

- 短臂——常见 5 条深带，中间的两条深带稍靠近。短臂分为两个区，中段第 3、4 深带之间的浅带为 2 区 1 带。
- 长臂——常见 6 ~ 7 条深带，长臂分为 3 个区，第 2 和第 3 深带之间的浅带为 2 区 1 带，第 4 和第 5 深带之间的浅带为 3 区 1 带。
- 2 号染色体是最大的亚中着丝粒染色体，常有同源染色体不等长的情况。

3 号染色体（图 1-1-5）

- 短臂——在近侧段常见两条深带，远侧段可见 3 条深带，其中远侧近端部的 1 条带较窄且着色浅，此特征可区别 3 号染色体短臂。短臂分为两个区，中段浅带为 2 区 1 带。
- 长臂——在近侧段和远侧段各有 1 条较宽的深带。在质量好的标本上，远侧段的深带可分 4 ~ 5 条深带，长臂分为两个区，中段浅带为 2 区 1 带。
- 着丝粒染色深。该染色体的特征是在短臂和长臂的中段各有 1 条宽阔而明显的浅带，长短臂需加以鉴别。3 号染色体是第二大的中着丝粒染色体。

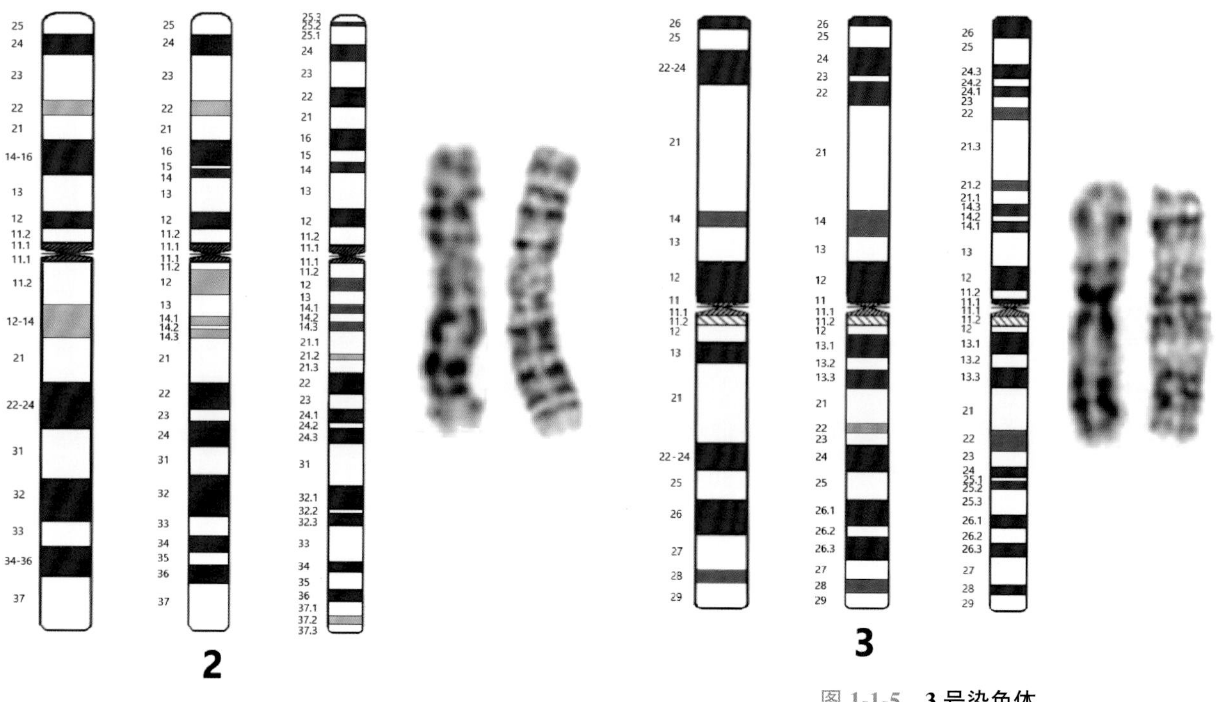

图 1-1-4　2 号染色体

图 1-1-5　3 号染色体

1

（二）B 组染色体

4 号染色体（图 1-1-6）

- 短臂——常见 3 条深带，短臂只有 1 个区。
- 长臂——在质量好的标本上可见 7 ～ 8 条深带。长臂分为 3 个区，近侧段第 1、2 深带之间的浅带为 2 区 1 带；远侧段第 5、6 深带之间的浅带为 3 区 1 带。
- 4 号染色体是明显的亚中着丝粒染色体。

5 号染色体（图 1-1-7）

- 短臂——常见 2 ～ 3 条深带，中间的深带宽而深。短臂仅有 1 个区。
- 长臂——近侧段有两条深带，染色浅，有时不显带；中段有 3 条深带，染色深，有时融合；远侧段可见 1 ～ 2 条深带，远端的 1 条着色较深。长臂分为 3 个区，中段第 4 深带为 2 区 1 带；中段第 5 深带与远侧段第 6 深带之间的宽阔的浅带为 3 区 1 带。
- 5 号染色体是明显的亚中着丝粒染色体。

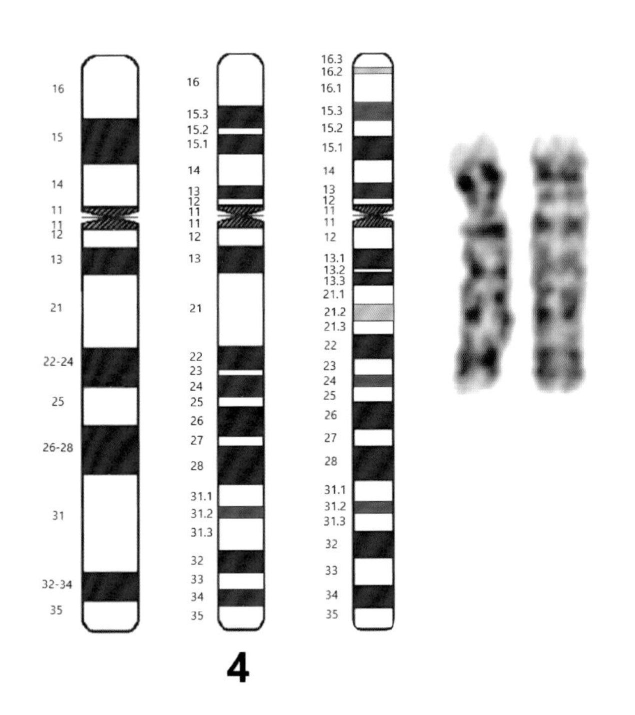

图 1-1-6 **4 号染色体**

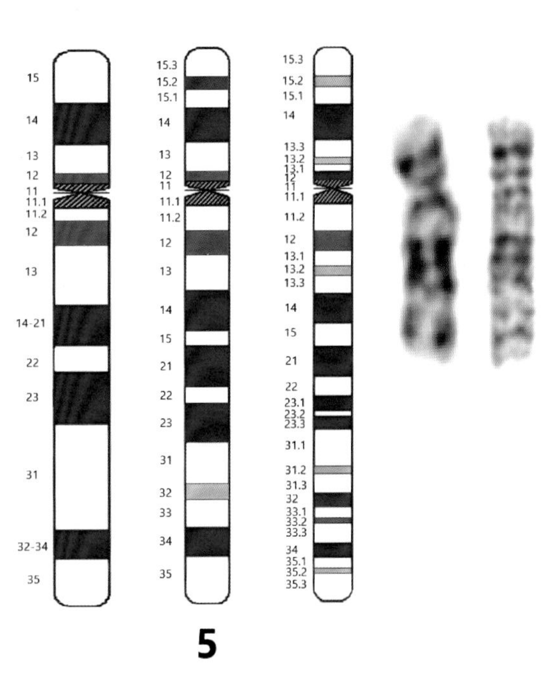

图 1-1-7 **5 号染色体**

（三）C组染色体

6号染色体（图1-1-8）

- 短臂——中段有1条明显的宽浅带，近侧段和远侧段各有1条深带，近侧段的深带紧贴着丝粒。在质量好的标本上，远侧段的深带分为两条深带，短臂分为两个区，中段的宽而明显的浅带为2区1带。
- 长臂——常见6条深带，近侧的1条深带紧贴着丝粒。远侧段末端的1条深带窄且着色浅，长臂分两个区，第3和第4深带之间的浅带为2区1带。
- 着丝粒染色深。

7号染色体（图1-1-9）

- 短臂——常见3条深带，中间的1条深带窄且着色浅，有时不明显，远侧近末端的深带着色浓宽，似“瓶盖”，是辨别7号染色体的显著特征。短臂分为两个区，远侧深带为2区1号带。
- 长臂——常见3条明显的深带，远侧近末端的1条深带着色浅，第1和第2深带形态较接近。长臂分3个区，近侧第1深带为2区1带，中段的第2深带为3区1带。
- 着丝粒染色深。

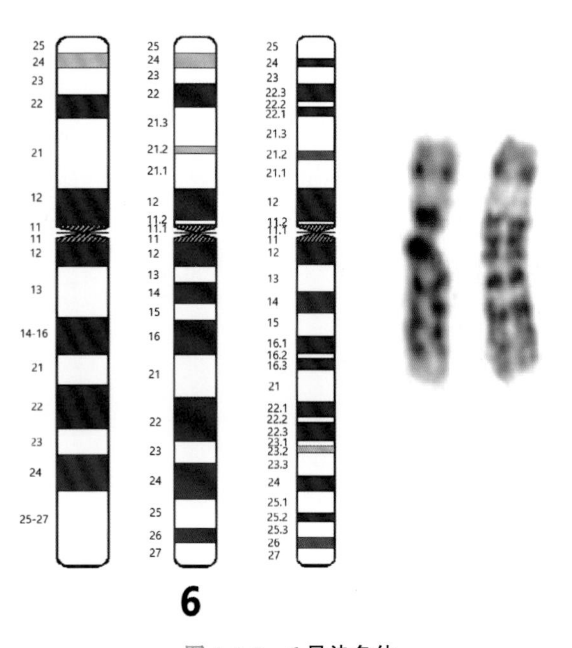

图1-1-8　6号染色体

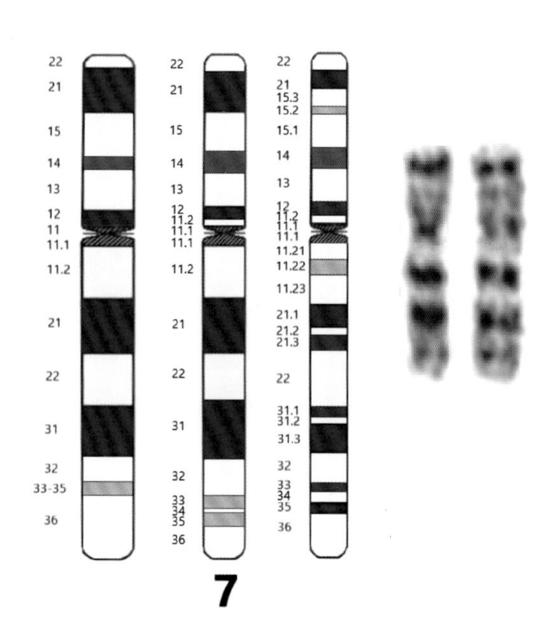

图1-1-9　7号染色体

8 号染色体（图 1-1-10）

- 短臂——可见两条深带，中间 1 条较明显的浅带，这是与 10 号染色体区别的显著特征。短臂分两个区，中段浅带为 2 区 1 带。
- 长臂——近侧段有 2 ~ 3 条界限不明显的深带，远侧段有 1 条着色深且恒定的深带。长臂分为两个区，中段深带为 2 区 1 带。

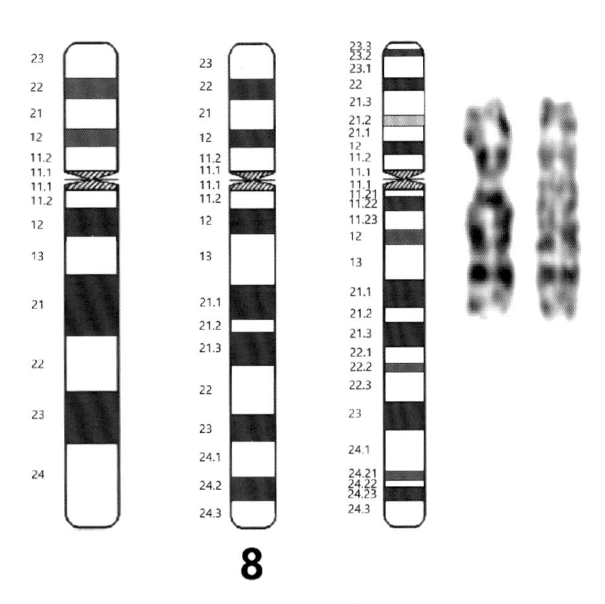

图 1-1-10 **8 号染色体**

9 号染色体（图 1-1-11）

- 短臂——远侧段有两条深带，有时可融合成 1 条深带，短臂分为两个区，远侧的第 1 深带为 2 区 1 带。
- 长臂——常见明显的两条深带，次缢痕常不着色，部分标本上呈现出特有的狭长的“颈部区”。长臂分为 3 个区，近中段的 1 条深带为 2 区 1 带，远侧段的深带为 3 区 1 带至 3 区 3 带。
- 着丝粒染色深。

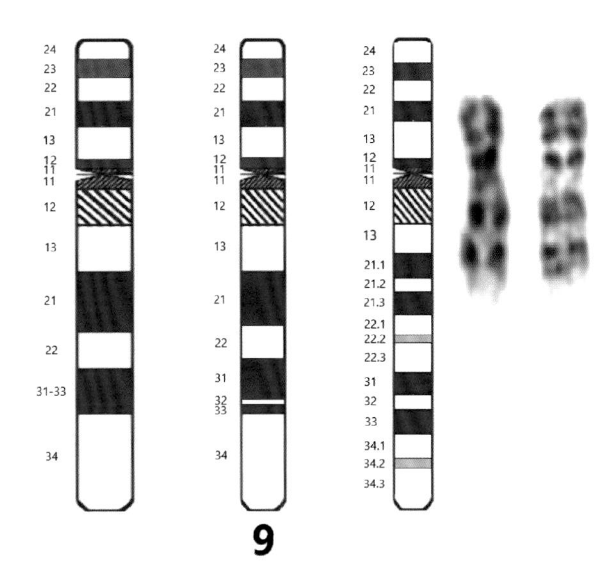

图 1-1-11 **9 号染色体**

10 号染色体（图 1-1-12）

- 短臂——短臂只有一个区，近中段有两条深带，有时融合成一条深带。
- 长臂——有明显的 3 条深带，近侧的 1 条带着色最深，这是与 8 号染色体鉴别的一个显著特征。长臂分为两个区，近侧段的第 1 深带为 2 区 1 带。
- 着丝粒染色深。

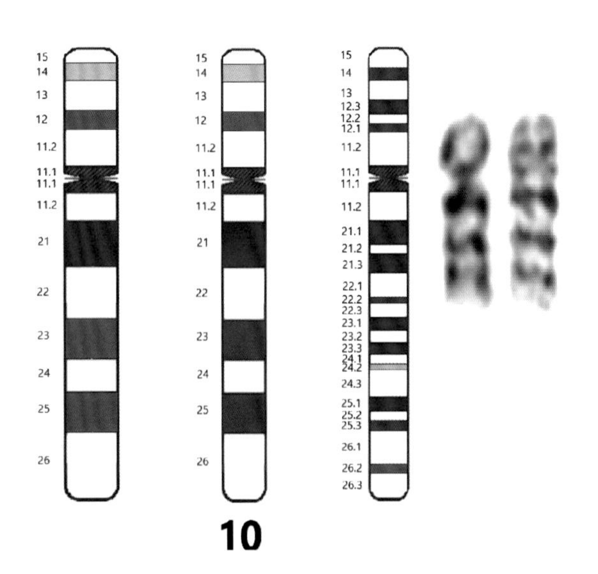

图 1-1-12 **10 号染色体**

11 号染色体（图 1-1-13）

- 短臂——近中段有 1 条宽深带，在质量好的标本上，这条深带由 3 条狭窄的深带组成。短臂只有一个区。
- 长臂——近侧有 1 条深带，紧贴着丝粒，近中段有 1 条明显的宽深带。在这条深带与近侧深带间有 1 条宽阔的浅带。在质量好的标本上，近中段的这条较宽的深带可分为两条较窄的深带，两深带之间有 1 条很窄的浅带，常不明显，却是分区的一个界标。近末端处还可见 1 条窄且淡染的深带。长臂分为两个区，界标为 2 区 1 带即上述近中段的两条深带之间很窄的浅带。
- 着丝粒染色深。

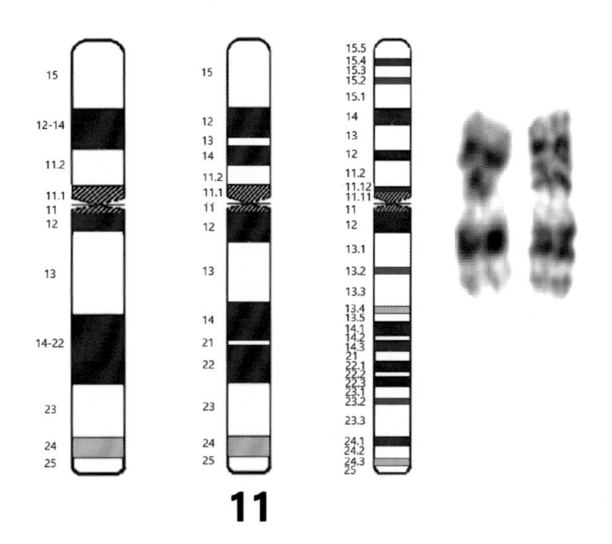

图 1-1-13　**11 号染色体**

12 号染色体（图 1-1-14）

- 短臂——中段可见 1 条深带，短臂只有 1 个区。
- 长臂——近侧段可见 1 条深带紧贴着丝粒。中段有 1 条宽的深带，此深带与近侧深带之间有 1 条明显的浅带，但与 11 号染色体比较，这条浅带较窄，这是鉴别 11 号与 12 号染色体的一个主要特征。在质量好的标本上，中段较宽的深带可显出 3 条较窄的深带且中间带着色较深。在某些标本上，远侧段可见 1 ～ 2 条窄的淡染深带。长臂分为两个区，正中着色较深的深带为 2 区 1 带。
- 着丝粒染色深。

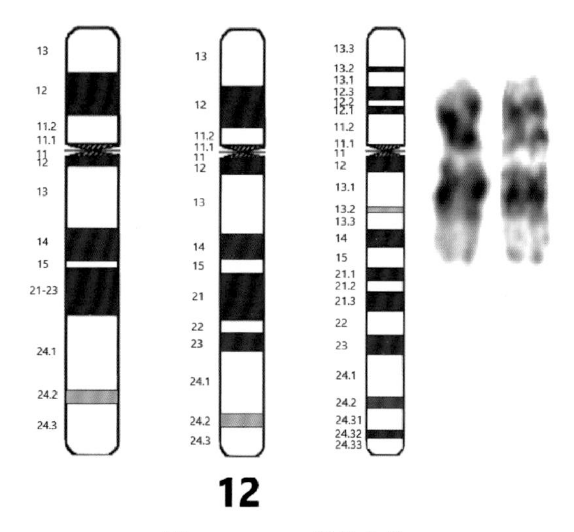

图 1-1-14　**12 号染色体**

X 染色体（图 1-1-15）

- 短臂——中段有一条明显的深带，似“竹节状”。远侧有时还可见 1 条窄的、着色浅的深带。短臂分为两个区，中段的深带为 2 区 1 带。
- 长臂——有 4 条深带，近侧的 1 条最明显。长臂分为两个区，近侧最明显的深带为 2 区 1 带。
- 着丝粒染色浅。X 染色体大小居于 7 号、8 号之间，女性两条 X 染色体常有差异。

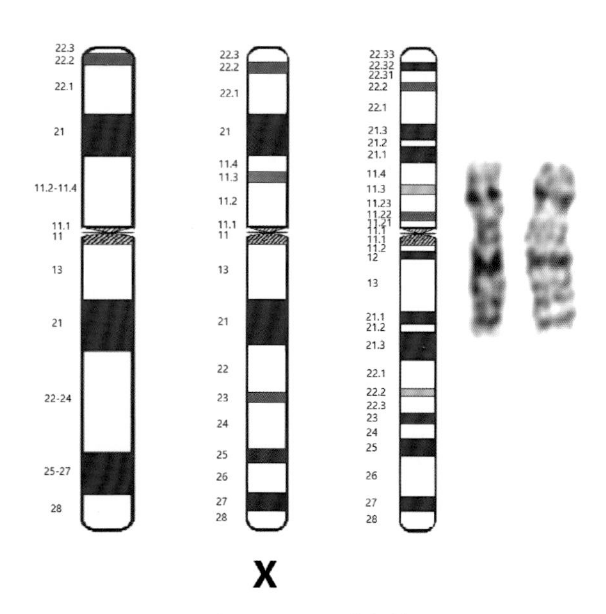

图 1-1-15　**X 染色体**

（四）D组染色体

13号染色体（图 1-1-16）

- 长臂——有4条深带，第1和第4深带较窄，染色浅。第2和第3深带较宽，染色深。长臂分为3个区，第2深带为2区1带，第3深带为3区1带。
- 着丝粒和短臂着色深。

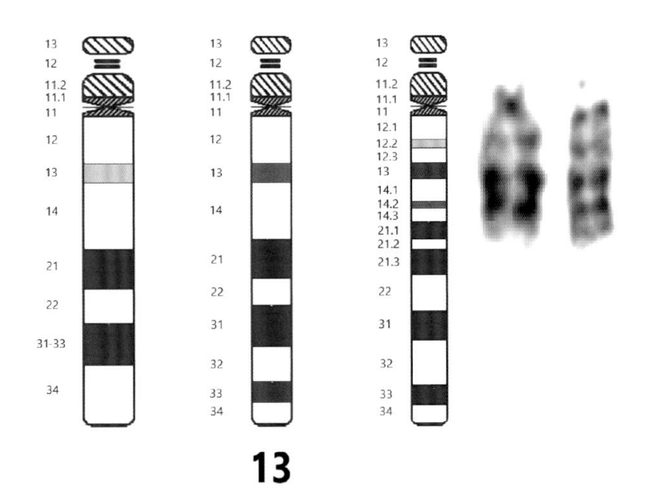

图 1-1-16 **13号染色体**

14号染色体（图 1-1-17）

- 长臂——近中段和远侧段各有1条明显深带。在质量好的标本上，近侧可见1条深带，中段可见1条着色较浅的深带。长臂分为3个区，近侧第2条深带为2区1带，远侧第4深带为3区1带。
- 着丝粒和短臂染色深。

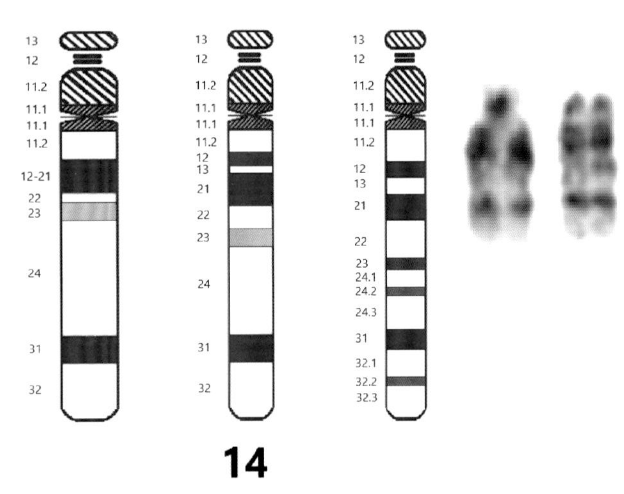

图 1-1-17 **14号染色体**

15号染色体（图 1-1-18）

- 长臂——中段可见1条明显的深带，染色深。其近侧段有时可见1～2条浅染的深带，长臂分两个区，中段深带为2区1带。
- 着丝粒和短臂染色深。

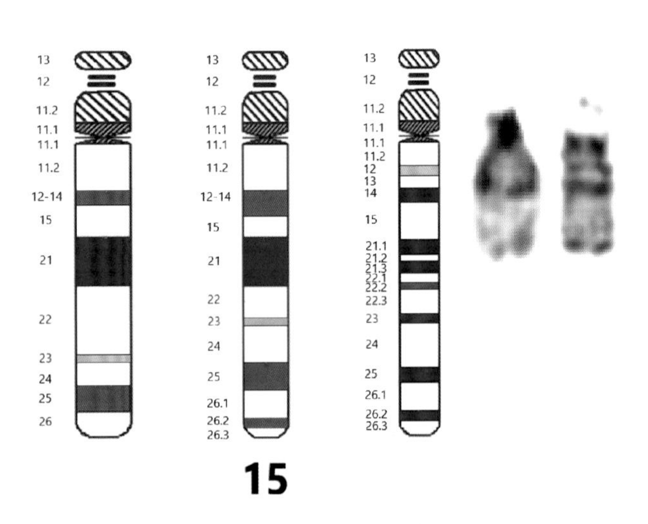

图 1-1-18 **15号染色体**

1

（五）E 组染色体

16 号染色体（图 1-1-19）

- 短臂——中段有 1 条着色较浅的深带，有时可见两条深带。短臂只有 1 个区。
- 长臂——除次缢痕外，有两条深带，远侧的 1 条有时不明显。长臂分为两个区，中段深带为 2 区 1 带。
- 着丝粒及次缢痕染色深。

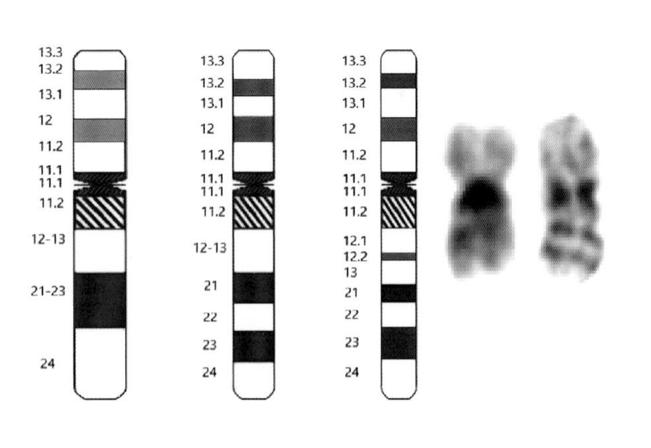

图 1-1-19　16 号染色体

17 号染色体（图 1-1-20）

- 短臂——中段有 1 条深带。短臂只有 1 个区。
- 长臂——远侧段可见 1 条深带，此带与着丝粒相连的深带之间为一宽而明显的浅带。长臂分为两个区，上述浅带为 2 区 1 带。
- 着丝粒染色深。

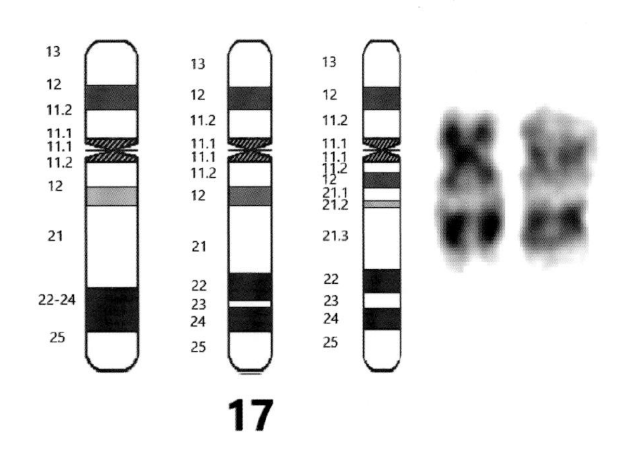

17

图 1-1-20　17 号染色体

18 号染色体（图 1-1-21）

- 短臂——常为浅带，短臂只有 1 个区。
- 长臂——近侧和远侧各有 1 条明显的深带。长臂分为两个区，两深带之间的浅带为 2 区 1 带。

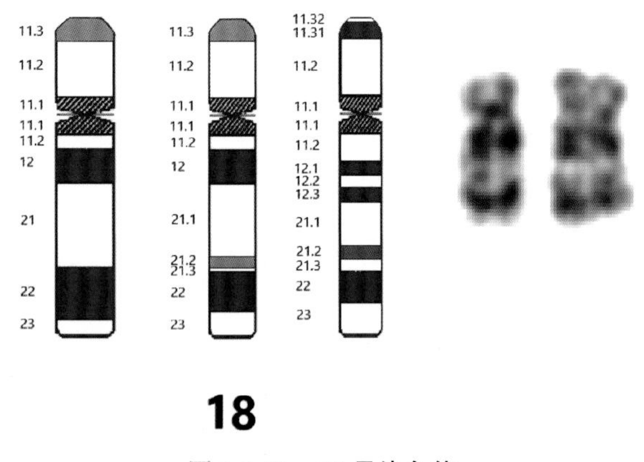

18

图 1-1-21　18 号染色体

（六）F 组染色体

19 号染色体（图 1-1-22）

- 短臂——着丝粒近侧为深染，中段可见一条极淡染的深带，大部分情况下此带不明显，短臂只有 1 个区。
- 长臂——着丝粒近侧为深染，近中部和末端有时可见一条着色极浅的深带，长臂只有 1 个区。
- 着丝粒染色深。

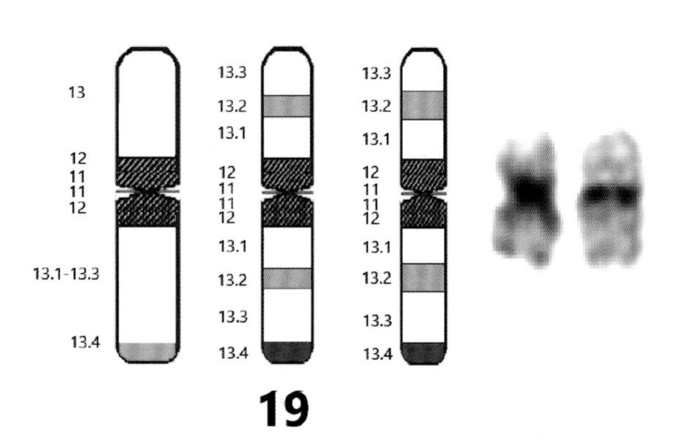

19

图 1-1-22　19 号染色体

20 号染色体（图 1-1-23）

- 短臂——中段有 1 条明显的深带。短臂只有 1 个区。
- 长臂——远侧段有 1 ~ 2 条染色较浅的深带，有时不明显。长臂只有 1 个区。
- 着丝粒染色深。

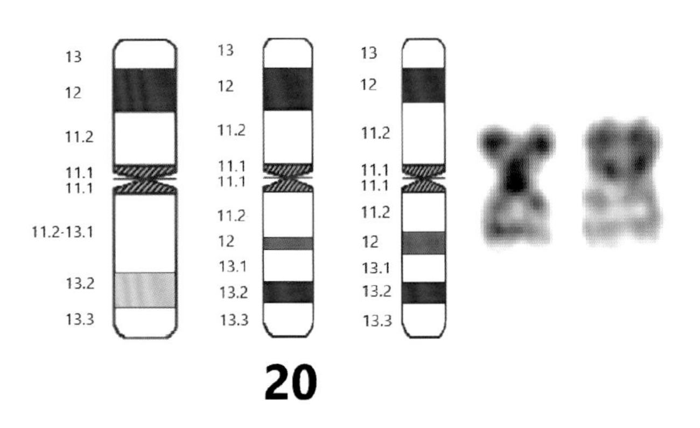

图 1-1-23 **20 号染色体**

（七）G 组染色体

21 号染色体（图 1-1-24）

- 比 22 号染色体短，长臂近着丝粒处有一宽而明显的深带。长臂分为两个区，其深带为 2 区 1 带。
- 着丝粒染色深。

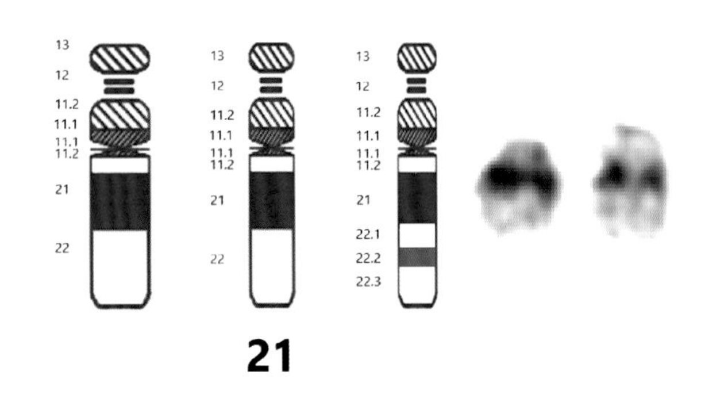

图 1-1-24 **21 号染色体**

22 号染色体（图 1-1-25）

- 比 21 号染色体长，长臂上可见两条深带，近侧的着色深且紧贴着丝粒，呈点状，近中段的着色浅，有时不明显。长臂只有 1 个区。
- 着丝粒染色深。

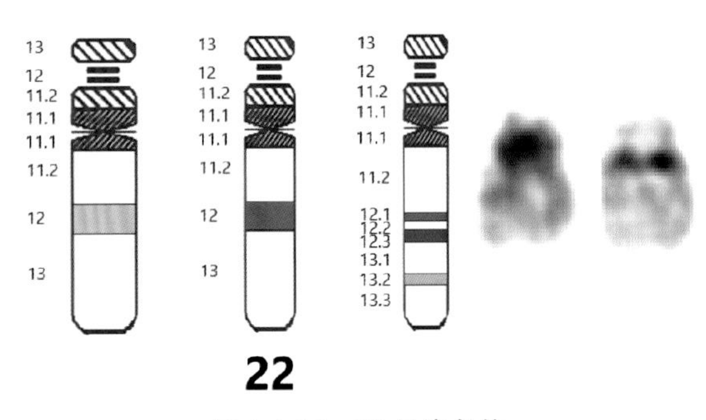

图 1-1-25 **22 号染色体**

Y 染色体（图 1-1-26）

- 有时整个长臂被染成深带，在质量好的标本上可见两条深带。长臂只有 1 个区，不分叉，常靠拢平行。
- 顶端着丝粒，无随体。长度变化大，有大 Y 和小 Y 的说法，常规比 21 号、22 号染色体略大，大 Y 长度可大于 18 号染色体。

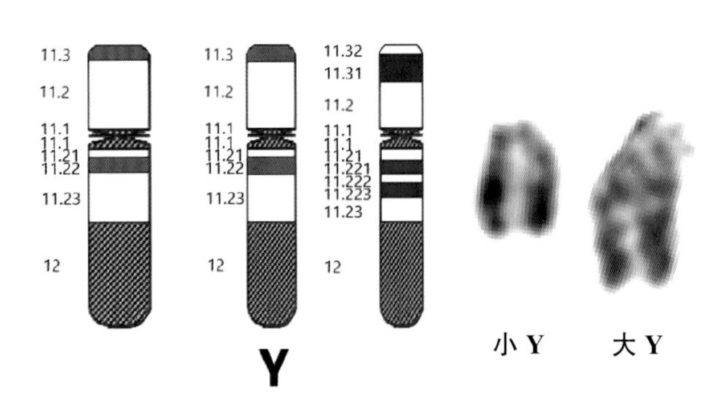

图 1-1-26 **Y 号染色体**

附：G带识别口诀

一秃二蛇三蝶飘，四像鞭炮五黑腰，
六脸白白七戴帽，八穿深裤九苗条，
十号三杠脖下好，十一低来十二高，
十三带下十五上，十四分开两道杠，
十六长臂缢痕燎，十七长腿戴脚镣，
十八人小肚子壮，十九中央一黑腰，
二十头重脚底轻，二十一像葫芦瓢，
二十二一点Y黑腰，X长短一肩挑。

染色体G带核型图见图1-1-27。

六、常见染色体异常类型及发生机制

人类染色体异常可分数目异常和结构异常两大类，数目异常包括整条染色体数目的增加和减少，结构异常包括染色体缺失、重复、易位等。染色体异常往往由电离辐射、诱变剂等理化因素和病毒等生物因子诱发产生，常会导致基因群增减或位置改变，从而干扰细胞遗传功能，使机体受到不同程度的损害。

（一）数目异常

正常人体细胞有46条染色体（$2n$），称为二倍体；配子细胞（精子和卵）具有23条染色体（n），称为单倍体。体细胞染色体数目超出或少于46条，称为染色体数目异常或数目畸变，包括整倍体异常：单倍体（haploid）或多倍体（polyploid）（三倍体/$3n$=69或四倍体/$4n$=92）及非整倍体异常［单体（monosomy）、三体（trisomy）、多体（polysomy）等］。例如：69,XXX表示三倍体女性

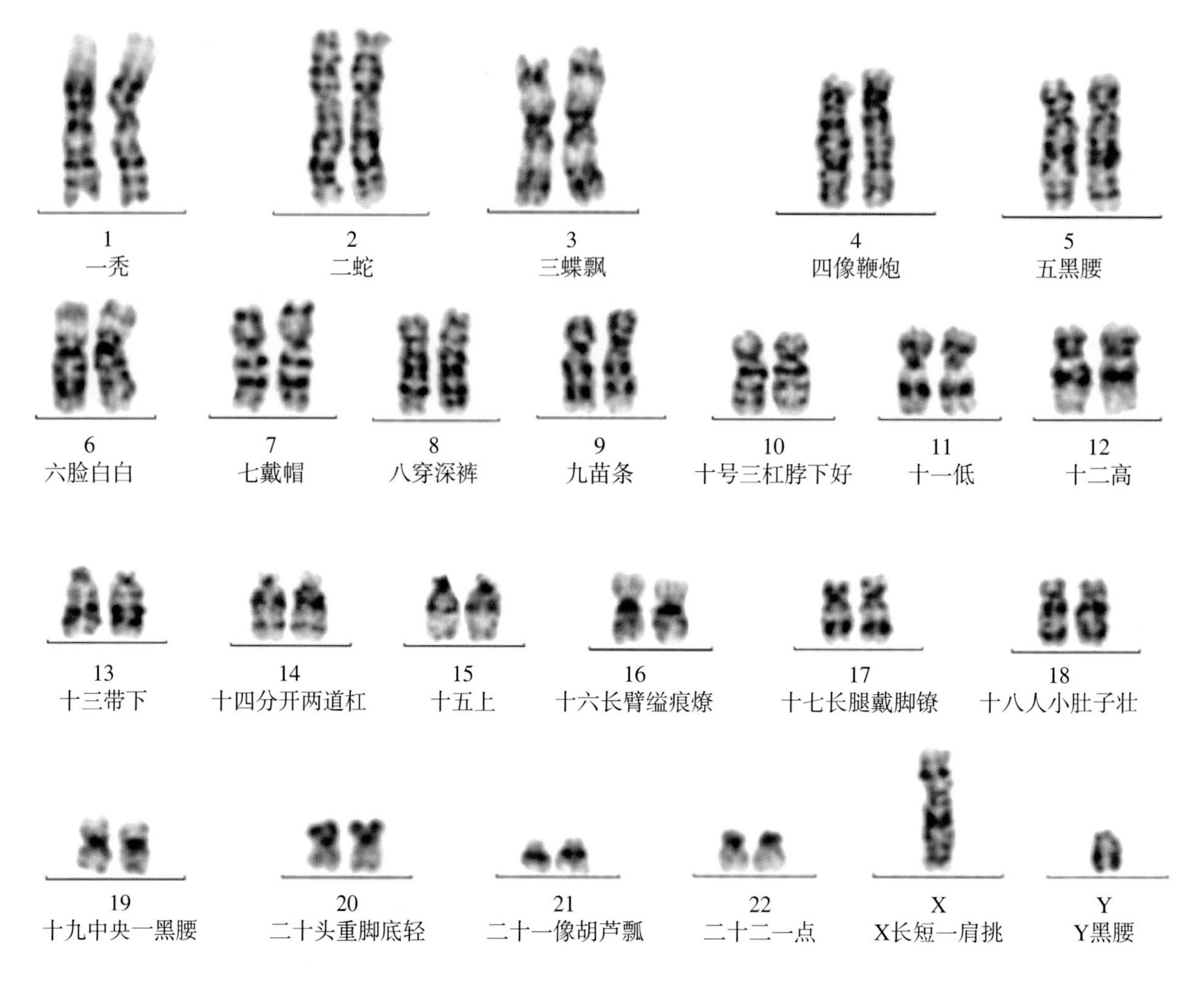

图1-1-27 染色体G带核型图

核型；92, XXYY 表示四倍体男性核型；46,XX,-5,+21 表示伴有单体 5 和三体 21 的假二倍体女性核型。

染色体数目倍增可能是由于细胞在分裂之前再复制一次或两次，或由于纺锤体的缺陷或缺如，细胞不能分裂所导致。非整倍体的产生常由减数分裂或有丝分裂过程中发生染色体不分离或染色体丢失所致。

（二）结构异常

染色体会因物理、化学或生物等因素发生断裂（breakage），染色体断裂端被认为具有“黏性”，断裂产生的两个黏性末端通常重接（reunion）而修复如初。但有时也出现与其他断端非正常再结合或重接，从而引起各种不同类型的染色体结构畸变。常见的染色体结构异常有以下几种。

1. 缺失（deletion，del） 当染色体臂有一处断裂，其远端部分丢失称为末端缺失（terminal deletion），例如：del(7)(q22) 表示 7 号染色体长臂 2 区 2 带至长臂末端的片段缺失（图 1-1-28）；当一条染色体发生两次断裂时，其中间的片段丢失称为中间缺失（interstitial deletion）。例如：del(7)(q11q32) 表示 7 号染色体长臂的中间缺失，断裂点在 q11 和 q32（图 1-1-29）。当不能明确末端缺失或中间缺失，也不能精确定位断裂点时，可用 del(7)(q?) 表示。文字描述可用 del(7q) 或 7q- 表示，但不用在核型描述中。当缺失的片段低于传统细胞遗传学分析的分辨率（5 ~ 10 Mb）或高分辨染色体分辨率（3 ~ 5 Mb）时称为微缺失（microdeletion），肉眼往往无法识别，可通过 FISH 或基因芯片等分子遗传学技术检测。

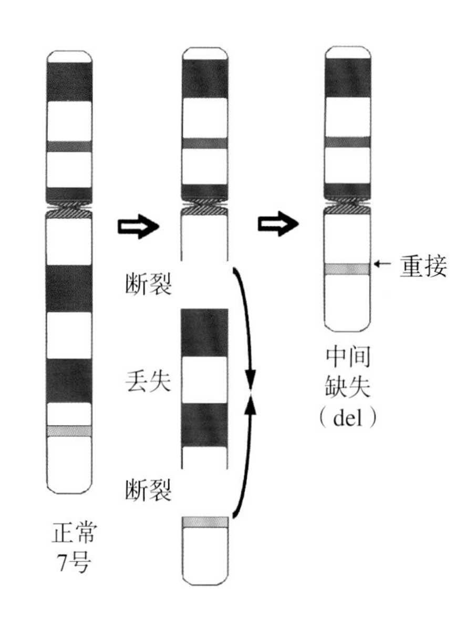

图 1-1-29 染色体中间缺失模式图：del(7)(q11q32)

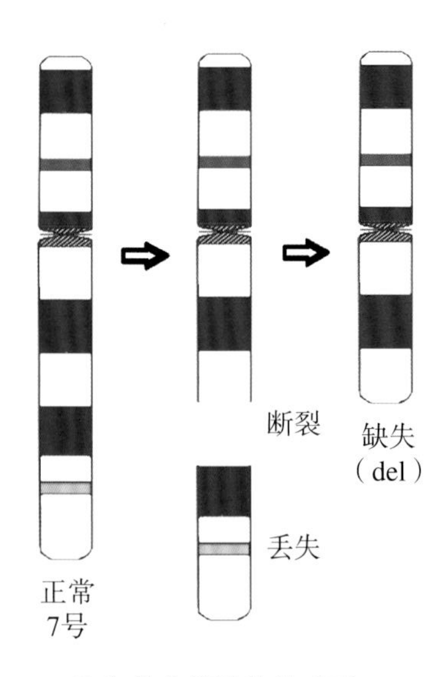

图 1-1-28 染色体末端缺失模式图：del(7)(q22)

2. 重复（duplication，dup） 染色体上某一区段重复出现，可正向重复，也可反向重复，插入导致的重复亦较为常见。例如：dup(7)(q32q36) 表示 7 号染色体长臂 3 区 2 带至 3 区 6 带有正向重复，trp(7)(q32q36) 表示 7 号染色体长臂 3 区 2 带至 3 区 6 带有三倍重复（图 1-1-30）；dup(7)(q36q32)

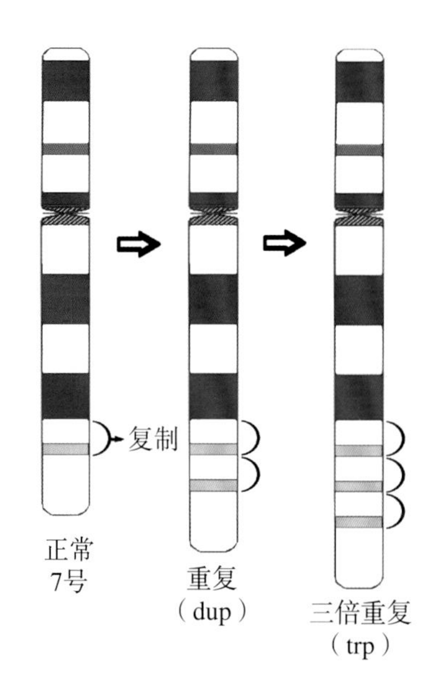

图 1-1-30 染色体重复模式图：dup(7)(q32q36)（中）和 trp(7)(q32q36)（右）

表示 7 号染色体长臂 3 区 2 带至 3 区 6 带有反向重复。qdp 表示四倍重复。

3. 易位（translocation，t） 当染色体某处断裂后，断片位置改变，转移到另一处重新连接称为易位。常见易位方式有以下几种。

（1）相互易位（reciprocal translocation）：两条染色体发生断裂后，无着丝粒断片互相交换位置，形成两条新的衍生染色体称为相互易位。相互易位在各染色体间均可发生，是比较常见的结构畸变。例如：t(7;10)(q22;q22) 表示 7 号染色体长臂 2 区 2 带（7q22）至长臂末端片段和 10 号染色体 2 区 2 带（10q22）至长臂末端片段相互易位，断裂重接点分别位于 7q22 和 10q22（图 1-1-31）。相互易位仅有位置的改变，没有可见的染色体片段的增减时称为平衡易位（balanced translocation）。

（2）罗伯逊易位（robertsonian translocation，rob）：又称为着丝粒融合（centric fusion），即两条近端着丝粒染色体（13 ~ 15 号和 21 ~ 22 号染色体）在着丝粒处发生断裂后，两条长臂连接成 1 个新的衍生染色体，具有几乎全部遗传物质；而两短臂连接成 1 个小染色体后，由于缺乏着丝粒或因几乎全由异染色质组成，故常从细胞中消失；rob 或 der 都可描述这类整臂易位，例如：rob(13;15)(q10;q10) 或 der(13;15)(q10;q10) 表示 13 号染色体的长臂和 15 号染色体长臂由于着丝粒融合而形成新的衍生染色体，它代替了 1 条正常 13 号染色体和

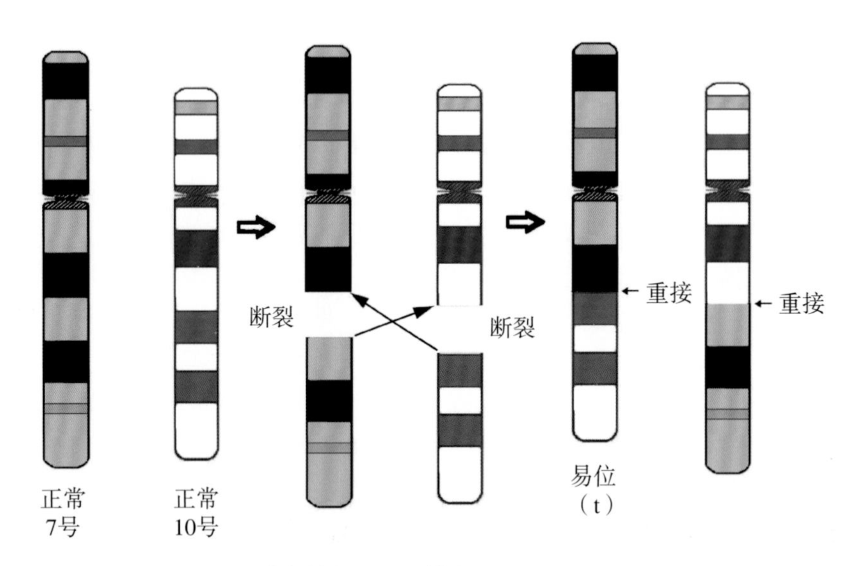

图 1-1-31 染色体相互易位模式图：t(7;10)(q22;q22)

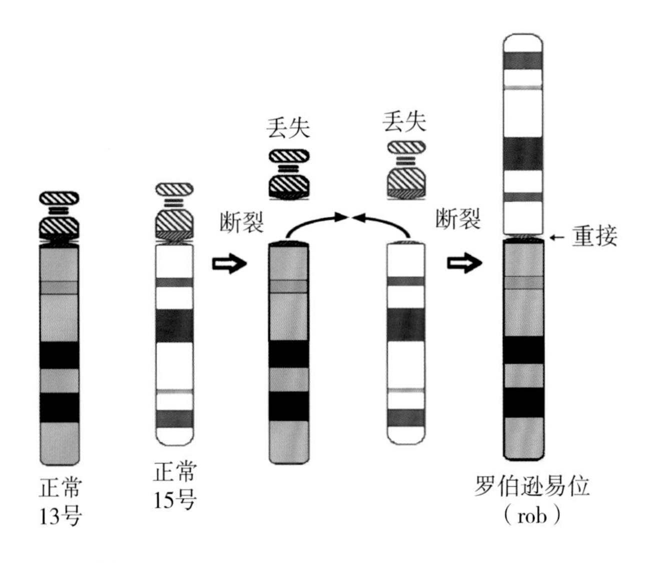

图 1-1-32 罗伯逊易位模式图：rob(13;15)(q10;q10) 或 der(13;15)(q10;q10)

1 条正常 15 号染色体（图 1-1-32）。

（3）插入（insertion，ins）：一条染色体从两处位点断裂后产生的片段，插入其他染色体（或该条染色体自身）内部的现象，属于三断裂重排。根据插入片段与接收该片段的染色体的方向性是否一致，可以分为正向插入和反向插入。例如：ins(7;10)(q22;q22.1q22.3) 表示 1 条 10 号染色体长臂 2 区 2 带 1 亚带（10q22.1）至 2 区 2 带 3 亚带（10q22.3）的片段正向插入易位至 7 号染色体长臂 2 区 2 带处（7q22）（图 1-1-33）。插入如果发生在同源染色体间，则导致一条染色体中发生重复，而另一条同源染色体中发生同一节段的缺失。

（4）复杂易位（complex translocation）：三条及以上染色体相互交换其片段。例如：t(7;9;22)(q31;q34;q11) 表示涉及 7、9 和 22 号三条染色体的三元易位，其中 7 号染色体长臂 3 区 1 带（7q31）至长臂末端的片段易位到 9 号染色体长臂 3 区 4 带（9q34）上，9 号染色体长臂 3 区 4 带（9q34）至长臂末端的片段易位到 22 号染色体长臂 1 区 1 带（22q11）上，22 号染色体长臂 1 区 1 带（22q11）至长臂末端的片段易位到 7 号染色体长臂 3 区 1 带（7q31）上，形成复杂易位。

（5）跳跃易位（jumping translocation）：指涉及某染色体同一断裂点和不同染色体之间的易位，按无关克隆描述之，例如：46,XX,t(1;7)(q11;q11)[6]/46,XX,t(4;7)(q35;q11)[4]/46,XX,t(7;9)(q11;q34)[3]，表示涉及 7 号染色体长臂 1 区 1 带（7q11）至长臂末端片段的三种跳跃易位，7 号染色体长臂 1 区 1 带（7q11）至长臂末端片段分别和 1 号染色体长臂 1 区 1 带（1q11）至长臂末端片段、4 号染色体长臂 3 区 5 带（4q35）至长臂末端片段及 9 号染色体长臂 3 区 4 带（9q34）至长臂末端片段相互易位，并各自形成克隆。

（6）整臂易位（whole-arm translocation）：指染色体间整条长臂或短臂发生易位，即两条染色体的着丝粒断裂后错位重接形成的易位，断裂点位于着丝粒条带 p10 或 q10 处。例如：t(7;10)(p10;q10) 表示 7 号染色体的短臂和 10 号染色体的长臂在着丝粒处相融合，而 7 号染色体的长臂又和 10 号染色体的短臂在着丝粒处相融合。

4. 衍生染色体（derivative chromosome，der） 指涉及两条或两条以上染色体重排所致的结构重排染色体，也可扩大至 1 条染色体内多种畸变所致的结构重排的染色体，如：同一染色体存在倒位和缺失，或者同一染色体中两臂都发生畸变等。图 1-1-34 所示 der(7)add(7)(p15)add(7)(q22) 表示 7 号染色体长臂和短臂均有其他染色体片段易位，形成衍生 7 号染色体。衍生染色体是 1 条有着完整着丝粒或者新着丝粒的染色体。当描述非平衡整臂易位形成的衍生染色体时，该衍生染色体代替了易位所涉及的两条正常染色体，例如：der(7;10)(p10;q10) 表示衍生染色体由 7 号染色体短臂和 10

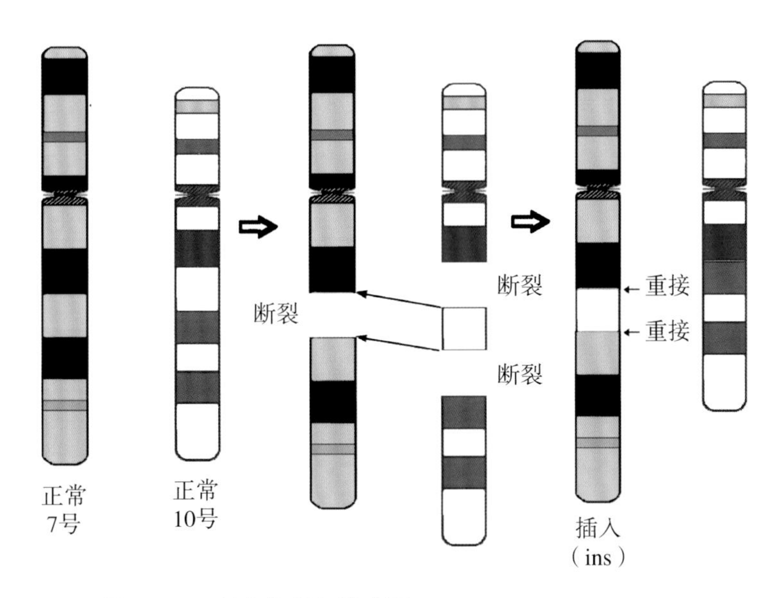

图 1-1-33 染色体插入模式图：ins(7;10)(q22;q22.1q22.3)

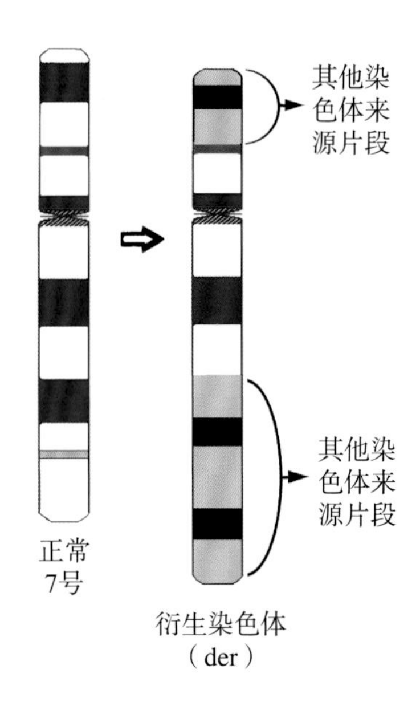

图 1-1-34 **衍生染色体模式图：der(7)add(7)(p15)add(7)(q22)**

号染色体长臂易位构成，丢失的 7 号染色体和 10 号染色体已被衍生染色体替代，所以不需另行标出，染色体不平衡表现为 7 号染色体长臂单体和 10 号染色体短臂单体。

费城染色体（Philadelphia chromosome）用于描述由 t(9;22)(q34;q11.2) 产生的 22 号衍生染色体，简写为 Ph，该简写可用于文字描述，不可用于核型描述。用于核型描述时应使用 der(22) t(9;22)(q34;q11.2) 来表示费城染色体，der(9)t(9;22)(q34;q11.2) 来表示该易位产生的 9 号衍生染色体。

5．等臂染色体（isochromosome，i） 染色体在着丝粒处发生横裂，再依其长臂或短臂为模板，复制出 1 条长臂或短臂而形成两臂等长的新染色体。例如：i(7)(p10) 表示 7 号染色体短臂的等臂染色体，断裂点为着丝粒（图 1-1-35）。等臂染色体还可能有其他的形成机制，如一次染色体断裂使着丝粒横断，两条姐妹染色单体的长臂和短臂可分别互相连接，形成相应的短臂等臂染色体和长臂等臂染色体。

6．双着丝粒染色体（dicentric chromosome，dic） 两条染色体断裂后，具有着丝粒的两个断片相连接，形成带有双着丝粒的新染色体。两个无着丝粒断片也可连接成一个片段，但常在细胞分裂时消失。例如：dic(7;7)(q11;p11) 表示两条 7 号染色体之间发生了易位，1 条 7 号染色体短臂末端至长臂 1 区 1 带（7q11）与另 1 条 7 号染色体短臂 1 区 1 带（7p11）至长臂末端互相易位，形成双着丝粒 7 号染色体（图 1-1-36）。双着丝粒染色体常见于电离辐射后，在辐射遗传学中常用来评估受照射剂量。等臂双着丝粒用 idic 表示，作为 1 条染色体计数。

7．倒位（inversion，inv） 指两次断裂形成的片段旋转 180° 再重新结合，虽然没有染色体的丢失，但基因顺序发生了颠倒。如果倒位发生在同一臂内，称为臂内倒位（paracentric inversion）；例

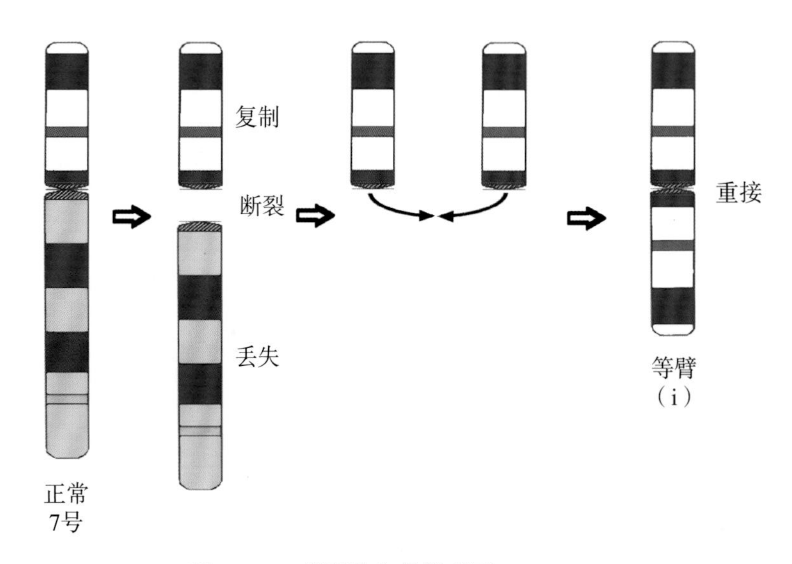

图 1-1-35 **等臂染色体模式图：i(7)(p10)**

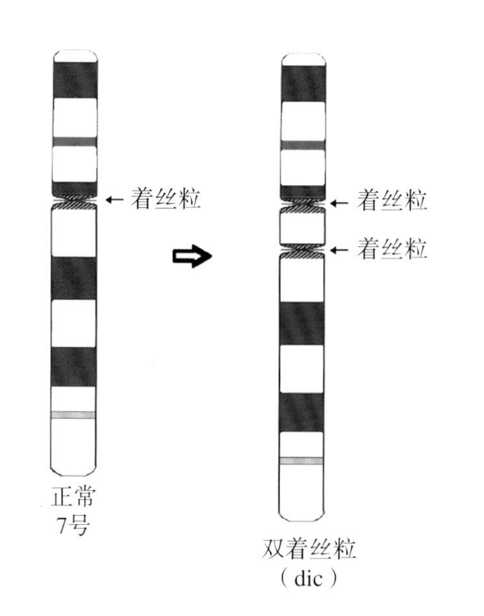

图 1-1-36 双着丝粒染色体模式图：dic(7;7)(q11;p11)

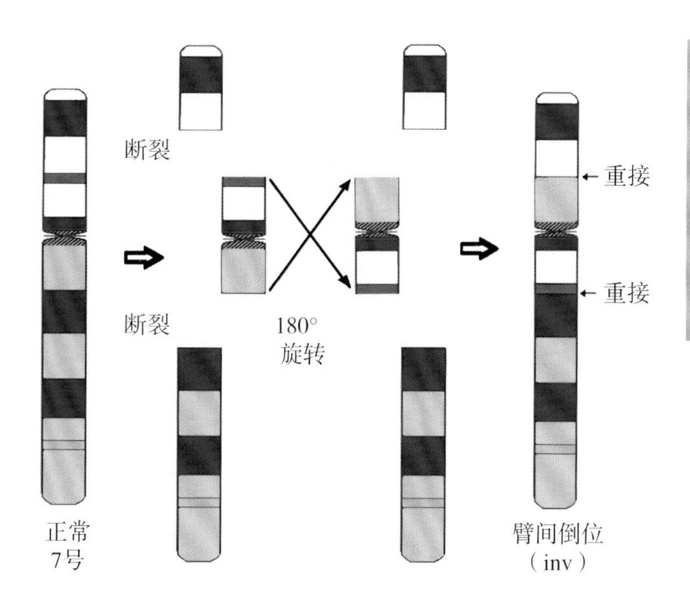

图 1-1-38 染色体臂间倒位模式图：inv(7)(p15q11)

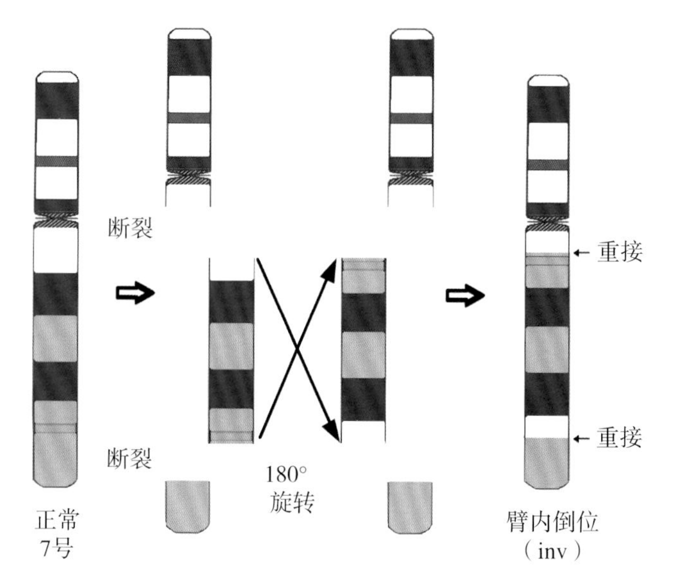

图 1-1-37 染色体臂内倒位模式图：inv(7)(q11q36)

如：inv(7)(q11q36) 表示臂内倒位（图 1-1-37），断裂和重接发生于 7 号染色体长臂 1 区 1 带（7q11）和长臂 3 区 6 带（7q36）。如果两次断裂分别发生在长臂和短臂，则称为臂间倒位（pericentric inversion）。例如：inv(7)(p15q11) 表示臂间倒位，断裂和重接发生于 7 号染色体短臂 1 区 5 带和长臂 1 区 1 带（图 1-1-38）。

8．环状染色体（**ring chromosome，r**） 一条染色体的两臂末端断裂，有着丝粒节段的两个断端重新连接形成环状染色体。例如：r(7)(p22q36) 表示 7 号染色体于 p22 和 q36 处断裂重接形成环状染色体（图 1-1-39）。环状染色体常见于辐射损伤时。当出现环状染色体时多提示预后较差。

9．不明来源的额外物质（**additional material of unknown origin，add**） 染色体上附加的额外物质不能明确其来源，无法识别，可使染色体变长或变短。例如：add(7)(q36) 表示一段额外物质附着于 7 号染色体长臂 3 区 6 带（7q36）上，其确切来源不能明确（图 1-1-40）。

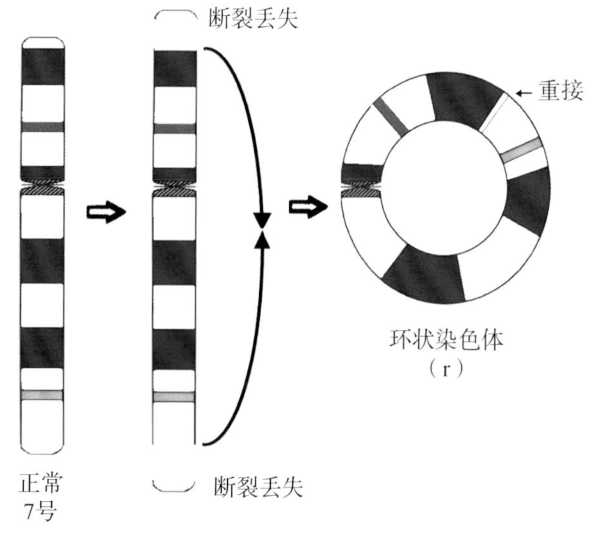

图 1-1-39 环状染色体模式图：r(7)(p22q36)

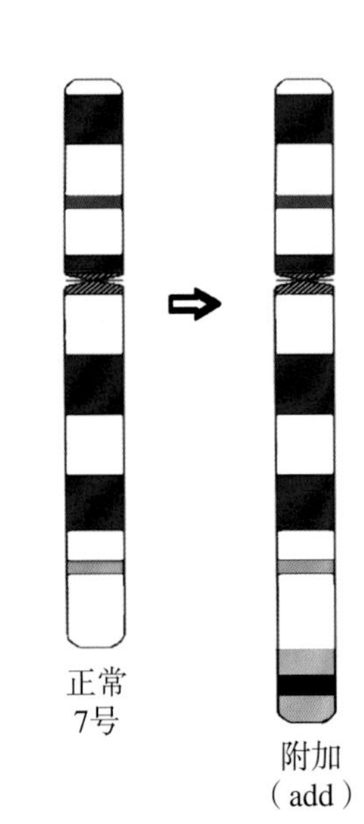

图 1-1-40 不明来源额外物质模式图：add(7)(q36)

10．双微体（double minutes，dmin） 由于染色体断裂而形成的成对无着丝粒的微小染色体断片（图 1-1-41）。双微体不包括在染色体计数中，用“dmin”表示，描述时前面不加“+”号，例如：49,XY,……,10dmin 表示 1 个肿瘤的每个细胞中均有 10 个双微体；49,XX,……,6 ~ 23dmin 表示 1 个肿瘤的每个细胞中有 6 ~ 23 个双微体。

11．标记染色体（marker chromosome，mar） 该染色体任何部分均不能通过传统细胞遗传学显带方法识别，是一种来源不明的结构异常染色体，对其大小一般不作具体说明，例如：47,XX,t(7;10)(q22;q23),+mar 表示该核型中除 t(7;10)(q22;q23) 外，还增加了 1 条标记染色体。核型描述时，mar 前必须写（+）号，如果同时存在多个不同的 mar 时，可用 +mar1、+mar2、+mar3…… 表示。存在数个相同的 mar 时可用 +mar × n 表示。只要畸变染色体中有可识别部分，就可视为衍生染色体（der），即使着丝粒来源不明，也应用 der(?) 来描述。

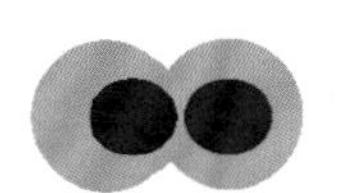

图 1-1-41 双微体模式图

12．无着丝粒断片（acentric fragment，ace） 一般核型描述时不需记录。这样的断片表面上看很相似，但大多数情况下是不同断裂的结果，故非克隆性。

表 1-1-1 染色体核型描述中常用符号及其意义

符号	意义	符号	意义
p	短臂	i	等臂染色体
q	长臂	mar	标记染色体
cen	着丝粒	min	微小无着丝粒片段
ace	无着丝粒片段	rea	重排
h	次缢痕	rcp	相互易位
ter	末端	rob	罗伯逊易位
add	额外的未知来源的染色体片段	r	环状染色体
del	缺失	cp	复合核型
dic	双着丝粒染色体	c	原发性异常
der	衍生染色体	t	易位
dup	重复	:	断裂
dim	亚克隆中的干系核型	-	断裂后重接
dmin	双微体	()	括号内为结构异常染色体
ins	插入	;	重排中用于分开染色体
inv	倒位	/	嵌合体中用于分开不同细胞系
inc	不完全核型	?	对某一染色体或染色体结构的疑问

（刘 虹）

（模式图绘制：邬志伟）

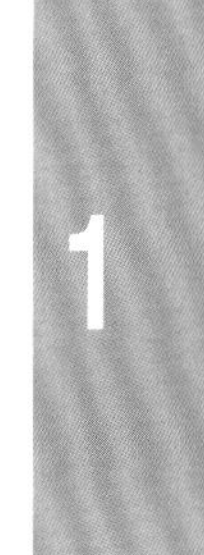

第二节 血液肿瘤细胞染色体显带分析法

一、概述

自1970年出现显带技术以来，先后有多种显带方法问世，其中影响较大的为G带、R带、Q带、C带和高分辨带等。各种显带方法有着不同的原理和特点，各具优缺点。随着技术的发展，多种显带方法已被更为精准的分子细胞遗传学技术，如荧光原位杂交（fluorescence in situ hybridization，FISH）、比较基因组杂交（comparative genomic hybridization，CGH）、单核苷酸多态性微阵列（single nucleotide polymorphism microarray，SNP-array）和光学基因组图谱（optical genome mapping，OGM）等所替代，实际工作中只有G带和R带成为显带技术的经典仍被广泛应用。R显带技术对染色体数量和质量要求不高，且R带染色体末端常常呈深色，对于染色体末端之间的易位等异常识别率较高。G显带技术要求染色体数量多、质量好，且G带染色体末端常呈浅色，故对于染色体末端之间的易位等异常识别较有难度，但G带带型相对比较细致，对于较精准确定异常位点有帮助，所以R带和G带两种带型可以互为补充。两种方法均是将骨髓细胞进行培养法处理，采用秋水仙素阻留中期分裂相，并利用低渗液处理细胞，固定液固定后制片。两种显带方法的原理各不相同，R显带是通过热变性Earle's显带液显带分析，其原理为DNA受热变性，富含AT碱基对区段单链化，不易着色呈浅带，富含GC碱基对仍为双链结构易着色，呈深带。G显带则为通过胰蛋白酶抽提DNA上富含GC碱基对区段相结合的蛋白质，以致降低了该区段和染料的亲和力，呈浅带；反之，DNA上富含AT碱基对的区段和组蛋白结合紧密，胰蛋白酶处理时不易被抽提，故和染料有较强的亲和力，呈深带。R带和G带的带型大致相反，即R显带的深带区域为G显带浅带区域，而R显带的浅带区域则为G显带深带区域。

二、染色体标本制备和核型分析

（一）标本来源

选择标本类型时应该考虑到能最大限度检测到异常克隆。对于血液肿瘤而言，大多情况下采用骨髓标本，少数特殊情况下，可以采用其他类型标本。

1. 急性白血病 视患者情况可采集骨髓或外周血，推荐采用骨髓。当外周血白细胞总数＞ 10×10^9/L并且幼稚细胞比例＞10%时，可采用外周血进行短期培养。当怀疑中枢神经系统白血病时亦可采用脑脊液标本。

2. 慢性淋巴细胞白血病（chronic lymphocytic leukemia，CLL） 骨髓或外周血均可，推荐采用外周血标本加刺激剂进行72小时培养。

3. 慢性髓系白血病 慢性期患者推荐采用骨髓，如发生加速或急变，当外周血白细胞总数＞ 10×10^9/L并且幼稚细胞比例＞10%时，可采用外周血进行短期培养。

4. 骨髓增生异常综合征/骨髓增殖性肿瘤 推荐采用骨髓标本。

5. 多发性骨髓瘤 采用骨髓进行核型分析，同时骨髓细胞经CD138磁珠分选后进行FISH检测，为满足多种FISH探针检测需求，建议骨髓采集量＞10 ml。

6. 淋巴瘤 根据淋巴瘤是否侵犯骨髓而定。可采用淋巴结穿刺物，或淋巴结及其他部位新鲜活检组织标本，当淋巴瘤侵犯骨髓时可采用骨髓标本，特殊情况下可以采用心包积液、胸腔积液、腹水等。

7. 其他血液病 推荐采用骨髓。

（二）标本采集及送检

按照不同情况选择相应标本类型，并留取合适标本量，用合适的运送容器，尽快运送至实验室，运输途中注意保温。

1. 采集管/瓶及试剂准备

（1）染色体标本采集管：肝素抗凝管（绿色帽管），用于短途（即时）运送标本。

（2）骨髓培养瓶：5 ml 骨髓培养基（内含 78% RPMI 1640 培养液、20% 小牛血清、0.2% 肝素、1% 青链霉素及 1% 谷氨酰胺），用于长途（超过 1 小时）运送标本。

2. 操作步骤 临床医生按“骨髓穿刺标准化操作规程”采集骨髓标本。

3. 标本采集注意事项

（1）尽量使用肝素抗凝剂，EDTA 抗凝剂可影响细胞的分裂能力，易造成制片失败（无分裂相）。

（2）骨髓抽取量可视外周血白细胞计数之高低决定，白细胞计数高于 100×10^9/L，取 0.5 ml 即可；白细胞计数低于 10×10^9/L，取 3 ～ 5 ml；白细胞计数（10 ～ 100）$\times 10^9$/L，取 1 ～ 3 ml。在此基础上，建议尽可能多采集骨髓量，以保证细胞数量充足。

（3）采集过程中要求无菌操作，不能出现凝块。

4. 标本运送及保存 为保证细胞活性，标本采集后注入肝素抗凝管，室温下立即送检；若无法立即送检，应将标本加入骨髓培养基中，尽快或室温保存 24 小时内送检处理。

（三）染色体制备（包含特殊培养法）

为确保染色体检查成功并提高异常核型检出率，各型白血病标本均建议同时采用直接法和短期培养法来制备骨髓细胞染色体（慢性淋巴细胞白血病除外）。

1. 直接法 骨髓自体内取出后不经培养立即处理后制片。

（1）试剂准备

1）白细胞稀释液（3% 冰醋酸溶液、室温储存）。

2）0.9% 生理盐水（室温储存）。

3）秋水仙酰胺（10 μg/ml，避光 4℃储存）。

4）0.075 mol/L KCl 溶液（4℃储存）。

5）3 ∶ 1 甲醇、冰醋酸固定液（现配现用）。

（2）操作步骤

1）细胞接种：①在培养瓶中加入生理盐水 20 ml；②取 20 μl 的抗凝骨髓标本，加入 380 μl 的白细胞计数液，混匀静置 10 分钟后用计数板充池计数；③根据计数结果，在上述培养瓶中加入适量的骨髓标本，使细胞数在 2×10^6/ml 左右。

2）阻留中期分裂相：立即加入 10 mg/L 秋水仙酰胺溶液，使其最终浓度为 0.4 mg/L，轻轻摇动培养瓶，使秋水仙酰胺和培养液混匀，置 37℃培养箱中 1 小时。

3）收获细胞：以 1000 转/分离心 10 分钟收获细胞。

4）低渗处理：弃去上清液，加入经 37℃预温的 0.075 mol/L 的 KCl 溶液 6 ml，混匀后置 37℃恒温水箱或培养箱内低渗处理 30 分钟（根据环境温度湿度可以自行调整），以使细胞膨胀。

5）预固定、固定：加入新鲜配制的固定液 1 ml 进行预固定。混匀后，以 1000 转/分离心 10 分钟，弃去上清液。加入上述固定液约 6 ml，混匀后，离心。反复固定 2 ～ 3 次。

6）细胞悬液制备和保存：固定完毕后，离心弃去上清液，加入适量的固定液，制成浓度合适的细胞悬液即可。此液置 -20℃冰箱中可保存 1 年至数年。每次制片均需用新鲜配制的固定液再固定两次，最后制成浓度合适的细胞悬液。

2. 短期培养法 骨髓经有核细胞计数后按一定的细胞密度［（1 ～ 3）$\times 10^6$/ml］接种到培养基内，经 24 小时或 48 小时培养后再收获细胞制片。

（1）试剂准备

1）白细胞稀释液（3% 的冰醋酸溶液、室温储存）。

2）染色体培养基内含 78% RPMI1640 培养液，20% 小牛血清，0.2% 肝素，1% 青链霉素及 1% 谷氨酰胺（-20℃储存）。

3）秋水仙酰胺（10 μg/ml，避光 4℃储存）。

4）0.075 mol/L KCl 溶液（4℃储存）。

5）3 ∶ 1 甲醇、冰醋酸固定液（现配现用）。

（2）操作步骤

1）细胞接种：①取装有 10 ml 培养基的染色体培养瓶；②余同“直接法”。

2）细胞培养：将培养瓶放入 37℃温箱中持续培养 24 小时或 48 小时（MM），期间适时摇匀培养物。

3）其余步骤同“直接法”。

3．CLL 染色体制备 由于 CLL 细胞在体外不易分裂，不加丝裂原的骨髓细胞短期培养大多显示无 / 少分裂相，或正常核型，因此需加用特异性刺激剂以刺激 B-CLL 细胞的增殖，从而提高异常检出率。人工合成的 CpG-ODN DSP30 可以模拟细菌的 DNA，对哺乳动物的 B 淋巴细胞有刺激增殖作用，研究表明，联合 IL-2 可以特异性诱导 CLL 细胞增殖，又可以保持 CLL 细胞的活性而对正常 B 淋巴细胞则作用不明显。

（1）试剂准备

1）磷酸胞苷酰寡脱氧核苷酸（CpG-ODN）DSP30（上海生工）：工作液浓度 100 pmol/μl，0.22 μm 滤膜过滤除菌，切忌反复冻融，融解后 4℃可保存 1 周（2 OD + 94 μl 无菌水，充分溶解，加入 5 ml 培养基中）。

2）IL-2：溶解于含有 20% 胎牛血清 RPMI1640 培养基中，储存液浓度 100 000 U/1000 μl。取 50 μl（= 5000 U）储存液加入 950 μl 培养液，即工作液浓度（~ 5000 U/1000 μl），分装后 –20℃冻存。切忌反复冻融，融解后 4℃可保存 1 周（100 μg + 1 ml 无菌水，充分溶解，吸取 10 μl 至 5 ml 培养基中）。

3）余同“短期培养法”

（2）操作步骤

1）细胞接种：①同“短期培养法；② 在完成接种的培养瓶中分别无菌加入 DSP30 和 IL-2。

2）细胞培养：将培养瓶放入 37℃温箱中持续培养 72 小时，期间定时摇匀培养物。

3）阻留中期分裂相：立即加入 10 mg/L 秋水仙酰胺溶液，使其最终浓度为 0.4 mg/L，轻轻摇动培养瓶，使秋水仙酰胺和培养液混匀，置 37℃培养箱中 3.5 小时。

4）其余步骤同“直接法”。

4．特殊标本染色体制备

1）体液标本：含较多肿瘤细胞的脑脊液、胸腔积液、腹水、心包积液等标本，可将标本离心、弃上清后，同短期培养法，计数、接种、培养制备染色体。

2）淋巴结等新鲜组织标本：在无菌条件下经过研磨或用剪子将其剪碎，获得单个核细胞，余同“CLL 染色体制备”或“染色体制备中的短期培养法”。

5．染色体制备注意事项

（1）直接法制备骨髓标本时，尽量在标本采集后 1 小时内进行，避免细胞活力下降致分裂相少见。

（2）培养液的 pH 以 7.2 ± 0.1 为佳，偏酸则细胞生长不良，偏碱则细胞固缩。

（3）培养温度应严格控制在 37 ± 0.5℃。

（4）所用试剂均应采用分析纯产品和纯水或三蒸水配制，在试剂配制前必须认真核对试剂名称和化学分子式。

（5）对于一些不稳定的试剂，要求在临用前配制，如固定液。配好的试剂原液如低渗液，应放在 4℃中保存。

（四）染色体显带

目前，国内应用较广的是 G 带和 R 带技术。一般情况下，各实验室可选择二者之一，必要时应同时进行两种显带。急性髓系白血病尽量采用短期培养法制备的染色体标本进行显带。G 带和 R 带具有一致的染色体制备流程，但显带方法却不相同。

1．G 显带 空气干燥的染色体制片以胰酶等蛋白水解酶处理，再以 Giemsa 染色后染色体纵轴上所显示的带型。和 R 带相比，G 带带纹细致，解象力较强，但多数染色体末端呈浅带，不利于该区异常的识别。此外，G 带对标本中分裂相的数量质量要求较高，且显带影响因素较多，故条件不易控制。

（1）试剂准备

1）胰酶消化液的配制：取 0.2 g 胰酶溶于 8 ml 0.9% 生理盐水配制成 2.5% 胰酶储存液，4℃冷藏保存；显带前取 2.5% 胰酶储存液 0.3 ~ 0.4 ml 加入 60 ml 的 Hank' s 溶液中（胰酶消化液浓度可根据片龄适当调整）。

2）Hank' s 溶液的配制：Hank' s 9.5 g + 1000 ml 蒸馏水 + 0.35 g NaHCO3。

3）pH 6.8 磷酸盐缓冲液的配制：Na_2HPO_4 11.84 g + KH_2PO_4 4.58 g + 1000 ml 蒸馏水。

4）染液：50 ml 磷酸盐缓冲液 + 2.5 ml Giemsa 染液。

（2）操作步骤

1）标本老化或烤片：标本滴片后置于 37℃温

箱中存放1周或80℃烤片机上烘烤4小时左右。

2）将胰酶消化液及两瓶0.9%生理盐水染缸置于37℃水浴中温育。

3）将玻片投入上述胰酶消化液中，轻轻震荡10～60秒或更长，显带时间可根据显带效果做调整。

4）胰酶处理完毕后，立即将片子取出，并在0.9%生理盐水中漂洗2次。

5）平铺2 ml染液于玻片上，染色5～10分钟。

6）自来水冲洗，吹干，镜检。

（3）G显带注意事项

1）标本在胰酶中的处理时间与胰酶的质量、浓度、pH及温度有关。不同厂家的产品和同一厂家不同批号的产品，其活性均不相同。故推荐每次显带应预试1～2片，以确定合适的消化时间。

2）胰酶处理时间和片龄有关：片龄短者处理时间宜短，片龄长者处理时间相应延长，但片龄超过1年以上的标本通常显带效果不佳。

3）显带效果还与分裂相的质量有关：凡染色体较长，两条单体靠近且结构紧密者，其带质较佳；反之，带质较差。

4）骨髓标本胰酶处理时间比外周血标本要长些。

2. R显带 染色体制片先经高温（87.5℃）处理，然后用Giemsa染色后染色体纵轴上所显示的带型。与G带相比，R带虽解象力较弱，但此法简便，重复性好，带型清晰，易于识别，标本可成批显带，对分裂相量少、质量差的肿瘤细胞，其显带成功率高于G带。R带带型与G带正好相反，可作为G带的互补带，有助于确定位于G带浅染区的染色体重排断裂点，此外，R带对揭示涉及染色体末端的缺失和易位特别有价值。

（1）试剂准备

1）Earle液

- 氯化钠（NaCl）6.8 g
- 氯化钾（KCl）0.4 g
- 磷酸二氢钠（$NaH_2PO_4 \cdot 2H_2O$）0.164 g
- 硫酸镁（$MgSO_4 \cdot 7H_2O$）0.2 g
- 氯化钙（$CaCl_2$）0.2 g
- 葡萄糖1.0 g
- 溶于1 L蒸馏水中，用磁力搅拌仪充分混匀，加0.4 %酚红1 ml，再用磷酸氢二钠饱和溶液调节pH至6.5。

2）pH 6.75的PBS

- 磷酸二氢钾（KH_2PO_4）4.88 g
- 磷酸氢二钠（$Na_2HPO_4 \cdot 12H_2O$）11.07 g
- 溶于1 L蒸馏水中，用1 mol/L氢氧化钠或盐酸溶液调节pH至6.75。

3）Giemsa染液

- 由90% PBS（pH 6.75）与10% Giemsa原液配制而成

（2）操作步骤

1）常规法制片，自然干燥。

2）将上述Earle液置于87.5℃水浴中同步升温。

3）将玻片放入87.5℃ Earle液中90～120分钟。显带时间可结合显带效果及环境条件做出调整。

4）取出后立即用自来水冲洗。

5）稍沥干后投入含Giemsa染液的染色缸中，常温下染色10分钟。

6）自来水冲洗，待干，镜检。

（3）R显带注意事项

1）Earle溶液的pH和温育温度是显带成功与否的关键。

2）气干法滴片时，应注意更换新鲜固定液并充分吹打均匀，注意细胞浊度要适中，滴片时要注意高度、玻片角度及过火时机和时间。

3）陈旧的玻片标本或已经Giemsa染色的标本均可用于显带，但由于片龄的增加，显带时间反而缩短。

（五）染色体核型分析

血液肿瘤染色体核型分析的目的是发现获得性、克隆性染色体异常。核型分析和核型命名均应遵循一定的原则。

1. 核型分析原则

（1）分析细胞的选择：分析时要遵循随机的原则。因为肿瘤细胞常常染色体质量较差，而正常细胞常常质量较好，所以不能仅选择质量好的分裂相进行分析，应该选取一片区域，逐个分析该区域内的每个分裂相，放弃质量极差的细胞。对质量差不能分析的分裂相，最好也要计数染色体数目，以免漏检超二倍体或亚二倍体等有预后意义的数目异常核型；或尽可能仔细分析该分裂相中可识别的染色

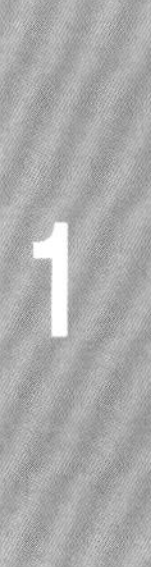

体异常，如 t(9;22) 等。

（2）分析中期分裂相的数目：一般要求至少分析 20 个中期细胞。如均未发现异常，则可认为该患者为正常核型。如发现 2 个或 2 个以上细胞有一致数目增加或染色体结构异常，以及 3 个或 3 个以上细胞有一致数目减少，则认为该患者有克隆性染色体异常。如 20 个中期分裂相中发现 1 个细胞有异常，则要增加分析的细胞数目至 25 ~ 30 个或更多，以判断是否为克隆性异常。如患者具有明确的克隆性染色体异常，仅分析 10 个细胞也是被认可的。如分析细胞不足 20 个，尽管未见异常，也不能认为该患者核型正常。

（3）染色体异常的分析：如发现 1 条异常染色体而同时又缺少另一条正常染色体时，首先要考虑该异常染色体是否由缺少的那条正常染色体重排所致。恶性血液病中染色体异常有时比较复杂，我们不能满足于已发现的一种异常，还要仔细分析有无其他伴随异常，以免造成漏检。对偶见的多倍体一般不做分析。因为正常骨髓中有 < 2% 的多倍体，主要来自巨核细胞。有时亚二倍体核型可能与染色体的随机丢失有关，如果丢失的染色体不成克隆性，一般可以不做分析。只有当多倍体易见、亚二倍体具有一致性染色体丢失时，才可能为克隆性异常。

（4）染色体报告时间：染色体结果对临床诊断和治疗有着重要的意义，故要尽可能早出报告。参考美国细胞遗传学实验室指南，不同的疾病可有不同的报告时间。ALL、AML 和 CML 建议在 7 天之内给出初步结果，21 天之内发出正式报告。但急性早幼粒细胞白血病除外，必须以最快速度尽早出报告，以免耽误临床治疗。

2．核型命名原则（详见本章第四节）

（1）核型描述应遵循最新版本《人类细胞基因组学国际命名体制》（*International System for Human Cytogenomic Nomenclature*，ISCN）。目前，染色体核型的国际命名体制已由原来的《人类细胞遗传学国际命名体制》（*International System for Human Cytogenetic Nomenclature*，ISCN）更名为《人类细胞基因组学国际命名体制》（ISCN）。

（2）核型描述后加方括号，内列出所描述异常的细胞数。

（3）体质性异常应在右下角标注“c”。

（4）不同克隆或亚克隆之间由“/”隔开，对于移植患者而言，用“//”将“受体”和“供体”核型隔开，受体核型写 // 前面。

（5）至少 2 个细胞有同样的染色体数目增加或结构异常，或至少 3 个细胞有一致的染色体丢失，定义为克隆性异常。如果 2 个细胞有一致的一条或多条染色体丢失，同时伴有一致的染色体数目增加或结构异常，则丢失的染色体异常也定义为克隆性异常。

（6）如仅发现一个异常细胞（包括结构异常），不能定义为克隆性异常，可行 FISH 或其他方法检测，以排除随机性异常的可能性。

（7）同一患者如果初诊标本中仅发现 1 个异常细胞，在随访标本中又发现相同异常，则应被定义为克隆性异常，并在核型中加以描述。

（8）发现多个相关克隆时，干系列于第一，然后按演化先后顺序，即由简单到复杂依次列出其他克隆，而不论它们的大小。

（9）无关克隆则按其克隆大小先后分别列出。

（10）若相关克隆和无关克隆同时存在时，先由简单到复杂依次列出各相关克隆，再按克隆大小从大到小依次列出各无关克隆。

（11）核型描述中取消方括号或大括号，对衍生的复杂异常染色体按照从上到下的原则进行描述。

（12）如核型异常不完全一致，具有异质性，但不同细胞又具有某些相同的细胞遗传学特征，此时可用混合性核型来表示。

（13）正常二倍体克隆列于最后。

3．核型分析注意事项

（1）恶性血液病染色体分析的目的在于发现克隆性核型异常。

（2）ISCN 要求分析 20 个中期分裂相，但如分析的 10 个细胞中有克隆性异常，则可以只分析 10 个细胞。

（3）凡分散良好、带型可识别、重叠少于 3 条染色体的分裂相，均应列为分析的对象。

（4）分析时要遵循随机的原则，既要分析“漂亮”的分裂相，也要分析“丑陋”的分裂相，“丑陋”的分裂相常来自肿瘤细胞。

（5）分析核型时，不要只集中于已发现的异常，还要注意有无其他伴随的异常，以免造成遗漏。

（6）如分析的细胞为 100% 的异常，且该异常不属于与疾病相关的常见获得性异常时，则应在患者外周血分类正常的情况下，做加植物血凝素（PHA）的外周血 72 h 培养的核型分析，以除外体质性异常的可能。已知为获得性异常的特异性染色体重排，如 t(9;22)、t(8;21)、t(15;17)、inv(16) 和 t(9;11) 等就不必再做此培养。

（7）如果采用自动扫描分裂相的智能染色体核型分析系统，则需要注意以下问题。

1）扫描后分裂相的排列应该随机，不能人为挑选质量优良的分裂相。

2）在扫描后染色体带型不是很清晰的情况下，对一些细微异常或复杂异常较难准确判断时，最好再找出载玻片在光学显微镜下仔细鉴别。

3）扫片机扫描分裂相时受到许多条件的影响，其中载玻片的质量影响较大。应该尽可能使用优质载玻片，保证每张玻片的长、宽、厚度差别不大，确保载玻片上的分裂相能被毫无遗漏地扫描进系统保存。

三、质量控制

染色体检测从抽取标本至发出报告，中间环节非常繁琐，任何一个步骤出现问题，均可能导致染色体检测失败。故对染色体制备及核型分析等各个步骤均应进行质量控制。另外要理解染色体制备和滴片、显带过程中每个步骤的原理和作用，在发生质量问题时就可以循着每个步骤找原因。核型分析工作者一定要有高度责任心和耐心，认真对待每个分裂相，不放过任何疑点，以免漏检。质量控制包括室内质控和室间质控。

（一）室内质控

指实验室从接受患者标本到患者核型报告发出之间所有环节质量的保证。室内质控易出现问题的是以下两个环节：分裂相的数量和染色体显带质量。影响分裂相数量的原因很多，包括实验室外部原因和实验室内部原因。

1．一般质控内容 一般质控内容需要记录的项目：①质控记录，包括样本处理、培养、新培养基和试剂验证；②过失记录，发出的报告上发现的所有错误要仔细调查原因，并详细记录。如出现与临床或其他指标不符合的结果时，要排除标本搞错的可能，再推荐其他方法验证。不能漏检第二或第三种异常。不能将染色体多态性当做克隆性异常报告；③样本处理记录，包括使用的培养基、培养条件和培养时间。标本收获时不能发生交叉污染；④标本拒接记录，送检样本不符合标准时，要明确记录，并拒收。

2．实验室外部原因 下列外部原因可能影响染色体核型分析质量：①骨穿取材不顺利导致标本凝块，取材量过少或混有大量血液导致的骨髓标本稀释，或骨髓纤维化造成的取材不佳；②外周血白细胞计数特别高的患者，可能骨髓中接触抑制尚未消除，造成骨髓细胞培养增生不良；③骨髓增生抑制；④与疾病类型相关，比如骨髓增殖性肿瘤，因为肿瘤细胞多为接近分化成熟的细胞，故不易分裂；⑤运输不当，未在规定时间内送达检测部门或没有按照要求温度运输（长途运输应保存在 4℃左右，注意标本不能与冰块直接接触）。

3．实验室内部原因 实验室内部原因是造成分裂相少的主要原因。

（1）实验设备：推荐使用 CO_2 培养箱，培养箱内的温度、湿度及 CO_2 浓度对细胞的生长、分裂影响较大，应每天监测这些指标。

（2）实验用试剂及相关过程：①培养基的成份、小牛血清浓度和培养基 pH；②细胞接种密度过高或过低，培养过程中细菌污染；③秋水仙素 / 秋水仙酰胺的浓度和作用时间不合适：秋水仙素浓度过高，作用时间过长，则有丝分裂指数越高，导致染色质过度浓缩变短，带纹不清；反之，则有丝分裂指数越低，染色体越长。因此分裂相数量和染色体长度是矛盾的，应兼顾两者而确定秋水仙素 / 秋水仙酰胺的浓度和作用时间；④低渗溶液浓度和处理时间不合适：低渗时间过短则染色体铺展不好；低渗时间过长，导致染色体肿胀或细胞破碎，以致造成染色体人为丢失和带纹不清；⑤细胞固定不充分，导致染色体上组蛋白未被充分抽提，影响带纹质量；⑥细胞悬液浓度过高，滴片时烘烤不及时、不充分，导致分散不佳；⑦对于 R 显带而言，Earle 溶液的 pH 不符合要求；⑧室温和湿度不稳定，滴片时好的分散度对室温和湿度要求较高；对

G 带而言，环境温度过低、湿度过小或过大均不利于制备出高质量染色体；⑨显带时水浴锅温度不稳定；⑩玻片质量不符合要求。染色体显带对载玻片的质量要求比较高，为了确保显带成功，应尽量使用高质量载玻片；⑪ 显带缸破损渗水，pH 改变；⑫Giemsa 染色液成分不合适，导致染色不佳。

（二）室间质控

室间质控是指各个细胞遗传室之间的质量控制。参照美国标准，要求一个部门制好多张已知核型结果的染色体载玻片，分发到各个参加质控的细胞遗传实验室，要求实验室的每个成员参加读片分析，给出核型结果，从而判断各个实验室的核型分析水平。未见分裂相标本不宜高于 5%。另外，对实验室的异常检出率也有要求，急性白血病和骨髓增生异常综合征标本，异常检出率一般应达到 50% 左右。

四、常用仪器

- 电子天平
- 磁力搅拌器
- 酸度计
- 超净台
- 普通冰箱（4℃）
- 低温冰箱（–20℃）
- 全自动染色体收获仪
- 全自动染色体滴片仪
- CO_2 培养箱（37℃，CO_2 5%）
- 低速自动平衡离心机
- 恒温水槽
- 烤片机
- 电热恒温干燥箱
- 恒温搅拌水浴箱
- 全自动染色体扫描分析系统
- 普通光学显微镜

五、优点及局限性

自 20 世纪 70 年代显带技术问世以来，染色体显带分析技术已经成为血液肿瘤不可或缺的检测手段，在血液肿瘤的诊断、治疗方案的选择、疗效监测和预后判断等方面，均起着重要作用。疾病初诊时，如核型为 t(9;22)(q34;q11)，结合临床和其他检测结果，基本可以诊断为 Ph^+ 慢性髓系白血病或急性白血病，建议临床给予酪氨酸激酶抑制剂（tyrosine kinase inhibitors，TKIs）或 TKIs 联合化疗的方案治疗。如核型为 t(15;17)(q24;q21) 异常，可诊断为急性早幼粒细胞白血病，及早给予维 A 酸或砷剂等诱导分化的药物治疗有利于尽快改善患者的出、凝血异常。如核型为 t(8;21)(q22;q22) 或 inv(16)(p13q22)，则结合其他检测结果，可以诊断为 CBF- 急性髓系白血病，一般预后良好。如核型为复杂异常则一般预后不良，可能要选择高强度治疗方案，并进行造血干细胞移植。在疾病的治疗过程中，染色体核型分析可以作为病情监测的指标之一。一般而言，以急性白血病为例，如疾病达到完全缓解，则原有的异常核型消失，代之以正常核型，称为细胞遗传学缓解；如疾病为难治类型，无法获得完全缓解，则初诊时的异常核型可能持续存在。在白血病复发时，初诊时的异常核型可能再次出现；如疾病发生进展，有些患者甚至出现克隆演变，即在原有异常核型基础上，发生新的异常。少数患者可以检测到与原有疾病不相关异常核型，提示可能发生了继发肿瘤。此外，染色体显带分析可以全面分析所有的染色体异常，可以从单个细胞水平揭示异常克隆的演变，作为基因的载体，染色体异常往往也提示了可能累及的基因异常，从而为更深层次的分子研究提供线索。染色体显带分析的上述优点，暂时还无法被包括分子技术在内的其他技术所替代，因此就目前而言，染色体显带分析仍旧被认为是血液肿瘤细胞遗传学异常检测的金标准。

但染色体显带技术同样有着局限性。从技术层面看，从骨髓染色体制备，到出具染色体报告，整个过程比较繁琐，费时费力，而且整套染色体显带后的带纹一般为 320 ~ 350 条，通量较低，依赖人工肉眼观察，如果染色体异常区域 < 5 Mb，或发生易位的区域带纹相似，片段大小类似，则肉眼无法分辨。另有一些隐匿性异常、小克隆或非常复杂的异常，也是染色体显带技术无法解决的问题。在少数情况下，骨髓细胞经培养后未见中期分裂相，导致染色体分析失败，或染色体质量较差，肉眼无法分析，从而阻碍了对疾病细胞遗传学特性的评

估。基于此，一系列分子细胞遗传学技术如FISH、aCGH、SNP-A和OGM等技术的发展，弥补了染色体显带技术的不足，利用特异性序列或位点探针，从分子水平检测肉眼无法分辨的隐匿性异常或小克隆异常，验证染色体显带技术怀疑而无法确认的异常。另外，染色体芯片OGM等技术从基因组DNA层面，全面分析所有染色体异常，尤其有助于复杂异常核型和隐匿性异常核型的正确鉴定。

综上所述，染色体显带技术仍旧是血液肿瘤细胞遗传学检测的首选技术，但该技术有其局限性，分子细胞遗传学技术是染色体显带技术的重要补充。

（潘金兰）

第三节　血液肿瘤的荧光原位杂交技术

在血液肿瘤研究中，常规细胞遗传学可以全基因组筛查染色体异常，但常有三个方面的困扰[3]：①标本的有丝分裂指数低下或缺乏满意的中期分裂相；②染色体质量差，显带效果欠佳；③微缺失和小克隆容易漏检，复杂异常不易被识别等。引入分子细胞遗传学技术能很好地弥补细胞遗传学的不足，能将宏观的细胞学与微观的分子生物学很好地衔接在一起，于是荧光原位杂交（fluorescence in situ hybridization，FISH）技术应运而生。随着对血液肿瘤发病机制研究的不断深入，人们发现部分疾病由于染色体易位、缺失、插入等异常，形成新的融合基因，编码融合蛋白，从而导致疾病的发生或进展。通过FISH技术检测这些异常，极大地提高了细胞遗传学分析的敏感性、准确性和可靠性。FISH技术可以广泛应用于疾病诊断、预后判断、指导治疗和监测疗效等方面，成为染色体精准分析不可缺少的重要手段。

一、概述

FISH技术利用荧光标记的已知核酸序列作为探针，与靶DNA进行杂交，通过荧光显微镜观察杂交信号，从而对标本中待测核酸进行定位、定性和定量分析，分辨率可达50～500 kb。FISH技术也可对在细胞、循环肿瘤细胞和组织样本中的特定靶标RNA（mRNA，lncRNA和miRNA）进行检测和定位。FISH技术的种类甚多，包括间期FISH（interphase-FISH，I-FISH）、多色荧光原位杂交（multiplex-FISH）、光谱核型分析（spectral karyotype，SKY）、染色体涂抹（chromosome painting）和逆向FISH等，基本方法包括标本制备、探针制备、变性杂交、洗涤复染、荧光显微镜观察等，实验操作相对简单、重复性好、稳定性强，具有很高的灵敏性和特异性。

FISH技术在血液肿瘤中的应用主要包括[3]：①分析染色体的数目和结构异常；②识别融合基因、基因重排、基因缺失或基因扩增等；③识别标记染色体的来源和性质；④识别异基因移植后的骨髓细胞来源；⑤识别恶性肿瘤细胞来自何种细胞系列；⑥识别间期细胞包括非分裂细胞和终末细胞的核型；⑦监测治疗效果；⑧监测早期复发和微量残留病灶（minimal residual disease，MRD）等。

二、探针类型

FISH探针是标记了荧光素的已知序列核酸片段，利用探针与检测样本中核酸碱基对的互补性，可用于基因组靶序列的检测分析。根据检测靶序列在基因组中位置及长度的不同，FISH探针主要分为三类：染色体涂染探针、重复序列探针、位点特异性探针。染色体涂染探针主要适用于中期分裂相检测。重复序列探针和位点特异性探针适用于间期和中期细胞的检测，是血液肿瘤诊疗应用最多的探针类型。重复序列探针包括着丝粒探针和端粒探针。位点特异性探针包括基因位点探针、双色双融合探针、双色单融合探针、双色额外信号探针、双色分离探针等。

（一）染色体涂染探针（chromosome-painting probes，CP）

即将整条染色体、整臂染色体（长臂或短臂）或染色体某个片段的 DNA 制备成探针，通过使用不同的荧光素，在一个中期分裂相中可以鉴别某条、几条甚至全部染色体，从而分析和研究染色体的重组、畸变以及同源基因等。如图 1-3-1 所示，7 号染色体被涂染为红色，10 号染色体被涂染为绿色，通过观察荧光变化，可以判断发生了 t(7;10)。该类探针适用于分析分裂中期染色体的结构异常；但由于信号域大而弥散，不适用于分析间期细胞；另因染色体涂染是一种相对不敏感的技术，不能检测染色体内缺失、重复或倒位，对小的端粒易位分析也受限制，故在临床检测中较少使用。

（二）重复序列探针（repetitive sequence probes，RS）

1．着丝粒探针（centromere specific probes，CSP）/ 着丝粒计数探针（centromeric enumeration probes，CEP） 通常与位于着丝粒区域高度重复的 alpha（α）卫星序列杂交。α- 卫星 DNA（alpha satellite DNA）是唯一一个存在于所有人类染色体着丝粒区域的着丝粒 DNA（centromere DNA，CEN-DNA）家族，由 171 bp 的碱基对为一个单位组成高度串联重复片段，重复数百次至数千次，跨越长达 100 kb 的着丝粒 DNA 区域，其杂交将产生很强的杂交信号。因此常被选为着丝粒探针的来源，用以检测染色体数目异常。可用于检测染色体单体性或非整倍体、性别不匹配骨髓移植后的随访，也可作为其他基因的参照探针。染色体的着丝粒被 CSP/CEP 标记上颜色，正常细胞为两个信号点；出现 1 个信号点考虑可能为单体异常；出现 3 个或者 3 个以上信号点考虑可能为三体或者多体异常（图 1-3-2）。

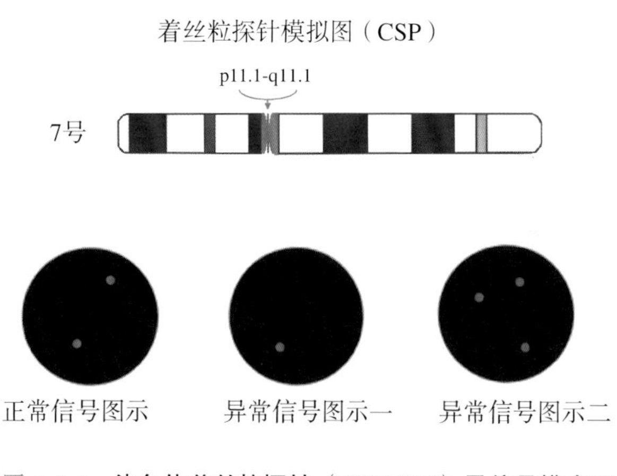

图 1-3-2　染色体着丝粒探针（CSP/CEP）及信号模式图

2．端粒探针（telomeric probes，TP） 端粒是覆盖真核生物染色体末端的 DNA- 蛋白质复合物。每个端粒包含 3 ～ 20 kb 串联 5'TTAGGG3' 重

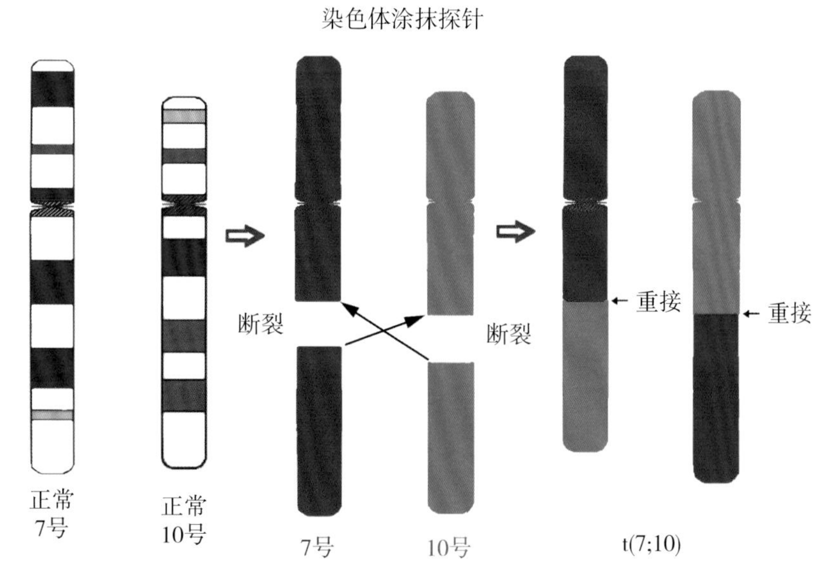

图 1-3-1　染色体涂染探针模式图

复序列。端粒为非结构基因，不编码蛋白质，是细胞进化过程中一段高度保守的序列，可保护染色体不被核酸酶降解，防止染色体末端相互融合，在维持染色体完整方面发挥了重要的作用。染色体的端粒被 TP 标记上颜色，正常细胞内为两个信号点；出现 0 个或 1 个信号点考虑可能为端粒缺失（图 1-3-3）。G 显带分析时，由于端粒区是浅染区，涉及此区的易位常难以识别，应用端粒探针则可弥补 G 显带的不足。

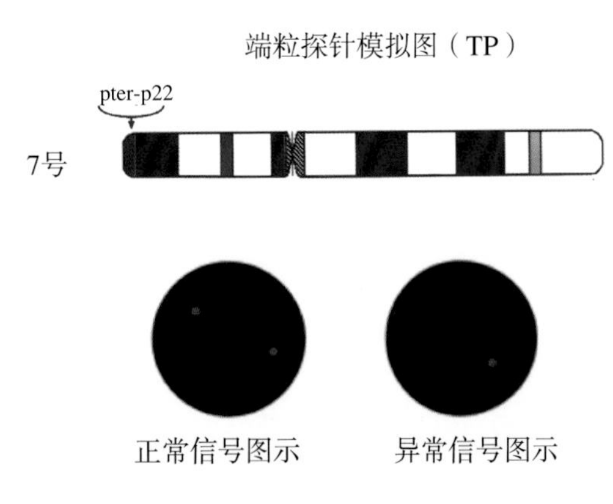

图 1-3-3 **端粒探针及信号模式图**

（三）位点特异性探针（locus-specific identifier probes，LSI）

可以识别某一特定靶区域，识别该位点基因拷贝数改变及该位点结构异常，适用于分析基因缺失、扩增、融合、重排等异常。临床上应用最多的位点特异性探针包括基因位点探针、双色双融合探针、双色单融合探针、双色额外信号探针、双色分离探针等。

1．基因位点探针（gene located probe，GLP）/基因特异性探针（gene specificity probe，GSP） 将染色体上某个基因位点标记上荧光，正常细胞为两个信号点；出现 0 个或 1 个信号点考虑为相应基因的缺失异常；出现 3 个及 3 个以上信号点可能为相应基因的拷贝数增加或者易位异常（图 1-3-4）。

2．双色双融合探针（Dual Color，Dual Fusion probe，DC，DF） 2 个基因分别用两种颜色的荧光素标记，且探针覆盖杂交靶标基因断点的两侧。如用红（R）绿（G）两种颜色分别标记两条染色体上的不同基因位点，并覆盖两个基因的整个断点区域，正常细胞信号为 2R2G，当发生基因融合

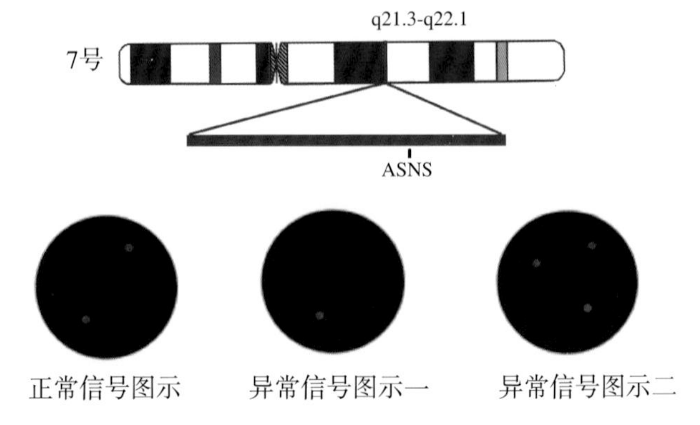

图 1-3-4 **基因位点 / 基因特异性探针（GLP/GSP）及信号模式图**

时，形成 2 个融合信号（F）。经典的融合信号为 1R1G2F（图 1-3-5）；当出现 1R1G3F 时，提示存在融合异常的增加或三体等；当出现 2R2G1F 时，提示存在 3 条或 3 条以上染色体复杂易位的可能；当出现 1R1G1F（排除空间构象导致）、1R2G1F 或 2R1G1F 等信号时，提示发生基因融合的同时存在基因缺失的可能。双融合信号的判读，最大限度减少了假阳性的产生。

3．双色单融合探针（dual color，single fusion probe，DC，SF） 探针杂交靶标分别位于两个基因断点的不同侧，将一种颜色标记在 1 条染色体断点的一侧，另一种颜色标记另 1 条染色体断点的另一侧，均不覆盖断点，当发生融合时产生 1 个融合信号，适用于检测具有特定断点的染色体易位且出现频率较高的样本。如用红色、绿色探针分别标记，正常信号为 2R2G，经典融合信号为 1R1G1F（图 1-3-6）；因空间构象原因，存在一定假阳性概率，临床较少使用。在疾病治疗后的随访过程中更不建议使用。

4．双色额外信号探针（dual color，extra signal probe，ES） 指一种颜色的探针覆盖 1 个基因断点两侧，而另一种颜色的探针标记另 1 个基因断点一侧。如用红色探针覆盖 1 条染色体上某个基因位点的整个断点区域，绿色探针标记另 1 条染色体某个基因断点的一侧，当发生融合时，产生 1 个融合信号的同时，还有一个额外红色信号，减少了单融合信号可能造成的假阳性。正常信号为 2R2G，经典融合信号为 2R1G1F（图 1-3-7）。常用于鉴别某

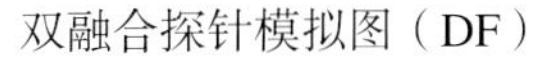

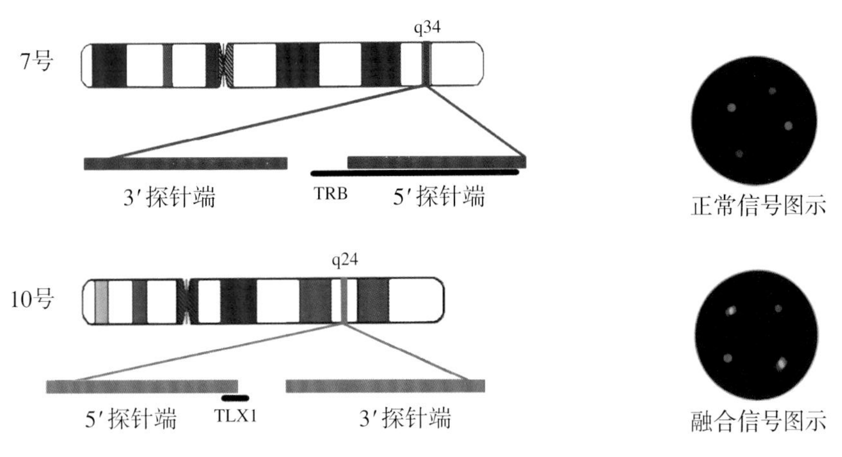

图 1-3-5 双色双融合探针（DC，DF）及信号模式图

双色单融合探针（SF）模拟图

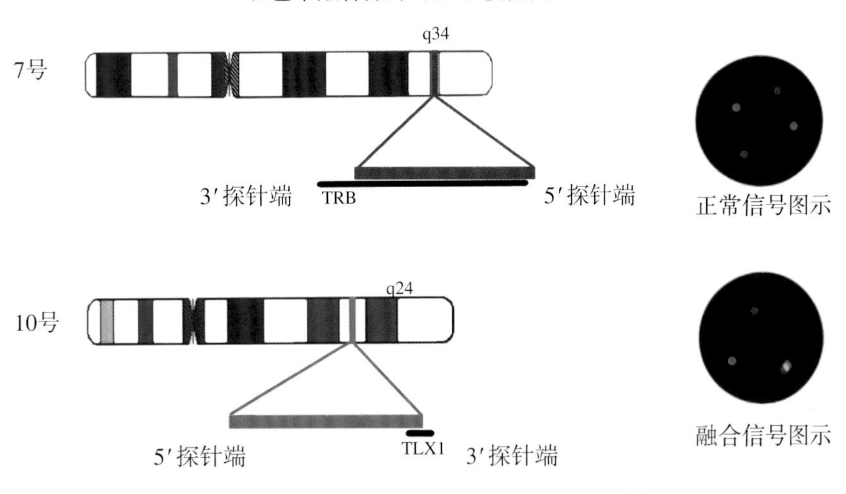

图 1-3-6 双色单融合探针（DC，SF）及信号模式图

额外信号探针模拟图（ES）

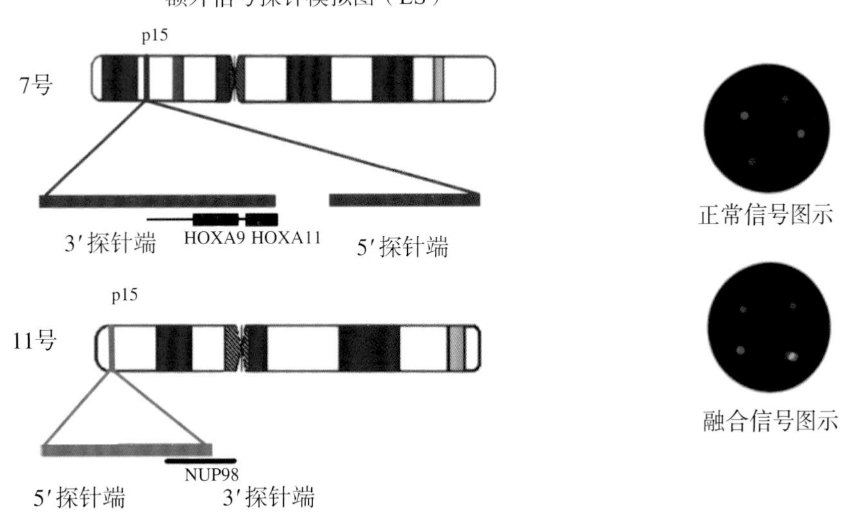

图 1-3-7 双色额外信号探针（DC，ES）及信号模式图

基因的主要断裂融合方式和次要断裂融合方式。

5．双色分离探针（dual color，break apart rearrangement probe，DC，BRK） 将已知基因某个断点两端的靶标序列分别用两种不同颜色的荧光素标记，例如将该基因断点的两侧分别标以红、绿两种不同颜色，通过观察红绿信号是否发生分离，即红绿信号的距离来判断是否发生基因重排。正常细胞为两个红绿融合信号（F），经典断裂重排信号为1R1G1F（图1-3-8）；其他异常还有1R1F或1G1F等；当出现2R2G时考虑两个等位基因均发生断裂重排可能。当已知基因断点可能存在多个相关的易位伙伴时，可先使用此类探针明确有无该基因重排存在，之后再用融合探针进一步明确其伙伴基因。

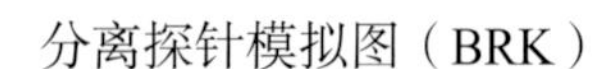

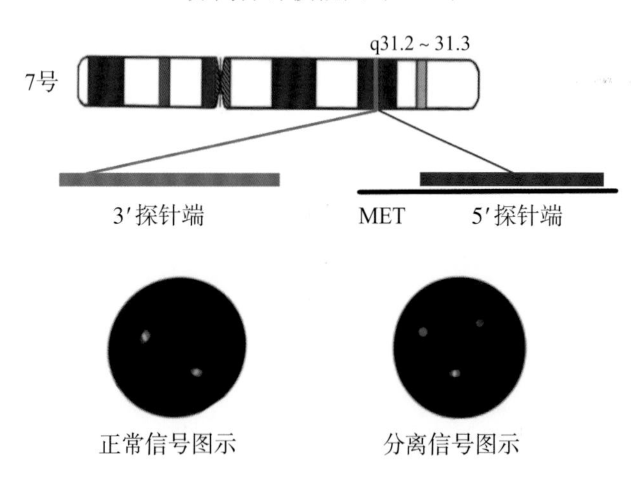

图1-3-8 双色分离探针（DC，BRK）及信号模式图

三、荧光原位杂交标本制备及分析

（一）标本采集送检

1．不同血液肿瘤患者行FISH检测时，标本类型选择同染色体核型分析（见本章第二节）。

2．选用肝素抗凝管（绿色）采集骨髓或外周血样本5 ml，如果单做FISH时，使用EDTA抗凝管（紫色）也可，注意应4℃保存不超过24 h。

3．染色体培养制备过的细胞悬液可调至合适浓度进行FISH制片。

4．当标本量不足且患者无法再次骨穿或者已经治疗后，可用之前染色体核型分析的成片先予以脱油脱色后，再进行FISH检测。

5．多发性骨髓瘤（multiple myeloma，MM）及原发淀粉样变性等浆细胞疾病的骨髓标本建议先行CD138磁珠分选富集浆细胞后，再行FISH检测（骨髓量＞5 ml）。因MM及原发淀粉样变性等浆细胞疾病的骨髓中浆细胞比率较低且分布不均匀，易被正常细胞干扰，若直接进行FISH检测，异常检出率较低，且阳性信号异常百分比较低，容易导致假阴性。国内外骨髓瘤工作组均推荐通过磁珠分选（magnetic activated cell sorting，MACS）结合FISH进行检测[4]。

6．组织、淋巴结标本 采集新鲜或冷冻的针吸活检标本、粗针穿刺标本、外科手术标本，于10%中性福尔马林固定，时间以6 ~ 48 h为宜。从取材到固定间隔不超过1 h。石蜡包埋的组织样本切片厚度为3 ~ 5 μm，应予室温防尘保存和运送。建议使用保存时间不超过12个月的样本进行FISH检测。

（二）标本制备

1．骨髓或外周血

（1）骨髓或外周血标本处理和玻片制备

1）单个核细胞提取及CD138磁珠分选

①加样：取5 ml标本用PBS稀释至10 ml，斜45°缓慢加入已装有5 ml淋巴细胞分离液的15 ml离心管中。

②离心：2000 rpm离心30 min（0加速，0减速），缓慢吸出雾状细胞层（即单个核细胞层），装入另一个15 ml离心管中（管内先加好9 ml PBS），1500 rpm离心8 min，弃上清。

③裂解红细胞：加3 ml红细胞裂解液重悬，裂解5 min，加10 ml PBS终止红细胞裂解，1500 rpm离心8 min，吸去上清（如果细胞较多，时间可放置长一点），计算所分离到的单个核细胞总数，准备加磁珠。

④每2×10^7细胞加入80 μl缓冲液重悬细胞，加10 μl CD138混匀，4℃静置15 min。

⑤加入2 ml缓冲液漂洗，1500 rpm离心10 min，弃上清，洗去未结合的磁珠。

⑥磁柱提前使用1 ml缓冲液润湿，标本分别

加入缓冲液 1 ml/1 ml/3 ml，分 3 次过磁柱，待磁柱中液体流尽后再加入下一次。

⑦取下磁柱，随即加入 3 ml 缓冲液将吸附细胞用力打出，加入缓冲液 6 ml，1200 rpm 离心 10 min，弃上清。

⑧进入以下“2)”中的②③④步骤，待细胞置于固定液后，–20℃保存，待检测前制片。

2）骨髓或外周血玻片制备：包括新鲜样本、富集后样本或培养后样本的制备，步骤如下。

①收获细胞：将样本吸至 10 ～ 15 ml 尖底离心管，2000 rpm 离心 5 min，小心吸弃上清。

②低渗：加入提前 30 min 预温至 37 ℃ 的 0.075 mol/L KCl 或 0.04 mol/L KCl（各实验室根据本实验室经验）低渗溶液 7 ～ 8 ml，用吸管吹打混匀后置 37 ℃ 水浴箱静置 10 ～ 30 min。

③预固定：加入现用现配的甲醇、冰乙酸（3 ∶ 1 配制）固定液 1 ml，轻轻吹打混匀，2000 rpm 离心 5 min，吸弃上清。

④固定：加固定液 10 ml，吹打混匀，室温静置固定 30 min，2000 rpm 离心 5 min；重复本步骤两遍（此步骤静置 10 ～ 15 min 即可）。

⑤细胞悬液制备：吸去上清液，加入适量固定液，制成浓度合适的细胞悬液（毛玻璃状）。

⑥制片：用吸管将细胞悬液轻轻吹打混匀后，取 3 ～ 20 μl 滴至无水乙醇浸泡过的洁净脱脂玻片上，做好标记；在相差显微镜下用 10× 物镜观察细胞密度，要求细胞无重叠，且单视野细胞数量在 100 ～ 200 个为宜。如果细胞有重叠，则加入适量新鲜固定液进行稀释，混匀后取 3 ～ 20 μl 细胞悬液制片；如果细胞密度低，则 2000 rpm 离心 5 min，小心吸去适量上清液，混匀后重新取 3 ～ 20 μl 细胞悬液制片，观察。

⑦烤片：烤片机 56℃老化 30 min（也可室温下过夜老化），制好的玻片可直接进一步操作，也可置 4℃ 冰箱或 –20℃ 冰箱保存 1 ～ 4 周；剩余悬液可置于 –20℃ 冰箱长期保存。

3）染色体核型处理后细胞悬液玻片制备：可直接滴片处理，步骤同“2)”中的⑥⑦。

4）细胞涂片的玻片制备

①干燥：新制备涂片自然干燥；确保涂片薄厚均匀，忌太厚。

②烤片：置涂片于 56℃烤片机上老化 10 ～ 20 min。

③固定：将涂片置于室温 100% 甲醇溶液中 5 min，取出玻片并除去多余甲醇；再将涂片置于室温 100% 乙酸溶液中 30 min。或直接在固定液中浸泡 15 ～ 30 min。取出，室温自然干燥。

5）染色体核型分析成片的制备：对染色体核型分析时已染过色甚至滴过油的成片，用滴管吸取固定液，缓慢冲洗，进行脱油脱色。或用二甲苯脱油 5 min，甲醇脱色 5 min，固定液固定 5 min。再按照后续预处理步骤进行即可。

6）流式细胞仪分选的样本玻片制备

①采用流式细胞仪直接将细胞分选到玻片上，或用甩片机甩至玻片上。

②玻片置于室温下过夜老化或在 56℃环境中老化 30 ～ 60 min，将玻片置于固定液中 20 min，取出，室温自然干燥。或直接将玻片置于甲醇中固定过夜，第二天取出玻片，浸泡于 70% 乙醇中，–20℃长期保存。

（2）骨髓或外周血标本玻片预处理

1）快速处理法

①洗片：室温下置于 2×SSC（pH 7.0）溶液中洗涤玻片 1 ～ 2 次，每次 2 min。

②脱水：将玻片依次置于 70%、85% 和 100% 乙醇中各 2 min 梯度脱水，取出，室温自然干燥。

2）胃蛋白酶消化处理法

①孵育：置于 37±1℃的 2×SSC 中孵育 5 min，取出。

②消化：置于 37±1℃胃蛋白酶溶液（工作液）中消化 3 ～ 10 min（可通过预试验确定酶效力），取出。

③洗片：置于 2×SSC 室温洗涤 3 min，取出。

④脱水：将玻片依次置于 70%、85% 和 100% 乙醇中各 2 min 梯度脱水，取出，室温自然干燥。

【注意事项】临床检测中常常采用“快速处理法”。当样本难处理时，如细胞厚、杂质过多、信号较弱等，可选择胃蛋白酶消化处理法进行玻片预处理。

（3）样品和探针变性杂交（在避光暗室中进行）

①从 –20±5℃冰箱中取出探针，恢复到室温，轻柔混匀，瞬时离心。

②取 10 μl 配制好的探针缓冲液（也可适当减量）滴于玻片杂交区域，立即盖上盖玻片，轻压使探针均匀分布，避免气泡产生。

③用封片胶密封，需完全覆盖盖玻片和载玻片接触的边缘，暗处室温自然干燥。

④在原位杂交仪上设置好程序，放置好湿条。

⑤将玻片置于杂交仪上，盖上杂交仪上盖，运行程序，常规 72 ～ 80℃变性 2 ～ 5 min，37 ～ 45℃杂交 2 ～ 16 h（具体变性和杂交温度、时间依据各探针说明书要求设定）。

【注意事项】①如没有原位杂交仪，可置于湿盒中在电热恒温箱或水浴锅中进行变性杂交，注意保持杂交湿度和温度准确。②探针不宜反复冻融，使用时需充分混匀，否则易导致杂交信号微弱或无信号。③加盖玻片时不能留有气泡，封片时要严密，避免出现干片现象。④部分北方地区因气候干燥、湿度低，可增加杂交湿度、降低变性温度来改善杂交效果。

（4）洗涤和复染（在避光暗室中进行）

①洗涤前 30 min，将 0.3% NP-40/0.4×SSC 放入 68 ～ 72 ℃的恒温水浴锅中预热，可用温度计测量以确保温度合适。

②关闭杂交仪电源，将玻片取出，轻轻撕去封片胶，移去盖玻片（若盖玻片难以去除，可以将其放入 2×SSC 中微微摇晃，以利于其脱落）。

③置于 68 ～ 72℃ 0.3% NP-40 / 0.4 × SSC 中 1 ～ 3 min，取出。

④置于室温 0.1% NP-40/2×SSC 中 30 s，取出。

⑤置于室温 70%、85%、100% 乙醇中各 2 min 梯度脱水，取出，暗处室温自然干燥。

⑥滴加 10 μl DAPI 复染剂到杂交区域，加盖玻片，轻压，避免产生气泡。

⑦ -20℃放置 10 ～ 20 min 后，在荧光显微镜下选用合适的光源观察探针信号。

【注意事项】①上述列举试剂可在考普林瓶或染色缸等相应容器中配制，每个容器中可放入 10 ～ 24 张玻片。②非室温溶液，在操作开始前需提前预热反应试剂至指定温度。具体温度可根据探针说明书要求设定。③ DAPI 复染剂是一种毒性物质与致癌物，操作过程中应注意个人防护，如不慎接触，立即大量水冲洗。④复染后选用较大盖玻片，以避免阅片时镜油渗入影响信号观察。

2．石蜡样本切片

（1）样本处理

①烤片：置于 65±5℃恒温箱中或者恒温加热台上烤片 3 h。

②脱蜡：置于室温二甲苯中，10 min，取出；再置于另一缸室温二甲苯中，10 min，取出；置于室温无水乙醇中 10 min，取出。

③脱苯：置于室温 100%、85%、70% 乙醇、纯化水各 3 min 梯度复水，取出。

④洗片：置于室温纯化水中 3 min，取出，甩去多余水分或用无绒纸巾吸取多余的水分。

⑤煮沸：95℃的纯化水中煮片 30 ～ 40 min（确保样本区域与容器不接触），取出。

⑥消化：将组织切片置于胃蛋白酶工作液中，37±1℃消化 5 ～ 20 min，关注组织区域的消化情况（可通过预试验确定酶效力）。

⑦洗片：玻片放入室温 2×SSC 中 3 min，取出。

⑧脱水：依次置于室温 70%、85%、100% 乙醇各 2 min 梯度脱水，取出玻片，室温晾干。

【注意事项】①过厚或过薄的切片均会对信号产生影响，切片应完整，质量良好，否则会在预处理时掉片。②二甲苯脱蜡不足会导致探针信号强度和杂交率降低、荧光背景高等，影响杂交效果。③二甲苯在处理 20 张切片后或者使用 5 次后，应及时更换。④脱蜡过程中产生的有机废物按医疗废物处理。⑤胃蛋白酶的反应时间需要通过预试验进行确定。可以使用同批制备的样片按所述方法进行预试验，通常以 5 min 为间隔时间。例如，分别测试消化时间为 5 min、10 min 和 15 min，完成“玻片预处理”后，可以在相差显微镜下，使用 20× 或 40× 物镜观察组织消化状态，20× 评估整体消化状态，40× 评估细胞消化状态。或者直接进行 DAPI 复染液复染，评估消化状态。⑥如果酶的浓度偏高、消化时间偏长或者孵育温度超标，会对细胞结构有一定的破坏，造成细胞核消失或辨认不清，也会造成一定程度的脱片。酶消化不足会造成蛋白消化不彻底，降低组织的通透性，导致杂交信号的强度和杂交率降低。

（2）变性杂交（在避光暗室中进行）：方法同骨髓或外周血标本。

(3) 洗涤和复染(在避光暗室中进行)

①洗涤前 30 min,将 2×SSC,0.1% NP-40/2×SSC,放入 37℃的恒温水浴锅中,测量以确保温度合适。

②关闭杂交仪电源,将玻片取出,轻轻撕去封片胶,移去盖玻片(若盖玻片难以去除,可以将其放入 2×SSC 中微微摇晃,以利于其脱落)。

③洗脱步骤同骨髓标本一样。

④滴加 10 μl DAPI 复染剂到杂交区域,轻压,避免产生气泡。

⑤ -20℃放置 10 ~ 20 min 后,在荧光显微镜下选合适的光源观察探针信号。

【注意事项】当既有骨髓样本,又有石蜡样本时,可以一起洗脱。

3. 骨髓涂片急检 FISH

①将骨髓涂片室温老化 30 min。

②固定:将玻片置于固定液中 10 min,取出后室温晾干。重复此步骤 1 次。

③将玻片置于 ddH_2O 中 2 min,取出后室温晾干。重复此步骤 1 次。

④将玻片置于 PBS 中 5 min。

⑤取出后置于 37℃ 的 2×SSC 中 15 min。

⑥置于室温 70%、85%、100% 乙醇各 2 min 梯度脱水,取出玻片,室温晾干。

⑦加入对应探针,88℃变性 2 min,45℃杂交 1 小时。

⑧将杂交后的样本放于 68℃预热洗液中 2 min。

⑨取出后放入 37℃ ddH_2O 中 1min。

⑩加 DAPI 后,即可进行结果判读。

【注意事项】当紧急情况,如遇到患者出血风险较大、需要鉴别诊断是否为 *PML* :: *RARa* 融合基因阳性的急性早幼粒细胞白血病(APL)以便尽早治疗干预时,可采用快速 FISH 进行检测 [5],也可选用商品化快速杂交探针试剂盒按说明操作,3 ~ 4 h 即可发报告。如快速 FISH 能做到实验熟练、性能稳定且信号可靠时,也可作为常规检测。

(三) 相关试剂

1. 固定液(甲醇:冰乙酸 = 3 : 1) 用量筒取 30 ml 甲醇和 10 ml 冰乙酸,充分混合。现配现用。

2. 磷酸盐缓冲液 /PBS,pH 7.4±0.2 称取 8.0 g 氯化钠、0.2 g 氯化钾、3.58 g 磷酸氢钠(十二水)、0.27 g 磷酸二氢钾,用 800 ml 去离子水溶解上述试剂,室温下调节 pH 至 7.4±0.2,用去离子水定容至 1 L。室温保存,保质期 6 个月,若试剂出现浑浊或污染则不能使用。

3. 0.075 mol/L KCl 或 0.04 mol/L KCl 低渗溶液 称取 2.8 g 或 1.5 g 氯化钾,用 400 ml 去离子水溶解,溶解充分后定容至 500 ml,配置出 0.075 mol/L KCl 或 0.04 mol/L KCl 溶液。室温保存,保质期 6 个月,若试剂出现浑浊或污染则不能使用。

4. 乙醇溶液:70% 乙醇、85% 乙醇 将 700 ml、850 ml 无水乙醇用去离子水分别稀释至 1 L,保质期 6 个月,若试剂出现浑浊或污染则不能使用。

5. HCl 溶液 量取 8.2 ml 浓 HCl,加去离子水混合并定容至 100 ml,得到 1M HCl,室温储存,工作液按照 10 倍稀释法稀释至 0.01M。

6. 20×SSC,pH 5.3±0.2 称取 176.0 g 氯化钠、88.0 g 柠檬酸钠,用 800 ml 去离子水溶解上述试剂,室温下调节 pH 至 5.3±0.2,用去离子水定容至 1 L。2 ~ 8℃保存,保质期 6 个月,若试剂出现浑浊或污染则不能使用。

7. 2×SSC,pH 7.0±0.2 取 100 ml 20×SSC,用 800 ml 去离子水稀释、混匀,室温下调节 pH 至 7.0±0.2,用去离子水定容至 1 L,2 ~ 8℃保存,保质期 6 个月,若试剂出现浑浊或污染则不能使用。

8. 0.3% NP-40 / 0.4×SSC 溶液,pH 7.0 ~ 7.5 量取 3 ml NP-40 和 20 ml 20×SSC,加入 950 ml 去离子水,混匀,室温下调节 pH 至 7.0 ~ 7.5,用去离子水定容至 1 L,2 ~ 8 ℃ 保存,保质期 6 个月,若试剂出现浑浊或污染则不能使用。

9. 0.1% NP-40 / 2×SSC 量取 0.4 ml NP-40、40 ml 20×SSC,加入 150 ml 去离子水,充分混匀,室温下 10 M NaOH 调节 pH 至 7.0±0.2,用去离子水定容至 400 ml。使用期间 2 ~ 8℃储存。保质期 6 个月,若试剂出现浑浊或污染则不能使用。

10. 胃蛋白酶溶液(工作液) 量取 400 μl 的 HCl(1 mol/L)加入 40 ml 水中,置于 37±1℃水浴中,使用前加入 20 μl(20 mg/ml)胃蛋白酶母液,混匀，使用1天后更换。

11．甲醛固定液　量取甲醛1 ml，加PBS（pH 7.2 ~ 7.4）39 ml，$MgCl_2 \cdot 6H_2O$ 0.18 g，充分混匀，每次实验前应使用新鲜配制的溶液。

12．二脒基苯基吲哚（DAPI）复染剂　请选用商品化的含有抗淬灭剂的DAPI复染剂。

13．探针　各种探针试剂可选择商用试剂盒，具体操作可根据各公司产品说明书要求进行操作。

【注意事项】不同探针试剂厂家对辅助试剂和操作的要求略有不同，请参照相应产品说明书。

（四）荧光原位杂交分析

由于探针类型、长度、来源及各实验室环境、设备等不同，开展新的FISH探针之前需对该探针建立本中心的正常阈值。

1．正常阈值的建立[6]　美国医学遗传学会（American College of Medical Genetics，ACMG）建议在大多数间期FISH研究中，选取20个正常对照样本，按照上述方法步骤制备玻片进行FISH检测，每个探针对照分析500个细胞核，通过分析计算，建立相应探针的正常阈值。例如，表1-3-1中展示了在20例核型正常的对照中使用双色双融合探针进行FISH检测，每例对照计数500个细胞核（共10 000个细胞核的数据），结果显示在样本8中发现的假阳性细胞数量最多（18个），与双融合模式（1R1G2F）相比，单融合信号模式（1R1G1F）中的变异最大。常规计算正常阈值方法有二项式分布、反向贝塔函数和高斯分布等。因大多数间期FISH试验数据遵循二项分布，理论上建立FISH阈值最准确的方法应该是对数据进行二项式处理，可以使用Microsoft Excel的CRITBINOM函数（n、p、pr）进行处理，其中n = 每个样本计数的细胞数，P = 阳性细胞的概率，pr = 0.95（置信区间）。表中展示了由Microsoft Excel的CRITBINOM函数（n、p、pr）计算的单个融合信号模式的正常阈值14，即计数500个细胞，超过14个细胞异常为阳性。反向贝塔函数也可作为建立FISH正常阈值的另一方法，表中展示了由Microsoft Excel的BETAINV函数（pr、α、β）计算的单个融合信号正常阈值，其中pr = 0.95，α = 假阳性细胞的最大数量 +1，β = 分析的细胞数量（假设分析的细胞数量远远大于样本中假阳性细胞的数量），得到的正常阈值是5.11%，即样本中单个融合比率超过5.11%考虑为阳性。由于正常个体的样本中通常不会出现双融合的假阳性信号模式，因此BETAINV函数在确定双融合参考范围方面可能存在不足，在正常样本中用BETAINV函数计算双融合信号模式的概率可能不如预期的准确。当应用DeMoivre-Laplace定理时，FISH数据可以被视为高斯分布。当每个样本的细胞核计数（n）足够大，计数值乘以单个融合信号的概率（$n \times p$）明显大于1时，高斯分布近似于二项式分布。例如，使用表1-3-1中的数据可以计算确定阈值所需的平均值（$\bar{x}$）和标准偏差（s），基于95%的单侧置信区间，可将阈值设置为$\bar{x}+1.65 \times s$，如表中单个融合比率超过2.97%考虑为阳性。也有研究将阈值设置为$\bar{x}+3 \times s$，如表中单个融合比率超过3.92%考虑为阳性。应该强调的是，阈值是一个估值，可能导致假阳性或假阴性结果，因此应谨慎解释临界阳性结果，可结合其他检查综合分析，并注意随访复查。同时还应建立一套持续的质量控制机制，以确保确定的阈值可以持续适用。

2．FISH结果判读及分析原则

（1）将玻片置于荧光显微镜下，先在低倍物镜（10×）下确认细胞区域；再转到（40×）物镜下，找到一个细胞分布均匀的位置；在高倍物镜（100×）下应选择细胞核无重叠、核边界完整、信号清晰、DAPI染色均一的间期细胞，用相应滤镜的激发光源观察间期细胞的荧光杂交信号并计数细胞核中的相应信号，如红信号、绿信号及融合信号等。

（2）随机计数500个细胞，分别计数正常信号细胞及异常信号细胞的数目。每个细胞计数1次；未杂交上探针、信号弱或过于弥散的细胞不计数；细胞核轮廓不清或有重叠的不计数。观察细胞中的荧光信号时，需要不断调整焦距，使同一细胞中不同平面的信号不被遗漏，避免造成假阴（阳）性结果。异常信号百分比 = 异常细胞数 / 计数总数 ×100%。

（3）如果异常信号百分比大于正常阈值，判定为阳性结果；如果异常信号百分比小于正常阈值，判定为阴性结果；如果异常信号百分比接近正常阈

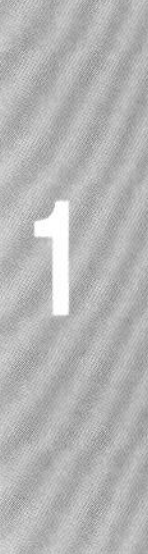

表 1-3-1 不同方法建立阈值表

样本编号	计数细胞数	2R2G	1R1G1F	1R1G2F	3R2G	2R3G
1	500	479	13	0	5	3
2	500	493	3	0	3	1
3	500	486	10	0	1	3
4	500	492	5	0	0	3
5	500	489	7	0	3	1
6	500	482	15	0	0	3
7	500	480	10	0	0	10
8	500	476	18	0	3	3
9	500	488	12	0	0	0
10	500	489	9	0	1	1
11	500	489	7	0	2	2
12	500	492	8	0	0	0
13	500	484	8	0	3	5
14	500	489	8	0	0	3
15	500	490	7	0	0	3
16	500	489	10	0	1	0
17	500	485	9	0	3	3
18	500	489	5	0	3	3
19	500	492	6	0	1	1
20	500	484	10	0	3	3
合计	10 000	9737	180	0	32	51
P（180/10 000）			0.018			
MAX			18	0	5	10
pr			0.95	0.95	0.95	0.95
α（MAX+1）			19	1	6	11
β			500	500	500	500
BETAINV（pr，α，β）			5.11%[a]	0.60%	2.07%	3.30%
CRITBINOM（n，p，pr）			14[b]			
均值（$\bar{x}$）			1.80%	0	0.32%	0.51%
标准差（s）			0.71%	0	0.31%	0.44%
$\bar{x}+1.65\times s$			2.97%[c]	0	0.83%	1.24%
$\bar{x}+3\times s$			3.92%[d]	0	1.24%	1.84%

注：a．使用 BETAINV 功能，样本中单个融合比率超过 5.11% 考虑为阳性

b．使用 CRITBINOM 功能，一个样本计数 500 个细胞核，超过 14 个异常考虑为阳性

c．使用 $\bar{x}+1.65\times s$ 计算，样本中单个融合比率超过 2.97% 考虑为阳性

d．使用 $\bar{x}+3\times s$ 样本中单个融合比率超过 3.92% 考虑为阳性

值，则需加大观察细胞数，加数 500 ~ 1000 个细胞以判断最后结果。

例如：选用 *IGH* 基因（DC，BRK）探针行 FISH 检测，经预实验确定该探针正常阈值为 4.6%，如某患者该探针 1R1G1F 分离信号的异常百分比为 8.0%，大于正常阈值 4.6%，则判断该患者存在 *IGH* 基因重排异常；若该探针 1R1G1F 分离信号的异常百分比为 3.0%，小于正常阈值 4.6%，则判断该患者无 *IGH* 基因重排异常；若该探针 1R1G1F 分离信号的异常百分比为 5.0%，接近正常阈值 4.6%，则再加数 500 ~ 1000 个细胞，再行判读。

3．注意事项

（1）实验人员检测前需经过专业的培训，熟悉操作流程；信号观察计数人员必须能够辨别红色、绿色、黄色信号。观察者的注意力不能只集中于已发现的异常或典型异常，还要了解有无其他伴随的异常，以免造成遗漏。建议每例标本至少由两名专业人员阅片，特别是 FISH 结果不确定时，更需要复核。

（2）所有试剂和样本都应被视为具有潜在的危险性，操作时需佩戴口罩和手套，避免皮肤直接接触，并尽量在通风橱中操作。如不慎接触，需立即用大量清水冲洗。所用试剂均应采用分析纯产品和纯水或三蒸水配制，在试剂配制前须认真核对试剂名称和化学分子式。使用过的试剂盒为临床废弃物，应按医疗垃圾妥善处理。

（3）用于滴片的玻片可浸泡在无水乙醇中，置于 4℃冰箱中保存，或使用免清洗防脱玻片；探针应置于 -20℃冰箱中避光保存。每次标本处理时需换用新的 2×SSC 和 0.4×SSC 等；室温保存的乙醇每周更换一次；湿盒要求密封性好，且控制好湿度，不宜太湿或太干，实验时需 37℃预温。

（4）对于一些不稳定的试剂，要求现用现配。如固定液需当天配置，放 -20℃预冷效果更佳。配好的试剂原液，应放在 4℃中保存。低渗液的应用液需提前 30 min 37℃预热。

（5）低渗后第一次加固定液 1 ml 进行预固定时，应缓慢逐滴加入固定液，轻轻吹打混匀后离心。因为在预固定前，细胞比较脆弱，容易受到破坏，所以动作需要轻柔。

（6）检测结果除了会受到样本和试剂多种因素影响外，还会受到酶消化时间、变性温度、杂交温度、湿度和时间、实验环境及当前分子生物学技术局限性等的限制，存在一定的实验误差或错误判读可能。实验者必须了解检测过程中可能存在的潜在错误、局限性等内容，当出现问题时能及时识别和解决。

（7）检测临床样本时，当杂交信号计数困难，且样本不足以重复再检时，不建议提供任何检测结果；当细胞量不足以进行分析时，不提供检测结果。

（8）探针、复染剂等复融和使用时，注意避光，以防淬灭影响结果判读。

（9）当紧急情况，如遇到患者出血风险较大、需要鉴别诊断是否为 *PML*::*RARa* 阳性急性早幼粒细胞白血病（APL）以便尽早治疗干预时，可采用快速 FISH 进行检测（可选用商品化快速杂交探针试剂盒，具体操作详见说明书）。如快速 FISH 能做到实验熟练、性能稳定且信号可靠时，也可作为常规检测。

四、常用器材

见表 1-3-2。

表 1-3-2 FIHS 常用耗材仪器表

常用耗材	常用仪器
3 ml 滴管	计时器、温度计
0.2 ml EP 管	移液器
0.5 ml EP 管	生物安全柜
1.5 ml EP 管	光学显微镜
15 ml 离心管	震荡混匀器
防脱载玻片	电子天平
18 mm×18 mm 盖玻片	磁力搅拌器
22 mm×22 mm 盖玻片	冰箱（4℃ 和 -20℃）
载玻片	高速迷你离心机
枪头（10 μl、200 μl、1000 μl）	低速自动平衡离心机
试管架	恒温水槽（0 ~ 100℃）
镊子	烤片机
玻璃染色缸	电热恒温箱
量筒	荧光显微镜、CCD 摄像头、
封片胶	FISH 分析软件
一次性帽子、口罩、手套等	原位杂交仪

五、质量控制

质量控制是指实验室从接受患者标本到报告发出之间所有环节质量的保证。FISH 质量控制指通过制定实验室工作制度和操作规范，采取不断优化的措施和技术，完善 FISH 操作流程，以保证 FISH 分析达到最佳结果，准确做出诊断的全过程。具体表现在一般内容记录、FISH 操作、分析及报告等各个步骤的质量控制，包括室内质控和室间质评。

（一）一般内容记录

1．质控记录　包括各种质控记录（环境温/湿度、冰箱温度、仪器温度、消毒灭菌记录等）和试剂验证记录。

2．过失记录　发出的报告上发现的所有错误要仔细调查原因，并详细记录。如出现与临床或其他指标不符合的结果时，首先要排除标本搞错的可能，再推荐其他方法进一步验证。观察信号时要注意非典型异常信号的判读，及同时存在两种及以上异常信号的判读，避免漏检；不能将空间构象重叠当做融合信号的克隆性进行异常报告。

3．样本接收处理记录　包括样本接收、试剂配制及使用记录。标本接收时不能发生交叉污染。

4．标本拒接记录　当出现送检样本与申请单不符、标本采集不符合标准、标本发生凝血等情况时，要明确记录，并拒收。

5．仪器设备使用维修记录　包括原位杂交仪、荧光显微镜、恒温箱等仪器设备的使用、维护、维修记录。

6．医疗废物处理记录　包括废液、标本的处理、转运记录。

（二）室内质控

室内质控容易出现问题的是以下两个环节：实验室外部原因和实验室内部原因。

1．实验室外部原因

（1）做骨穿的医师操作不熟练或不规范，或者骨髓纤维化患者取材困难，或高凝患者的骨髓标本有凝块等。

（2）检测标本选择不当。例如：选择骨髓未受累的淋巴瘤患者的骨髓标本做 FISH 检测时结果往往为假阴性。

（3）是否根据疾病类型进行相应前期操作。如 MM 患者的肿瘤浆细胞在骨髓中比例较少且分布不均，需先行 CD138 磁珠分选富集浆细胞后再行 FISH 检测，可有效避免假阴性结果。

（4）标本运输不当，待检标本未在规定时间内送达实验室或没有按照要求温度运输保存（长途运输应保存在 4℃左右，标本不能与冰块直接接触）。

2．实验室内部原因

（1）人员

①FISH 检测操作人员应具备分子生物学和遗传学知识，需经过一定的 FISH 理论岗前学习培训和实践操作培训，并通过相关培训考核合格。

②实验室至少具有两名有资质的检测报告人员，所有结果需要双人审核后发放报告。

③每年至少开展两次人员比对或内部考核，并做好相应记录。

（2）实验设备

①变性杂交温度、湿度及时间对结果影响较大，推荐使用 FISH 杂交仪。

②注意卤素灯泡使用寿命，随着使用时间延长，灯光会变暗，需要及时更换。

③使用光纤的荧光设备，大约可以使用 2000 h，接近使用时长时注意观察信号强弱，及时更换光纤。

④使用校准的温度计对所用仪器和溶液的温度进行校准，以防仪器的温显失灵时，温度出现偏差影响实验结果。

⑤仪器设备定期进行维护、校准及性能验证，及时更换相匹配耗材。

（3）实验用试剂及相关过程

①选用性能稳定、荧光信号足够、且不容易淬灭的探针；试剂验收时注意探针名称、剂型、规格、厂家、批号及有效期，验收后尽快进行试剂性能验证；使用时严格按说明书或实验室 SOP 执行。

②配制试剂称量要准确，尽量现用现配。

③注意观察滴片后细胞密度，如细胞悬液浓度过高，易导致信号密集无法辨识。

④滴片后烤片不及时、不充分，易导致洗涤时细胞脱落。

⑤尽量使用高质量防脱载玻片。

⑥每次检测都必须使用至少一张阴性质控片，用以监测整个试验过程，阴性质控片必须与病例样本一同操作。

⑦使用本中心或本实验室建立的探针阈值进行样本结果的判断。

⑧对于临床样本，如果杂交信号不充分、信号强度不足够或者杂信号干扰明显，该次试验被认为无法判断结果，需重新实验再行观察；如果可用于分析的细胞数目不够，该次试验也被认为信息不足，不提供检测结果。

（4）报告发放：FISH 检测以服务于临床为标准，应尽快发出检测报告。检测时应仔细审核项目，保证项目无漏检，所有报告均双人双签。将患者最具代表性的 FISH 图形打印在报告单上，并详细标注和说明。FISH 报告必须详细、清晰，至少包含以下信息：①医院、实验室名称；②患者相关信息，如姓名、性别、族别、年龄、住院号或门诊病例号、标本编号、临床诊断等；③标本信息，如标本来源、质量、采集 / 接收日期、FISH 制备方法、探针类型、分析细胞总数、正常阈值；④ FISH 图和分析结果；⑤备注及建议；⑥报告日期；⑦操作者、审核者姓名。

（三）室间质评

FISH 室间质评是通过各实验室间的结果比对来评判实验室的检测能力，同时也是为确保实验室维持较高 FISH 检测水平而对其能力进行考核、监督和确认的一种验证行为。各中心的细胞 / 分子遗传室之间可以通过室间质评进行质量控制和能力验证，具体操作可参照国际国内标准。目前国内血液肿瘤 FISH 质控由中华医学会血液学分会实验诊断学组细胞遗传学诊断工作组组织，组织者将待检标本分发到参加质控的各单位细胞遗传学实验室，由各实验室独立进行制片、变性、杂交、复染、阅片等操作，并提交最终 FISH 诊断结果，由组织者根据既定规则判断各实验室的检测分析水平，对于合格单位颁发证书。建议每个中心每年至少参加 1 次全国、省市内权威机构组织的室间质评，并对结果进行分析、归纳和存档，必要时进行整改。

六、优点和局限性

1．FISH 的优点　①将细胞遗传学、细胞形态学及免疫学相结合，可确定肿瘤细胞的克隆起源或鉴别良恶性；②杂交效率高；③敏感性和特异性较高；④可检测小克隆、隐匿或微小的染色体畸变；⑤可辅助复杂异常核型的识别；⑥能对间期细胞和终末细胞进行分析，并进行定量；⑦便捷而快速，不需要进行细胞培养，能在短期内发报告；⑧能回顾性检测和分析不同疾病组织的染色体变化，⑨可应用于常规甲醛固定、石蜡包埋组织切片，直接在组织切片上检测分析细胞的变化。

2．FISH 的局限性　①只能通过已知探针发现相应的染色体或基因异常；②对三体或扩增的检测敏感性高于对单体或缺失的识别；③实体瘤或淋巴结的石蜡包埋或冰冻切片 FISH 处理较困难；④需要专用设备，如：荧光显微镜和图像分析系统；⑤一次杂交只能分析 1 至数个异常，而不能像核型分析那样能对整个基因组的染色体数目和结构异常同时进行检测；⑥不能用于单个碱基突变的检测；⑦不建议作为患者治疗、预后判断或者其他临床管理的唯一依据，需结合病史和其他诊断结果等进行综合评估。

综上所述，FISH 不仅大大拓展了细胞遗传学的范围，而且显著提高了识别细胞遗传学异常的能力，因此是核型分析的重要补充，但其自身局限性也使得 FISH 不能完全取代染色体显带技术。

（刘　虹）

（模式图绘制：邬志伟）

第四节 常见染色体核型异常种类及描述方法

一、基本概念

（一）克隆的定义

来自一个祖代细胞的细胞群体称为一个克隆。它通常是指具有相同或近似的异常染色体组成的一群细胞。染色体克隆性异常的判定标准为：至少2个细胞有同样的染色体增加或结构异常，或至少3个细胞有一致的染色体丢失。不同克隆或亚克隆的核型描述用单斜线（/）分开。

（二）克隆的大小

核型后面的方括号“[ ]”用于描述每种克隆的绝对细胞数。例如：46,XY,t(9;22)(q34;q11)[19]/46,XY[1]，表示20个中期分裂相中有19个具有t(9;22)，1个为男性正常核型（图1-4-1）。

（三）干系、旁系和克隆演化

由克隆演化而产生多个相关克隆时，干系（stemline，sl）列于第一，然后按演化先后顺序，即由简单到复杂依次列出其他克隆，而不论它们的克隆大小，干系是肿瘤细胞群中最基本的克隆，应将其首先列出。其他衍生的亚克隆称为旁系（sideline，sdl）。可以用缩写sl、sdl或idem（拉丁语是相同）来描述干系或旁系。如果有一个以上的旁系，则可分别命名为sdl1、sdl2。idem代表最先列出的克隆。

例如：

46,XY,t(9;22)(q34;q11)[10]/47,XY,+8,t(9;22)[4]/47,XY,+8,t(9;22),i(17)(q10)[6]

46,XY,t(9;22)(q34;q11)[10]/47,idem,+8[4]/47,idem,

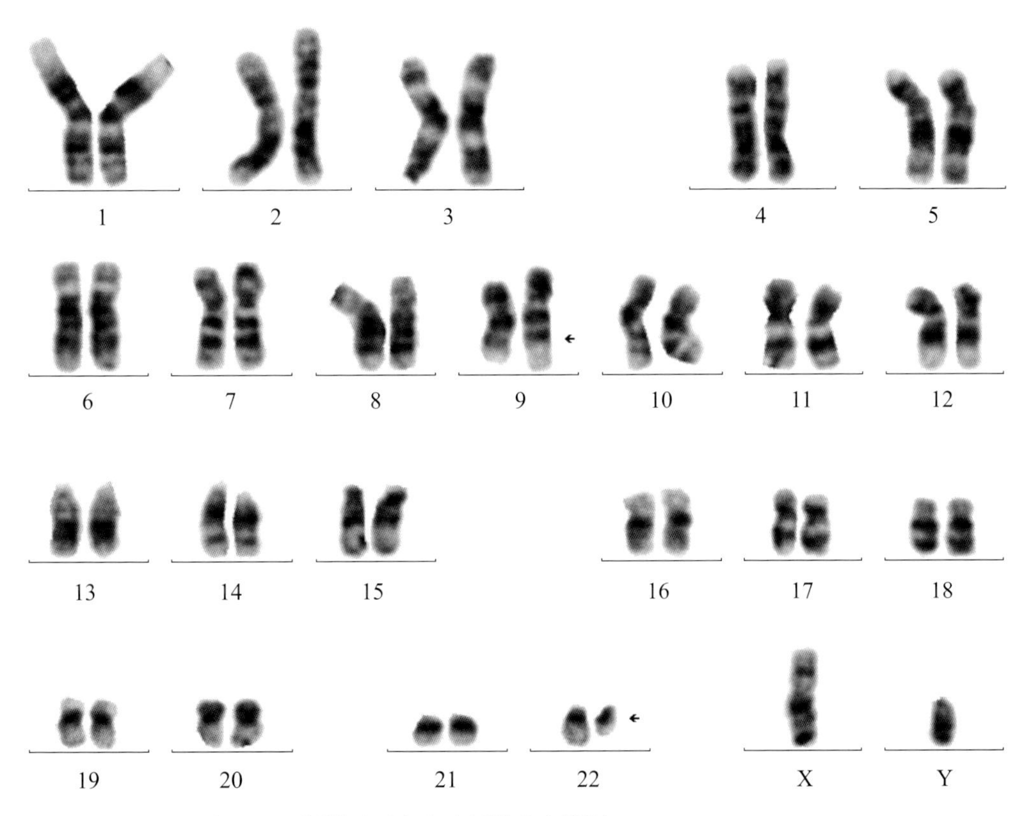

图1-4-1 慢性髓系白血病男性患者核型46,XY,t(9;22)(q34;q11)

1

+8,i(17)(q10)[6]

46,XY,t(9;22)(q34;q11)[10]/47,sl,+8[4]/47,sdl,i(17)(q10)[6]

上述三种方法所描述的核型是完全相同的。

若出现的数个异常克隆完全不相关，可按其克隆大小先后列出；若相关克隆和无关克隆同时存在，先由简单到复杂依次列出各相关克隆，再按克隆大小从大到小依次列出各无关克隆。

（四）异常克隆计数原则及复杂核型的定义

根据ISCN（2020）推荐的异常克隆计数原则[1]，计数时应只计算克隆性染色体异常，不符合克隆性异常定义的异常不应纳入计数。当某种染色体异常同时存在于多个不同细胞克隆时，每个特定的异常只计数一次。表1-4-1列出了ISCN（2020）关于肿瘤细胞学中计数染色体异常的推荐方法。复杂核型通常指具有3种及3种以上染色体异常克隆的核型，但在不同肿瘤中对复杂核型的定义不尽相同。对于多个克隆（亚克隆或独立克隆）或者复合核型，ISCN（2020）推荐的染色体异常计数方法可能无法精准反映血液肿瘤患者染色体核型的复杂程度。因此，血液细胞遗传学法语组织（the

表1-4-1 ISCN（2020）推荐的染色体异常克隆计数原则

异常类型	示例	染色体异常计数
数目增加	三体 一条衍生染色体的复制	1
数目减少	染色体单体（包括-Y）	1
平衡性结构异常（无染色体片段的增加或丢失）	简单的平衡易位 复杂的平衡易位（≥3条染色体） 倒位 平衡性染色体插入	1
涉及一条染色体的非平衡性异常（导致染色体片段的增加或丢失）	等臂染色体 缺失* 重复* 简单环状染色体 等臂双着丝粒染色体 均质染色区 双微体 标记染色体	1
	同一染色体的四体 三倍或四倍重复 等臂衍生染色体	2
涉及两条及两条以上染色体的非平衡性异常	非平衡性易位 非平衡性插入 衍生染色体 复杂环状染色体 等臂衍生染色体	2
倍体异常	全染色体组的多倍复制（正常或异常）	1
多个克隆#（亚克隆或独立克隆）	分别计数每个克隆/亚克隆的染色体异常数，取异常数最多者 如果是复合核型，计数中期分裂相中克隆性染色体异常数量最多者	
体质性染色体异常	不包括在计数范围内，如果不确定是否为体质性异常，则需要纳入计数	0

* 包括同一条染色体发生多处缺失或重复的情况

\# 建议采用GFCH推荐的计数方法，即计数整个样本中染色体异常数量，而不是计数每个克隆中的染色体异常数量

Francophone Group of Hematological Cytogenetics，GFCH）建议计数血液肿瘤患者整个样本中的染色体异常数来判断是否为复杂核型（complex karyotype，CK），GFCH推荐的计数方法所判断的CK与临床预后有更强的相关性。根据染色体异常数将复杂核型分为低度复杂核型（3种异常）、中度复杂核型（4种异常）以及高度复杂核型（≥5种异常）[7]。

二、核型的描述

（一）正常核型

在核型描述中，首先是包括性染色体在内的染色体总数，接着是逗号，随后是性染色体的组成。人类正常染色体核型女性为46,XX，男性为46,XY。

（二）异常核型的描述原则

1．核型中染色体克隆异常的描述顺序　首先列出性染色体，然后按常染色体号数由小到大列出而不论其畸变性质。对每一条染色体则先列出其数目畸变，后列出其结构畸变。同源染色体多种结构畸变同时存在时，则按异常术语的缩写字母顺序先后列出。若有不能识别来源的环状染色体、标记染色体和双微体存在时，则列于最后，未知着丝粒来源的衍生染色体应列于不能辨别的环状染色体、标记染色体和双微体之前，如：55,XX,⋯,+der(?)t(?;1)(?;q21),+r,+mar,dmin。正常二倍体核型列于异常克隆之后而不论其克隆大小。所有描述染色体异常的符号和简写在本章第一节中已经列出。

2．数目异常的描述原则　加号（+）或减号（–）写在正常染色体或者异常染色体名称之前，表示增加或缺失该染色体，例如+6、-9、+del（4）等；染色体长臂（q）或短臂（p）后的符号（+）或（–）表示染色体臂的长度增加或减少，例如2p+、8q-等，但此类术语不能在核型的描述中使用。当正常染色体被结构重排的染色体替代时，不能把正常染色体记录为丢失。在描述双着丝粒染色体或者由整臂易位而导致衍生染色体时，因为异常的染色体替代了形成双着丝粒染色体或衍生染色体的正常染色体，所以这种情况下正常染色体也不记录为丢失。乘号（×）仅描述重排染色体的多拷贝，而不描述正常染色体的多拷贝。此外，应该注意所有的数目异常应在适当的倍体水平上描述，例如，染色体数目在34以下的核型应在单倍体水平（23条染色体）描述；染色体数目在35～57的核型应在二倍体水平（46条染色体）描述；染色体数目58～80的核型应在三倍体水平（69条染色体）描述；染色体数目在81～103的核型应在四倍体水平（92条染色体）描述，以此类推。

3．结构异常的描述原则

（1）染色体结构畸变的描述方式：有两套体系可以用于描述染色体结构畸变，分别是简式体系（short system）和繁式体系（detailed system）。在这两个体系中，用于表述重排的符号和用于描述断裂位点的方法是相同的。在简式体系中，结构畸变的染色体只通过断裂位点来描述。在描述畸变类型和所涉及的染色体之后，紧接一个括号，将断裂位点写在括号中。断裂位点用染色体条带来描述，并且按照其所在染色体的顺序列出，用分号隔开。单条染色体发生重排的时候，断裂位点不用分号分开；繁式体系通过描述带的组成来描述染色体结构畸变。简式体系中的原则在繁式体系中也同样适用，只是在最后的括号中用重排染色体的带的组成替代了断裂位点的表述，其中单冒号（：）表示断裂，双冒号（::）表示断裂和重接，用箭头（→）表示从……到……。染色体末端可以用末端那条带的编号表示，如pter表示短臂末端，qter表示长臂的末端。在命名复杂的核型，特别是描述获得性染色体畸变时，可以把简式体系和繁式体系结合起来使用。

例如：

46,XY,t(9;22)(q34;q11) 简式描述

46,XY,t(9;22)(9pter → 9q34::22q11 → 22qter;22pter → 22q11::9q34 → 9qter) 繁式描述

46,XY,del(5)(q31) 简式描述

46,XY,del(5)(pter → q31:) 繁式描述

46,XY,add(19)(p13) 简式描述

46,XY,add(19)(?::p13 → qter) 繁式描述

46,XY,ins(3)(p21q21q25) 简式描述

46,XY,ins(3)(pter → p21::q21 → q25::p21 → q21::q25 → qter) 繁式描述

1

(2) 染色体重排类型的描述：描述单个的染色体异常时，在表示重排类型的符号之后，异常的染色体编号写入括号“( )”中，例如：del(3)、inv(5)。如果两条或更多的染色体发生重排，则在其间用分号（;）隔开，如：t(5;11)。如果发生重排的染色体中有性染色体，则先列出性染色体，否则先列出编号最小的染色体，如：t(X;1)、t(2;3)。如果某一染色体的片段插入另一条染色体的断裂位点，则要先列出受体染色体，而不论其是否性染色体，也不论其编号大于还是小于供体染色体，如：ins(6;X)。

4．受累染色体或区、带不确定性的描述 凡受累染色体或区、带无法确定时用问号“?”表示，置于不确定的区带前或代替1条染色体、1个区或1条带的描述，例如：46,XX,del(6)(q2?) 表示断裂点位于6号长臂2区上，但不能确定哪一条带；47,XX,+?8，表示增加了一条染色体，怀疑是8号染色体。染色体数目和断裂点不确定的描述，用“~”描述可能发生的染色体区带范围，例如：46,XY,del(5)(q31~q33) 和 44~46,XY。可能是两种畸变中的一种，用“or”表示，该符号之前或之后应有空格，例如：46,XX,add(19)(p13 or q13)。

5．移植后的异常核型描述 骨髓移植的继发嵌合中，首先列出受体细胞克隆，随后是供体细胞系。供体和受体细胞系用双斜线（//）分开，例如：46,XY[2]//46,XX[18]，表示2个男性受体细胞和18个女性供体细胞。

6．不完全核型（incomplete karyotype，inc） 当染色体质量较差时，除了列出的异常外，可能还存在其他未识别的数目或结构异常，用“inc”表示，应放于核型公式中标记染色体后，例如：45,X,-X,-9,-10,add(16)(q22),+2mar,inc。

7．体质性核型（constitutional karyotype，c） 体质性畸变是外周血加PHA 72小时培养后染色体显带的结果。同样的克隆标准也适用于体质性核型的描述。体质性异常的后面加小写“c”，其顺序和获得性异常一样，按染色体号数从小到大依次列出，例如：1qh+c、inv(9)(p12q13)c、22ps+c、22pstk+c，（图1-4-2至图1-4-5）。体质性异常和获得性异常同时存在时，先列出获得性异常，体质性异常均列于最后。

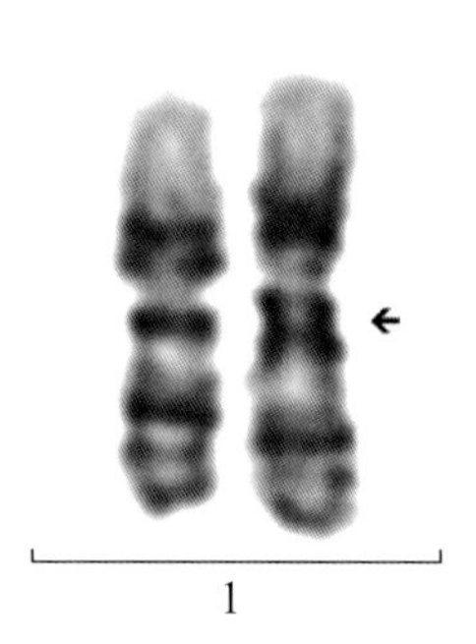

图1-4-2 **1qh+c（箭头所指右侧1号染色体），体质性的1号染色体异染色质区长度增加**

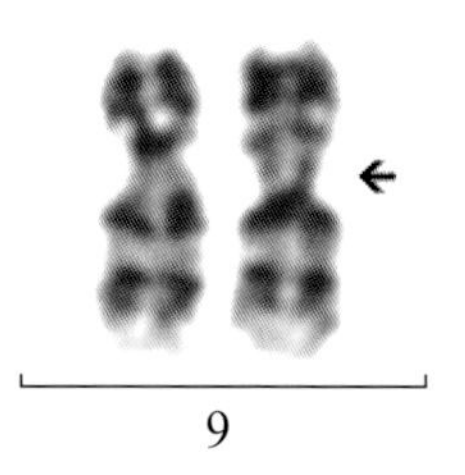

图1-4-3 **inv(9)(p12q13)c（箭头所指右侧9号染色体），体质性的9号染色体p12和q13处断裂重接发生臂间倒位**

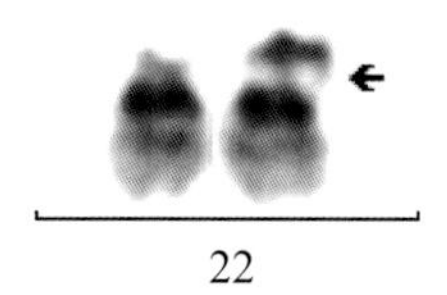

图1-4-4 **22ps+c（箭头所指右侧22号染色体），体质性的22号染色体短臂的随体长度增加**

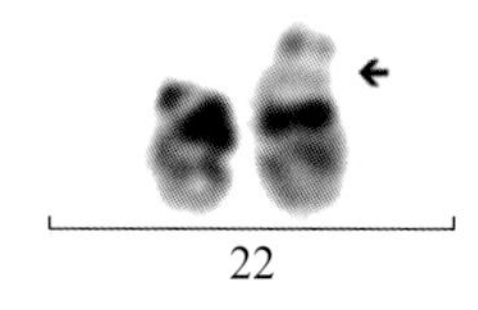

图1-4-5 **22pstk+c（箭头所指右侧22号染色体），体质性的22号染色体短臂的随体柄长度增加**

8．复合核型（composite karyotype，cp） 不同的细胞可具有某些相同的细胞遗传学特征，此时可用混合性核型来表示，先列出染色体数目的范围，然后依次列出所见的克隆性异常，它们不一定见于所有的细胞，而是各种克隆性异常的集合，最后在方括号内写上cp及细胞数，例如：47~55,XX,del(3)(p12)，+i(6)(p10),del(7)(q11),+8,dup(11)(q13q25)，+16,+17,der(18)t(18;20)(q23;q11),+21,+21,+22[cp20]。也可在每一个克隆性异常后注明细胞数，例如：45~48,XX,del(3)(p11)[2],-5[4],+8[2],+11[3][cp7]。

（三）常见染色体结构异常的描述及示例

染色体的原发性或获得性结构畸变都必须在合适的倍体水平描述，即：近单倍体细胞的核型在单倍体水平描述；近二倍体细胞的核型在二倍体水平描述；近三倍体细胞的核型在三倍体水平描述；近四倍体细胞的核型在四倍体水平描述，以此类推。

1．未知来源的附加片段 add（拉丁语，*additio*）表示附加于染色体区带的未知来源的染色体片段（图 1-4-6 至图 1-4-7）。

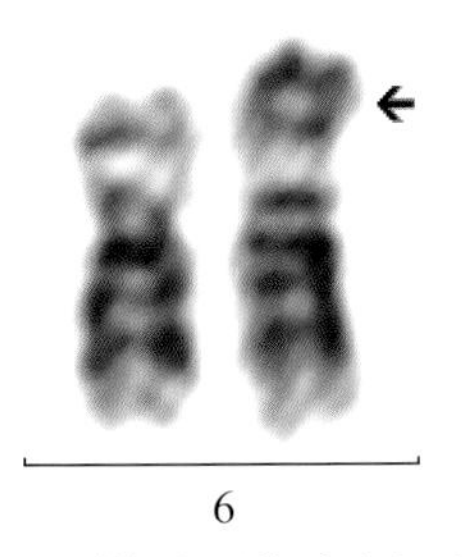

图 1-4-6 **add(6)(p23)（箭头所指右侧 6 号染色体），未知来源的染色体片段附加在 6p23 处，替代了 6 号染色体 p23 至短臂末端的片段**

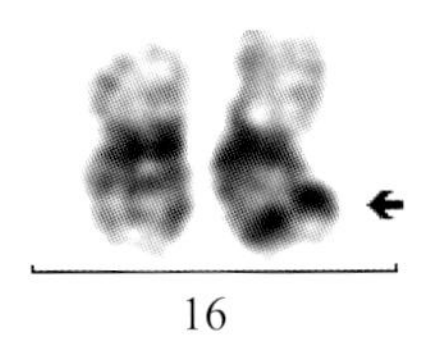

图 1-4-7 **add(16)(q24)（箭头所指右侧 16 号染色体），未知来源的染色体片段附加在 16q24 处替代了 16 号染色体的 q24 至长臂末端的片段**

2．缺失 del（deletion） 表示末端（terminal）和中间（interstitial）的缺失（图 1-4-8 至图 1-4-13）。

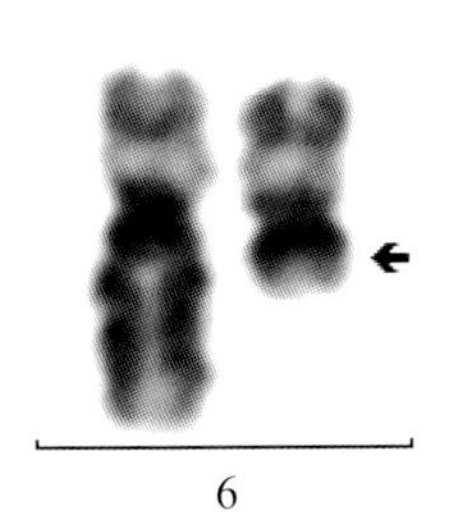

图 1-4-8 **del(6)(q13)（箭头所指右侧 6 号染色体），6 号染色体 q13 至长臂末端片段缺失**

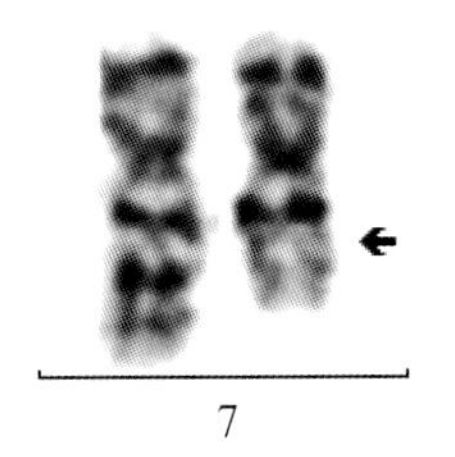

图 1-4-9 **del(7)(q22q32)（箭头所指右侧 7 号染色体），7 号染色体的 q22 至 q32 片段中间缺失**

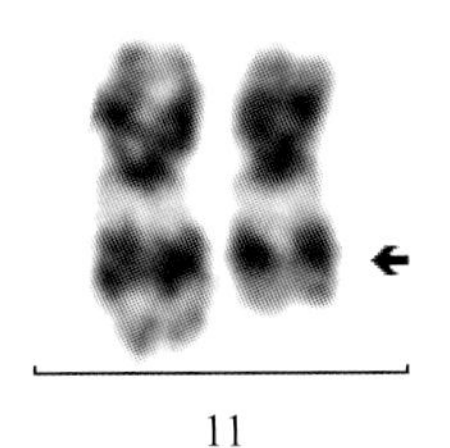

图 1-4-10 **del(11)(q23q24)（箭头所指右侧 11 号染色体），11 号染色体的 q23 至 q24 片段的中间缺失**

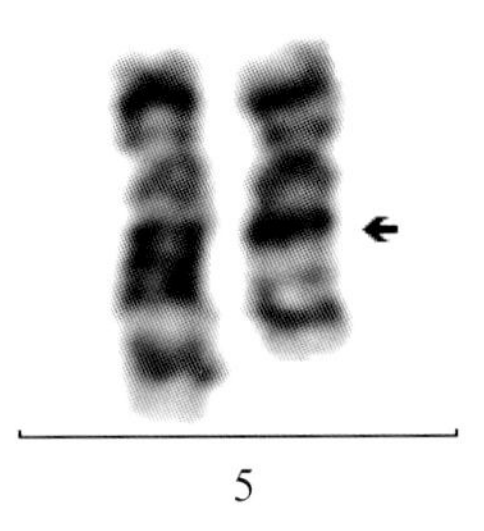

图 1-4-11 **del(5)(q21q31)（箭头所指右侧 5 号染色体），5 号染色体的 q21 至 q31 片段的中间缺失**

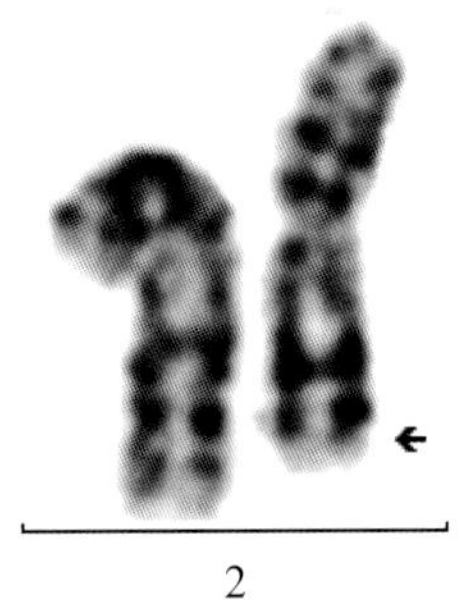

图 1-4-12 **del(2)(q33q37)（箭头所指右侧 2 号染色体），2 号染色体的 q33 至 q37 片段中间缺失**

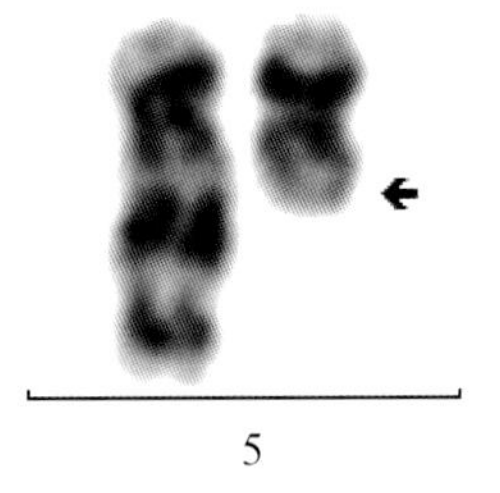

图 1-4-13 **del(5)(q?)（箭头所指右侧 5 号染色体），5 号染色体长臂的缺失，但是不明确断裂位点的位置，此时用“?”表示**

3. 衍生染色体 衍生染色体（der）是一种由两条以上染色体的重排或者由于多种畸变而产生的结构重排染色体。描述时先在括号中列出衍生染色体的编号，随后按照断裂位点在衍生染色体上的位置，从短臂末端到长臂末端依次列出所有畸变，中间不能以逗号隔开。

（1）一条染色体发生多种畸变产生的衍生染色体，或当未知来源的片段附着于一条染色体的两臂和（或）替代了一条染色体一个以上的区域，要用der描述（图1-4-14至图1-4-18）。

（2）两条以上染色体发生重排所产生的衍生染色体：衍生染色体的编号应列于der之后的括号中，并随后列出异常类型（图1-4-19至图1-4-33）。

插入染色体臂中的未知来源片段可使用“ins”和“?”来描述（图1-4-21）。

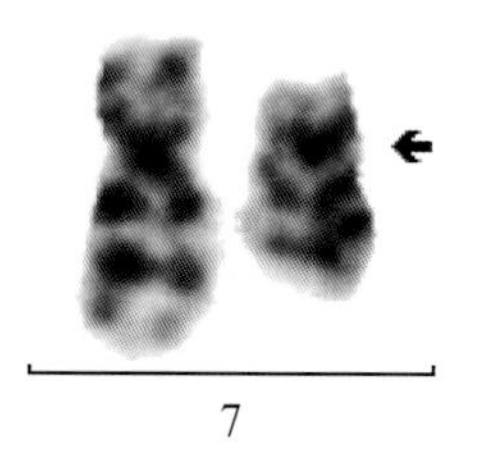

图1-4-14 **der(7)del(7)(p15)del(7)(q32)（箭头所指右侧7号染色体），衍生7号染色体，由7p15至短臂末端缺失同时伴有7q32至长臂末端缺失产生**

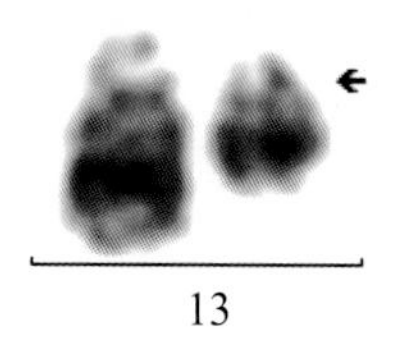

图1-4-15 **der(13)del(13)(q12q14)del(13)(q31q34)（箭头所指右侧13号染色体），衍生13号染色体，由q12至q14中间缺失同时伴有长臂q31至q34中间缺失产生**

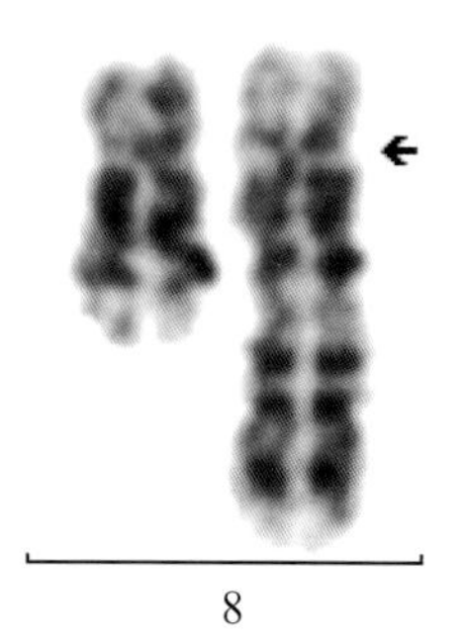

图1-4-16 **der(8)add(8)(p21)add(8)(q24)（箭头所指右侧8号染色体），衍生8号染色体，由未知来源的片段附加在8p21处替代了8p21至短臂末端的片段同时8q24处附加未知来源的片段产生**

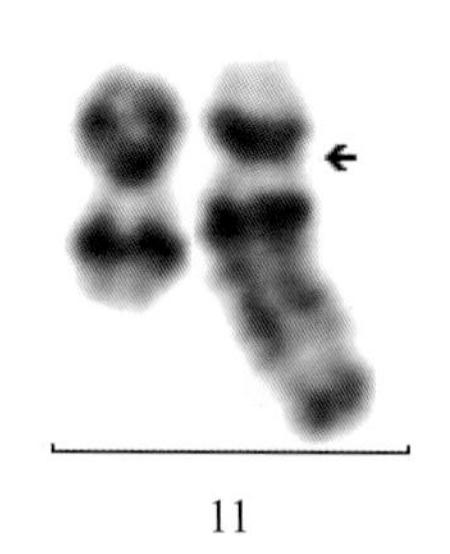

图1-4-17 **der(11)add(11)(p11)add(11)(q23)（箭头所指右侧11号染色体），衍生11号染色体，未知来源的染色体片段附着于11p11处替代了11p11至短臂末端片段，同时未知来源的染色体片段附着于11q23处替代了11q23至长臂末端的片段产生**

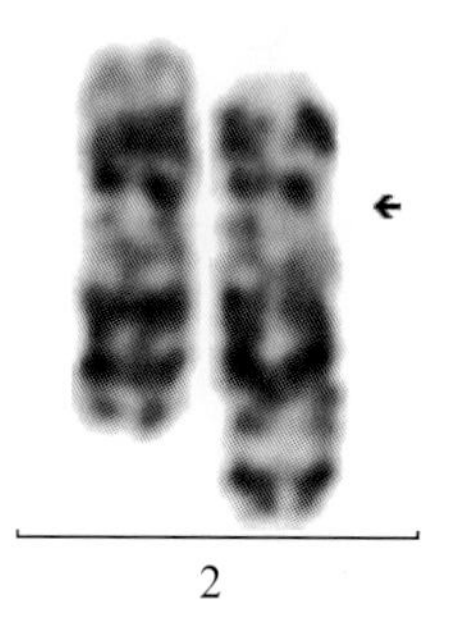

图1-4-18 **der(2)del(2)(p23)add(2)(q37)（箭头所指右侧2号染色体），衍生2号染色体，由2p23至短臂末端片段的缺失同时伴有2q37处附着有未知来源片段产生**

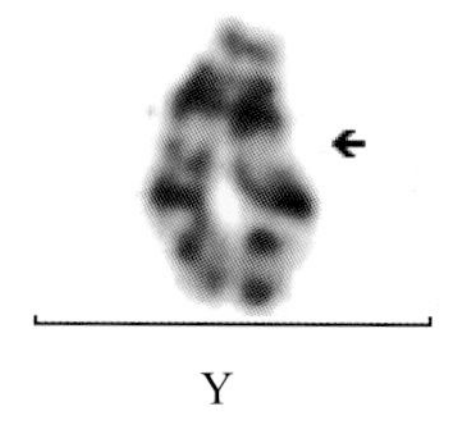

图1-4-19 **der(Y)t(Y;1)(q12;q21)（箭头所指Y染色体），衍生Y染色体，由1q21至长臂末端的片段易位到Yq12处产生**

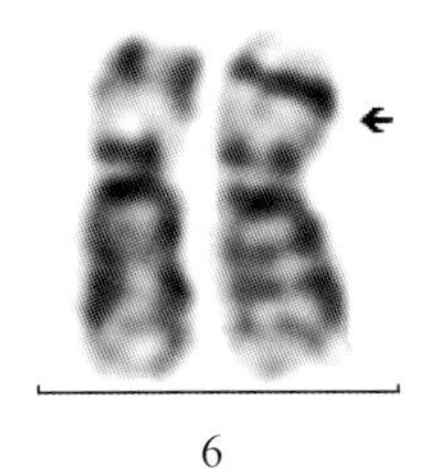

图 1-4-20 **der(6)t(6;7)(p21;p15)**（箭头所指右侧 6 号染色体），衍生 6 号染色体，由 7p15 至短臂末端的片段易位到 6p21 处产生

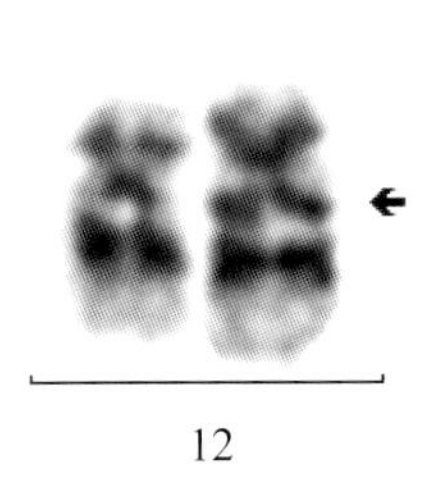

图 1-4-21 **der(12)ins(12;?)(q13;?)**（箭头所指右侧 12 号染色体），衍生 12 号染色体，由未知来源的染色体片段插入 12 号染色体 q13 处产生

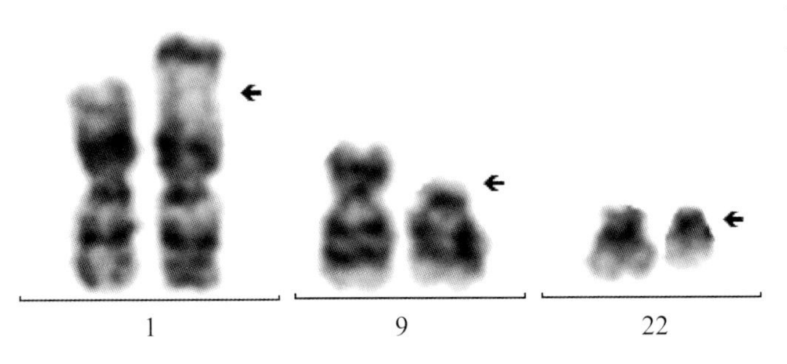

图 1-4-22 **der(1)t(1;22)(p36;q11)t(9;22)(p13;q13)**（箭头所指右侧 1 号染色体），由两次相互易位产生的衍生 1 号染色体，由 22q11 和 1p36 处断裂重接发生相互易位，然后第一次易位形成的 der(1) 从 22q13 处断裂与 9p13 处断裂发生第二次相互易位产生

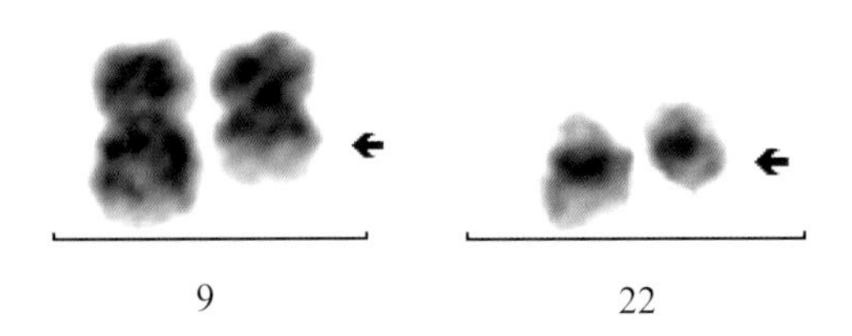

图 1-4-23 **der(9)del(9)(q22q32)t(9;22)(q34;q11)**（箭头所指右侧 9 号染色体），衍生 9 号染色体，由 9q22 至 9q32 之间片段中间缺失同时其 9q34 和 22 号染色体 q11 处断裂重接发生相互易位产生

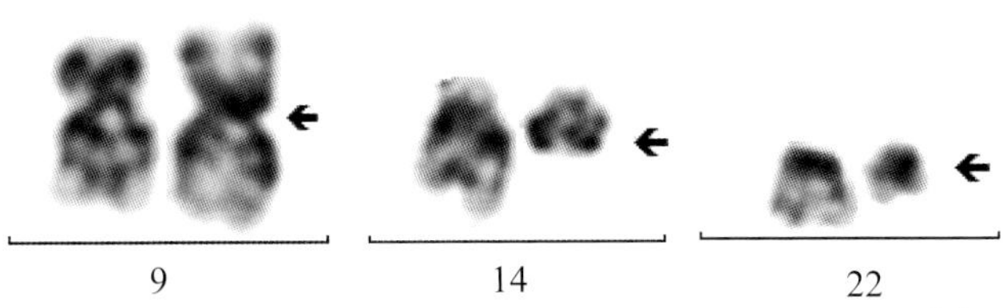

图 1-4-24 **der(9)t(9;14)(p13;q11)t(9;22)(q34;q11)**（箭头所指右侧 9 号染色体），由两处易位产生的衍生 9 号染色体，一处易位的断裂重接位点在 9p13 和 14q11 处，另一处断裂重接位点在 9q34 和 22q11 处

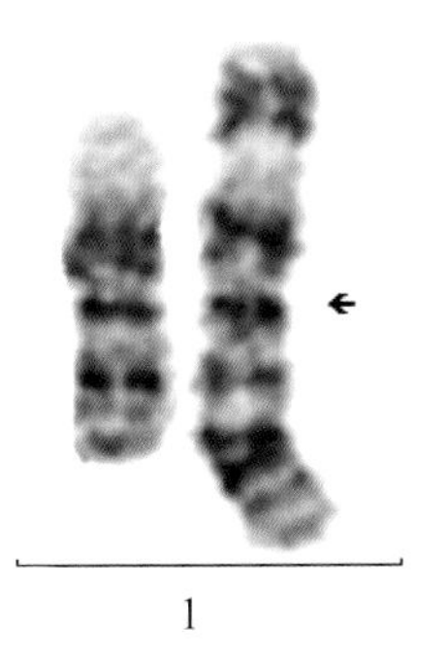

图 1-4-25 **der(1)add(1)(p36)dup(1)(q25q21)dup(1)(q25q32)**（箭头所指右侧 1 号染色体），三处重排产生衍生 1 号染色体，未知来源片段接到 1p36 处、1q21 至 1q25 片段的反向重复、1q25 至 1q32 片段的正向重复

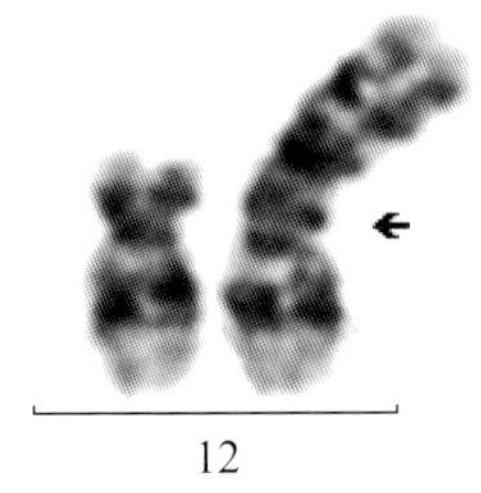

图 1-4-26 **der(12)t(12;14)(p13;q11)ins(12;?)(p13;?)**（箭头所指右侧 12 号染色体），衍生 12 号染色体，由未知来源的片段替代了 12p13 至短臂末端的片段，并且 14q11 至长臂末端片段附着在未知来源片段的远端产生

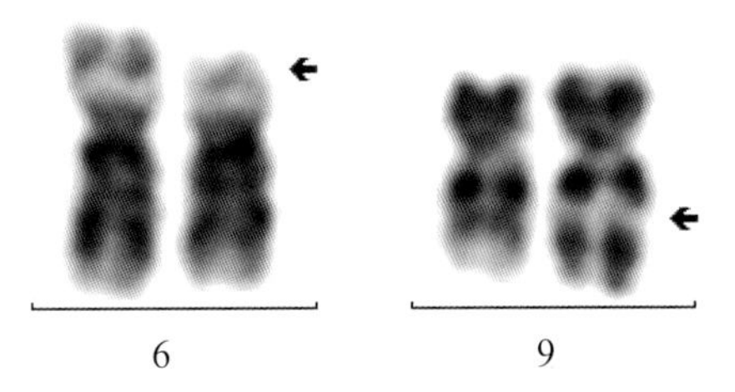

图 1-4-27 **der(9)inv(9)(q22q34)t(6;9)(p22.3;q34)**（箭头所指右侧 9 号染色体），衍生 9 号染色体，由 9q22 和 9q34 处断裂重排发生臂内倒位同时伴有 6p22.3 与 9q34 处断裂重接发生相互易位产生

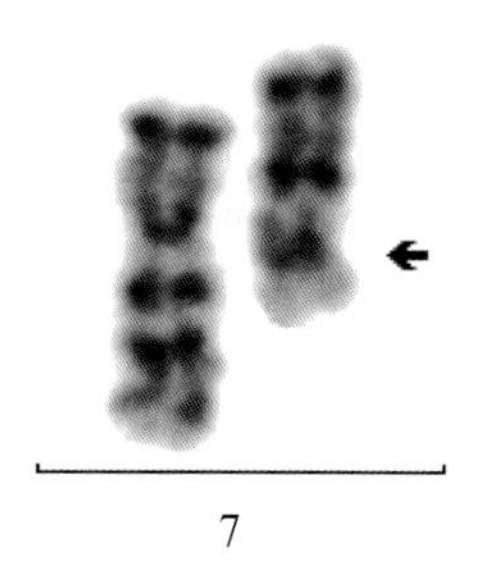

图 1-4-28 **der(7)ins(7)(p13q22q11)del(7)(q22q36)（箭头所指右侧 7 号染色体），衍生 7 号染色体，由 7q11 至 7q22 之间的片段插入到 7p13 处，同时伴有 7q22 至 7q36 片段的中间缺失产生**

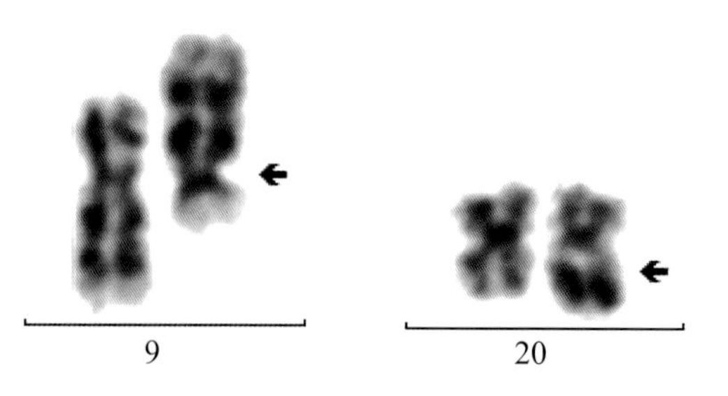

图 1-4-29 **der(9)inv(9)(p13q34)t(9;20)(p13;q13)（箭头所指右侧 9 号染色体），衍生 9 号染色体，由 9p13 和 20q13 处断裂重接发生相互易位同时伴有 9p13 至 9q34 之间的片段臂间倒位产生**

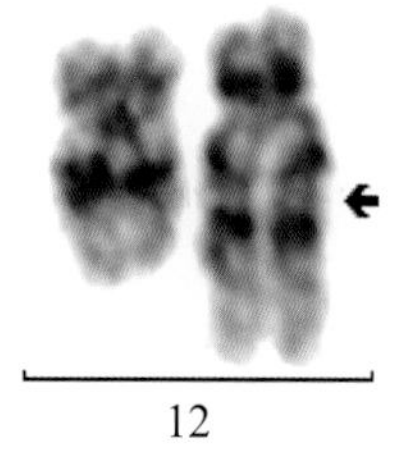

图 1-4-30 **der(12)del(12)(q21q24)t(1;12)(p22;q24)（箭头所指右侧 12 号染色体），衍生 12 号染色体，由 12 号染色体 q21 至 q24 片段的中间缺失同时伴有 1p22 至短臂末端易位到 12q24 处产生**

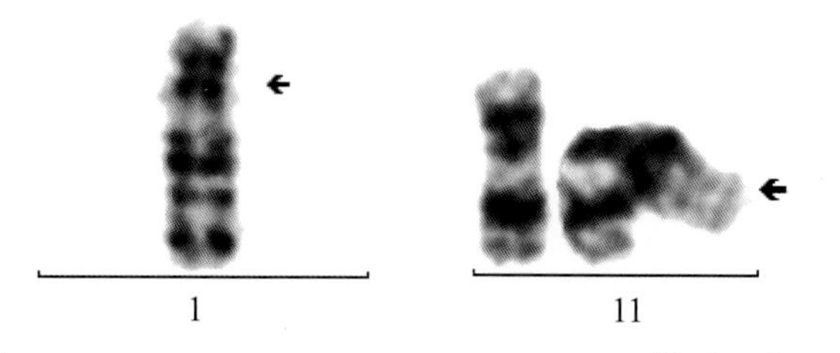

图 1-4-31 **der(1)t(1;11)(p13;p11)add(1)(q42)（箭头所指 1 号染色体），衍生 1 号染色体，由 1p13 和 11p11 处断裂重接发生相互易位，同时伴有未知来源的片段附着在 1q42 处产生**

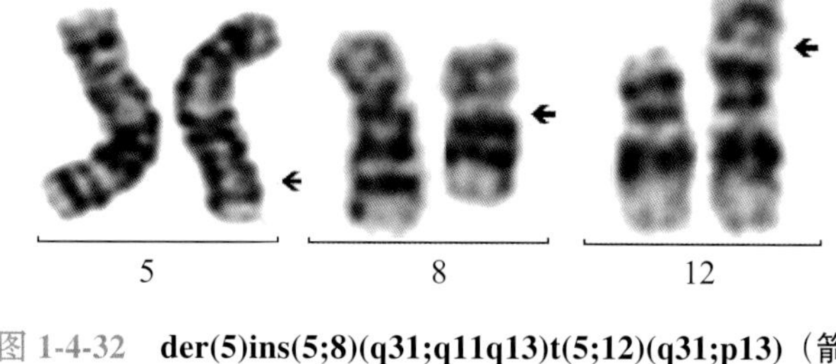

图 1-4-32 **der(5)ins(5;8)(q31;q11q13)t(5;12)(q31;p13)（箭头所指右侧 5 号染色体），衍生 5 号染色体，由 8q11 至 8q13 之间的片段插入 5q31 处同时伴有 5q31 和 12p13 处断裂重接发生相互易位产生**

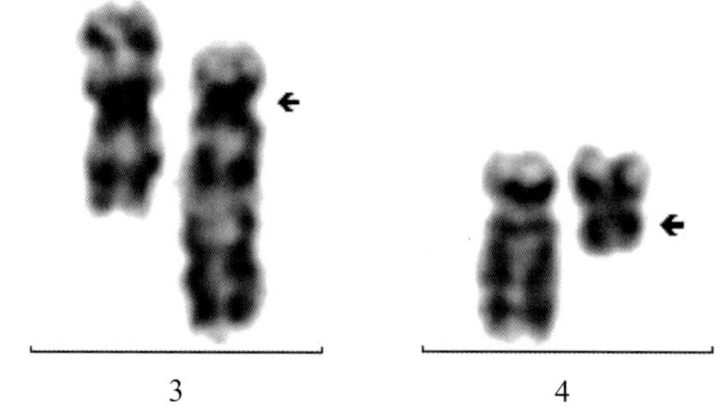

图 1-4-33 **der(3)t(3;4)(q26;q21)del(3)(p21)（箭头所指右侧 3 号染色体），衍生 3 号染色体，由 3q26 和 4q21 处断裂重接发生相互易位同时伴有 3p21 至短臂末端缺失产生**

（3）等臂衍生染色体：简写为 ider，用于描述长短臂结构完全相同的衍生染色体。依照等臂衍生染色体的形态，断裂位点定位于着丝粒 p10 或 q10（图 1-4-34 至图 1-4-35）。

如果某一衍生染色体是双着丝粒染色体，并且包含一个以上的畸变，则这两个着丝粒所属的染色体都写入括号中，中间以分号隔开，再写出畸变的类型（图 1-4-36 至图 1-4-38）。

当衍生染色体的着丝粒来源未知，但却能够识别该染色体末端的部分时，则该异常染色体可描述为 der(?)（图 1-4-39）。

通常在描述衍生染色体时无需标出是两条同源染色体中的哪一条，两条同源染色体产生同样的畸变，生成两条相同的衍生染色体，则可以在其中的一条染色体下标单下划线来区分（图 1-4-40）。

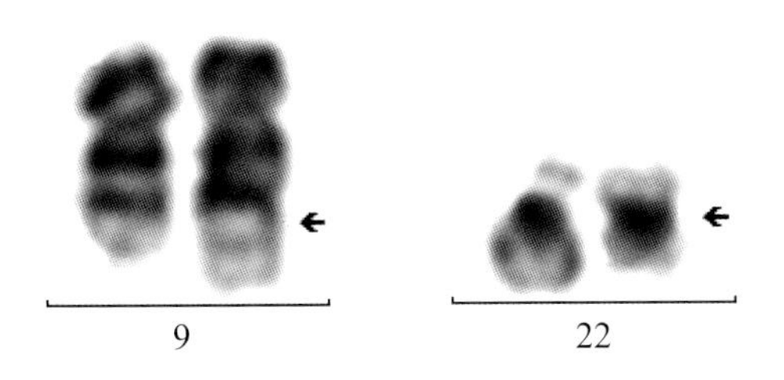

图 1-4-34 **ider(22)(q10)t(9;22)(q34;q11)**（箭头所指右侧 **22** 号染色体），由 **t(9;22)** 而产生的衍生 **22** 号染色体的长臂等臂染色体，即等臂 **ph** 染色体

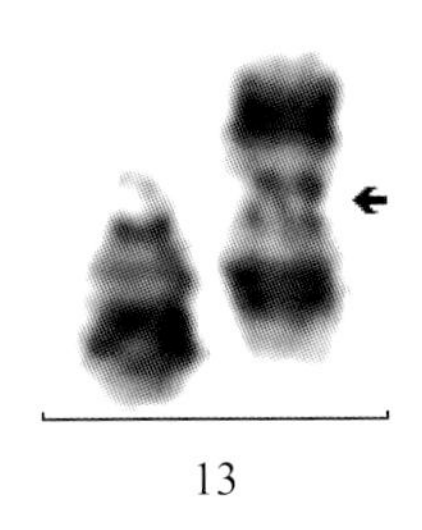

图 1-4-35 **ider(13)(q10)del(13)(q12q14)**（箭头所指右侧 **13** 号染色体），由 **13** 号染色体 **q12** 至 **q14** 片段中间缺失产生的衍生 **13** 号染色体的长臂等臂染色体

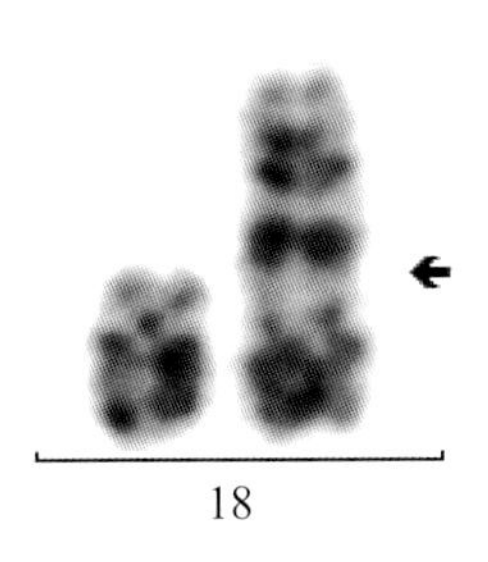

图 1-4-36 **der(18;20)t(18;?)(p11;?)t(20;?)(p13;?)**（箭头所指右侧 **18** 号染色体），由 **18** 号染色体和 **20** 号染色体组成的双着丝粒衍生染色体，断裂和重接发生于 **18** 号染色体 **p11** 和 **20** 号染色体 **p13** 处，同时未知来源片段插入 **18** 号染色体短臂和 **20** 号染色体短臂之间

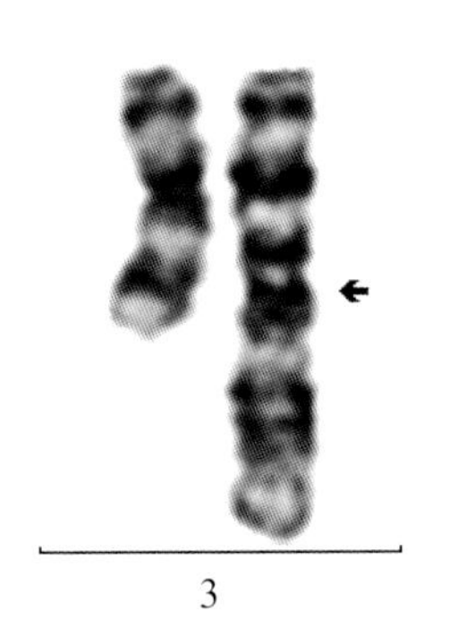

图 1-4-37 **der(3;8)(q29;q24)dup(3)(q21q26)**（箭头所指右侧 **3** 号染色体），**3** 号染色体和 **8** 号染色体组成的双着丝粒染色体，由 **3q29** 和 **8q24** 处断裂重接，同时 **3q21** 至 **3q26** 之间的片段发生重复产生

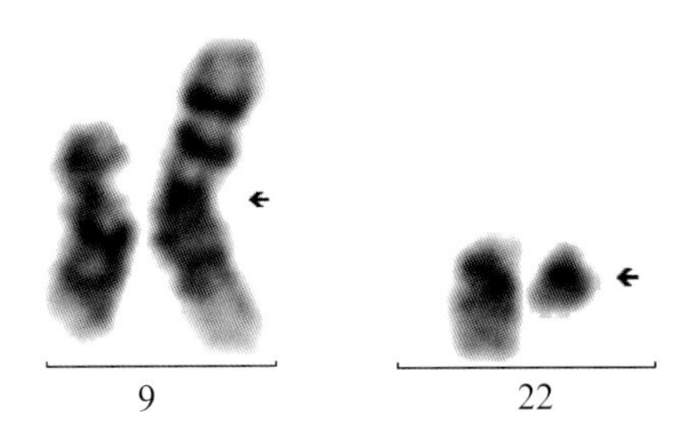

图 1-4-38 **der(7;9)(q10;q10)t(9;22)(q34;q11)**（箭头所指右侧 **9** 号染色体），由 **7** 号染色体长臂和 **9** 号染色体长臂组成的衍生染色体，其中 **9** 号染色体 **q34** 与 **22q11** 处断裂重接发生相互易位

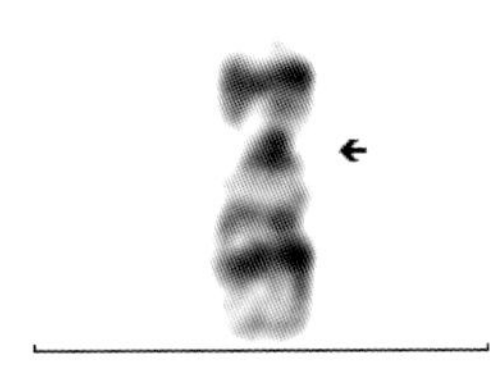

图 1-4-39 **der(?)t(?;12)(?;q15)**（箭头所指染色体），未知着丝粒来源的衍生染色体，由 **12** 号染色体 **q15** 至长臂末端片段接到此未知染色体上产生

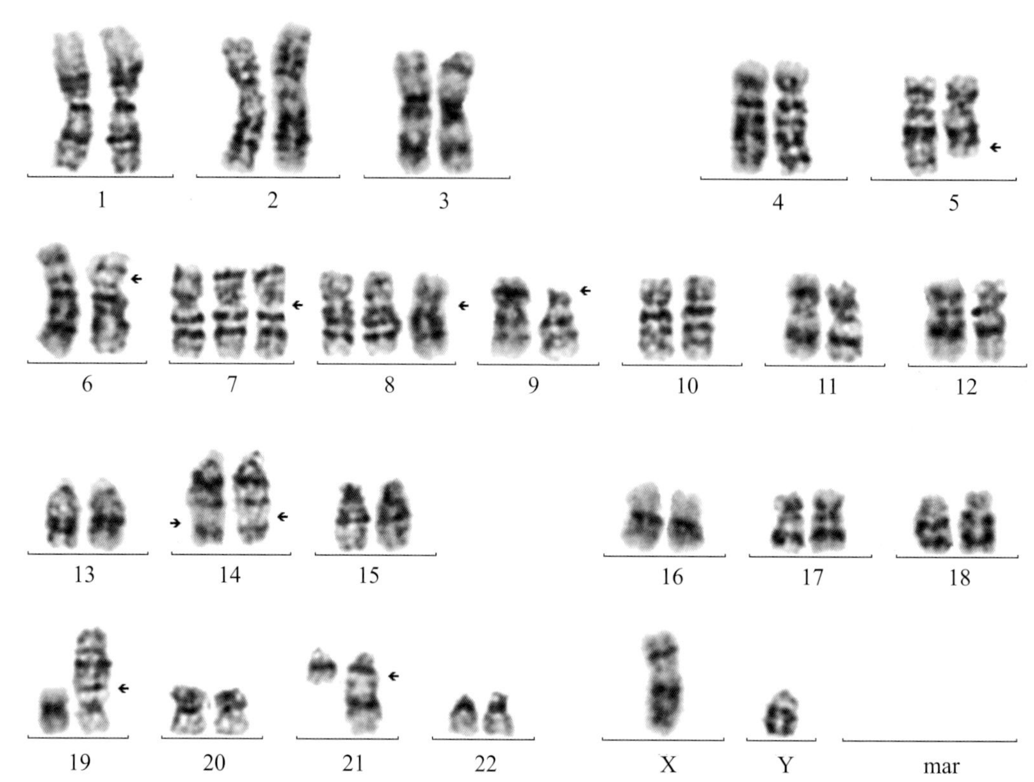

图 1-4-40 48,XY,+1,dic(1;19)(p13;p13),t(5;6;14)(q31;p21;q32),+7,+8,del(9)(p13),der(14)t(5;6;14),der(21)t(12;21)(q11;q22.3)（箭头所指两条 14 号染色体）

复杂的重排可能产生几条衍生染色体。由同一重排产生的衍生染色体的断裂位点不需在每个衍生染色体中重复（图 1-4-41 至图 1-4-42）。

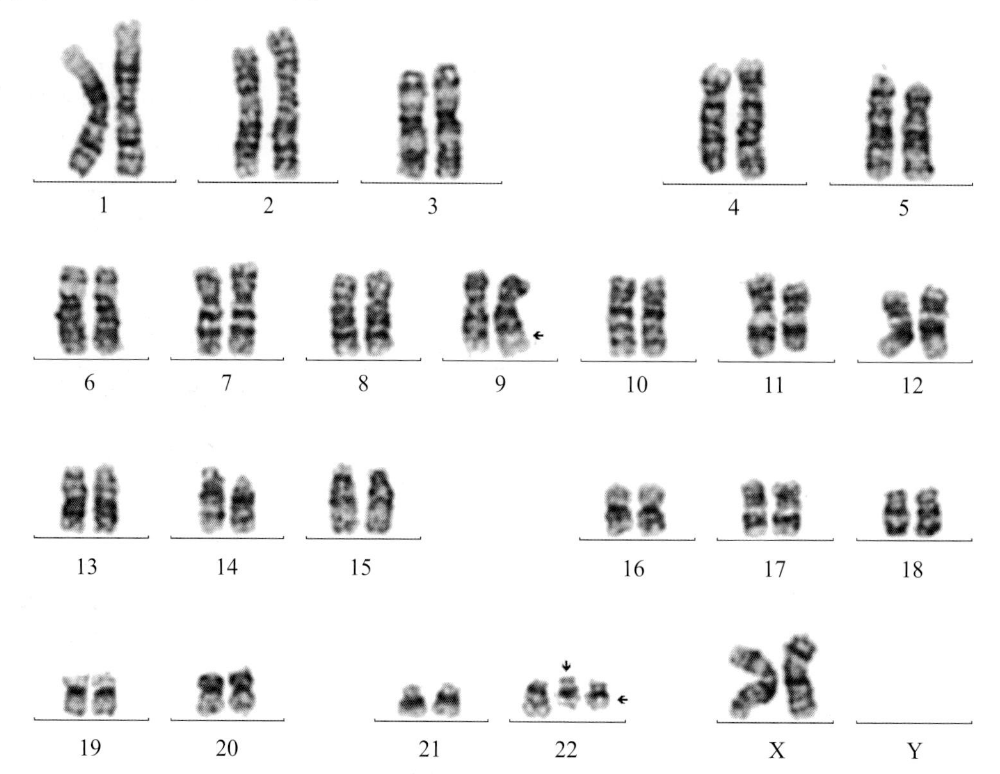

图 1-4-41 47,XX,t(9;22)(q34;q11),+der(22)t(9;22)（箭头所指右侧 22 号染色体），核型具有 t(9;22) 易位，并增加一条衍生 22 号染色体即 Ph 染色体，增加的衍生 22 号染色体的断裂位点无需重复列出

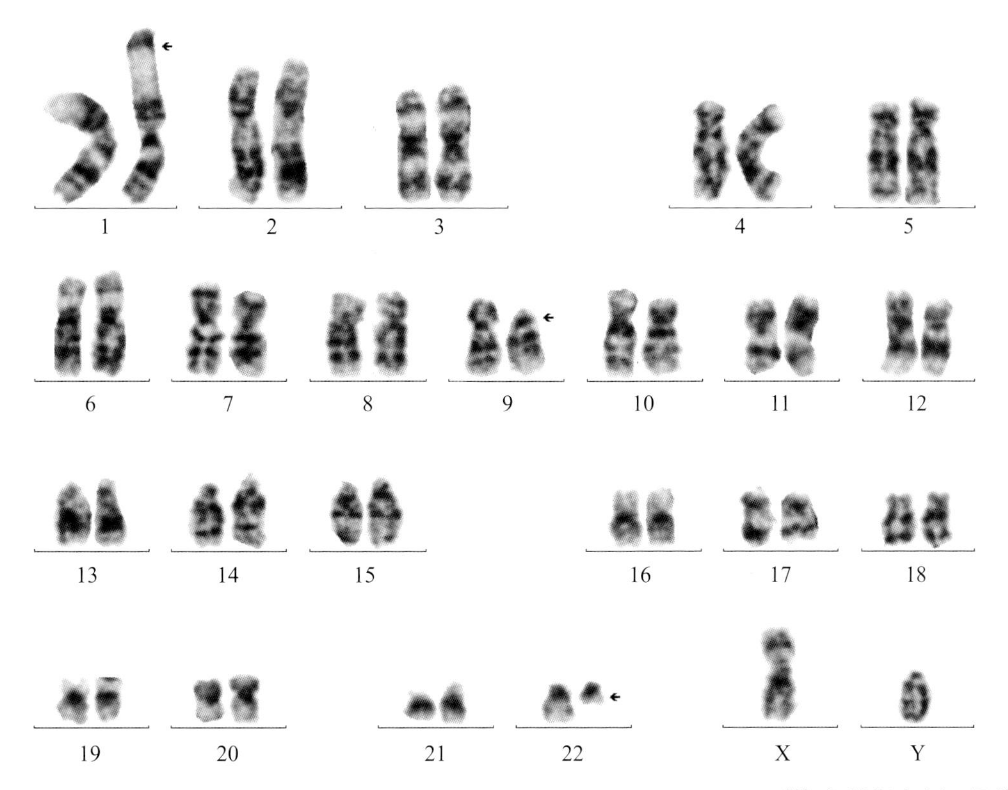

图 1-4-42 **46,XY,der(1)t(1;22)(p36;q11)t(9;22)(p13;q13),der(9)t(9;22),der(22)t(1;22)（箭头所指右侧 9 号染色体和右侧 22 号染色体），由三条衍生染色体组成的复杂平衡性重排，其中衍生 1 号染色体发生 2 次易位，产生衍生 1 号染色体的 t(1;22) 和 t(9;22) 的断裂位点在 der(9) 和 der(22) 的描述中无需重复列出**

4．双着丝粒染色体 dic（dicentric chromosome）描述双着丝粒染色体，idic（isodicentric chromosome）描述等臂双着丝粒染色体，从符号和染色体编号可以很清楚地知道双着丝粒染色体替代了一条或是两条正常染色体，所以没有必要标出丢失的染色体（图 1-4-43 至图 1-4-50）。

复杂的双着丝粒染色体必须按照 der 描述。

5．重复 dup（duplication） 是指染色体片段在其原有位置上的复制，重复的区段依照条带由短臂末端到长臂末端顺序列出（图 1-4-51 至图 1-4-54）。

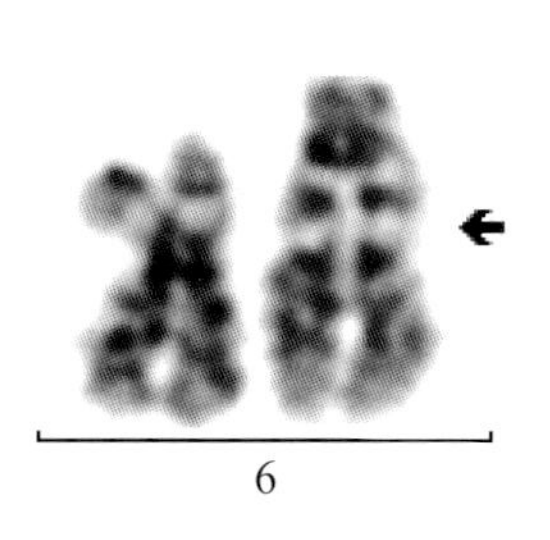

图 1-4-43 **dic(6;18)(p21;q23)（箭头所指右侧 6 号染色体），6 号染色体和 18 号染色体形成双着丝粒染色体，分别在 6p21 和 18q23 处发生断裂和重接**

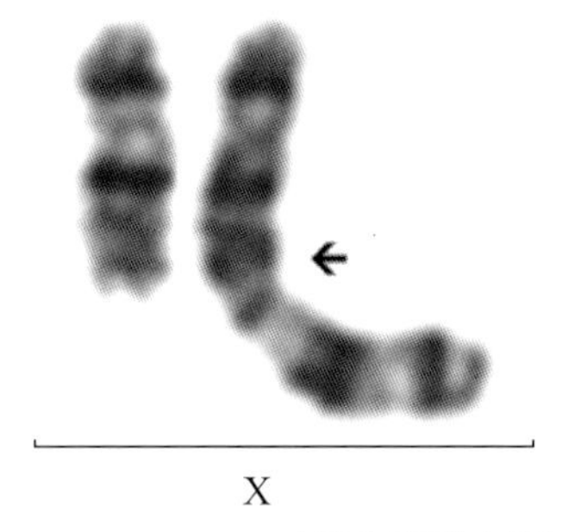

图 1-4-44 **dic(X;3)(q28;q23)（箭头所指右侧 X 号染色体），X 染色体和 3 号染色体形成的双着丝粒染色体，分别在 Xq28 和 3q23 处发生断裂和重接**

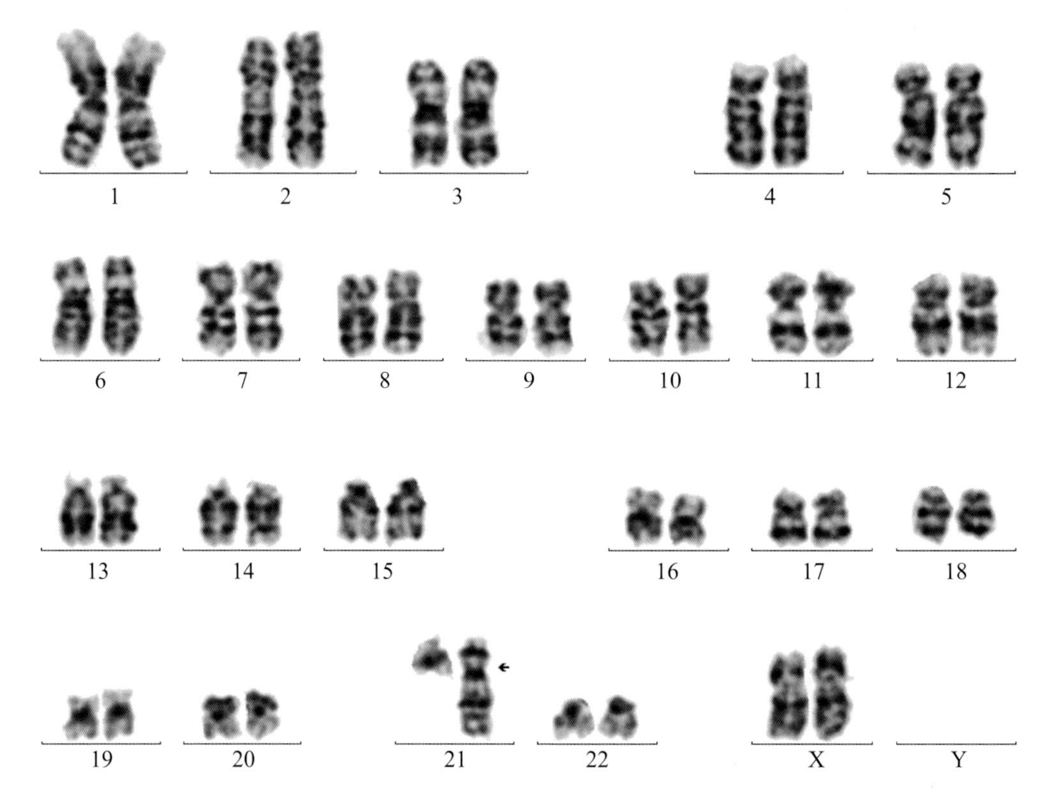

图 1-4-45 **46,XX,+1,dic(1;21)(p13;q22)**（箭头所指右侧 21 号染色体），双着丝粒染色体，分别在 1p13 和 21q22 处发生断裂和重接，该双着丝粒染色体已代表了一条 1 号和一条 21 号染色体，由此产生 1 号染色体长臂部分三体，因此用 +1 标识

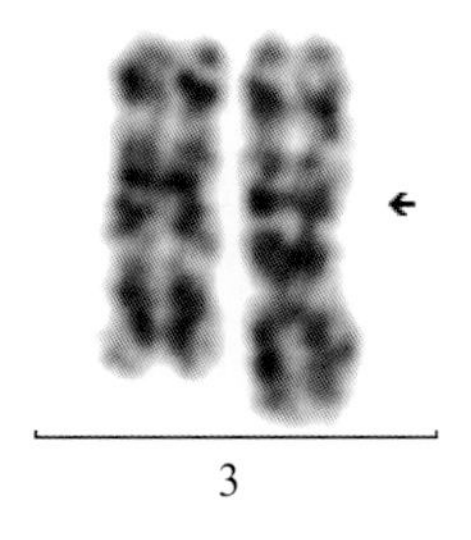

图 1-4-46 **dic(3;?)(q11;?)**（箭头所指右侧 3 号染色体），由 3 号染色体 q11 处发生断裂和一条具有完整着丝粒的未知染色体组成的衍生双着丝粒染色体

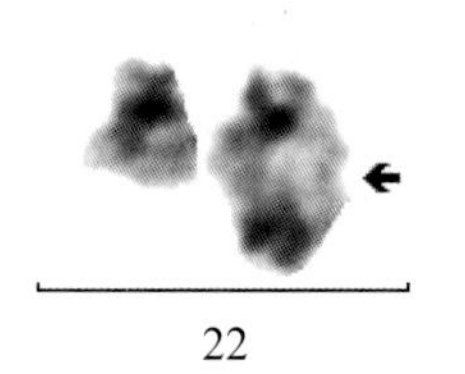

图 1-4-48 **idic(22)(q13)**（箭头所指右侧 22 号染色体），两条 22 号染色体的 q13 处发生断裂和重接形成的等臂双着丝粒染色体

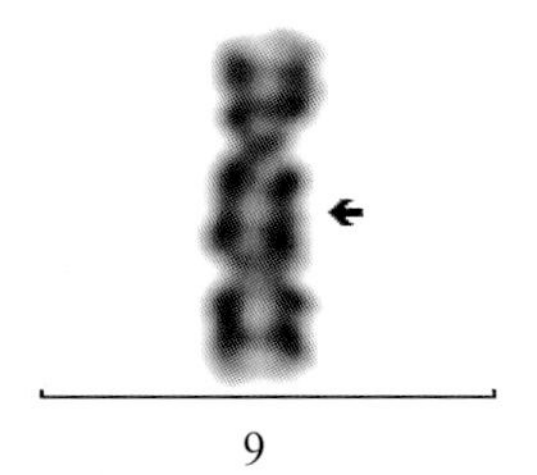

图 1-4-47 **idic(9)(p24)**（箭头所指 9 号染色体），两条同源 9 号染色体的 p24 处发生断裂和重接，形成一条等臂的双着丝粒染色体

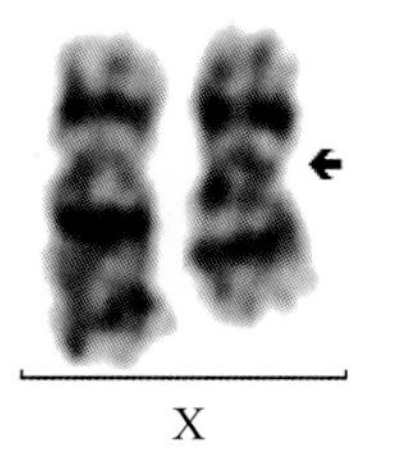

图 1-4-49 **idic(X)(q13)**（箭头所指右侧 X 号染色体），两条 X 染色体 q13 处断裂重接形成的等臂双着丝粒染色体

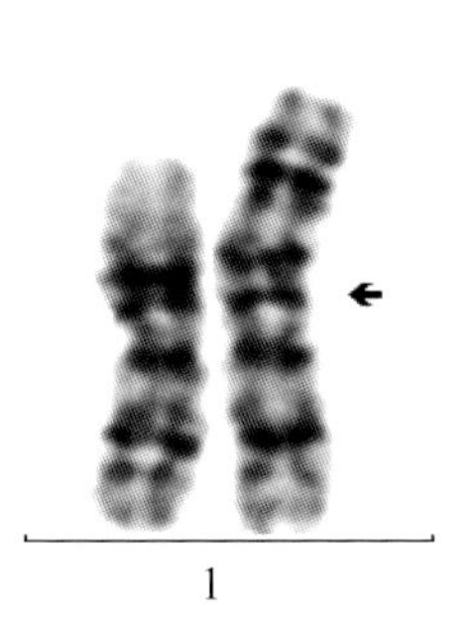

图 1-4-50 **idic(1)(p21)（箭头所指右侧 1 号染色体），由 1 号染色体在 1p21 处断裂重接形成的等臂双着丝粒染色体**

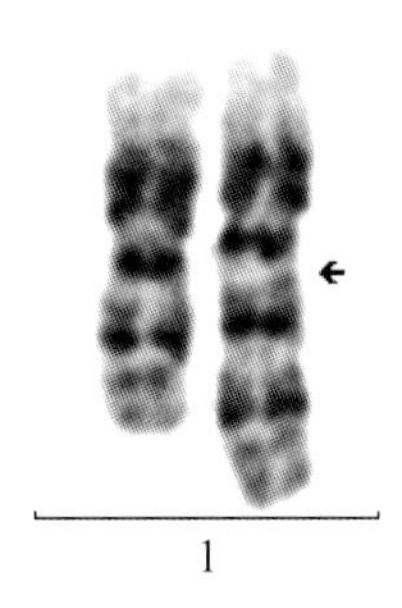

图 1-4-51 **dup(1)(q21q32)（箭头所指右侧 1 号染色体），1 号染色体 q21 至 q32 片段的正向重复**

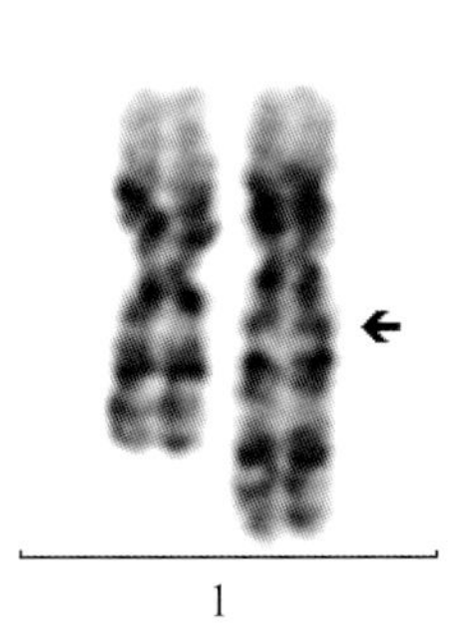

图 1-4-52 **dup(1)(q42q21)（箭头所指右侧 1 号染色体），1 号染色体 q21 至 q42 片段的反向重复**

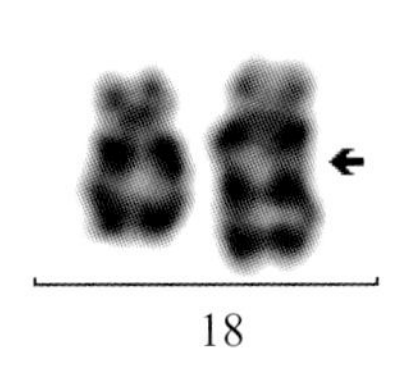

图 1-4-53 **dup(18)(q21q23)（箭头所指右侧 18 号染色体），18 号染色体 q21 至 q23 片段的正向重复**

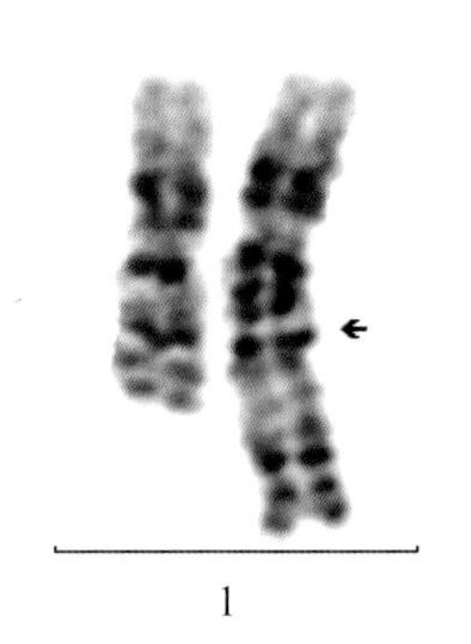

图 1-4-54 **dup(1)(q44q21)（箭头所指右侧 1 号染色体），1 号染色体 q21 至 q44 之间的片段反向重复，q44 处离短臂末端更近**

6．插入 ins（insertion）用于描述插入，插入片段的方向用其条带顺序与染色体短臂到长臂的关系来表示。

（1）一条染色体内插入：见图 1-4-55。

（2）两条染色体间插入：见图 1-4-56 至图 1-4-60。

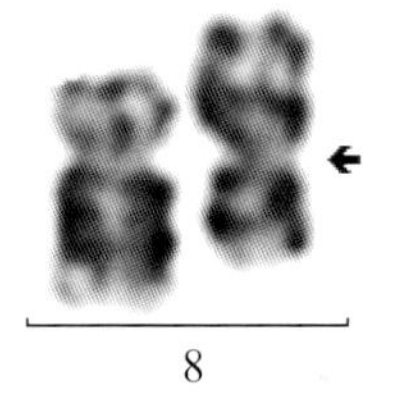

图 1-4-55 **ins(8)(p21q24q22)（箭头所指右侧 8 号染色体），8 号染色体 q22 至 q24 之间的片段插入到 8p21 处，插入后片段的方向发生了改变，即 8q24 比 8q21 离短臂末端更近**

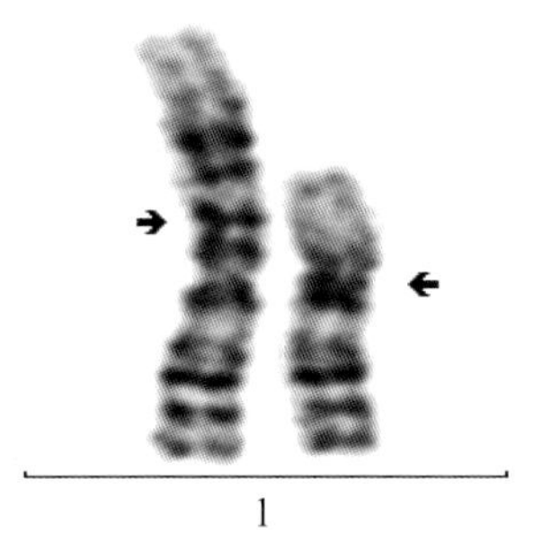

图 1-4-56 **ins(1;1)(p13;p13p31)（箭头所指两条 1 号染色体），1 号染色体 p13 至 p31 之间的片段插入同源 1 号染色体的 p13 处，插入后片段的方向发生改变，即 1p13 比 1p32 离短臂末端更近**

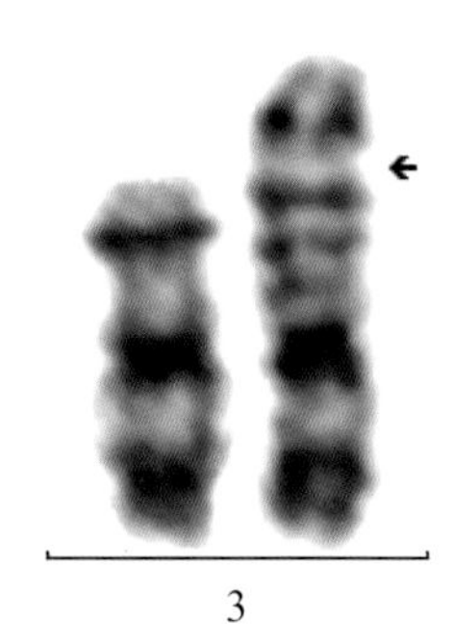

图 1-4-57 **der(3)ins(3;10)(p21;q11q26)（箭头所指右侧 3 号染色体），10 号染色体 q11 至 q26 之间的片段插入 3 号染色体的 p21 位置，但是插入后该片段方向保持不变，即 10q11 比 10q26 离受体染色体短臂末端更近**

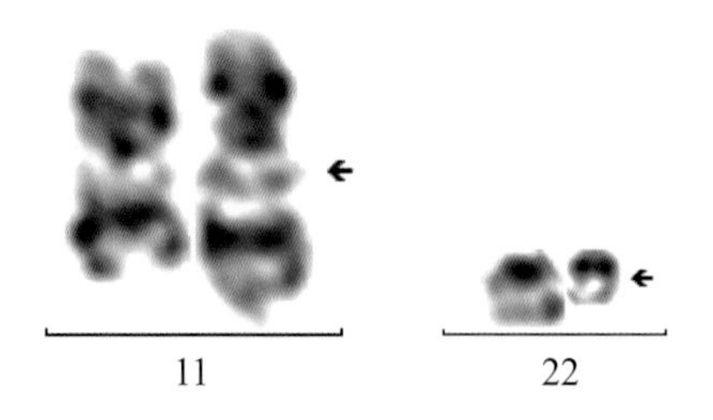

图 1-4-58 **ins(11;22)(q13;q13q11)（箭头所指右侧 11 号染色体和右侧 22 号染色体），22 号染色体的 q11 至 q13 之间的片段插入 11q13 处，插入片段方向发生了改变，22q13 比 22q11 离短臂末端更近**

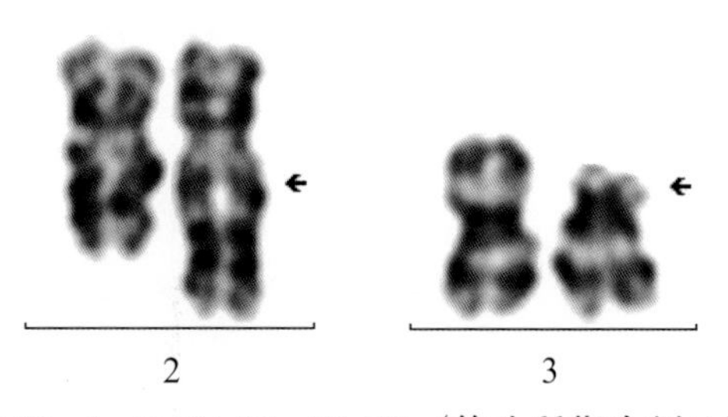

图 1-4-59 **ins(2;3)(q21;p26p21)（箭头所指右侧 2 号染色体和右侧 3 号染色体），3 号染色体的 p26 至 p21 之间的片段插入 2q21 处，插入后该片段相对于短臂末端的方向保持不变，3p21 比 3p26 离短臂末端更远**

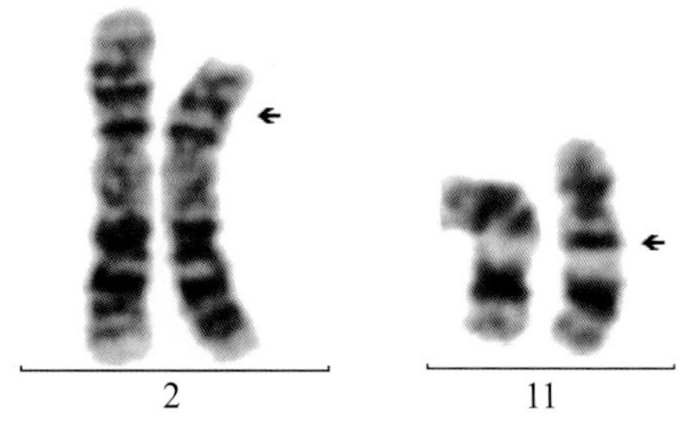

图 1-4-60 **ins(11;2)(q13;p23p21)（箭头所指右侧 2 号染色体和右侧 11 号染色体），2 号染色体的 p23 至 p21 之间的片段插入 11q13 处，插入后该片段相对于短臂末端的方向保持不变，2p21 比 2p23 离 11 号染色体短臂末端更远**

7．倒位 inv 表示倒位（inversion），从带的描述中可以知道是臂内（paracentric）倒位还是臂间（pericentric）倒位。描述时先列出靠近短臂末端的断裂位点（图 1-4-61 至图 1-4-64）。

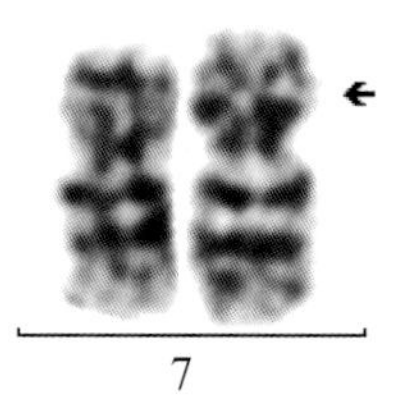

图 1-4-61 **inv(7)(p22p13)（箭头所指右侧 7 号染色体），7 号染色体短臂臂内倒位，断裂和重接于 7p13 和 7p22 处，首先列出离短臂末端更近的 7p22 断点**

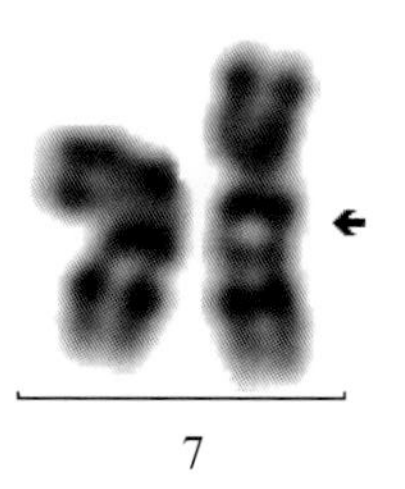

图 1-4-62 **inv(7)(q22q36)（箭头所指右侧 7 号染色体），7 号染色体长臂臂内倒位，断裂和重接于 7q22 和 7q36 处，首先列出离短臂末端更近的 7q22 断点**

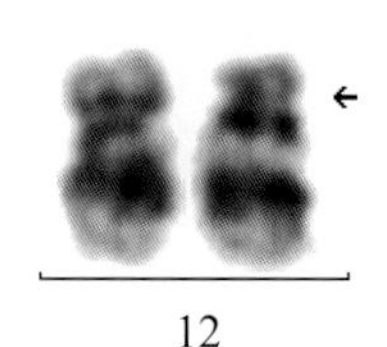

图 1-4-63 **inv(12)(p13q13)（箭头所指右侧 12 号染色体），12 号染色体臂间倒位，断裂和重接于 12p13 和 12q13，首先列出短臂的断裂位点**

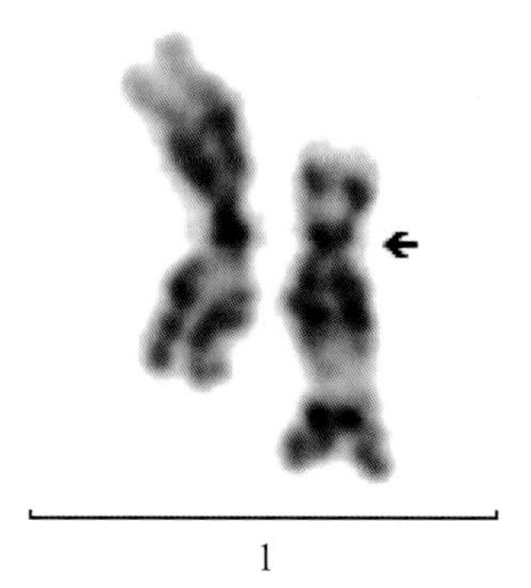

图 1-4-64 **inv(1)(p36q25)（箭头所指右侧 1 号染色体），1 号染色体 p36 和 q25 处断裂重接发生臂间倒位**

8．等臂染色体 i表示等臂染色体（isochromosome），依据等臂染色体形态，其断裂位点定位于着丝粒条带p10或q10（图1-4-65至图1-4-66）。

在等臂染色体上有21号染色体长臂的两个拷贝，核型中还有一条正常的21号染色体。即使此核型含有三个21号染色体的长臂，正常的那条21号染色体还是不能用（+）标记。复杂的等臂染色体，包括等臂衍生染色体，按照der描述。

9．标记染色体 mar（marker chromosome）是指不能通过细胞遗传学常规显带方法识别的结构畸变的染色体，染色体核型描述中mar前必须写上（+）号（图1-4-67）。只要能够识别畸变染色体中的任一部分，即使着丝粒来源未知，该畸变染色体也应用"der"而不是用"mar"来描述。

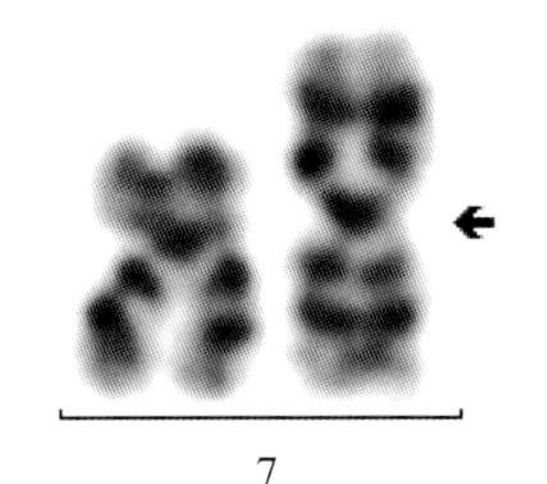

图1-4-65 **i(7)(q10)（箭头所指右侧7号染色体），7号长臂等臂染色体**

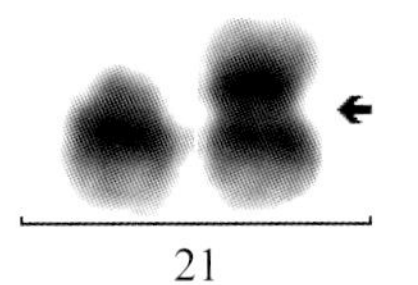

图1-4-66 **i(21)(q10)（箭头所指右侧21号染色体），21号长臂等臂染色体**

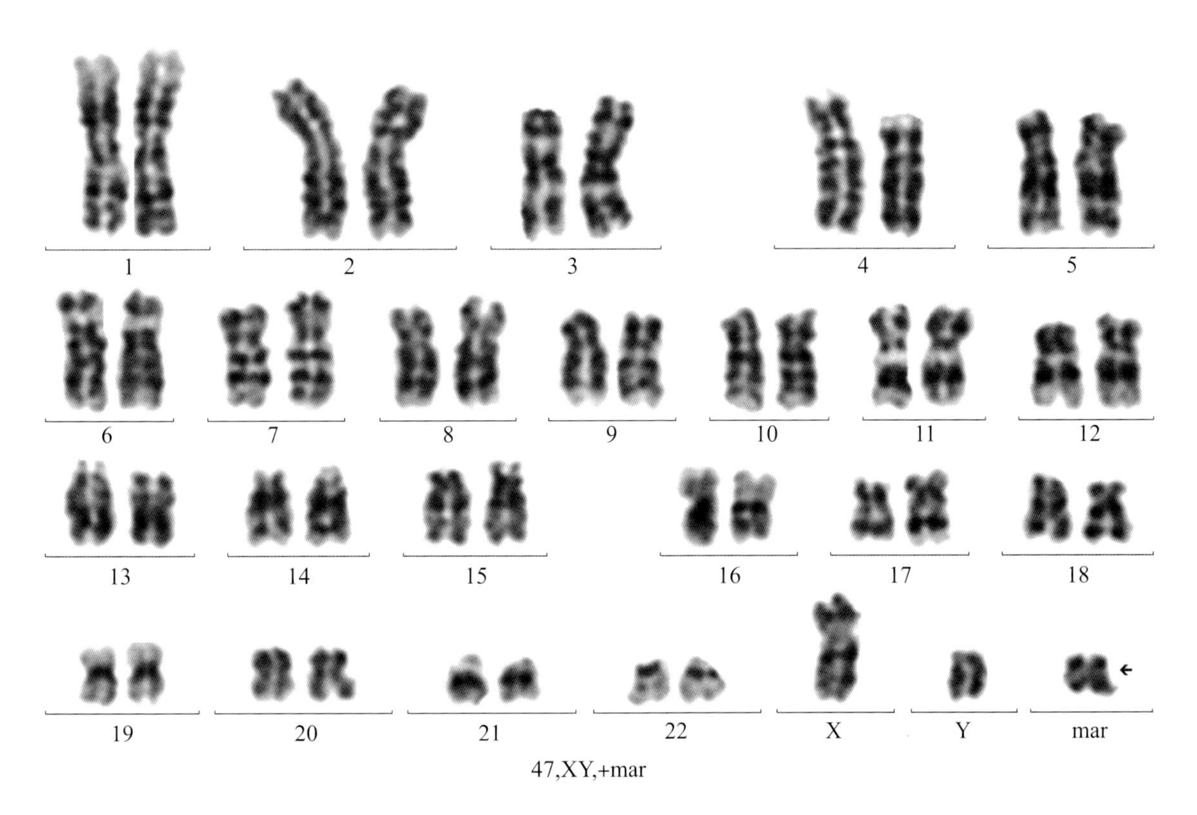

图1-4-67 **47,XY,+mar（箭头所指染色体）**

双微体（doubleminutes）简写为dmin，代表了一种特殊类型的无着丝粒结构。双微体不能计数在染色体数目当中，并且符号前不要写上（+）号（图 1-4-68）。

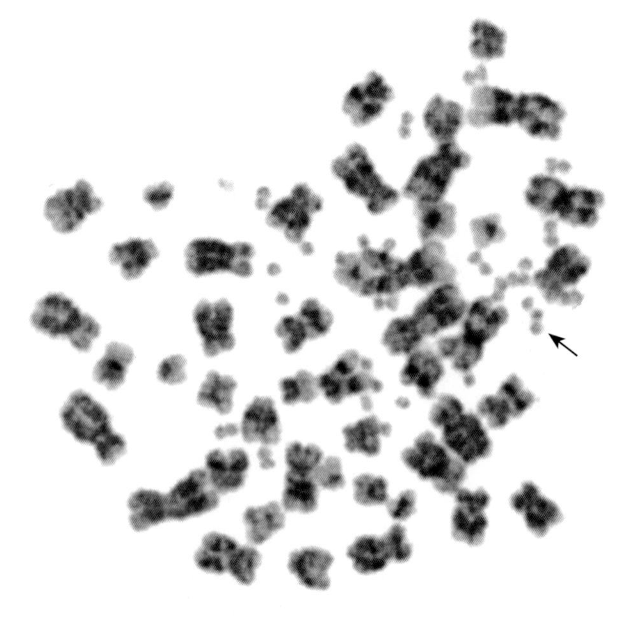

图 1-4-68 46,X,–X,+6,8dmin（箭头所指）

与双微体不同，无着丝粒片段（acentric fragment，ace）即便出现在一个以上的细胞中，也不在核型中描述，但在染色体断裂的研究中必须记录。

10. 环状染色体 r表示环状染色体（ring chromosome），它可由一条或多条染色体组成。由一条染色体衍生的环状染色体和其他单条染色体畸变描述一样，条带之间不用分号隔开（图 1-4-69 至图 1-4-70）。两条成克隆的完全不同的环状染色体，分别标识为 r1 和 r2。共有三条环状染色体，但不知其是否一样，描述为 51，XY，…，+3r。

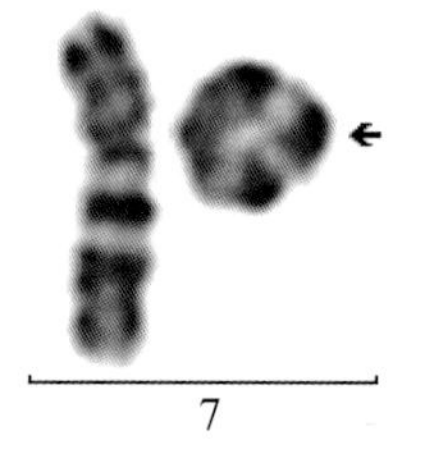

图 1-4-69 r(7)(p22q32)（箭头所指右侧 7 号染色体），环状 7 号染色体，断裂和重接发生于 7p22 和 7q32 处

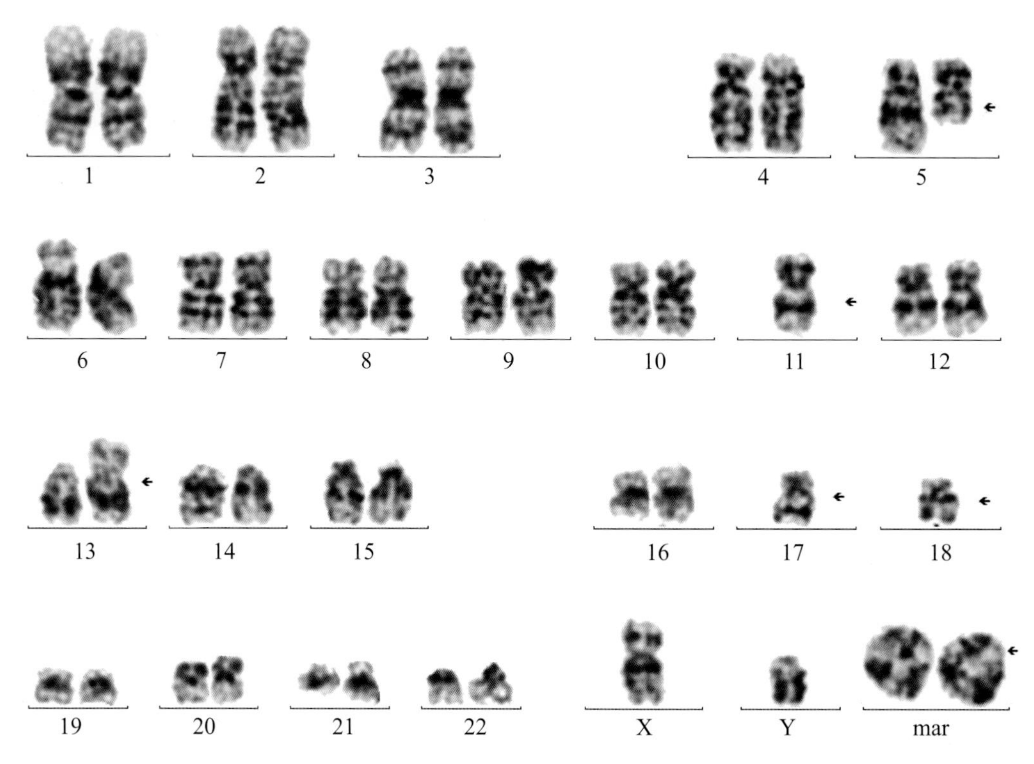

图 1-4-70 45,XY,del(5)(q13q31),-11,der(13;17)(q10;q10), -18,+r1,+r2（箭头所指两条环状染色体）

11．易位

（1）相互易位：染色体的易位（translocation）用“t”表述，首先列出性染色体或具有最小编号的常染色体，接着列出从第一个列出的染色体接受片段的染色体，最后列出向第一个列出染色体提供片段的染色体。无论是两条、三条、四条甚至更多染色体发生相互易位都遵循该描述原则。为了区分同源染色体，可用单下划线标识其中的一条。

1）两处断裂重排：见图 1-4-71 至图 1-4-73。

2）三处断裂重排：见图 1-4-74 至图 1-4-75。

3）四处断裂和更复杂的重排：见图 1-4-76 至图 1-4-77。

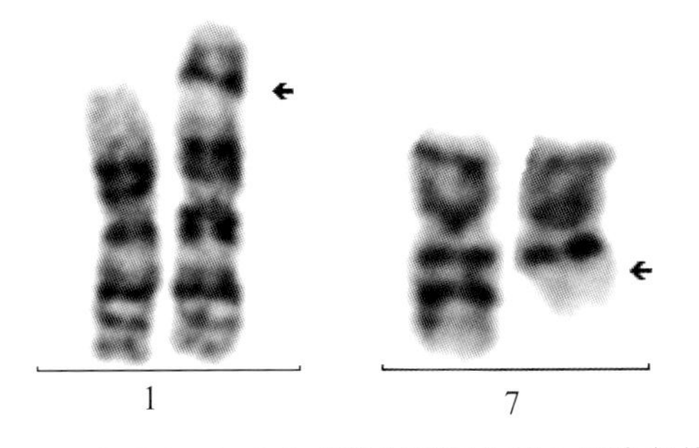

图 1-4-71　**t(1;7)(p36;q22)**（箭头所指右侧 1 号染色体和右侧 7 号染色体），1 号染色体 p36 和 7 号染色体 q22 处断裂和重接发生相互易位

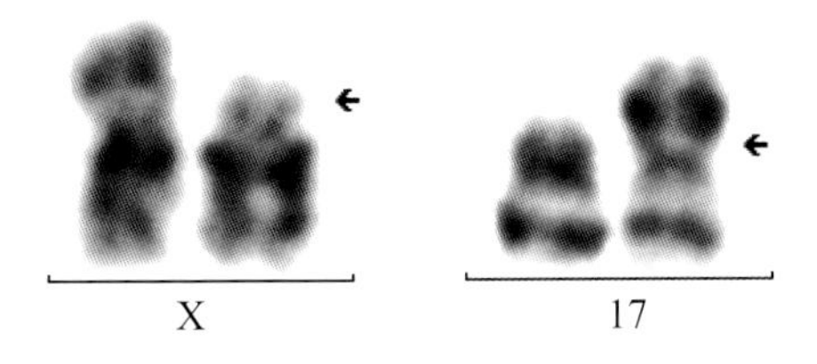

图 1-4-72　**t(X;17)(p11;p13)**（箭头所指右侧 X 染色体和右侧 17 号染色体），X 染色体 p11 和 17 号染色体 p13 处断裂和重接发生相互易位

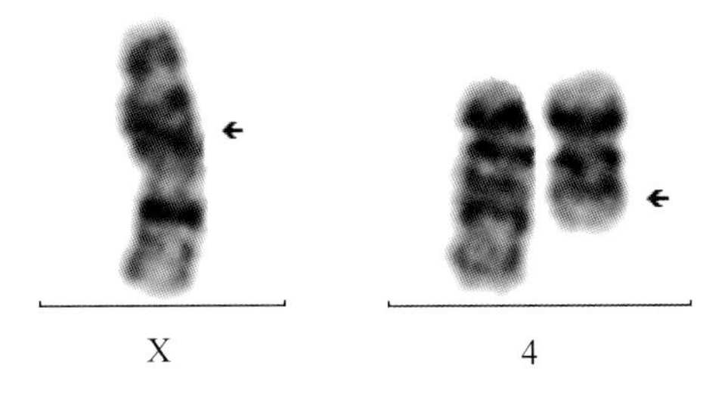

图 1-4-73　**t(X;4)(p22;q25)**（箭头所指 X 染色体和右侧 4 号染色体），X 染色体 p22 和 4 号染色体 q25 处断裂重接发生相互易位

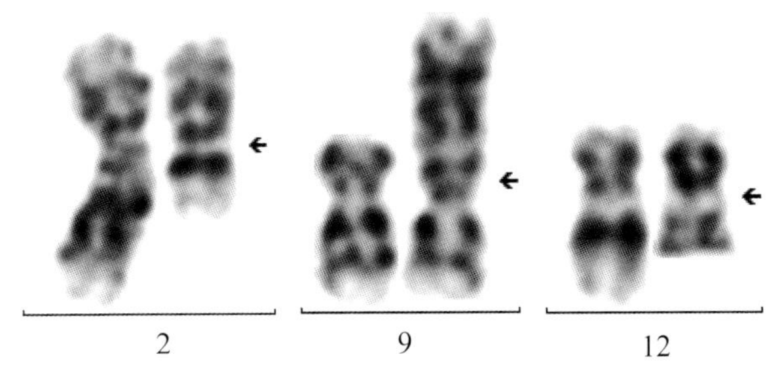

图 1-4-74　**t(2;9;12)(q11;p13;q13)**（箭头所指右侧 2 号染色体、右侧 9 号染色体和右侧 12 号染色体），2 号、9 号和 12 号三条染色体之间发生三联相互易位，即 2 号染色体 q11 的远端片段易位至 9 号染色体的 p13 处，9 号染色体 p13 的远端片段易位至 12 号染色体的 q13 处，12 号染色体 q13 的远端片段易位至 2 号染色体 q11 处

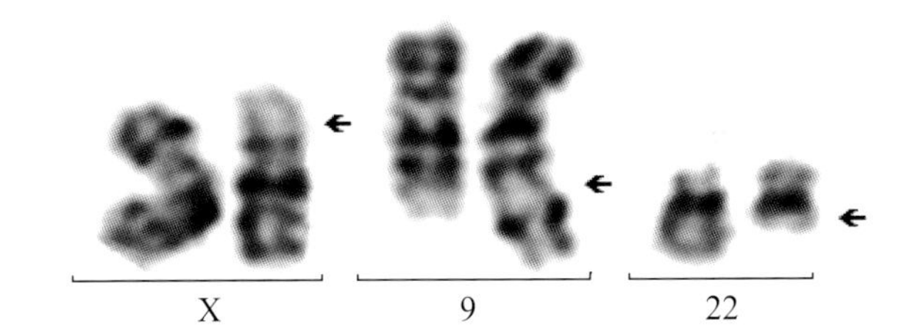

图 1-4-75　**t(X;9;22)(p11;q34;q11)**（箭头所指右侧 X 号染色体、右侧 9 号染色体和右侧 22 号染色体），X 染色体、9 号染色体和 22 号染色体三条染色体之间发生三联相互易位，断裂重接点分别位于 Xp11、9q34 和 22q11 处

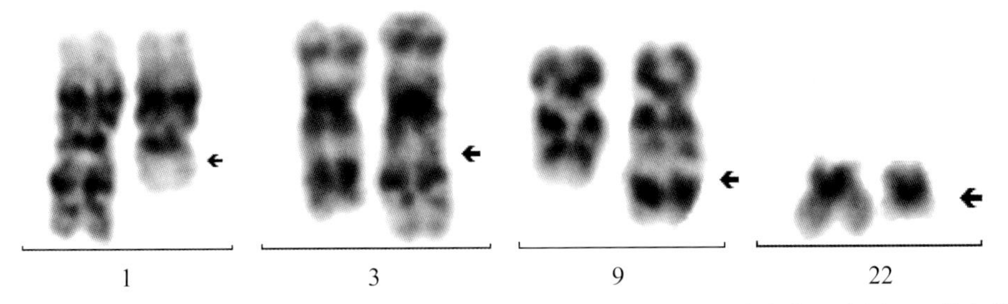

图 1-4-76　**t(1;3;9;22)(q21;q21;q34;q11)**（箭头所指右侧 1 号染色体、右侧 3 号染色体、右侧 9 号染色体和右侧 22 号染色体），1 号染色体 q21 的远端片段易位至 3 号染色体的 q21 处，3 号染色体 q21 的远端片段易位到 9 号染色体的 q34 处，9 号染色体 q34 的远端片段易位至 22 号染色体的 q11 处，22 号染色体的 q11 的远端片段易位至 1 号染色体的 q21 处

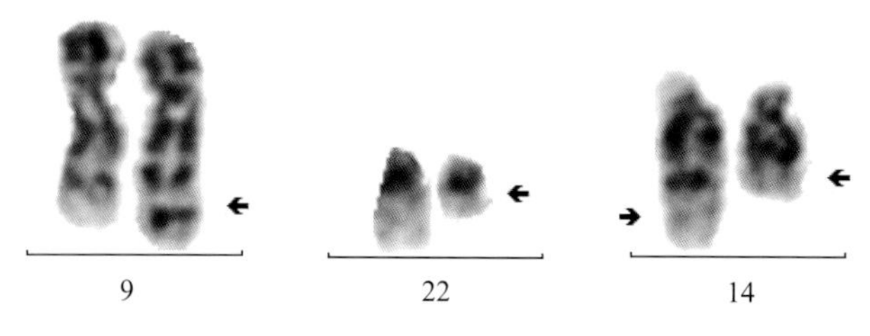

图 1-4-77 **t(9;22;14;<u>14</u>)(q34;q11;q32;q24)**（箭头所指右侧 9 号染色体、右侧 22 号染色体和两条同源 14 号染色体），9 号染色体的 q34 远端片段易位至 22 号染色体的 q11 处、22 号染色体 q11 的远端片段易位至 14 号染色体的 q32 处、14 号染色体 q32 的远端片段易位至同源 14 号染色体的 q24 处、同源 14 号染色体 q24 的远端片段易位至 9 号染色体的 q34 处

（2）整臂易位

1）平衡性整臂易位（whole arm translocation）：染色体按照其形态将其断裂位点定位于着丝粒条带 p10 和 q10，在平衡等臂交换中，性染色体或编号最小的常染色体的断裂位点定为 p10（图 1-4-78 至图 1-4-79）。

2）非平衡性整臂易位：在描述包含非平衡性整臂易位导致的衍生染色体的核型时，衍生染色体替代了易位的两条正常染色体。这两条丢失的正常染色体不需标出。染色体的不平衡可以从核型描述中推测出来（图 1-4-80 至图 1-4-83）。

（3）罗宾逊易位：罗宾逊易位（robertsonian translocation）是指由近端着丝粒染色体包括 13 ～ 15 号和 21 ～ 22 号染色体之间的特殊相互易位类型。大多为短臂发生断裂，形成双着丝粒染色体。也可分别在两条染色体的短臂和长臂发生断裂，形成单着丝粒染色体。发生罗宾逊易位后，含短臂成分的染色体通常会自发性丢失。通常用 der 描述（图 1-4-84）。

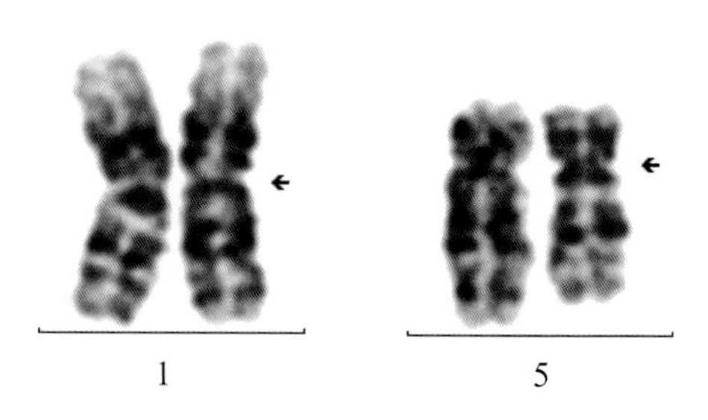

图 1-4-78 **t(1;5)(p10;q10)**（箭头所指右侧 1 号染色体和右侧 5 号染色体），由 1 号和 5 号染色体分别在着丝粒处断裂重接形成相互整臂易位，易位之后 1 号染色体短臂和 5 号染色体的长臂、1 号染色体的长臂和 5 号染色体的短臂分别重接组成两条新的衍生染色体

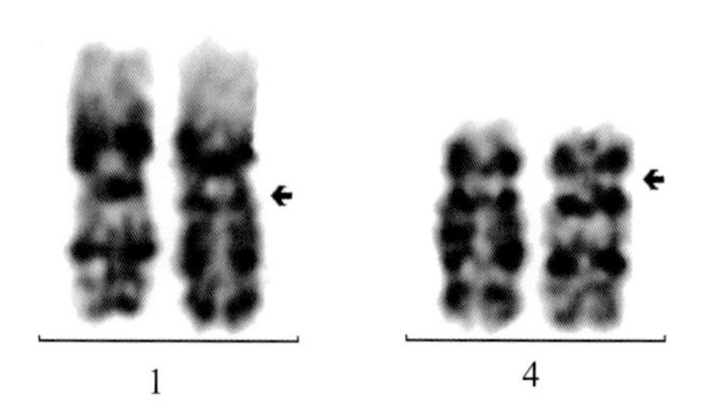

图 1-4-79 **t(1;4)(p10;q10)**（箭头所指右侧 1 号染色体和右侧 4 号染色体），由 1 号和 4 号染色体分别在着丝粒处断裂重接形成相互整臂易位，易位之后 1 号染色体短臂和 4 号染色体的长臂、1 号染色体的长臂和 4 号染色体的短臂分别重接组成两条新的衍生染色体

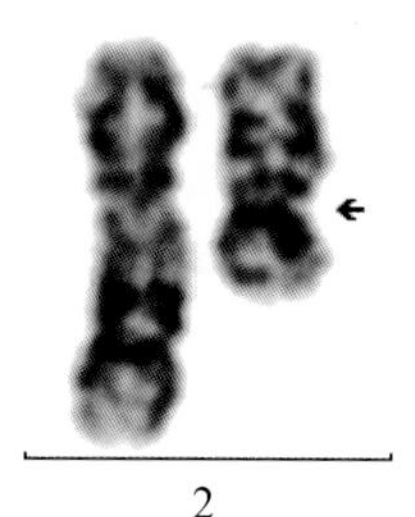

图 1-4-80 **der(2;16)(p10;q10)**（箭头所指右侧 2 号染色体），由 2 号染色体的短臂和 16 号染色体的长臂组成的衍生染色体

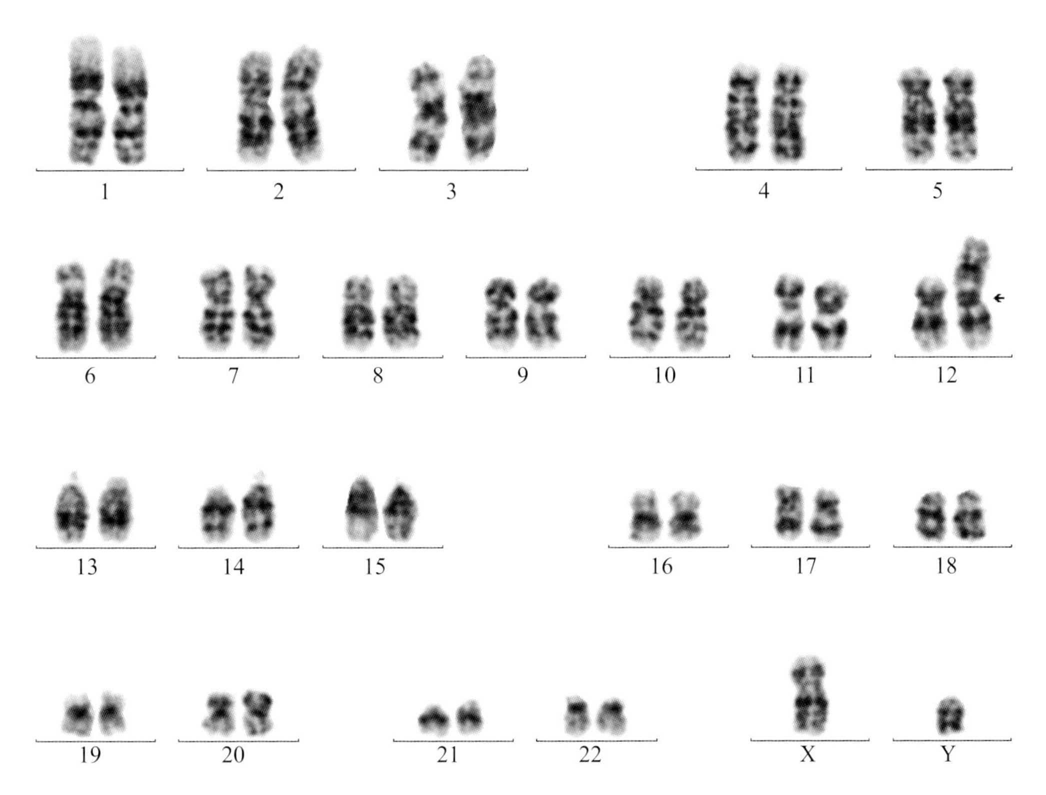

图 1-4-81 **46,XY,+1,der(1;12)(q10;q10)**（箭头所指右侧 **12** 号染色体）。由 **1** 号染色体的长臂和 **12** 号染色体的长臂组成的整臂衍生染色体，由此产生 **1** 号染色体长臂三体，用 **+1** 标识

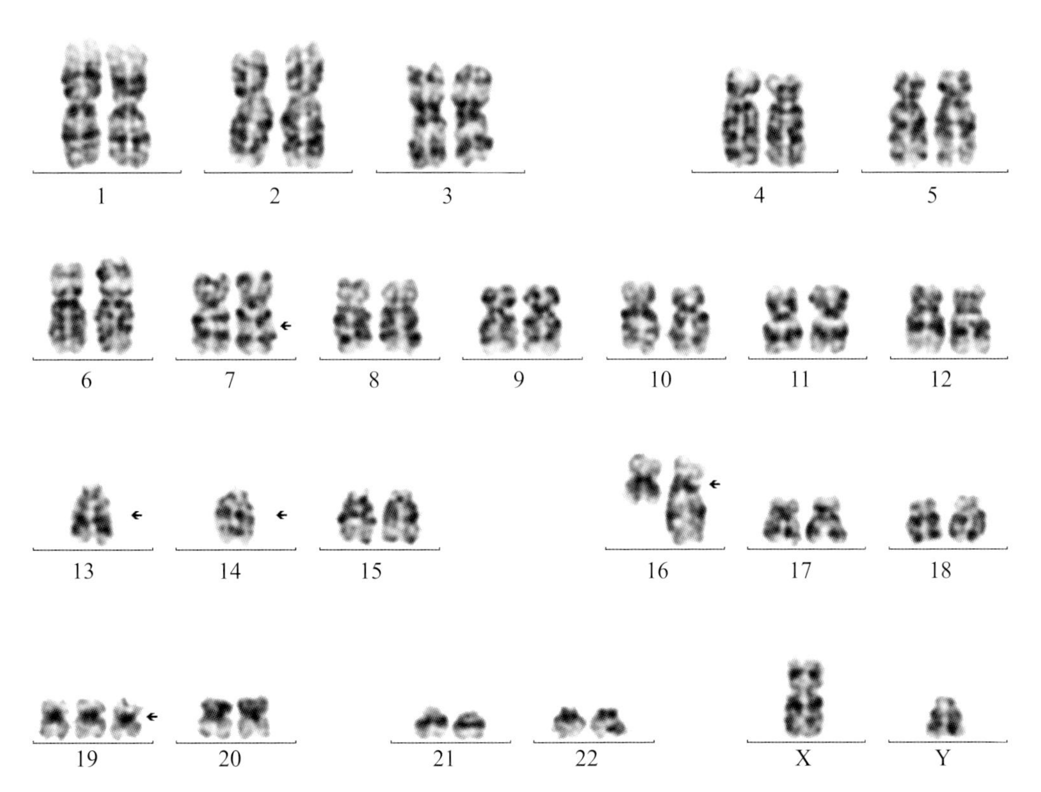

图 1-4-82 **45,XY,+1,der(1;16)(q10;p10),inv(7)(q22q36),-13,-14,+19**（箭头所指右侧 **16** 号染色体）。**der(1;16)** 由 **1** 号染色体的长臂和 **16** 号染色体的短臂组成，由此产生 **1** 号染色体长臂三体异常，因此用 **+1** 标识

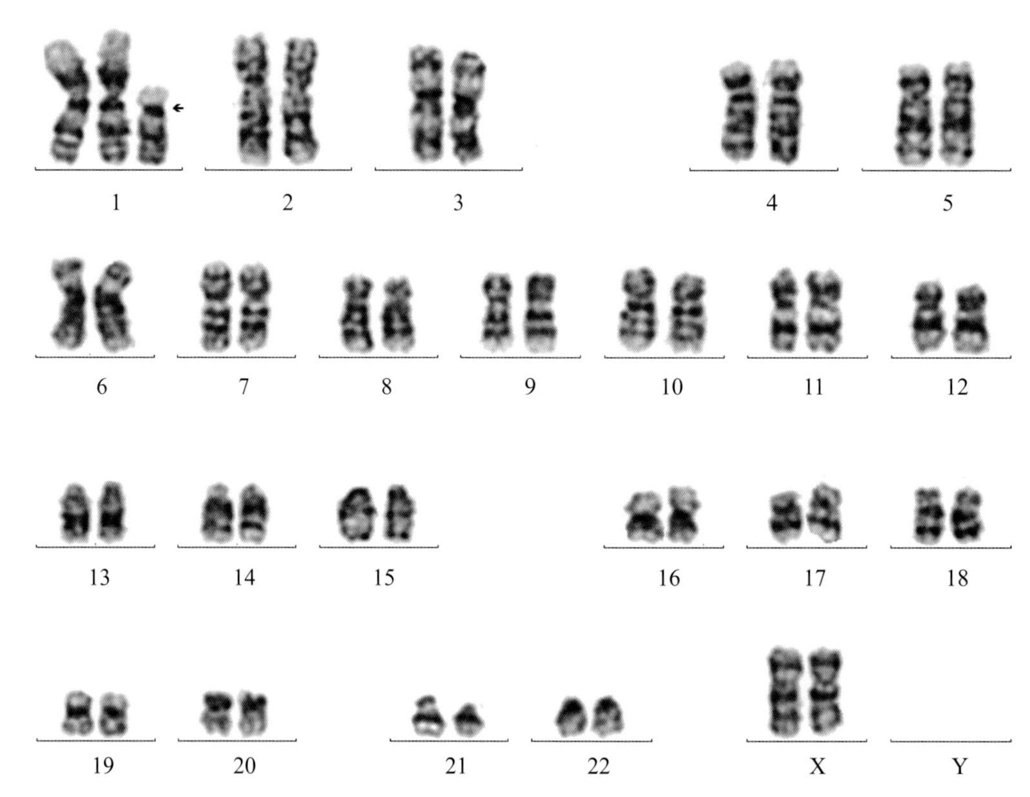

图 1-4-83 **47,XX,+der(1;19)(q10;p10)（箭头所指衍生染色体）。增加的一条衍生染色体由 1 号染色体的长臂和 19 号染色体的短臂组成。该核型有两条正常 1 号染色体、两条正常的 19 号染色体以及一条 der(1;19)，染色体不平衡表现为 1 号染色体长臂三体和 19 号染色体短臂三体**

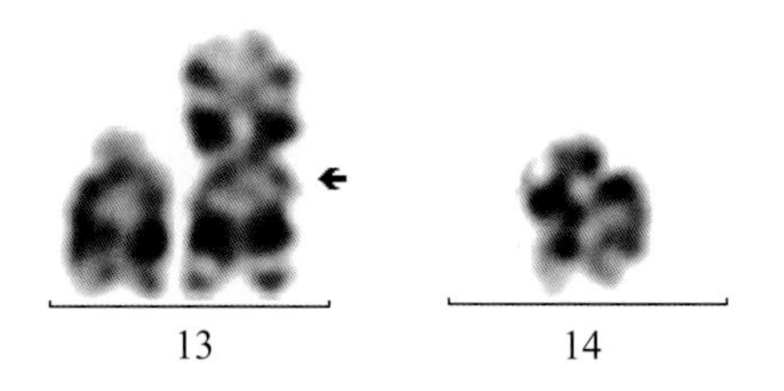

图 1-4-84 **der(13;14)(q10;q10)（箭头所指），由 13 号染色体长臂和 14 号染色体长臂形成的衍生染色体**

（4）跳跃性易位：跳跃性易位（jumping translocation）指涉及某染色体同一断裂点和不同染色体之间的易位，按照易位的通用规则进行描述，按照克隆大小的顺序依次列出（图 1-4-85）。

12．三倍重复 trp 表示三倍重复（triplication），见图 1-4-86 至图 1-4-87。

13．均质染色区 hsr（homogeneously staining region）表示染色体的臂、片段、带内的基因组的扩增。当均质染色区介于参与重排的两条染色体片段之间，则参照染色体结构异常的命名法则，用两个断裂点来标识 hsr 的位置（图 1-4-88）。

14．重排染色体的多个拷贝 结构重排染色体的两个或多个拷贝用乘号“×”描述。复制的数目（×2，×3 等）紧跟异常描述写出（图 1-4-89）。正常染色体的多条复制不能用乘号描述。

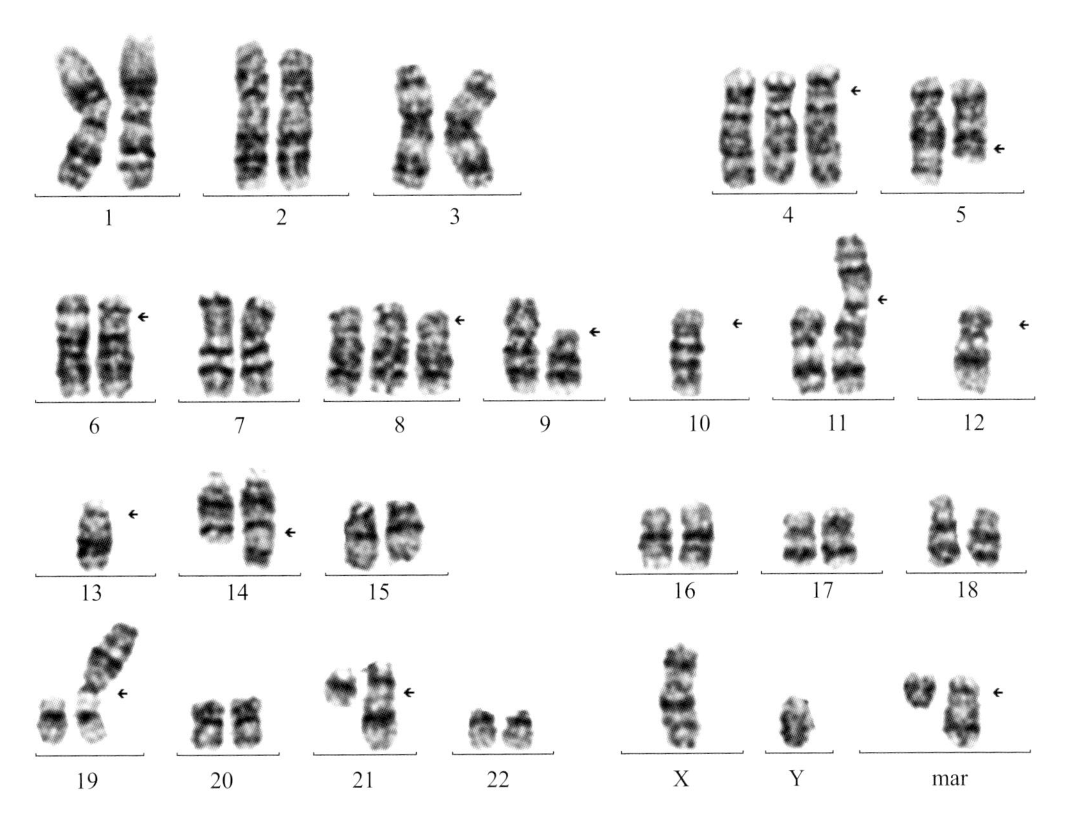

图 1-4-85 **47,XY,+1,+1,dic(1;11)(p13;p15),dic(1;19)(p13;p13),+4,t(5;6;14)(q31;p21;q32),+8,del(9)(p13),-10,-12,-13,der(21)t(12;21)(q11;q22.3),+mar1,+mar2**（箭头所指右侧 11 号染色体和右侧 19 号染色体）。涉及 1p13 位点的两种易位，由 1p13 和 11p15 处断裂重接形成的双着丝粒染色体，由 1p13 和 19p13 处断裂重接形成的双着丝粒衍生染色体

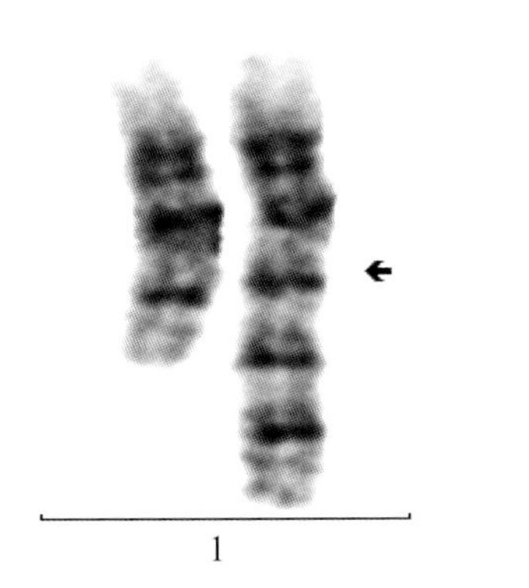

图 1-4-86 **trp(1)(q21q32)**（箭头所指右侧 1 号染色体），1q21 至 1q32 之间片段的三倍重复

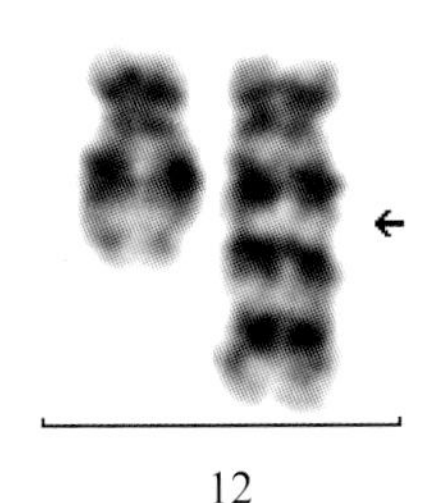

图 1-4-87 **trp(12)(q13q24)**（箭头所指右侧 12 号染色体），12q13 至 12q24 之间片段的三倍重复

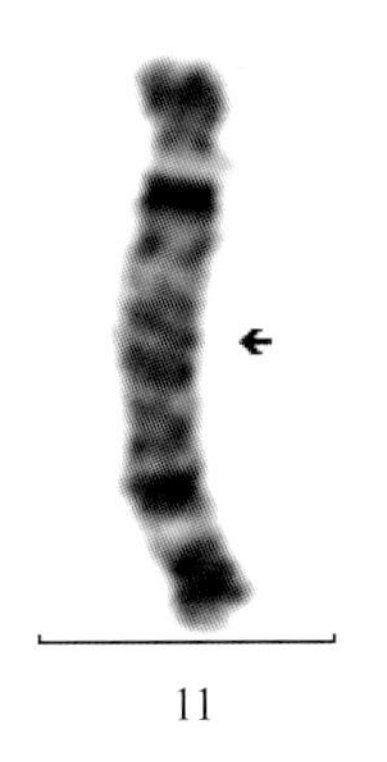

图 1-4-88 **der(11;11)t(11;11)(q25;q25)hsr(11;11)(q25;q25)**（箭头所指 11 号染色体），两条同源 11 号染色体组成的双着丝粒染色体，断裂重接点位于 q25 处，中间插入一段均质染色区

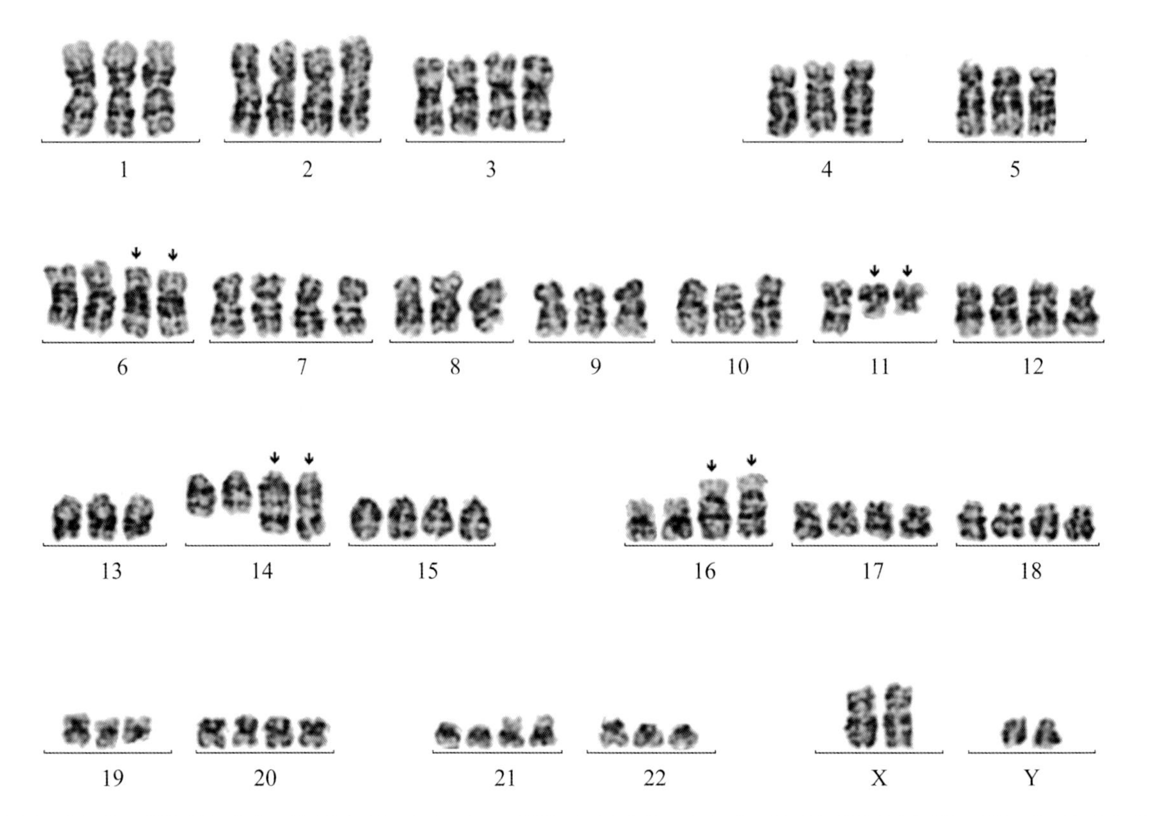

图 1-4-89 82<4n>,XXYY,+1,der(1;16)(q10;p10)×2,-4,-5,idic(6))(q21)×2,-8,-9,-10,-11,t(11;14)(q13;q32)×2,-13,-19,-22（结构异常如箭头所指）

（李 叶）

第五节 常见荧光原位杂交信号及描述方法

FISH 探针主要分为染色体涂染探针、重复序列探针和位点特异性探针三类。染色体涂染探针（whole chromosome painting probe，WCP）因为需要在中期分裂相的基础上进行原位杂交，所以临床常规检查应用不多。我们重点介绍重复序列探针和特定位点探针常见的遗传学异常，并且依照 ISCN 2020 规定描述 FISH 结果[1]。

一、重复序列探针常见遗传学异常及描述方法

临床常用的重复序列探针是着丝粒探针（chromosome enumeration probe，CEP），CEP 的拷贝数反映了其所在染色体的数目。下面分别以 CEP8（图 1-5-1-A）和 CEPX/CEPY 探针为例介绍 CEP 常见的遗传学异常描述。

（一）CEP8 探针的 FISH 检测

- nuc ish(CEP8×2)[200]：计数 200 个间期细胞，8 号染色体为二倍体，未发生染色体增减（图 1-5-1-B）。
- nuc ish(CEP8×3)[160/200]：计数 200 个间期细胞，其中 160 个间期细胞 CEP8 探针信号为 3 个拷贝，提示增加一条 8 号染色体（即 +8）（图 1-5-1-C）。

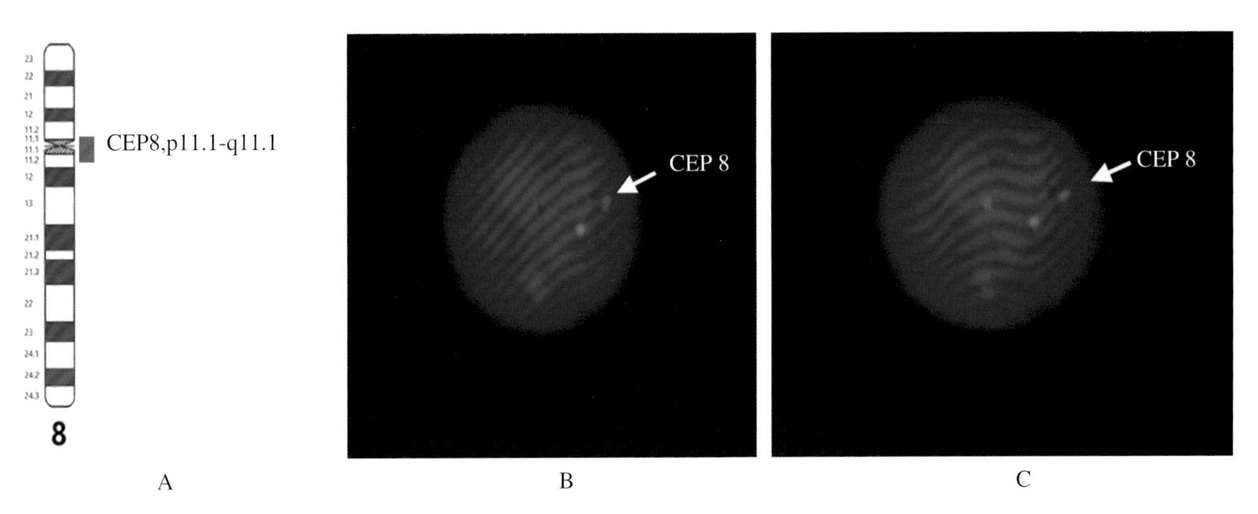

图 1-5-1 **CEP8 探针的 FISH 检测。A．CEP8 探针模式图，8 号染色体 p11.1-q11.1（着丝粒）区段标记为红色；B．CEP8 探针信号为 2 红，提示 8 号染色体拷贝数为正常二倍体；C．CEP8 探针信号为 3 红，提示增加一条 8 号染色体，形成 8 号染色体三体（即 +8）**

（二）CEPX/CEPY 探针的 FISH 检测

1．非移植患者 CEPX/CEPY 探针（图 1-5-2-A）的 FISH 检测（X 染色体着丝粒区段标记为红色，Y 染色体着丝粒区段标记为绿色）

- nuc ish(CEPX × 1,CEPY × 1)[200]：计数 200 个间期细胞，均为男性信号（图 1-5-2-B）。

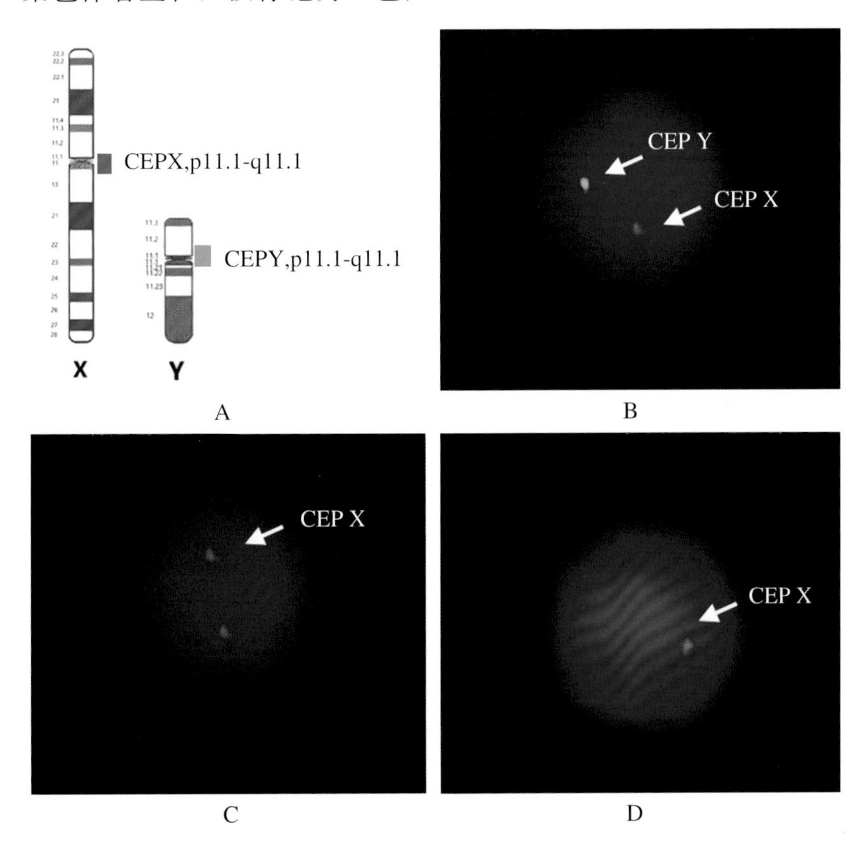

图 1-5-2 **CEPX/CEPY 探针的 FISH 检测。A．CEPX/CEPY 探针模式图，X 染色体 p11.1-q11.1（着丝粒）区段标记为红色，Y 染色体 p11.1-q11.1（着丝粒）区段标记为绿色；B．CEPX/CEPY 探针信号特征为 1 红 1 绿，提示患者为男性信号；C．CEPX/CEPY 探针信号特征为 2 红，提示患者为女性信号；D．某男性患者 CEPX/CEPY 探针信号特征为 1 红 0 绿，提示存在 -Y**

- nuc ish(CEPX×2)[200]：计数 200 个间期细胞，均为女性信号（图 1-5-2-C）。
- nuc ish(CEPX×1,CEPY×0)[80/200]：计数 200 个间期细胞，其中 80 个间期细胞丢失一条 Y 染色体（即 -Y），120 个间期细胞为男性信号（图 1-5-2-D）。

2．移植后患者 CEPX/CEPY 探针的 FISH 检测 CEPX/CEPY 探针还常用于评估异性别间异基因造血干细胞移植的疗效，FISH 结果书写时来自患者的 CEPX/CEPY 探针信号特征描述列于首位，其次是供者的信号特征描述，两者之间用“//”分隔，即患者探针信号特征 // 供者探针信号特征。

- nuc ish(CEPX×2)[200]//：计数 200 个间期细胞，均为女性患者细胞信号特征。
- //nuc ish(CEPX,CEPY)×1[200]：计数 200 个间期细胞，均为男性供者细胞信号特征。
- nuc ish(CEPX×2)[50]//(CEPX,CEPY)×1[150]：计数 200 个间期细胞，其中 50 个间期细胞为女性患者细胞信号特征，150 个间期细胞为男性供者细胞信号特征。

异基因造血干细胞移植后患者偶尔会出现性染色体缺失的情况，此时 FISH 很难分辨缺失的性染色体细胞是来自供者还是患者，单 X 信号的出现可能与疾病复发密切相关。遇到这种情况时，亦可加做供者 CEPX/CEPY 探针的 FISH 检测，辅助确定供者是否具有性染色体缺失异常。

- nuc ish(CEPX×2)[50]//(CEPX×1,CEPY×0)[20]/(CEPX,CEPY)×1[130] 或 nuc ish(CEPX×1)[20]/(CEPX×2)[50]//(CEPX,CEPY)×1[130]：计数 200 个间期细胞，50 个间期细胞为女性患者细胞信号特征，130 个间期细胞为男性供者细胞信号特征，20 个间期细胞只有 1 条 X 染色体。如果可以证明缺失的性染色体细胞来源于供者，则 FISH 描述为前者；如果缺失的性染色体细胞来源于患者，则 FISH 描述为后者。

二、位点特异性探针常见遗传学异常及描述方法

位点特异性探针可以识别某一特定靶区域，根据其不同的设计原理，既可以反映该区域拷贝数的改变，也可以反映该区域染色体结构的异常。目前临床上应用最多的位点特异性探针包括特定基因位点探针、双色分离探针、双色双融合探针和双色单融合额外信号探针。下面重点介绍这 4 类探针的常见遗传学异常及描述方法。

（一）特定基因位点探针的常见遗传学异常及描述方法

以 *TERT*/*EGR1*（5p15/5q31）探针（图 1-5-3-A）为例（绿色标记 *TERT*/5p15 基因位点，红色标记 *EGR1*/5q31 基因位点），阐述特定基因位点探针的常见遗传学异常。

- nuc ish(*TERT*,*EGR1*)×2[200]：计数 200 个间期细胞，*TERT* 和 *EGR1* 基因信号分别为 2 个拷贝，没有发生拷贝数增加或者缺失。*TERT* 和 *EGR1* 分别位于 5 号染色体短臂和长臂上，因此 FISH 结果描述时按着从短臂末端到长臂末端的顺序书写（图 1-5-3-B）。
- nuc ish(*TERT*×2,*EGR1*×1)[50/200]：计数 200 个间期细胞，其中 50 个间期细胞 *TERT* 基因信号为 2 个拷贝，*EGR1* 基因信号为 1 个拷贝，提示存在 *EGR1* 基因缺失，即 del(5)(q31)（图 1-5-3-C）。
- nuc ish(*TERT*,*EGR1*)×1[30/200]：计数 200 个间期细胞，其中 30 个间期细胞 *TERT* 和 *EGR1* 基因拷贝数，均为 1 个拷贝，提示可能存在整条 5 号染色体丢失（即 -5）（图 1-5-3-D）。

（二）双色分离探针的常见遗传学异常及描述方法

以 *MLL*（11q23）双色分离探针（图 1-5-4-A）为例（绿色标记 *MLL* 基因 5′ 端，红色标记 *MLL* 基因 3′ 端），说明双色分离探针的常见遗传学异常。

- nuc ish(*MLL*×2)[200]：计数 200 个间期细胞，*MLL* 基因信号特征为 2 黄，为正常细胞信号特征（图 1-5-4-B）。
- nuc ish(*MLL*×2)(5′*MLL* sep 3′*MLL*×1)[100/200]：计数 200 个间期细胞，其中 100 个间期细胞中 1 个 *MLL* 基因受累发生重排，

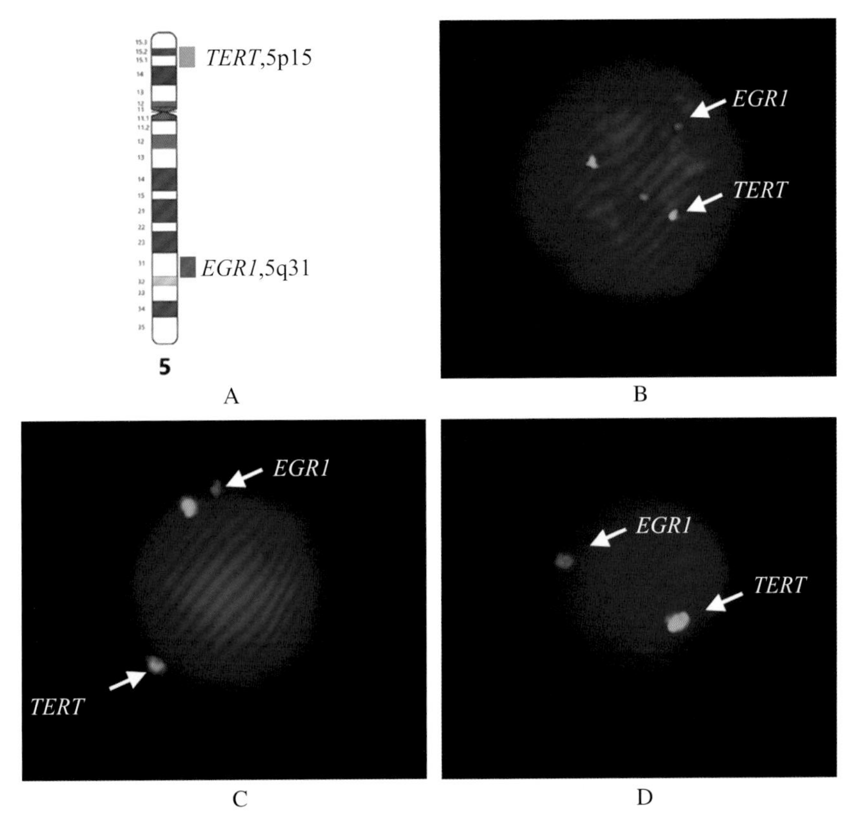

图 1-5-3 ***TERT/EGR1* 探针的 FISH 检测。A．绿色标记 *TERT* 基因位点（5p15），红色标记 *EGR1* 基因位点（5q31）；B．*TERT/EGR1* 探针信号特征为 2 红 2 绿，是正常的信号模式；C．*TERT/EGR1* 探针信号特征为 1 红 2 绿，提示 *EGR1* 基因信号缺失 1 个拷贝，可能存在 del(5)(q31)；D．*TERT/EGR1* 探针信号特征为 1 红 1 绿，提示 *EGR1* 和 *TERT* 基因信号分别缺失 1 个拷贝，可能存在 5 号染色体丢失（即 -5）**

其信号特征为 1 红 1 绿 1 黄，为典型 *MLL* 基因易位重排信号特征。值得注意的是，5′*MLL* 和 3′*MLL* 书写顺序按着短臂末端到长臂末端的方向（sep 是 seperation 的缩写）（图 1-5-4-C）。

- nuc ish(*MLL* × 2)(5′*MLL* sep 3′*MLL* × 2)[130/200]：计数 200 个间期细胞，其中 130 个间期细胞 *MLL* 基因信号特征为 2 红 2 绿，提示 2 个 *MLL* 基因均受累发生重排（图 1-5-4-D）。
- nuc ish(5′*MLL* × 2,3′*MLL* × 1)(5′*MLL* con 3′*MLL* × 1)[100/200]：计数 200 个间期细胞，其中 100 个间期细胞绿色信号（*MLL*5′ 端）是 2 个拷贝，红色信号（*MLL*3′ 端）是 1 个拷贝，*MLL* 基因信号特征为 1 绿 1 黄，提示阳性细胞可能存在 del(11)(q23) 或 *MLL* 基因重排伴 del(11)(q23)（con 是 connection 的缩写）（图 1-5-4-E）。
- nuc ish(*MLL* × 3)[140/200]：计数 200 个间期细胞，其中 140 个间期细胞 *MLL* 基因信号特征为 3 黄，提示 *MLL* 基因拷贝数增加（图 1-5-4-F）。

此外，实际工作中还会遇到 *MLL* 双色分离探针信号成簇扩增以至于无法明确计数拷贝数的情况，此时我们用 amp（amplication）来描述。例如：

- nuc ish(*MLL* amp)[120/200]：计数 200 个间期细胞，其中 120 个间期细胞中 *MLL* 基因成簇扩增，无法明确计数其拷贝数（图 1-5-4-G）。

（三）双色双融合探针的常见遗传学异常及描述方法

以 *BCR/ABL1*（22q11.2/9q34.1）双色双融合探针（图 1-5-5-A）为例（红色标记 *ABL1* 基因位点，

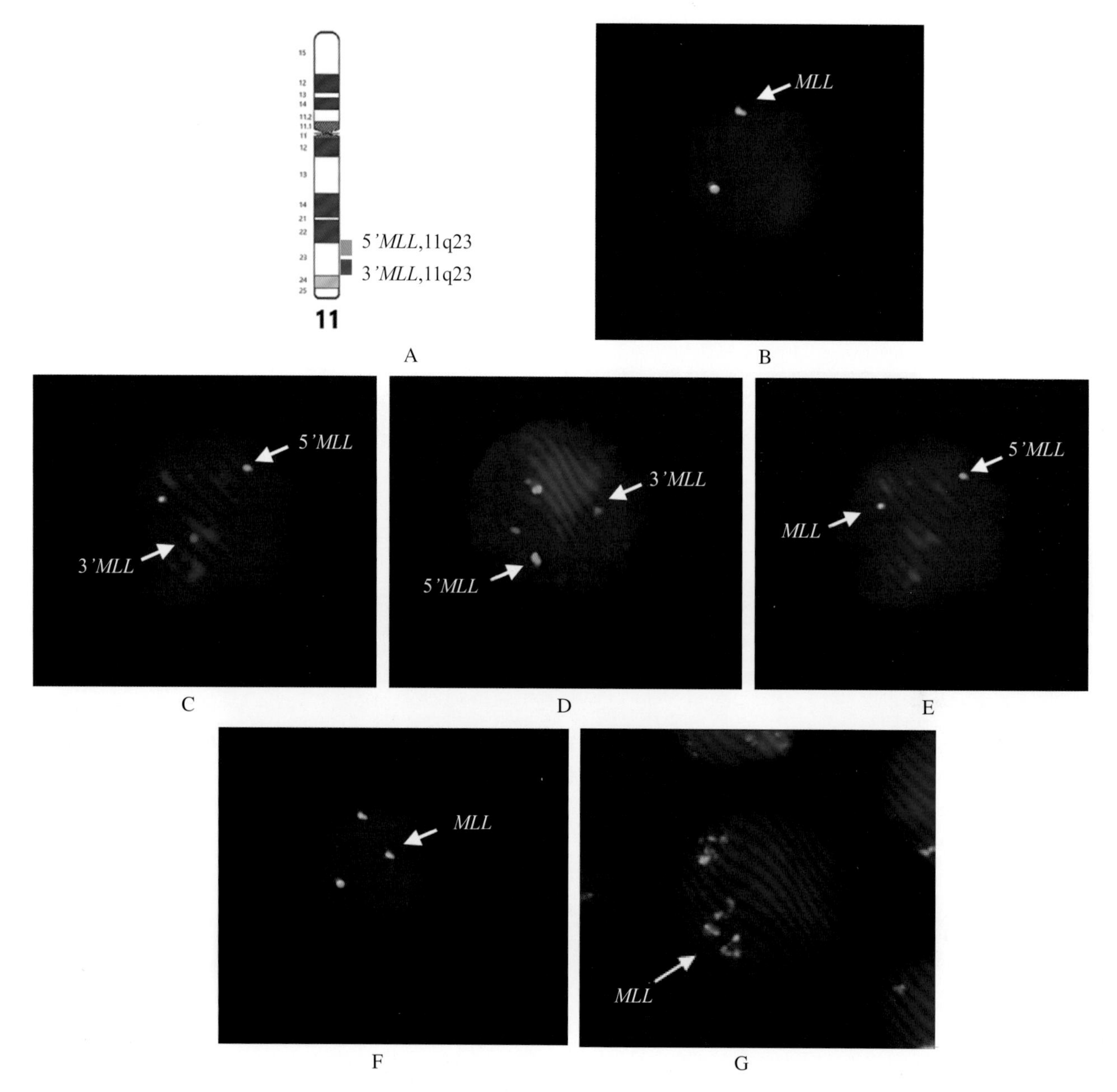

图 1-5-4 ***MLL*** **双色分离探针的 FISH 检测。A. *MLL* 双色分离探针模式图，绿色标记 *MLL* 基因 5′ 端，红色标记 *MLL* 基因 3′ 端；B. *MLL* 双色分离探针信号特征为 2 黄，提示 *MLL* 基因未发生重排；C. *MLL* 双色分离探针信号特征为 1 红 1 绿 1 黄，提示 *MLL* 基因发生重排；D. *MLL* 双色分离探针信号特征为 2 红 2 绿，提示两个 *MLL* 基因均发生了重排；E. *MLL* 双色分离探针信号特征为 1 绿 1 黄，提示 *MLL* 基因发生重排并伴随 *MLL*3′ 端缺失；F. *MLL* 双色分离探针信号特征为 3 黄，提示 *MLL* 基因拷贝数增加，为 3 个拷贝；G. *MLL* 双色分离探针信号扩增成簇分布，无法明确计数其拷贝数**

绿色标记 *BCR* 基因位点)，阐述双色双融合探针的常见遗传学异常。

- nuc ish(*ABL1*,*BCR*)×2[200]：计数 200 个间期细胞，*BCR*/*ABL1* 探针信号特征为 2 红 2 绿，说明 *BCR* 和 *ABL1* 基因信号分别为 2 个拷贝。*ABL1* 和 *BCR* 基因分别位于 9 号和 22 号染色体上，因此基因书写时按染色体编号从小到大的顺序（图 1-5-5-B）。
- nuc ish(*ABL1*×3,*BCR*×2)[140/200]：计数 200 个间期细胞，其中 140 个间期细胞 *BCR*/*ABL1* 探针信号特征为 3 红 2 绿，提示 *ABL1* 基因拷贝数增加或者存在结构重排。基因书写顺序同前（图 1-5-5-C）。

- nuc ish(*ABL1*,*BCR*)×3(*ABL1* con *BCR*×2)[100/200]：计数 200 个间期细胞，其中 100 个间期细胞 *ABL1* 和 *BCR* 基因分别发生断裂，然后互相融合形成两个新的融合基因（*ABL1*::*BCR* 和 *BCR*::*ABL1*），*BCR/ABL1* 探针信号为 1 红 1 绿 2 黄。ISCN 描述中，前一个括号是对基因信号拷贝数的总描述，

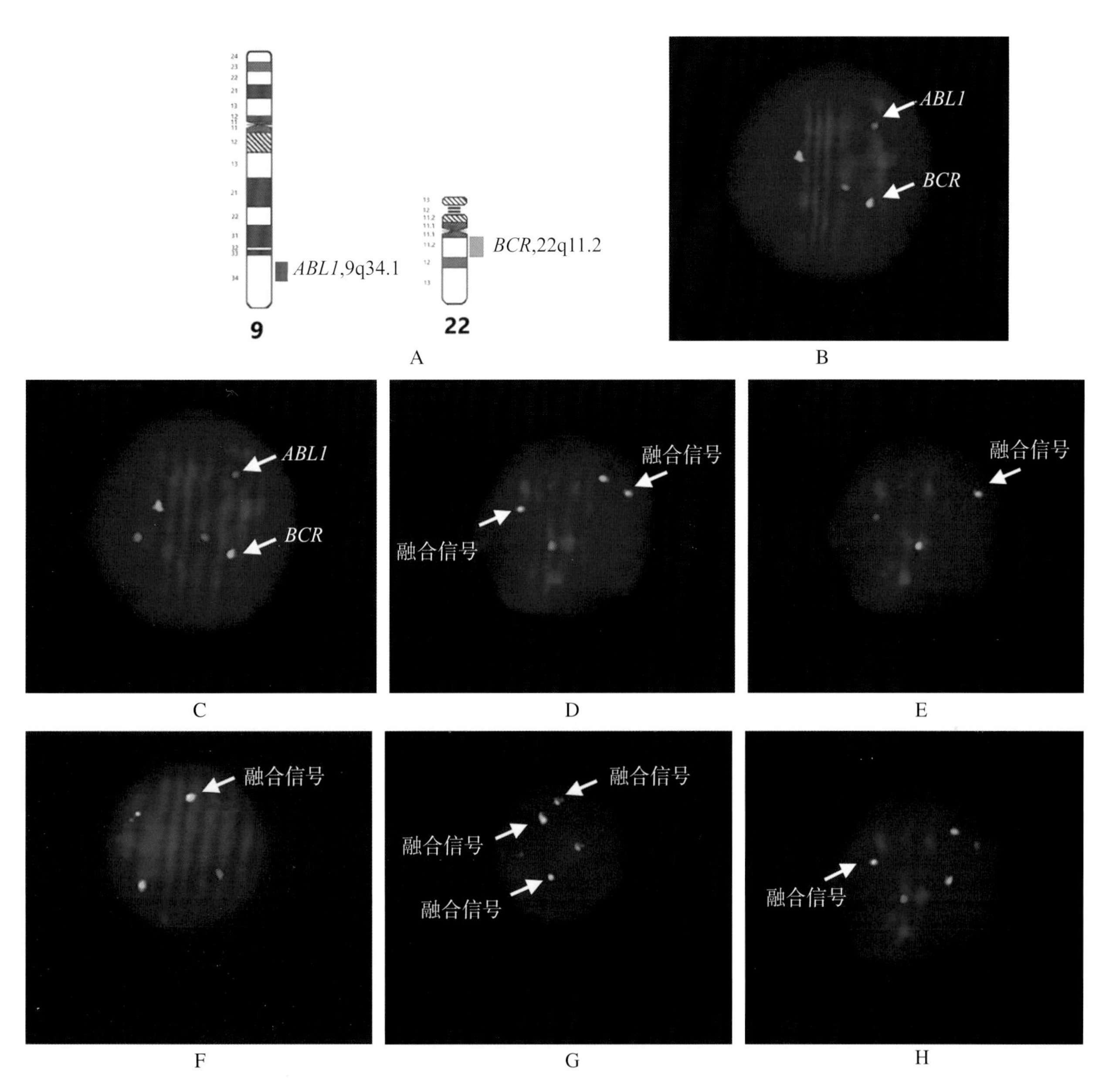

图 1-5-5 ***BCR/ABL1* 双色双融合探针的 FISH 检测。A．*BCR/ABL1* 双色双融合探针模式图，红色标记 *ABL1* 基因位点（9q34.1），绿色标记 *BCR* 基因位点（22q11.2）；B．*BCR/ABL1* 双色双融合探针信号特征为 2 红 2 绿，提示 *BCR* 和 *ABL1* 基因未发生融合；C．*BCR/ABL1* 双色双融合探针信号特征为 3 红 2 绿，提示 *ABL1* 和 *BCR* 基因虽然没有发生融合，但是 *ABL1* 基因拷贝数增加或 *ABL1* 基因发生其他类型结构重排；D．*BCR/ABL1* 双色双融合探针信号特征为 1 红 1 绿 2 黄，2 黄代表 2 个融合信号（*BCR*::*ABL1* 和 *ABL1*::*BCR*），1 红 1 绿分别代表正常的 *ABL1* 和 *BCR* 基因信号；E．*BCR/ABL1* 双色双融合探针信号特征为 1 红 1 绿 1 黄，提示 *BCR* 和 *ABL1* 基因只形成了一个融合信号；F．*BCR/ABL1* 双色双融合探针信号特征为 1 红 2 绿 1 黄，提示 *BCR* 和 *ABL1* 基因发生重排同时可能伴随了 del(9)(q34) 或者 ins(9;22)；G．*BCR/ABL1* 双色双融合探针信号特征为 1 红 1 绿 3 黄，提示增加一个融合信号，多见于 +ph；H．*BCR/ABL1* 双色双融合探针信号特征为 2 红 2 绿 1 黄，提示存在复杂易位（即涉及 3 条或 3 条以上染色体易位）**

后一个括号是进一步阐述基因信号间的关系。(图 1-5-5-D)。

- nuc ish(*ABL1*,*BCR*)×2(*ABL1* con *BCR*×1)[60/200]：计数 200 个间期细胞，其中 60 个间期细胞 *BCR/ABL1* 探针信号特征为 1 红 1 绿 1 黄，提示 der(9) 或 der(22) 上缺失了 1 个融合信号（图 1-5-5-E）。
- nuc ish（*ABL1*×2，*BCR*×3）（*ABL1* con *BCR*×1）[100/200]：计数 200 个间期细胞，其中 100 个间期细胞 *BCR/ABL1* 探针信号特征为 1 红 2 绿 1 黄，提示阳性细胞可能存在 der(9) 的中间缺失，即 del(9)(q34) 或者插入型易位，如 ins(9;22) 等（图 1-5-5-F）。
- nuc ish(*ABL1*,*BCR*)×4(*ABL1* con *BCR*×3)[50/200]：计数 200 个间期细胞，其中 50 个间期细胞 *BCR/ABL1* 探针信号特征为 1 红 1 绿 3 黄，多见于 +Ph（图 1-5-5-G）。
- nuc ish(*ABL1*,*BCR*)×3(*ABL1* con *BCR*×1)[110/200]：计数 200 个间期细胞，其中 110 个间期细胞 *BCR/ABL1* 探针信号特征为 2 红 2 绿 1 黄，提示为涉及了 3 条或者 3 条以上的染色体之间的复杂易位（图 1-5-5-H）。

（四）双色单融合额外信号探针的常见遗传学异常及描述方法

额外信号（extral signal，ES）探针的设计主要是为了提高 FISH 检测的特异性。以 *TEL/AML1*（12p13/21q22）双色单融合额外信号探针为例，绿色标记 *TEL* 基因位点（12p13），红色标记 *AML1* 基因位点（21q22），ES 设计在 *AML1* 端，（图 1-5-6-A）只有含有该 ES 信号（1 个红色信号）时，出现融合信号的细胞才能判定为阳性细胞，该类探针的常见遗传学异常如下。

- nuc ish(*TEL*×2,*AML1*×3)(*TEL* con *AML1*×1)[150/200]：计数 200 个间期细胞，其中 150 个间期细胞 *TEL/AML1* 探针信号特征为 1 绿 2 红 1 黄（其中 1 个红色信号为 ES），提示存在 *TEL*∷*AML1* 融合（图 1-5-6-B）。
- nuc ish(*TEL*×1,*AML1*×3)(*TEL* con *AML1*×1)[150/200]：计数 200 个间期细胞，其中 150 个间期细胞 *TEL/AML1* 探针信号特征为 2 红 1 黄（其中 1 个红色信号为 ES），提示存在 *TEL*∷*AML1* 融合伴随 del(12)(p13)（图 1-5-6-C）。

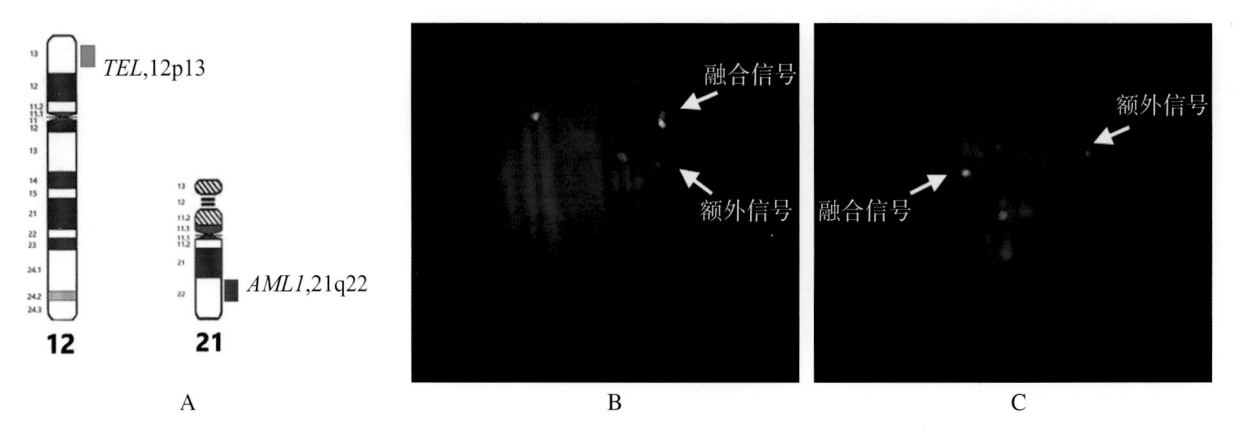

图 1-5-6 ***TEL/AML1* 双色单融合额外信号探针的 FISH 检测。A．绿色标记 *TEL* 基因位点（12p13），红色标记 *AML1* 基因位点（21q22）；B．*TEL/AML1* 双色单融合额外信号探针的信号特征为 1 绿 2 红 1 黄，其中黄色为融合信号，小红为额外信号，提示存在 *TEL*∷*AML1*；C．*TEL/AML1* 双色单融合额外信号探针的信号特征为 2 红 1 黄，其中黄色为融合信号，小红为额外信号，缺失一个绿色信号，提示存在 *TEL*∷*AML1* 伴随 del(12)(p13)**

（赵佳炜）

（模式图绘制：邬志伟）

参考文献

[1] Jean Mcgowan-jordan，Ros J. Hastings，et al. ISCN（2020）：An International System for Human Cytogenomic Normenclature.2020.

[2] 周义文. 临床血液病实验诊断技术. 北京：人民卫生出版社，2010.

[3] 薛永权. 白血病细胞遗传学及图谱. 天津：天津科学技术出版社，2003.

[4] Rajkumar SV，Dimopoulos MA，Palumbo A，et al.International Myeloma Working Group updated criteria for the diagnosis of multiple myelom.The Lancet Oncology，2014，15（12）：e538-e548.

[5] Shohei S，Kazuyuki M，Akemi Yamaguchi，et al. Rapid diagnosis of acute promyelocytic leukemia with the PML-RARA fusion gene using a combination of droplet-reverse transcription-polymerase chain reaction and instant-quality flfluorescence in situ hybridization.Clinica Chimica Acta，2016，453（1）：38-41.

[6] Thomas SK Wan.Cancer Cytogenetics Methods and Protocols.Humana Press：Hong Kong，2017.

[7] Nguyen-khac F，Bidet A，Daudignon A. et al. The complex karyotype in hematological malignancies：a comprehensive overview by the Francophone Group of Hematological Cytogenetics（GFCH）. Leukemia. 2022，36：1451-1466.

第二章 急性髓系白血病

第一节 概 述

急性髓系白血病（acute myeloid leukemia，AML）是一类以髓系前体细胞克隆性增殖以及分化成熟障碍为特征的具有高度异质性的造血系统肿瘤，是最常见的急性白血病类型。细胞形态学、免疫学、细胞遗传学及分子遗传学检查是诊断 AML 必不可少的要素。遗传学特性是 AML 诊断分型、预后评估及治疗决策的优先参考因素，具有重现性遗传学异常的 AML 常常具有独特的细胞形态、免疫表型特征及特殊的预后意义。

一、AML 的遗传学特性

（一）细胞遗传学特性

细胞遗传学特性是 AML 诊断分型及预后分层的重要因素之一。染色体显带技术以及荧光原位杂交（fluorescence in situ hybridization，FISH）技术是检测 AML 细胞遗传学异常的重要手段。大部分重现性细胞遗传学异常可以通过常规的染色体显带技术识别，经常规细胞遗传学方法检测约 60% 原发 AML 具有染色体异常克隆，儿童 AML 染色体异常率约 75%，而在治疗相关性 AML（therapy-related acute myeloid leukemia，t-AML）染色体异常率高达 90% 以上。当核型分析失败或分裂相质量不佳时，FISH 有助于检测出有意义的染色体异常。FISH 联合核型分析能显著提高对变异型、插入型及隐匿型易位异常的识别率，而应用基因双色分离探针的 FISH 检测由于不受伙伴基因的限制，能有效识别 *KMT2A*(11q23.3)、*MECOM*(3q26.2) 以及 *NUP98*(11p15.4) 等基因重排异常，检测效率优于聚合酶链反应（polymerase chain reaction，PCR），PCR 方法由于受限于受累的伙伴基因，往往难以检测出少见类型的基因重排异常，亦无法区分经典型及变异型易位。新一代细胞遗传学（next-generation cytogenetics，NGC）技术亦即光学基因组图谱技术（optical genome mapping，OGM），是对超高分子量 DNA（150 Kb ~ 2.5 Mb）上的特定基因序列进行荧光标记和定位分析，具有类似于 FISH 的特征，亦被称为纳米 FISH（nano FISH），该技术可从基因组 DNA 水平分析基因易位，在分析不形成融合转录本但导致基因过表达或基因缺陷的易位方面具有优势。近年来有研究将 NGC 技术用于 AML 检测，揭示了很多新发现的基因组结构变异（structural variation，SV），为 AML 的遗传学特性研究提供了更准确和全面的基因组 SV 数据。

（二）分子遗传学特性

分子遗传学特性是 AML 诊断分型和预后评估的重要依据。AML 的分子遗传学检测方法主要包括 PCR 和测序法两大类。PCR 包含定性、实时定量（real-time quantitative，RQ-PCR）、数字 PCR 等，其中 RQ-PCR 常用于融合基因（如 *PML*::*RARα*、*RUNX1*::*RUNX1T1*、*CBFβ*::*MYH11*、*DEK*::*NUP214* 及 *BCR*::*ABL1* 等）和过表达基因（如 *WT1*、*PRAME*、*EVI1* 等）的定量检测。测序法主要用于检测基因突变，包括一代测序和二代测序方法，其中二代测序即高通量测序法（next-generation sequencing，NGS）可同时定量检测多个基因的突变，并可进行分子核型如拷贝数变异（copy number variation，CNV）检测，CNV 是核型及 FISH 的有力补充。对于初诊 AML，建议同时进行 PCR 和 NGS 检测，为疾病的诊断和预后分层提供最全面的分子遗传学信息。

NGS 检测发现超过 90% 的 AML 存在体细胞基因突变，主要突变基因包括 *FLT3*（其中 *FLT3*-

ITD 20%，*FLT3-TKD* 5% ~ 10%）、*NPM1*（30%）、*DNMT3A*（20%）、*IDH2*（10% ~ 20%）、*TET2*（10% ~ 15%）、*ASXL1*（10% ~ 15%）、*NRAS*（10% ~ 15%）、*IDH1*（7% ~ 10%）、*RUNX1*（10%）、*TP53*（2% ~ 20%）、*CEBPA*（< 5%）以及 *KIT*（5%）等。体细胞基因突变是 AML 发生的驱动因素。在 2022 年第 5 版世界卫生组织（World Health Organization，WHO）造血和淋巴组织肿瘤的诊断分型及欧洲白血病网（European Leukemia Net，ELN）推荐的 AML 诊治指南中[1-2]，*TP53*、*NPM1*、*CEBPA*、*ASXL1*、*BCOR*、*EZH2*、*RUNX1*、*SF3B1*、*SRSF2*、*STAG2*、*U2AF1*、*ZRSR2* 等基因突变已成为 AML 诊断分型和预后评估的重要指标。

二、AML 的诊断和分型

目前普遍认为，遗传学特性对 AML 的诊断价值优先于形态学及临床既往病史。根据 2022 年版 WHO、ELN 以及国际共识分类标准（the international consensus classification，ICC）推荐的 AML 最新诊断分型标准[1-3]，当患者被证实具有特定的重现性遗传学异常时，骨髓或外周血原始细胞 ≥ 20% 不再是 AML 诊断的必要条件，虽然上述三个分型体系存在差别，但都更加重视并强调遗传学特性在 AML 及相关髓系肿瘤诊断和分型中的作用。

（一）2022 年版 ELN 推荐的 AML 诊断分型标准

2022 年版 ELN AML 指南中，AML 诊断分型采用的标准与 ICC 基本一致，对原始细胞的诊断阈值及新的基因突变诊断意义进行了明确。遗传学异常优先于既往机体状态［如既往治疗史、骨髓增生异常综合征（myelodysplastic syndrome，MDS）/骨髓增殖性肿瘤（myeloproliferative neoplasms，MPN）病史、胚系易感性等］成为 AML 诊断分型的最重要依据，而既往机体状态仅作为初始诊断的限定词出现。根据重现性遗传学异常将 AML 分为 10 大类，除 t(9;22)(q34;q11)/*BCR*::*ABL* 外，具有其他重现性遗传学异常时骨髓或外周血原始细胞 ≥ 10% 即可诊断 AML（表 2-1-1）。2022 年版 ELN AML 指南首次提出一种新的诊断类型“MDS/AML”，即骨髓或外周血原始细胞比例在 10% ~ 19%，而之前这类患者被诊断为 MDS 伴原始细胞增多 2 型（MDS-EB-2）。

2022 年版 ELN AML 指南非常强调分子生物学检测的临床意义。对于骨髓或外周血髓系原始细胞比例 ≥ 10% 的患者，首先要明确是否存在重现性遗传学异常，之后依次判定是否存在 *TP53* 基因突变（突变频率 ≥ 10%）、是否伴有骨髓增生异常相关的基因突变（*ASXL1*、*BCOR*、*EZH2*、*RUNX1*、*SF3B1*、*SRSF2*、*STAG2*、*U2AF1*、*ZRSR2*）、是否存在骨髓增生异常相关的细胞遗传学异常［包括复杂核型（≥ 3 种不相关克隆且不具有定义的遗传学异常）、del(5q)/t(5q)/add(5q)、-7/del(7q)、+8、del(12p)/t(12p)/add(12p)、i(17q)、-17/add(17p)/del(17p)、del(20q) 以及 idic(X)(q13)］，如果不伴有上述异常，则可诊断为 AML 或 MDS/AML 非特指型。2022 年版 ELN AML 指南中髓系肿瘤伴遗传性胚系易感性的类别较 2017 年指南有了进一步扩展，强调对于合并胚系易感基因突变的患者，进行异基因造血干细胞移植时应谨慎选择亲缘供体，禁止将携带 *RUNX1* 或者 *CEBPA* 突变者作为供者。

（二）AML 2022 年版 WHO 分型

2016 年版 WHO 造血和淋巴组织肿瘤分类标准将 AML 分为四大类：伴重现性遗传学异常 AML、伴骨髓增生异常相关改变的 AML（acute myeloid leukemia with myelodysplasia-related changes，AML-MRC）、t-AML 及非特指型 AML（acute myeloid leukemia，not otherwise specified，AML-NOS）。其中伴重现性遗传学异常 AML 主要包括以下几种重现性遗传学异常：① t(8;21)(q22;q22)/*RUNX1-RUNX1T1*；② inv(16)(p13q22) 或 t(16;16)(p13;q22)/*CBFβ-MYH11*；③ *PML-RARα*；④ t(9;11)(p21.3;q23.3)/*KMT2A-MLLT3*；⑤ t(6;9)(p23;q34)/*DEK-NUP214*；⑥ inv(3)(q21q26) 或 t(3;3)(q21;q26)/*GATA2,MECOM*；⑦ t(1;22)(p13;q13)/*RBM15-MKL1*；⑧ *BCR-ABL1*；⑨ *NPM1*、*CEBPA*、*RUNX1* 基因突变。

2022 年第 5 版 WHO 髓系肿瘤分类结构继续强调临床、分子学/遗传学和病理参数的整合，并

表 2-1-1　ELN（2022 年版）AML 分型

伴重现性遗传学异常 AML（骨髓或外周血原始细胞≥ 10%）
急性早幼粒细胞白血病 (APL) 伴 t(15;17)(q24.1;q21.2)/*PML*∷*RARα*[a]
AML 伴 t(8;21)(q22;q22)/*RUNX1*∷*RUNX1T1*
AML 伴 inv(16)(p13q22) 或 t(16;16)(p13;q22)/*CBFβ*∷*MYH11*
AML 伴 t(9;11)(p21.3;q23.3)/*KMT2A*∷*MLLT3*[b]
AML 伴 t(6;9)(p22.3;q34)/*DEK*∷*NUP214*
AML 伴 inv(3)(q21q26) 或 t(3;3)(q21;q26)/*GATA2,MECOM(EVI1)*[c]
AML 伴其他少见类型易位[d]
AML 伴 *NPM1* 突变
AML 伴 *CEBPA*　bZIP 区突变
AML 伴 t(9;22)(q34.1;q11.2)/*BCR*∷*ABL1*
特定类型 AML（骨髓或外周血原始细胞≥ 20%）或 MDS/AML（骨髓或外周血原始细胞 10% ～ 19%）
AML 伴 *TP53* 突变（突变频率≥ 10%，无论是否伴有野生型 *TP53* 等位基因缺失）
AML 伴骨髓增生异常相关基因突变（*ASXL1*、*BCOR*、*EZH2*、*RUNX1*、*SF3B1*、*SRSF2*、*STAG2*、*U2AF1*、*ZRSR2*）
AML 伴骨髓增生异常相关细胞遗传学异常[e]
AML 非特指型
特殊限定词定义的 AML
治疗相关 (包括先前因非髓系肿瘤接受的化疗、放疗和免疫相关治疗)
MDS 转化的 AML（诊断前有明确＞ 3 个月的 MDS 病史）
MDS/MPN 转化的 AML（诊断前有明确＞ 3 个月的 MDS/MPN 病史）
胚系先天易感性（指定类型）

a．伴其他类型 *RARα* 重现性易位：如 t(1;17)(q42.3;q21.2)/*IRF2BP2*∷*RARα*、t(5;17)(q35.1;q21.2)/*NPM1*∷*RARα*、t(11;17)(q23.2;q21.2)/*ZBTB16*∷*RARα*、隐匿性 inv(17) 或 del(17)(q21.2q21.2)/*STAT5B*∷*RARα*；*STAT3*∷*RARα*，以及其他罕见的 *RARα* 易位：*TBL1XR1*(3q26.3)、*FIP1L1*(4q12)、*BCOR*(Xp11.4) 等

b．伴其他类型 *KMT2A* 重现性易位：如 t(4;11)(q21.3;q23.3)/*AFF1*∷*KMT2A*、t(6;11)(q27;q23.3)/*AFDN*∷*KMT2A*、t(10;11)(p12.3;q23.3)/*MLLT10*∷*KMT2A*、t(10;11)(q21.3;q23.3)/*TET1*∷*KMT2A*、t(11;19)(q23.3;p13.1)/*KMT2A*∷*ELL*、t(11;19)(q23.3;p13.3)/*KMT2A*∷*MLLT1* 等

c．伴其他类型 *MECOM* 重现性易位：t(2;3)(p11~23;q26.2)/*MECOM*∷*?*、t(3;8)(q26.2;q24.2)/*MYC*∷*MECOM*、t(3;12)(q26.2;p13.2)/*ETV6*∷*MECOM*、t(3;21)(q26.2;q22.1)/*MECOM*∷*RUNX1* 等

d．其他少见类型的重现性易位包括：t(1;3)(p36.3;q21.3)/*PRDM16*∷*RPN1*、t(1;22)(p13.3;q13.1)/*RBM15*∷*MRTF1*、t(3;5)(q25.3;q35.1)/*NPM1*∷*MLF1*、t(5;11)(q35.2;p15.4)/*NUP98*∷*NSD1*、t(7;12)(q36.3;p13.2)/*ETV6*∷*MNX1*、t(8;16)(p11.2;p13.3)/*KAT6A*∷*CREBBP*、t(10;11)(p12.3;q14.2)/*PICALM*∷*MLLT10*、t(11;12)(p15.4;p13.3)/*NUP98*∷*KMD5A*、*NUP98* 与其他伙伴基因重排、t(16;21)(p11.2;q22.2)/*FUS*∷*ERG*、t(16;21)(q24.3;q22.1)/*RUNX1*∷*CBFA2T3*、inv(16)(p13.3q24.3)/*CBFA2T3*∷*GLIS2* 等

e．包括复杂核型（≥ 3 种不相关异常且不包含定义的重现性细胞遗传学异常，且除外不含结构异常的由染色体三体或多体导致的超二倍体核型）、del(5q)/t(5q)/add(5q)、-7/del(7q)、+8、del(12p)/t(12p)/add(12p)、i(17q)、-17/add(17p)/del(17p)、del(20q) 以及 idic(X)(q13)，详见本章第三节

特别强调根据临床病理进行综合判断，将 AML 分为“伴定义的遗传学异常 AML”和“由分化定义的 AML”两大类（表 2-1-2）。其中“由分化定义的 AML”诊断标准包括以下几条：①骨髓或外周血原始细胞≥ 20%（急性红白血病除外）；②不具有定义的遗传学异常；③不符合急性混合细胞白血病诊断标准；④不满足细胞毒性治疗相关髓系肿瘤诊断标准；⑤无 MPN 病史。

与 2016 年版相比，2022 年新版分类主要变更包括以下几点：①将“伴重现性遗传学异常 AML”

更名为“伴定义的遗传学异常 AML”，病名中不再包含染色体核型；②在“伴定义的遗传学异常AML”中，除了伴 *BCR*::*ABL1* 和 *CEBPA* 突变的 AML，其他遗传学异常都可以在原始细胞不足 20% 时确立 AML 诊断；③增加“伴 *NUP98* 重排 AML”，取消原来的“伴 *RUNX1* 突变”；④“伴 *KMT2A-MLLT3*”修订为“伴 *KMT2A* 重排”AML，即所有涉及 *KMT2A* 重排的 AML 均被纳入；⑤“伴

2

表 2-1-2 2022 年版 WHO 与 ICC 分型的比较

2022 年版 WHO	2022 年版 WHO（诊断需满足的原始细胞比例）	2022 年版 ICC*（诊断需满足的原始细胞比例）
伴定义的遗传学异常的 AML	急性早幼粒细胞白血病伴 *PML*::*RARα*	APL 伴 t(15;17)(q24.1;q21.2)/*PML*::*RARα*（≥ 10%） APL 伴其他类型 *RARα* 易位*（≥ 10%）
	AML 伴 *RUNX1*::*RUNX1T1*	AML 伴 t(8;21)(q22;q22)/ *RUNX1*::*RUNX1T1*（≥ 10%）
	AML 伴 *CBFβ*::*MYH11*	AML 伴 inv(16)(p13q22) 或 t(16;16)(p13;q22)/*CBFβ*::*MYH11*（≥ 10%）
	AML 伴 *DEK*::*NUP214*	AML 伴 t(6;9)(p22.3;q34)/*DEK*::*NUP214*（≥ 10%）
	AML 伴 *RBM15*::*MRTFA*	无
	AML 伴 *BCR*::*ABL1*(≥ 20%)	AML 伴 t(9;22)(q34.1;q11.2)/*BCR*::*ABL1*（≥ 20%）
	AML 伴 *KMT2A* 重排	AML 伴 t(9;11)(p21.3;q23.3)/*KMT2A*::*MLLT3*（≥ 10%） AML 伴其他类型 *KMT2A* 重排*（≥ 10%）
	AML 伴 *MECOM* 重排	AML 伴 inv(3)(q21q26) 或 t(3;3)(q21;q26)/*GATA2*; *MECOM* (*EVI1*)（≥ 10%） AML 伴其他类型 *MECOM* 重排*（≥ 10%）
	AML 伴 *NUP98* 重排	无
	AML 伴 *NPM1* 突变	AML 伴 *NPM1* 突变（≥ 10%）
	AML 伴 *CEBPA* 突变 (≥ 20%)	AML 伴 bZIP 区 *CEBPA* 突变（≥ 10%）
	骨髓增生异常相关 AML	AML（≥ 20%）和 MDS/AML（≥ 10%）伴 *TP53* 突变 AML（≥ 20%）和 MDS/AML（≥ 10%）伴骨髓增生异常相关的基因突变 AML（≥ 20%）和 MDS/AML（≥ 10%）伴骨髓增生异常相关的细胞遗传学异常*
	伴其他定义遗传学异常 AML	AML 伴其他重现性易位*（≥ 10%）
由分化定义的 AML	微分化型 AML(≥ 20%)	AML（≥ 20%）和 MDS/AML（≥ 10%）非特指型
	未成熟型 AML(≥ 20%)	
	成熟型 AML(≥ 20%)	
	急性嗜碱性粒细胞白血病 (≥ 20%)	
	急性粒单核细胞白血病 (≥ 20%)	
	急性单核细胞白血病 (≥ 20%)	
	急性红白血病 (≥ 20%)	
	急性巨核细胞性白血病 (≥ 20%)	
	髓系肉瘤	髓系肉瘤

*：参见表 2-1-1 标注的 a ~ e 及相关章节内容

2

GATA2,*MECOM*”修订为“伴 *MECOM* 重排”AML；⑥“伴 *RBM15-MKL1*”修订为“伴 *RBM15*::*MRTFA*”AML，即融合基因名称变更了；⑦“伴 *CEBPA* 突变 AML”不仅限 *CEBPA* 双突变，*bZIPCEBPA* 单突变也包括在内；⑧ AML-MRC 更名为“骨髓增生异常相关 AML（acute myeloid leukemia，myelodysplasia-related，AML-MR）”，归入伴定义的遗传学异常的 AML；⑨伴其他少见类型遗传学异常的 AML 亦归入“伴定义遗传学异常 AML”大类中；⑩“AML-NOS”变更为“由分化定义的 AML”。表 2-1-2 列出了 2022 年版 WHO 分型与 ICC 分型的比较。

三、AML 的预后

不同类型 AML 的生物学特性、治疗反应和总生存率（overall survival，OS）存在较大差异，已知患者年龄、既往病史、体能状态、遗传学特性等因素与疾病的治疗反应和总生存率密切相关。目前较为明确的 AML 不良预后因素主要包括年龄≥ 60 岁、此前有 MDS 或 MPN 病史、细胞毒治疗相关性或继发性 AML、高白细胞计数（WBC ≥ 100×10^9/L）、合并中枢神经系统白血病、伴有预后差的遗传学标志、2 个疗程诱导化疗未达到完全缓解（complete remission，CR）等。

遗传学特性包括细胞遗传学和分子遗传学特性是 AML 最重要的预后因素。过去 20 年间，随着对 AML 生物学特征尤其是分子遗传学特性的进一步认识，年龄＜ 65 岁的 AML 患者预后获得很大改善，得益于诊断和预后分层的进展、治疗手段的改进以及异基因造血干细胞移植（allo-hematopoietic stem cell transplantation，allo-HSCT）供者来源缺乏这一世界难题的解决。多项研究阐明了根据遗传学特性进行 AML 风险分层的价值。其中英国医学研究委员会（Medical Research Council，MRC）的预后分层标准是最大型的基于 5876 例患者研究提出的[4]，除此之外应用较广的预后分层体系还包括西南肿瘤协作组 / 东部肿瘤协作组（the Southwest Oncology Group/Eastern Cooperative Oncology Group，SWOG/ECOG）分层标准、癌症和白血病 B 组（the Cancer and Leukemia Group B，CALGB）分层标准、ELN 标准以及美国国立综合癌症网（National Comprehensive Cancer Network，NCCN）标准等。不同协作组所判断低危、中危和高危的具体标准存在差异，但 t(8;21)(q22;q22)、inv(16)(p13q22) 和 t(15;17)(q24;q21) 提示预后良好是目前的普遍共识。下面分别介绍 ELN、MRC 以及国内中华医学会血液学分会白血病淋巴瘤学组推荐的预后分层系统[4-7]。

（一）AML 的 ELN 预后评估系统

2017 年版 ELN 的 AML 诊断和治疗指南结合细胞遗传学和分子学特征将非急性早幼粒细胞白血病（acute promyelocytic leukemia，APL）的 AML 患者分为预后良好、预后中等和预后不良 3 个风险组[5]，各组的 CR 率、无病生存率（disease-free survival，DFS）和 OS 均不同。年龄＜ 60 岁患者中，3 个风险组 5 年预期 OS 分别为 64%、42% 和 20%；年龄≥ 60 岁患者中，5 年 OS 分别为 37%、16% 和 6%[6]。2022 年版 ELN 对 AML 遗传学预后分层标准进行了修订（表 2-1-3），明确指出合并 *KIT* 和（或）*FLT3-ITD* 突变状态对 *CBFβ*-AML 的良好预后无明显影响，此外，*FLT3-ITD* 对预后的影响也不再按照突变频率区分[2]。值得注意的是，除了基线遗传学特征外，亦强调治疗方案、患者对初始治疗反应及早期微量残留白血病（minimal residual disease，MRD）对预后的影响。

（二）修订的 MRC 预后分层系统

根据 MRC 预后分层系统，以染色体核型为基础将 AML 分为预后良好组、预后中等组及预后不良组，各组化疗 CR 率分别为 85% ～ 90%、65% ～ 75%、45% ～ 55%，5 年总生存率分别为 50% ～ 60% [不包含急性早幼粒细胞白血病（APL）]、35% ～ 45%、10% ～ 20%（表 2-1-4）。

（三）中华医学会血液学分会白血病淋巴瘤学组推荐的 AML 危险度分级

鉴于两个 2022 年版最新的国际分类有关 AML 的诊断标准有部分不同，新的标准仍需要进一步评估。目前国内外专家都期待国际上能够统一造血和淋巴组织肿瘤分类标准，因此，在中华医学会血液

表 2-1-3 2022 年版 ELN 初诊 AML 遗传学预后分层标准（非 APL）

预后等级	遗传学异常
预后良好	t(8;21)(q22;q22.1)/*RUNX1* :: *RUNX1T1*[a,b]
	inv(16)(p13.1q22) 或 t(16;16)(p13.1;q22)/*CBFB* :: *MYH11*[a,b]
	NPM1 突变不伴 *FLT3-ITD*[a,c]
	CEBPA 的 bZIP 区域框架内突变，无论双突变还是单突变
预后中等	*NPM1* 突变伴 *FLT3-ITD*[a,c]
	野生型 *NPM1* 伴 *FLT3-ITD*
	t(9;11)(p21.3;q23.3)/ *KMT2A* :: *MLLT3*[d]
	不能归为预后良好或预后不良组的其他细胞遗传学或分子学异常
预后不良	t(6;9)(p22.3;q34.1)/*DEK* :: *NUP214*
	t(v;11q23.3)/*KMT2A*(*MLL*) 重排（不包括 *MLL-PTD*）
	t(9;22)(q34.1;q11.2)/*BCR* :: *ABL1*
	t(8;16)(p11;p13)/*KAT6A* :: *CREBBP*
	inv(3)(q21.3q26.2) 或 t(3;3)(q21.3;q26.2)/*GATA2*,*MECOM*(*EVI1*)
	t(3q26.2;v)/*MECOM*(*EVI1*) 重排
	-5 或 del(5q)
	-7
	-17/17p 异常
	复杂核型（≥ 3 种不相关异常）（不包括其他定义的重现性遗传学异常；且除外不含结构异常的染色体三体或多体导致的超二倍体核型）
	单体核型[e]
	伴 *ASXL1*、*BCOR*、*EZH2*、*RUNX1*、*SF3B1*、*SRSF2*、*STAG2*、*U2AF1*、*ZRSR2* 突变（如合并预后良好遗传学异常，上述基因突变不作为预后不良指标）
	TP53 突变（突变频率≥ 10%）

a. 是基于对接受强化疗患者的数据分析所得结论，患者的初始预后等级可能随治疗过程中 MRD 监测结果以及对化疗强度的调整而改变
b. 伴有 *KIT* 突变和（或）*FLT3-ITD* 对良好预后无明显影响
c. *NPM1* 突变合并预后不良细胞遗传学指标时归属预后不良组
d. 合并少见预后不良基因突变对预后无明显影响
e. 单体核型指至少存在 2 条常染色体单体（不包括性染色体丢失）或存在至少 1 条常染色体单体同时伴至少一种染色体结构异常（不包含 *CBFβ*-AML）
APL，急性早幼粒细胞白血病

学分会白血病淋巴瘤学组制定的“成人急性髓系白血病（非 APL）中国诊疗指南（2023 年版）”仍采用 WHO 2016 年版造血和淋巴组织肿瘤分类标准[7]。目前国内主要是根据初诊时 AML 细胞遗传学和分子遗传学的改变进行遗传学预后分组（表 2-1-5）。APL 也属于低危类型，但由于 APL 的治疗方法不同于其他类型 AML，故将其分开考虑。

（赖悦云）

2

表 2-1-4 修订的 MRC 预后分层系统

预后等级	遗传学异常（发生概率）
预后良好	以下异常单独出现或伴有其他异常时为低危： t(8;21)(q22;q22)(7%) inv(16)(p13q22)/t(16;16)(p13;q22)(5%) t(15;17)(q24.1;q21.1)(13%)
预后中等	正常核型（约占 40%） 不包含于低危和高危组的异常核型（约占 20%）
预后不良	出现以下核型（除外伴有预后良好的核型改变）考虑预后不良： del(5q)(2%)、-5(2%)、add(5q)(1%) -7(5%)、del(7q)(2%)、add(7q)(1%) inv(3)(q21q26)/t(3;3)(q21;q26)(1%) 其他 3q 异常除外 t(3;5)(q21~25;q31~35)(2%) t(6;11)(q27;q23)(< 0.5%) t(10;11)(p11~13;q23)(1%) 11q23 异常 [除外 t(9;11)(p21;q23) 和 (11;19)(q23;p13)] (1%) t(9;22)(q34;q11)(1%) 17p 异常（2%）、-17(2%) 复杂核型异常（≥ 4 种不相关异常）(9%)

表 2-1-5 AML 的预后危险度分级（非 APL）

预后等级	细胞遗传学	分子遗传学
预后良好	inv(16)(p13q22)/t(16;16)(p13;q22)/*CBFβ*∷*MYH11* t(8;21)(q22;q22)/*RUNX1*∷*RUNX1T1*	*NPM1* 突变不伴有 *FLT3-ITD* 突变，或者伴有低等位基因比 *FLT3-ITD* 突变[ad] *CEBPA bZIP* 框内突变[b]
预后中等	正常核型 t(9;11)(p21.3;q23)/*MLLT3*∷*KMT2A* 其他异常	inv(16)(p13q22)/t(16;16)(p13;q22) 伴有 *C-KIT D 816* 突变[c] t(8;21)(q22;q22) 伴有 *C-KIT D816* 突变[c] *NPM1* 突变伴有高等位基因比 *FLT3-ITD* 突变[d]
预后不良	单体核型 复杂核型（≥ 3 种）[不伴有 t(8;21)(q22;q22)、或 t(15;17)(q24;q21) 或 inv(16)(p13q22) 或 t(16;16)(p13;q22)] -5/5q- -7 -17 或 17p 异常 11q23 染色体易位，除外 t(9;11) inv(3)(q21q26.2) 或 t(3;3)(q21;q26.2)/*GATA2,MECOM(EVI1)* t(3q26.2;v)/*MECOM(EVI1)* 重排 t(6;9)(p22.3;q34)/*DEK*∷*NUP214* t(9;22)(q34.1;q11.2)/*BCR*∷*ABL1* 11p15/*NUP98* 基因易位 t(8;16)(p11;p13) /*KAT6A*∷*CREBBP*	*TP53* 突变 *RUNX1*、*ASXL1*、*BCOR*、*EZH2*、*SF3B1*、*SRSF2*、*STAG2*、*U2AF1*、*ZRSR2* 突变[e] 高等位基因比 *FLT3-ITD* 突变[de]

a．AML 患者同时携带不良细胞遗传学异常和 *NPM1* 突变为不良预后组

b．AML 伴 *CEBPA* 基因 bZIP 结构框内突变，包括单基因或双等位基因突变

c．*RUNX1*∷*RUNX1T1* 或 *CBFB*∷*MYH11* 的 AML 伴有 *C-KIT D816* 突变为预后中等组，其他的突变位点对预后没有影响，归入预后良好组

d．低等位基因比为 < 0.5，高等位基因比为 ≥ 0.5；如没有进行 *FLT3* 等位基因比检测，*FLT3-ITD* 阳性应该按照高等位基因比对待

e．这些异常如果发生在预后良好组时，不应作为预后不良的标志

2

第二节 伴重现性遗传学异常的急性髓系白血病

一、伴 t(15;17)(q24.1;q21.2)/*PML*∷*RARα* 及伴 *RARα* 其他类型易位的急性早幼粒细胞白血病

（一）伴 t(15;17)(q24.1;q21.2)/*PML*∷*RARα* 急性早幼粒细胞白血病

1．概述 急性早幼粒细胞白血病（acute promyelocytic leukemia，APL）占 AML 的 10% ～ 15%。t(15;17)(q24.1;q21.2) 是其特异性细胞遗传学标志，无论细胞形态学指标是否达到诊断标准，t(15;17) 的出现都可以作为确诊 APL 的可靠依据。典型的 APL 骨髓细胞以胞质内含大量粗大的或细沙样紫红色嗜天青颗粒的异常早幼粒细胞（即 APL 细胞）为特征，可见内外胞质。免疫学上 CD13 和 CD33 阳性，而 CD34 和 HLA-DR 常呈阴性，大部分患者表达 CD117。

2．分子遗传学特性 分子学研究揭示 t(15;17)(q24.1;q21.2) 导致原位于 17q21 上的维 A 酸受体 α（*RARα*）基因易位到 15q24 上和位于该处的早幼粒细胞白血病（*PML*）基因融合，形成 *PML*∷*RARα* 融合基因。正常情况下，*PML* 显示类似肿瘤抑制基因的功能，*RARα* 则有促进分化和抑制生长的活性。PML-RARα 融合蛋白既破坏了核体的正常结构，又通过与 *PML* 或其他维 A 酸结合蛋白形成稳定的异二聚体，从而对野生型 *PML* 和 *RARα* 等位基因起显性负调控作用，最终导致细胞的恶性转化。30% ～ 40% APL 具有 *FLT3* 基因突变，包括 *FLT3-ITD* 和 *FLT3-TKD*，其中 *FLT3-ITD* 最多见，与高白细胞、胞质细颗粒等特征相关。

3．细胞遗传学特性

（1）核型特性：约 90% 的 APL 可检出典型的 t(15;17)(q24.1;q21.2)（图 2-2-1 至图 2-2-2），少数患者具有 *PML* 或 *RARα* 的插入型易位如 ins(17;15)(q21;q15q24)（图 2-2-3）或者涉及 3 条及 3 条以上染色体之间的不典型复杂易位，虽然染色体核型并非 t(15;17) 异常，但 RT-PCR、FISH 或基因测序等分子学方法可检测出具有 *PML*∷*RARα* 融合基因，细胞遗传学上又称为隐匿型 t(15;17)。过去曾认为 t(15;17) 的断裂点位于 15q22 和 17q12-21。后来 Stock 等同时使用 G 带、染色体微切割和反向 FISH 技术将 t(15;17) 的断裂点精确定位于 15q24.1 和 17q21.2。25% ～ 40% APL 患者伴有附加染色体异常，其中 +8 最常见，见于约 1/3 的 APL 患者，其他附加异常如 del(7q)、del(9q) 及 ider(17q) 的发生概率较低，由 t(15;17) 形成的 der(17) 的长臂等臂染色体即 ider(17)(q10)t(15;17) 约占附加异常的 1% 左右。少数 APL 患者具有复杂核型，约 4% 合并≥ 3 种附加异常。

值得注意的是，由于 APL 患者常常合并高凝状态导致送检的骨髓血凝集，从而可能造成常规染色体核型分析失败或收获的中期分裂相数量少质量差，导致核型无法检测出 t(15;17)；此外，采用直

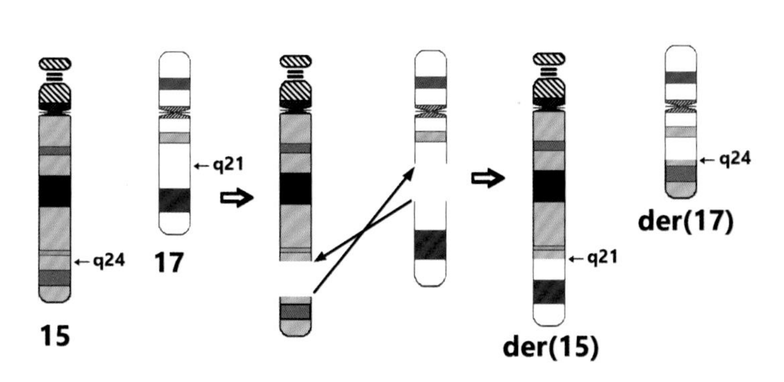

图 2-2-1 t(15;17)(q24;q21)G 显带模式图

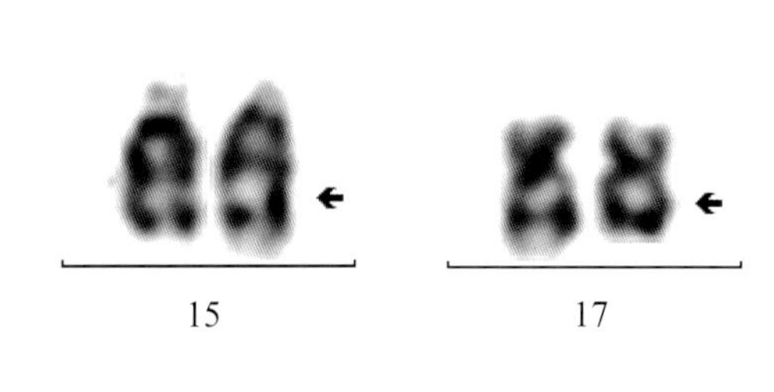

图 2-2-2 t(15;17)(q24;q21) 核型图（箭头所指）

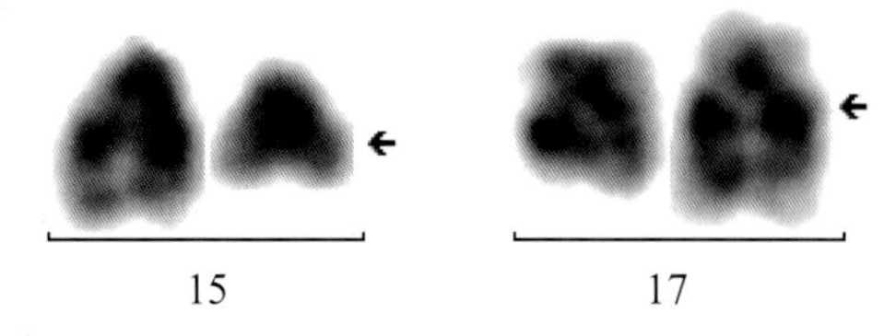

图 2-2-3 ins(17;15)(q21;q15q24) 核型图（箭头所指）

接法制备染色体标本、小克隆异常、插入型易位或变异型易位等原因均可造成漏诊风险。所以，对于具有典型 APL 细胞形态学特征的患者，建议采用 RT-PCR 或双色 FISH 技术检测 *PML*∷*RARα* 融合基因。

（2）FISH 特性：少部分 APL 患者存在隐匿性 t(15;17)，常规核型分析常常无法清楚识别，需要借助 FISH 等分子学检测手段检测 *PML*∷*RARα* 融合基因以确定诊断。临床上通常使用双色双融合（dual fusion，DF）*PML/RARα* 探针进行 FISH 检测，正常细胞信号为 2 红 2 绿，而经典的 t(15;17) 阳性细胞信号为 1 红 1 绿 2 融合（图 2-2-4），涉及 3 条及 3 条以上染色体之间的复杂易位信号通常为 2 红 2 绿 1 融合。若 FISH 信号不同于上述几种类型，要警惕合并其他异常的可能。*RARα* 基因变异易位的 APL 则显示 3 个 *RARα* 信号点。若选择 *RARα* 双色分离探针进行 FISH 检测，经典 t(15;17) 和 *RARα* 基因变异易位的 APL 应显示为 1 红 1 绿 1 融合信号，间期 FISH 无法将二者区分开来。

FISH 检测的优点是操作快速简便，可通过识别细胞信号判断 *PML*∷*RARα* 阳性细胞与阴性细胞的比例，但是间期 FISH 检测隐匿型 APL 亦存在局限性，可能出现假阴性结果，此时需要借助更加敏感的方法帮助诊断。在检测隐匿型 t(15;17) 时，FISH 检测结果取决于探针大小及覆盖位置，FISH 探针片段越大，检测的精确度越小。对于亚显微插入形成的隐匿型 *PML*∷*RARα* 进行 FISH 检测时，可能由于插入片段太小信号微弱，而被插入位点由于探针片段大信号强，二者信号强度差异太大导致肉眼无法识别，从而产生假阴性结果，此时通过单色滤光镜观察可能会有帮助。反之，如果探针太小，未覆盖插入片段，亦会造成杂交信号丢失。一般来说，探针设计会存在未覆盖的间隙，经典的染色体断裂重排均可检测到大片段的分离信号，但若微小片段的插入易位且片段刚好位于未覆盖区域，则检测不到信号导致假阴性结果。国内周吉等研究发现，针对隐匿型易位，选择覆盖面积相对小一点的探针能显著提高 FISH 阳性检出率[8]。此外，当 APL 患者治疗后阳性细胞比例极低的情况下，FISH 也可能出现假阴性结果，所以作为 MRD 监测手段，FISH 敏感性不如 RT-PCR。细胞遗传学技术无论是常规核型分析还是 FISH 检测对隐匿型易位均可能造成漏诊，RT-PCR 亦存在约 1% 的假阴性概率，因此联合应用多种检测手段识别 t(15;17) 和（或）*PML*∷*RARα* 融合基因是避免漏诊的关键。当 FISH 出现假阴性结果时，要考虑到可能为隐匿型易位，此时选用探针的大小及覆盖位置精准度更高的探针可有效提高检出率，或者通过观察中期细胞的 FISH 信号进行验证也是行之有效的方法，如果中期分裂相可见到 *PML*∷*RARα* 融合信号，无论融合信号是一个还是两个，均强烈提示为 *PML*∷*RARα* 阳性。

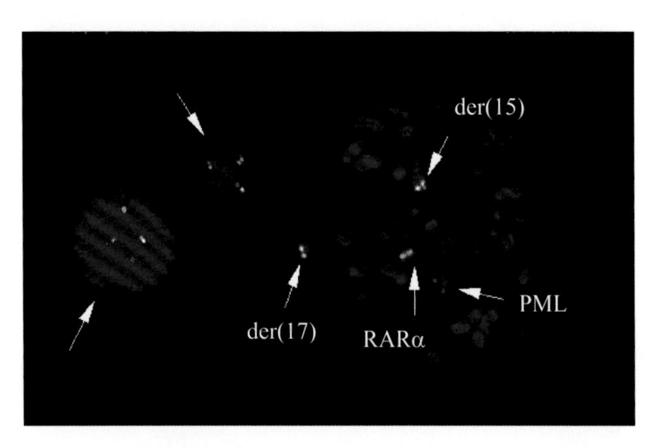

图 2-2-4 用 *PML*（红色）/*RARα*（绿色）双色双融合探针检测，间期细胞和中期细胞均为 1 红 1 绿 2 融合信号，中期细胞的两个融合信号分别在 der(15) 和 der(17) 染色体上（箭头所指）

由于 APL 患者早期容易合并弥散性血管内凝血（diffuse intravascular coagulation，DIC），出血倾向严重，表现凶险，而及早治疗有助于减少早期死亡率，所以快速精准诊断在 APL 显得尤为重要。快速 FISH 的兴起让快速诊断 APL 成为可能。Shigeto 等联合应用“droplet-RT-PCR”、即刻 FISH（instant quality-FISH，IQ-FISH）和细胞形态学检查，可于 4 小时内快速诊断 APL[9]。所以，对于临床上高度疑似 APL 的患者，建议采用快速 FISH 等方法尽快助诊。

4．预后特征 伴t(15;17)和（或）*PML*::*RARα*融合基因的APL预后良好，CR率90%以上，大部分患者通过维A酸和砷剂为主的方案治疗可获得长期无病生存，5年OS＞90%，5年无复发生存（relapse free survival，RFS）＞80%[10]。少数患者治疗失败，多表现为疾病复发，亦有少数患者诱导治疗期间由于严重DIC早期死亡。高白细胞（＞10×10⁹/L）、CD56表达、*FLT3-ITD*突变以及高龄可能与不良预后相关。目前国内外指南均推荐根据维A酸治疗前外周血白细胞数进行预后分层，WBC≤10×10⁹/L属于低危，首选维A酸+砷剂方案（无化疗）治疗；WBC＞10×10⁹/L属于高危，需要采取维A酸+砷剂+化疗诱导及化疗巩固3疗程的治疗方案[11]。

目前普遍认为附加染色体异常对APL良好预后无明显影响，但亦存在部分争议。有研究表明伴附加异常的APL的RFS更短[10,12]。一项来自ECOG和SWOG对140例APL患者的研究显示，附加染色体异常对诱导治疗的CR率无明显影响，但伴附加染色体异常的APL患者接受维A酸治疗比单纯t(15;17)APL具有更差的DFS和OS[13]。而近期一项基于1559例APL的多中心研究表明，合并≥3种附加异常的患者5年累积复发率为27%，明显高于不伴复杂附加异常的患者（12%）（*P*=0.003）。因此，目前大部分学者认为＜3种附加染色体异常不影响APL的良好预后，但是合并≥3种附加异常的患者复发率更高[14]。

5．典型病例

（1）病例一

1）病例：患者女性，47岁，因“牙龈出血伴皮肤黏膜瘀斑1周”于2016年5月30日入院，入院查血常规WBC 2.2×10⁹/L，Hb 105 g/L，PLT 12×10⁹/L；凝血指标异常，PT 16.6秒，纤维蛋白原79 mg/dl，FDP 40.1 μg/ml，D-二聚体20 410 ng/ml；骨髓增生1级，异常早幼粒细胞94.5%，可见Auer小体，免疫分型异常髓系细胞占87.1%，表达CD117、CD64、CD123、CD33、CD13、CD9和MPO，而CD34、HLA-DR阴性，染色体核型46,XX,t(15;17)(q24;q21)[5]/46,X,add(X)(p11),der(15)t(15;17),ider(17)(q10)t(15;17)[15]（图2-2-5）。用*PML/ RARα*双色双融合探针进行FISH检测，分析200个间期细胞，40个为1红1绿2黄的*PML*::

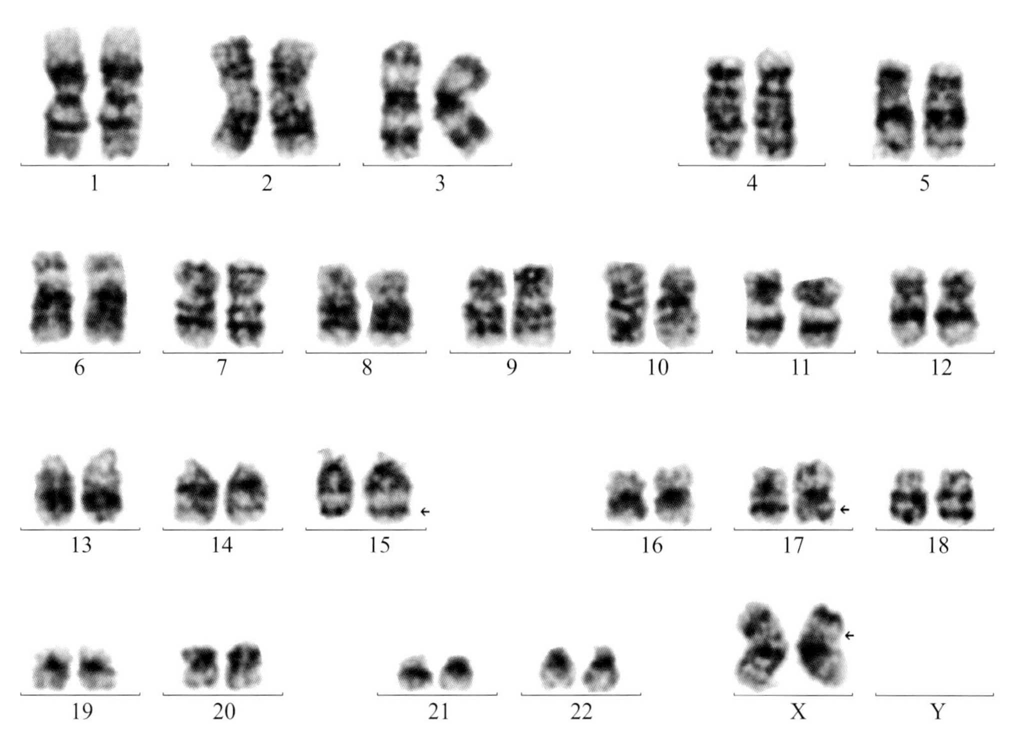

图2-2-5 患者G显带核型图，**46,X,add(X)(p11),der(15)t(15;17)(q24;q21),ider(17)(q10)t(15;17)**，箭头所指为**add(X)**、**der(15)**和**ider(17)(q10)**

RARα 融合信号，提示具有经典的 t(15;17)(q24;q21) 异常，118 个可见 1 红 1 绿 3 黄的 *PML*∷*RARα* 融合信号，提示具有 ider(17)(q10)t(15;17) 附加异常（图 2-2-6）。基因定量检测 *PML*∷*RARα*（L 型）/*ABL1*=102.4%，诊断 APL 伴 *PML*∷*RARα*。患者接受维 A 酸 20 mg 每天 2 次和复方黄黛片 5 粒 tid 治疗，40 天复查骨髓 CR，治疗 2 个月 *PML*∷*RARα* 为 0，继续给予维 A 酸和砷剂巩固治疗，患者持续 CR，基因持续为 0，最后随访日期 2023 年 6 月 30 日，无病存活 7 年余。

2）病例解析：该患者诊断 APL 伴 *PML*∷*RARα*，初诊时白细胞＜ 10×10^9/L，PLT ＜ 40×10^9/L，根据我国 APL 诊疗指南（2018 年版）[11]，预后评估属于低危，接受维 A 酸和砷剂诱导治疗，未化疗。虽然患者初诊时染色体合并有 Xp+ 和 ider(17)(q10)t(15;17)，但附加异常＜ 3 种，对 APL 预后无明显影响。该患者诱导治疗 1 个月余获得 CR 并无病存活 7 年余，提示预后良好。

（2）病例二

1）病例：患者男性，46 岁，因“乏力、牙龈出血 1 周”于 2015 年 10 月 5 日就诊，查血常规 WBC 0.95×10^9/L，Hb 99 g/L，PLT 93×10^9/L；凝血分析 PT 15.6 秒，纤维蛋白原 119 mg/dl，FDP 22.1 μg/ml，D- 二聚体 7410 ng/ml；骨髓增生 1 级，异常早幼粒细胞占 71%，此类细胞的胞核不规则，

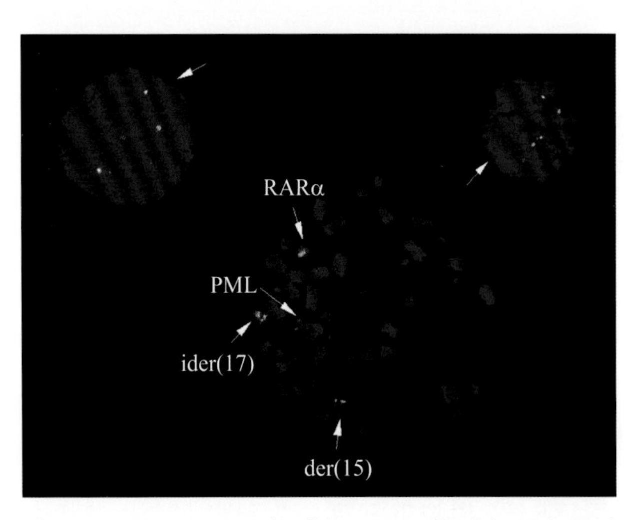

图 2-2-6　用 LSI-*PML*（红色）/*RARα*（绿色）双色双融合探针检测，左上间期细胞信号为 1 红 1 绿 2 融合，提示为 t(15;17)，右上间期细胞和中间中期细胞信号为 1 红 1 绿 3 融合（箭头所指），提示存在 ider(17)(q10)t(15;17)

核仁可见，胞质丰富，可见细小颗粒，可见内外胞质和 Auer 小体，免疫分型考虑 APL，基因分析 *WT1/ABL*=16.4%，*FLT3-ITD* 和 *NPM1* 突变均阴性，*PML*∷*RARα*（L 型）/*ABL1*=47.4%，染色体核型 46,XY,inv(3)(q21q26),t(7;17;15)(p15;q21;q24)（图 2-2-7），临床诊断 APL 伴 *PML*∷*RARα*，给予维 A 酸 20 mg 每天 2 次和复方黄黛片 5 粒每天 3 次诱导分化治疗，1 个月达 CR，骨髓染色体核型正常，*PML*∷*RARα*（L 型）/*ABL1*=2.4%，患者继续服用维 A 酸和复方黄黛片进行巩固治疗，2016 年 1 月 *PML*∷*RARα* 定量为 0。随访至 2023 年 5 月 30 日，患者持续缓解状态，*PML*∷*RARα* 基因持续为 0，无病存活 7 年余。

2）病例解析：该患者中年男性，初诊时白细胞 WBC ＜ 10×10^9/L，PLT ≥ 40×10^9/L，染色体核型为三联变异型染色体易位，同时伴有 inv(3)，根据中国 APL 诊疗指南[11]，该患者属于低危，经维 A 酸 + 砷剂的方案治疗长期无病存活，附加 inv(3) 并未改变该患者的良好预后。

（二）伴其他类型 *RARα* 易位急性早幼粒细胞白血病

临床上还存在少数具有其他类型 *RARα* 基因易位的 APL 亚型，但 *PML*∷*RARα* 融合基因阴性。此类患者具有类似 t(15;17)/*PML*∷*RARα*-APL 的细胞形态学特征，但是其伙伴基因不是 *PML*，亦被称为变异型 APL。至今报道的伙伴基因主要有位于 11q23.2 的早幼粒细胞白血病锌指（promyelocytic leukemia zinc finger，*PLZF*）基因（又名 *ZBTB16* 基因）、位于 11q13.4 的核有丝分裂器（nuclear mitotic apparatus，*NUMA1*）基因、位于 5q35.1 的核磷蛋白（nucleophosmin，*NPM1*）基因、位于 17q21.2 的 *STAT5B* 基因以及位于 4q12 的 *FIP1L1* 基因等，形成的染色体易位分别为 t(11;17)(q23;q21)、t(11;17)(q13;q21)、t(5;17)(q35;q21)、t(17;17)(q21;q21) 以及 t(4;17)(q12;q21) 等，它们的分子学改变和典型的 t(15;17) 不同。变异型 APL 主要通过典型的 APL 细胞形态学特征、染色体核型分析、PCR 或基因测序检测 *RARα* 相关融合基因以及 FISH 检测 *RARα* 基因重排等方法综合诊断。对于临床上细胞形态学高度怀疑 APL 但 *PML*∷*RARα* 融合基因阴

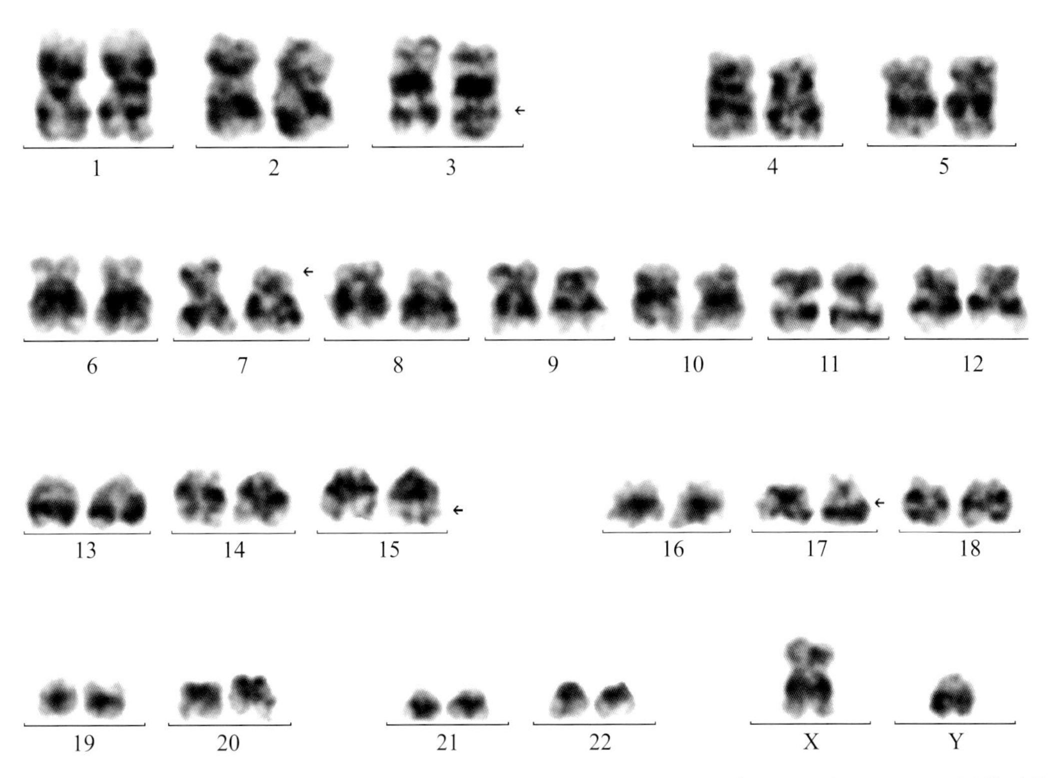

图 2-2-7　患者 G 显带核型图，46,XY,inv(3)(q21q26),t(7;17;15)(p15;q21;q24)，具有 inv(3) 和 t(7;17;15) 异常（箭头所指）

性的患者，若伙伴基因不明确，难以通过 PCR 检测确诊时，强烈建议采用 *PML/RARα* 双色双融合探针或 *RARα* 分离探针进行 FISH 检测明确诊断，如果 FISH 信号提示具有 *RARα* 基因重排异常即可帮助确诊变异型 APL。用 *PML/RARα* 双色双融合探针检测，典型的变异型 *RARα* 基因重排细胞具有 3 个 *RARα* 信号点；而应用 *RARα* 双色分离探针检测，典型的 *RARα* 基因重排细胞具有 1 红 1 绿 1 黄的 *RARα* 分离信号。对于涉及 *RARα* 的插入型易位，中期分裂相的 FISH 杂交信号一般可见到在一条 17 号染色体上具有 *RARα* 信号分离（图 2-2-8 至图 2-2-9）。大部分变异型 APL 对维 A 酸治疗不敏感，需要采用 AML 方案化疗或维 A 酸联合化疗的方案治疗[15]（表 2-2-1）。

（三）累及维 A 酸受体 γ 和 β 基因重排的 AML

近年来，随着 RNA 测序技术的广泛应用，发现临床上有一类临床症状、形态学和免疫表型与经典型 APL 非常相似，但遗传学未见 *PML*::*RARα* 或其他 *RARα* 重排，而经 RNA 测序或 FISH 可检测到累及维 A 酸受体 γ 基因（*RARG*）或维 A 酸受体 β 基因（*RARB*）重排的 AML，亦被称为“APL 样 AML”，因其具有独特的临床及生物学特性，且对维 A 酸和砷剂治疗均不敏感而受到关注。

RARG 基因定位于 12 号染色体长臂 1 区 3 带（12q13），一项国际多中心研究报道 34 例伴 *RARG* 重排的 AML，其伙伴基因分别为 *CPSF6*（14 例）、*NUP98*（11 例）、*HNRNPc*（6 例）、*HNRNPm* 1（1 例）、*PML*（1 例）、*NPM1*（1 例）。此 34 例患者染色体核型除 1 例分析失败外，正常核型 14 例，t(11;12)(p15;q13)9 例，t(12;13)(q13;q13)、t(12;15)(q13;q22)、t(12;19)(q13;p13.1) 各 1 例，其他异常 7 例，大部分患者同时伴有 *NRAS/KRAS* 基因突变，所有患者均对维 A 酸和砷剂不敏感，临床预后差，2 年 OS 仅为 33.5%[16]。

RARB 基因位于 3 号染色体短臂 2 区 4 带（3p24），作为维 A 酸受体蛋白家族的成员，具有与 *RARA* 相似的功能。目前已报道 5 例累及 *RARB* 重排的 APL 样 AML[17]，伙伴基因主要为 *TBL1XR1*。*TBL1XR1* 基因定位于 3q26，导致 *TBL1XR1*::*RARB* 融合基因形成的染色体异常如

2

表 2-2-1 伴其他 *RARα* 易位 APL 的主要类型及药物敏感性

染色体易位	*RARα* 基因重排	报道病例数	维 A 酸敏感性	砷剂敏感性
t(11;17)(q23;q21)	*ZBTB16*::*RARα*	> 30	不敏感	不敏感
t(17;17)(q21;q21)*	*STAT5B*::*RARα*	17	不敏感	不敏感
t(5;17)(q35;q21)	*NPM1*::*RARα*	11	敏感	ND
t(1;17)(q42;q21)	*IRF2BP2*::*RARα*	8	敏感	ND
t(3;17)(q26;q21)	*TBLR1*::*RARα*	6	不敏感	ND
t(4;17)(q12;q21)	*FIP1L1*::*RARα*	4	敏感	ND
t(17;17)(q21;q24)*	*PRKAR1A*::*RARα*	2	ND△	ND△
t(X;17)(p11;q21)	*BCOR*::*RARα*	2	敏感	不敏感
t(17;17)(q21;q21)*	*STAT3*::*RARα*	2	不敏感	不敏感
t(2;17)(q32;q21)	*OBFC2A*::*RARα*	1	敏感	ND
t(7;17)(q11;q21)	*GTF2I*::*RARα*	1	不敏感	不敏感
t(11;17)(q13;q21)	*NUMA1*::*RARα*	1	敏感	ND
t(3;17)(q26;q21)	*FNDC3B*::*RARα*	1	敏感	ND
t(15;17)(q26.3;q21)	*ADAMTS17*::*RARα*	1	敏感	ND
t(3;14;17)(q12;q11;q21)	*TFG*::*RARα*	1	敏感	ND

注：ND 表示未测试

* 亦可能是由一条 17 号染色体发生隐匿性的 inv(17) 或 del(17) 导致形成相应融合基因

△ 维 A 酸和砷剂联合用药敏感

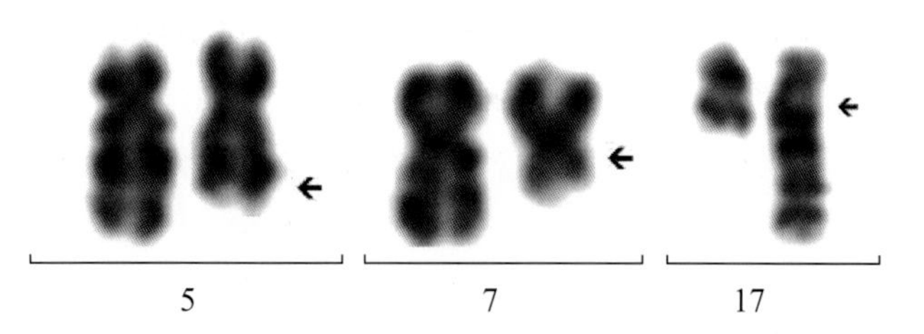

图 2-2-8 复杂 *RARα* 插入型易位核型图，箭头所指右侧 17 号衍生染色体具体描述为：der(17)ins(17;7)(q21;q11q32)ins(17;5)(q21;q31q35)（经 RQ-PCR 及 RNA-seq 确认具有 *NPM1*::*RARα*），此 der(17) 的繁式描述为：der(17)(17pter → 17q21::7q11 → 7q32::5q31 → 5q35::17q21 → 17qter)

t(3;3)(p24;q26) 或 inv(3) 在核型水平非常难以识别，需要依赖 RNA 测序或应用 *RARB* 基因分离探针 FISH 检测辅助诊断，对维 A 酸治疗反应不佳。

基于对“APL 样 AML”的认识，进一步拓展了临床上针对疑似 APL 患者的诊断思路，即遇到细胞形态学、免疫组化及免疫表型怀疑为 APL 的患者，若 *PML*::*RARα* 融合基因阴性强烈建议联合染色体核型分析、FISH 检测（包括 *RARA*、*RARG*

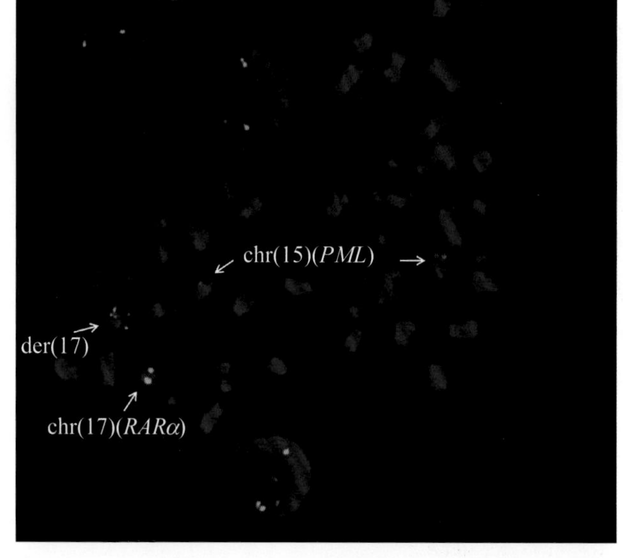

图 2-2-9 der(17)ins(17;7)(q21;q11q32)ins(17;5)(q21;q31q35) 的 FISH 图（G 带核型见图 2-2-8），用 LSI-*PML*（红色）/*RARα*（绿色）双色双融合探针检测，异常的间期细胞及中期分裂相均为 2 红 3 绿信号，中期分裂相的左侧箭头所指为 der(17) 上出现绿色 *RARα* 信号分离，结合 G 带核型图，确认为插入型易位（箭头所指）

和 *RARB* 探针）、RT-PCR（包含 *ZBTB16*∷*RARα*、*NPM1*∷*RARα*、*NPM1* 等）及 RNA 测序等方法实现精准诊断。

二、伴 t(8;21)(q22;q22.1)/*RUNX1*∷*RUNX1T1* 急性髓系白血病

（一）概述

t(8;21)(q22;q22.1) 作为此类 AML 特征性的染色体异常，由 Rowley 于 1973 年首次报道，是 AML 中最常见的染色体结构异常，好发于儿童和青年人，见于 10% ～ 15% 成人原发 AML。t(8;21) 主要见于 FAB-M2 型，在 M2 中发生率高达 25% ～ 30%，少数病例形态学表现为 M0、M1、M4 或 M5。t(8;21) AML 常显示典型的骨髓细胞学特征：过氧化物酶（MPO）强阳性，典型的 Auer 小体，细胞核周淡染区，成熟粒细胞胞质中有橙红色颗粒，骨髓嗜酸细胞增多，部分患者发病时骨髓原始细胞数可低于 20%，无论骨髓细胞形态学指标是否达到诊断标准，t(8;21)(q22;q22.1) 的出现都可以作为确诊 AML 的依据。我国学者曾将此种类型 AML 描述为 AML-M2b。白血病细胞强表达 CD34、HLA-DR、MPO、CD13，并常常表达淋系标志如 CD19、PAX5 和 CD79a，部分细胞表达 CD56。

（二）分子遗传学特性

分子学研究揭示 t(8;21) 导致原位于 21q22 的 *AML1* 基因易位到 8q22 上和位于该处的 *ETO* 基因并置，形成 *AML1*∷*ETO* 融合基因（亦称为 *RUNX1*∷*RUNX1T1* 融合基因）。*AML1* 系核结合因子（core binding factor，*CBF*）的 α2 亚单位，亦被称为 *CBFA2*。正常情况下，它和 *CBFβ* 亚单位结合，形成异二聚体的转录因子，从而调节许多与髓系细胞生长和分化有关的基因表达。*CBF* 基因主要包括细胞因子基因（*GM-CSF*、*IL-3*）、细胞表面分化标志基因（*TCR*、*CD2ε*）、细胞因子受体基因（*CSF1* 受体）以及细胞酶基因（*MPO*、中性粒细胞弹性蛋白酶、颗粒酶 B 丝氨酸蛋白酶）等。*AML1*∷*ETO* 融合基因产物通过干扰 *CBFA2* 依赖的转录因子，最终引起细胞的恶性转化。

90% 以上的 t(8;21)AML 患者具有至少一种基因突变，其中以受体酪氨酸激酶（receptor tyrosine kinase，*RTK*）/RAS 信号通路基因的激活突变最多见，主要包括 *KIT*、*NRAS* 和 *FLT3* 基因突变。*KIT* 基因突变发生率约 12.7% ～ 47.2%，*KIT* 基因位于染色体 4q11 ～ 12，编码表达 KIT 蛋白，与干细胞因子结合后形成受体二聚体，激活下游信号通路，调节细胞增殖与分化。*KIT* 基因突变大多数位于第 17 号外显子，主要突变类型为 D816，发生率 10% ～ 34.6%，其次为 N822K 突变，占 8% 左右。30% 儿童患者和 10% ～ 20% 成人患者具有 *KRAS* 或 *NRAS* 基因突变，*FLT3* 突变约占 17%。其他比较常见的突变基因还有 *ZBTB7A*、*ASXL1* 和 *ASXL2*，突变发生率分别为 19%、10% 和 20% ～ 25%。

（三）细胞遗传学特性

1. 核型特性 绝大多数患者细胞遗传学表现为 t(8;21)(q22;q22.1)（图 2-2-10 至图 2-2-12），3% ～ 5% 为变异型易位，即为涉及 8 号、21 号和另外一条或一条以上染色体的复杂变异易位，如 t(3;21;8)(p25;q22;q22)（图 2-2-13 至图 2-2-14）、t(8;11;16;21) 等，或者是插入型易位，如 ins(21;8)(q22;q21q22)（图 2-2-15 至图 2-2-16）等；约 3% 表现为隐匿型，即两条 8 和 21 号染色体完全正常，但是 RT-PCR 或 FISH 可检出 *AML1*∷*ETO* 融合转录本。约 70% t(8;21)AML 伴有附加染色体异常，以性染色体丢失最多见（> 50%），其中 Y 染色体丢失见于 39% ～ 60% 男性患者，-X 见于 30% ～ 40% 女性患者。其余附加异常依次为 del(9q)（11% ～ 15%）、+8（5% ～ 11.3%）、del(7q)（9%）以及 +4（2.8%）等。

2. FISH 特性 用 *AML1/ETO* 双色双融合探针检测，正常细胞为 2 红 2 绿 FISH 杂交信号，t(8;21)(q22;q22.1) 阳性细胞表现为 1 红 1 绿 2 融合信号（图 2-2-12），而三联或四联变异型易位表现为 2 红 2 绿 1 融合信号（图 2-2-14）。FISH 可直观地识别不易被常规核型分析所发现的隐匿型易位或插入型易位。若出现其他 FISH 信号类型，要警惕合并其他异常的可能。

t(8;21) 及其变异型易位容易被常规的 G 显带或 R 显带识别，隐匿型需要依赖进一步的分子学检测，因此对于具有 t(8;21)AML 的典型细胞

2

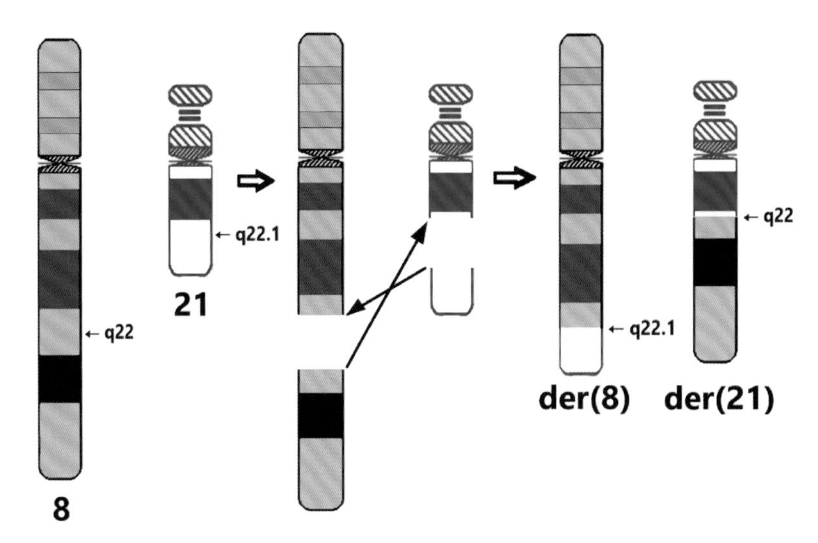

图 2-2-10　t(8;21)(q22;q22) 模式图（箭头所指）

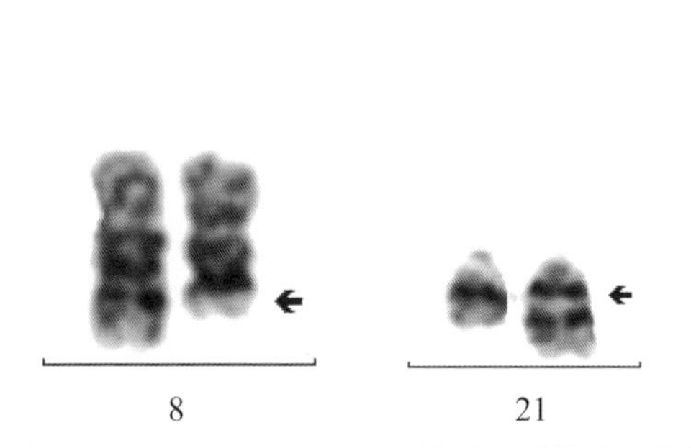

图 2-2-11　t(8;21)(q22;q22) 核型图（箭头所指）

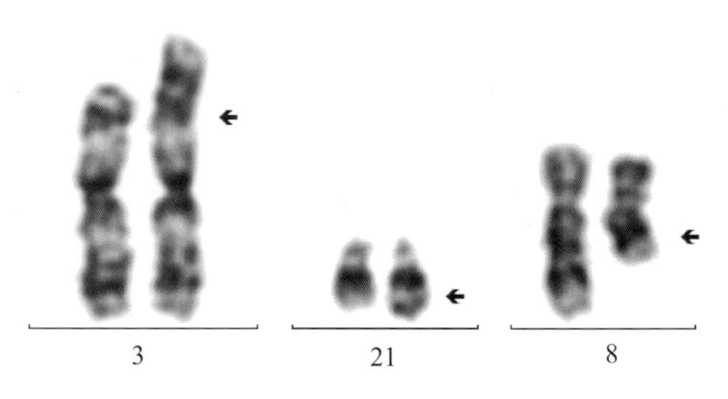

图 2-2-13　t(3;21;8)(p25;q22;q22) 核型图［箭头所指分别为三联易位形成的 der(3)、der(21)、der(8)］

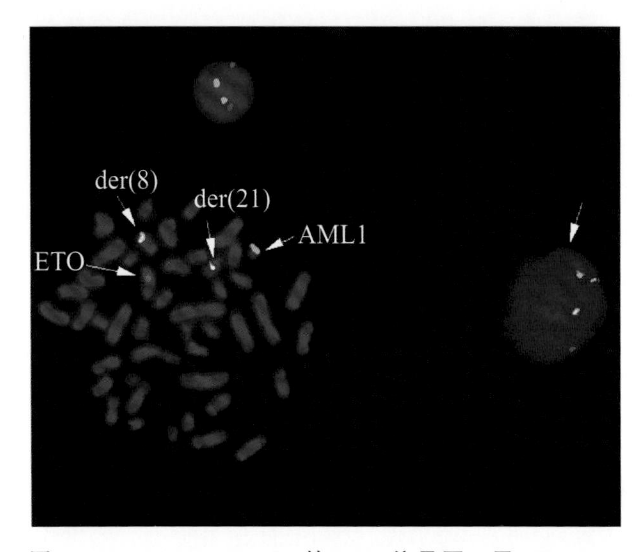

图 2-2-12　t(8;21)(q22;q22) 的 FISH 信号图：用 LSI *AML1*（绿）/*ETO*（红）DF 探针检测，上方间期细胞为 2 红 2 绿正常信号，右侧间期细胞和左侧中期细胞信号均为 1 红 1 绿 2 融合的阳性信号，中期细胞上两个融合信号分别在 der(8) 和 der(21) 上（箭头所指）

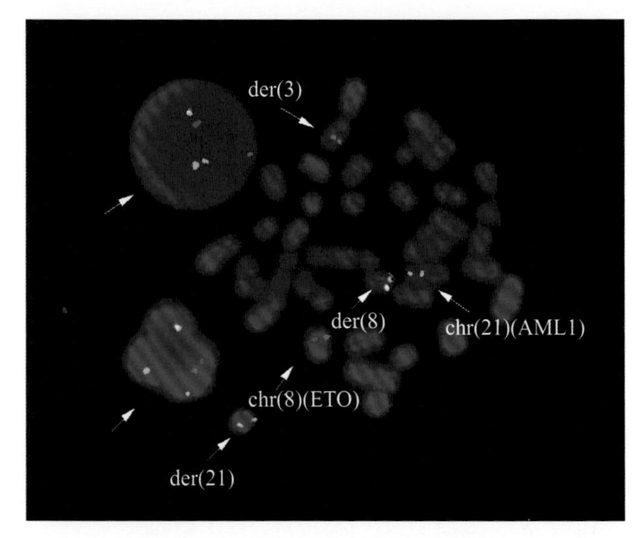

图 2-2-14　t(3;21;8)(p25;q22;q22) 的 FISH 信号图：用 LSI *AML1*（绿）/*ETO*（红）双色双融合探针检测，阳性间期细胞和中期细胞均为 2 红 2 绿 1 黄信号，中期细胞的融合信号在 der(8) 上（箭头所指）

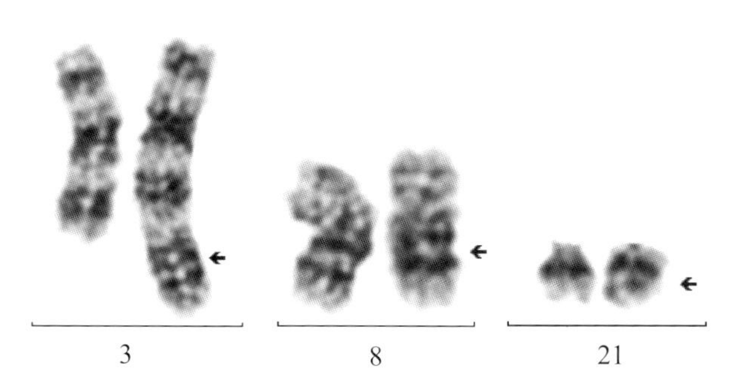

图 2-2-15　**der(3)dup(3)(q21q27)t(3;8)(q27;q22),ins(21;8)(q22;q21q22) 核型图（箭头所指）**

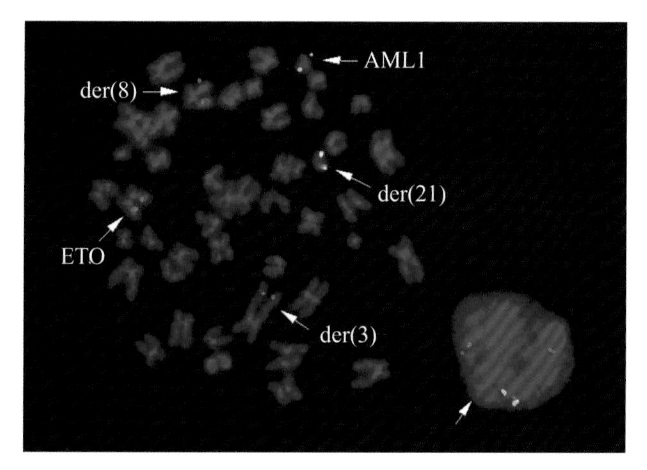

图 2-2-16　**der(3)dup(3)(q21q27)t(3;8)(q27;q22),ins(21;8)(q22;q21q22) 的 FISH 信号图（G 带核型见图 2-2-15）用 LSI *AML1*（绿色）/*ETO*（红色）DF 探针检测，阳性间期细胞和中期细胞均为 3 红 1 绿 1 融合的信号，中期细胞的融合信号在 der(21) 上（箭头所指）**

学特征但常规核型分析为阴性或仅见单纯 9q- 的病例有必要应用 RT-PCR 或双色 FISH 探针检测 *AML1* :: *ETO* 融合基因，以便进一步确诊。

（四）预后特征

临床上 t(8;21) AML 易有髓外浸润，如绿色瘤形成，成人患者对治疗反应佳，CR 率高（90%），常常获益于大剂量阿糖胞苷方案巩固治疗，中位生存 52 个月，5 年存活率接近 50%。基于对 t(8;21) AML 进行强化疗的数据分析，在最新的 NCCN 指南和 ELN 指南均认为 t(8;21)AML 预后良好，但仍有 30% ~ 40% 的复发概率，中国患者复发率更高，推测可能与化疗强度有关，亦可能是人种差异导致[18]。过去大量研究表明，*c-KIT D816* 突变是 t(8;21) AML 的不良预后因素，中国 AML 诊疗指南（2023 年版）将伴 *c-KIT D816* 突变的 t(8;21) AML 归为预后中等组。此外，其他因素如高龄、高白细胞、血小板 < 30×10^9/L、CD56 表达、髓外浸润、*FLT3-ITD*、*JAK2* 突变等均有研究提示与不良预后相关[18-20]。但根据 2022 年版 ELN 最新指南，认为 *KIT* 突变和 *FLT3-ITD* 对 t(8;21)AML 的良好预后无明显影响[2]。

关于附加染色体异常在 t(8;21)AML 的预后意义一直存在争议。过去曾有报道附加性染色体缺失、del(9q) 和 +4 提示预后不良。但随着治疗策略的改进，附加异常的意义逐渐被淡化，许多研究显示附加染色体异常对患者生存无明显影响，2022 年版 ELN 的 AML 指南亦未将附加染色体异常列为预后影响因素。2017 年一项来自中国北方 15 家血液中心 586 例患者的研究显示，性染色体丢失和 del(9q) 对预后无明显影响[21]；但吴德佩教授团队的研究表明，伴有 +4 异常的患者 *c-KIT* 基因突变发生率（91.7%）明显高于其他患者（26.3%）（P < 0.01），而 3 年 OS（15%）及 DFS（0）均低于其他 t(8;21)AML 患者（56% 和 51%）（P < 0.01），同时伴有 +4 及 *c-KIT* 基因突变的 t(8;21)AML 预后更差[22]。2020 年另一项国内多中心回顾性研究显示，在接受大剂量阿糖胞苷巩固治疗的年轻成年男性患者中，Y 染色体丢失提示高复发率[23]；而同期发表的一项德国多中心研究则显示合并 +8 与不良预后密切相关[20]。

来自北京大学血液病研究所的经验显示，根据治疗前 *c-KIT* 是否突变和治疗后 RQ-PCR 法 MRD 的动态变化可以较好的对 t(8;21)AML 进行危险度分层，高危复发患者包括 *c-KIT* 突变者、巩固治疗 2 个疗程未获得主要分子学缓解（major molecular response，MMR）者、巩固治疗 2 个疗程获得 MMR 但随后丧失 MMR 者，其余为低危患者[24]；allo-HSCT 比大剂量化疗能显著降低高危组患者的复发率（累积复发率分别为 22.1% 和 78.9%，P < 0.0001），并显著提高生存率（DFS 分别为 61.7% 和 19.6%，P=0.001）；低危组患者接受大剂量化疗的复发率仅为 5.3%，而 DFS 达到 94.7%。多因素分析显示 MRD 和治疗选择是影响 t(8;21)AML 复发和生存的独立预后因素。由此可见，在基线遗传学特征基础上，患者对治疗的反应以及早期 MRD

水平也是影响 t(8;21)AML 生存的重要因素。

（五）典型病例

1．病例　患者女性，13 岁，因“皮肤瘀斑、面色苍白 3 个月”于 2017 年 12 月 18 日收住院。WBC 23×10^9/L，Hb 101 g/L，PLT 34×10^9/L；骨髓增生 3 级，原始粒细胞占 20%，骨髓形态学考虑 AML-M2；免疫分型异常髓系细胞占 21.8%，表达 CD33、CD13^{dim}、CD117、CD11c，部分细胞表达 CD96、CD34、HLA-DR、MPO 和 CD19，*AML1*∷*ETO* 融合基因阳性，*AML1*∷*ETO* 与 *ABL1* 基因的拷贝数比值 494.6%，*KIT* 突变和 *FLT3-ITD* 均阴性，*KRAS* 基因杂合突变，染色体核型为插入变异型易位：46,XX,der(7)t(7;8)(q11.2;q13)ins(21;8)(q22;q21.2q22),der(8)t(7;8),der(21)ins(21;8) [20]（图 2-2-17 至图 2-2-18）。给予 ADE（阿糖胞苷、柔红霉素和依托泊苷）方案化疗，1 个疗程达 CR，复查染色体核型正常，免疫残留 0.88%，*AML1*∷*ETO* 基因定量 11.6%，巩固化疗 2 个疗程后 *AML1*∷*ETO* 基因定量 0.22%，巩固化疗 5 个疗程后 *AML1*∷*ETO* 基因定量持续为 0，患者至截稿时无病存活 5 年余。

2．病例解析　此患者具有变异型 t(8;21)，且伴有染色体附加异常，*c-KIT* 基因无突变，巩固治疗 2 个疗程 *AML1*∷*ETO* 基因拷贝数下降达到 3 个对数级，即获得 MMR，根据北京大学血液病研究所对于 *AML1*∷*ETO* 阳性 AML 危险分层的标准，此患者属于低危，该患者在严密监测残留的情况下行巩固化疗，随访期内获得长期无病存活。此病例提示，如果没有其他高危因素，变异易位和非复杂的附加染色体异常可能并不影响 t(8;21)AML 的预后，建议采用大剂量阿糖胞苷为主的方案巩固化疗，并严密监测 MRD。

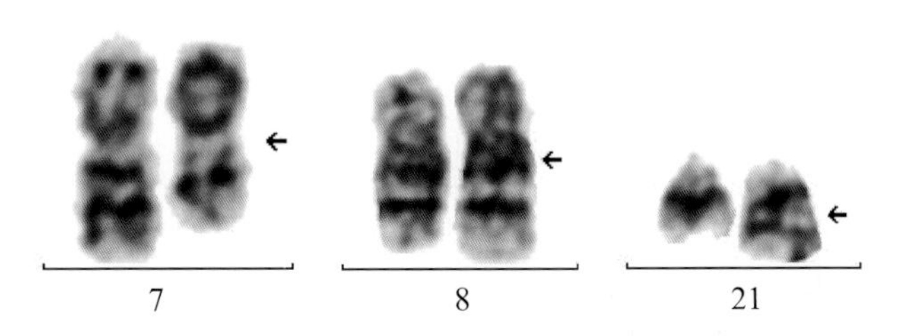

图 2-2-17　从左至右：der(7)t(7;8)(q11.2;q13)ins(21;8)(q22;q21.2q22)、der(8)t(7;8)、der(21)ins(21;8) 核型图［箭头所指分别为 der(7)、der(8) 和 der(21)］

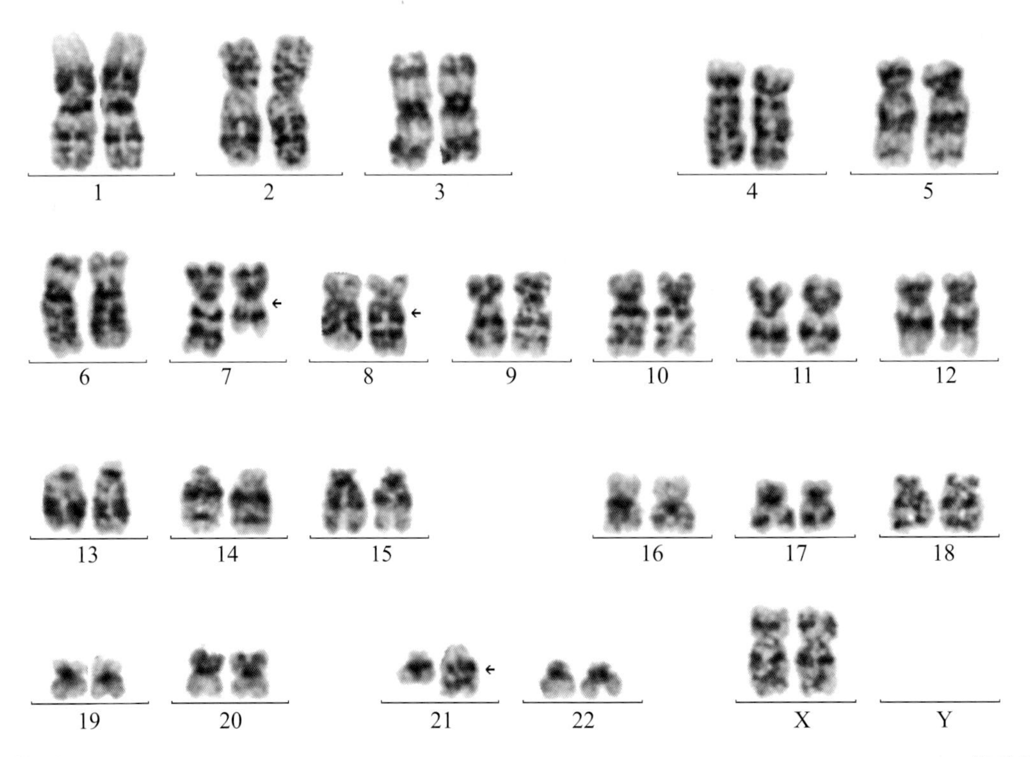

图 2-2-18　核型图：46,XX,der(7)t(7;8)(q11.2;q13)ins(21;8)(q22;q21.2q22),der(8)t(7;8),der(21)ins(21;8)，箭头所指分别为 der(7)、der(8) 和 der(21)

三、伴 inv(16)(p13q22) 或 t(16;16)(p13;22)/*CBFβ*::*MYH11* 急性髓系白血病

（一）概述

inv(16)(p13q22) 或 t(16;16)(p13;22) 约见于 8% 的 AML，多为中青年患者，常有外周血白细胞升高。此类患者骨髓中嗜酸性粒细胞明显异常，表现为嗜酸性粒细胞的数量增加或嗜酸性粒细胞的形态异常，嗜酸性颗粒中混杂有大且不规则的嗜碱颗粒，根据 FAB 分型绝大多数为 M4Eo 亚型，亦偶见于 AML-M1[25]。无论骨髓或外周血原始细胞比例是否达到 AML 诊断标准，inv(16)(p13q22) 或 t(16;16)(p13;22) 的出现都可以作为确诊 AML 的依据。

（二）分子遗传学特性

此类 AML 与 t(8;21)AML 有很多相似特性，同属核结合因子（*CBF*）相关 AML，而 *CBF* 是一种重要的与细胞分化和造血相关的转录因子。分子学研究揭示 inv(16) 导致原位于 16p13 的平滑肌肌球蛋白重链基因（*MYH11*）和位于 16q22 的 *CBFβ* 基因断裂后并置在一起，形成 *CBFβ*::*MYH11* 融合基因，该基因产物通过 *CBF* 复合物阻断 *CBFα/β* 的转录功能，以阻断骨髓造血干细胞向成熟髓系、淋系细胞分化，协同促进增殖的关键靶基因的激活，"多步打击"导致 AML 的发生。研究发现接近 90% 的 inv(16)/t(16;16)AML 具有至少一种基因突变，主要以受体酪氨酸激酶（RTK）/RAS 信号通路基因的激活突变多见，主要包括 *RAS*、*KIT* 和 *FLT3* 基因突变，发生率依次为 *NRAS* 突变（38.1% ～ 45%）、*KIT* 突变（37% ～ 41.3%）、*KRAS* 突变（13% ～ 20.6%）、*FLT3-TKD* 突变（14% ～ 22%）、*FLT3-ITD* 突变（0 ～ 7%）[26-27]，上述基因突变可能是促进 AML 发生和发展的协同因素。

（三）细胞遗传学特性

1．核型特性　此类 AML 主要有两种异常核型，inv(16)(p13q22) 和 t(16;16)(p13;q22)（图 2-2-19 至图 2-2-22），其中以 inv(16) 多见，偶见插入型异常，如 ins(16)(q22p13.1p13.3) 或 ins(16)(p13q22q22) 的报道[28-29]。35% ～ 40% 伴有附加异常，以三体 22（10% ～ 18%）最常见，其次为三体 8（10% ～ 16%）、del(7q)（10%）和三体 21（5%）等，伴 del(7q) 附加异常的患者约一半均为 7q 微缺失[26]。18% ～ 33%inv(16) 具有着丝粒至 16p13 序列微缺失，显带技术无法识别。值得注意的是，由于 inv(16)/t(16;16) 极其细微，常常受中期分裂细胞染色体形态的影响容易被忽略或漏诊，三体 22 作为继发性异常在其他类型 AML 中比较少见，所以临床上对于伴有三体 22 的 AML 需要高度警惕 inv(16)/t(16;16)，如果核型无法判定，强烈建议进行 *CBFβ*::*MYH11* 融合基因的 RT-PCR 或 FISH 检测。此外，inv(16) 偶见于伴 t(9;22) 的慢性髓系白血病（chronic myeloid leukemia，CML）急髓变患

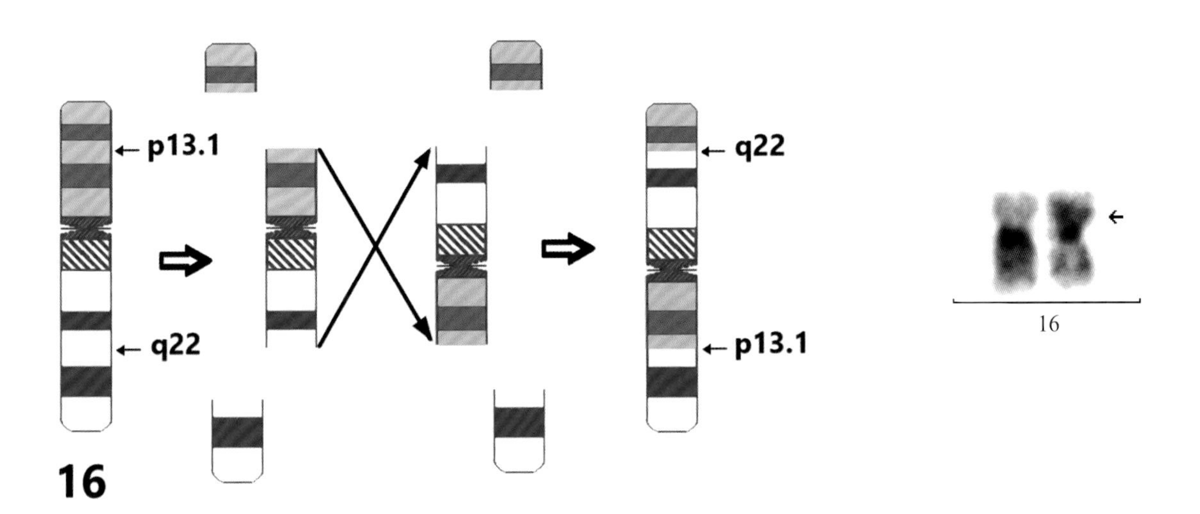

图 2-2-19　inv(16)(p13.1;q22) 模式图（箭头所指）

图 2-2-20　inv(16)(p13.1;q22) 核型图（箭头所指）

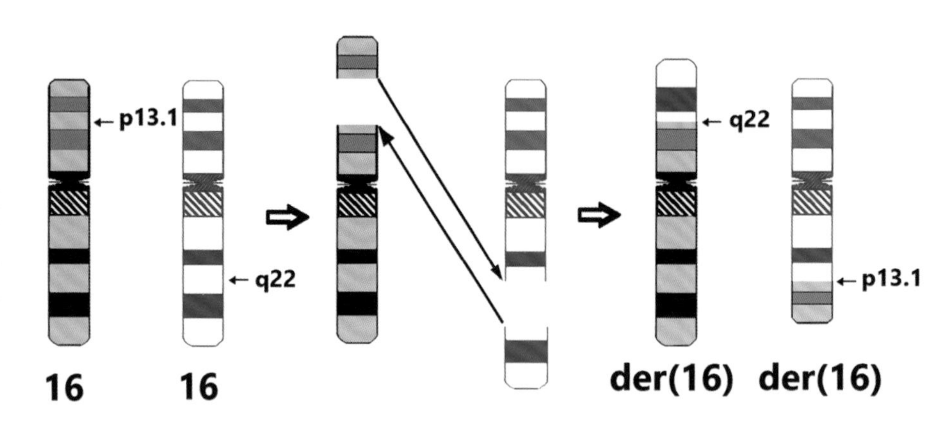

图 2-2-21 t(16;16)(p13.1;q22) 模式图（箭头所指）

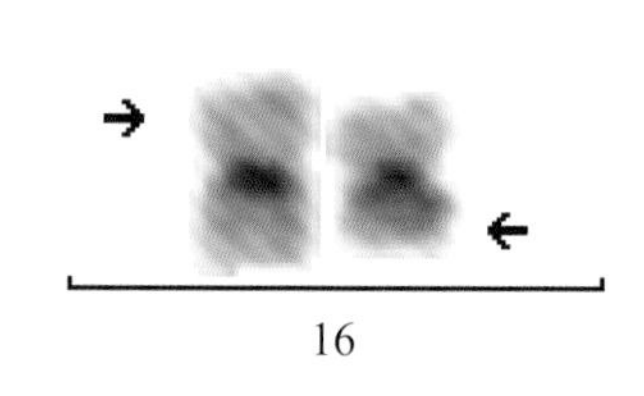

图 2-2-22 t(16;16)(p13.1;q22) 核型图（箭头所指）

者，导致 inv(16) 和 t(9;22) 两种重现性异常并存，inv(16) 的出现往往导致 CML 快速进展，预后差，生存期短。反过来 t(9;22) 亦可出现于伴 inv(16) 的初发 AML 中，经 TKI 联合化疗缓解率高，接受 HSCT 可能获得长期生存[30-31]。由此可见，在不同的疾病状态下出现相同的染色体异常其预后意义不尽相同。

2．FISH 特性　临床上常用 *CBFβ* 双色分离探针检测 inv(16)/t(16;16)，inv(16) 和 t(16;16) 在间期细胞核均表现为 1 红 1 绿 1 融合的杂交信号，单纯分析间期细胞核无法区分此两种异常，需要通过观察中期分裂细胞的杂交信号区分，在中期分裂细胞上 inv（16）的红绿分离信号在 1 条 16 号染色体上（图 2-2-23），如果中期分裂细胞的红绿分离信号分别出现在两条不同 16 号染色体上提示为 t(16;16)（图 2-2-24）。文献偶见核型和 FISH 均阴性但 PCR 显示 *CBFβ*::*MYH11* 融合基因阳性的病例报道，提示此类患者可能存在 FISH 无法识别的异常导致 FISH 假阴性结果，需要特殊的 FISH 探针或 FISH 方法进行检测。同样，由于嵌合转录本的多样性或提取的 RNA 质量不佳，PCR 方法也存在一定的假阴性概率[32-33]。所以，对于 AML-M4Eo 患者，建议联合应用核型、FISH 和 PCR 方法检测 inv(16)/t(16;16) 及 *CBFβ*::*MYH11* 融合基因。

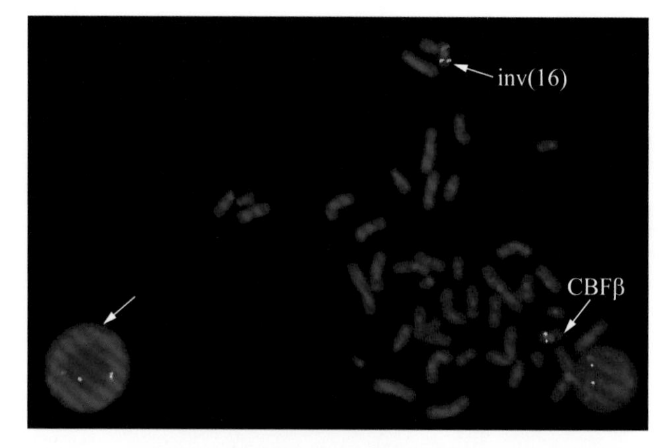

图 2-2-23 inv(16) 的 FISH 信号图：用 LSI *CBFβ* 双色分离探针检测，阳性间期细胞（左下箭头所指）和中期细胞信号为 1 红 1 绿 1 融合，阳性中期细胞显示红绿分离信号在同 1 条 16 号染色体上（上方箭头所指）

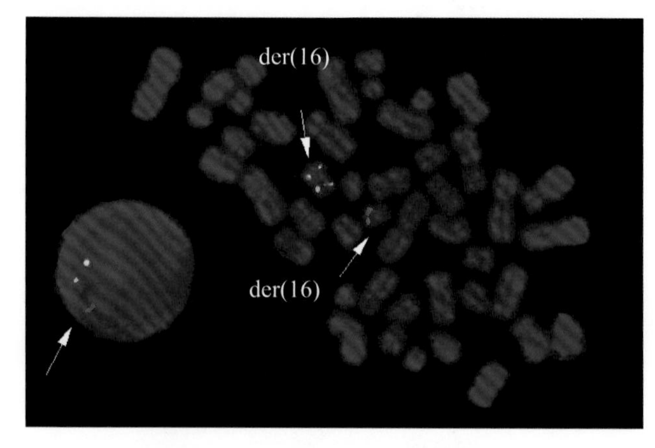

图 2-2-24 t(16;16)(p13;q22) 的 FISH 信号图：用 LSI *CBFβ* 双色分离探针检测，阳性间期细胞为 1 红 1 绿 1 融合（左侧箭头所指），阳性中期细胞的红绿分离信号在不同 16 号染色体上（中心箭头所指）

（四）预后特征

临床上 inv(16)/t(16;16)AML 易并发脑膜白血病，但对化疗药物敏感，完全缓解率高达 90%，尤其获益于大剂量阿糖胞苷为主的化疗方案，中位生存期较长，5 年 DFS 接近 50%，在最新的 NCCN 指南和 ELN 指南均认为此类 AML 预后良好。虽然同属 *CBF*-AML，目前普遍认为 inv(16)/t(16;16) AML 预后优于 t(8;21)AML。尽管如此，临床上依然有约 35% 的患者死于复发，高龄（> 60 岁）、高白细胞、伴 *c-KIT* 突变（尤其是 *D816* 突变）、*FLT3* 突变、*WT1* 基因突变等因素均可能提示预后不良[26-27]，但根据 2022 年版 ELN 指南，认为 *KIT* 突变和 *FLT3-ITD* 对 inv(16)/t(16;16)AML 的良好预后无明显影响[2]。关于附加染色体异常有研究认为 +22 提示预后良好，del(7q) 可能与疾病复发相关，合并 +8 生存期缩短，预后不良[26]。但 ELN 指南[2]、MRC 指南[4]、NCCN 指南以及中国 AML 诊疗指南（2023 版）[7]，均认为附加染色体异常对 inv(16)/t(16;16)AML 预后无明显影响。中国 AML 诊疗指南将 c-*KIT D816* 突变归属于预后不良指标，属于中危组，而其他类型 *c-KIT* 突变对预后无明显影响，仍属于低危。

（五）典型病例

1．病例　患者男性，51 岁。因“头晕、乏力 2 周”于 2013 年 8 月就诊，血常规 WBC 4.63×10^9/L，Hb 128 g/L，PLT 79×10^9/L，骨髓增生 2 级，原始粒细胞 29%，嗜酸性粒细胞 46%，融合基因 *CBFβ*::*MYH11*/*ABL1*=179.6%，*BCR*::*ABL1*（P190）/*ABL1*=25.8%，*c-KIT* 基因无突变，染色体核型：46,XY,t(9;22)(q34;q11),inv(16)(p13q22)[9]/46,XY[1]（图 2-2-25），确诊 AML-M4Eo 伴 inv(16)(p13q22) 和 t(9;22)(q34;q11) 同时阳性。予 IA 方案（去甲氧柔红霉素 + 阿糖胞苷）诱导化疗，并口服伊马替尼 400 mg 每日 1 次。停化疗 3 周骨髓达到 CR，融合基因 *BCR*::*ABL1*（190）水平为 0，*CBFβ*::*MYH11*/*ABL1*=0.57%。之后巩固化疗 3 个疗程。患者 *BCR*::*ABL1*（P190）水平持续为 0，*CBFβ*::*MYH11* 水平降至 0.034%。2014 年 5 月于我院行子供父 HLA4/6 相合造血干细胞移植，白细胞和血小板顺利植活，移植后监测 *BCR*::*ABL1* 及 *CBFβ*::*MYH11* 融合基因水平均持续为 0，无病存

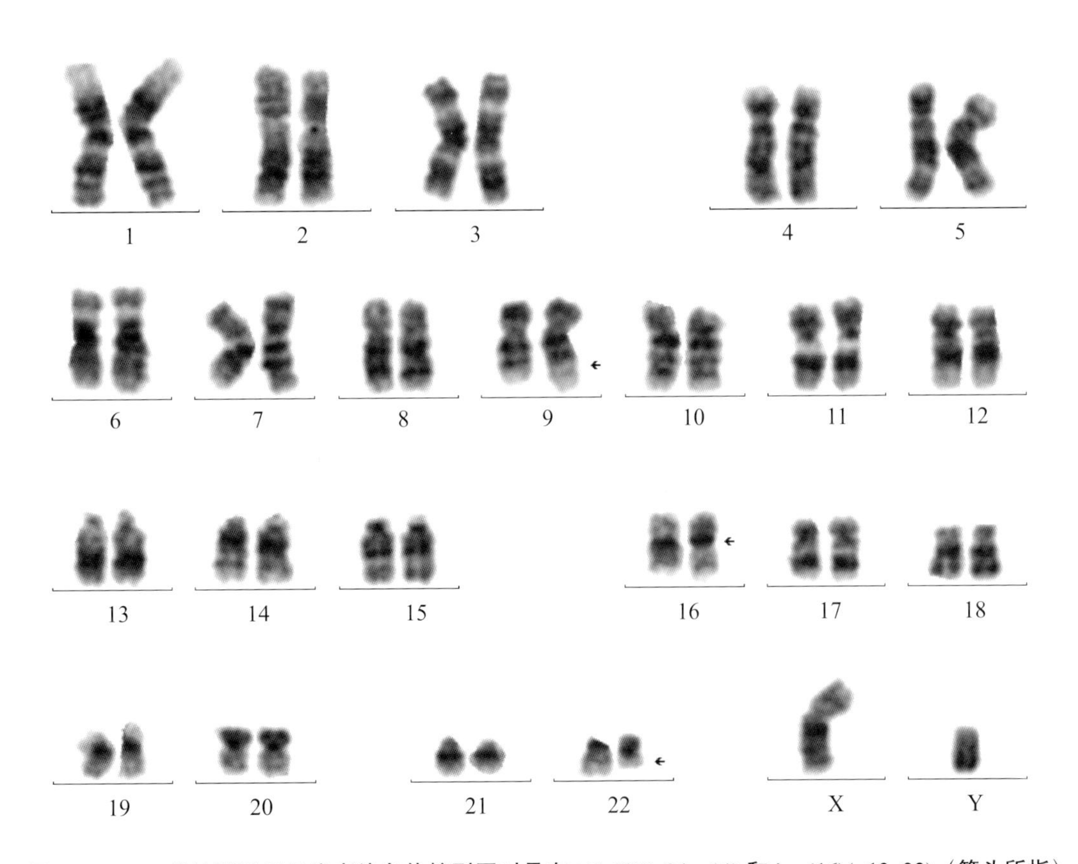

图 2-2-25　G 带核型图显示患者染色体核型同时具有 t(9;22)(q34;q11) 和 inv(16)(p13q22)（箭头所指）

活状态。自诊断至随访截止（2023 年 5 月），患者共存活 9 年余[31]。

2．病例解析　该患者初诊即为 AML-M4Eo，染色体核型同时伴有两种重现性的细胞遗传学异常，*BCR*::*ABL* 为 P190 阳性，既往血象正常，无 CML 病史。该病例提示伴 inv(16) 的 AML 可同时伴有 t(9;22)，此类患者经 TKI 联合化疗后进行 HSCT 一般预后良好，合并 t(9;22) 并未改变 inv(16) 低危的预后等级，与 CML 急变时在 t(9;22) 基础上出现 inv(16) 预后截然不同，后者预后较差。

四、伴 *KMT2A*/11q23.3 重排急性髓系白血病

（一）概述

KMT2A 基因（既往又名 *MLL* 基因）位于 11 号染色体长臂 2 区 3 带第 3 亚带，*KMT2A* 重排（11q23.3 易位）可见于急性淋巴细胞白血病和 AML，易位累及的伙伴基因超过 130 余种。*KMT2A* 基因重排在成人 AML 中发生率为 3% ～ 10%，其中原发性 AML 发生率约 3%，t-AML 发生率约 10%。在儿童 AML 中发生率为 20% ～ 24%，婴儿 AML 中发生率高达 38%。形态学上与单核细胞白血病密切相关，多见于 FAB 分型的 M4 和 M5，临床上常具有高白细胞、肝脾大以及皮肤和中枢神经系统等髓外浸润的表现。白血病细胞常表达 CD34、CD117 等干祖细胞标志和单核细胞标志如 CD14、CD15 和 CD11b。

根据 2016 年版和 2022 年版 WHO 分类，此类疾病仅指伴 *KMT2A* 重排的原发性 AML，而伴 *KMT2A* 重排的治疗相关性 AML 归属于细胞毒治疗后髓系肿瘤（myeloid neoplasm post cytotoxic therapy，MN-pCT）。当出现 t(11;16)(q23.3;p13.3)/*KMT2A* :: *CREBBP* 时，强烈提示为 AML-pCT。

（二）细胞遗传学和分子遗传学特性

1．细胞遗传学和分子遗传学特性　伴 *KMT2A* 基因重排 AML 染色体异常以 t(9;11)(p21.3;q23.3) 最常见，占 24% ～ 40%（图 2-2-26 至图 2-2-27），偶见插入型易位（图 2-2-28）。其次为 t(6;11)(q27;q23.3)、t(10;11)(p12.3;q23.3)、t(11;19)(q23.3;p13.1) 和 t(11;19)(q23.3;p13.3)（图 2-2-29 至图 2-2-32），其他罕见类型易位包括 t(11;17)(q23.3;q21)、t(1;11)(q21;q23.3)、t(X;11)(q24;q23.3)、t(10;11)(p11.2;q23.3)、t(2;11)(p21;q23.3) 和 t(11;16)(q23.3;p13.3) 等（图 2-2-33 至图 2-2-38）。约一半的患者具有附加染色体异常，其中以 +8 最常见，其次为 21q 扩增、+19 和 +6 等。上述染色体易位导致位于 11q23.3 的 *KMT2A* 基因和来自"伙伴"染色体的基因并置在一起形成各种融合基因（表 2-2-2）。所有这些融合蛋白都缺失了 *KMT2A* 基因的激活区，干扰了野生型 *KMT2A* 基因对其下游基因包括 *HOX* 基因表达的调节，从而导致白血病发生。约 70% 患者伴有基因突变，最常见的是信号传导通路基因突变，约占 60.7%，如 *FLT3*（23.2%）、*NRAS*（19.6%）、*KRAS*（16.1%）、*PDPN11*（10.7%）、*CBL*（8.9%）、*BRAF*（1.8%）基因突变，其次为表观遗传学调节

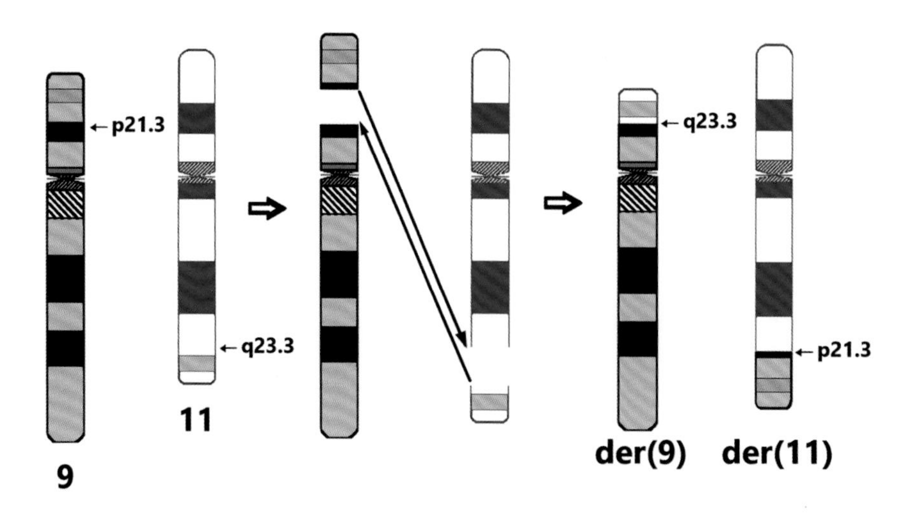

图 2-2-26　t(9;11)(p21.3;q23.3) 模式图

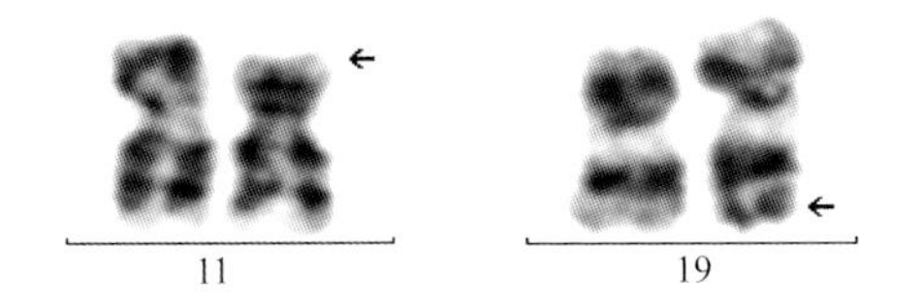

图 2-2-27　**t(9;11)(p21.3;q23.3)** 核型图（箭头所指）

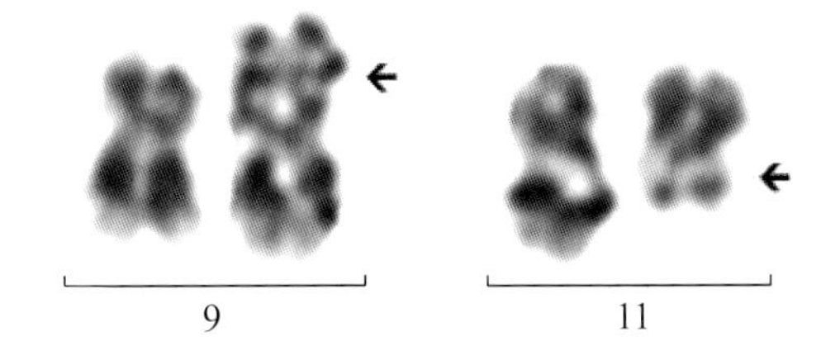

图 2-2-28　**ins(9;11)(p21.3;q23.3q13)**（箭头所指）

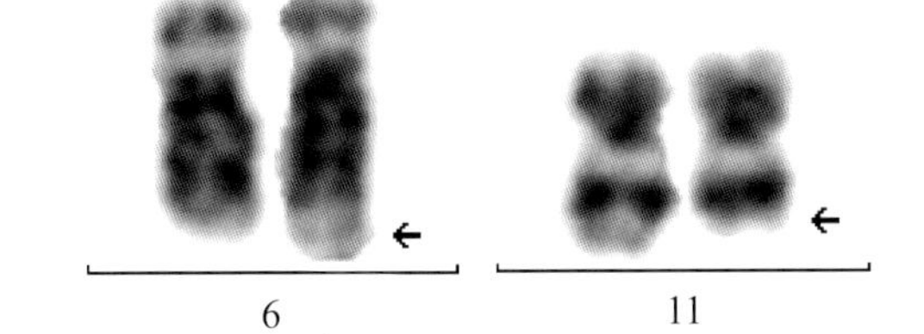

图 2-2-29　**t(6;11)(q27;q23.3)** 核型图（箭头所指）

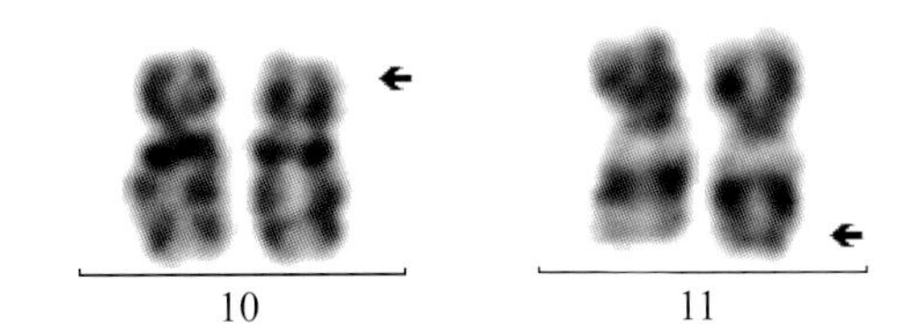

图 2-2-30　**t(10;11)(p12.3;q23.3)** 核型图（箭头所指）

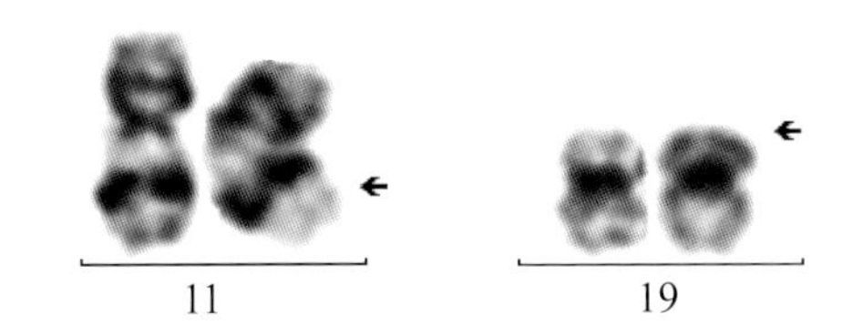

图 2-2-31　**t(11;19)(q23.3;p13.1)**（箭头所指）

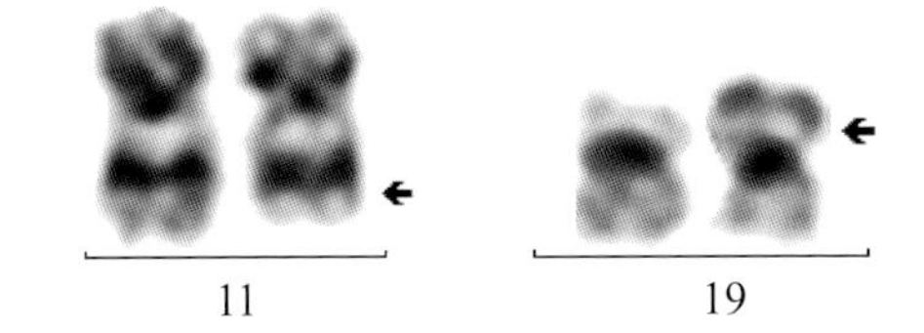

图 2-2-32　**t(11;19)(q23.3;p13.3)**（箭头所指）

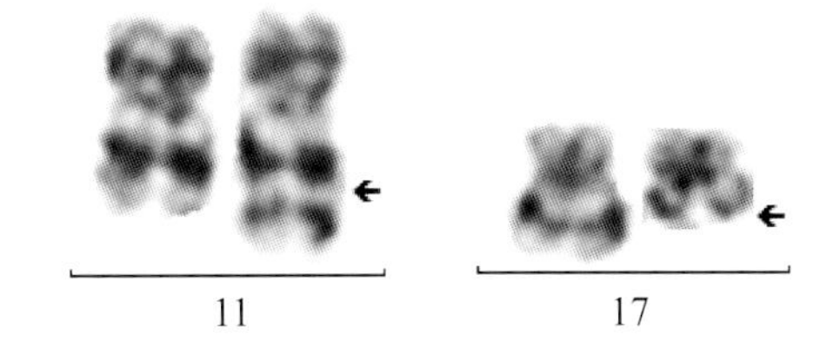

图 2-3-33　**t(11;17)(q23.3;q21)**（箭头所指）

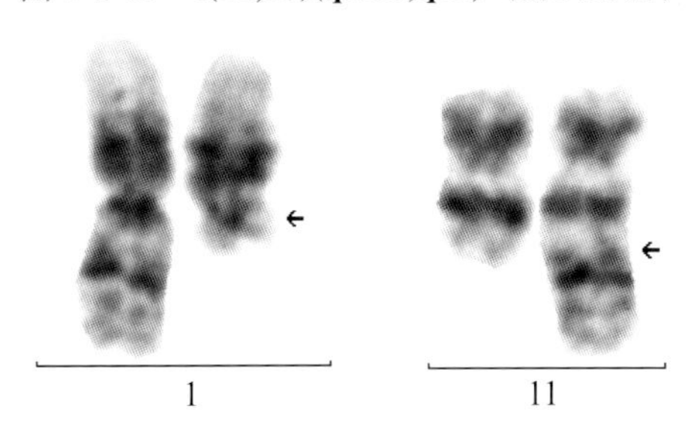

图 2-3-34　**t(1;11)(q21;q23.3)**（箭头所指）

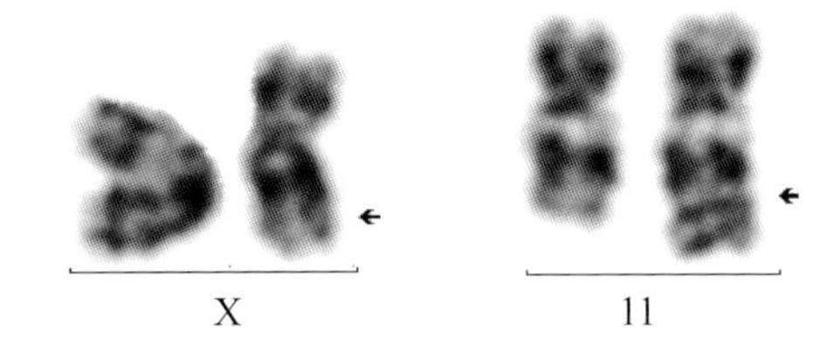

图 2-2-35　**t(X;11)(q24;q23.3)**（箭头所指）

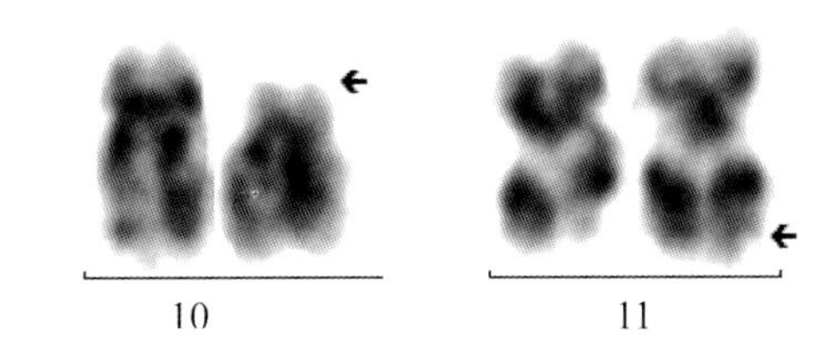

图 2-2-36　**t(10;11)(p11.2;q23.3)**（箭头所指）

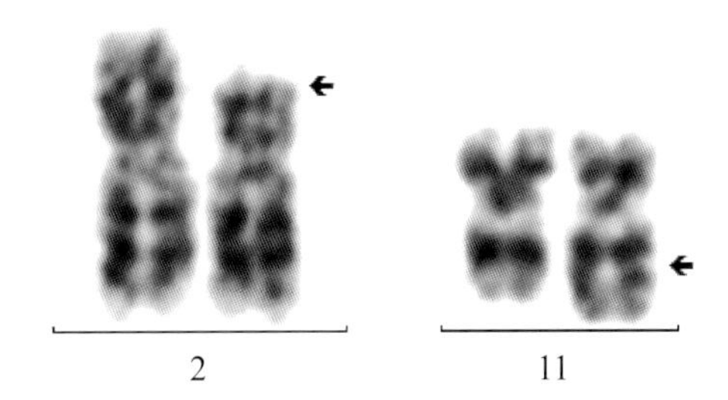

图 2-2-37　**t(2;11)(p21;q23.3)**（箭头所指）

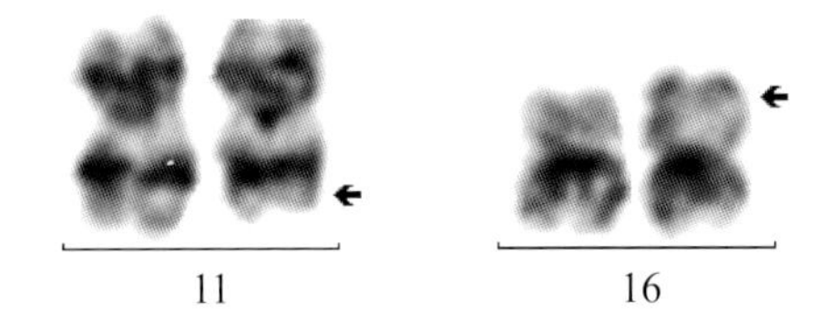

图 2-2-38　**t(11;16)(q23.3;p13.3)**（箭头所指）

表 2-2-2 AML 中常见的 *KMT2A*/11q23 易位类型

染色体易位	伙伴基因	融合基因	占成人 *KMT2A* 重排 AML 比例 %	预后
t(9;11)(p21.3;q23.3)	*MLLT3,AF9*	*KMT2A*::*AF9*	24 ~ 40	中等
t(6;11)(q27;q23.3)	*MLLT4,AF6*	*KMT2A*::*AF6*	10 ~ 21	最差
t(10;11)(p12.3;q23.3)	*MLLT10,AF10*	*KMT2A*::*AF10*	9 ~ 15	差
t(11;19)(q23.3;p13.1)	*ELL*	*KMT2A*::*ELL*	11 ~ 12	差
t(11;19)(q23.3;p13.3)	*MLLT1,ENL*	*KMT2A*::*ENL*	5	差
t(11;17)(q23.3;q21)	*AF17*	*KMT2A*::*AF17*	< 5	差
t(1;11)(q21;q23.3)	*MLLT11*	*KMT2A*::*MLLT11*	< 5	差
t(X;11)(q24;q23.3)	*SEPT6*	*KMT2A*::*SEPT6*	< 5	差
t(10;11)(p11.2;q23.3)	*ABI1*	*KMT2A*::*ABI1*	< 5	差

基因突变，约占 21.4%，如 *SETD2*、*ASXL1*、*ASXL2*、*BCOR*、*BCORL1*、*KDM6A*、*CREBBP* 以及 *EP300* 等突变，转录因子（如 *SPI1*、*WT1*、*MECOM*、*GATA2*、*RUNX1*）等基因突变也很常见，约占 16.1%[34]。

2．*KMT2A*/11q23 重排的 FISH 检测 *KMT2A*/11q23.3 的易位累及近端粒的微小片段，故有时难以被常规核型分析所检出，需要依赖 RT-PCR 和 FISH 方法进行检测。由于与 11q23 发生易位的伙伴染色体及基因众多，用 PCR 方法常常很难覆盖所有的易位类型，从而可能导致漏诊，而采用 *KMT2A*/11q23 分离探针进行 FISH 检测，通过一次杂交能识别几乎所有累及 *KMT2A*/11q23.3 的易位、缺失或扩增等异常，正常细胞杂交信号为两个黄色融合信号（图 2-2-39），如果出现红绿信号分离提示具有累及 *KMT2A*/11q23 的易位异常。用 11q23 分离探针进行 FISH 检测的不足是无法识别具体伙伴染色体。因此，对于临床新诊断的 AML，尤其是单核细胞白血病，建议联合应用常规染色体核型分析、FISH 及 RT-PCR 方法或 RNA 测序等方法检测 *KMT2A*/11q23 的重排异常，实现精准诊断。

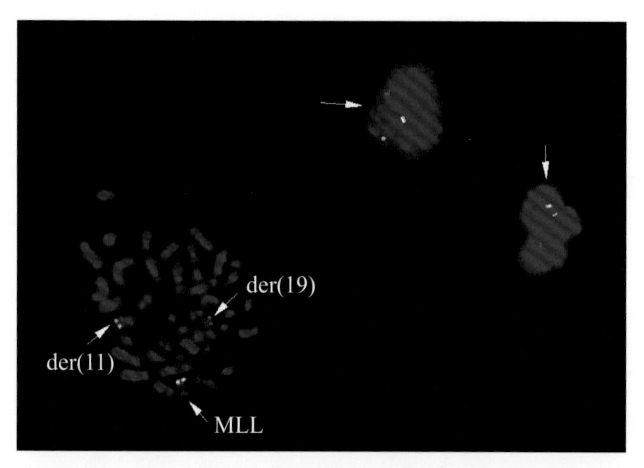

图 2-2-39 用 LSI *MLL* 分离探针检测 t(11;19)(q23;p13)，阳性间期细胞和中期细胞均显示为 1 红 1 绿 1 融合的异常信号（箭头所指）

（三）预后特征

伴 *KMT2A* 基因重排 AML 预后取决于受累的伙伴基因，即使是同一种易位，在儿童和成人患者中预后亦存在差异。其中 t(9;11) 预后中等，生存优于其他类型易位，5 年 OS 约 45%。附加染色体异常对 t(9;11) 的患者预后无明显影响。有研究发现在 t(9;11)AML 中伴有信号通路基因（如 *FLT3*、*NRAS*、*KRAS*、*PDPN11*、*CBL* 以及 *BRAF* 等）突变的患者比无突变的患者 RFS 和 OS 短，但是差异无统计学意义[34]。除 t(9;11) 外其余类型易位均预后不良，其中 t(6;11) 预后最差，5 年 OS 仅 0 ~ 10%，即使接受 HSCT，2 年 OS 仅为 24±11%[35-36]。合并基因突变对此类患者预后无明显影响。

（四）典型病例

1．病例一

（1）病例：患者女性，64 岁，因“发热 2 天，发现血象异常1天”于2013年5月13日入院，查血常规WBC 193×10^9/L，Hb 126 g/L，PLT 108×10^9/L；骨髓增生1级，原始单核96%，骨髓形态符合FAB-AML-M5；免疫分型异常髓系细胞占78.5%，表达CD13、CD14、CD11b、CD11c、CD33、CD34、CD65、CD56、CD117和HLA-DR；染色体46,XX,t(6;11)(q27;q23)[20]（图2-2-40），基因分析*WT1/ABL1*=34.4%，*MLL*∷*AF6/ABL1*= 113.3%，其余基因包括*FLT3-ITD*、*NPM1*等均正常。患者先后接受2次标准方案诱导化疗达CR，染色体转为正常核型，随后巩固化疗2疗程，于2013年12月3日复查骨髓增生1级，原始单核细胞26%，*MLL*∷*AF6/ABL1*=43.9%，染色体核型为：46,XX,t(6;11)(q27;q23)[2] /53,idem,+3,+8,+16,+19,+20,+21,+22[2] /46,XX[16]（图2-2-41），核型分析显示发生克隆演变，出现新的超二倍体异常，提示疾病复发。此后该患者选择中药治疗未再继续化疗，于2014年3月死于疾病进展，OS为10个月。

（2）病例解析：该患者老年女性，根据2022年版WHO标准诊断为伴*KMT2A*重排［t(6;11)(q27;q23)］AML，初诊时伴高白细胞，无其他基因突变，经标准化疗2疗程获得CR，但缓解期短，巩固化疗2疗程后疾病复发，染色体核型在t(6;11)基础上发生克隆演变，新出现超二倍体核型。该病例提示伴t(6;11)AML预后差，生存期短。初诊时伴高白细胞以及治疗过程中出现克隆演变的患者预后更差。

2．病例二

（1）病例：患者男性，55岁，因“发现淋巴结肿大10天，白细胞增高1周”于2019年11月26日入院，查血常规WBC 62×10^9/L，Hb 114 g/L，PLT 144×10^9/L，外周血涂片原始单核细胞86%；骨髓增生1级，原始单核细胞93.5%，形态考虑FAB-AML-M5；免疫分型异常髓系细胞87.7%，表达CD117、CD45、CD33、CD65、CD11c、CD11b、HLA-DR、CD71、CD9、CD36，部分表达CD38、CD13、CD15、CD56、CD123、CXCR4、CD300e；染色体核型：45,XY,der(9;17)(q10;q10),t(9;11)(p21.3;q23.3)[10]（图2-2-42），*MLL*∷*AF9/ABL1*=88.8%，*FLT3-ITD*和*NPM1*突变均阴性，*TP53*基因cDNA外显子4～10序列可见H179Q型突变（即第179号氨基酸密码子由组氨酸突变为谷氨酰胺），诊断

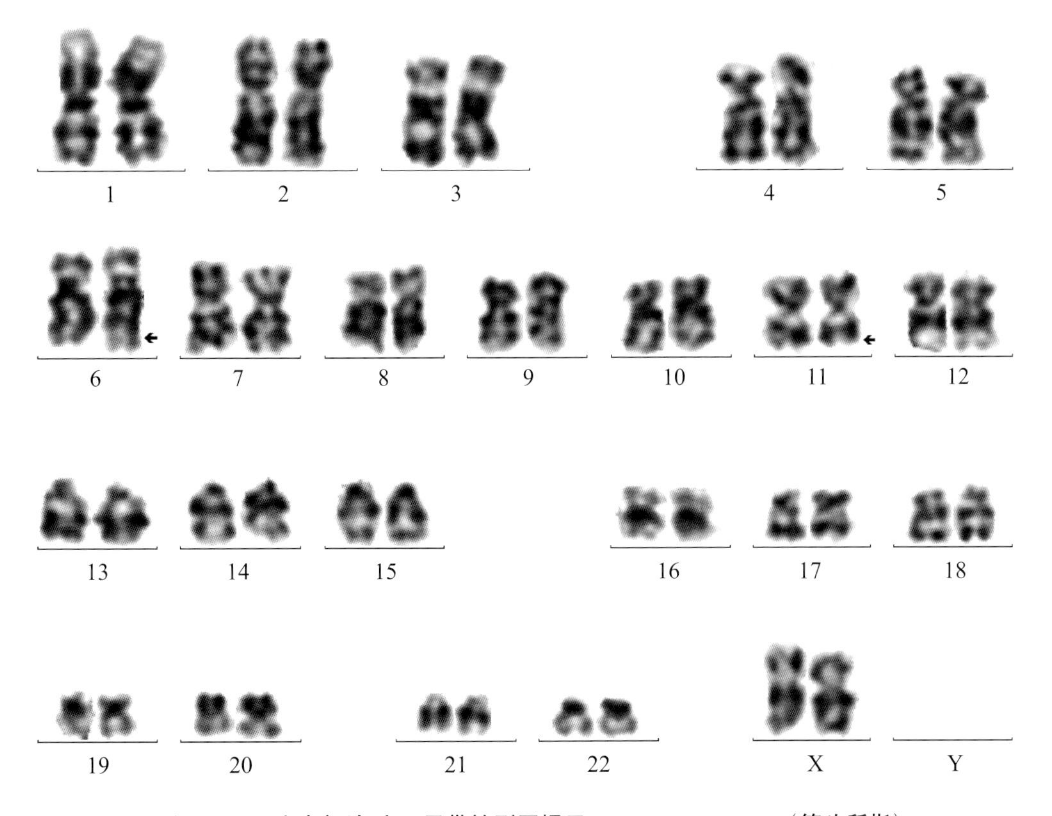

图2-2-40　患者初诊时G显带核型图提示t(6;11)(q27;q23.3)（箭头所指）

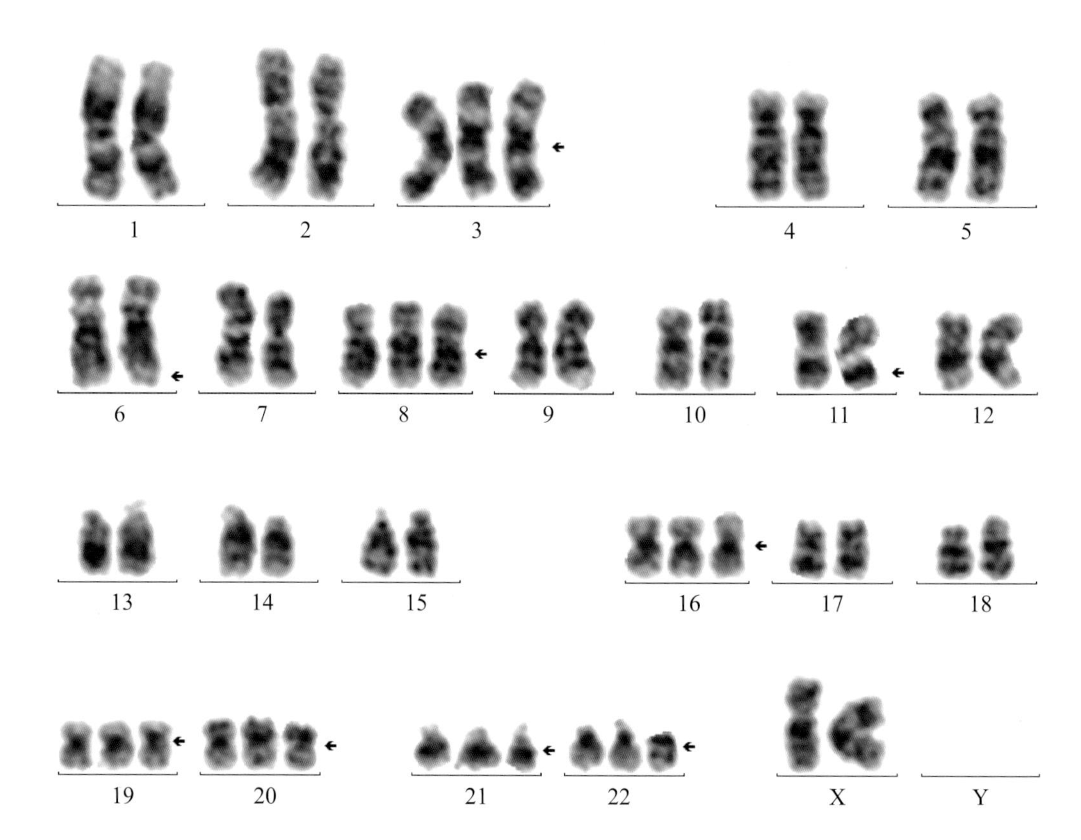

图 2-2-41 患者复发时 G 显带核型图，提示出现超二倍体克隆演变，新出现 **+3,+8,+16,+19,+20,+21,+22**（箭头所指）

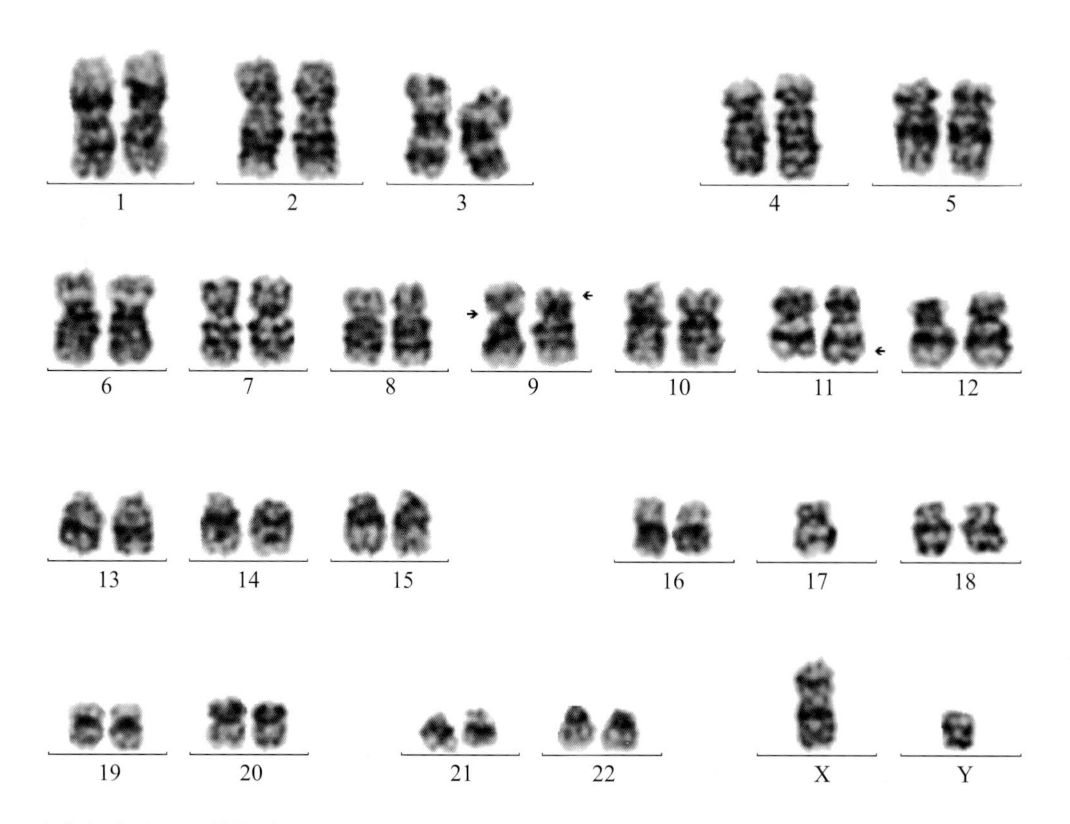

图 2-2-42 患者初诊时 G 显带核型图：**45,XY,der(9;17)(q10;q10),t(9;11)(p21.3;q23.3)**，显示具有 **der(9;17)** 和 **t(9;11)**（箭头所指）

为 AML 伴 *MLL*∷*AF9* 和 *TP53* 基因突变。患者于 2019 年 12 月 3 日接受 IA 方案化疗（去甲氧柔红霉素 + 阿糖胞苷），2020 年 1 月 3 日复查骨髓幼稚单核细胞 73%，提示 NR。1 月 9 日开始西达本胺 30 mg QD，阿扎胞苷 150 mg QD × 7 天，因无效白细胞迅速升高，于 1 月 16 日开始 HAAG（高三尖杉酯碱 + 阿糖胞苷 + 阿克拉霉素 +G-CSF）方案治疗，2 月 1 日皮肤出现白血病细胞浸润性皮疹，病情急剧恶化，于 2020 年 2 月 11 日死于脑出血，发病后存活期不足 3 个月。

（2）病例解析：患者中年男性，急性起病，诊断 AML，FAB 分型为 M5，*TP53* 基因突变阳性，染色体核型除 t(9;11)(p21.3;q23.3) 外还具有 der(9;17)(q10;q10)，提示患者具有 1 条 9 号和 1 条 17 号染色体长臂整臂重排，造成 1 条 9 号染色体短臂和 1 条 17 号染色体短臂缺失，即 *P53* 基因缺失，因该患者同时伴有 *TP53* 突变和缺失，提示高危，患者经诱导化疗未缓解，且化疗后出现髓外白血病细胞浸润，仅存活 2 个月余，显示极差的临床预后。

五、伴 t(6;9)(p22.3;q34)/*DEK*∷*NUP214* 急性髓系白血病

（一）概述

t(6;9)(p22.3;q34)/*DEK*∷*NUP214* 在 AML 中发生概率为 0.7% ~ 1.8%，主要见于年轻 AML 和儿童 AML 患者，在儿童 AML 中发生概率为 1% ~ 2%，可见于各种 FAB 亚型，以 M2 和 M4 最多见。白血病细胞常表达 CD13、CD33、CD38、CD45、HLA-DR 等髓系标志，而 CD34 阴性。患者往往以严重的全血细胞减少、一系或多系病态造血、嗜碱性粒细胞增多（> 2%）以及高频体细胞突变（> 80%）为特征。

因具有独特的生物学特性和预后特征，2008 年版和 2016 年版 WHO 分类都将伴 t(6;9)/ *DEK*∷*NUP214* 的 AML 作为一类独立亚型。由于 t(6;9)/ *DEK*∷*NUP214* 亦可见于 MDS 患者，有研究表明，伴 t(6;9) 的 MDS 和 AML 生物学特性和预后特征存在明显差异，伴 t(6;9) 的 MDS 患者比 AML 患者年龄更大、白细胞更低、外周血和骨髓原始细胞比例更低，而基因突变尤其是 *FLT3-ITD* 在 AML 的发生概率更高，AML 生存较 MDS 差，所以建议将二者分属不同疾病[37]。但根据 2022 年版 WHO 髓系肿瘤分类[1]，认为一旦具有 *DEK*∷*NUP214* 融合，无论原始细胞是否超过 20% 均应诊断为伴 *DEK*∷*NUP214* 的 AML，而根据 ELN 2022 年版指南[2]，具有 *DEK*∷*NUP214* 融合时，骨髓或者外周血原始粒细胞≥ 10% 方可诊断 AML。

（二）细胞遗传学和分子遗传学特性

细胞遗传学分析大部分患者为单独 t(6;9)(p22.3;q34)，10% ~ 20% 伴有附加染色体异常，附加异常以 +8 和 +13 多见。文献偶见 t(1;9)(p22;q34) 等变异易位的报道[38]。既往很多文献报道 t(6;9) 的染色体断点为 6p23 和 9q34，后来发现 6 号染色体短臂断点实际应为 6p22.3（图 2-2-43 至图 2-2-44）。分子学研究揭示 t(6;9) 导致位于 6p22.3 的 *DEK* 基因（即 *CAN* 基因）与位于 9q34 的 *NUP214* 基因并置形成 *DEK*∷*NUP214* 融合基因，该融合基因产物可导致髓系细胞的蛋白合成增加，并干扰机体对正常细胞的生长、增殖以及分化的调控，可能最终导致白血病的发生。大部分伴 t(6;9)(p22.3;q34)AML 患者（约 70%）具有 *FLT3-ITD* 突变[39]。

（三）预后特征

伴 t(6;9) 的 AML 诱导化疗 CR 率低且容易复发，生存期短，预后不良。目前普遍认为 t(6;9) 是 AML 独立的预后不良因素，合并 *FLT3-ITD* 或附加染色体异常对其不良预后无明显影响[40]。伴 t(6;9) 的成人 AML 患者和儿童 AML 患者 5 年 OS 分别为 28% 和 9%，在第一次完全缓解期（first complete remission，CR1）进行异基因造血干细胞移植（allo-HSCT）能改善生存。一项来自 EBMT 登记组 195 例 t(6;9)AML 的研究显示，在 CR1 进行 HSCT 的患者 2 年 DFS 明显优于 CR2 接受 HSCT 者（57% vs. 34%），前者复发率低（19% vs. 33%）[41]。对于无条件接受 HSCT 的患者，*FLT3* 抑制剂或者 CD33 单抗可能使部分患者获益。

（四）典型病例

1．病例　患者女性，45 岁，因“发热伴皮肤黏膜瘀斑 1 周”于 2009 年 12 月 10 日入院，入院查

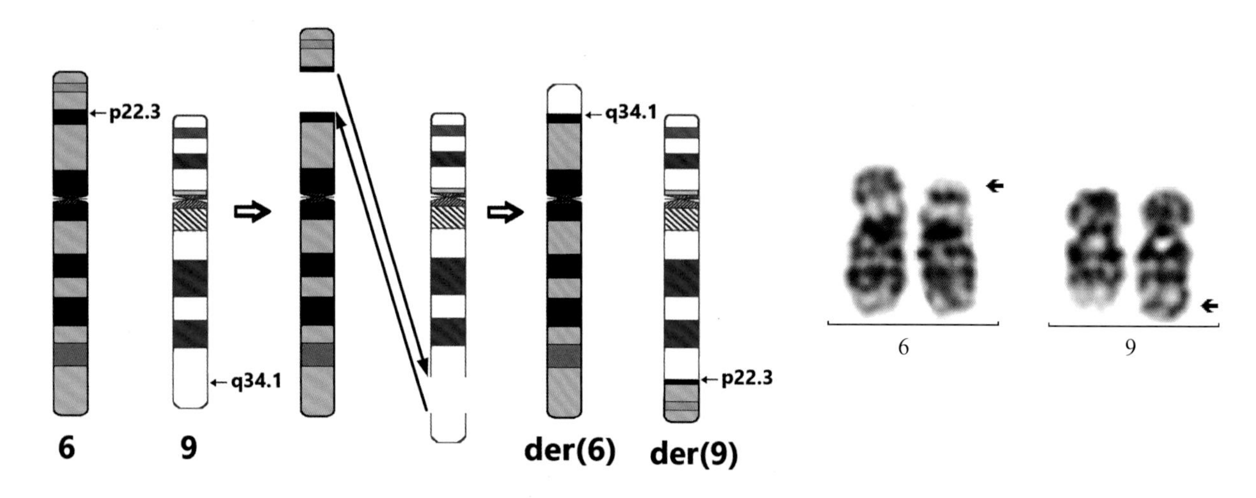

图 2-2-43 t(6;9)(p22.3;q34.1) 模式图

图 2-2-44 t(6;9)(p22.3;q34.1) 核型图

血常规 WBC 97.5 × 10^9/L，Hb 112 g/L，PLT 31 × 10^9/L；外周血涂片可见大量原始细胞；骨髓增生1级，原始单核细胞占82.5%，幼稚单核7.5%，骨髓形态符合FAB-AML-M5；免疫分型异常髓系细胞占89%，表达HLA-DR、CD7、CD13、CD33、CD38、CD71、CD117和CD123；基因分析*DEK*::*NUP214/ABL1*=215.63%，*WT1/ABL1*=46.7%，*FLT3-ITD*阴性，染色体核型46,XX,t(6;9)(p22.3;q34) [20]（图 2-2-45），诊断为伴*DEK*::*NUP214*的AML。患者于2009年12月12日和2010年1月8日分别给予DA方案（柔红霉素 + 阿糖胞苷）和TA方案（吡柔比星 + 阿糖胞苷）诱导化疗未缓解，2010年2月6日给予HAE+G-CSF方案（高三尖杉紫碱 + 阿糖胞苷 + 依托泊苷 +G-CSF）化疗后骨髓原幼单

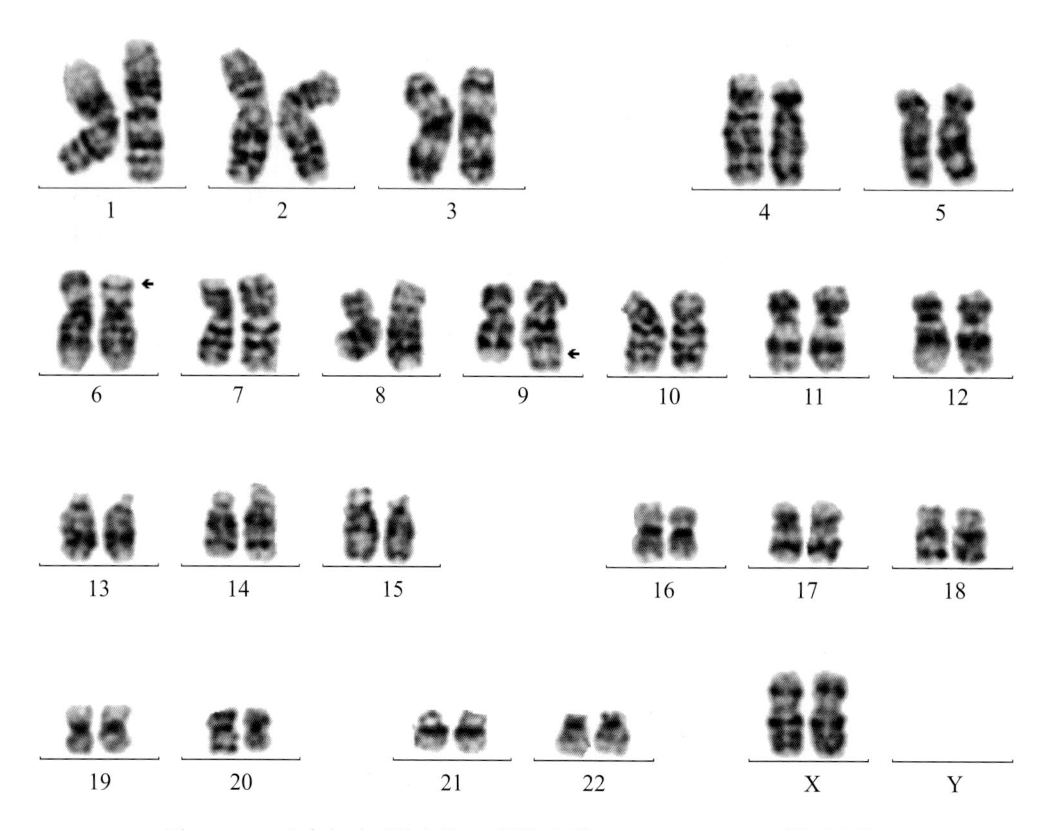

图 2-2-45 患者初诊时染色体 G 显带核型 t(6;9)(p22.3;q34)（箭头所指）

核细胞占8%，达部分缓解，再次给予FLAG方案（福达拉滨+大剂量阿糖胞苷+G-CSF）化疗后复查骨髓原始幼稚单核细胞65%，此后再次化疗2个疗程始终无效，于2010年9月死于感染，OS仅9个月。

2. 病例解析　该患者初诊时具有高白细胞（97.5×10^9/L），染色体为单独t(6;9)，*FLT3-ITD*阴性，患者经3个疗程诱导化疗达部分缓解，但是再次化疗后疾病迅速进展，对随后的化疗无反应最终死亡。该病例提示伴t(6;9)AML预后差，对传统的化疗方案缓解率低，伴高白细胞者预后更差。

六、伴*MECOM/3q26.2*重排急性髓系白血病

（一）概述

*MECOM*基因是由位于3号染色体长臂2区6带2亚带（3q26.2）的*MDS1*和*EVI1*基因组成的复合体，又名*MDS1-EVI1*复合体（*MDS1* and *EVI1* complex locus，*MECOM*）（图2-2-46）。*MECOM*重排主要指涉及染色体3q26.2位点的重排异常，可见于MDS和AML。根据2022年版WHO髓系肿瘤分类，具有*MECOM*基因重排的患者，无论原始细胞比例是否达到20%，统一归入“伴*MECOM*重排的AML”[1]；而根据2022年版ELN标准，具有*MECOM*基因重排时，骨髓或者外周血原始粒细胞≥10%可诊断AML[2]。

*MECOM*重排导致*EVI1*基因高表达，进而导致造血异常和疾病发生。至今报道的*MECOM*重排的伙伴基因有30余种，其中inv(3)(q21.3q26.2)或t(3;3)(q21.3;q26.2)是最常见的*MECOM*重排类型，亦称为“经典型”*MECOM*重排，占40%～60%，其他少见类型依次为t(3;21)(q26.2;q22.1)/*MECOM*::*RUNX1*(11%～15%)、t(3;8)(q26.2;q24.2)/*MYC*::*MECOM*（约11%）、t(2;3)(p11~23;q26~27)/*MECOM*::?（6%～9%）、t(3;12)(q26.2;p13.2)/*ETV6*::*MECOM*（约6%）等，被称为“其他型”或“非经典型”*MECOM*重排。Summerer等研究表明，约一半以上*MECOM*重排患者具有附加染色体异常，主要附加异常为-7和7q-，其中AML比MDS患者更容易合并附加异常。大部分患者具有至少一种继发性基因突变，主要包括*SF3B1*（28%）、*NRAS*（24%）、*PTPN11*（22%）、*ASXL1*（19%）、*SRSF2*（16%）、*RUNX1*（14%）、*DNMT3A*（12%）及*TP53*（10%）等基因突变[42]。

根据2022年版ELN[2]及MRC预后评估指南[4]，伴*MECOM*重排AML预后不良。Summerer等分析120例具有*MECOM*重排的患者（其中38例MDS原始粒细胞＜20%，82例AML原始粒细胞≥20%），结果表明具有*MECOM*重排的MDS和AML患者OS无显著性差异（中位OS：24个月vs. 11个月，$P>0.05$）；“经典型”和“其他型”异常的患者OS亦无明显差异（中位OS：15个月vs. 10个月，$P>0.05$）；附加染色体异常预后更差（中位OS：10个月vs. 24个月，$P=0.04$）；多因素分析显示合并≥2种基因突变、*NRAS*突变和*TP53*突变是独立的预后不良因素[42]。

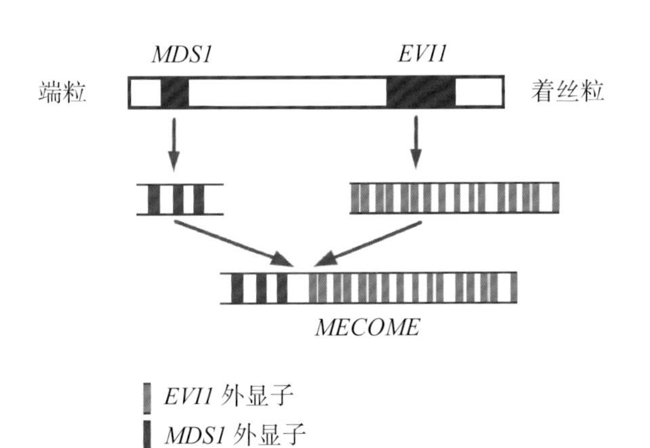

图2-2-46　*MECOME*（*MDS1*和*EVI1*复合体）基因图解

（二）inv(3)(q21.3q26.2)或t(3;3)(q21.3;q26.2)

1. 概述　inv(3)(q21.3q26.2)或t(3;3)(q21.3;q26.2)在AML中的发生概率为1%～2.5%，多见于成人AML，无明显性别差异。除了inv(3)(q21.3q26.2)或t(3;3)(q21.3;q26.2)，偶见插入性易位如ins(3;3)(q26.2;q21q26.2)或dup(3)(q21q26)的报道。伴inv(3)或t(3;3)的AML患者常具有骨髓多系病态造血，巨核系增生异常，多伴贫血，但多数血小板数目正常或增高，显著血小板减少仅见于7%～22%患者。白血病细胞常表达CD34、CD33、CD13、CD117和HLA-DR，大部分表达

CD38，而 CD7 异常表达亦很常见，部分表达巨核细胞标志 CD41 和 CD61。

2．分子遗传学特性　分子学研究揭示 inv(3)(q21.3q26.2) 或 t(3;3)(q21.3;q26.2) 导致位于 3q21 的 *GATA2* 远端造血增强子（GATA2 distal hematopoietic enhancer，G2DHE）重置并激活位于 3q26.2 的 *MECOM* 基因，导致 *MECOM* 基因过表达，而 *GATA2* 则表现为单等位基因表达。在 2016 年版 WHO 分类体系中，将此类 AML 由原来的“伴 inv(3)/t(3;3);*RPN1-EVI1*”更改为“伴 inv(3)/t(3;3); *GATA2*，*MECOM*”AML。过去曾认为 inv(3)/t(3;3) 导致 *RPN1-EVI1* 融合转录本形成，但后来的研究表明 inv(3)/t(3;3) 并未产生新的融合转录本，而只是导致 *EVI1* 原癌基因激活和异常高表达。*EVI1* 是造血干细胞因子和转录因子，在造血干细胞的自我更新中发挥重要作用，*EVI1* 高表达可导致髓系细胞过度增殖和分化异常，进而可能引发白血病。*EVI1* 异常高表达在 AML 发生概率约 11%，在伴 inv(3)/t(3;3) 的 AML 中发生概率在 95% 以上。图 2-2-47 展示了 inv(3)/t(3;3) 所涉及的位于 3q21 和 3q26 位点的基因之间的相互关系。

几乎所有伴 inv(3)/t(3;3) 的 AML 患者均伴有继发性基因突变，约 98% 患者具有激活 *RAS*/ 酪氨酸激酶受体信号通路的基因突变，常见的突变基因依次为 *NRAS*（27%）、*PTPN11*（11%）、*FLT3*（13%）、*KRAS*（11%）、*NF1*（9%）、*CBL*（7%）以及 *KIT*（2%）。此外，常见的其他突变基因还有 *GATA2*（15%）、*RUNX1*（12%）和 *SF3B1*（27%）[43-44]。

3．细胞遗传学特性　inv(3)(q21.3q26.2)（图 2-2-48 至图 2-2-50）和 t(3;3)(q21.3;q26.2)（图 2-2-51 至图 2-2-53）容易被常规显带核型识别，附加染色体异常在伴 inv(3)/t(3;3) 的 AML 中很常见，其中以 -7 最多见，超过 50% 的患者伴有单体 7 异常，其次是 5q-、复杂异常和 7q-。对于核型分析失败或者显带不佳的患者，可通过 *RPN1*(3q21.3)/*MECOM*(3q26.2) 双色双融合探针进行 FISH 检测，正常细胞表现为 2 红 2 绿信号，而 inv(3) 和 t(3;3) 的 FISH 杂交信号均表现为 1 红 1 绿 2 融合，此时只能通过观察中期细胞的 FISH 信号来区别 inv(3) 和 t(3;3)。中期细胞上 1 条正常 3 号染色体表现为 1 红 1 绿分离信号，而具有 inv(3) 异常的 3 号染色体则表现为两个融合信号（图 2-2-50）；具有 t(3;3)

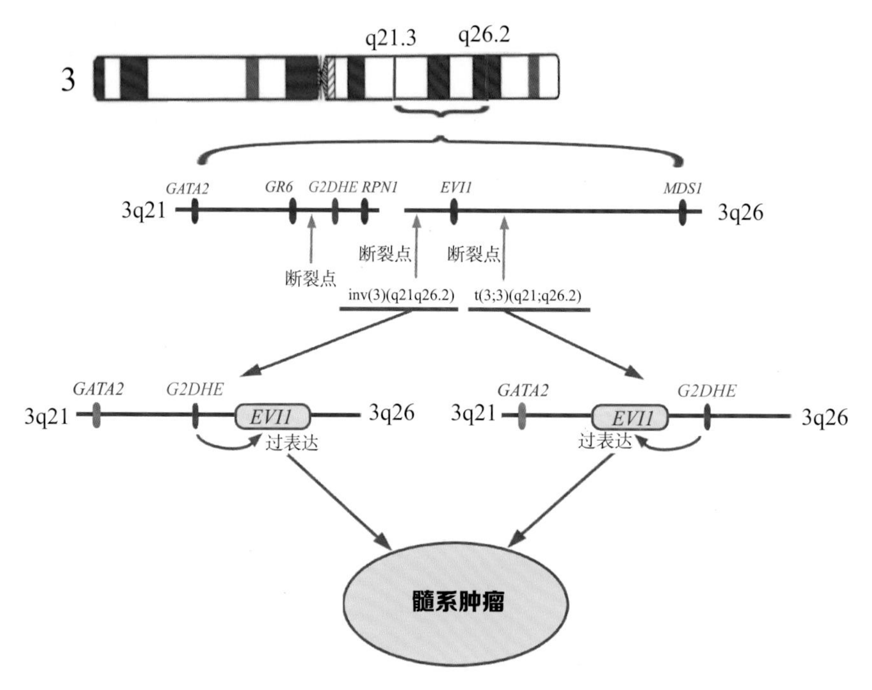

图 2-2-47　**inv(3) 和 t(3;3) 的 3q 异常图解，inv(3) 和 t(3;3) 的 3q26.2 断裂点即 *EVI1* 基因断裂点不同，inv(3) 断裂点位于 *EVI1* 基因的 3′端（图示左侧），t(3;3) 断裂点位于 *EVI1* 基因 5′端（图示右侧），黄色 *EVI1* 基因代表过表达，绿色 *GATA2* 基因代表基因表达减弱，为单倍基因表达**

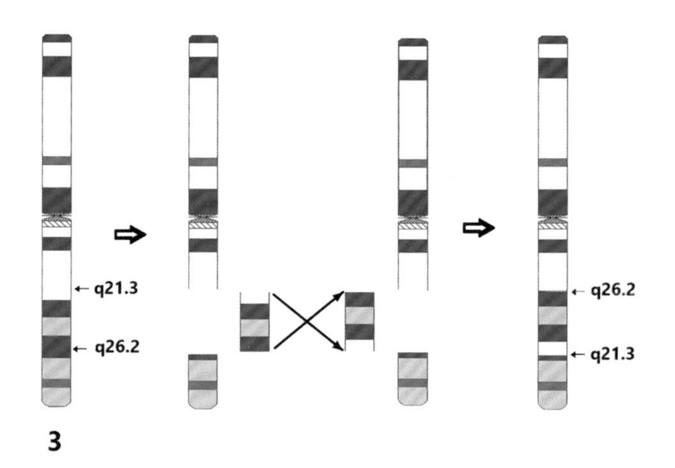

图 2-2-48 inv(3)(q21.3q26.2) 模式图

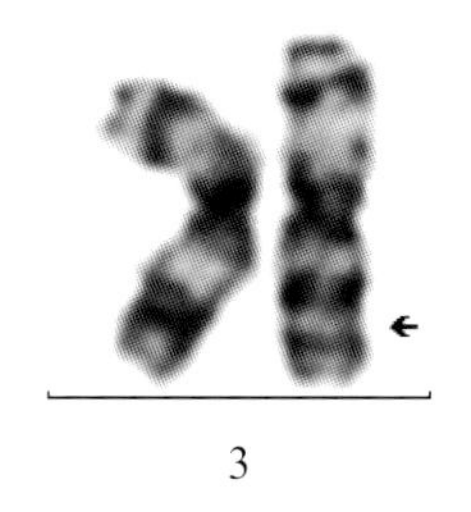

图 2-2-49 inv(3)(q21.3q26.2) 核型图（箭头所指）

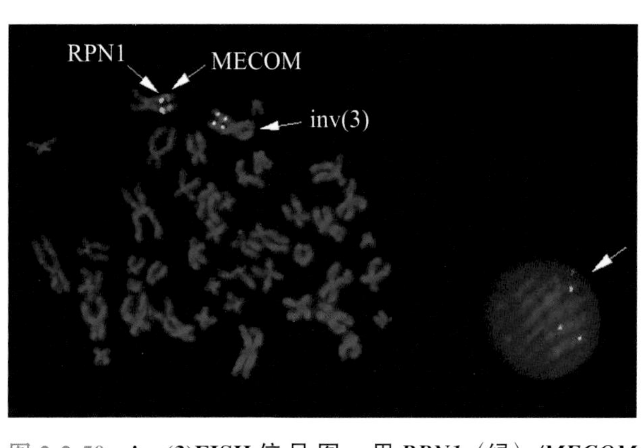

图 2-2-50 inv(3)FISH 信号图，用 *RPN1*（绿）/*MECOM*（红）双色双融合探针检测，阳性间期细胞和中期细胞均为 1 红 1 绿 2 融合信号，中期细胞上 1 条正常 3 号染色体表现为 1 红 1 绿信号，而具有 inv(3) 异常的 3 号染色体则表现为两个红绿融合信号（箭头所指）

异常的中期细胞上 1 条 der(3) 即 3q- 表现为 1 个红绿融合信号，另一条 der(3) 即 3q+ 则表现为 1 红 1 绿 1 融合的信号，融合信号位于红绿信号中间（图 2-2-53）。

4．预后特征 inv(3)/t(3;3) 在所有 AML 预后评估系统中均归属于预后不良组，伴 inv(3) 或 t(3;3) 的 AML 预后极差，生存期短，诱导化疗缓解率＜ 50%，中位生存时间 8 个月左右，5 年 OS ＜ 10%，获得 CR 的患者进行 HSCT，2 年 DFS 和 OS 分别为 23.8% 和 34.9%[45]。合并单体 7 和复杂异常核型患者预后更差[46]。高龄、高白细胞亦与不良预后相关。

此外，inv(3)/t(3;3) 亦可见于少数 MDS、CML、MPN 患者，CML 患者出现 inv(3)/t(3;3) 提示疾病加速或者急变，当 t(9;22) 和 inv(3)/t(3;3) 同时存在时，强烈提示为 CML 疾病进展，而非原发 AML。具有 inv(3) 或 t(3;3) 但骨髓原始细胞＜ 20% 的 MDS 患者临床预后与 AML 极其相似，一般

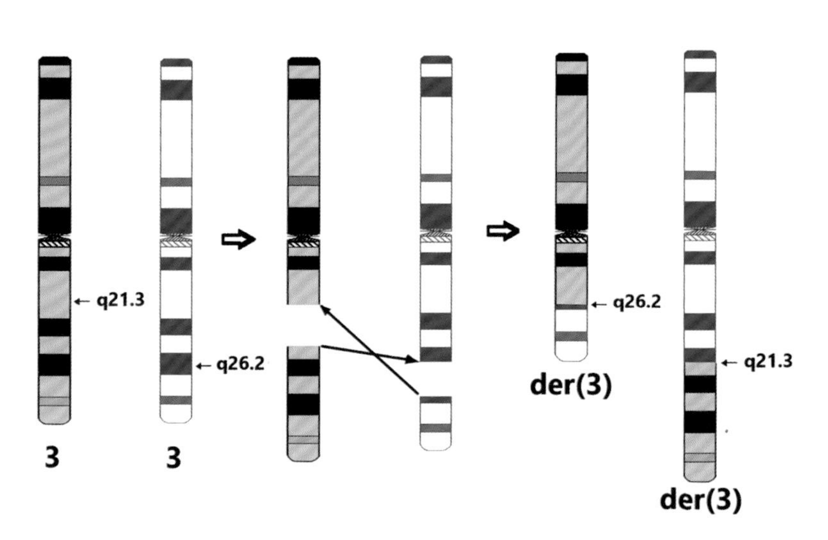

图 2-2-51 t(3;3)(q21.3;q26.2) 模式图（箭头所指）

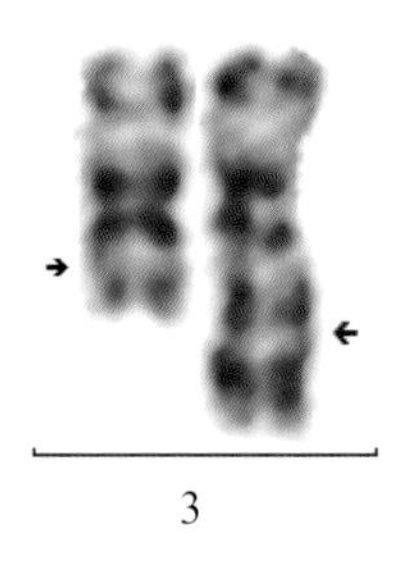

图 2-2-52 t(3;3)(q21.3;q26.2) 核型图（箭头所指）

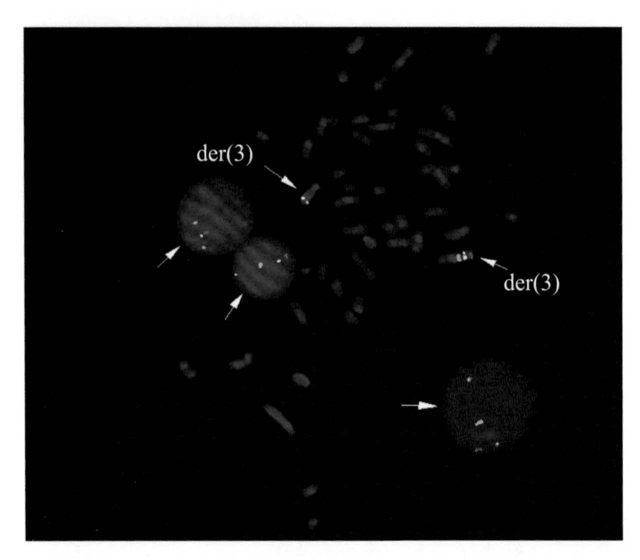

图 2-2-53 **t(3;3)FISH 信号图，用 *RPN1*（绿）/*MECOM*（红）双色双融合探针检测，阳性间期细胞和中期细胞均为 1 红 1 绿 2 融合信号，中期细胞上 1 条 der(3) 即 3q- 表现为 1 个红绿融合信号，另一条 der(3) 即 3q+ 则表现为 1 红 1 绿 1 融合的信号，融合信号位于红绿信号中间（箭头所指）**

都缺乏慢性血细胞减少的过程而快速向 AML 发展[44,47]，Sasaki 等研究发现 60% 伴 inv(3) 或 t(3;3) 的 MDS1 个月内转变成 AML，有学者[47]建议不管原始细胞比例多少都应将其诊断为 AML。2022 年版 WHO 髓系肿瘤分类对诊断标准进行了修订，当具有 inv(3)/t(3;3) 时，即使原始细胞比例 < 20% 亦诊断为“伴 *MECOM* 重排的 AML”[1]。根据 2022 年 ELN 指南，伴 inv(3)/t(3;3) 时需原始细胞 ≥ 10% 方可诊断 AML。

5．典型病例

（1）病例：患者男性，39 岁，因“发热 2 天”于 2018 年 1 月 16 日入院，WBC 3.44×10^9/L，Hb 82 g/L，PLT 57×10^9/L；外周血原始细胞 44%；骨髓增生 2 级，原始细胞 77%，FAB 分型 AML-M2；免疫分型异常髓系细胞占 69.1%，表达 CD34、CD117、CD38、CD13、CD2，部分表达 CD7、CD11b、HLA-DR、CD123、CD56、CD36；染色体核型 45,XY,inv(3)(q21q26),-7[20]（图 2-2-54），*FLT3-ITD* 阴性，*NPM1* 阴性，*TP53* 未见突变，*WT1/ABL1*=61.1%，*EVI1/ABL1*=511.2%，诊断伴 inv(3)(q21q26)/*MECOM* 重排 AML。患者先后于 2018 年 1 月 18 日、2 月 17 日分别接受 IA（阿糖胞苷 + 去甲氧柔红霉素）方案和地西他滨 +CAG 方案（G-CSF+ 阿糖胞苷 + 阿克拉霉素）化疗，骨髓评估未缓解（NR）。

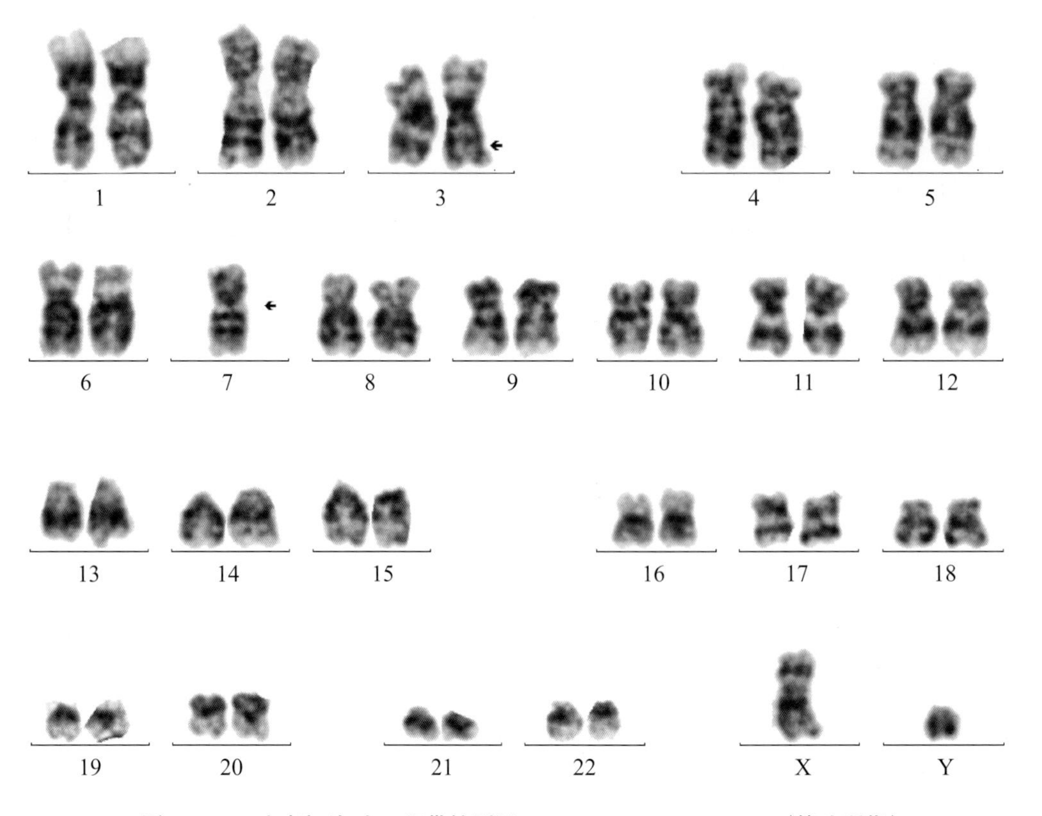

图 2-2-54 **患者初诊时 G 显带核型图 45,XY,inv(3)(q21q26),-7（箭头所指）**

2018 年 3 月 18 日出现双侧眼球突出，考虑绿色瘤，于 3 月 22 日给予大剂量甲氨蝶呤 + 大剂量阿糖胞苷的方案化疗，2018 年 4 月 18 日骨髓增生 3 级，原始细胞 93%，*EVI1/ABL1*=419.6%，此后未再化疗，患者于 2018 年 8 月死亡，带病存活 7 个月。

（2）病例解析：患者年轻男性，诊断为伴 inv(3)/*MECOM* 重排的 AML，染色体具有 inv(3) 伴 -7 附加异常，无其他高危因素，患者经 3 个疗程诱导化疗 NR，且出现髓外绿色瘤，带病存活 7 个月后死于疾病进展。此病例提示同时伴 -7 和 inv(3) 的 AML 预后极差。

（三）t(3;21)(26.2;q22.1)

1．概述　t(3;21)(q26.2;q22.1)（图 2-2-55 至图 2-2-56）是一种罕见的发生于髓系肿瘤的重现性易位，占 3q26.2/*MECOM* 重排异常的 11% ~ 15%，主要见于治疗相关性髓系肿瘤、CML 加速或者急变期，偶见于初发 AML 或 MDS[48]，在 MDS 或 AML 中发生率约 1%。该染色体易位导致 21q22 上 *RUNX1* 基因（又称 *AML1* 基因）与 3q26.2 上 *RPL22*（*EAP*）基因或 *MECOM* 融合，产生多种转录产物如 *RUNX1-MECOM*（*AML1-MDS1-EVI1*）、*AML1-EVI1*、*AML1-MDS1* 等，*RUNX1*、*EVI1* 以及 *MDS1-EVI1* 均与细胞周期调控及细胞分化控制有关，上述基因产物可通过抑制 *RUNX1* 诱导的正常转录活性、对抗转化生长因子的生长抑制效应、阻断 *JNK* 活性等作用促进髓系细胞增殖并抑制其分化和凋亡，导致白血病发生和发展。同样是累及 3q26.2，伴 t(3;21)AML/MDS 与伴 inv(3)/t(3;3)AML/MDS 相同之处是二者均常伴多系病态造血和 -7/7q- 异常，但 t(3;21)AML/MDS 多为治疗相关性疾病，且生存期更短[49]，中位生存时间仅 2 ~ 6.5 个月，预后极差。

2．典型病例

（1）病例一

1）病例：患者男性，26 岁，因“乏力、头晕、白细胞高 1 周”于 2012 年 3 月 21 日就诊，血常规 WBC 101×10^9/L，Hb 130 g/L，PLT 380×10^9/L，骨髓形态增生 1 级，原始细胞 2%，融合基因 *BCR*::*ABL1/ABL1*= 26.7%，染色体核型 46,XY,t(9;22)(q34;q11)[20]，诊断为 CML 慢性期。给予伊马替尼 400 mg/d 治疗。此后定期复查骨髓评估疗效。2014 年 8 月染色体 46,XY[6]，*BCR*::*ABL* 分子学反应 –2.3。*ABL1* 基因激酶区未检测到突变。2014 年 12 月停伊马替尼，予尼洛替尼 800 mg/d 治疗，2015 年 3 月 *BCR*::*ABL1* 为 0，*AML1*::*MDS1/ABL1*=157.6%，染色体核型 46,XY,t(3;21)(q26.2;q22)[17]/46,XY[3]。骨髓形态：增生低下，原始粒细胞比例略增高，原始 + 早幼粒细胞 5.5%，*BCR*::*ABL* 融合基因定量分子学反应 –5，诊断为 CML 继发性伴 t(3;21)MDS。2016 年 3 月因血小板低，尼罗替尼减量为 600 mg/d。2016 年 6 月 *BCR*::*ABL/ABL1*=0.1201%，因血小板低停尼洛替尼治疗。2016 年 7 月复查骨穿，增生 3 级，原始粒细胞 21%，*BCR*::*ABL/ABL1*=0.22%，染色体 46,XY,t(3;21)(q26.2;q22)[20]，*AML1*::*MDS1/ABL1*=284.6%，诊断为 CML 继发性伴 t(3;21) AML。2016 年 8 月 8 日再次口服尼洛替尼 400 mg/

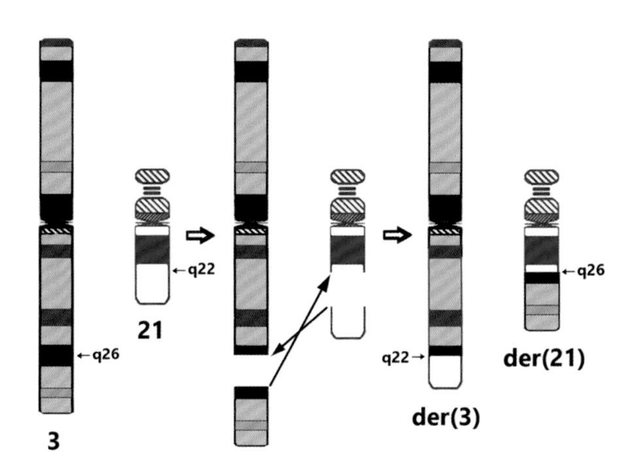

图 2-2-55　t(3;21)(q26;q22) 模式图

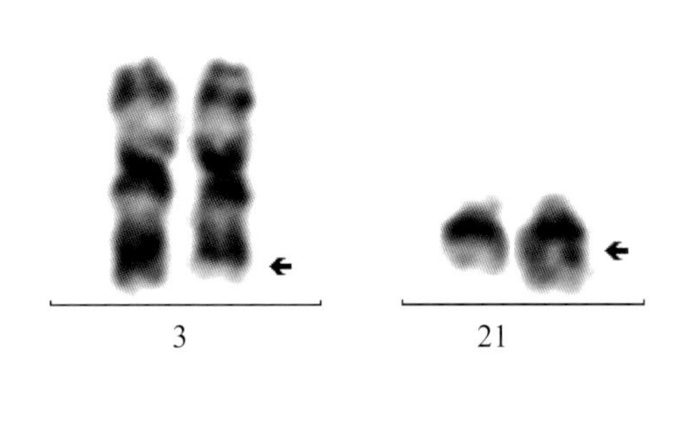

图 2-2-56　t(3;21)(q26;q22) 核型图

d 联合 IA 方案化疗（善唯达 20 mg d1 ～ 3，阿糖胞苷 160 mg d1 ～ 7），2016 年 9 月 6 日骨髓增生 5 级，原始粒细胞 1%，骨髓 CR；10 月 17 日骨髓增生 4 级，原始粒细胞 37%。2016 年 10 月 20 日予 CAG 方案化疗（阿糖胞苷 20 mg q12h，d1 ～ 14；阿柔比星 20 mg d1 ～ 4；重组人粒细胞刺激因子 300 μg d1 ～ 14），11 月 17 日复查骨穿原始粒细胞 10%。2016 年 11 月 17 日予 FLAG（福达拉滨、阿糖胞苷、重组人粒细胞刺激因子），化疗后骨髓原始粒细胞 41%，于 2017 年 1 月死于疾病进展。自染色体出现 t(3;21) 后存活 22 个月，进展成 AML 后存活仅 6 个月。

2）病例解析：患者年轻男性，CML 慢性期，经 TKI 治疗 3 年 Ph 染色体转阴并获得主要分子学疗效，出现 Ph^- 克隆演变，新出现 t(3;21)，同时疾病由 CML 向 MDS 发展，MDS 状态持续 16 个月后最终转化成伴 t(3;21)AML，经尼洛替尼联合化疗 3 个疗程均未 CR，进展成 AML 后仅存活 6 个月。在 CML 患者中，t(3;21) 可出现在 Ph^+ 细胞中即出现 Ph^+ 细胞克隆演变，此时往往提示 CML 加速或者急变。此例患者是在 CML 获得完全细胞遗传学反应以及主要分子学反应后在 Ph^- 细胞中出现 t(3;21)，经由 MDS 过程后转变成 AML，对 TKI 联合常规化疗的治疗方案不敏感，预后不良。与 CML 急变不同，此患者应诊断为伴 t(3;21)/*MECOM* 重排的继发性 AML。

（2）病例二

1）病例：患者女性，67 岁，因“乏力、面色苍白 3 个月，发现全血细胞减少 2 周”于 2017 年 5 月 4 日就诊，查血常规 WBC 2.1×10^9/L，Hb 70 g/L，PLT 31×10^9/L，外周血涂片可见原始粒细胞 1%，骨髓增生 4 级，原始粒细胞 7%，三系病态造血均＞ 10%，铁染色未见环形铁粒幼细胞，免疫分型 $CD34^+$ $CD117^+$ 髓系幼稚细胞占 1.65%，*WT1/ABL1*=11.5%，*PRAME/ABL1*=204.8%，染色体核型 52,XX,t(3;21)(q26;q22),+8,+12,+20,+der(21)t(3;21)×3[10]（图 2-2-57），诊断考虑 MDS-EB1，患者于 2017 年 6 月、7 月先后接受阿扎胞苷治疗 2 疗程，血象无明显好转，之后改为支持治疗，2017 年 12 月 9 日复查骨穿，骨髓增生 5 级，原始粒细胞 30%，三系明显病态造血，免疫分型 $CD34^+$ $CD117^+$ 髓系幼稚细胞占 18.97%，*WT1/ABL1*=33.6%，*PRAME/ABL1*=186.8%，*EVI1/ABL1*=180.6%，*FLT3-ITD* 阴性、*TP53* 基因无突变，染色体核型同首次发病，诊断为伴 t(3;21)/*MECOM* 重排的 AML（MDS 转），患者再次接受 CAG+ 地西他滨的方案 2 疗程无效，化疗后因长期粒细胞缺乏合并严重感染于 2018 年 5 月死亡，由 MDS 向 AML 转化后仅总存活 5 个月。

2）病例解析：患者老年女性，初诊时染色体分析为伴 t(3;21) 超二倍体核型，诊断为 MDS-EB1，IPSS 评分为中危 2，IPSS-R 评分为极高危，去甲基化药物治疗无效，诊断后 7 个月转变为 AML，对化疗不敏感。该病例提示合并 t(3;21) 超二倍体核型的 MDS 预后差，即使不合并 *FLT3-ITD* 和 *TP53* 突变等高危分子学特征，疾病亦可能快速向 AML 进展，进展为 AML 后对化疗及去甲基化药物治疗反应差，生存时间短。根据 2022 年版 WHO 髓系肿瘤分型，此患者起病时即可诊断为“伴 *MECOM* 重排的 AML”，但根据 2022 年版 ELN 指南，该患者起病时仍应诊断为“伴 *MECOM* 重排的 MDS”。

（四）t(3;12)(q26.2;p13.2)/*ETV6*∷*MECOM*

t(3;12)(q26.2;p13.2) 是 AML 中罕见的重现性染色体易位（图 2-2-58），占 *MECOM* 重排的 6% 左右，该易位导致位于 12p13.2 位点的 *ETV6* 基因与 3q26.2 位点的 *MECOM* 基因并置形成 *ETV6*∷*MECOM* 融合基因。t(3;12) 可发生于 AML、MDS 和 CML 等。此类 AML 多伴增生异常，约 40% 伴有附加染色体异常，以 -7 和 7 号染色体异常多见，约 25% 具有 *FLT3-ITD*，预后不良 [50]，中位 OS 仅 10 个月。

（五）t(3;8)(26.2;24.2)/*MYC*∷*MECOM*

t(3;8)(26.2;24.2) 是 AML 中罕见的重现性遗传学异常（图 2-2-59），在 AML 中发生概率＜ 1%。t(3;8) 导致位于 8q24 的 *MYC* 基因与 *MECOM* 基因并置形成 *MYC*∷*MECOM* 融合基因。t(3;8)(26.2;24.2)/*MYC*∷*MECOM* 约占 *MECOM* 重排的 11%，多为治疗相关性 AML，亦可继发于 CML 或 MPN。绝

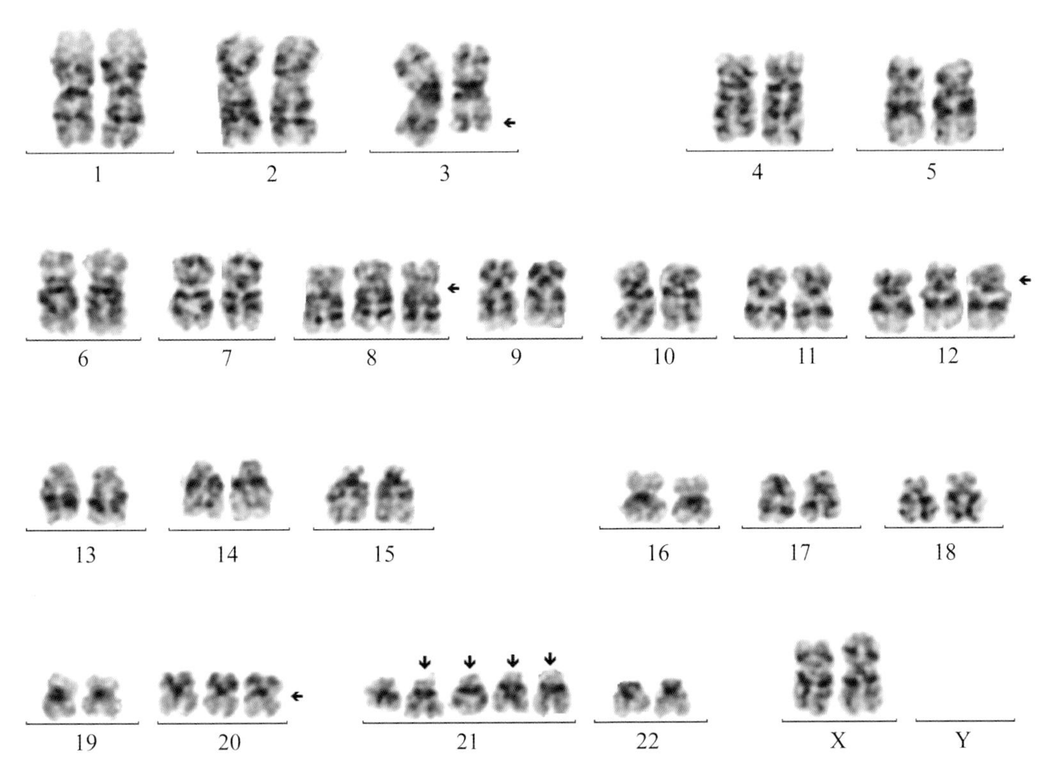

图 2-2-57 患者初诊时和转变成 AML 时染色体核型：52,XX,t(3;21)(q26;q22),+8,+12,+20,+der(21)t(3;21)×3（异常如箭头所指）

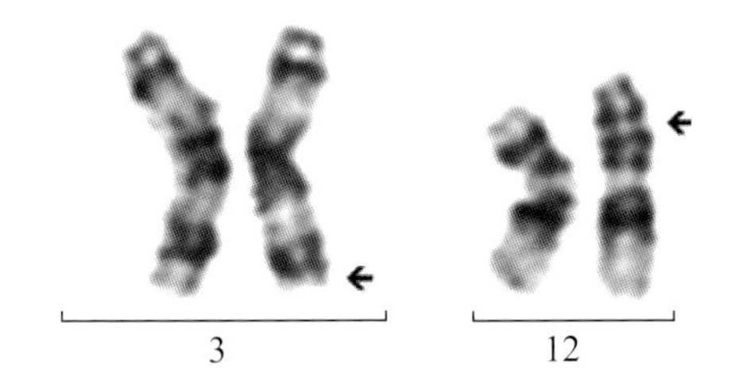

图 2-2-58 t(3;12)(q26.2;p13.2) 核型图

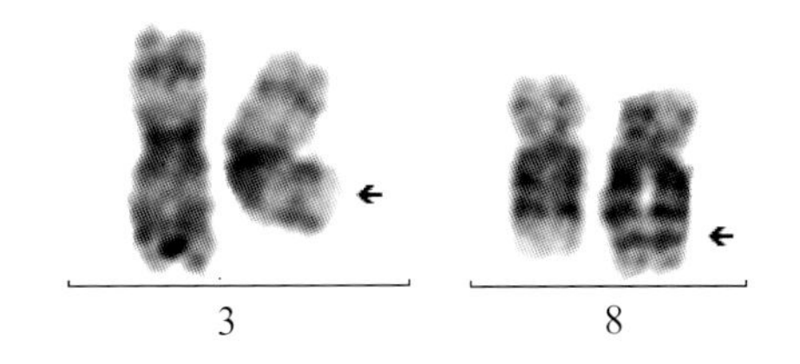

图 2-2-59 t(3;8)(q26.2;q24.2) 核型图（箭头所指）

大部分患者骨髓具有多系病态造血，临床预后差，生存期短，中位生存期仅 6 个月 [51]。

（六）t(2;3)(p11~p23;q26.2)/*MECOM* :: ?

t(2;3)(p11~p23;q26.2)（图 2-2-60）是 AML 中非常罕见的重现性遗传学异常，此易位导致 *MECOM* 基因与 2 号染色体短臂 1 区 1 带至 2 区 3 带的任意区域位点重排，涉及多种伙伴基因。FISH 检测可见到 *MECOM* 基因分离信号（图 2-2-61），为诊断提供确凿依据。t(2;3)(p11~p23;q26.2) 主要见于髓系肿瘤，包括 AML、MDS 及 CML 急变期等，其中 40% 为单独 t(2;3) 异常，30% 合并 -7，其他附加异常依次为 5q-、7q-，约 10% 合并 t(9;22)，临床预后不良。

七、伴其他类型重现性遗传学异常 AML（按受累染色体序号大小顺序介绍）

AML 中其他少见类型重现性遗传学异常主要包括 t(1;3)(p36.3;q21.3)/*PRDM16* :: *RPN1*、t(1;22)(p13.3;q13.1)/*RBM15* :: *MRTFA*、t(3;5)(q25.3;q35.1)/*NPM1* :: *MLF1*、t(7;12)(q36.3;p13.2)/*ETV6* :: *MNX1*、

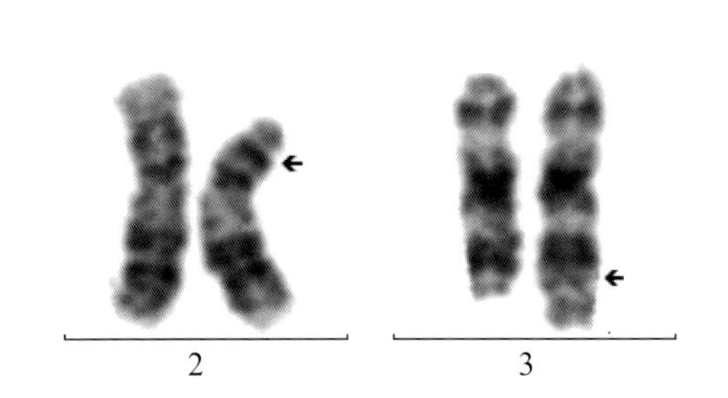

图 2-2-60　t(2;3)(p16;q26.2) 核型图（箭头所指）

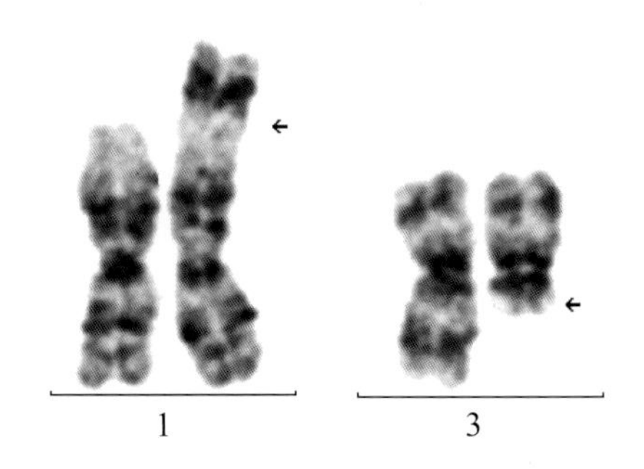

图 2-2-62　t(1;3)(p36.3;q21.3) 核型图（箭头所指）

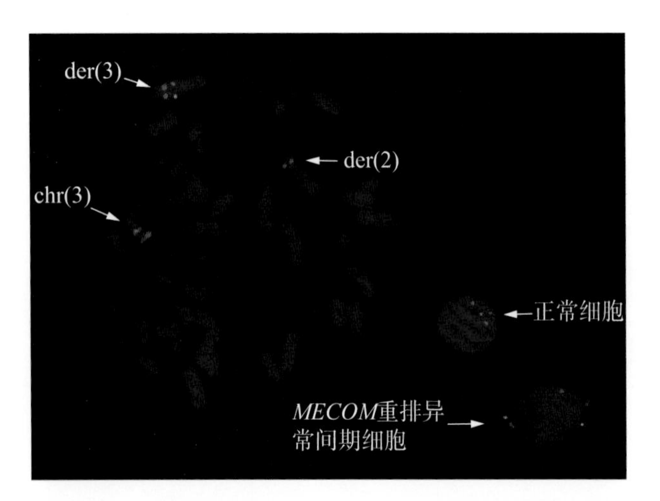

图 2-2-61　用 *RPN1*(3q21.3)（绿）/*MECOM*(3q26.2)（红）双色双融合探针检测 t(2;3)(p16;q26)，右侧箭头所指间期细胞为 2 红 2 绿正常信号，中期分裂细胞和右下角间期细胞显示为 3 红 2 绿的 *MECOM* 分离信号，提示具有 *MECOM* 重排异常

t(8;16)(p11.2;p13.3)/*KAT6A*∷*CREBBP*、t(10;11)(p12.3;q14.2)/*PICALM*∷*MLLT10*、伴 *NUP98* 重排［如 t(5;11)(q35.2;p15.4)/*NUP98*∷*NSD1*、t(11;12)(p15.4;p13.3)/*NUP98*∷*KMD5A* 等］、t(16;21)(p11.2;q22.2)/*FUS*∷*ERG*、t(16;21)(q24.3;q22.1)/*RUNX1*∷*CBFA2T3*、inv(16)(p13.3q24.3)/*CBFA2T3*∷*GLIS2* 等。

（一）t(1;3)(p36.3;q21.3)/*PRDM16*∷*RPN1*

t(1;3)(p36.3;q21.3)（图 2-2-62）是 AML 罕见的重现性染色体易位，在 AML 中发生率极低，文献报道不足 60 例，以个案报道为主，男女比例相当。t(1;3)(p36.3;q21.3) 亦可见于其他髓系肿瘤如 MDS、MPN。该易位导致位于 1p36.3 的 *PRDM16* 基因与 3q21.3 位点的 *RPN1* 基因重排并置形成 *PRDM16*∷*RPN1* 融合基因。*PRDM16* 基因是一种锌指转录因子，与位于 3q26.2 的 *MECOM* 基因序列具有 63% 的相似性，两者同属 PR 区域基因家族。伴 t(1;3)(p36.3;q21.3)/*PRDM16*∷*RPN1* 的 AML 或 MDS 临床特征与伴 *MECOM* 重排的患者极为相似，大部分以多系病态造血为特征，尤其是巨核系病态造血明显，血小板正常或增高，约 1/3 患者伴血小板增多，少数患者血小板可超过 500×10^9/L。初诊时约一半的患者伴有附加染色体异常，其中 5q- 最多见。在 2016 年版 WHO 分型标准中，认为 t(1;3) 是与 AML-MRC 高度相关的遗传学异常，文献报道的大部分病例都被诊断为 AML-MRC。但是根据 2022 年版 ELN 的 AML 分型标准，伴 t(1;3)(p36.3;q21.3)/*PRDM16*∷*RPN1* 属于其他少见类型的重现性遗传学异常之一，只要骨髓或者外周血原始细胞≥ 10% 即可诊断 AML。大部分患者对传统化疗反应不佳，仅少数可获得 CR，预后不良 [52-53]。

（二）t(1;22)(p13.3;q13.1)/*RBM15*∷*MRTFA*

RBM15∷*MRTFA* 是一种较为少见的重现性遗传学异常，由 t(1;22)(p13.3;q13.1)（图 2-2-63）易位产生，在 AML 中发生率＜ 1%，主要见于年龄≤ 3 岁的急性巨核细胞白血病（FAB-M7），其中大部分为 6 个月内的婴儿，常为女婴，部分为先天性异常，临床上常伴有明显的肝脾大、白细胞和血小板增高的表现。白血病细胞常表达巨核细胞标志如 CD41、CD61 和 CD42b，髓系标志 CD13 和 CD33 常阳性，但 CD34、CD45、HLA-DR 和 MPO

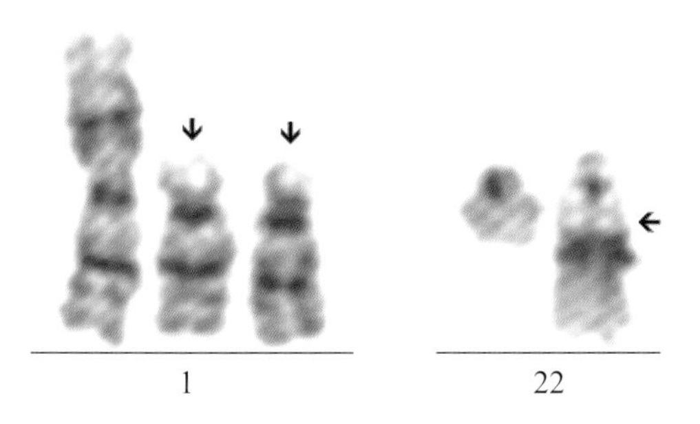

图 2-2-63 **t(1;22)(p13.3;q13.1),+der(1)t(1;22) 核型图**（箭头所指）

常阴性。80% 的患者 t(1;22) 单独出现，仅少数伴有附加染色体异常，如合并高超二倍体等。t(1;22)(p13.3;q13.1) 导致位于 1p13 的 *RBM15* 基因与位于 22q13 的 *MRTFA*（既往曾命名为 *MKL1* 基因）并置形成 *RBM15*::*MRTFA* 融合基因，大部分研究认为此类 AML 预后不良。

（三）t(3;5)(q25.3;q35.1)/*NPM1*::*MLF1*

t(3;5)(q25.3;q35.1)（图 2-2-64）是一种罕见的重现性细胞遗传学异常，在 AML 中发生概率为 0.5%，主要见于 FAB 分型中的 M2、M4 和 M6，男性多见，中位年龄 30 岁，该易位导致 5q35.1 的 *NPM1* 基因与 3q25.3 的 *MLF1* 基因并置形成 *NPM1*::*MLF1* 融合基因。根据 2016 年版 WHO 分型，t(3;5) 被认为是 AML-MRC 高度相关的细胞遗传学异常，但根据 2022 年 ELN AML 分型标准，伴 t(3;5)(q25.3;q35.1)/*NPM1*::*MLF1* 属于 AML 其他少见类型的重现性遗传学异常之一，只要骨髓或者外周血原始细胞≥ 10% 即可诊断 AML。此类 AML 患者 CR 率高，但容易早期复发，10 年 OS 约 34%，预后中等。

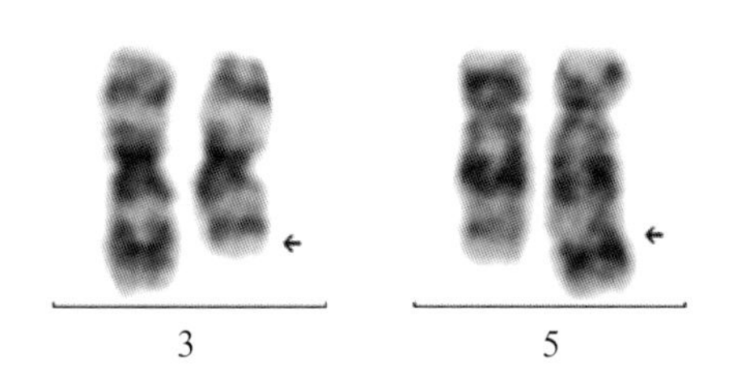

图 2-2-64 **t(3;5)(q25.3;q35.1) 核型图**（箭头所指）

（四）t(8;16)(p11.2;p13.3)/*KAT6A*::*CREBBP*

1. 概述 t(8;16)(p11.2;p13.3) 是一种极为少见的染色体平衡易位（图 2-2-65 至图 2-2-66），在 AML 中发生率仅为 0.2% ~ 0.4%，女性居多，常见于 t-AML，多继发于乳腺癌、淋巴瘤等实体肿瘤放化疗后，FAB 分型以 AML-M4 和 AML-M5 为主。白血病细胞吞噬红细胞为其主要的形态学特点。免疫表型常见 CD4、CD14、CD13、CD33、CD56、HLA-DR 阳性表达，与其他类型 AML 不同的是 CD34、CD117、CD133 往往阴性。t(8;16)(p11.2;p13.3) 可导致 8p11.2 的 *KAT6A*（又名 *MOZ* 或 *MYST3*）基因和 16p13.3 上的 *CREBBP* 基因易位重组形成 *KAT6A*::*CREBBP* 或 *CREBBP*::*KAT6A* 融合基因，此两种基因都可以编码具有组蛋白乙酰转移酶活性的蛋白，在细胞分化、增殖和凋亡等方面发挥重要的作用。临床上 t(8;16)AML 常伴有噬血现象、凝血功能异常和髓外浸润，常表现为中枢神经系统受累和由于原发性纤溶或 DIC 所致的出血倾向，CR 率 50% 左右，容易复发，中位生存时间仅 8 个月，2 年 OS 仅为 24.3%，伴复杂异常核型患者生存期更短，HSCT 患者生存优于非移植患者（中位生存时间 23 个月 vs. 6 个月，P= 0.036）[54-55]。在 2022 年版 ELN 预后分层体系中属于新增的预后不良指标。

2. 典型病例

（1）病例：患者女性，39 岁，2019 年 6 月因“多发性骨痛伴低热 1 个月”就诊。血常规示 WBC 50.45×10^9/L，Hb 113 g/L，PLT 66×10^9/L。凝血相关检查：凝血酶原时间 15.6 s，活化部分凝血活酶时间 25.8 s，纤维蛋白原 130.9 μg/ml，D- 二聚体 14 292 ng/ml。骨髓形态学原始粒细胞 47%，原始单核细胞 6%，幼稚单核细胞 37%，根据 FAB 分型标准诊断为 AML-M4。免疫分型为异常髓系表型，可见 78.63% 的异常偏幼稚单核细胞，表达 CD45st、CD33st、CD56、CD38、CD15st、HLA-DR、CD36、CD4、CD65、CD9，部分表达 CD11b、CD13、CD123、CD66c、CD11c、CD71，不表达 CD34、CD117、CD19、CD16、CD10、CD61、CD105、CD5、CD2、CD14、CD7、CD300e。染色体核型为 46,XX,t(8;16)(p11.2;p13.3)[19]/46,XX[1]

（图 2-2-65）。所有 AML 相关的常见融合基因均阴性。*WT1*、*EVI1*、*MLL-PTD*、*PRAME*、*NPM1* 等基因定量分析检测值均在正常范围。*FLT3-ITD* 和 *P53* 基因未见突变。患者既往 2018 年因乳腺癌行保乳手术，术后辅以放、化疗。结合患者病史，综合诊断为伴 t(8;16)(p11.2;p13.3)AML（细胞毒药物治疗后）。6 月 27 日予 IA 方案诱导化疗（伊达比星 20 mg d1 ～ d3，阿糖胞苷 200 mg d1 ～ d7），1 个月后血常规恢复至完全正常，复查骨髓原始粒细胞 2%，原始单核细胞 4.5%，幼稚单核细胞 3%，达到 PR。8 月 14 日再次予 IA 方案巩固化疗，9 月 18 日复查骨髓原始粒细胞 15%，原始单核细胞 50.5%，幼稚单核细胞 5.5%，提示疾病进展。9 月 24 日予 FLAG 方案化疗（阿糖胞苷 1.8 g d1 ～ d4，0.9 g d5 ～ d6；氟达拉滨 46 mg d2 ～ d6；G-CSF 300/150 μg d2 ～ d6）无效。患者 2019 年 10 月复查骨髓原始单核 74%，骨髓细胞染色体核型分析提示染色体核型发生了克隆演化，染色体核型为 46,XX,add(1)(p36.3),t(8;16)(p11.2;p13.3),del(9)(q22q32),add(22)(p11.2)[7]/46, XX,add(1)(p36.3),t(8;16),del(9)(q22q32),add(19)(p13)[1]/47,XX,add(1)(p36.3),t(8;16),del(9)(q22q32),add(19)(p13),+mar[1]（图 2-2-66），2019 年 12 月染色体核型 46,XX,add(1)(p36.3),t(8;16)(p11.2;p13.3),del(9)(q22q32),add(22)(p11.2)[12]/46,idem,der(2)ins(2;?)(q13;?) [2]/47,idem,+del(2)(p11.2)[1]/46,XX,t(8;16),add(11)(p15.5),add(13)(p11.1)[3]/46,XX,der(1)add(1)(p36.3)t(1;6)(q31.2;q26)，der(6)t(1;6),der(7)ins(7;?)(q11.2;?),t(8;16),del(9)(q22q32),add(22)(p11)[1]/46,XX,+4,inv(7)(p22p14),t(1;8)(q21.1;p21.3),t(8;16),-11,-13[1]，即除 t(8;16) 外，还出现了复杂的附加染色体异常，并且随疾病进展染色体核型复杂性逐渐增加，最后出现多达 15 种附加染色体异常，于 2020 年 2 月因疾病进展死亡。

（2）病例解析：本例患者为乳腺癌放化疗后 1 年发生 t-AML，初诊时为单纯 t(8;16) 核型，化疗一个疗程获得部分缓解，第二疗程化疗后疾病进展并出现克隆演变，染色体核型复杂性逐渐增加，继续化疗无效死亡。该病例提示伴 t(8;16)(p11.2;p13.3) AML 化疗后较易出现克隆演变和早期疾病进展，预后不良。

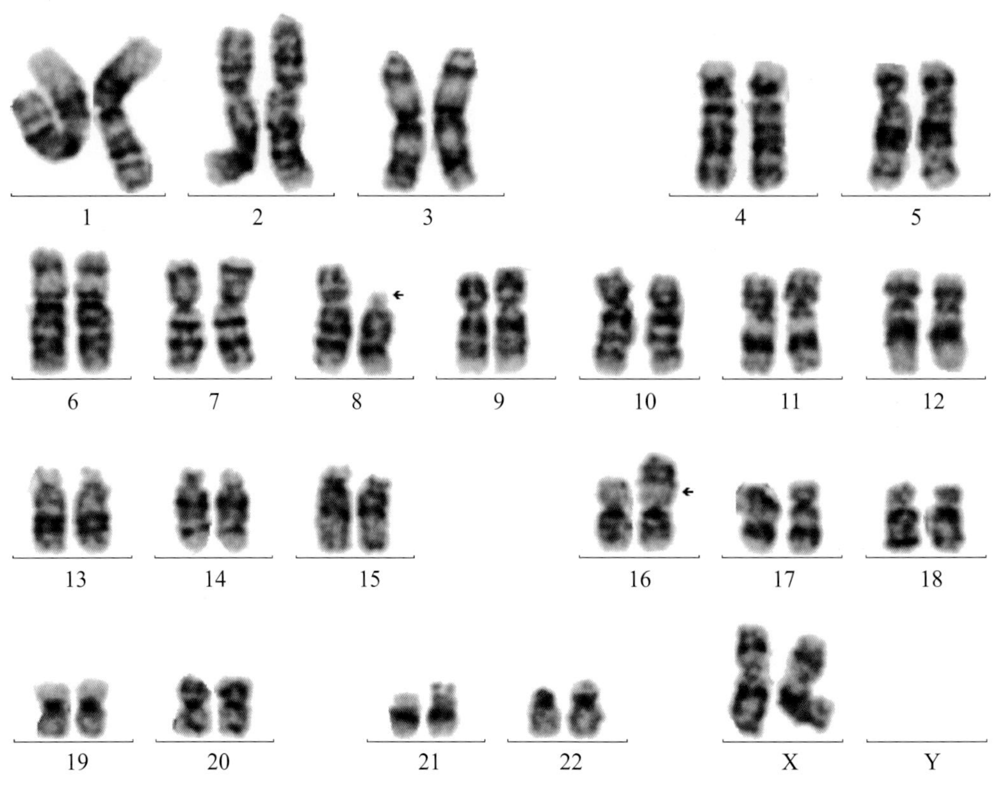

图 2-2-65　患者初诊时染色体核型图：**46,XX,t(8;16)(p11.2;p13.3)**（箭头所指）

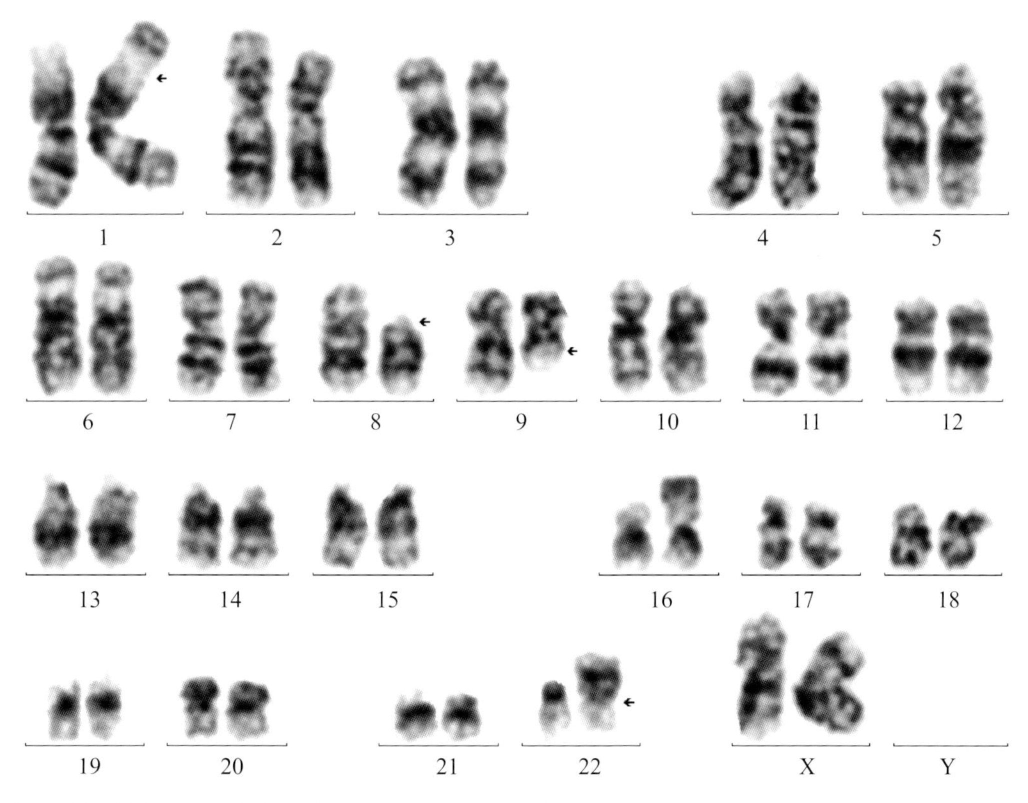

图 2-2-66 患者疾病进展时染色体核型图：46,XX,add(1)(p36.3),t(8;16)(p11.2;p13.3),del(9)(q22q32),add(22)(p11.2)（箭头所指）

（五）t(10;11)(p12.3;q14.2)/*PICALM*::*MLLT10*

t(10;11)(p12.3;q14.2)是一种罕见的重现性异常（图 2-2-67），主要见于T-ALL，少数为AML，在AML中发生概率为0.3% ~ 2%。t(10;11)(p12.3;q14.2)导致位于10p12.3的*MLLT10*基因与11q14.2的*PICALM*基因并置形成*PICALM*::*MLLT10*融合基因，亦即*CALM*::*AF10*。与非*PICALM*::*MLLT10*⁺AML相比，具有t(10;11)(p12.3;q14.2)/*PICALM*::*MLLT10*的AML往往多见于年轻患者、更容易发生髓外浸润、具有更高的CD7阳性表达率及更高的血小板水平、复发率高等特点。CR率70%左右，但容易复发，中位生存期12个月，其OS与预后中等及预后不良的AML无显著差异，HSCT或大剂量阿糖胞苷可改善生存[56]。

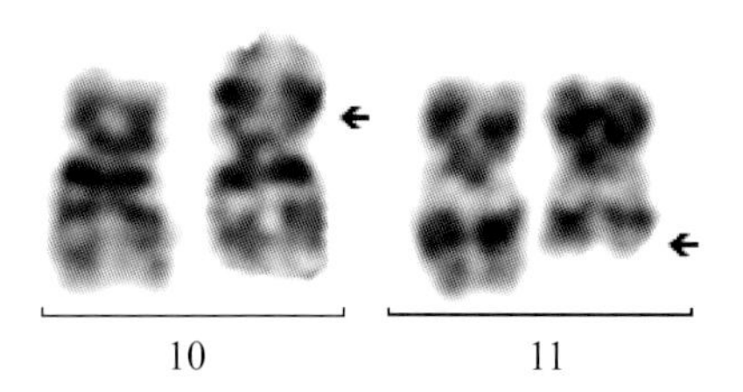

图 2-2-67 t(10;11)(p12.3;q14.2)核型图（箭头所指）

（六）*NUP98*/11p15.4 重排

核孔蛋白98（nucleoporin 98，*NUP98*）基因位于11号染色体短臂1区5带4亚带（11p15.4），当发生累及11p15.4的易位或倒位时，可导致*NUP98*基因的重排，核型分析可为隐匿性异常，不易被识别。*NUP98*基因重排可见于原发性或治疗相关性AML、MDS、CML、T-ALL以及混合表型急性白血病（mixed phenotype acute leukemia，MPAL），染色体易位导致*NUP98*的5′端编码GLFG的重复序列和“伙伴”基因3′端并置而产生相应的融合基因。目前已知的*NUP98*伙伴基因多达30余种，表2-2-3列出目前已知的与AML相关的涉及*NUP98*基因重排的主要染色体异常类型（图 2-2-68至图 2-2-76）及相关伙伴基因。*NUP98*的伙伴基因大多为同源盒（homeobox，*HOX*）家族基因，包括*HOXA*（7p15）、*HOXC*（12q13）、

表 2-2-3 AML 中涉及 *NUP98* 基因重排的染色体易位及相关伙伴基因

易位类型	“伙伴”基因	融合基因	疾病类型
t(X;11)(q28;p15.4)	*HMGB3*	*NUP98*::*HMGB3*	AML
t(1;11)(q24.2;p15.4)	*PRRX1*	*NUP98*::*PRRX1*	AML,t-MDS/AML,CML
t(2;11)(q31.1;p15.4)	*HOXD13* *HOXD11*	*NUP98*::*HOXD13*, *NUP98*::*HOXD11*	AML,t-MDS/AML,CML-BC
t(3;11)(p25.1;p15.4)	*ANKRD28*	*ANKRD28*::*NUP98*	AML,MDS
t(3;11)(q12.2;p15.4)	*LNP1*	*NUP98*::*LNP1*	AML,MDS,T-ALL
t(5;11)(q35.2;p15.4)	*NSD1*	*NUP98*::*NSD1*	AML
t(7;11)(p15.2;p15.4)	*HOXA9*	*NUP98*::*HOXA9*	AML,MDS,t-MDS/AML,CML
	HOXA13	*NUP98*::*HOXA13*	AML
t(8;11)(p11.2;p15.4)	*WHSC1L1/NSD3*	*NUP98*::*WHSC1L1*	AML
t(9;11)(q34.1;p15.4)	*PRRX2*	*NUP98*::*PRRX2*	AML
t(9;11)(p22.3;p15.4)	*PSIP1*	*NUP98*::*PSIP1*	AML,CML-BC
inv(11)(p15.4q22.3) 或 t(11;11)(p15.4;q22.3)	*DDX10*	*NUP98*::*DDX10*	AML,MDS,t-MDS/AML,CML
inv(11)(p15.4q23.3)	*KMT2A*	*NUP98*::*KMT2A*	AML,MDS,t-AL,ALL,HCL,MM,T- 淋巴瘤
t(11;12)(p15.4;p13.3)	*KDM5A*	*NUP98*::*KDM5A*	AML-M7
t(11;17)(p15.4;p13.1)	*PHF23*	*NUP98*::*PHF23*	AML
t(11;17)(p15.4;q21)	未知	*NUP98*::?	AML,MDS
t(11;20)(p15.4;q12)	*TOP1*	*NUP98*::*TOP1*	AML,t-MDS/AML

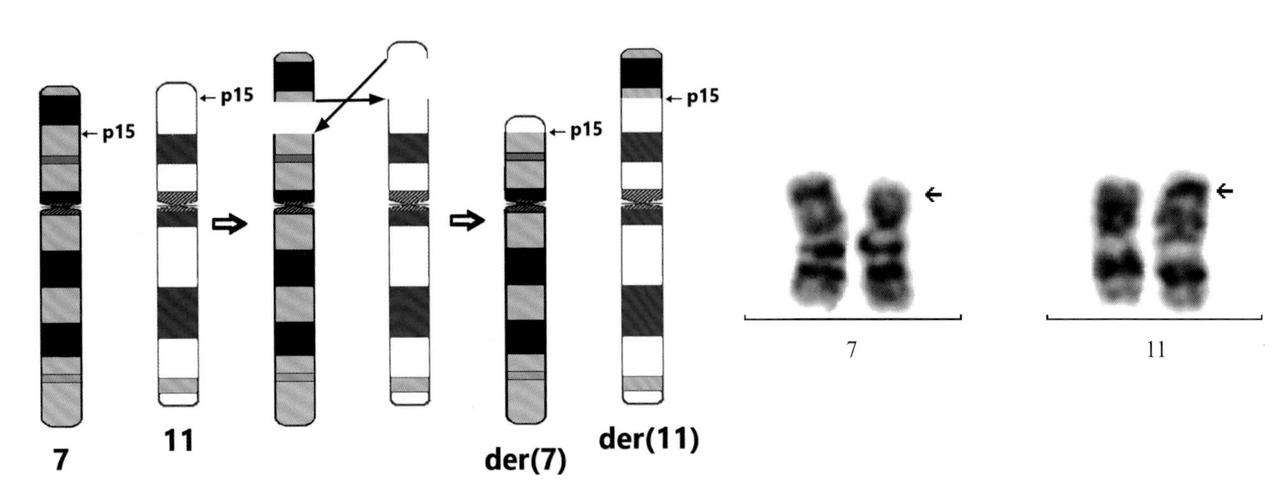

图 2-2-68 **t(7;11)(p15;p15)** 模式图

图 2-2-69 **t(7;11)(p15;p15)** 核型图（箭头所指）

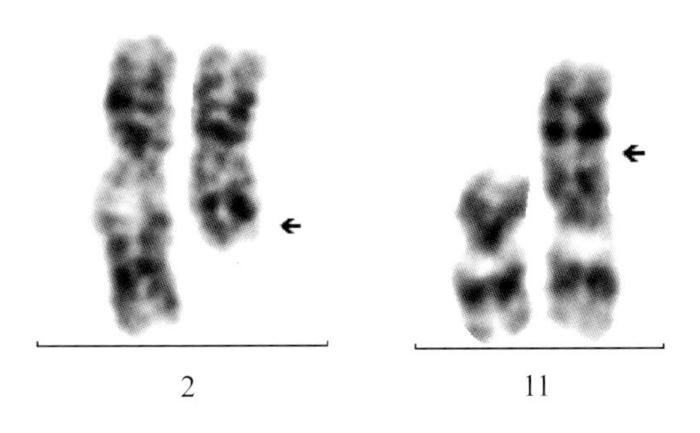

图 2-2-70 **t(2;11)(q31.1;p15.4)**（箭头所指）

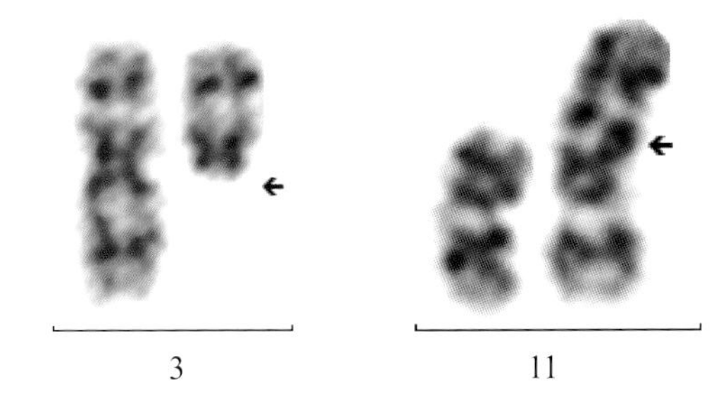

图 2-2-71 **t(3;11)(q12.2;p15.4)**（箭头所指）

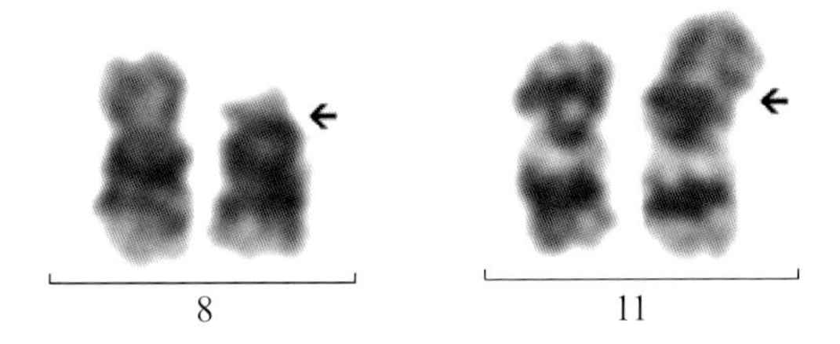

图 2-2-72 **t(8;11)(p11.2;p15.4)**（箭头所指）

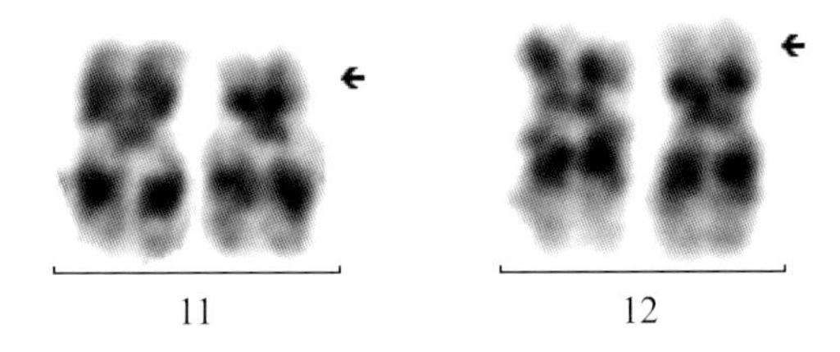

图 2-2-73 **t(11;12)(p15.4;p13.3)**（箭头所指）

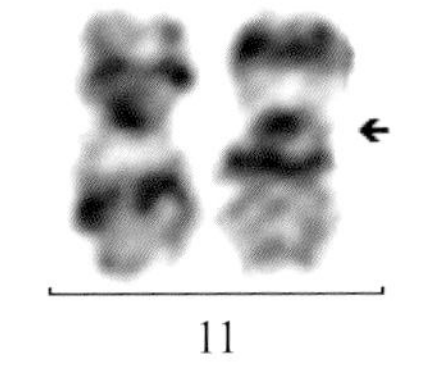

图 2-2-74 **inv(11)(p15.4q23.3)**（箭头所指）

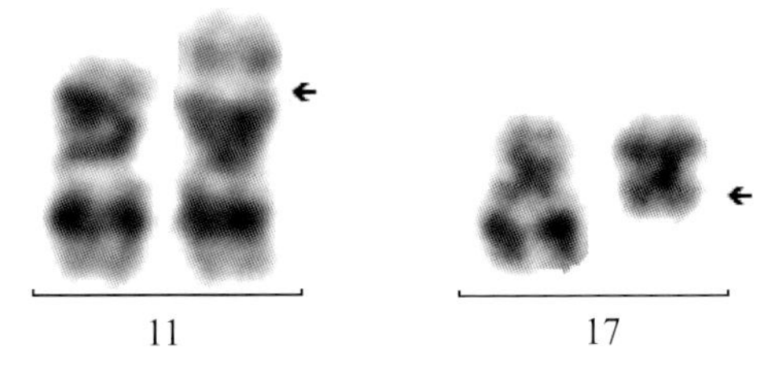

图 2-2-75 **t(11;17)(p15.4;q21)**（箭头所指）

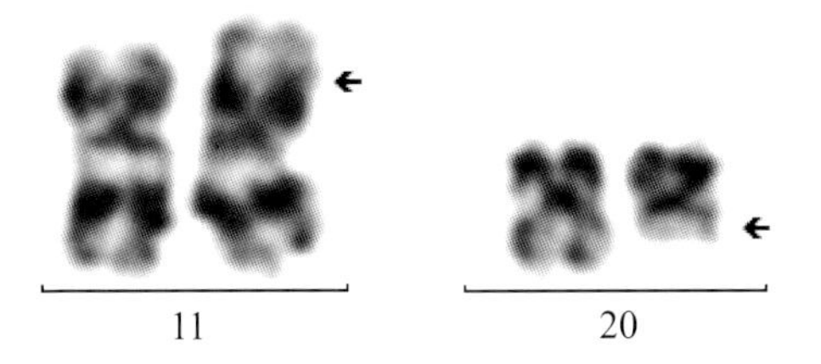

图 2-2-76 **t(11;20)(p15.4;q12)**（箭头所指）

HOXD（2q31）等基因簇，是一组高度保守的转录因子，也是胚胎发育和细胞分化过程的主控基因；少部分患者可涉及其他非 *HOX* 基因家族伙伴基因如 *ANKRD28*、*LNP1*、*NSD1* 等。*NUP98* 融合蛋白通过改变染色质结构及基因表达而驱动白血病发生，*NUP98* 融合基因常合并其他基因突变，如 *FLT3-ITD* 等，基因突变进一步促进细胞增殖。目前认为该组疾病常呈侵袭性，预后不良。

t(7;11)(p15.2;p15.4) 为最多见的 *NUP98* 重排类型，在 AML 中发生率为 0.7% ~ 2.2%，主要见于 FAB-M2，其发病具有明显的地域及种族差异，患者多为亚洲人种，以年轻女性多见。该易位导致 *NUP98* 基因与位于 7p15.2 的 *HOXA9* 基因并置形成 *NUP98*::*HOXA9* 融合基因，极少数情况与 7p15.2 的 *HOXA13* 基因并置形成 *NUP98*::*HOXA13* 融合基因，常伴有 *KRAS* 和 *WT1* 基因突变。伴 t(7;11) AML 的染色体核型绝大部分为单独 t(7;11)，少数伴 +8，白血病细胞易见奥氏小体，骨髓常呈三系增生异常，伴明显病态造血，预后不良，虽然化疗 CR 率可达 70% 左右，但复发率高，中位生存期 8 个月 [57-58]。如何改善此类患者预后一直是临床关注的重点，有研究表明达沙替尼和维纳克拉可协同作用于 *NUP98*::*NSD1*$^{+}$/*FLT3-ITD*$^{+}$AML，为临床治疗提供了新的思路 [59]。

由于 *NUP98* 伙伴基因多样化，采用 PCR 方法难以检测所有的 *NUP98* 融合基因异常，临床上建议采用 *NUP98* 双色分离探针的 FISH 检测能有效识别涉及 *NUP98* 重排的遗传学异常，不管累及何种伙伴基因，若出现红绿分离信号均提示 *NUP98* 基因重排异常（图 2-2-77）。

（七）t(16;21)(p11;q22)/*TLS*::*ERG*

1. 概述　t(16;21)(p11;q22) 是一种罕见的重现性染色体易位（图 2-2-78 至图 2-2-79），可见于

2

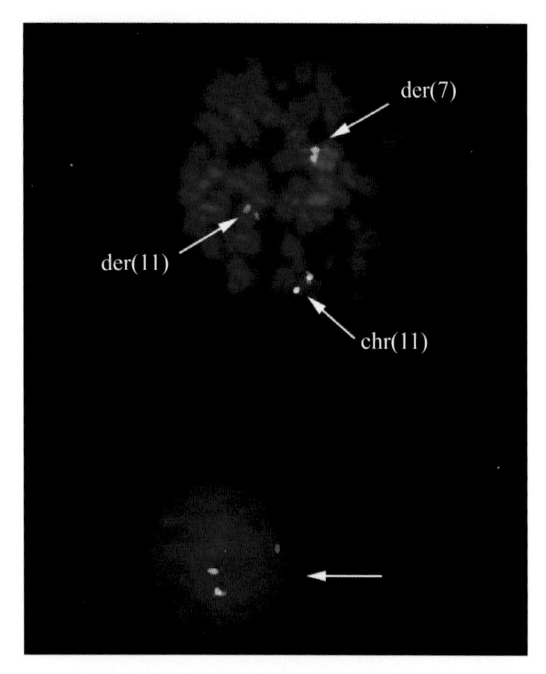

图 2-2-77 用 *NUP98* 双色分离探针检测 t(7;11)(p15;p15)：上方中期细胞和下方间期细胞均为 1 红 1 绿 1 融合信号，中期分裂相的红色和绿色信号分别在 der(11) 和 der(7) 上（箭头所指），提示具有 *NUP98* 重排异常

某些实体瘤如尤因肉瘤、CML 急变及 AML，偶见于急性淋巴细胞白血病。该易位导致位于 16p11 的 *TLS*/*FUS* 基因与位于 21q22 的 *ERG* 基因并置形成 *TLS*/*FUS*∷*ERG* 融合基因。t(16;21)(p11;q22) 在 AML 中发生概率约为 1%，主要见于东方人种，以儿童和年轻患者多见，可见于除 APL 以外的各 FAB 亚型，其中以 M2 和 M5 最常见。在儿童多为原发性 AML，在成人亦可见于 t-AML。伴 t(16;21)(p11;q22) 的 AML 形态学上白血病细胞易见到空泡，常伴有嗜酸细胞增多、小巨核细胞以及吞噬红细胞现象，免疫表型常表达 CD56。约 2/3 的患者除 t(16;21) 外伴有附加染色体异常，以 +8 最多见，其次为 +10，1/3 为复杂核型。常伴有基因突变，其中以 *RUNX1* 突变最常见。此类 AML 临床预后差，复发率高，儿童患者累积复发率高达 74%，4 年 DFS 仅 7%，成人患者预后更差，建议在 CR1 期进行 HSCT 治疗 [60-61]。

2．典型病例

（1）病例：患者男性，4 岁，因“乏力、咳嗽半个月”于 2010 年 4 月收住院，入院查 WBC 48×10^9/L，Hb 98 g/L，PLT 56×10^9/L，骨髓原始单核细胞占 22%，幼稚单核 62%，原幼单核细胞胞核较大，不规则，胞质丰富，可见少量细小嗜天青颗粒，易见伪足和空泡。免疫分型髓系幼稚细胞占 80.58%，表达 CD117、CD33、CD34、CD56、CD123、CD38，部分表达 CD13，染色体核型 50~53,XY,-7,+8,+10,+10,+14,t(16;21)(p11;q22),-17,+21, +der(21)t(16;21),+22[cp10]（图 2-2-80），基因 *TLS*∷*ERG*/*ABL1*=967.6%，诊断 AML 伴 t(16;21)(p11;q22)/*TLS*∷*ERG*（FAB-M5）。患者接受 AIE 方案（阿糖胞苷 + 去甲氧柔红霉素 + 依托泊苷）诱导化疗，1 个疗程后骨髓 CR，*TLS*∷*ERG*/*ABL1*= 40.3%，随后接受 AIE、大剂量阿糖胞苷 + 去甲氧柔红霉素、HA 方案（阿糖胞苷 + 高三尖杉紫碱）巩固治疗 3 个疗程，第 1 次巩固化疗后 *TLS*∷*ERG* 基因定量为 0，骨髓持续 CR。患者于 2010 年 8 月 23 日经改良 BUCY 方案预处理，回输 6/6 全相合胞姐的造血干细胞，+11 天血小板植活，+20 天白细胞植活。2011 年 1 月 4 日（移植后 +4 个月）复查骨髓形态仍 CR，但 *TLS*∷*ERG*/*ABL1*=241.5%，

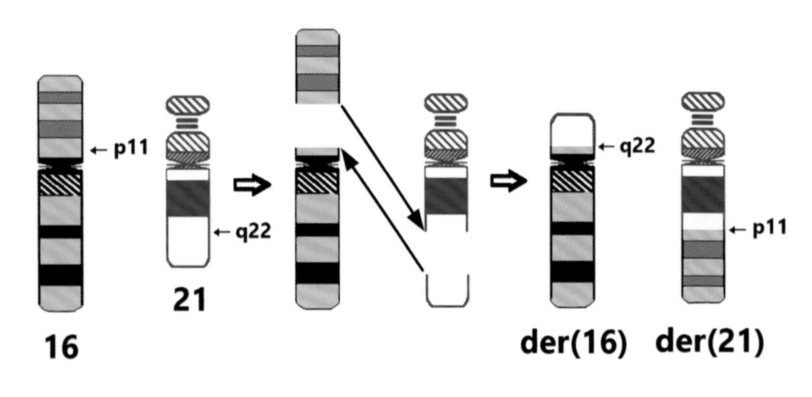

图 2-2-78 t(16;21)(p11;q22) 核模式图

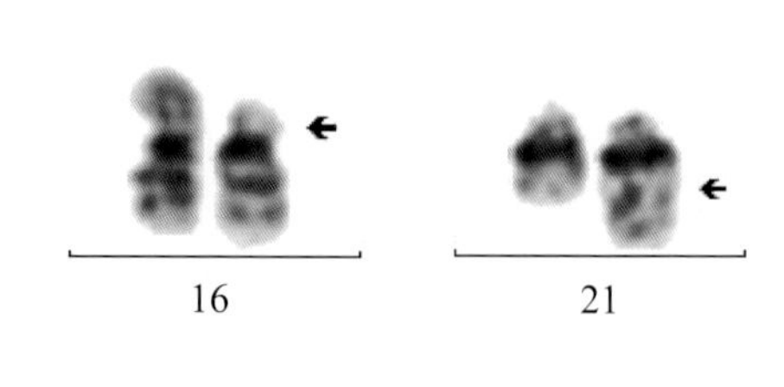

图 2-2-79 t(16;21)(p11;q22) 核型图（箭头所指）

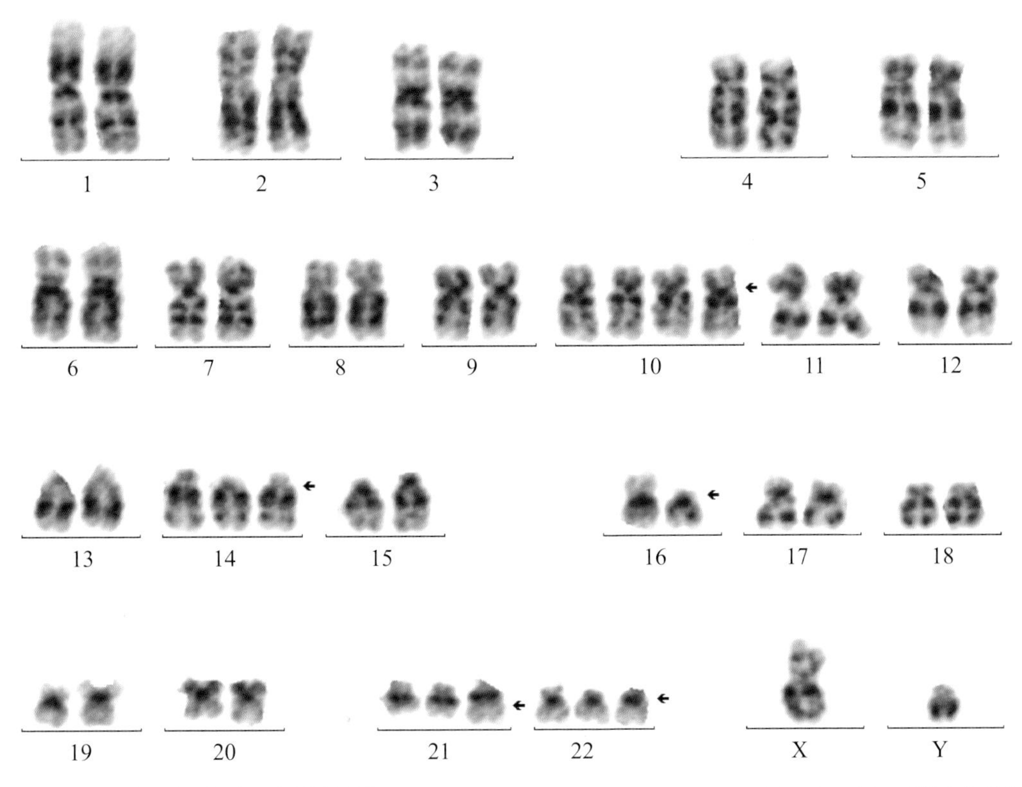

图 2-2-80　患者初诊时 G 显带核型图：50,XY,+10,+10,+14,t(16;21)(p11;q22),+21,+22。（箭头所指）

提示遗传学复发，于 2011 年 1 月 14 日、2 月 16 日和 5 月 27 日先后给予 ADE 方案、HA 方案和 IA 方案化疗，3 月 14 日和 6 月 2 日先后两次回输供者造血干细胞，每个月复查 *TLS*∷*ERG* 融合基因持续低水平阳性（< 1%），9 月 20 日 *TLS*∷*ERG* 融合基因升至 4.8%，患者放弃治疗，出院后失访。

（2）病例解析：此患儿诊断为伴 t(16;21)(p11;q22)/*TLS*∷*ERG* 原发性 AML，染色体核型为超二倍体的复杂异常，同时伴有单体 7 和单体 17，遗传学属于高危。患者经诱导化疗 1 个疗程达到 CR，巩固化疗后接受 HSCT，但移植后 +4 个月即遗传学复发，经化疗后两次回输供者造血干细胞均未获得分子学缓解，提示 t(16;21) 合并复杂异常核型的 AML 预后极差，HSCT 难以改善生存。

八、伴 *NPM1* 突变的急性髓系白血病

NPM1 突变是 AML 最常见的遗传学异常之一，在成人 AML 中占比约 1/3，在核型正常的成人 AML 发生概率 50% ~ 60%，在儿童 AML 中发生概率较低（2% ~ 8%）。绝大部分 *NPM1* 突变位点在 12 外显子（其他位点< 1%），A 型突变（TCTG 重复）占 75% ~ 80%，B 型和 D 型突变各占 5% 左右。免疫表型特征为 CD33 强阳性，CD13 表达较弱，CD117、CD123 和 CD110 常阳性，CD34、CD133、HLA-DR 多为阴性。若出现 $CD34^+$ 提示预后不良。分子学研究揭示除 *NPM1* 突变以外，继发性基因突变较为常见，主要包括 *FLT3*、*DNMT3A*、*IDH1*、*KRAS* 以及 *NRAS* 等基因突变。

约 85% 伴 *NPM1* 突变 AML 细胞遗传学为正常核型，异常核型仅见于约 15% 的患者，常见染色体异常包括 +8、del(9q)、+4 等。

伴 *NPM1* 突变的 AML 对化疗敏感，合并的继发性基因突变可影响预后。核型正常且不伴 *FLT3-ITD* 患者预后良好，伴 *FLT3-ITD* 患者预后中等，*FLT3-ITD* 和 *DNMT3A* 同时阳性的患者预后差 [62]，*NPM1* 突变合并预后不良的细胞遗传学异常时预后不良。

九、伴 *CEBPA* 突变的急性髓系白血病

CCAAT/ 增强子结合蛋白 α（*CEBPA*）基因突变在初发 AML 中占 10% ~ 15%。2016 年版 WHO 分型将伴 *CEBPA* 双突变（*CEBPA*^{bi}）的 AML 视为具有良好预后的独立 AML 亚型，*CEBPA*^{bi} 在儿童及年轻成人 AML 发生率为 4% ~ 9%，老年患者较少见。白血病细胞常表达 CD13、CD33、CD64、CD11b 和 CD15，与 *CEBPA* 单突变（*CEBPA*^{sm}）相比，双突变患者 HLA-DR、CD15 和 CD7 的阳性率更高，而 CD56 表达率更低。约 70% 具有正常核型，少部分患者核型异常，其中以 del(9q) 常见。

一项来自白血病研究联盟的包含 4708 例 AML 多中心研究显示，*CEBPA* 突变占 240 例（5.1%），其中 *CEBPA*^{bi}131 例，*CEBPA*^{sm}109 例（包含 60 例累及 N- 末端反式激活结构域即 *CEBPA*^{smTAD}，49 例累及 C 末端 DNA 结合或碱性亮氨酸拉链区域即 *CEBPA*^{smbZIP}）。与 *CEBPA*^{smTAD} 相比，*CEBPA*^{bi} 和 *CEBPA*^{smbZIP} 患者具有发病年龄更年轻、初诊时白细胞数更高的特点，且 OS 和 EFS 显著优于 *CEBPA*^{smTAD}（中位 OS 分别为 103 个月、63 个月和 13 个月；中位 EFS 分别为 20.7 个月、17.1 个月和 5.7 个月）。进一步分析显示，临床和分子学特征以及良好的生存仅限于 bZIP 框内突变（*CEBPA* bZIP-inf）的患者。根据 *CEBPA* bZIP-inf 和其他 *CEBPA* 突变（包括 *CEBPA*^{smTAD} 和 *non-CEBPA* bZIP-inf）对患者进行分类分析，结果揭示了之前未明确的此类型突变的预后作用，只有携带 *CEBPA* bZIP-inf 的患者显示出较高的 CR 率和最长的中位 OS 和 EFS[63]。另一项包含 1028 例 AML 的研究发现类似结果，仅 bZIP 框架内 *CEBPA* 突变无论单突变还是双突变均预示患者具有较高 CR 率、较长 OS 和较低复发率，预后良好，而非 bZIP 框架内的 *CEBPA* 突变则不能提示预后良好[64]。根据上述大样本研究结果，2022 年版的 WHO 分型提出的“伴 *CEBPA* 突变 AML”独立亚型不仅限 *CEBPA* 双突变，*bZIPCEBPA* 单突变也包括在内，但需满足骨髓或外周血原始粒细胞≥ 20% 方可诊断 AML；而根据 2022 年 ELN 诊断标准，伴 *CEBPAbZIP* 突变（不再区分双突变和单突变）的患者需要骨髓或外周血原始粒细胞≥ 10% 方可诊断 AML，均归属预后良好 AML。

十、伴 *BCR*∷*ABL1* 急性髓系白血病

（一）概述

伴 *BCR*∷*ABL1*$^{+}$AML 主要指没有 CML 病史、且不符合急性混合性白血病、治疗相关性髓系肿瘤或其他类型 AML 诊断标准的伴 *BCR*∷*ABL1* 的 AML，*BCR*∷*ABL1* 主要由 t(9;22)(q34.1;q11.2)（图 2-2-81）易位产生，少数患者存在变异型染色体异常。*BCR*∷*ABL1* 在 AML 中占 0.5% ~ 3%，主要为成人患者，男性多见。免疫表型主要表达髓系标志，CD13、CD33、CD34 常阳性。临床上常表现为高白细胞。目前尚缺乏鉴别 ph^{+} AML、CML 急髓变以及 ph^{+} 急性混合性白血病的金标准，但是 ph^{+} AML 既往无 CML 病史、脾大较为少见，外周血嗜碱细胞比例常＜ 2% 等特征对鉴别有帮助。此外，*IKZF1* 和 *CDKN2A* 基因缺失以及 *IGH*、*TRG* 基因微缺失提示 *BCR*∷*ABL1*$^{+}$AML 可能性大[65]。

（二）细胞遗传学和分子遗传学特性

约 40% 患者染色体为单纯 t(9;22)(q34.1;q11.2)，其余常伴有附加染色体异常，主要附加异常为 -7、+8 或者复杂异常核型。

分子学研究显示 *BCR*∷*ABL1*$^{+}$AML 患者的 *BCR*∷*ABL1* 融合基因产物主要为 p210 蛋白（主要为 b2a2、b3a2 两种表型）和 p190 蛋白（主要为 e1a2 型），其中 e1a2 型极少在 CML 急髓变的患者中出现，所以 p190 蛋白有利于支持诊断 *BCR*∷*ABL1*$^{+}$ AML，而非 CML 急髓变。Neuendorff 等汇总分析文献报道的 *BCR*∷*ABL1*$^{+}$ AML，结果显示有融合基因类型的病例中 p210 蛋白 39 例，p190 蛋白 35 例，二者比例相当，3 例同时具有 p190 和 p210[66]。值得一提的是，诸多有明确预后意义的

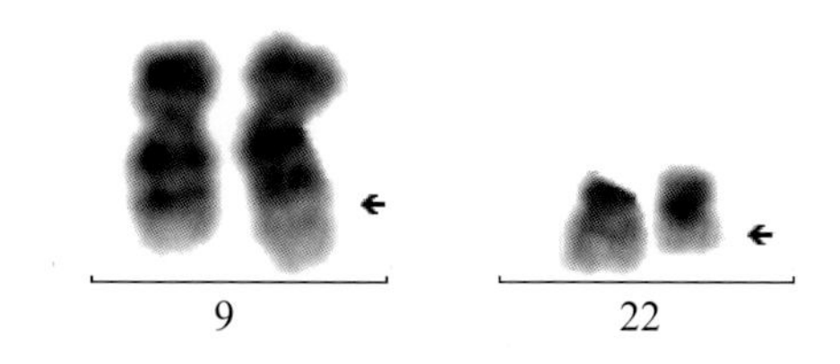

图 2-2-81 t(9;22)(q34.1;q22.1) 核型图（箭头所指）

AML 重现性细胞遗传学异常如 inv(16)(p13q22)、t(15;17)(q24;q21)、t(8;21)(q22;q22)、inv(3)(q21q26) 等均可与 t(9;22) 同时出现在初发 AML。

（三）预后特征

在酪氨酸激酶抑制剂（tyrosine-kinase inhibitor，TKI）治疗前时代，此类白血病临床进展迅速，对传统的 AML 化疗方案疗效不佳，预后极差。在 TKI 时代，TKI 联合化疗及 HSCT 是 *BCR*∷*ABL1*⁺AML 的标准治疗策略。根据修订的 MRC 标准 [4]、ELN（2022）标准 [2]、2022 年 NCCN 标准以及国内 AML 指南 [7]，*BCR*∷*ABL1*⁺ AML 被归属为预后不良类型，但亦有学者建议对 *BCR*∷*ABL1*⁺ AML 的预后进行重新评估 [67]，主要理由如下：①根据既往最大宗的病例报道显示 *BCR*∷*ABL1*⁺ AML 的 10 年 OS 仅 11%，但此研究包含了部分 TKI 时代前的病例，其中部分病例还同时伴有 -7、或复杂核型或单体核型等高危核型，无论是否具有 *BCR*∷*ABL1* 均已经属于预后不良类型；另一方面此研究中部分病例同时伴有 inv(16) 或 *NPM1* 等预后良好遗传学标志，经化疗和 TKI 治疗获得长期生存 [4]，提示合并 *BCR*∷*ABL1* 并未改变伴低危遗传学标志 AML 患者的预后。② TKI 联合 HSCT 治疗模式已经很大程度改善了此类患者的生存，接受 HSCT 的 *BCR*∷*ABL1*⁺ AML 预后明显好于其他高危遗传学类型 AML，法国骨髓移植协会报道的 2 年 OS 为 68%[68]，欧洲 AML 和骨髓移植协会的研究显示 CR 率为 84%，5 年 OS 为 53.8%[69]，但文献报道的其他 ELN 高危遗传学 AML 移植后 2 年 OS 仅 34%。由此看来，在 TKI 广泛应用的时代，*BCR*∷*ABL1*⁺AML 的临床转归并不是由 *BCR*∷*ABL1* 单独决定的，大部分 *BCR*∷*ABL1*⁺AML 属于高危类型，不是取决于 *BCR*∷*ABL1*，而是取决于并存的其他高危细胞遗传学和分子学特性，对于合并预后良好遗传学标志或不伴其他高危遗传学标志的 *BCR*∷*ABL1*⁺AML 是否需要在 CR1 进行 HSCT 值得探讨。

（赖悦云）
（模式图绘制：邬志伟）

第三节　骨髓增生异常相关的急性髓系白血病

一、概述

骨髓增生异常相关的 AML（AML，myelodysplasia-related，AML-MR）是指一类临床特征与骨髓增生异常综合征（MDS）相似，骨髓或外周血原始粒细胞≥ 20%，且至少满足下述一项特征的 AML：①具有任意一种或一种以上 MDS 相关的细胞遗传学或者分子学异常（表 2-3-1）；②具有 MDS 或 MDS/MPN 病史。AML-MR 可为初发 AML，亦可继发于 MDS 或 MDS/MPN。在 2016 年版 WHO 分型中 AML-MR 被称为“伴骨髓增生异常相关改变的 AML（acute myeloid leukemia with myelodysplasia-related changes，AML-MRC）”。AML-MR 常见于老年患者，占 AML 的 24% ～ 48%，临床上常表现为严重血细胞减少。本组疾病异质性较大，免疫表型多样化，比如 CD14 表达常与不良预后相关，伴有高危遗传学异常或单体核型（monosomal karyotype，MK）的患者常常表达 CD11b，而 HLA-DR、CD117、CD135 和 CD38 表达减弱以及乳铁蛋白表达增强往往与多系病态造血相关，伴有 5 号和 7 号染色体异常的患者常常表达 CD34、TdT 和 CD7，ABCB1 多药耐药糖蛋白的表达明显增多。

根据 2022 年 ELN 和 ICC 的 AML 诊断标准，AML-MR 被分为伴骨髓增生异常相关基因突变的 AML（AML with myelodysplasia-related gene

2

mutations，AML-MR）和伴骨髓增生异常相关细胞遗传学异常的AML（AML with myelodysplasia-related cytogenetic abnormalities，AML-MRC）两大类[2]，若同时合并*TP53*基因突变（突变频率≥10%，无论是否伴有野生型*TP53*等位基因缺失）则诊断为新的独立亚型即“伴*TP53*突变AML”。关于“伴*TP53*突变AML”新亚型，亦有学者认为尚需更多的研究来证实其作为独立亚型的必要性[70]。

二、细胞遗传学和分子遗传学特性

（一）细胞遗传学特性

AML-MR的细胞遗传学特性与MDS类似，主要为复杂核型（complex karyotype，CK）或累及5号、7号及17号染色体的非平衡异常等，表2-3-1列出了根据2022年版WHO诊断标准可作为AML-MR诊断依据的骨髓增生异常相关的常见细胞遗传学异常，平衡易位较少见，非平衡易位异常中以累及5q32-33位点的易位最多见。

1. 复杂核型的定义 CK的定义在不同疾病中不尽相同。在AML中，CK通常指在整个样本中存在≥3种克隆性异常，若异常≥5种则属于高度复杂核型。2022年版ELN定义的CK为具有≥3种不相关染色体异常且不含定义的重现性细胞遗传学异常如t(8;21)(q22;q22)、inv(16)(p13q22)或t(16;16)(p13;q22)、t(9;11)(p21.3;q23.3)、t(v;11)(?;q23)、t(6;9)(p22.3;q34)、inv(3)(q21q26)或t(3;3)(q21q26)、t(9;22)(q34;q11)，且除外不含结构异常的由染色体三体或多体导致的超二倍体核型。CK在AML中发生率为10%～14%，多见于老年患者，最常见的染色体异常为5q异常（80%）、7q异常（约50%）以及17p异常（约50%），此三种异常经常同时出现，约85%的CK^+AML具有其中至少一种异常。在儿童AML中，CK的发生率为8%～18%，主要见于3岁以下儿童，约25%为FAB-M7亚型。Mrózek等根据染色体异常类型将136例原发CK^+AML（除外具有平衡性染色体异常者）分为典型CK和非典型CK，其中典型CK指包含5q-、7q-、17p-或导致形成此三种异常的核型（96例），而不具备此三种异常的CK则为非典型CK（40例），研究发现此两组患者具有不同的临床及预后特征，构成两种不同的疾病亚型。与典型CK相比，非典型CK年龄更年轻（P=0.007）、白细胞数目更高（P=0.001）、骨髓（P < 0.001）和外周血原始细胞比例更高（P=0.006）[71]。

2. 复杂核型的染色体异常计数 在2022年版AML诊断分型指南中，CK已作为AML-MR的重要诊断依据及预后判断指标，因此如何识别CK是实现精准诊治的关键。目前，对于CK的计数方法存在一定争议，尚未形成清晰统一的计数标准。通常情况下，染色体异常克隆的计数原则一般参考人类细胞基因组学国际命名体系（an international system for Human Cytogenetic Nomenclature，ISCN）（2020）标准（详见第一章表1-4-1），明确为体质性的异常或者不满足克隆性异常定义的异常不计数在内。关于ISCN（2020）推荐的计数原则亦有学者提出异议，例如当相同的非平衡易位导致形成两个衍生染色体时，按照ISCN（2020）标准计数为4种异常，而实际情况是仅存在易位和缺失两个异常事件，显然，此时若按照ISCN（2020）计数原则，将可能导致高估核型的复杂程度；而对于具有多个克隆（亚克隆或独立克隆）或者复合核型的AML患者，ISCN（2020）推荐的染色体异常计数方法，即分别计数每个克隆/亚克隆的染色体异常数并取异常数最多者，如果是复合核型则计数中期分裂相中克隆性染色体异常数量最多者，此时可能导致低估核型复杂性。最近，血液细胞遗传学法语组织（the Francophone Group of Hematological Cytogenetics，GFCH）通过大数据的文献复习结果，建议计数整个样本中的每一种异常染色体数来判断是否为CK，≥3种异常为CK，其中3种异常为低度复杂核型，4种异常为中度复杂核型，≥5种异常为高度复杂核型，GFCH推荐的计数方法所判断的CK与临床预后有更强的相关性[72]。

3. 非平衡易位 非平衡易位指具有染色体物质获得或丢失的异常，非平衡易位导致的5q、7q、12p以及17p缺失的核型表现形式可多样化，对于非细胞遗传学专业人员而言，有时单凭异常核型的描述难以辨别其中是否包含上述AML-MR相关的染色体异常而导致诊断的偏差，所以熟练掌握常见的AML-MR相关异常核型的描述及其代表的具体含义尤为重要。非平衡克隆性异常常见的表现形式主要包括 add 如 add(5)(q22) 和 add(17)(p11)（图 2-3-1、图 2-3-2）、非平衡易位产生的衍生染色体如 der(5)t(5;17)(q13;q11) 和 der(17)t(17;22)(p13;q11)（图 2-3-3 至图 2-3-4）、等臂染色体如 i(5)(p10) 和 i(17)(q10)（图 2-3-5、图 2-3-6）及整臂衍生染色体如 der(1;7)(q10;p10) 和 der(7;12)(p10;q10)（图 2-3-7、图 2-3-8）等，特别值得注意的是上述异常可导致 5q、7q、12p 以及 17p 的整臂或部分缺失，利用常见的 MDS 异常相关的 FISH 检测探针能清楚识别

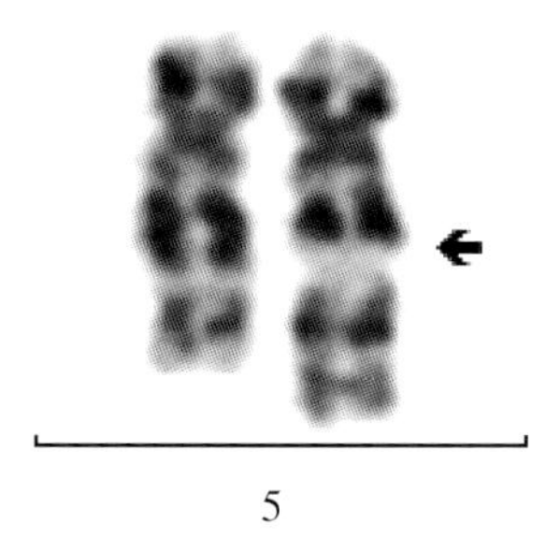

图 2-3-1 **add(5)(q22)（箭头所指），不明来源物质附着于 5q22 处，替代了原来的 5q22 至长臂末端片段，提示具有 del(5q) 即 5q22 至长臂末端缺失**

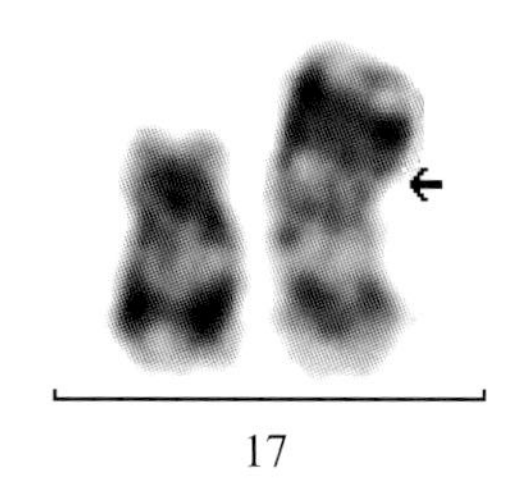

图 2-3-2 **add(17)(p11)（箭头所指），不明来源物质附着于 17p11 处，替代了原来的 17p11 至 17 短臂末端片段，提示具有 del(17p) 即 17p11 至 17 短臂末端缺失**

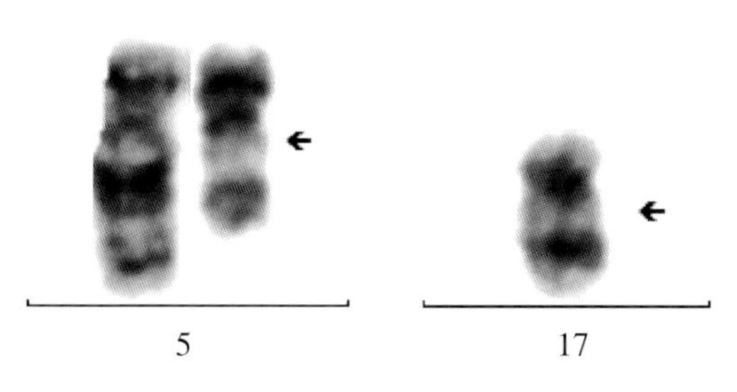

图 2-3-3 **der(5)t(5;17)(q13;q11)（箭头所指右侧 5 号染色体），5 号染色体在 q13 处断裂导致 q13 至长臂末端片段缺失，同时 17 号染色体 q11 至长臂末端片段易位至 5q13 处，重接形成 der(5)，此异常提示同时具有 del(5q) 和 del(17p)**

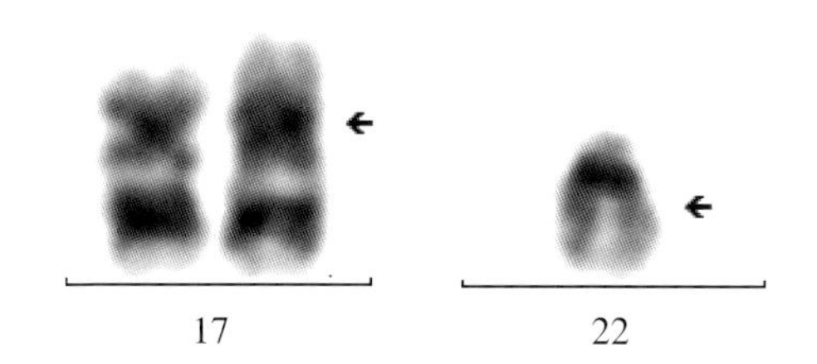

图 2-3-4 **der(17)t(17;22)(p13;q11)（箭头所指右侧 17 号染色体），17 号染色体 p13 处断裂导致 17p13 至短臂末端片段缺失，同时 22 号染色体 q11 至长臂末端片段易位至 17p13 处，重接形成 der(17)，提示具有 del(17)(p13)**

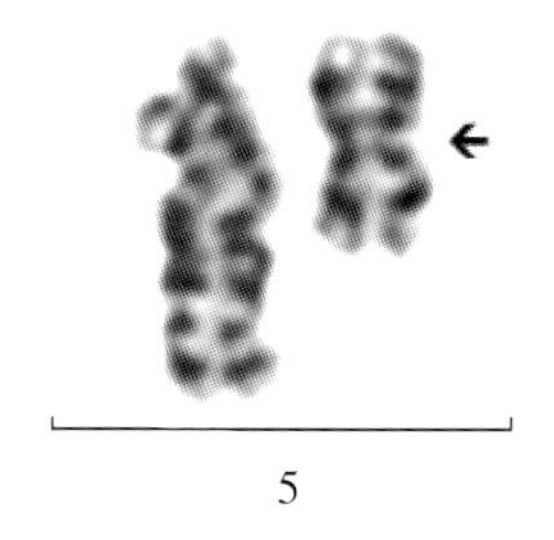

图 2-3-5 **i(5)(p10)（箭头所指），5 号染色体短臂等臂染色体，提示一条 5 号染色体的长臂整臂缺失，即具有 del(5q)**

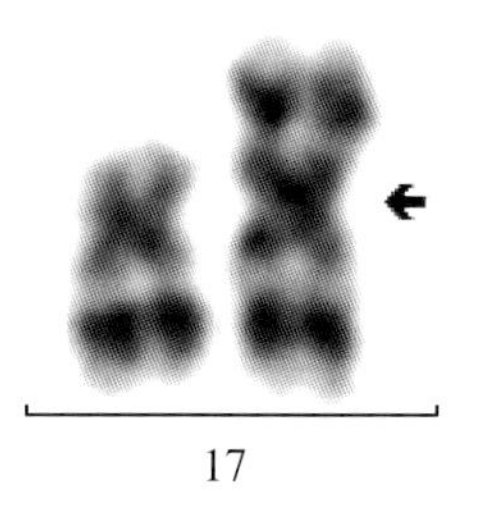

图 2-3-6 **i(17)(q10)（箭头所指），17 号染色体长臂等臂染色体，提示一条 17 号染色体短臂整臂缺失，即具有 del(17p)**

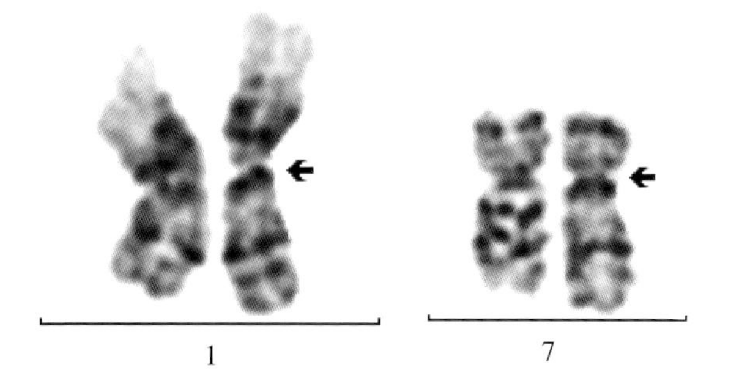

图 2-3-7 **+1，der(1;7)(q10;p10)（箭头所指），1 号染色体长臂和 7 号染色体短臂断裂重接形成整臂衍生染色体即 der(1;7)(q10;p10)，此衍生染色体导致 7 号染色体长臂整臂缺失即具有 del(7q)，因存在 2 个正常 1 号染色体，所以具有 1 号染色体长臂三体，描述为 +1**

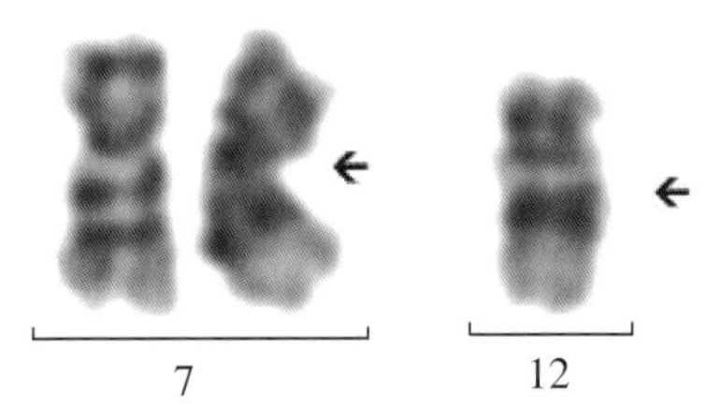

图 2-3-8 der(7;12)(p10;q10)（箭头所指右侧 7 号染色体）7 号染色体短臂和 12 号染色体长臂断裂重接形成整臂衍生染色体即 der(7;12)(p10;q10)，因只有一条正常 7 号和一条正常 12 号染色体，此衍生染色体同时导致一条 7 号染色体长臂缺失及一条 12 号染色体短臂缺失，提示同时具有 del(7q) 和 del(12p)

出非平衡异常所包含的 5q-、7q-、12p- 及 17p-（图 2-3-9、图 2-3-10）。虽然 +8 和 20q- 在 AML-MR 较常见，但是因不具备疾病特异性，所以根据 2022 年版 WHO 标准 +8 和 20q- 不作为 AML-MR 的细胞遗传学诊断依据。

4．2022 年版 ELN 定义的 AML-MRC 相关的细胞遗传学异常 根据 2022 年版 ELN 标准，骨髓增生异常相关细胞遗传学异常包括复杂核型、非平衡克隆性异常如 del(5q)/t(5q)/add(5q)、-7/del(7q)、+8、del(12p)/t(12p)/add(12p)、i(17q)、-17/add(17p)/del(17p)、del(20q) 以及 idic(X)(q13)（图 2-3-11），具有上述染色体异常且不符合其他定义的 AML 类型均可诊断 AML-MRC。与 2022 年版 WHO 标准不同，2022 年版 ELN 标准将 +8 和 20q- 纳入骨髓增生异常相关的细胞遗传学异常，2022 年版 WHO 与 ICC/ELN 定义的骨髓增生异常相关的细胞遗传学异常的比较见图 2-3-12。

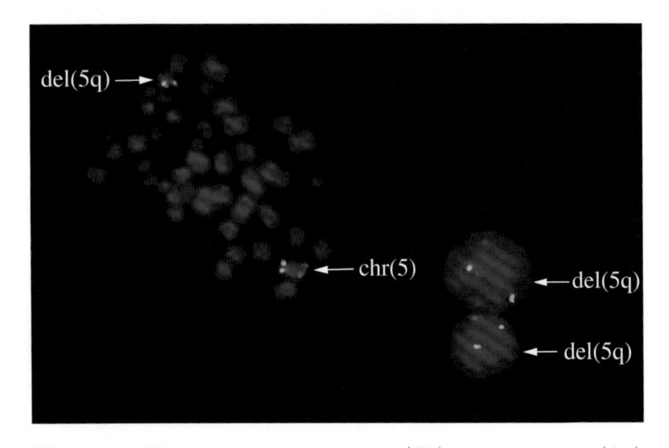

图 2-3-9 用 D5S23, D5S721(5p15)（绿）/*EGR1*(5q31)（红）双色探针检测，左侧中期细胞及右侧 2 个间期细胞均为 1 红 2 绿信号（箭头所指），提示具有 del(5q31)

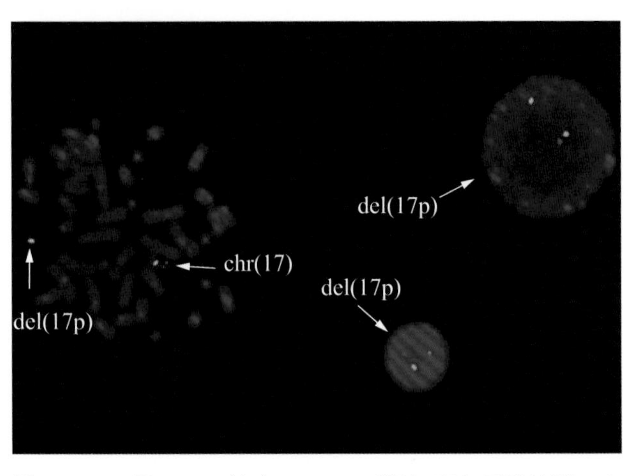

图 2-3-10 用 *TP53*（红）/CSP17（绿）双色探针检测，左侧中期细胞及右上、右下方间期细胞均显示为 1 红 2 绿信号（箭头所指），提示具有 *TP53* 缺失

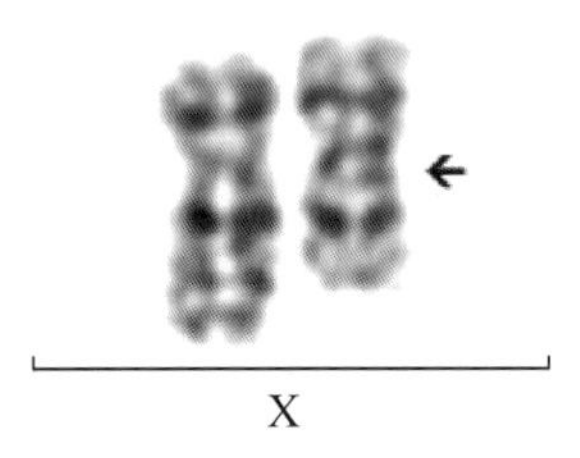

图 2-3-11 idic(X)(q13)（箭头所指）。双着丝粒 X 染色体，断裂位点在 X 长臂 1 区 3 带

（二）分子遗传学特性

AML-MR 的基因突变事件比较复杂，常见的与骨髓增生异常相关的基因在 AML-MR 中突变频率均高于其他类型 AML，已知 8 种基因（包括 *ASXL1*、*BCOR*、*EZH2*、*SF3B1*、*SRSF2*、*STAG2*、*U2AF1*、*ZRSR2*）与 AML-MR 高度相关，被称为继发性突变，95% 以上出现于 MDS 或 MDS/MPN 转化的 AML，可能驱动发育异常和无效造血的发展[73-74]。根据 2022 年版 WHO 髓系肿瘤分类，在 AML 中出现上述 8 种基因中的任意一种突变均提示 AML-MR。而根据 2022 年版 ELN 标准，除上述 8 种基因外还纳入 *RUNX1* 基因突变作为骨髓增生异常相关基因突变。在 CK^{+}AML 中，一些常发生于 AML 的体细胞基因突变如 *FLT3*、*NPM1*、*KRAS*、*NRAS* 及 *KIT* 等突变较为少见。Mrózek 等

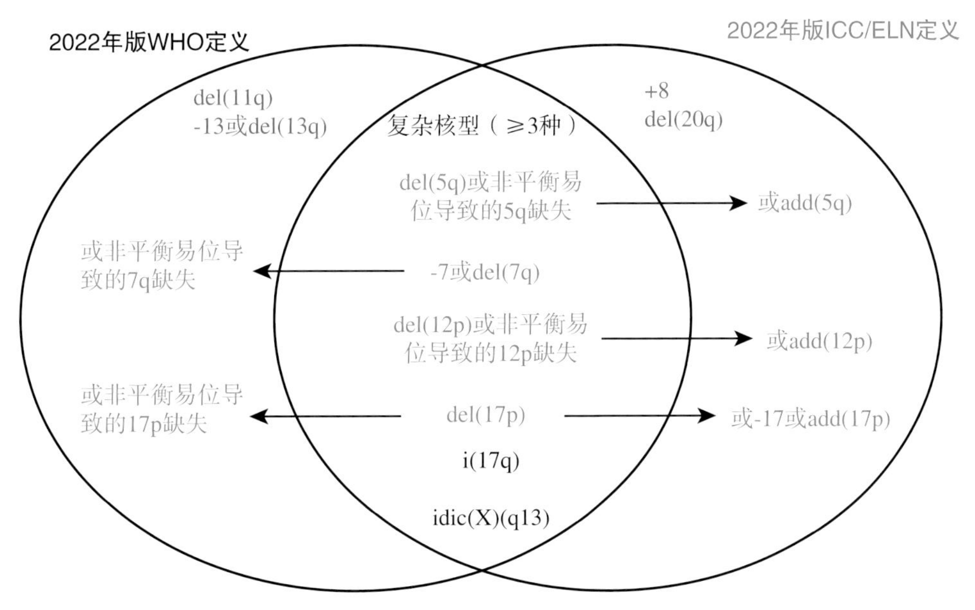

图 2-3-12 2022 年版 WHO 与 ICC/ELN 定义的骨髓增生异常相关的细胞遗传学异常的比较

表 2-3-1 AML-MR 的骨髓增生异常相关细胞遗传学和分子学异常（2022 年版 WHO 标准）

特定的细胞遗传学异常
复杂核型（≥ 3 种细胞遗传学异常）
del(5q) 或非平衡易位导致的 5q 缺失
-7、del(7q) 或非平衡易位导致的 7q 缺失
del(11q)
del(12p) 或非平衡易位导致的 12p 缺失
-13 或 del(13q)
del(17p) 或非平衡易位导致的 17p 缺失
i(17q)
idic(X)(q13)
特定的体细胞突变
ASXL1、*BCOR*、*EZH2*、*SF3B1*、*SRSF2*、*STAG2*、*U2AF1*、*ZRSR2*

的研究表明，与典型 CK（包含 5q-、7q-、17p-）相比，非典型 CK（不包含 5q-、7q-、17p-）较少合并 *TP53* 突变（10% *vs.* 67%，$P < 0.001$），而 *PHF6*（15% *vs.* 2%，P=0.008）、*FLT3-TKD*（11% *vs.* 1%，P= 0.02）、*MED12*（8% *vs.* 0%，P=0.02）、*NPM1*（15% *vs.* 3%，P=0.02）突变更常见[71]。

研究表明 *TP53* 基因突变或缺失导致的 P53 蛋白功能缺失可导致基因组不稳定性增加，促进细胞增殖。在 AML 及 MDS/AML 中，CK 与 *TP53* 突变密切相关。在原发 AML 中，*TP53* 突变发生率为 5% ～ 20%，且随着年龄增长发生率升高，在 t-AML 发生率更高。在非 CK^+AML 中，*TP53* 突变率仅为 2.1%，而在 CK^+AML，*TP53* 突变发生率为 70% ～ 80%，在单体核型中发生率更高。在 CK^+ AML 中，具有 *TP53* 突变者核型复杂程度更高（染色体异常种类中位数为 8），且更容易出现 5、7 和 17 号染色体异常；而 *TP53* 野生型患者染色体异常种类中位数为 4（$P < 0.0001$）。与不伴 *TP53* 突变的 CK^+AML 相比，伴 *TP53* 突变 CK^+AML 患者通常年龄更大、血红蛋白水平更低、原始细胞比例更低[75]。根据 2022 年版 ELN 分型，具有 *TP53* 突变（VAF 值≥ 10%）的患者，当骨髓或外周血原始细胞≥ 20% 时诊断为“伴 *TP53* 突变 AML”独立亚型；而当原始细胞介于 10% ～ 19% 时诊断为“伴 *TP53* 突变 MDS/AML”。

三、预后特征

大部分 AML-MR 患者年龄较大且合并基础疾病，目前去甲基化药物是大多数 AML-MR 患者的标准治疗，经剂量调整的强化疗或基于小剂量阿糖胞苷为主的方案在较年轻的老年 AML 患者中被证实是安全有效的，此外有研究表明 bcl-2 抑制剂维耐克拉、CPX-351（一种柔红霉素和阿糖胞苷的脂质体制剂）可改善部分 AML-MR 患者的预后。因此，根据患者的年龄和合并症情况，实施个体化治疗对于 AML-MR 尤为重要。

AML-MR 对常规化疗敏感性差，CR 率较其他类型 AML 低，总体预后不良，中位 OS 仅 9 ～ 12 个月。Montalban 等研究表明 AML-MR 的预后存在较大异质性，总的中位 OS 和 EFS 分别为 10.5 个月和 6.9 个月，其总体不良预后是由骨髓增生异常相关的细胞遗传学异常尤其是复杂核型、细胞毒药物治疗后的继发性 AML 以及特定的体细胞突变如 *TP53* 突变等驱动的，而不是由多谱系病态造血或既往的 MDS 或 MDS/MPN 病史驱动的 [70]。

众多研究表明 CK 是 AML-MR 最强的预后因素之一。CK^+ AML 常规化疗耐药率及早期死亡率高、CR 率低、容易复发、总生存期短，染色体异常数量及异常种类与 CK 的不良预后密切相关，年龄越大预后越差。年龄≥ 60 岁和年龄＜ 60 岁 CK^+ AML 患者相比，CR 率更低（39% vs.48%），3 年 OS 率更低（3% vs. 9%）。美国 CALGB 8461 研究对 1213 例成人 AML 分析显示 CK^+AML 患者的 CR 率、5 年 OS 分别为 32% 和 5%，明显低于预后中等组（CR 率 67%，5 年 OS 率 24%）及预后良好组（CR 率 88%，5 年 OS 率 55%）；5 年累积复发率为 92%，显著高于预后中等组（67%）和预后良好组（54%）[76]。Stölzel 等对 3526 例 AML 核型复杂性与预后的关系进行研究，其中包括 417 例≥ 3 种不相关异常（CK3）AML，结果表明，在 417 例 CK^+ 患者中，20 例为单纯超二倍体核型（pure hyerdiploidy karyotype，HDK）（不伴染色体结构异常），染色体数目 49 ～ 80 条（中位 50 条），中位生存期仅 4.6 个月，预后不良，且不良预后与受累染色体数目无关；伴 t(9;11) 异常的患者无论合并多少种附加染色体异常，均属于预后中等，中位 OS 为 23 个月，与正常核型类似；伴≥ 4 种不相关异常（CK4）的患者［除外 t(9;11)、HDK 及其他 ELN 和 MRC 定义的高危核型］预后不良；伴 CK3［除外 t(9;11) 及其他 ELN 和 MRC 定义的高危核型］患者比正常核型患者 OS 稍短（P=0.078），而 EFS 无明显差别 [77]。Chilton 等的研究表明，染色体数目 49 ～ 65 条的 HDK（占 14%，221/1563）预后具有异质性，单纯数目异常的患者 CR 率、5 年 OS 及 EFS 均明显优于合并结构异常者 [78]，三组 HDK 患者包括单纯数目异常（75 例）、数目异常合并预后中等结构异常（49 例）、数目异常合并预后不良结构异常（97 例）的 CR 率分别为 71%、69% 和 53%（P=0.02），5 年 OS 分别为 28%、18% 和 7%（P=0.0002），5 年累积复发率分别为 52%、68% 和 76%（P=0.008）。2022 年版 ELN 定义的预后不良的 CK 除外了不含染色体结构异常的染色体三体或多体导致的 HDK。Mrózek 等的研究表明，与非典型 CK（不包含 5q-、7q-、17p-）相比，典型 CK（包含 5q-、7q-、17p-）具有更低的 CR 率（35% vs. 59%，P=0.02）及更差的 OS（中位 0.4 年 vs. 0.8 年，$P < 0.001$）[71]。Yoshida 等的研究亦证实典型 CK AML 的中位 OS 明显短于非典型 CK（143 天 vs. 369 天，P=0.009），尤其是具有 -17/17p- 的患者 OS 更短（105 天 vs. 165 天，P=0.033）[79]。

伴 *TP53* 突变 AML 对常规化疗效果差，Weinberg 等研究 299 例 CK^+ 的 AML 和 MDS 患者，表明在 CK^+AML 中，野生型 *TP53*、*TP53* 单突变、*TP53* 多重突变的中位 OS 分别为 23.2 个月、5.2 个月、9.0 个月（P=0.003）。无论原始细胞比例及是否治疗相关，*TP53* 突变尤其是多重突变是最强的不良预后因素 [75]。目前已有系列临床研究聚焦于改善此类患者的不良预后。HSCT 是部分患者的最佳治疗选择，但获得长期存活的患者数量较少；去甲基化药物使得 *TP53* 突变的 AML 效果略有改善，但其疗效较为短暂；直接靶向突变型 *TP53* 基因的新药及免疫治疗已经展示出改善疗效的希望，但需要进一步的大规模随机临床研究 [80]。

四、典型病例

1．病例一

（1）病例：患者男性，69 岁，因“发现全血细胞减少 1 周”于 2013 年 10 月 5 日入院，血常规 WBC 1.8 × 10^9/L，Hb 59 g/L，PLT 11 × 10^9/L，外周血涂片可见原始粒细胞 19%。骨髓增生 4 级，原始粒细胞 31%，三系明显病态造血比例均＞50%。免疫分型示异常髓系细胞占 21.8%，表达 CD13、CD34、CD117，*WT1/ABL1*=11.5%，*PRAME/ABL1*=51.1%，*TP53* 突变 +，*FLT3-ITD*、*NPM1* 突变阴性，染色体核型 46,XY,del(5)(q22q31),del(16)(q22) [1]/58,XY,+1,+2,del(5)(q22q31),+8,+8,+9,+9,+11,+14,+15,add(16)(q24),del(16)(q22),-17,i(18)(q10), +19,+20,+21,+22[7]/46,XY[2]（图 2-3-13），诊断 AML-MR（伴 CK 及 *TP53* 突变），FAB 分型 AML-M2，患者于 2013 年 10 月 8 日接受 CAG 方案（G-CSF+ 阿糖胞苷 + 阿克拉霉素）+ 地西他滨化疗 1 个疗程，骨髓未缓解。2013 年 11 月 20 日给予 HAA 方案（高三尖杉紫碱 + 阿糖胞苷 + 阿克拉霉素）化疗，化疗后粒细胞缺乏期超过 2 个月，出现严重感染，2014 年 1 月 21 日复查骨穿示增生 5 级，原始粒细胞 12%，骨髓评估 NR，血常规三系持续减低。此后患者未再坚持化疗，改服中药，2014 年 3 月查 WBC 0.8×10^9/L，Hb 45 g/L，PLT 8×10^9/L，外周血原始粒细胞 40%，依赖输血，2014 年 5 月死于肺部感染，总生存时间 7 个月。

（2）病例解析：患者老年男性，全血细胞减少，骨髓三系明显病态造血，原始粒细胞 31%，伴 CK（包括 5q-、+8、-17 等）和 *TP53* 突变，既往无 MDS 或 MDS/MPN 病史，根据 2022 年版 WHO 分型标准符合 AML-MR，化疗 2 个疗程未缓解，且化疗后白细胞始终未回升，出现严重感染。此病例提示伴 CK 且 *TP53* 突变的 AML-MR 患者，常规化疗难以获得 CR，预后极差，期待新药的临床试验可改善疗效。

2．病例二

（1）病例：患者女性，39 岁，因“高热 2 天”于 2017 年 4 月 18 日入院。查血常规 WBC 101×10^9/L，Hb 126 g/L，PLT 38×10^9/L，外周血涂片可见大量原始细胞。骨髓增生 2 级，原始粒细胞 72%，免疫分型异常髓系细胞占 63.5%，表达 CD7、CD34、CD117、CD33、CD38、CD123、HLA-DR、CXCR4。染色体核型 45,XX,+del(1)(q21),-6,-7,+8,+10,-16,-20[2]/45,XX,+del(1)(p32),-7,+8,-17,

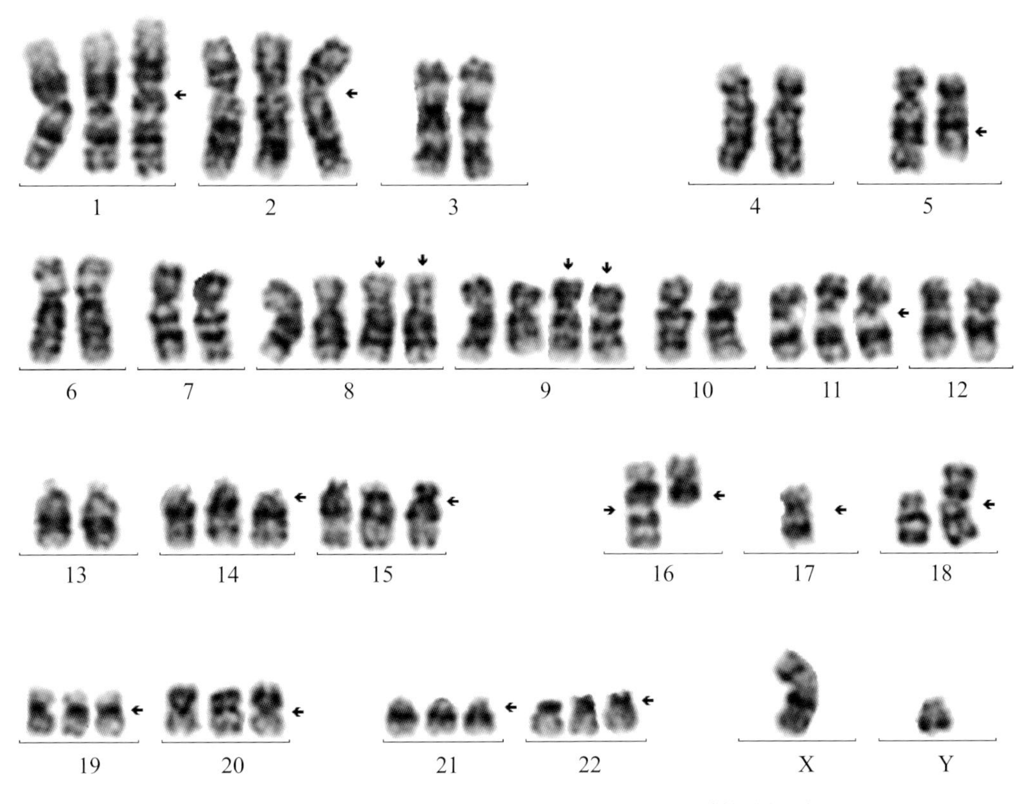

58,XY,+1,+2,del(5)(q22q31),+8,+8,+9,+9,+11,+14,+15,add(16)(q24),
del(16)(q22),-17,i(18)(q10),+19,+20,+21,+22

图 2-3-13　患者初诊时染色体核型，为高度复杂异常核型，异常如箭头所指

2

-19［3］/46,XX[12]，*FLT3-ITD* 和 *NPM1* 基因均阴性，*WT1/ABL1*=5.9%，*TP53* 基因 cDNA 外显子 4～10 序列可见 Y220H 型突变（第 220 氨基酸密码子由酪氨酸突变为组氨酸），诊断 AML-MR（伴 CK 和 *P53* 突变），于 4 月 22 日给予 IA（去甲氧柔红霉素＋阿糖胞苷）方案化疗，6 月 6 日骨髓 CR，6 月 15 日和 7 月 28 日先后给予大剂量阿糖胞苷巩固治疗，2017 年 8 月 28 日骨髓原始细胞 13%，早幼粒细胞 70%，染色体核型 42~45,X,-X,+1,dic(3;5)(p23;q35),-5,der(5)ins(5;?)(q13;?),dic(7;11)(p22;q25)x2,-8,add(8)(p22),add(11)(q23),dic(11;18)(q25;p11),dic(11;18)(q23;q23),-16,der(16)t(8;16)(q11;p13),-17,del(17)(p11),-18,der(19)t(8;19)(q13;p13),-20,del(20)(q11),idic(22)(p11),der(?)t(?;5)(?;q11),der(?)t(?;8)(?;q11),+1-4mar[cp13]（图 2-3-14），8 月 30 日给予 HA（高三尖杉紫碱＋阿糖胞苷）＋维 A 酸方案化疗无效，于 2017 年 9 月 20 日死亡，发病后存活期 4.5 个月。

（2）病例解析：该患者年轻女性，既往无 MDS 或 MDS/MPN 病史，诊断为 AML-MR，伴 CK 及 MK，具有 17p13 缺失且 *TP53* 突变阳性，初诊时高白细胞，虽然化疗后获得 CR，但 CR 期仅 2 个月余即复发，复发时染色体核型复杂性增加，出现克隆演变，复发后化疗无效短期内死亡，OS 仅 4.5 个月。此病例提示伴 CK^+MK^+ 的 AML 常合并 *TP53* 突变，预后极差，缓解期短，建议 CR 后尽早进行 HSCT。

3．病例三

（1）病例：患者女性，63 岁，因“发现白细胞减少、贫血 1 年余”于 2022 年 8 月 8 日入院，患者 2021 年 8 月因乏力查血常规 WBC 3.0×10^9/L，Hb 89 g/L，PLT 147×10^9/L，外周血涂片原始细胞 1%，患者未做进一步检查，自服中药治疗。2022 年 8 月乏力加重，查血常规 WBC 1.6×10^9/L，Hb 69 g/L，PLT 47×10^9/L，外周血涂片原始粒细胞 10%，骨髓增生 4 级，原始粒细胞 26%，骨髓活检造血容量 60%，前体细胞易见，MF0 级，基因全套 *WT1/ABL1*=10.1%，*TP53* 基因 cDNA 外显子

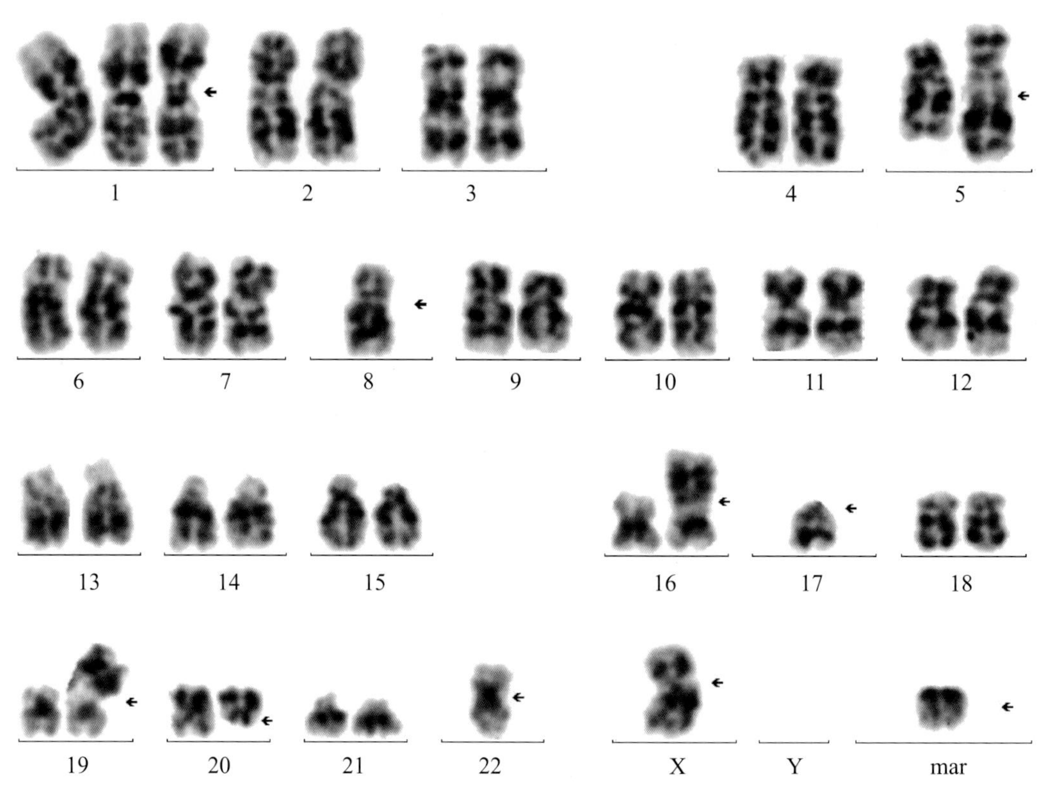

44,X,-X,+1,der(5)ins(5;?)(q13;?), -8,der(16)t(8;16)(q11;p13),-17,del(17)(p11),
der(19)t(8;19)(q13;p13),del(20)(q11),idic(22)(p11),+mar

图 2-3-14 患者复发时染色体核型，异常如箭头所指

4～10序列可见V272M（26.5%）和R282W型（30.5%）突变，其余髓系相关融合基因均阴性，免疫分型幼稚细胞占18.2%，表达CD117、CD34、CD33dim、CD38、CD13、CD45、HLA-DR、CD71、CXCR4，为髓系幼稚细胞。染色体核型17个为高度复杂的亚二倍体复合核型，2个为高度复杂的近四倍体核型，40～44,X,idic(X)(p11) [15],der(3;11)t(3;?)(q11;?)t(?;11)(?;q23) [15],der(3)t(3;3)(q21;p21)ins(3;?)(q26;?) [1],del(4)(q21) [1],del(5)(q22q33)[15],dic(6;16)(q15;q22) [15],add(7)(q11) [13],-18[12],+20[3],-20[12],add(20)(q13) [5],del(20)(q11)[6],+mar1[4],+mar2[1][cp17]/86-88<4n>,XX,idic(X)(p11) [1],idic(X)(p11)x2[1],-3[1],-3[1],der(3;11)t(3;?)(q11;?)t(?;11)(?;q23) [1],der(3;11)t(3;?)t(?;11)x2[1],del(5)(q22q33)x2[2],dic(6;16)(q15;q22)[1],dic(6;16)(q15;q22)x2[1],add(7)(q11) [2],-18[2],-18[1],del(20)(q11) [1],del(20)(q11)x2[1],+mar1[1][cp2]/46,XX[2]（图2-3-15），根据2022年版WHO标准诊断考虑AML-MR（MDS转），根据2022年版ELN诊断为伴*TP53*双突变的AML。患者入院后于2022年8月14日给予阿扎胞苷联合维纳克拉的方案治疗，化疗后白细胞持续＜1.0×10^9/L，继发严重肺部细菌、真菌混合感染，2022年11月查外周血涂片原始粒细胞21%，2个月后死于疾病进展及肺部感染。诊断AML-MR后仅存活5个月。

（2）病例解析：该患者老年女性，既往有将近1年的白细胞减少及贫血病史，虽然当时未做骨穿检查明确诊断，但结合外周血涂片出现1%原始细胞及后期的疾病发展过程考虑为MDS，中药治疗1年后贫血逐渐加重，骨穿检查原始粒细胞26%，染色体高度复杂核型，且同时亦属于MK，合并*TP53*双突变，给予阿扎胞苷联合维耐克拉的方案治疗未获得缓解，死于疾病进展和肺部感染。该病例提示有明确MDS病史、合并CK及MK且*TP53*突变的AML-MR患者预后极差。

（3）单体核型解析：单体核型（MK）定义为存在至少2条常染色体单体（不包括性染色体丢失）或存在至少1条常染色体单体同时伴至少

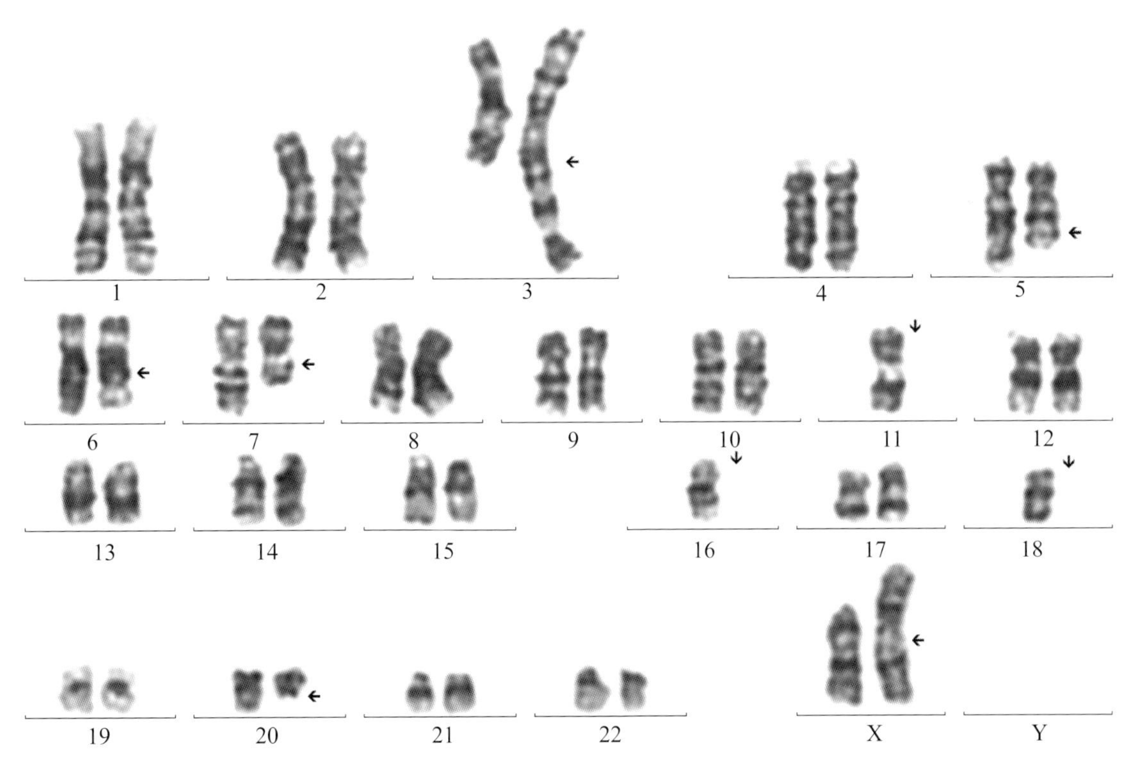

图2-3-15　患者诊断AML-MR时的染色体核型图，箭头所指结构异常分别为idic(X)、der(3;11)、del(5q)、dic(6;16)、add(7)(q11)、del(20q)

一种染色体结构异常。在初发的AML中，MK的发生概率为6%～10%，并随年龄增长而增加，＞60岁初发AML中MK发生率为13%～20%。在MK中最常见的染色体单体异常为-5（21%～55%）和-7（22.6%～45%），其他依次为-17（11%～22%）、-18（10%～19%）、-16（7%～16%）、-20（8%～19%）等。

MK的发生机制尚不清楚，有研究表明其发生可能与*TP53*基因的缺失或突变以及多药耐药基因有关。*TP53*异常在MK$^+$AML中发生率约70%，在MK$^+$CK$^+$AML中发生率更高。*P53*基因异常导致染色体不稳定性增加甚至发生染色体碎裂。

根据2022年版ELN指南，MK是AML独立的预后不良因素。尽管在修订的MRC预后评估体系中[4]细胞遗传学预后分层标准中没有纳入MK，但按照MRC标准，94%的MK患者已被归为不良预后组，MK占MRC不良预后组的45%。MK$^+$AML预后极差，CR率低（13%～37%），生存期短（中位OS仅4个月），4年OS仅为3%～4%，老年患者预后更差。接受HSCT的MK$^+$患者总体生存比单纯巩固化疗组好，但是即使于CR1期接受HSCT，MK$^+$患者生存期也明显短于非MK患者。Brands-Nijenhuis等对欧洲骨髓移植协作组4635例CR1期行allo-HSCT的AML患者进行回顾性研究，结果显示189例患者伴有MK，占全部移植患者的4%，MK$^+$和MK$^-$患者5年LFS率分别为24±3%和53±1%（$P<0.0001$）。5年累积复发率MK$^+$组明显高于MK$^-$组（56±4% vs. 28±1%）（$P<0.0001$）[81]。

大部分MK同时属于CK，MK预测不良预后的效率优于CK。Strickland等通过1592例AML研究发现，93%（182/195）的MK$^+$患者同时属于CK$^+$，其中87%（158/182）异常种类≥5种（CK≥5）。在染色体异常种类≤4的患者中，MK$^+$患者的中位OS明显短于MK$^-$患者（0.4年 vs. 1年，P=0.001），而在CK≥5的患者中，MK$^+$和MK$^-$患者中位OS无明显差别，提示单体核型的不良预后提示意义局限于核型复杂程度较低的患者中。单体5多见于高度复杂异常核型中，单体5和单体7对OS均无明显影响。单体17在CK≥5的患者中发生概率为43%（68/158），是AML独立的预后不良因素[82]。

（高　露　赖悦云）

参考文献

[1] Khoury JD, Solary E, Abla O, et al. The 5th edition of the World Health Organization Classification of Haematolymphoid Tumours: Myeloid and Histiocytic/Dendritic Neoplasms. Leukemia, 2022, 36（7）: 1703-1719.

[2] Döhner H, Wei AH, Appelbaum FR, et al. Diagnosis and management of AML in adults: 2022 recommendations from an international expert panel on behalf of the ELN. Blood, 2022, 140（12）: 1345-1377.

[3] Weinberg OK, Porwit A, Orazi A, et al. The International Consensus Classification of acute myeloid leukemia. Virchows Arch, 2023, 482（1）: 27-37.

[4] Grimwade D, Hills R, Moorman A. Refinement of cytogenetic classification in acute myeloid leukemia: determination of prognostic significance of rare recurring chromosomal abnormalities among 5876 younger adult patients treated in the United Kingdom Medical Research Council trials. Blood, 2010, 116（3）: 354-365.

[5] Döhner H, Estey E, Grimwade D, et al. Diagnosis and management of AML in adults: 2017 ELN recommendations from an international expert panel. Blood, 2017, 129: 424-47.

[6] Herold T, Rothenberg-thurley M, Grunwald V, et al. Validation and refinement of the revised 2017 European Leukemia Net genetic risk stratification of acute myeloid leukemia. Leukemia, 2020, 34: 3161-3172.

[7] 中华医学会血液学分会白血病淋巴瘤学组. 成人急性髓系白血病（非急性早幼粒细胞白血病）中国诊疗指南（2023年版）. 中华血液学杂志, 2023, 44（9）: 705-712.

[8] 周吉，赵佳炜，郑迎春，等. 伴ins(15;17)隐匿型急性早幼粒细胞白血病的遗传学检测及临床研究，中华血液学杂志，2019，40（10）：843-847.

[9] Shigeto S, Matsuda K, Yamaguchi A, et al. Rapid diagnosis of acute promyelocytic leukemia with the PML-

RARA fusion gene using a combination of droplet-reverse transcription-polymerase chain reaction and instant-quality fluorescence in situ hybridization. Clin Chim Acta, 2016；453：38-41.

[10] Liu YJ，Wu DP，Liang JY，et al. Long-term survey of outcome in acute promyelocytic leukemia：a single center experience in 340 patients. Med Oncol，2011，28：S513-S521.

[11] 中华医学会血液学分会，中国医师协会血液科医师分会. 中国急性早幼粒细胞白血病诊疗指南（2018 年版）. 中华血液学杂志，2018，39（3）：179-183.

[12] Cervera J，Montesinos P，Herna'ndez-rivas JM，et al. Additional chromosome abnormalities in patients with acute promyelocytic leukemia treated with all-trans retinoic acid and chemotherapy. Haematologica, 2010，95（3）：424-431.

[13] Wiernik PH，Sun ZX，Gundacker H，et al. Prognostic implications of additional chromosome abnormalities among patients with de novo acute promyelocytic leukemia with t(15;17). Med Oncol，2012，29（3）：2095-2101.

[14] Labrador J，Luño E，Vellenga E，et al. Clinical significance of complex karyotype at diagnosis in pediatric and adult patients with de novo acute promyelocytic leukemia treated with ATRA and chemotherapy. Leuk Lymphoma, 2019，60（5）：1146-1155.

[15] Marta Sobas M，Talarn-Forcadell MC，Martínez-Cuadrón CD，et al. PLZF-RAR_{α}，NPM1-RAR_{α}，and Other Acute Promyelocytic Leukemia Variants：The PETHEMA Registry Experience and Systematic Literature Review. Cancers（Basel），2020，12（5）：1313.

[16] Zhu HH，Qin YZ，Zhang ZL，et al. A global study for acute myeloid leukemia with RARG rearrangement. Blood Adv. 2023, 7（13）：2972-2982.

[17] Osumi T，Tsujimoto SI，Tamura M，et al. Recurrent *RARB* Translocations in Acute Promyelocytic Leukemia Lacking *RARA* Translocation. Cancer Res, 2018，78（16）：4452-4458.

[18] Gong D，Li W，Hu LD，Shen JL，et al. Comparison of Clinical Efficacy of Cytarabine with Different Regimens in Postremission Consolidation Therapy for Adult t(8;21) AML Patients：A Multicenter Retrospective Study in China. Acta Haematol, 2016，136：201-209.

[19] Christen F，Hoyer K，Yoshida K，et al. Genomic landscape and clonal evolution of acute myeloid leukemia with t(8;21)：an international study on 331 patients. Blood，2019，133（10）：1140-1151.

[20] Jahn N，Terzer T，Sträng E，et al. Genomic heterogeneity in core-binding factor acute myeloid leukemia and its clinical implication. Blood Adv，2020，4（24）：6342-6352.

[21] 宫丹，李薇，胡亮钉，等. 中国 t(8;21)AML 患者临床特征及预后分析：一项多中心回顾性研究. 中国实验血液学杂志，2017，25（4）：980-986.

[22] 季诗梦，孙爱宁，陈苏宁，等. 伴 4 号染色体三体异常的 t(8;21) 急性髓系白血病 c-kit 基因突变的发生及患者预后. 白血病·淋巴瘤，2016，25（06）：330-335.

[23] Zhou W，Chen G，Gong D，et al. Loss of the Y chromosome predicts a high relapse risk in younger adult male patients with t(8;21) acute myeloid leukemia on high-dose cytarabine consolidation therapy：a retrospective multicenter study. Leuk Lymphoma，2020，61（4）：820-830.

[24] 主鸿鹄，黄晓军. 我如何治疗 t(8;21) 急性髓系白血病. 中华血液学杂志，2017，38（1）：6-9.

[25] Kurata K，Katsuya Yamamoto K，Okazaki Y，et al. Detection of a novel *CBFB-MYH11* fusion transcript in acute myeloid leukemia M1 with inv（16）（p13q22）. Cancer Genetics，2020，241：72-76.

[26] Paschka P，Du J，Schlenk RF，et al. Secondary genetic lesions in acute myeloid leukemia with inv（16）or t（16；16）：a study of the German-Austrian AML Study Group（AMLSG）. Blood，2013，121（1）：170-177.

[27] 王隽，薛胜利，李正，等. 克隆性基因突变对接受强化巩固治疗的 CBFβ-MYH11 融合基因阳性急性髓系白血病预后的影响. 中华血液学杂志，2020，41（10）：853-857.

[28] Douet-Guilbert，Chauveau A，Nadia Gueganic N，et al. Acute myeloid leukaemia（FAB AML-M4Eo）with cryptic insertion of cbfb resulting in cbfb-Myh11 fusion.

Hematol Oncol, 2017, 35 (3): 385-389.

[29] Bidet A, Laharanne E, Struski S, et al. A novel cryptic insertion of *CBFB* into *MYH11*: importance of FISH probe design. Cancer Genet, 2014, 207: 516-517.

[30] Wang YY, Ding WJ, Jiang F, et al. Coexistence of p210$^{BCR-ABL}$ and CBFβ-MYH11 fusion genes in myeloid leukemia: A report of 4 cases. Oncology Letters, 2017, 14: 5171-5178.

[31] 付海霞，古雨晴，赖悦云，等. 同时伴 t(9;22) 和 inv(16) 染色体异常的恶性血液病三例报告并文献复习，中华血液学杂志，2020，41 (11): 1-4.

[32] Ravandi F, Kadkol SS, Ridgeway J. Molecular identification of CBFbeta-MYH11 fusion transcripts in an AML M4Eo patient in the absence of inv16 or other abnormality by cytogenetic and FISH analyses--a rare occurrence. Leukemia. 2003, 17 (9): 1907-1910.

[33] Mancini M, Cedrone M, Diverio D, et al. Use of dual-color interphase FISH for the detection of inv(16) in acute myeloid leukemia at diagnosis, relapse and during follow-up: a study of 23 patients. Leukemia, 2000 (14), 364-368.

[34] Hidemasa Matsuo H, Yoshida K, Kazutaka Fukumura K, et al. Recurrent CCND3 mutations in MLL-rearranged acute myeloid leukemia. Blood adv, 2018, 2 (21): 2879-2889.

[35] Chen Y, Kantarjian H, Piercel S, et al. Prognostic Significance of 11q23 Aberrations in Adult Acute Myeloid Leukemia and the Role of Allogeneic Stem Cell Transplantation. *Leukemia*, 2013, 27 (4): 836-842.

[36] Pigneux A, Labopin M, Maertens J, et al. Outcome of allogeneic hematopoietic stem-cell transplantation for adult patients with AML and 11q23/MLL rearrangement (MLL-r AML). Leukemia, 2015 (29), 2375-2381.

[37] Fang H, Yabe M, Zhang X, et al. Myelodysplastic syndrome with t(6;9)(p22;q34.1)/ DEK-NUP214 better classified as acute myeloid leukemia? A multicenter study of 107 cases. Mod Pathol, 2021, 34 (6): 1143-1152.

[38] Hao Q, Zhang Q, Li C, et al. A novel variant translocation (1;9)(p22;q34) resulting in a DEK/NUP214 fusion gene in a patient with acute myeloid leukemia: A case report. Oncol Lett, 2017, 14 (6): 7021-7024.

[39] Slovak ML, Gundacker H, Bloomfield CD, et al. A retrospective study of 69 patients with t(6;9)(p23;q34) AML emphasizes the need for a prospective, multicenter initiative for rare 'poor prognosis' myeloid malignancies. Leukemia, 2006, 20 (7): 1295-1297.

[40] Tarlock K, Alonzo TA, Moraleda PP, et al. Acute myeloid leukaemia (AML) with t(6;9)(p23;q34) is associated with poor outcome in childhood AML regardless of FLT3-ITD status: a report from the Children's Oncology Group. Br J Haematol, 2014, 166 (2): 254-259.

[41] Díaz-Beyá M, Labopin M, Maertens J, et al. Allogeneic stem cell transplantation in AML with t(6;9)(p23; q34); DEK-NUP214 shows a favourable outcome when performed in first complete remission. Br J Haematol, 2020, 189 (5): 920-925.

[42] Summerer I, Haferlach C, Meggendorfer M, et al. Prognosis of *MECOM* (*EVI1*) -rearranged MDS and AML patients rather depends on accompanying molecular mutations than on blast count. Leuk Lymphoma, 2020, 61 (7): 1756-1759.

[43] Lugthart S, Gröschel S, Beverloo HB, et al. Clinical, molecular, and prognostic significance of WHO type inv(3)(q21q26.2)/t(3;3)(q21;q26.2)and various other 3q abnormalities in acute myeloid leukemia. J Clin Oncol, 2010, 28 (24): 3890-3898.

[44] Gröschel S, Sanders MA, Hoogenboezem R, et al. Mutational spectrum of myeloid malignancies with inv(3)/t(3;3) reveals a predominant involvement of RAS/RTK signaling pathways. Blood, 2015, 125 (1): 133-139.

[45] Halaburda K, Labopin M, Houhou M, et al. AlloHSCT for inv(3)(q21;q26)/t(3;3)(q21;q26)AML: a report from the acute leukemia working party of the European society for blood and marrow transplantation. Bone Marrow Transplant, 2018, 53 (6): 683-691.

[46] Gong X, Yu T, Tang Q, et al. Unusual findings of acute myeloid leukemia with inv(3)(q21q26.2) or t(3;3)(q21;q26.2): A multicenter study. Int J Lab Hematol, 2019, 41 (3): 380-386.

[47] Sasaki K, Montalban-Bravo G, Kanagal-Shamanna R, et al. Natural history of newly diagnosed myelodysplastic

syndrome with isolated inv(3)/t(3;3). Am J Hematol，2020，95（12）：E326-E329.

[48] 李叶，刘清，王峥，等. 伴 t(3;21)(q26;q22) 髓系肿瘤临床分析. 中华血液学杂志，2019，40（3）：195-199.

[49] Li S，Yin CC，Medeiros LJ，et al. Myelodysplastic syndrome/acute myeloid leukemia with t(3;21)(q26.2;q22) is commonly a therapy-related disease associated with poor outcome. Am J Clin Pathol，2012，138：146-152.

[50] Arash Ronaghy A，Shimin Hu S，Tang Z，et al. Myeloid neoplasms associated with t(3;12)(q26.2;p13) are clinically aggressive，show myelodysplasia，and frequently harbor chromosome 7 abnormalities. Modern Pathology，2021，34：300-313.

[51] Tang G，Hu S，Wang SA，et al. t(3;8)(q26.2;q24) Often Leads to MECOM/MYC Rearrangement and Is Commonly Associated with Therapy-Related Myeloid Neoplasms and/or Disease Progression. J Mol Diagn，2019，21（2）：343-351.

[52] Arber DA，Erba HP. Diagnosis and treatment of patients with acute myeloid leukemia with myelodysplasia-related changes（AML-MRC）. Am J Clin Pathol，2020，154（6）：731-741.

[53] Duhoux FP，Ameye G，Montano-Almendras CP，et al. PRDM16(1p36) translocations define a distinct entity of myeloid malignancies with poor prognosis but may also occur in lymphoid malignancies. Br J Haematol，2012，156（1）：76-88.

[54] Xie W，Hu S，Xu J，et al. Acute myeloid leukemia with t(8;16)(p11.2;p13.3)/KAT6A-CREBBP in adults. Ann Hematol，2019，98（5）：1149-1157.

[55] 刘梦茹，宋文杰，王婧，等. 伴 t(8;16)(p11.2;p13.3) 治疗相关性急性髓性白血病发生克隆演变一例报告并文献荟萃分析. 临床血液学杂志，2022，35（3）：201-206.

[56] Borel C，Dastugue N，Cances-Lauwers V，et al. PICALM-MLLT10 acute myeloid leukemia：a French cohort of 18 patients. Leuk Res，2012，36（11）：1365-1569.

[57] Wei S，Wang S，Qiu S，et al. Clinical and laboratory studies of 17 patients with acute myeloid leukemia harboring t(7;11)(p15;p15) translocation. Leuk Res，2013，37（9）：1010-1015.

[58] Chou WC，Chen CY，Hou HA，et al. Acute myeloid leukemia bearing t(7;11)(p15;p15) is a distinct cytogenetic entity with poor outcome and a distinct mutation profile：comparative analysis of 493 adult patients. Leukemia，2009，23（7）：1303-10.

[59] Kivioja JL，Thanasopoulou A，Kumar A，et al. Dasatinib and navitoclax act synergistically to target NUP98-NSD1$^+$/FLT3-ITD$^+$ acute myeloid leukemia. Leukemia，2019，33（6）：1360-1372.

[60] Noort S，Zimmermann M，Reinhardt D，et al. Prognostic impact of t(16;21)(p11;q22) and t(16;21)(q24;q22) in pediatric AML：a retrospective study by the I-BFM Study Group. Blood，2018，132（15）：1584-1592.

[61] 欧阳敏，许兰平，王昱，等. t(16;21)(p11;q22) 急性髓系白血病九例报告并文献复习，中华血液学杂志，2016，37（3）：210-215.

[62] Falini B，Brunetti L，Sportoletti P，Martelli MP. NPM1-mutated acute myeloid leukemia：from bench to bedside. Blood，2020，136（15）：1707-1721.

[63] Taube F，Georgi JA，Kramer M，et al. CEBPA mutations in 4708 patients with acute myeloid leukemia：differential impact of bZIP and TAD mutations on outcome. Blood，2022，139（1）：87-103.

[64] Wakita S，Sakaguchi M，Oh I，et al. Prognostic impact of CEBPA bZIP domain mutation in acute myeloid leukemia. Blood Adv，2022，6（1）：238-247.

[65] Nacheva EP，Grace CD，Brazma D，et al. Does BCR/ABL1 positive acute myeloid leukaemia exist? Br J Haematol，2013，161（4）：541-550.

[66] Neuendorff NR，Thomas Burmeister T，Dörken B，et al. BCR-ABL-positive acute myeloid leukemia：a new entity? Analysis of clinical and molecular features. Ann Hematol，2016（95）：1211-1221.

[67] Neuendorff NR，Hemmati P，Renate Arnold R，et al. BCR-ABL1 acute myeloid leukemia：are we always dealing with a high-risk disease? Blood Adv，2018，2（12）：1409-1411.

[68] Chantepie SP，Michallet M，Blaise D，et al. SFGM-

2

TC group. Allogeneic stem cell transplantation (allo-SCT) for de novo Ph1 AML: a study from the French Society of Bone Marrow Transplantation and Cell Therapy. Bone Marrow Transplant, 2015, 50 (12): 1586-1588.

[69] Lazarevic VL, Labopin M, Depei W, et al. Relatively favorable outcome after allogeneic stem cell transplantation for BCR-ABL1-positive AML: a survey from the acute leukemia working party of the European Society for blood and marrow transplantation (EBMT). Am J Hematol, 2018, 93 (1): 31-39.

[70] Montalban-Bravo G, Kanagal-Shamanna R, Class CA, et al. Outcomes of acute myeloid leukemia with myelodysplasia related changes depend on diagnostic criteria and therapy. Am J Hematol, 2020, 95 (6): 612-622.

[71] Mrózek K, Eisfeld AK, Kohlschmidt J, et al. Complex karyotype in de novo acute myeloid leukemia: typical and atypical subtypes differ molecularly and clinically. Leukemia, 2019, 33 (7): 1620-1634.

[72] Nguyen-Khac F, Bidet A, Daudignon A, et al. The complex karyotype in hematological malignancies: a comprehensive overview by the Francophone Group of Hematological Cytogenetics (GFCH). Leukemia, 2022, 36: 1451-1466.

[73] Gao Y, Jia M, Mao Y, et al. Distinct mutation landscapes between acute myeloid leukemia with myelodysplasia-related changes and de novo acute myeloid leukemia. Am J Clin Pathol, 2022, 157: 691-700.

[74] Lindsley RC, Mar BG, Mazzola E, et al. Acute myeloid leukemia ontogeny is defined by distinct somatic mutations. Blood, 2015, 125: 1367-1376.

[75] Weinberg OK, Siddon A, Madanat YF, et al. TP53 mutation defines a unique subgroup within complex karyotype de novo and therapy-related MDS/AML. Blood Adv, 2022, 6 (9): 2847-2853.

[76] Byrd JC, Mr6zek K, Dodge RK, et al. Pretreatment cytogenetic abnormalities are predictive of induction success, cumulative incidence of relapse, and overall survival in adult patients with de novo acute myeloid leukemia: results from Cancer and Leukemia Group B (CALGB 8461). Blood, 2002, 100 (13): 4325-4336.

[77] Stölzel F, Mohr B, Kramer M, et al. Karyotype complexity and prognosis in acute myeloid leukemia. Blood Cancer Journal, 2016, 6 (1): e386-392.

[78] Chilton L, Hills RK, Harrison CJ, et al. Hyperdiploidy with 49-65 chromosomes represents a heterogeneous cytogenetic subgroup of acute myeloid leukemia with differential outcome. Leukemia, 2014, 28 (2): 321-328.

[79] Yoshida S, Onozawa M, Miyashita N, et al. Clinical features of complex karyotype in newly diagnosed acute myeloid leukemia. Int J Hematol, 2023, 117 (4): 544-552.

[80] Hunter AM, Sallman DA. Current status and new treatment approaches in TP53 mutated AML. Best Pract Res Clin Haematol, 2019, 32 (2): 134-144.

[81] Brands-Nijenhuis AV, Labopin M, Schouten HC, et al. Monosomal karyotype as all adverse prognostic factor in patients with acute myeloid leukemia treated with allogeneic hematopoietic stem-cell transplantation in first complete remission: A retrospective survey on behalf of the ALWP of the EBMT. Haematologica, 2016, 101 (2): 248-255.

[82] Strickland SA, Sun Z, Ketterling RP, et al. Independent Prognostic Significance of Monosomy 17 and Impact of Karyotype Complexity in Monosomal Karyotype/Complex Karyotype Acute Myeloid Leukemia: Results from Four ECOG-ACRIN Prospective Therapeutic Trials. Leuk Res, 2017, 59: 55-64.

第三章 急性淋巴细胞白血病

第一节 概 述

急性淋巴细胞白血病（acute lymphoblastic leukemia，ALL）包括急性B前体淋巴细胞白血病（B-cell precursor acute lymphoblastic leukemia，BCP-ALL）和T前体淋巴细胞白血病（T-cell precursor acute lymphoblastic leukemia，T-ALL）。ALL是一种前体B/T淋巴细胞在骨髓、外周血以及髓外部位的克隆性恶性转化或分化障碍而产生的恶性肿瘤，其特征是具有广泛的遗传学异常，两者都包括多种遗传学亚型，通常由导致白血病发生的染色体数目或结构异常或基因拷贝数及基因突变定义。ALL的遗传学异常包括染色体数目异常（主要包括非整倍体改变）和染色体结构异常（包括染色体相互易位、部分片段丢失、重复、倒位等），以及基因的易位、突变、丢失、拷贝数异常等，涉及编码转录因子、肿瘤抑制因子、细胞周期调节因子和表观遗传修饰因子等调控细胞生长、发育各个环节的基因[1,2,3]，导致癌基因失调或融合基因表达。ALL的细胞遗传学和分子学异常具有高度异质性，与诊断、治疗反应密切相关，是决策造血干细胞移植的重要依据，也是部分靶向药物治疗的靶点。遗传学异常在ALL诊断、预后分层、治疗选择等方面都具有非常重要的临床意义，依据细胞遗传学进行危险度分层长期以来一直是预测和评估ALL预后的有效工具之一。

B淋巴细胞白血病（B-ALL）是儿童中最常见的肿瘤，占儿童ALL的85%，虽然近年来疗效取得了极大改善，5年总生存率（overall survival，OS）已超过90%，但是青少年和成人B-ALL仍有部分患者预后较差，青少年5年OS为61%，而＞40岁成人ALL的5年OS不足40%[4]，这与不同年龄组患者遗传学特征存在差异相关，青少年和成人ALL的低、中危遗传学异常发生率较儿童组低，而高危遗传学异常较儿童组高（表3-1-1），导致生存率随年龄增长而下降[5,6,7]，如染色体数目

表 3-1-1 ALL中部分常见的染色体和基因异常在成人和儿童患者中的发生率

细胞遗传学	基因	成人中发生率	儿童中发生率
高超二倍体（＞50条染色体）	—	7%	30%
亚二倍体（＜44条染色体）	—	2%	1%
t(9;22)(q34.1;q11.2)	*BCR*::*ABL1*	25%	2% ~ 4%
t(12;21)(p13;q22)	*ETV6*::*RUNX1*	2%	22%
t(v;11q23.3) [t(4;11) 和其他]	*KMT2A* 重排	10%	8%
t(1;19)(q23;p13)	*TCF3*::*PBX1*	3%	6%
Ph-样B-ALL	多样性	10% ~ 30%	15%
iAMP21	*RUNX1*	—	2%
t(1;14)(p32;q11.2)	*TAL1*::*TRA/D*	12%	7%
t(10;14)(q24;q11.2)	*HOX11*::*TRA/D*	8%	1%
t(11;14)(p13或p15;q11.2)	*LOM1/2*::*TRA/D*	20% ~ 25%	10% ~ 20%

3

在51～67条的高超二倍体亚型，在儿童B-ALL中发生率约为30%，通常对治疗反应好，预后良好，而在成人中发生率仅为6%～10%；t(12;21)(p13;q22)/*ETV6*::*RUNX1*患者一般对治疗反应良好，预后好，在儿童B-ALL中发生率约为25%，而在成人B-ALL中发生率显著降低，不足1%。反之，t(9;22)(q34.1;q11.2)染色体易位，形成*BCR*::*ABL1*融合基因，成人中发生率20%～30%，并随年龄的增长而增长，而儿童中占比不超过5%；同样，*BCR*::*ABL1*-样基因异常在成人患者中占据较高比例，发生率为20%～30%，与不良预后相关，儿童中为12%～15%。总之，ALL的细胞遗传学异常特点、发生率及分布与年龄密切相关，儿童和成人患者显著不同，因此，对不同年龄组遗传学异常的准确检测和识别，有助于预后分层和指导个体化治疗。

2022年版世界卫生组织造血与淋巴组织肿瘤分类（2022年版WHO分类）根据染色体/基因异常将ALL分为多个具有独特临床和遗传学特征的亚型，2022年提出的国际分类共识（International Consensus Classification，ICC）也列出近30个不同的亚型，涵盖了近95%的ALL患者（表3-1-2）。包括染色体数目异常的高超二倍体、亚二倍体、近单倍体等亚型，染色体相互易位并形成融合基因的t(11q23;v)/*KMT2A*(*MLL*)、t(1;19)(q23;p13.3)/*TCF3*::*PBX1*、t(17;19)(q22;p13.3)/*TCF3*::*HLF*、t(9;22)(q34.1;q11.2)/*BCR*::*ABL1*等亚型，以及染色体丢失（如-7）、染色体内部扩增（如iAMP21）等各类异常。近年来通过全基因组测序、转录组测序等新技术定义了多个ALL分子学新亚型，ALL新亚型的识别有助于更准确地对患者进行分类及危险度分层，这些新亚型包括：*DUX4*重排（*DUX4*r）（4%～7%）、*ZNF384/ZNF362*重排（*ZNF384/ZNF362*r）（2%～4%）、*MEF2D*重排（*MEF2D*r）（3%～5%）、*ETV6*::*RUNX1*样、*PAX5*、*PAX5*-P80R突变以及*BCL2/MYC*和（或）*BCL6*重排、*NUTM1*重排等。美国国立综合癌症网（National Comprehensive Cancer Network，NCCN）指南根据遗传学特征将成人B-ALL分为高危、标危两组（表3-1-3），而将儿童B-ALL分为高危、中危、低危三组（表3-1-4），成人组与儿童组预后分层不同之处有以下几点：①成人标危组高超二倍体的染色体数目为51～65条，儿童组放宽到51～67条；②t(v;14q32)/*IGH*和复杂核型（5种或5种以上染色体异常）是成人组的高危细胞遗传学异常，而儿童组中不作为高危因素；③儿童组将部

表3-1-2 ALL的ICC分型（2022年版）

B-ALL伴重现性遗传学异常
B-ALL伴t(9;22)(q34.1;q11.2)/*BCR*::*ABL1*
仅累及淋系异常
累及多系异常
B-ALL伴t(v;11q23.3)/*KMT2A*重排
B-ALL伴t(12;21)(p13.2;q22.1)/*ETV6*::*RUNX1*
B-ALL，超二倍体
B-ALL，低亚二倍体
B-ALL，近单倍体
B-ALL伴t(5;14)(q31.1;q32.3)/*IL3*::*IGH*
B-ALL伴t(1;19)(q23.3;p13.3)/*TCF3*::*PBX1*
B-ALL，*BCR*::*ABL1*-样，ABL-1家族重排
B-ALL，*BCR*::*ABL1*-样，JAK-STAT通路活化
B-ALL，*BCR*::*ABL1*-样，非特指
B-ALL伴iAMP21
B-ALL伴*MYC*重排
B-ALL伴*DUX4*重排
B-ALL伴*MEF2D*重排
B-ALL伴*ZNF384(362)*重排
B-ALL伴*NUTM1*重排
B-ALL伴*HLF*重排
B-ALL伴*UBTF*::*ATXN7L3/PAN3*、*CDX2*（“*CDX2/UBTF*”）
B-ALL伴*IKZF1* N159Y突变
B-ALL伴*PAX5* P80R突变
临时实体：B-ALL，*ETV6*::*RUNX1*-样
临时实体：B-ALL，伴*PAX5*异常
临时实体：B-ALL，伴*ZEB2*(p.H1038R)突变/IGH::*CEBPE*
临时实体：B-ALL，*ZNF384*重排-样
临时实体：B-ALL，*KMT2A*重排-样
B-ALL，非特指

表 3-1-3 NCCN 指南（2024.V1）关于 B-ALL 遗传学预后分层

危险组	B-ALL 伴重现性细胞遗传学异常
标危	高超二倍体（染色体数目 51 ～ 65） 4 号、10 号、17 号染色体三体同时出现时预后最好
	隐匿性 t(12;21)(p13;q22):*ETV6*∷*RUNX1*
	t(1;19)(q23;p13.3):*TCF*∷*PBX1* 融合基因
	DUX4 重排
	PAX5 P80R（基因突变）
	t(9;22)(q34.1;q11.2):*BCR*∷*ABL1* 无 *IKZF1* plus* 、无 CML 病史
高危	亚二倍体（＜ 44 条染色体）
	TP53 突变
	KMT2A 重排［t(4;11) 或其他重排］
	IgH 重排
	HLF 重排
	ZNF384 重排
	MEF2D 重排
	MYC 重排
	BCR∷*ABL1*- 样 (Ph- 样)ALL JAK-STAT（*CRLF2r*、*EPOR*r、*JAK1/2/3*r、*TYK2*r，以及 *SH2B3*、*IL7R* 和 *JAK1/2/3* 突变） ABL 家族（*ABL1*、*ABL2*、*PDGFRA*、*PDGFRB*、*FGFR* 重排） 其他（*NTRK*r、*FLT3*r、*LYN*r、*PTK2B*r）
	PAX5alt
	t(9;22)(q34;q11.2):*BCR*∷*ABL1* 有 *IKZF1* plus* 和（或）CML 史
	21 号染色体内扩增（intrachromosomal amplification of chromosome 21，iAMP21）
	IKZF1 异常 *
	复杂核型（≥ 5 种染色体异常）

* *IKZF1* 异常：指在没有 *ERG* 缺失的情况下，*IKZF1* 缺失与 *CDKN2A*、*CDKN2B*、*PAX5* 或 *PAR1* 缺失共同发生，以及伴随 22q11.22 缺失，称为 *IKZF1* plus，与儿童 B-ALL 患者的不良预后尤其相关

分 ALL 新亚型，如 *DUX4r*、*NUTM1* 重排调整到低危组，而将 *MEF2Dr*、*ZNF384r*、*PAX5alt*、*PAX5*-P80R 突变等调整到中危组，而成人中 *MEF2Dr*、*ZNF384r*、*PAX5alt* 等均是高危风险因素。根据 ALL 患者的临床及遗传学特点等对其进行危险度分层，并依据疾病危险度给予相应的个体化治疗是改善临床疗效的关键。高危或复发患者若检测到与靶向药物相关的异常靶点，联合靶向治疗，或进行 CART 免疫治疗，以及异基因造血干细胞移植（allogeneic hematopoietic stem cell transplantation，allo-HSCT）有望进一步改善患者生存。

T-ALL/LBL 中有 50% ～ 70% 的患者可检出染色体异常核型，最常见的重现性异常包括累及 14q11.2 位点的 *TRA/D*、7q34 位点的 *TRB* 及 7p14-15 位点的 *TRG* 和各种伙伴基因易位（表 3-1-5），详述见本章第四节。

目前，除关注高危患者外，也有观点认为 ALL 危险度分层的重点应趋向于从识别高危患者转向更进一步识别低风险患者，以期发现那些通过最小化疗可治愈的患者，从而降低治疗风险，减少化疗药物的长期毒性损害，提高患者生存质量。

表 3-1-4 NCCN 指南（2024.V5）关于儿童 B-ALL 遗传学预后分层

危险组	B-ALL 伴重现性细胞遗传学异常
低危	高超二倍体（染色体数目 51 ～ 67） 4 号、10 号为三体或 4 号、10 号和 17 号均为三体时有最好的预后
	隐匿性 t(12;21)(p13;q22)：*ETV6*∷*RUNX1*
	DUX4r
	NUTM1r
中危	*MEF2Dr*，*ZNF384r*，*PAX5alt*，*PAX5* P80R，*ETV6*∷*RUNX1*- 样
高危	亚二倍体（< 44 条染色体）
	KMT2A 重排［t(4;11) 或其他累及 *KMT2A* 易位］
	t(9;22)(q34;q11.2)：*BCR*∷*ABL1*
	BCR∷*ABL1*- 样（Ph- 样）ALL JAK-STAT（*CRLF2r*、*EPOR*r、*JAK1/2/3*r、*TYK2*r，以及 *SH2B3*、*IL7R* 和 *JAK1/2/3* 突变） ABL 家族（*ABL1*、*ABL2*、*PDGFRA*、*PDGFRB*、*FGFR* 重排） 其他（*NTRK*r、*FLT3*r、*LYN*r、*PTK2B*r）
	t(17;19)：*TCF3-HLF*
	iAMP21
	IKZF1 异常 *

IKZF1 异常 *：指在没有 *ERG* 缺失的情况下，*IKZF1* 缺失与 *CDKN2A*、*CDKN2B*、*PAX5* 或 *PAR1* 区域缺失共同发生，称为 *IKZF1* plus，伴随 22q11.22 缺失时尤其与较差的预后相关。但是，*IKZF1* 异常伴 *DUX4* 重排时并不提示预后不良

表 3-1-5 T-ALL 中累及 T 细胞受体基因（*TCR*）和非 *TCR* 基因的重排

T-ALL 基因染色体位点	染色体异常	伙伴基因
TRB@(7q34)		
	t(1;7)(p32;q34)	*TAL1(TCL5/SCL)*
	t(1;7)(p34;q34)	*LCK*
	inv(7)(p15.3q34)or t(7;7)(p15.3;q34)	*HOXA@*
	t(7;9)(q34;q32)	*TAL2*
	t(7;9)(q34;q34.3)	*NOTCH1(TAN1)*
	t(7;10)(q34;q24)	*TLX1(HOX11)*
	t(7;11)(q34;p13)	*LMO2(RBTN2)*
	t(7;11)(q34;q24)	*UNKNOWN*
	t(7;12)(q34;p13.3)	*CCND2*
	t(7;14)(q34;q32.1)	*TCL1*
	t(7;19)(q34;p13.2)	*LYL1*
TRA@ or *TRD*@(14q11.2)		
	t(1;14)(p32;q11.2)	*TAL1(TCL5/SCL)*
	t(1;14)(p34;q11.2)	*LCK*
	t(5;14)(q35.1;q11.2)	*TLX3(HOX11L2)*
	t(7;14)(p15.1;q11.2)	*HOXA@*

（待续）

3

续表

T-ALL 基因染色体位点	染色体异常	伙伴基因
	t(8;14)(q24.2;q11.2)	*MYC(CMYC)*
	t(9;14)(p21;q11.2)	*CDKN2A(INK4A/P16/MTS1/P19/ARF)*
	t(10;14)(q24;q11.2)	*TLX1(HOX11)*
	t(11;14)(p13;q11.2)	*LMO2(RBTN2)*
	t(11;14)(p15;q11.2)	*LMO1(RBTN1)*
	t(12;14)(p13.3;q11.2)	*CCND2*
	t(14;14)(q11.2;q32.1)or inv(14)(q11.2q32.3)	*TCL1A.TCL1b(TML1).TCL6.BCL11B(CTIP2)*
	t(14;21)(q11.2;q22.1)	*OLIG2(BHLHB1)*
	t(X;14)(q28;q11.2)	*MTCP1*
Non-*TCR* 基因		
	del(1)(p32)	*TAL1(STIL/SCL)*
	t(1;3)(p32;p21)	*TAL1* :: *TCTA*
	t(1;5)(p32;q31)	*TAL1* :: *UNKNOWN*
	t(4;11)(q21;p15.5)	*NUP98* :: *RAP1GDS1*
	t(4;21)(q31;q22)	*RUNX1(AML1/CBFA2)* :: *UNKNOWN*
	t(5;7)(q35.1;q21)	*CDK6* :: *TLX3(HOX11L2)*
	t(5;14)(q35.1;q32.2)	*BCL11B(CTIP2)/NKX2-5(CSX)* :: *TLX3 (HOX11L2)*
	dup(6)(q23)	*MYB*
	del(9)(p21)	*CDKN2A(INK4A/P16/MTS1/P19/ARF)* 和（或）*CDKN2B(INK4B/P15/MTS2)*
	t(9;12)(p24;p13)	*ETV6(TEL)* :: *JAK2*
	t(9;12)(q34;p13)	*ETV6(TEL)* :: *ABL1(ABL)*
	t(9;14)(q34;q32)	*EML1* :: *ABL1(ABL)*
	t(9;22)(q34.1;q11.2)	*BCR* :: *ABL1*
	amp(9)(q34)	*NUP214(CAN)* :: *ABL1(ABL)*
	dup(9)(q34)	*UNKNOWN*
	t(10;11)(p12;q14)	*PICALM(CALM)* :: *MLLT10(AF10)*
	t(10;11)(q25;p15.5)	*NUP98* :: *ADD3*
	del(11)(p12p13)	*LMO2(RBTN2)*
	t(11;18)(p15.5;q12)	*NUP98* :: *SETBP1*
	t(11;19)(q23;p13.3)	*MLL* :: *MLLT1(ENL)*
	t(X;11)(q13.1;q23)	*MLLT7(AFX1)* :: *MLL*

（王 彤）

第二节 伴重现性染色体异常的急性B淋巴细胞白血病

3

一、高超二倍体（包括单纯数目异常、伴结构异常的高超二倍体）

（一）概述

高超二倍体（high hyperdiploid，HHD）染色体核型定义为一个肿瘤细胞内染色体数目增加至51～67条（儿童）或51～65条（成人），或DNA指数＞1.16，是儿童急性B淋巴细胞白血病（B-ALL）中最常见的细胞遗传学异常，发生率为25%～30%，婴儿中罕见，成人中发生率为7%～8%。绝大多数HHD发生于前B细胞ALL中，T-ALL中罕见。HHD染色体数目的获得是非随机的，75%以上集中于X、4、6、10、14、17、18和21号这八条染色体，最常见21、X、14和4号染色体增多，按其发生频率排序依次为21、X、14、4、6、18、17、10号染色体，多数为三体，偶见四体异常，如+21、+21等。发生超二倍体白血病的潜在机制可能包括细胞周期调控基因沉默而导致的内复制或某些未知机制导致的有丝分裂纺锤体作用弱化；其基因组特征主要累及RTK-RAS通路和组蛋白修饰的异常，常伴RAS通路活化和染色质修饰基因突变。

一般儿童ALL单纯出现染色体数目增多而没有结构异常时，该亚型患儿对化疗反应好，预后好，5年总生存率（OS）＞90%，可能机制是高超二倍体白血病细胞特别容易发生凋亡，并积累较高水平的甲氨蝶呤及其活性多谷氨酸代谢产物，使其具有更高凋亡率。年龄、白细胞计数、特殊的染色体三体以及对治疗的早期反应等因素可影响其预后，大约15%的病例会复发。≥10岁儿童的OS和无疾病生存率（disease free survival，DFS）明显较低，高白细胞计数（≥50×10^9/L）患者的OS较低，某些染色体结构异常对预后可能产生不良影响。

成人B-ALL中HHD发生率低于儿童，预后较儿童组略差（预后类似于正常核型组），Chen[8]等分析了单中心1205例B-ALL患者，成人HHD发生率4.4%，中位生存42个月，更多成人HHD患者核型伴结构异常，伴2个或更多结构异常的成人B-ALL患者预后差，生存率类似于伴复杂核型患者。

（二）细胞遗传学特性

1. 核型特性 染色体整条数目增加，以4、6、X、10、14、17、18、21号染色体三体最为多见（图3-2-1），偶有四体出现，如+21、+21。

2. FISH检测 根据常见的受累染色体选择探针，临床上通常选择4、8、10、17和21、X号染色体着丝粒探针（CEP4、CEP8、CEP10、CEP17、CEP21、CEP X/Y等）来检测，检出荧光信号数目增加提示可能存在HHD，需结合染色体结果综合分析。

（三）典型病例

1. 病例 患者男性，9岁，2016年2月27日因“发热伴双下肢疼痛、乏力”入院。血常规：WBC 4.25×10^9/L，Hb 56 g/L，PLT 11×10^9/L，N 10.2%，L 76%，外周血原始、幼稚细胞占29%。骨髓形态增生极度活跃，原始及幼稚淋巴细胞占97.25%，免疫分型：异常细胞占91.25%，表达CD10、CD19、CD22、HLA-DR、CD34、CD38、CD123、CD22、TdT、cCD79a，考虑急性B淋巴细胞白血病，白血病相关融合基因筛查阴性，染色体培养未见到分裂相，FISH采用D10Z1/D17Z1/CHIC2探针（分别为10号着丝粒探针、17号着丝粒探针、CHIC2基因丢失探针）检测，上述探针分别为3个信号的阳性细胞占70%，经MICM诊断为急性B淋巴细胞白血病，评估为中危组。2016年3月予VDLP化疗方案（长春新碱、柔红霉素、L-门冬酰胺酶、泼尼松）诱导化疗，第15天骨髓形态学原始、幼稚淋巴细胞占7.5%，免疫分型微量残留白血病细胞（FCM-MRD）占8.46%，第22天MRD 0.65%，第33天骨髓形态完全缓解，FCM-MRD 0.18%，其后多次巩固治疗［环磷酰胺＋阿糖胞苷＋巯嘌呤（CAM），大剂量MTX（HD-MTX），长春新碱＋柔红霉素＋L-门冬酰胺酶＋地塞米松（VDLD）等化疗方案]、鞘注及维持治疗，病情稳定，FCM-MRD 阴性。2019 年 3 月 12 日（诊断后 3 年）复查发现骨髓形态幼稚淋巴细胞占 4%，FCM-MRD 9.21%，为恶性幼稚 B 淋巴细胞。4 月 1 日复查形态：原始淋巴细胞占 9.5%，免疫分型：17% 异常 B 系原始细胞，提示复发，4 月 12 日入我院，复查骨髓形态：原始、幼稚淋巴细胞占 59%，免疫分型提示 41.31% 细胞（占有核细胞）表达 CD34、CD19、CD38、$CD10^{bri}$、TDT、CD81、cCD79a、$CD13^{dim}$、CD9、CD22、CD123、CD24、HLA-DRDPDQ、HLA-ABC，不表达 CD20、CD33、CD11b、CD15、CD117、CD86、CD80、CD184、CD274、CD7、CD14、CD64、CD11c、CD25、Kappa、cIgM、MPO、cCD3，为恶性幼稚 B 淋巴细胞，染色体核型为：57,XY,+X,+Y,+8,+10,+14,+15,+17,+18,+18,+21,+21[16]/46,XY[4]（图 3-2-1），白血病融合基因筛查及血液肿瘤突变组基因分析显示下列基因突变，包括：*IKZF1-IK6* 型、*CREBBP*（突变频率 61%）、*NRAS*（31%）、*KMT2D*（51%）、*TET2*（49%）。评估为高危组，有异基因造血干细胞移植指征。2019 年 4 月 13 日给予 COG-Block 1、2 方案（硼替佐米、长春新碱、泼尼松、多柔比星）化疗，骨髓形态达完全缓解，流式 MRD 0.85% 细胞为恶性幼稚 B 淋巴细胞，再次给予相同方案一个疗程后，MRD 阴性，于 2019 年 7 月 19 日行父供子半相合异基因造血干细胞移植，目前移植后 3 年 10 个月余，免疫残留肿瘤细胞为 0。从诊断截至最后随访日（2022 年 11 月 3 日）患者存活 80 个月余，骨髓移植术后 39 个月余。

2. 病例解析　患者诊断急性 B 淋巴细胞白血病时染色体未见分裂相，FISH 提示有相关染色体数目增加的异常，融合基因筛查阴性，未检出高危相关异常，治疗后 3 年复发，复发时染色体核型仍为单纯高超二倍体异常，但伴随 *IKZF1-IK6* 等多个基因突变，*IKZF1-IK6* 基因突变提示预后不良，故第二次血液学缓解后进行了异基因造血干细胞移植。伴高超二倍体异常的 ALL 对化疗敏感，CR 期的造血干细胞移植有望使患者痊愈，目前患者总生存已将近 7 年。

二、伴亚二倍体染色体异常（包括低亚二倍体、近单倍体）

（一）概述

亚二倍体染色体核型，通常指一个肿瘤细胞内

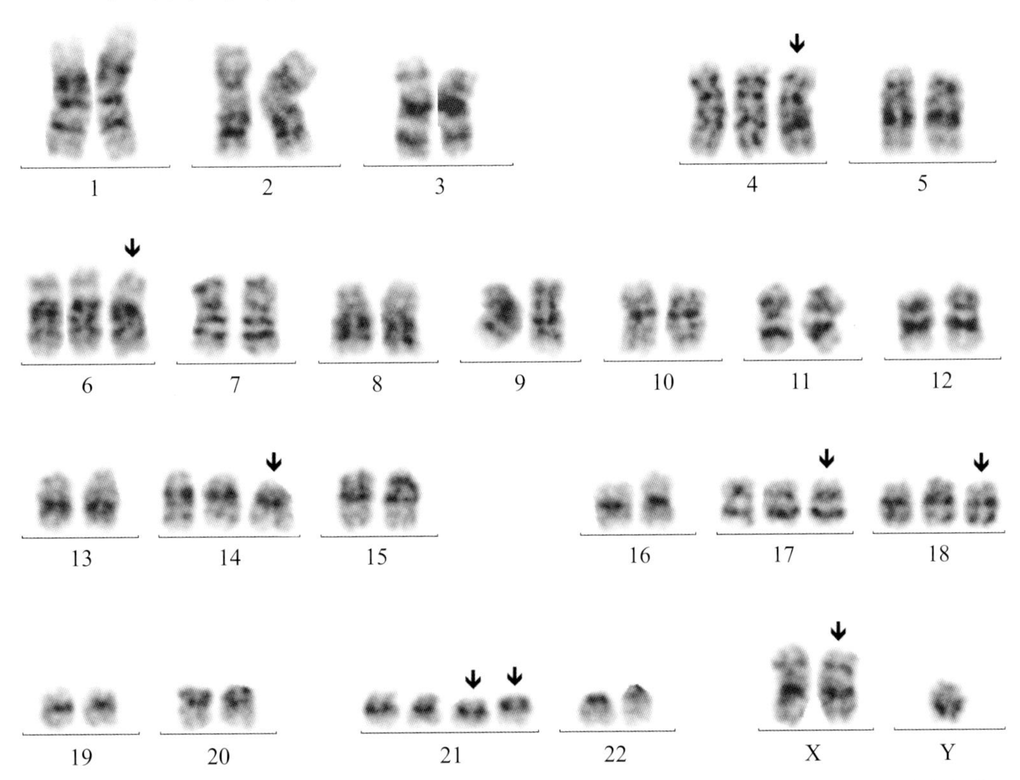

图 3-2-1　高超二倍体核型：54,XY,+X,+4,+6,+14,+17,+18,+21,+21，箭头所指为增加的染色体

3

染色体数目≤44条，是B-ALL中具有显著异质性的一个独特亚型，发生率为1%～2%，儿童和成人中均可出现，预后极差，5年OS≤40%[9]。根据染色体丢失数目程度不同，亚二倍体染色体核型又可分为三个具有不同生物学和预后特征的亚组：①近单倍体（染色体数目24～29条），发生率较高，占53.7%；②低亚二倍体（染色体数目30～39条），发生率占41.3%；③高亚二倍体（染色体40～44条），发生率占5%（图3-2-2、图3-2-3）。通过全基因组、外显子组测序等分子学研究，发现近单倍体ALL亚型和低亚二倍体ALL亚型不但在染色体丢失严重程度，而且在转录谱和亚微基因异常方面都有显著不同：近单倍体ALL受累基因主要为靶向受体酪氨酸激酶信号通路和RAS信号通路基因（71%）、淋巴细胞转录因子基因*IKZF3*（编码AIOLOS；13%）异常，特别涉及*NF1*基因（44%）、组蛋白修饰基因（64%）、*CREBBP*基因（32%）、*CDKN2A/B*基因（20%）、6p22组蛋白基因簇（19%）、*PAG1*基因（10%）异常；而低亚二倍体ALL，高发*TP53*基因突变（91.2%），但其中约50%为胚系突变（即通常出现在非肿瘤细胞中），此外尚有*IKZF2*基因突变（编码HELIOS；53%）和*RB1*基因异常（41%）。两种亚型中，都显示RAS信号通路、磷脂酰肌醇三激酶（PI3K）信号通路活化异常，对PI3K抑制剂敏感[10]。

在亚二倍体ALL中还有一个常见现象是隐匿性亚二倍体，极不易被识别，是由亚二倍体细胞核内复制而细胞质不分离所致，常导致异常克隆的染色体数目为50～78条染色体，易与高超二倍体亚型混淆，对预后判断有一定影响。隐匿性亚二倍体与高超二倍体的主要鉴别要点如下：①从核型特点分析，真正的高超二倍体获得的染色体主要以三体形式出现，个别染色体是四体（最多见为21号染色体），而由亚二倍体复制而来的“高超二倍体”，获得的染色体往往以四体形式出现，极少以三体出现；此外核型中同时存在“高超二倍体”和亚二倍体核型，进行核型分析时切勿忽略染色体丢失较多的中期分裂相；②高超二倍体：＞75%的染色体

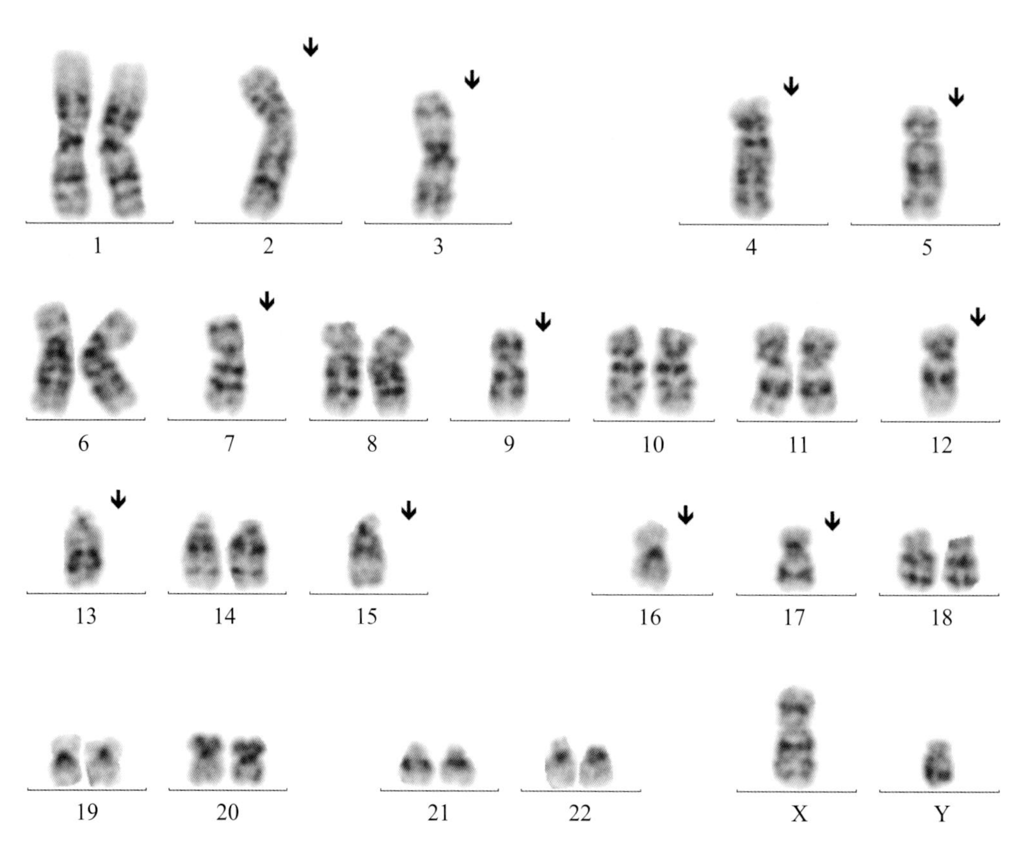

图3-2-2 低亚二倍体核型：**36,XY,-2,-3,-4,-5,-7,-9,-12,-13,-15,-16,-17**，箭头所指处为丢失的染色体

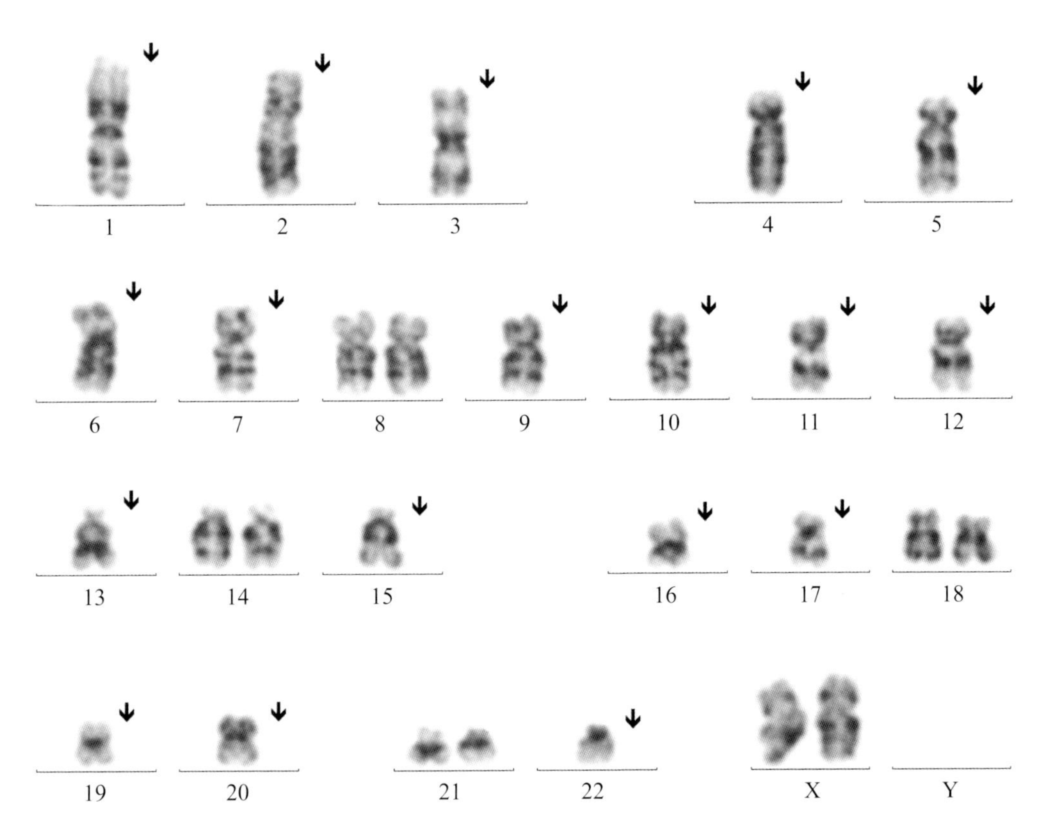

图 3-2-3　近单倍体核型：28,XX,-1,-2,-3,-4,-5,-6,-7,-9,-10,-11,-12,-13,-15,-16,-17,-19,-20,-22，箭头所指处为丢失的染色体

获得集中在下列 8 条染色体：X、4、6、10、14、17、18、21；③间期荧光原位杂交（i-FISH）：高超二倍体一般仅具有一个克隆，可出现二体、三体和少数的四体染色体，而隐匿性亚二倍体一般存在两个克隆，克隆一具有单体性和二体性染色体、克隆二具有二体性和四体性染色体；④ DNA 指数检测：高超二倍体仅具有高超二倍体 G1/G0 峰值；隐匿性亚二倍体有亚二倍体和由其复制而来的“高超二倍体”G1/G0 峰值；⑤单核苷酸多态性微阵列芯片（single nucleotide polymorphism array，SNP array）分析杂合性缺失（LOH）：SNP 基因芯片可检测全基因组范围内染色体的微缺失和微重复，高超二倍体获得的染色体（主要是三体、少数为四体）保留了杂合性，其他大多数染色体也保持杂合性；而隐匿性亚二倍体获得的染色体（四体染色体或很少的三体染色体）保持杂合性，所有其余的染色体都显示完全杂合性丢失。Carrolla[11] 等研究发现，115 例亚二倍体患者核型有三种表现类型：单纯亚二倍体克隆（占 34.8%）；嵌合亚二倍体克隆，即亚二倍体与核内复制加倍的“隐匿性亚二倍体”嵌合存在（占 40.9%）；单纯隐匿性亚二倍体克隆，约占 24.3%。

亚二倍体 ALL 核型预后差，隐匿性亚二倍体同样预后差。诱导治疗可使亚二倍体儿童 ALL 获得 CR，但成人 ALL CR 率极低。5 ～ 8 年 EFS 率在近单倍体 ALL 中为 25% ～ 40%，儿童低亚二倍体 ALL 中为 30% ～ 50%，成人低亚二倍体 ALL 中为 0 ～ 20%。2014 年 ASH 报道亚二倍体 ALL8 年 EFS 为 38.3% ± 4.4%。OS 也不高，儿童亚二倍体 ALL 中为 35% ～ 50%，成人低亚二倍体 ALL 中为 0 ～ 20%。有报道称 CR1 期进行异基因造血干细胞移植不能克服亚二倍体 ALL 患者的不良预后，但诱导治疗结束时 MRD 阴性与儿童亚二倍体 ALL 患者的 EFS 改善有关。

（二）细胞遗传学特性

1. 核型特性　染色体数目通常小于 44 条，在近单倍体中，保留的二倍体染色体通常有：X/Y、

8、10、14、18、21；低亚二倍体中，保留的二倍体染色体通常有：X/Y、1、5、6、8、10、11、14、18、19、21、22。值得注意的是，21号染色体常常保留二体。

2. FISH特性　间期FISH可采用4号、10号、17号着丝粒探针（CEP4/10/17），以及*ETV6*::*RUNX1*、*BCR*::*ABL1*和*KMT2A*等探针检测相关染色体数目和结构异常，一般存在具有单体性和二体性染色体，有时会同时或单独出现隐匿性亚二倍体克隆，具有二体性和四体性染色体信号。

（三）典型病例

1. 病例　患者男性，34岁，2020年1月2日无明显诱因出现牙龈出血、咳嗽，伴头晕、食欲缺乏、乏力入当地医院，血常规示：WBC 13.4×10^9/L，Hb 83 g/L，PLT 14×10^9/L。骨髓形态：增生极度活跃，原始及幼稚淋巴细胞比例占92.8%，考虑ALL。流式细胞术分析：90.96%的恶性幼稚B前体淋巴细胞，表达CD38、HLA-DR、CD19、CD20、CD10、CD22、CD71，符合B-ALL表型。染色体核型：46,XY[10]，白血病融合基因筛查阴性，NGS检查*TP53*基因突变阳性：NM_000546: exon8:c.T809C:p.F270S，突变频率46%。MICM综合诊断为B-ALL，伴*TP53*基因突变。1月18日予以CVILP方案（CTX、VDS、IDA、PEG-asp、Dex）诱导化疗，1个月后复查骨髓，骨髓形态完全缓解（CR），骨髓流式微量残留病（MRD）4.87×10^{-3}，继以Hyper-CVAD B方案巩固化疗，2020年4月8日复查骨髓形态CR，流式MRD 8.98×10^{-3}。后多次化疗MRD持续阳性。2020年6月8日入我院，骨髓形态：增生Ⅰ级，原始、幼稚淋巴细胞占有核细胞62%，免疫分型：35.72%细胞（占有核细胞）表达CD38、$CD10^{bri}$、$cCD79a^{dim}$、CD19、CD20、$CD81^{bri}$、CD24、TDT、CD22、HLA-DR，部分表达cIgM，不表达CD34、Kappa、Lambda、CD268、cMPO、CD7、cCD3、CD307a、CD15、CD117、CD33、CD13、CD11b，为恶性幼稚B淋巴细胞，染色体核型为：37,XY,-2,-3,-4,-7,der(9)t(7;9)(q22;p24),-12,-13,-15,-16,-17[12]/37,idem,del(5)(q33)[2]/46,XY[6]（图3-2-4），白血病融合基因筛查阴性，血液肿瘤基因突变组分析示*TP53 F270S*突变阳性，突变频率36%，FISH示*JAK2*单等位基因丢失，遗传学提示高危。给予VDS+L-asp+IDA化疗，复查骨髓，原始、幼稚淋巴细胞占有核细胞16.5%，2020年6月28日予输注自体CD19-CART细胞（1.0×10^6/kg），2周后复查骨髓形态CR，流式未见原幼细胞，染色体核型46,XY[20]，于CR期进行半相合异基因造血干细胞移植，供者为其儿子（10岁），移植后多次复查骨髓、脑脊液正常，移植后供受者基因组DNA嵌合状态分析（以下简称嵌合率分析）均为完全供者型，*TP53*突变阴性，流式MRD阴性。2021年6月9日复查骨髓，形态：原始、幼稚淋巴细胞占78%，免疫分型示18.72%的细胞表达$CD10^{bri}$、CD38、CD81、CD20、CD58、CD79a，不表达CD34、CD19，为恶性幼稚B淋巴细胞，染色体核型为伴结构异常的低亚二倍体，存在亚克隆：36-37,XY,-2,-3,-4,-7,der(9)t(7;9)(q22;p24),-12,-13,-15,-16,-17[cp4]/37,XY,-2,-3,-4,del(6)(q13),-7,der(9)t(7;9)(q22;p24),-12,-13,-15,-16,-17[2]/36,XY,-2,-3,-4,del(5)(q33),del(6)(q13),-7,der(9)t(7;9)(q22;p24),-12,-13,-15,-16,-17,-17[1]/37,XY,-2,-3,-4,del(5)(q33),del(6)(q13),-7,der(9)t(7;9)(q22;p24),-12,-15,-16,-17,-19[1]/46,XY[8]，嵌合状态分析供者来源细胞占44.72%，受者来源细胞占55.28%。*TP53*突变阳性，提示移植后复发，患者复发后回当地医院治疗，失访。

2. 病例解析　该患者初诊时染色体分析仅见10个正常核型（可能受分裂相数目或者质量影响未检测出异常），而第一次复发时染色体核型为低亚二倍体（染色体数目为37条），同时伴*TP53*基因突变，预测预后极差。患者经化疗后虽然形态学获得CR，但微量残留白血病始终存在，经CD19-CAR-T免疫治疗获血液学及分子学完全缓解，桥接半相合异基因造血干细胞移植，患者移植后9个月左右骨髓复发。复发时染色体异常的主克隆与移植前患者体内的主克隆核型一致，并且衍生出新的亚克隆，伴多条其他染色体结构异常，提示移植后复发的白血病克隆来自移植前的异常克隆，且克隆不断发生演变，进一步证实低亚二倍体B-ALL预后差，特别是伴*TP53*基因突变时预后更差。

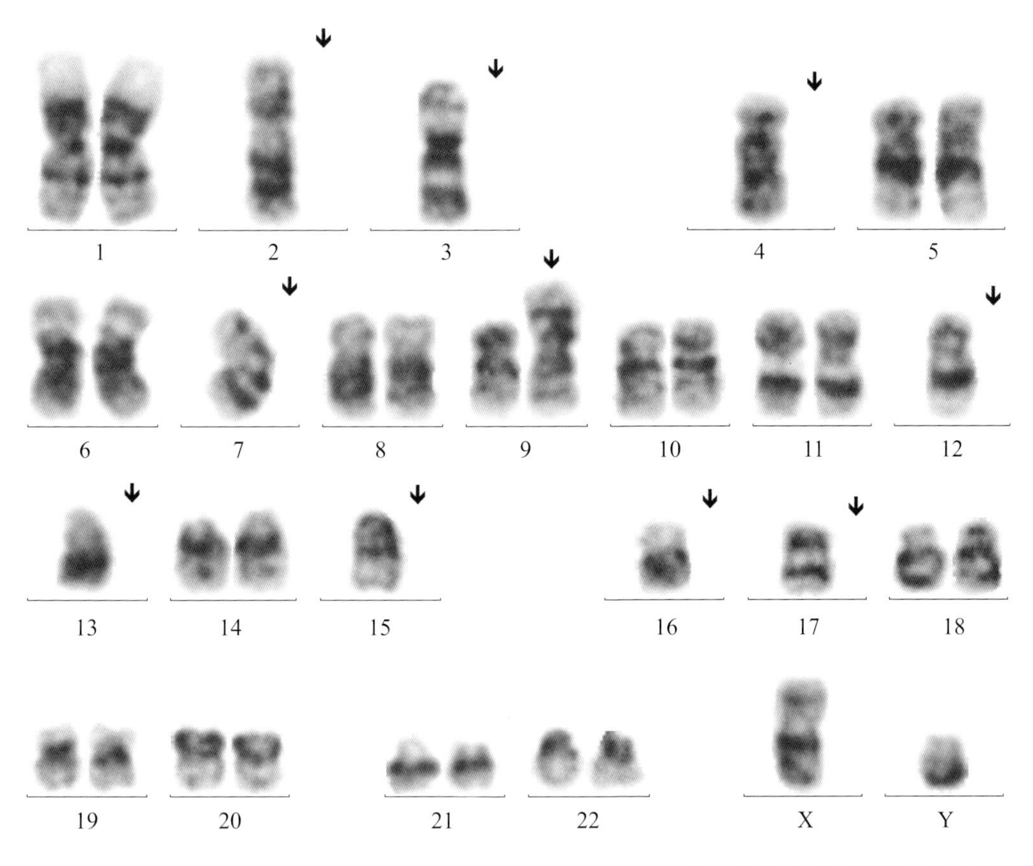

图 3-2-4 **37,XY,-2,-3,-4,-7,der(9)t(7;9)(q22;p24),-12,-13,-15,-16,-17**（患者复发时的染色体核型），箭头所指处为丢失/结构异常的染色体

三、伴隐匿性染色体易位 t(12;21)(p13.2;q22.1)/*ETV6*::*RUNX1*

（一）概述

t(12;21)(p13.2;q22.1) 是指 12 号染色体短臂 p13 和 21 号染色体长臂 q22 之间的相互易位，由于易位断裂点分别位于两条染色体的浅带部位（图 3-2-5），故常规 G 显带核型分析无法识别该异常，亦称隐匿性 t(12;21) 易位，此易位需依赖 FISH 或 PCR 等方法加以识别（图 3-2-6）。t(12;21)(p13.2;q22.1) 是儿童 B-ALL 中最常见的细胞遗传学异常之一，发生率约为 25%，患者中位年龄 4 岁（2 ~ 10 岁），成人 B-ALL 中发生率低，约占 3%，婴儿 B-ALL 中罕见。t(12;21) 易位导致 *ETV6*::*RUNX1* 融合基因形成，并产生融合蛋白。研究揭示[13,14]，*ETV6*::*RUNX1* 融合基因阳性 ALL 发病机制主要与“二次打击”模式有关，基因融合往往在胎儿期就已发生，基因表达导致了持续的前白血病克隆产生，其功能为抑制转录活性，使造血干细胞的自我更新能力增强，分化能力减弱，当发生二次突变或遭受环境打击后，体内的多种途径被激活，最终发展为 ALL。二次打击事件包括大量重现性或衍生的基因拷贝数异常（CNAs），包括调节 B 系分化、细胞周期或对激素反应的基因，其中 *ETV6* 等位基因丢失是主要的异常之一，在 *ETV6*::*RUNX1* 阳性 B-ALL 患者中 *ETV6* 等位基因丢失发生率约为 70%。此外，额外获得 *RUNX1* 基因，发生率约 23%，包括 21 号染色体拷贝数异常、额外的 der(21)t(12;21) 等，大量继发性遗传学异常通过常规染色体或 FISH 方法或可被检测到，每个患者平均有 3.5 个额外的 CNAs 异常（范围 0 ~ 14）。患者通常对化疗反应好，儿童 5 年 EFS 达 80% ~ 97%，显著高于 ALL 其他亚型，因此被认为是预后非常好的一个亚型。我国学者对 927 例初诊 B-ALL 患儿的研究发现，5 年 EFS 及 OS 率 *ETV6*::*RUNX1*+ 组均显著高于 *ETV6*::*RUNX1*-

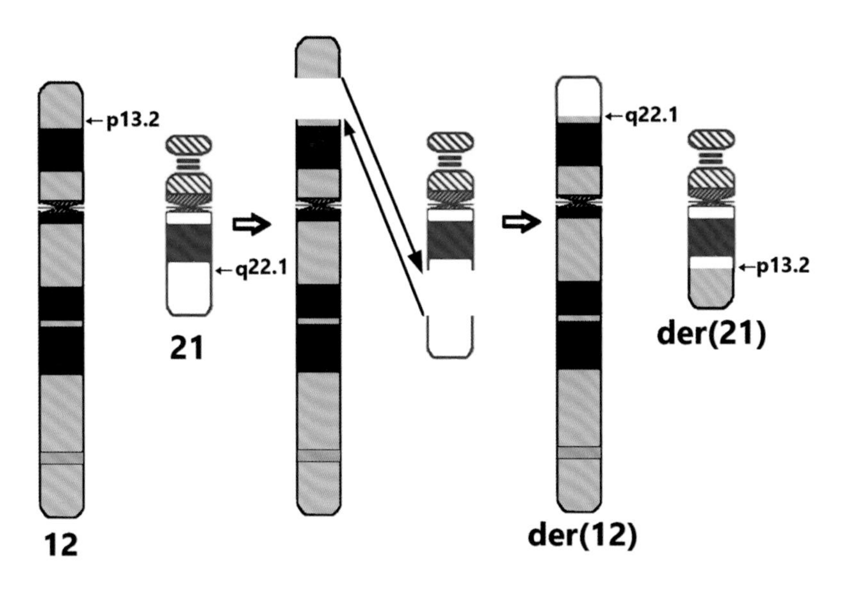

图 3-2-5 t(12;21)(p13.2;q22.1)/*ETV6*::*RUNX1* 模式图

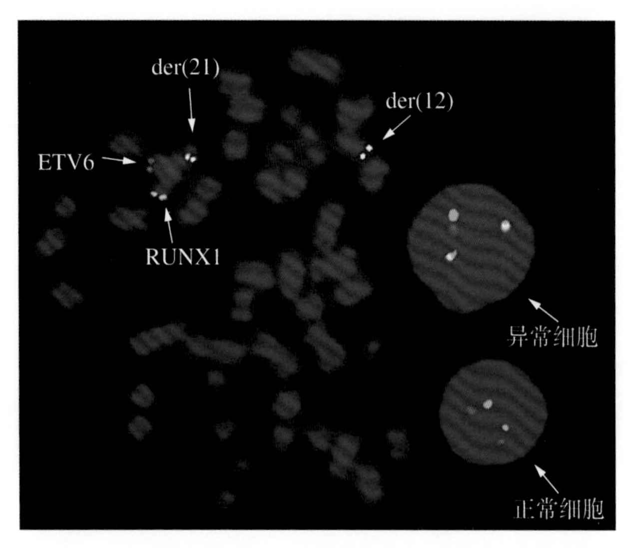

图 3-2-6 FISH：*ETV6*（标记为红色）/*RUNX1*（标记为绿色）双色双融合探针，图示右侧间期核和左侧中期分裂相均显示阳性结果，信号特点为 1 红 1 绿 2 融合信号（1R1G2F），右下方间期核为 2 红 2 绿正常信号（箭头所指）

组（EFS：89.8% vs. 83.2%，*P*=0.003；OS：90.2% vs. 86.3%，*P*=0.030），其部分原因可能是 *ETV6*::*RUNX1* 融合蛋白具有多药耐药基因（*MDR1*）表达的转录抑制活性。近年来研究发现，约 10% 患者早期复发，约 20% 患者晚期复发，大部分复发患者仍对化疗敏感，并可获得持久缓解，部分患者可出现耐药，或再次复发，需进行异基因造血干细胞移植。复发原因有以下几种可能：一是复发克隆来自诊断时的优势克隆；二是复发克隆获得额外 CNAs，来自诊断时的微小亚克隆；三是复发克隆丢失或获得，或丢失诊断时克隆所具有的所有 CNAs，而出现全新的 CNAs，表明复发克隆起源于诊断时微小克隆的衍化克隆。总之，克隆演化及诊断时亚克隆多样性是 *ETV6*::*RUNX1*+ALL 患者复发的生物学基础。

（二）细胞遗传学特性

1. 核型特性 染色体核型虽无法识别 t(12;21) 易位，但附加染色体异常的识别可能有助于对患者预后的预测。近年来对 *ETV6*::*RUNX1*+ALL 基因组研究发现了许多继发性异常（包括丢失、获得等），而大量继发性遗传学异常可通过常规染色体核型分析或 FISH 方法检测，主要的重现性丢失包括：del(12p)、del(6q)、del(9p)、del(11q)、del(13q) 以及 X 染色体、8 号、13 号染色体丢失等，其中 del(12p) 最多见，占 39%，它最可能的重要病理结果是野生型 *ETV6* 等位基因（非易位 *ETV6* 等位基因）丢失，*ETV6* 的功能是肿瘤抑制因子，并与 *ETV6*::*RUNX1* 融合蛋白形成二聚体，降低其转化活性；其次是 del(9p)，占 25%，其丢失可导致肿瘤抑制因子 *CDKN2A*/*CDKN2B* 和 B 细胞分化调节因子 *PAX5* 基因丢失；染色体获得包括 21 号、4 号、10 号、16 号染色体增加或近四倍体核型，此外，

21 三体、add(21q) 或 +der(21)t(12;21) 可致 *RUNX1* 基因获得，分别见于 23%、10% 的 *ETV6*::*RUNX1* + ALL。

复发患者中影响染色体区域的重现性丢失有：12p13、6q21、6q16.2-3、8q24、15q15.1、9p21、3p21、5q 和 3p14.2，重现性获得有 21q22、12p 和 +16，额外的 der(12)t(12;21) 在复发患者中更常见，可能对预后有不利影响。约 50% 复发患者可能出现 12p13 丢失，12p13 丢失影响的基因有 *ETV6*、*BCL2L14* 和 *CDKN1B*。*BCL2L14* 和（或）*CDKN1B* 基因丢失可影响细胞凋亡和耐药，与复发患者缓解期明显较短有关。12p13 和 6q21 的共缺失在复发患者中很常见，可导致 *FOXO3A*(6q21) 和 *CDKN1B*(12p13) 基因共同失活，可能有不良预后影响。此外，细胞周期调节因子 *CDKN2A/B* 丢失，可能与较差的 MRD 反应和早期复发有关。

2. FISH 特性　常规采用双色双融合 *ETV6*(红) /*RUNX1*（绿）基因探针进行 FISH 检测，典型阳性间期核与中期分裂相结果均为 1 红 1 绿 2 融合信号（即 1R1G2F，图 3-2-6）；易位的同时等位 *ETV6* 基因丢失时，则会出现 1 绿 2 融合（1G2F）的信号特点。

（三）典型病例

1. 病例　患者男性，7 岁，于 2016 年 8 月因“低热 1 周、双下肢乏力影响行走 2 天”就诊于当地医院，血常规：WBC 39.01×10^9/L，Hb 68 g/L，PLT 16×10^9/L，骨髓形态以原始及幼稚淋巴细胞为主，原始 + 幼稚淋巴细胞占 97%，符合 ALL 骨髓象，免疫分型：异常细胞群约占有核细胞的 93.2%，表达 CD19、CD22、CD38，考虑为 Common-B-ALL 可能。白血病融合基因筛查：*ETV6-RUNX1* 融合基因阳性，染色体核型：48-49,XY,+21,+mar,inc[cp3]/46,XY[4]，明确诊断急性 B 淋巴细胞白血病。给予 VDLP 诱导化疗，间断腰穿预防中枢神经系统白血病。D33 天骨髓形态达 CR，后顺序给予 CAM、HD-MTX、VDLP、HD-MTX、CAM、VDLP 等规律治疗，骨髓均呈缓解状态。2020 年 11 月（诊断 4 年 3 个月后）发现患者左侧睾丸增大，质韧，11 月 4 日行骨髓穿刺及左侧睾丸穿刺活检，骨髓形态可见少量异常淋巴细胞，占 6%，免疫分型可见 12.6% 细胞（占有核细胞）表达 HLA-DR、CD19、CD22、CD33、CD38、CD58、cCD79a、TDT，部分表达 CD34，考虑为异常幼稚 B 淋巴细胞，白血病 43 种融合基因筛查检出 *ETV6*::*RUNX1* 融合基因阳性。睾丸肿物免疫分型可见 91.54%（占可分析细胞）的 CD19、$CD45^{dim}$ 细胞，表达 CD22、CD34、$CD10^{bri}$、CD38、CD81、CD58、CD123、HLA-DR、CD13、CD33，部分表达 CD15，胞内染色 CD79a 阳性，MPO 阴性，为异常表型的幼稚 B 淋巴细胞伴髓系表达，考虑为急性淋巴细胞白血病复发，髓外睾丸浸润。为进一步治疗，患者于 2020 年 11 月 13 日入我院，我院查骨髓形态：原始、幼稚淋巴细胞占 26.5%，免疫分型：20.37% 恶性幼稚 B 淋巴细胞伴髓系表达，*ETV6*::*RUNX1* 融合基因定量为 70.15%，86 种血液肿瘤突变组基因分析未检测到基因突变，染色体核型分析：48,XY,dup(2)(q11.2q33),der(4)t(4;22)(p14;q11.2),del(6)(q21q25),+10,del(12)(p13),t(12;15)(p13;q22),+21[4]/46,XY,dup(2)(q11.2q33),der(4)t(4;22)(p14;q11.2),del(6)(q21q25),-9,+10,del(12)(p13),der(12)t(12;15)(p13;q22),-15,+21[1]/46,XY[19]（图 3-2-7），克隆性异常累及 2 号、4 号、6 号、12 号、15 号、22 号染色体结构异常，10 号、21 号染色体三体，较初诊时核型复杂程度增加，克隆发生演化，累及更多染色体数目和结构异常，FISH 检测发现 *ETV6*::*RUNX1* 融合基因阳性及 21 号染色体三体（图 3-2-8），未检出同源 *ETV6* 基因丢失。入院后给予 VLD、FC 方案化疗，CD19-CART 免疫治疗及睾丸局部放疗，于 2021 年 2 月行父供子单倍体异基因造血干细胞移植，患儿血象植活后随即出现 aGVHD，先后累及皮肤、肠道、双肺，经联合抗 GVHD 治疗后达 CR。移植后 +8 月时，本病持续缓解，移植后供受者基因组 DNA 嵌合状态分析为完全供者细胞来源，流式 MRD 未见异常，*ETV6*::*RUNX1* 融合基因定量为 0，但患儿因重症肺炎及双肺慢性移植物抗宿主病于 2021 年 10 月 29 日死亡。

2. 病例解析　该患儿诊断时 *ETV6*::*RUNX1* 融合基因阳性，染色体仅可分析 7 个核型，其中 3 个异常核型，由于带型不佳（染色体报告中用 inc 表示可能有其他不能识别的染色体数目或结构异常），

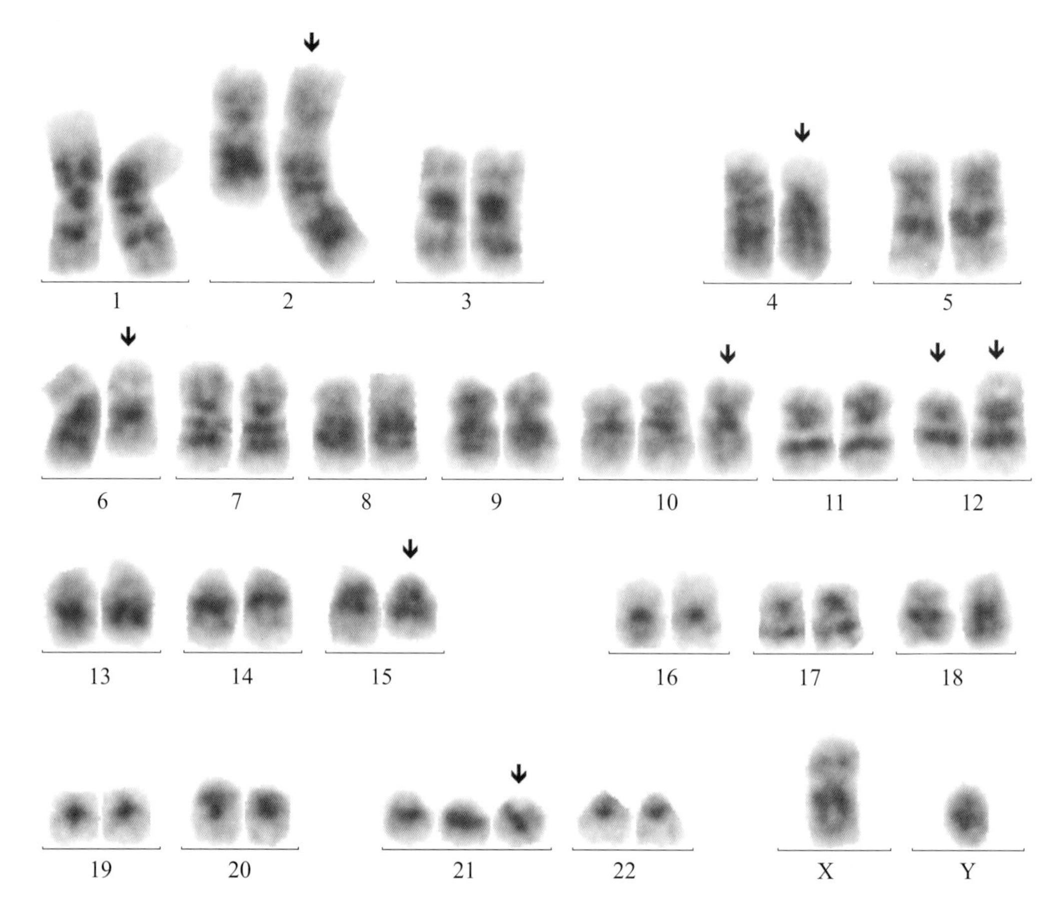

图 3-2-7 患者染色体核型：**48,XY,dup(2)(q11.2q33),der(4)t(4;22)(p14;q11.2),del(6)(q21q25),+10,del(12)(p13),t(12;15)(p13;q22),+21**（箭头所指为额外增加或结构异常染色体）

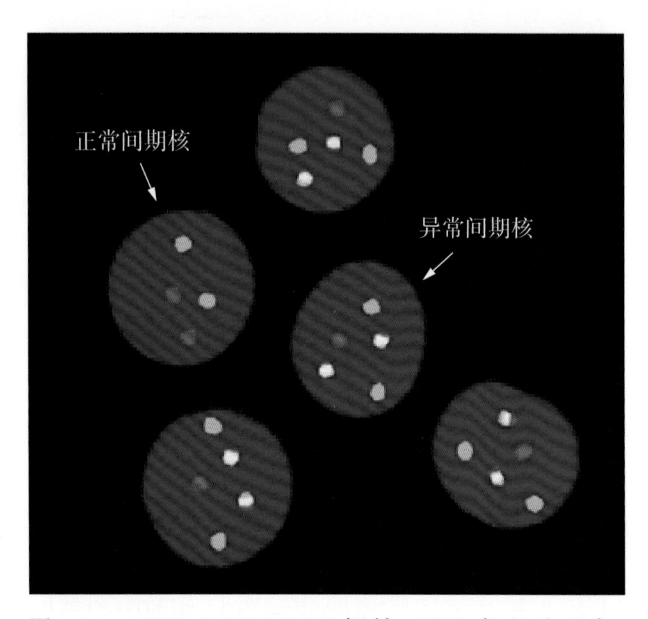

图 3-2-8 **FISH-*ETV6/RUNX1*** 探针，***ETV6*** 标记为红色，***RUNX1*** 标记为绿色，图示异常间期核为 **1** 红 **2** 绿 **2** 融合信号，提示 ***ETV6*** 和 ***RUNX1*** 基因发生易位，**2** 个绿色信号提示增加一条 **21** 号染色体

仅识别出21号染色体三体和mar染色体（结构无法识别的异常染色体称为mar染色体）。患儿对化疗敏感，CR持续4年多，但晚期复发，白血病髓外睾丸浸润。复发后*ETV6*::*RUNX1*融合基因仍然阳性，核型分析识别出大量染色体数目和结构异常，包括del(6)(q21q25)、del(12)(p13)、+10、+21等复发患者中常见的附加异常，较初诊时核型复杂程度增加，且异常克隆发生演化，强烈提示细胞遗传学变化是复发的生物学基础。

四、伴 t(9;22)(q34.1;q11.2)/*BCR*::*ABL1*

（一）概述

B-ALL中9号和22号染色体相互易位（图3-2-9至图3-2-11），累及9号染色体长臂和22号染色体长臂，形成的异常22号染色体称为Ph染色体，在染色体水平与慢性髓系白血病（chronic

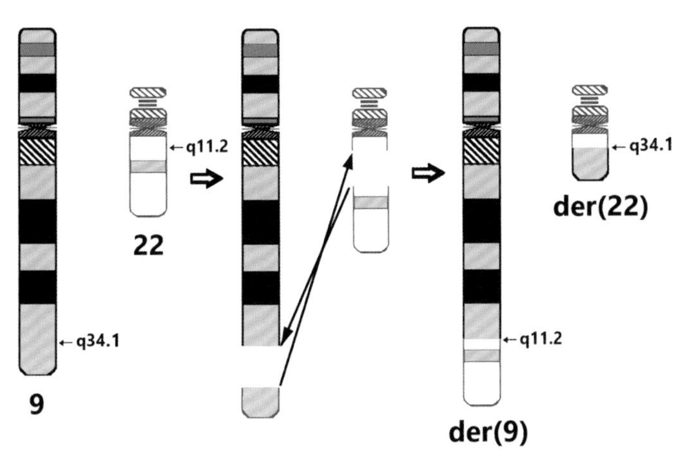

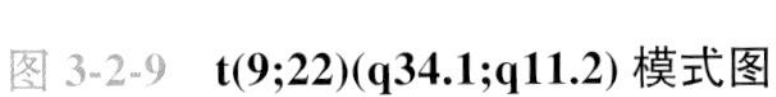
图 3-2-9 t(9;22)(q34.1;q11.2) 模式图

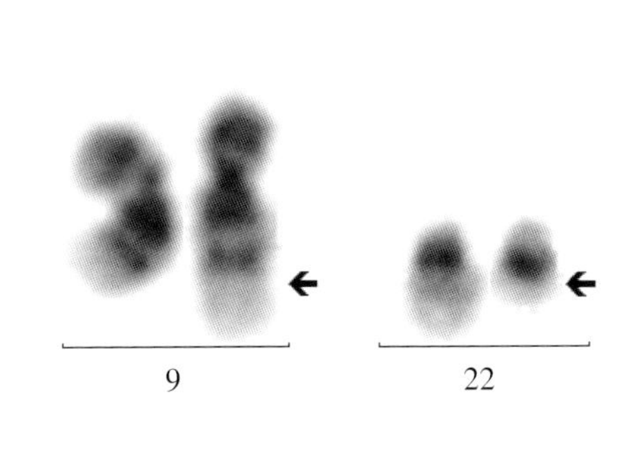

图 3-2-10 t(9;22)(q34.1;q11.2)（箭头所指）

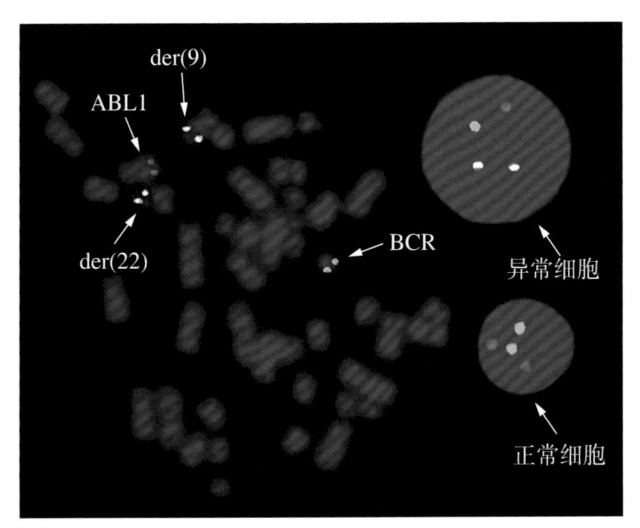

图 3-2-11 ***BCR*（绿）/*ABL1*（红）双色双融合探针，图中所示右侧上方间期核及左侧中期分裂相异常，信号类型均为 1 红 1 绿 2 融合（1R1G2F），提示具有 *BCR*::*ABL* 融合（箭头所指）**

myeloid leukemia，CML）中的 t(9;22) 没有差异，但在分子水平，大多数儿童 ALL 产生 P190 融合蛋白，约 30% 成人 ALL 产生 P210 融合蛋白，约 70% 产生 P190 蛋白，两种不同基因产物的生物学及临床特性并无明显差异。伴 t(9;22)(q34.1;q11.2)/*BCR*::*ABL1* 融合基因阳性 ALL，是成人及儿童 ALL 中常见的一个亚型，在成人中发生率为 25% ～ 30%，儿童中为 3% ～ 5%。

在酪氨酸激酶抑制剂（tyrosine kinase inhibitor，TKI）时代前，Ph^+ ALL 是一类预后极差的白血病亚型，TKI 的应用显著提高了患者的诱导缓解率，能将传统化疗获得的 50% 左右的 CR 率提升至超过 90%，低于 30% 的 MMR 率提升至 50%；采用 St. Jude Hospital XV（美国圣裘德儿童医院 XV 方案）化疗方案，儿童 Ph^+ ALL 5 年 OS 率只有 48.0 ± 20.0%，加入 TKI 后，在儿童肿瘤研究组（the Children’s Oncology Group，COG）的研究中，化疗联合伊马替尼，儿童 Ph^+ ALL 患者 3 年 EFS 率为 80±11%，显著改善了预后。但 *ABL* 激酶区突变是 Ph^+ ALL 患者复发、疾病进展、耐药和治疗失败的主要因素，直接影响患者的生存和预后，因此 Ph^+ ALL 缓解后，特别是成人，仍需积极行 allo-HSCT。文献报道移植后采用 TKI 维持治疗可以明显改善移植后 Ph^+ ALL 患者的预后，5 年累积复发率从 33.05% 降至 10.18%；5 年 DFS 率从 33.5% 提高到 81.5%。对于具有 *ABL1* 基因突变的 Ph^+ ALL，二代或三代 TKIs 和 allo-HSCT 仍然是改善患者生存的唯一有效途径。

在 ICC 2022 年更新的指南中，将 *BCR*::*ABL1* 融合基因阳性 ALL 进一步分为 2 个独特的诊断实体，一个为 *BCR*::*ABL1* 融合基因仅累及淋巴细胞，另一个为融合基因累及多系细胞异常（表 3-2-1）。这两个亚组通过 P190 和 P210 蛋白无法区别，但可以通过 FISH 方法加以区分，即采用 FISH 或骨髓涂片 FISH 的方法分析粒细胞、未成熟红细胞等除淋巴细胞外其他系别的细胞中是否存在 *BCR*::*ABL1* 融合基因，若其他系别细胞中存在 *BCR*::*ABL1* 融合基因，则表明肿瘤细胞累及多系异常。此外，治疗后患者获得完全血液学缓解，流式 MRD（淋系）分析没有或有极少量 MRD 细胞，RT-PCR 检测 *BCR*::*ABL1* 融合基因定量仍有较高水平时，进一步佐证存在另一个亚组（*BCR*::*ABL1* 累及多系）[16]。最近 Bastian 等报道 327 例 *BCR*::*ABL1* 融合基因阳性 ALL 患者转录组分析结果，分析 ICC 定义的 *BCR*::*ABL1* 融合基因“仅淋系累及”和“多系累及”两个独特诊断实体的基因表达谱，这些患者诊断时经流式分选细胞（分选为髓系、前体淋巴细胞、成熟 B/T 细胞）的 FISH 结果表明 *BCR*::*ABL1* 融合基因明显累及髓系（P < 0.001）。转录组结果发现两个实体有明确的基因表达谱特点，“多系累及”与 *HBS1L* 基因丢失或单体 7 密切相关，*HBS1L* 和单体 7 与该亚组有高度特异性，而“仅淋系累及”与 *IKZF1* 丢失、*CDKN2A/PAX5* 丢失和（或）高超二倍体相关。“多系累及”和“仅淋系累及”两组 ALL 患者 3 年 DFS 无明显差异（70% vs. 61%，*P*=0.531，*n*=91），但是“仅淋系累及”亚组伴随高发 *IKZF1* 基因丢失，DFS 差（3 年 DFS 57%，*n*=26），伴随 *CDKN2A/PAX5* 丢失或高超二倍体相对预后好（3 年 DFS 分别为 81% 和 100%）[17]。该研究表明通过 *BCR*::*ABL1* 阳性 ALL 的基因组分析可将这两个诊断实体进一步分类为不同的生物学和临床相关实体。

（二）细胞遗传学特性

9 号染色体长臂 3 区 4 带 1 亚带和 22 号染色体长臂 1 区 1 带 2 亚带相互易位（图 3-2-9、图 3-2-10），采用 *BCR/ABL1* 双色双融合探针，正常间期核为 2 红 2 绿信号（2R2G），异常间期核为 1 红 1 绿 2 融合信号（1R1G2F）（图 3-2-11）。

（三）典型病例

1. 病例　患者女性，13 岁，2019 年 12 月底因“无明显诱因出现头痛 2 天”就诊，查血常规：WBC 65.29 × 10^9/L，Hb 145 g/L，PLT 335 × 10^9/L。骨髓形态提示 ALL。免疫分型：29.96% 的细胞（占有核细胞）表达 CD34、HLA-DR、CD123、CD19、CD10、cCD79a、TDT，弱表达 CD38、CD22、CD9，不表达 CD117、CD7、CD33、CD15、CD64、CD13、CD11b、CD5、CD2、CD20、CD4、CD14、CD36、MPO、cCD3、mCD3、CD56，为 B 淋巴母细胞表型。*BCR*::*ABL1* 融合基因阳性，定量 55.3%，*WT1* 基因表达定量 0.18%，*FLT3-ITD*、*cKIT*、*NPM1*、*CEBPA* 突变均阴性，染色体核型：46,XX, t(9;22)(q34.1;q11.2)[20]，MICM 诊断急性淋巴细胞白血病（B 系，伴 *BCR*::*ABL1* 融合基因阳性），2020 年 1 月 2 日给予 VDLD+ 伊马替尼方案诱导化疗，D19 天复查骨髓形态 CR，免疫分型 MRD：2.47% 异常 B 淋巴母细胞，经 2 个疗程化疗后为进一步治疗于 2020 年 3 月 10 日入我院。入院后血常规：WBC 2.21 × 10^9/L，Hb 82.9 g/L，PLT 407.9 × 10^9/L，骨髓形态完全缓解，免疫分型 MRD 未见恶性幼稚细胞，白血病融合基因筛查检测到 *BCR*::*ABL1* e1a2 P190 型融合基因阳性，定量 5.55%，染色体核型：46,XX,t(9;22)(q34.1;q11.2)[3]/46,XX[18]，血液肿瘤突变组分析（86 种基因）发现 *FANCN* 基因、*SBDS* 基因突变，病情处于血液学缓解状态，给予 Hyper CVAD B（MTX、Arac）方案化疗，1 个月后复查骨髓，形态 CR，免疫分型 MRD 检测到 0.05% 细胞（占有核细胞）可疑为异常幼稚 B 淋巴细胞，染色体核型 46,XX,t(9;22)(q34.1;q11.2)[3]/46,XX[17]，*BCR*::*ABL1* e1a2 P190 型融合基因定量 7.29%，继续 FC 方案化疗，复查骨髓形态缓解，免疫 MRD 为 0.03%，*BCR*::*ABL1* 融合基因定量为 16.75%，随后行自体 CART 免疫治疗，治疗结束（5 月 15 日）评估骨髓形态 CR，免疫分型 MRD 阴性，*BCR*::*ABL1* 融合基因定量为 10.045%，6 月 1 日再次复查骨髓：形态缓解，流式 MRD 阴性，*BCR*::*ABL1* 融合基因定量为 11.513%，染色体核型：46,XX,t(9;22)(q34.1;q11.2)[16]/46,XX[2]（图 3-2-12）。6 月 6 日分别检测了经流式分选各系细胞的 *BCR*::*ABL1* P190 融合基因，流式分选的原始细胞标本中 *BCR*::*ABL1* P190 融合基因阳性，定量为 62.136%，流式分选 T 淋巴细胞标本中 *BCR*::*ABL1* P190 融合基因阴性，流式分选中性粒细胞标本中 *BCR*::*ABL1* P190 融合基因阳性，定量 44.995%。达沙替尼加化疗后，6 月 16 日复查染色体核型：46,XX,t(9;22)(q34.1;q11.2)[24]/46,XX[6]，*BCR*::*ABL1* 融合基因定量为 16.752%。患者脑脊液监测 *BCR*::*ABL1* 融合基因定量始终阴性。于 2020 年 7 月 8 日诊断 7 个

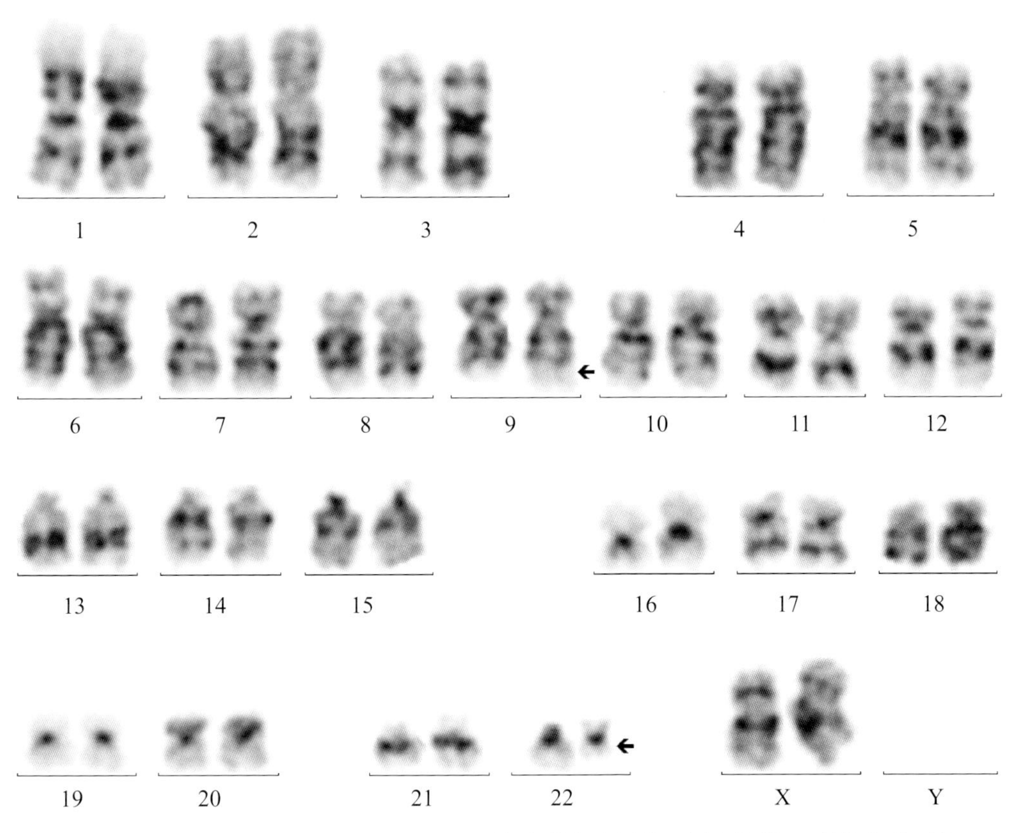

图 3-2-12 患者染色体核型：46,XX,t(9;22)(q34.1;q11.2)，箭头所指为异常 9 号和异常 22 号染色体（注：22 号染色体短臂具有明显随体）

月时行姐供妹半相合异基因造血干细胞移植，移植后 +1、+2、+4、+5、+6、+7 个月复查骨髓形态呈持续缓解状态，病情稳定，截至最后随访日（2023 年 7 月 27 日）诊断 31 个月、移植后 +24 个月，流式 MRD 为 0，*BCR*∷*ABL1* 融合基因定量为 0。

2. 病例解析　本病例为累及多系异常的 Ph^+ B-ALL 典型病例。患者为儿童，确诊 Ph^+ B-ALL，P190 阳性，化疗加 TKI 靶向治疗后 D19 天形态即获得 CR，流式 MRD 为 2.47% 异常 B 淋巴细胞，又两个疗程化疗后，骨髓形态 CR，流式 MRD 阴性，但 t(9;22) 染色体易位和 *BCR*∷*ABL1* 融合基因定量持续且多次能检测到，经流式分选细胞，证实在原始细胞、中性粒细胞中检测出 *BCR*∷*ABL1* P190 融合基因阳性，且定量分别为 62.136%、44.995%，明确 *BCR*∷*ABL1* 融合基因累及多系细胞后，评估为高危，患者于诊断 7 个月时选择半相合异基因造血干细胞移植，目前移植后 2 年余，持续缓解状态。

本病例给我们的提示：在诊断早期明确 *BCR*∷*ABL1* 融合基因是否累及多系细胞，对治疗方案的选择和长期生存意义重大。诊断时可采用 FISH-*BCR*/*ABL1* 双色双融合探针分析染色体悬液中的杆、分叶细胞，或采用骨髓形态学涂片分析粒系 / 红系细胞，也可快速明确诊断。此外，治疗过程中如果获得血液学完全缓解，但 t(9;22) 染色体异常核型和融合基因定量持续阳性，则应高度重视，尽快明确 *BCR*∷*ABL1* 融合基因是否累及多系异常。

五、伴 t(v;11q23.3)/*KMT2A* 重排

（一）概述

累及 11 号染色体长臂 11q23.3 位点的染色体易位，主要累及 *KMT2A*（*MLL*）基因，11q23.3/*KMT2A* 基因在正常造血细胞生长和分化中发挥重要作用。*KMT2A* 基因重排在急性白血病中发生率

约为10%，其中在＜1岁的婴儿B-ALL中发生率最高，占61%～80%，年龄较大儿童B-ALL中发生率为3%～5%，成人ALL中约9%。最常见的易位有t(4;11)(q21;q23.3)、t(11;19)(q23.3;p13.3)、t(9;11)(p22;q23.3)、t(6;11)(q27;q23.3)等（图3-2-13至图3-2-16），伙伴基因分别为*AFF1*（*AF4*）、*MLLT1*（*ELN*）、*MLLT3*（*AF9*）、*AFDN*（*AF6*）等，其中t(4;11)(q21;q23.3)/*KMT2A*::*AFF1*发生率较高，大约占所有*KMT2A*-r AL的36%，*KMT2A*-r ALL中占57%。累及11q23.3位点易位的染色体异常，在染色体核型分析中易被漏检，原因是异常累及的片段比较微小，因此进行核型分析时应重点关注，在发现11号染色体长臂末端变浅或变短时，应注意找寻常见伙伴染色体有无异常。目前已发现与*KMT2A*易位的伙伴基因多达130余种，分子细胞遗传学研究表明，*KMT2A*基因重排的频率远远超过了常规细胞遗传学方法检测到的11q23.3易位，染色体水平可识别的易位有限，PCR可检出不足85%的*KMT2A*伙伴基因，而FISH在检测*KMT2A*基因异常方面有独特优势，只要*KMT2A*基因结构异常或丢失，均可通过FISH-*KMT2A*分离探针检出，因此对初诊ALL患者应进行*KMT2A*探针FISH筛查，以确定是否存在*KMT2A*重排。

伴*KMT2A*-r婴儿ALL具有侵袭性临床过程，复发风险极高，预后极差。最新研究表明，*KMT2A*重排患者中*FLT3*表达水平高，因此，*FLT3*抑制剂靶向治疗可能使*KMT2A*重排患者获益。

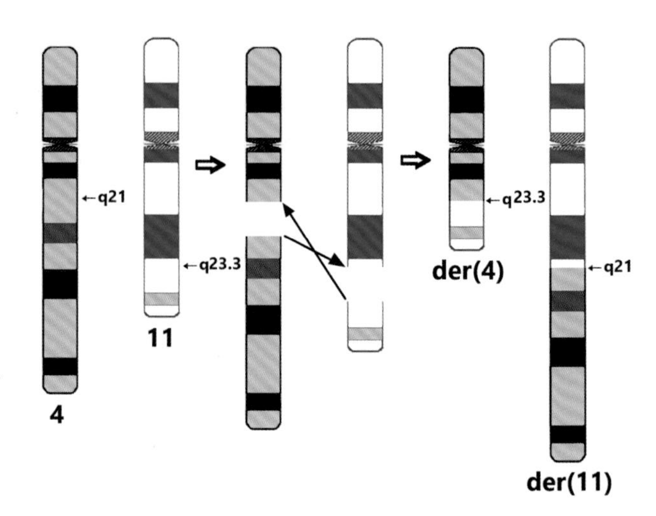

图3-2-13 **t(4;11)(q21;q23.3)模式图**

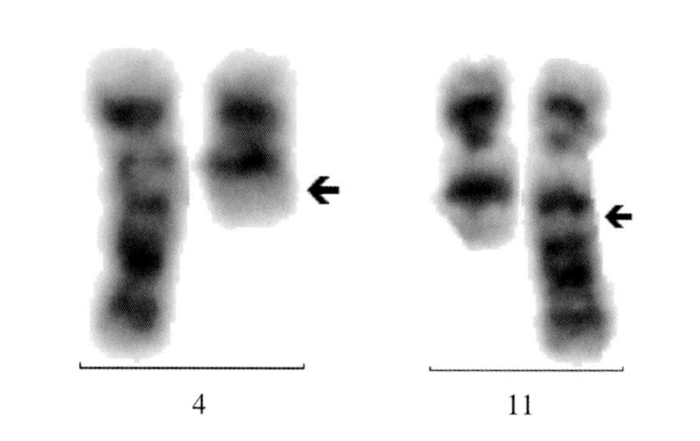

图3-2-14 **t(4;11)(q21;q23.3)核型图（箭头所指）**

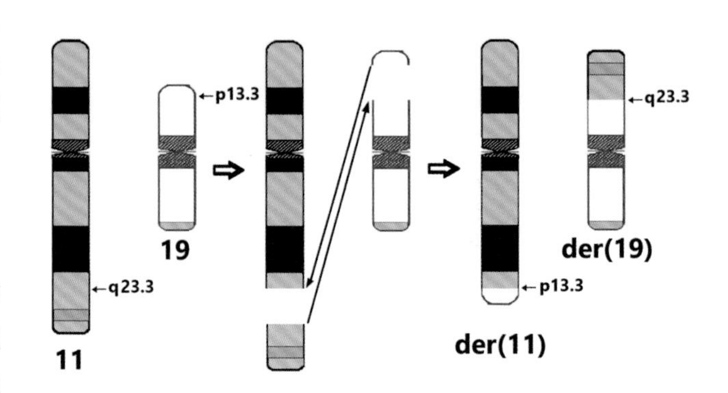

图3-2-15 **t(11;19)(q23.3;p13.3)模式图**

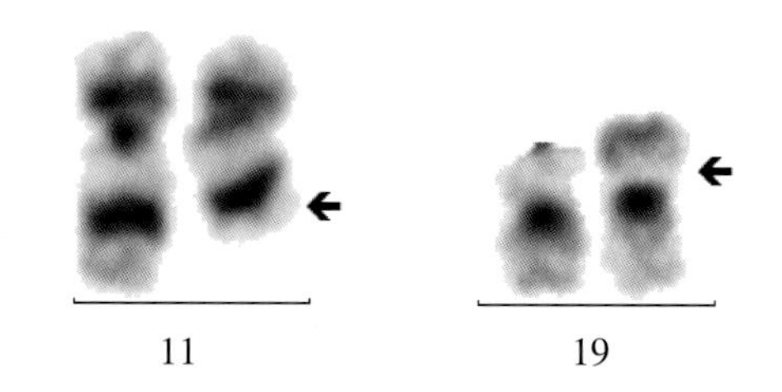

图3-2-16 **t(11;19)(q23.3;p13.3)核型图（箭头所指）**

（二）细胞遗传学特性

1. 核型特性 累及11q23.3位点易位时，除t(4;11)(q21;q23.3)较易识别，其余多数易位导致11号染色体长臂末端变短变浅，如t(11;19)(q23.3;p13.3)；或变短变深，如t(6;11)(q27;q23.3)等，应多加以关注。

2. FISH特性 采用*KMT2A*双色分离探针，正常间期核为2个融合信号（2F），异常间期核为1红1绿1融合信号（1R1G1F），出现红绿信号分离，提示存在累及*KMT2A*基因重排异常（图3-2-17）。

（三）典型病例

1. 病例 患者女性，51岁，2019年1月因

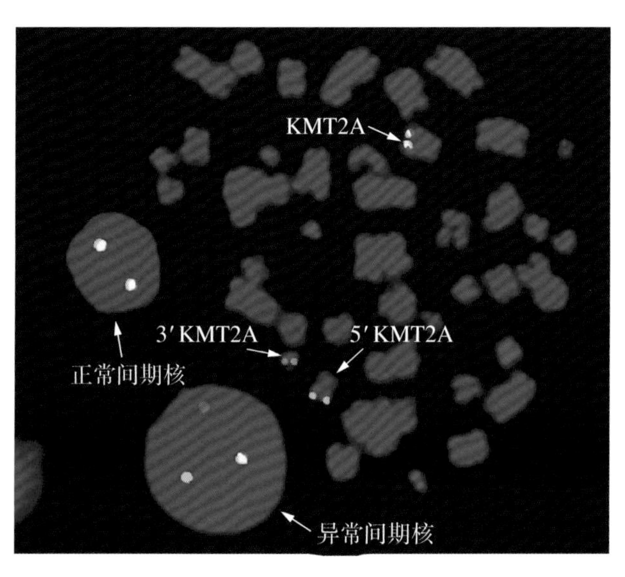

图 3-2-17　**_KMT2A_ 双色分离探针（3′标记为红色，5′标记为绿色）FISH 检测，左上方间期核可见 2 个融合信号，为正常 _KMT2A_ 基因信号特点；左下方间期核和右侧中期分裂相为 1 红 1 绿 1 融合信号（1R1G1F）（箭头所示），红、绿信号分离提示累及 _KMT2A_ 基因易位**

"无诱因出现头晕、头痛、乏力 2 周"就诊。血常规：WBC 3.3×10^9/L，Hb 61 g/L，PLT 128×10^9/L。骨髓形态学：增生明显活跃，原始、幼稚淋巴细胞占 81%。免疫分型：89.7% 细胞表达 CD45、CD34、HLA-DR、CD22、CD19、CD38，不表达 CD10、CD117、CD7、CD20、CD33、CD13、CD14、cCD3、CD56、CD64、MPO、cCD79a、CD64，为恶性幼稚 B 淋巴细胞。染色体核型：46,XX,t(4;11)(q21;q23.3)[15]/46,XX[5]（图 3-2-18）。融合基因筛查：*KMT2A*::*AFF1* 融合基因阳性，MICM 诊断急性 B 淋巴细胞白血病，给予 VDLP 方案化疗，1 个疗程后形态学 CR，流式 MRD 未见恶性幼稚细胞，继续强化 5 疗程（HD-MTX+ 培门冬酶、Hyper-CVAD A/COMP+ 培门冬酶等）后复查，骨髓形态学 CR，流式未见恶性幼稚细胞。因遗传学具有高危因素，在 CR 状态下于 2019 年 12 月 11 日进行了子供母半相合异基因 HSCT，移植后定期复查，血液学持续 CR。2020 年 11 初移植后 +11

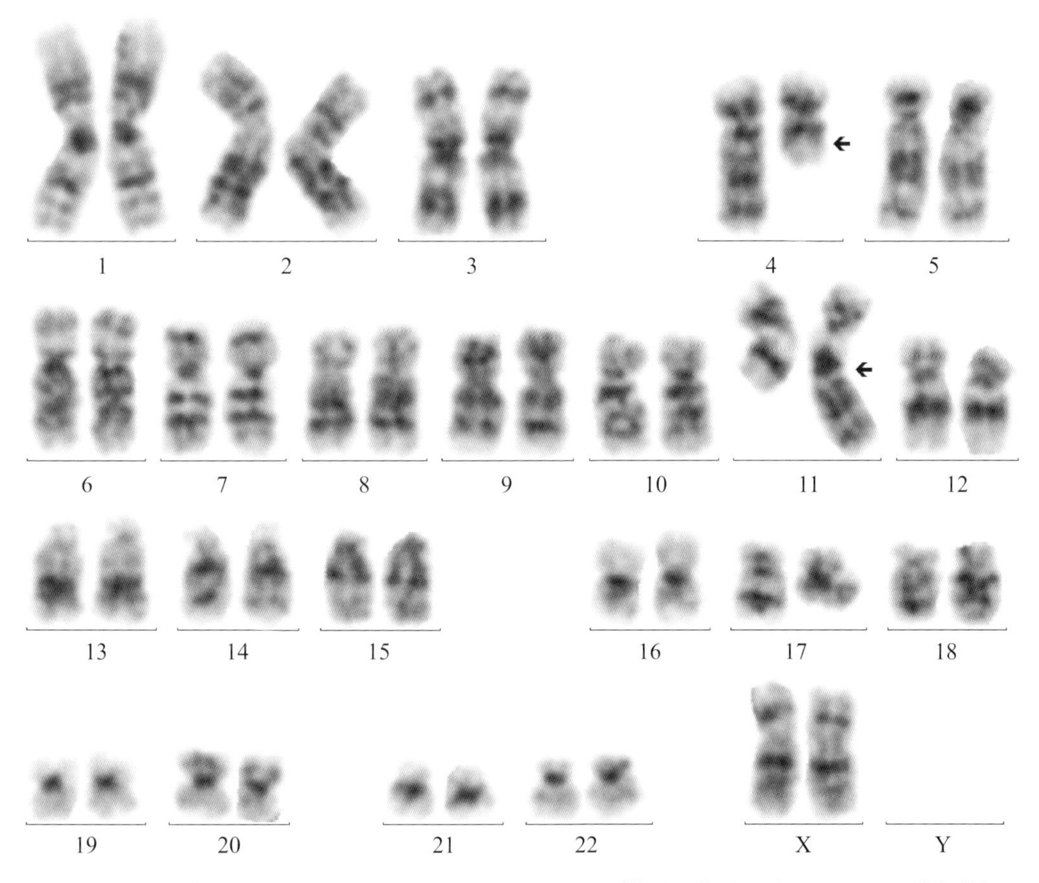

图 3-2-18　**患者染色体核型：46,XX,t(4;11)(q21;q23.3)（箭头所指为异常 4 号、11 号染色体）**

个月时复查骨髓提示白血病全面复发，骨髓形态：原始、幼稚淋巴细胞占22.5%，*KMT2A*::*AFF1*融合基因定量89.47%，行CART免疫治疗再次获得CR，于2021年2月行第二次HSCT，选择非血缘供者，截至最后随访日（2023年2月）患者二次移植后+2年余，持续CR状态。

2．病例解析　伴t(4;11)(q21;q23.3)/*KMT2A*::*AFF1*融合基因阳性是B-ALL高危遗传学异常，常规化疗难以维持长期缓解，allo-HSCT可克服其不良预后。本例患者在进行了半相合异基因HSCT后，于+11个月时本病复发，显示疾病的恶性程度高，移植后也有复发可能。在CART免疫治疗达CR2后行二次移植，目前持续缓解中，提示CART免疫治疗联合异基因HSCT可改善此类高危患者的生存。

六、伴t(1;19)(q23;p13.3)或der(19)t(1;19)(q23;p13.3)/*TCF3*::*PBX1*

（一）概述

t(1;19)(q23;p13.3)在儿童B-ALL中发生率为6%(5%～10%)，青少年/成人B-ALL中为3.5%，尤其高发于15～40岁人群，多见于Pre-B-ALL。染色体易位将位于19p13.3的B细胞发育转录因子*TCF3*（也称*E2A*）基因的转录激活域融合到1q23的*PBX1*基因的DNA结合域，形成*TCF3*::*PBX1*融合基因（图3-2-19至图3-2-21）。*TCF3*::*PBX1*在B系祖细胞增强了自我更新能力，导致基因组多种畸变增加，包括*PAX5*基因丢失和JAK/STAT信号通路激活。融合基因导致融合蛋白产生，功能性融合蛋白位于19号染色体上，通过干扰*HOX*基因表达和*TCF3*转录因子的靶点来干扰造血分化而致白血病产生。儿童B-ALL在以抗代谢药物为基础的治疗中，t(1;19)易位与不良结果相关，通过早期、大剂量多药联合治疗已克服了其不良预后影响，疗效得以极大改善，5年EFS为78%～85%，预后中至低危。研究表明，年龄和诱导化疗后的MRD水平均是独立的5年预后预测因素，随年龄增加5年复发风险迅速增加，直到大约40岁开始稳定。青少年/成人患者通常在短时间内复发，而强化治疗方案和allo-HSCT可减轻成人*TCF3*::*PBX1*的不良预后，尤其是CART治疗后桥接allo-HSCT的难治/复发患者可获得长期缓解，提示其可能是*TCF3*::*PBX1*阳性B-ALL患者的更好选择。

虽然t(1;19)患者总体预后良好，但中枢神经系统白血病（central nervous system leukemia，CNS）发生率明显较高。因此有必要准确识别该染色体易位亚型，确定基因型，以加强CNS治疗，进一步改善患者预后。

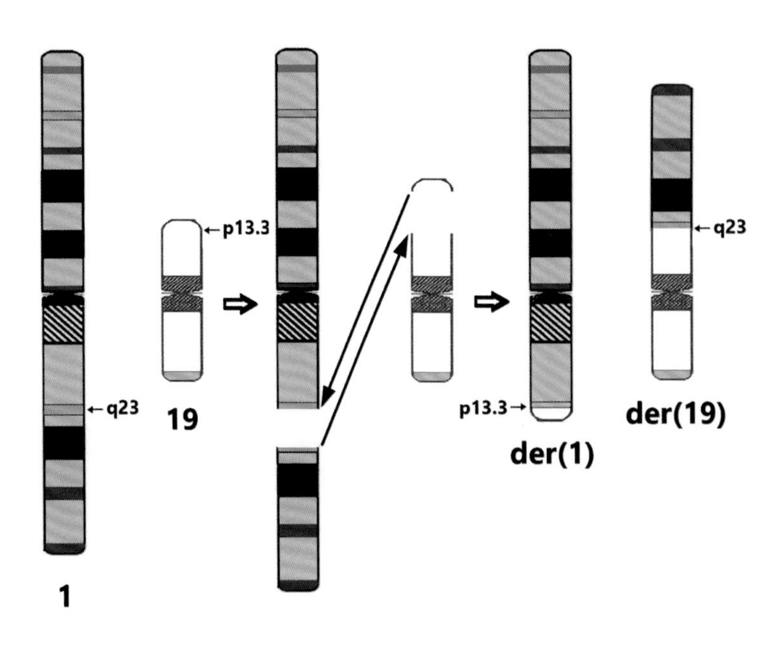

图3-2-19　t(1;19)(q23;p13.3)模式图

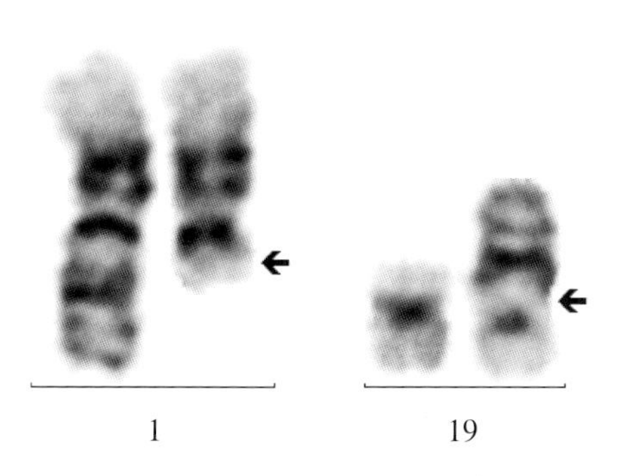

图 3-2-20 **t(1;19)(q23;p13.3) 平衡易位（箭头所指为异常 1 号、异常 19 号染色体）**

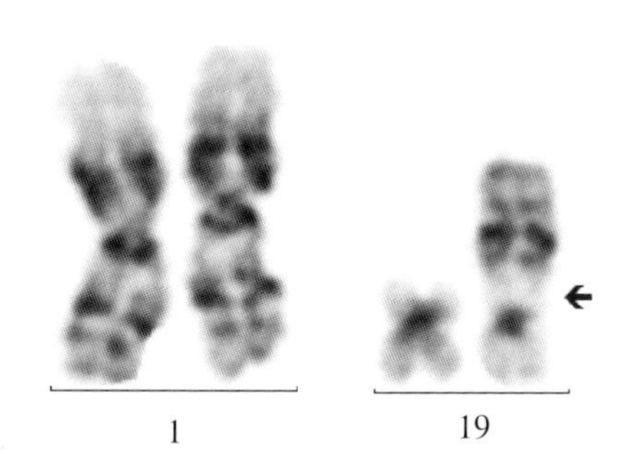

图 3-2-21 **der(19)t(1;19)(q23;p13.3) 非平衡易位（箭头所指为异常 19 号染色体）**

（二）细胞遗传学特性

1．核型特性 t(1;19)(q23;p13.3) 导致位于 1 号染色体长臂 2 区 3 带的 *PBX1* 基因与 19 号染色体短臂 1 区 3 带 3 亚带的 *TCF3*（*E2A*）基因融合，形成 *TCF3* :: *PBX1* 融合基因（图 3-2-19）。该类型异常 1/4 以平衡易位的形式出现（图 3-2-20），3/4 以非平衡易位的形式出现（图 3-2-21），即 2 条正常 1 号染色体，1 条异常的衍生 19 号染色体 der(19)t(1;19)(q23;p13.3) 和 1 条正常 19 号染色体。平衡易位与非平衡易位这两种易位类型在临床特点、预后等方面没有差异。半数病例出现附加染色体异常，最常见的为 dup(1q)、+6、del(6q)、+8、i(9q)、+17、i(17q)、+21 等。

2．FISH 特性 采用 *TCF3/PBX1* 双色双融合探针，绿色信号标记 *TCF3*（*E2A*）基因，红色信号标记 *PBX1* 基因，非平衡易位：正常间期核信号特点为 2 红 2 绿信号（2R2G），异常间期核信号特点为 2 红 1 绿 1 融合信号（2R1G1F）（图 3-2-22）；平衡易位：异常间期核信号特点为 1 红 1 绿 2 融合信号（1R1G2F）（图 3-2-23）。

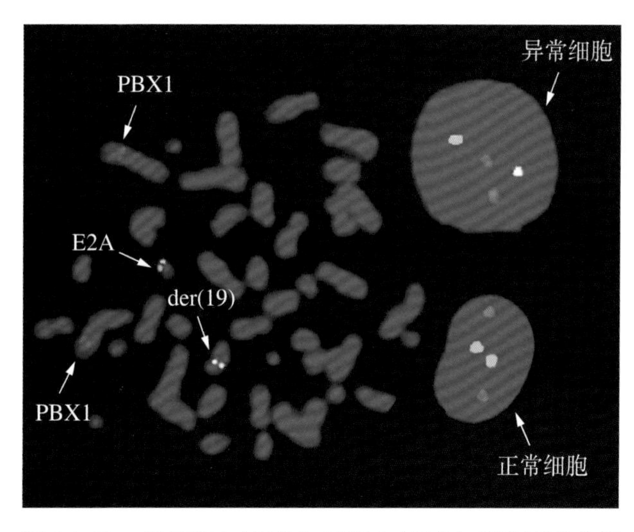

图 3-2-22 **用 *TCF3*（绿色）/*PBX1*（红色）双色双融合探针检测 der(19)t(1;19)(q23;p13.3) 非平衡易位，图中右上间期细胞核和左侧中期分裂相信号均为 2 红 1 绿 1 融合异常信号（2R1G1F），右下方间期核为 2 红 2 绿正常信号（箭头所指）**

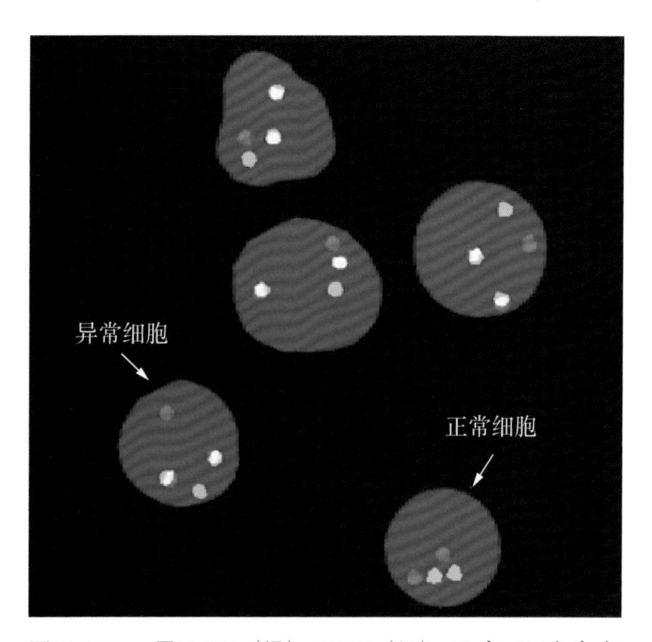

图 3-2-23 **用 *TCF3*（绿）/*PBX1*（红）双色双融合探针检测 t(1;19)(q23;p13.3) 平衡易位，正常间期核信号为 2 红 2 绿（2R2G），异常间期核信号为 1 红 1 绿 2 融合（1R1G2F）（箭头所指）**

3

（三）典型病例

1. 病例　患儿男性，5岁2个月，因“下肢疼痛2周”就诊。骨髓细胞形态示原始、幼稚淋巴细胞占85.5%，流式考虑Pre-B-ALL（具体不详）。染色体：46,XY,t(1;19)(q23;p13.3)[20]，融合基因筛查示 *TCF3*::*PBX1* 融合基因阳性，诊断急性B淋巴细胞白血病，分别予以VDLD、CAM、HD-MTX等方案化疗，诱导后获得CR并持续缓解状态。诊断后11个月时，出现双侧侧脑室三角区及后角室膜下结节样肿块，结合病史考虑可能为白血病浸润灶及亚急性出血，腰穿取脑脊液发现幼稚细胞，脑脊液流式示74.96%细胞（占全部有核2296个细胞）表达CD19、CD22、CD38、TDT、cIgM，部分表达CD10，不表达CD117、Kappa、Lambda、CD33、CD133、CD4、CD8、CD7、CD34、CD20，为恶性B系原始细胞（Pre-B阶段），脑脊液 *TCF3*::*PBX1* 融合基因阳性，确诊中枢神经系统白血病。此时骨髓形态示原始、幼稚淋巴细胞占有核细胞65%，复发骨髓象，骨髓流式示19.44%细胞表达CD19、CD38、TDT、CD81、cIgM、CD9，部分表达CD10，不表达CD34、CD20、CD117、Kappa、Lambda、CD33、CD133、CD25、CD180、CD117、MPO、cCD3，为恶性B系原始细胞，骨髓染色体核型为46,XY,t(1;19)(q23;p13.3)[19]/46,XY[1]（图3-2-24），未检测到基因突变。患儿白血病全面复发，中枢神经系统白血病，并已形成颅内实体病灶，极高危，治疗成功率低于10%，家属放弃治疗出院。

2. 病例解析　伴染色体t(1;19)(q23;p13.3)患者易发生中枢神经系统白血病，常规化疗方案虽可获CR，但易复发，应动态监测染色体及融合基因定量分析，并加强中枢神经系统白血病的预防治疗。

七、伴t(17;19)(q22;p13.3)/*TCF3*::*HLF*

（一）概述

t(17;19)(q22;p13.3)是一种少见的ALL细胞

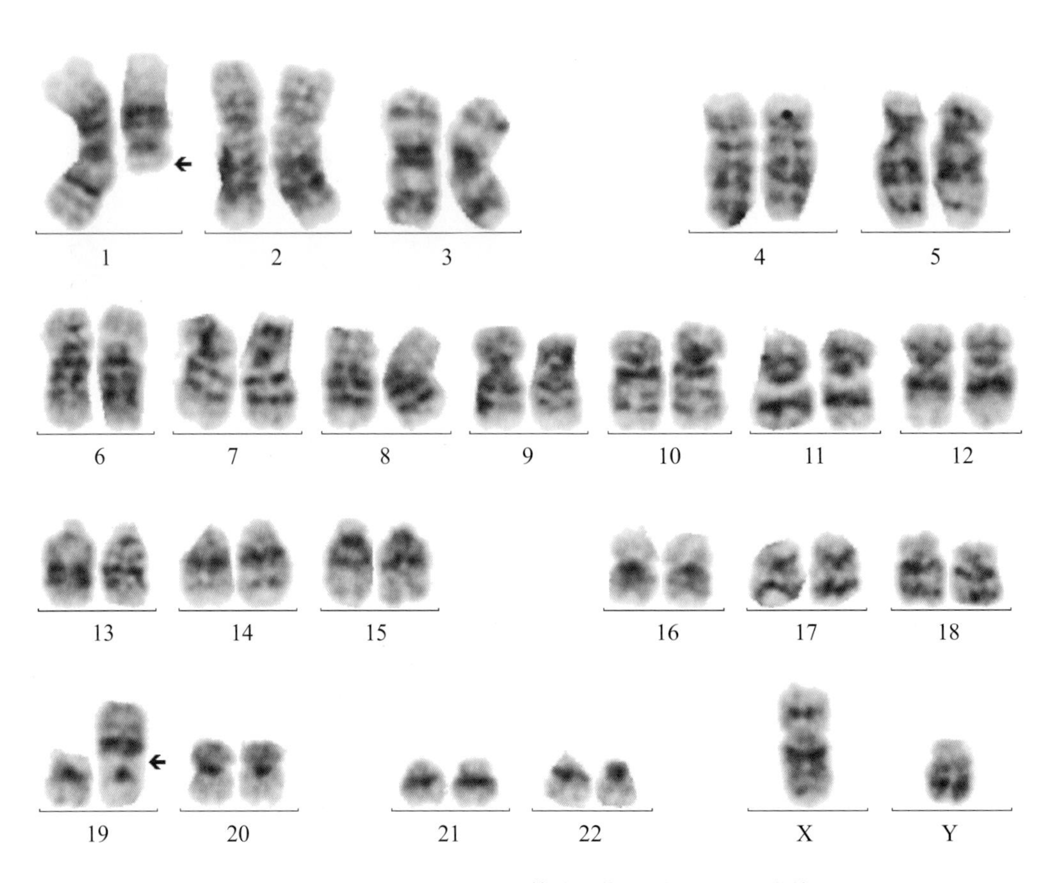

图3-2-24　核型：46,XY,t(1;19)(q23;p13.3)，箭头所指分别为易位形成的der(1)和der(19)

遗传学异常，主要见于儿童B-ALL，发生率不足1%。t(17;19)易位后形成*TCF3*::*HLF*融合基因（图3-2-25至图3-2-27），免疫表型常为Pre-B特征，表达CD10、CD19、TdT和HLA-DR，临床诊断时经常发生弥散性血管内凝血，对强化疗无反应，易复发，存活时间短，预后差。

与t(1;19)(q23;p13.3)易位形成*TCF3*::*PBX1*一样，t(17;19)易位同样破坏了*TCF3*的一个等位基因，但*TCF3*::*HLF*阳性ALL的基因突变谱、基因表达谱等转录组特征以及对药物和治疗反应与*TCF3*::*PBX1*阳性ALL显著不同，Fischer[24]等通过转录组体外研究发现，在*TCF3*::*HLF*阳性ALL中，高达67%患者存在转录因子*PAX5*单等位基因丢失（ALL中*PAX5*基因丢失发生率为13%，高危ALL中为28%），而*TCF3*::*PBX1*$^+$ALL中没有丢失，仅有单*PAX5*基因无义突变。在淋巴细胞发育过程中*TCF3*基因作用于*PAX5*基因上游，驱动B细胞分化程序。其过度表达可能削弱与其他转录辅助因子的相互作用。

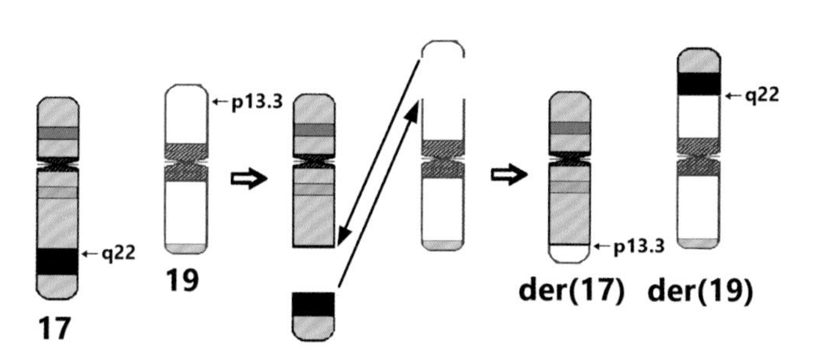

图3-2-25 **t(17;19)(q22;p13.3)染色体易位模式图（箭头所指）**

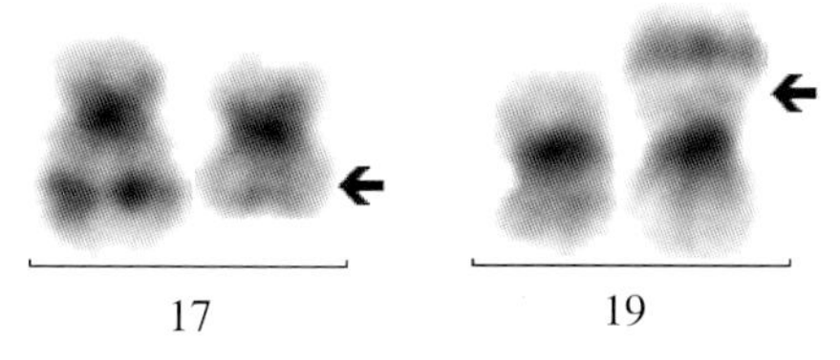

图3-2-26 **t(17;19)(q22;p13.3)平衡易位（箭头所指为异常17号和异常19号染色体）**

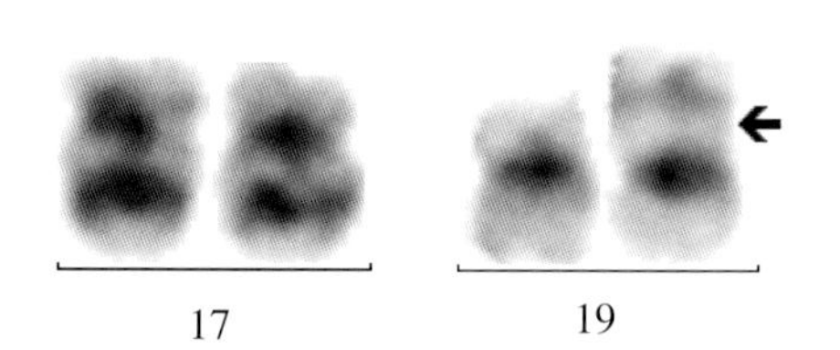

图3-2-27 **der(19)t(17;19)(q22;p13.3)非平衡易位（箭头所指为异常19号染色体）**

在无*PAX5*丢失的样本中发现*VPREB1*基因（位于22q11.2）丢失（独立于λ轻链位点的前B细胞受体替代轻链的组成部分，与总生存低相关），以及*BTG*基因丢失（*BTG*基因在*ETV6*::*RUNX1*$^+$、*BCR*::*ABL1*$^+$ ALL中发生率分别为19%、26%，其丢失可能导致增殖优势）。

目前常规治疗方案难以治愈*TCF3*::*HLF*$^+$ ALL，Fischer[24]等对该亚型的药物敏感谱和耐药谱进行了体外研究，观察到患者对同一类别的各种化疗药物，包括核苷酸类似物（如阿糖胞苷）、有丝分裂纺锤体抑制剂（如长春新碱）、激酶抑制剂等有更强的持续耐药性，对达沙替尼不敏感，而对激素类及mTOR抑制剂、蒽环类、硼替佐米等药物敏感，尤其对*BCL2*抑制剂ABT-199（venetoclax）极为敏感，这些药物的临床应用，联合CART和allo-HSCT可能为这一预后差的B-ALL亚型提供了新的治疗选择。

（二）细胞遗传学特性

1. 核型特性 t(17;19)(q22;p13.3)导致位于17q22的*HLF*基因与位于19p13.3的*TCF3*基因融合，形成*HLF*::*TCF3*融合基因，功能融合基因位于19号染色体上。该异常通常以平衡易位t(17;19)形式出现（图3-2-26），少数病例以非平衡易位der(19)t(17;19)形式出现（图3-2-27），后者染色体核型为2条正常17号染色体、1条异常的衍生19号染色体der(19)t(17;19)(q22;p13.3)和1条正常19号染色体。平衡易位与非平衡易位这两种易位类型在临床特点、预后等方面没有差异。附加染色体异常可在约50%的t(17;19)患者中出现。

2. FISH特性 可采用*TCF3*双色分离探针检测，结合染色体核型分析，正常间期核为2个融合信号（2F），如果染色体为t(17;19)平衡易位，则异常信号为1红1绿1融合信号（1R1G1F）（图3-2-28）；如果染色体为der(19)t(17;19)非平衡易位，则异常信号为1红1融合信号（1R1F）。此外，也可采用*TCF3/PBX1/HLF*三色、双融合探针，在这个杂交体系内，*TCF3*标记为绿色（Green），*PBX1*

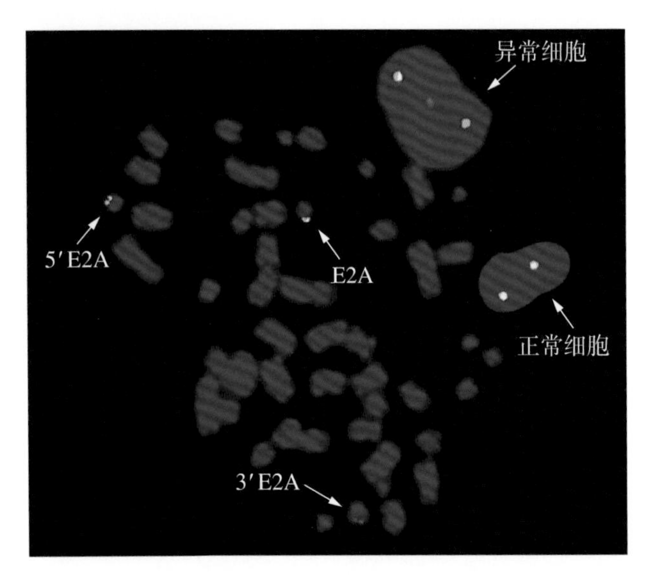

图 3-2-28 用 *TCF3*（*E2A*）双色分离探针检测 t(17;19)(q22;p13.3)，右上间期核及中间中期分裂相均为 1 红 1 绿 1 融合异常信号（1R1G1F）

标记为红色（Red），*HLF* 标记为蓝色（Aqar），如果存在 t(17;19) 平衡易位，则出现 2 红 1 绿 1 蓝及 2 融合信号（2R2F1G1A）（融合信号为绿蓝叠加），如果存在 der(19)t(17;19) 非平衡易位，则出现 2 红 1 绿 2 蓝 1 融合信号（2R1F1G2A）信号。

（三）典型病例

1. 病例　患者男性，9 岁，2019 年 8 月因“面色苍白 1 周”就诊，查血常规示：WBC 4.95×10^9/L，Hb 70 g/L，PLT 86×10^9/L。骨髓形态：增生Ⅱ～Ⅲ级，原、幼淋巴细胞占 88.2%。流式：55.95% 的细胞表达 CD19、CD38、CD10、CD20^{dim}、cCD79a、HLA-DR、CD33、CD138、CD9、HLA-DRDPDQ、HLA-ABC、CD24、cTDT、CD22，部分表达 CD13，不表达 CD96、CD34、CD117、CD11b、CD7、CD56、CD15、Kappa、Lambda、cIgM、MPO、cCD3、CD123、CD64、CD11c、CD25、CD86、CD184、CD274，为恶性幼稚 B 淋巴细胞伴髓系表达；白血病融合基因筛查：*TCF3*∷*HLF* 融合基因阳性，染色体核型：46,XY,t(17;19)(q22;p13.3)[4]/46,XY[7]（图 3-2-29），确诊为急性 B 淋巴细胞白血病伴 *TCF3*∷*HLF* 融合基因阳性。予 VDLP 化疗，治

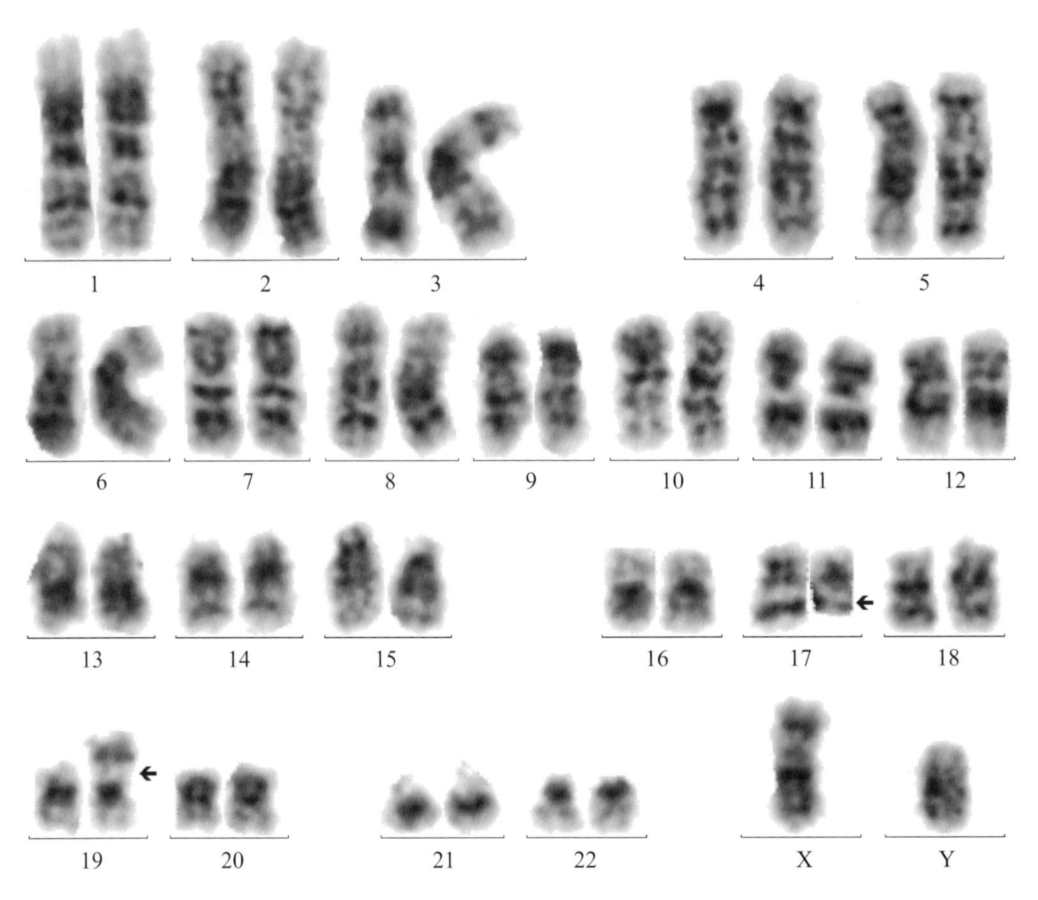

图 3-2-29 患者染色体核型：46,XY,t(17;19)(q22;p13.3)，箭头所指为 t(17;19) 形成的 der(17) 和 der(19)

疗第15天骨髓评估，形态增生Ⅱ～Ⅲ级，幼稚淋巴细胞占0.5%；流式：0.18%的恶性幼稚B淋巴细胞；*TCF3*∷*HLF*融合基因定量0%。治疗第34天骨髓评估，形态增生Ⅲ级，未见原幼淋巴细胞；流式：0.09%的恶性幼稚B淋巴细胞；*TCF3*∷*HLF*融合基因定量0.055%，脑脊液未见异常细胞，CAM方案巩固治疗后评估，骨髓形态增生Ⅱ级，未见原始、幼稚淋巴细胞；流式：0.02%细胞（占有核细胞）可疑为恶性幼稚B淋巴细胞；*TCF3*∷*HLF*融合基因定量0.039%，染色体核型46,XY[20]，继续MTX+P-asp方案化疗，复查骨髓形态增生Ⅲ～Ⅳ级，幼稚淋巴细胞占2.5%，流式0.04%细胞（占有核细胞）可疑为恶性幼稚B淋巴细胞；*TCF3*∷*HLF*融合基因定量0.198%，白血病残留上升，复发趋势，遂行CAR-T治疗，于11月输注CD19-CART细胞（3.0×10^5/kg），复查骨髓形态增生Ⅲ级，缓解骨髓象；流式MRD：未见恶性幼稚细胞；*TCF3*∷*HLF*融合基因定量0%，随后于2020年1月9日进行非血缘异基因造血干细胞移植，截至2023年4月8日，确诊ALL 44个月余，造血干细胞移植术后39个月余，持续完全缓解状态。

2．病例解析 该患者起病时染色体核型具有t(17;19)(q22;p13.3)易位，*TCF3*∷*HLF*融合基因阳性，危险度分层为高危。虽化疗第15天评估时融合基因定量为0，但第34天评估融合基因定量即转阳且定量逐步上升，疾病呈复发趋势，流式MRD监测自始至终未能达到0，提示伴t(17;19)(q22;p13.3)/*TCF3*∷*HLF*融合基因阳性患者常规化疗难以治愈。加入CART免疫治疗，使肿瘤细胞负荷迅速降为0，桥接异基因造血干细胞移植，可克服*TCF3*∷*HLF*融合基因的不良预后影响，使疗效得以极大改善，延长了患者的总生存期。

八、*BCR*∷*ABL1*-样ALL

（一）概述

BCR∷*ABL1*-样（即Ph-样）ALL是近年来通过新一代基因测序技术发现的一群基因表达谱与*BCR*∷*ABL1*⁺ B-ALL非常类似但*BCR*∷*ABL1*融合基因阴性的一个亚群，即根据基因表达聚类而命名的一个亚群，其基因表达谱为细胞因子受体和激酶信号通路相关基因的激活。*BCR*∷*ABL1*-样ALL于2009年由Mullighan等和den Boer等首次报道，WHO2017修订版将其列为暂定亚型，而2022版WHO分类将其列为B-ALL的一个特殊亚型。虽然*BCR*∷*ABL1*融合基因阴性，但由于与*BCR*∷*ABL1*⁺ ALL基因表达谱相似，其信号通路上涉及多个基因异常，形成多种融合基因或基因突变，包括*ABL1*、*ABL2*、*CSF1R*、*PDGFRB*、*CRLF2*、*JAK2*、*EPOR*、*NTRK3*、*EBF1*、*PTK2B*、*TSLP*、*TYK2*等基因重排，以及*IL7R*、*SH2B3*等基因突变。在ICC 2022年更新的指南中，将*BCR*∷*ABL1*-样ALL进一步细分为*BCR*∷*ABL1*-样*ABL1*家族融合、*BCR*∷*ABL1*-样JAK-STAT信号通路活化及其他*BCR*∷*ABL1*-样ALL（表3-2-1）。*BCR*∷*ABL1*-样JAK-STAT信号通路活化主要包括*CRLF2*重排、*JAK*融合或突变和*EPOR*重排等基因异常，其中*CRLF2*重排约占所有*BCR*∷*ABL1*-样B-ALL病例的一半，通常与*IGH*易位，或与X染色体短臂p22.3或Y染色体短臂p11.3上的PAR1区（拟常染色体区）出现间隙缺失而形成*CRLF2*∷*P2RY8*融合基因。大约一半*CRLF2*重排的ALL患者存在*JAK2*或*JAK1*基因突变。此外，*BCR*∷*ABL1*-样B-ALL中*IKZF1*基因丢失常见。

目前已报道超过30种融合基因，即激酶基因与活化基因形成的融合基因，所有这些激酶活化异常都可能是小分子抑制剂的治疗靶点，并已通过体外和体内研究证实。ABL家族主要激酶基因如*ABL1*、*ABL2*、*PDGFRB*和*CSF1R*等融合基因对伊马替尼和达沙替尼敏感，部分伴ABL家族融合基因的难治儿童B-ALL经过伊马替尼或达沙替尼治疗后获得CR；*CRLF2*、*JAK2*和*EPOR*融合基因对*JAK2*抑制剂如芦可替尼敏感（表3-2-1）。

BCR∷*ABL1*-样B-ALL占全部B-ALL的20%，总体发生率呈钟形曲线，青少年（年龄16～20岁）约20%，年轻成人（21～39岁）发生率最高（25%～30%），儿童发生率相对低：10%～15%（1～16岁），大龄成人（40～86岁）20%～24%。Herold、Boer等都报道了类似结果，即*BCR*∷*ABL1*-样B-ALL在高危型儿童、青少年和年轻成人中发生率最高，而随着年龄增长，发生

表 3-2-1 *BCR*::*ABL1* 样 B-ALL 激酶基因及其伙伴基因和对应的靶向抑制剂

激酶基因	酪氨酸激酶抑制剂	伙伴基因数	染色体位点	融合的伙伴基因
ABL1	达沙替尼	6	9q34.1	*ETV6*，*NUP214*，*RCSD1*，*RANBP2*，*SNX2*，*ZMIZ1*
ABL2	达沙替尼	3	1q25	*PAG1*，*RCSD1*，*ZC3HAV1*
CSF1R	达沙替尼	1	5q32	*SSBP2*
PDGFRB	达沙替尼	4	5q32	*EBF1*，*SSBP2*，*TNIP1*，*ZEB2*
CRLF2	*JAK2* 抑制剂	2	Xp22.3/Yp11.3	*IGH*，*P2RY8*
JAK2	*JAK2* 抑制剂	10	9p24	*ATF7IP*，*BCR*，*EBF1*，*ETV6*，*PAX5*，*PPFIBP1*，*SSBP2*，*STRN3*，*TERF2*，*TPR*
EPOR	*JAK2* 抑制剂	2	19p13	*IGH*，*IGK*
DGKH	未知	1	13q14	*ZFAND3*
IL2RB	*JAK1/JAK3* 抑制剂	1	22q12	*MYH9*
NTRK3		1	15q25	*ETV6*
PTK2B	*FAK* 抑制剂	2	8p21.2	*KDM6A*，*STAG2*
TSLP	*JAK2* 抑制剂	1	5q22.1	*IQGAP2*
TYK2	*TYK2* 抑制剂	1	19p13.2	*MYB*

率显著下降。与其他 BCP-ALL 相比，这一亚群患者的共同特点是化疗效果差，白血病易早期复发，预后差，但对 TKIs 敏感。MD 安德森癌症中心（MD Anderson Cancer Center）对接受一线化疗的新诊断为 B-ALL 患者进行了白血病细胞基因表达谱分析，148 例患者中，33.1% 为 Ph- 样，31.1% 为 Ph^+，35.8% 为其他 B-ALL 亚型（B-other）。与 B-other 相比，Ph 样 ALL 患者的 OS 和 EFS 明显较差，5 年 OS 为 23%（B-other 为 59%，*P*=0.006）。多变量分析中，年龄、白细胞计数、血小板计数和 Ph 样 ALL 与不良 OS 相关[32]。来自美国国家癌症研究所（NCI）的数据，儿童肿瘤组（COG）的 NCI-HR 儿童方案中，Ph 样 ALL 组 5 年无事件生存率为 58%，而非 Ph 样组为 84%。总体来说，*BCR*::*ABL1*- 样 B-ALL 对一线治疗反应差，复发率高，MRD 持续存在，总生存期和无事件生存期较差。

（二）细胞遗传学特性

1．核型特性 *BCR*::*ABL1* 样 B-ALL 少部分的染色体易位可通过常规核型分析检测出，但大多数是隐匿性易位，常规核型分析无法识别。

2．FISH 特性 *BCR*::*ABL1*- 样 B-ALL 在初发时的精准诊断至关重要。理论上需要经过基因表达谱分析，结合转录组测序、外显子组测序等多种技术加以准确识别方可诊断 *BCR*::*ABL1*- 样 B-ALL 及其基因异常，目前这些技术正逐步应用于临床中，但还存在一定问题，如报告时间过长、生信分析较为复杂等，目前结合 FISH、染色体核型分析和 PCR、靶向基因测序等可以快速检测 *BCR*::*ABL1*- 样 B-ALL 最常见的基因易位和突变。两条信号通路上受累及的关键基因，出现频次较高者，及伙伴基因众多者，如细胞因子通路上的 *JAK2*、*CRLF2*、*EPOR* 等，ABL 家族基因如 *ABL1*、*ABL2*、*PDGFRB*、*CSF1R* 等基因，设计分离探针，以检测基因结构是否出现重排异常，根据结果可选择使用相应靶向药物。分离探针检测的最大优势是可以检测出累及相关位点基因的所有重排异常，无需考虑涉及何种伙伴基因。目前常用的检测探针包括：*ABL1* 分离探针、*ABL2* 分离探针（图 3-2-30）、*PDGFRB* 分离探针、*CSF1R* 分离探针、*JAK2* 分离探针、*CRLF2* 分离探针（图 3-2-31）、*EPOR* 分离探针、*P2RY8* 探针等。

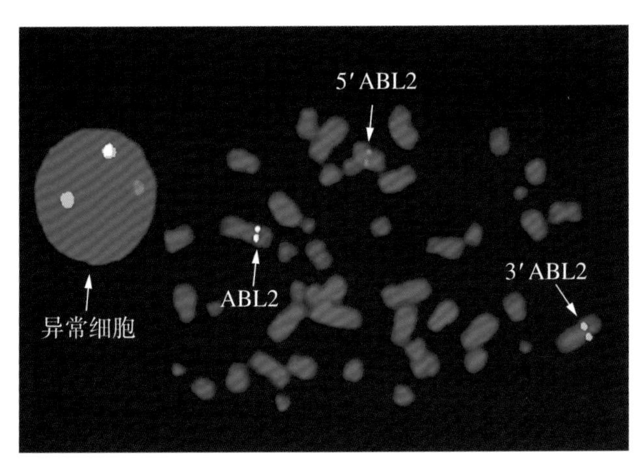

图 3-2-30 ***ABL2*** **双色分离探针检测** ***ABL2*** **基因重排，图中所示间期核和中期分裂相均为1红1绿1融合（1R1G1F）异常信号（箭头所指），提示** *ABL2* **基因重排异常**

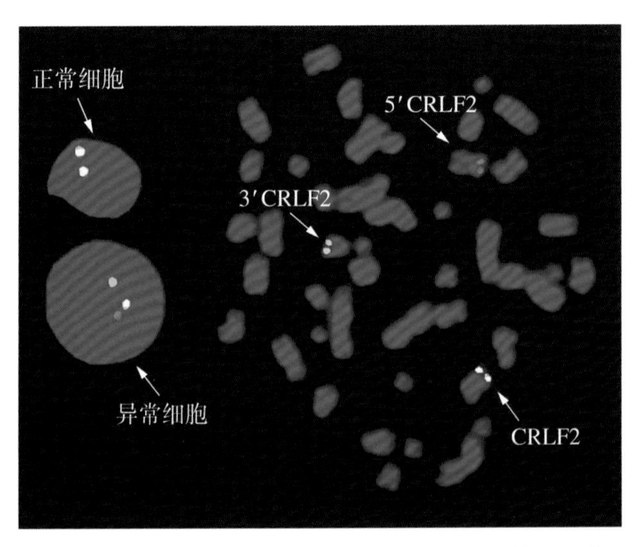

图 3-2-31 ***CRLF2*** **双色分离探针检测** ***CRLF2*** **基因重排，图中所示左下方间期核和右侧中期分裂相均为1红1绿1融合（1R1G1F）异常信号，提示** ***CRLF2*** **基因结构重排异常（箭头所指）**

（三）典型病例

1. 病例一

（1）病例：患者女性，16岁，因“无明显诱因出现间断右膝关节疼痛伴低热1周”就诊，查血常规提示WBC 12×10^9/L，血红蛋白及血小板正常。骨髓染色体核型为：46,XX,t(2;9)(q11;q34)[5]/46,XX[15]，白血病融合基因筛查：*MLL*∷*AF4*、*E2A*∷*HLF*、*E2A*∷*PBX1*、*SIL*∷*TAL1*、*TEL*∷*AML1*、*BCR*∷*ABL1*、*HOX11*、*HOX11L2*、*CAML*∷*AF10* 融合基因均为阴性。当地医院诊断B-ALL，给予VDLP方案1个疗程后，于2014年5月28日（诊断2个月余）入我院。入我院后行MICM评估，骨髓形态学为完全缓解状态，骨髓免疫分型微量残留病检测，检出0.04%恶性B系原始细胞，白血病融合基因筛查未见明显异常，*BCR*∷*ABL1* 融合基因分型筛查未见异常，骨髓染色体核型为46,XX[20]。行初发病骨髓涂片FISH-*BCR-ABL1*探针检测，发现*ABL1*基因三个信号细胞（图3-2-32），结合染色体结果，表明*ABL1*基因与其他基因发生相互易位，提示*BCR*∷*ABL1*-样B-ALL可能性大。患者入院后行CAD+6-MP方案巩固1个疗程，骨髓免疫分型MRD监测发现0.11%恶性B系原始细胞，肿瘤细胞较巩固治疗前有所上升，继续CAD+6-MP方案联合甲磺酸伊马替尼靶向治疗后，免疫残留检测未见恶性肿瘤细胞，在CR状态下行半相合异基因造血干细胞移植，移植后患者持续缓解状态。截至最后随访日（2022年10月），移植后已+8年余，免疫分型MRD持续为0，患者无白血病健康存活。

（2）病例解析：本例患者通过骨髓涂片FISH明确*BCR*∷*ABL1*-样B-ALL诊断。患者入我院后为血液学完全缓解状态，微量残留白血病细胞仅

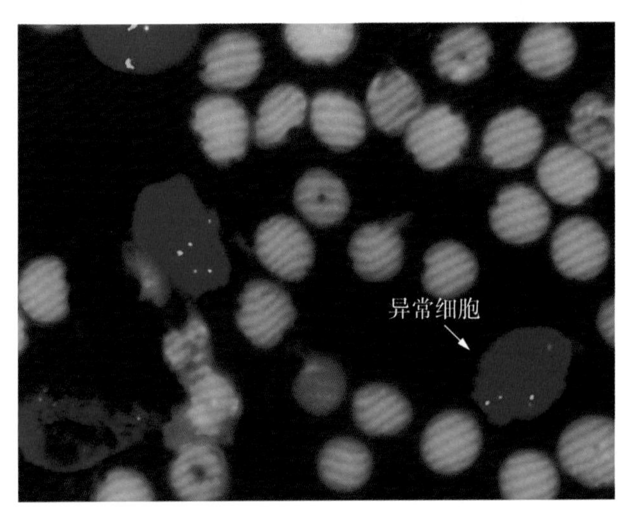

图 3-2-32 **采用** ***BCR/ABL1*** **双色双融合探针杂交（红色信号R标记** ***ABL1*** **基因，绿色信号G标记** ***BCR*** **基因）检测初发病骨髓涂片，图中蓝色细胞经形态学鉴定为白血病细胞，箭头所指细胞信号类型为3R2G，结合染色体核型，提示存在非** ***BCR*****∷*****ABL1*** **融合的累及** ***ABL1*** **基因的易位**

为0.04%，因考虑到起病时染色体核型有t(2;9)(q11;q34)易位，可能累及*ABL1*基因结构异常，不除外*BCR*::*ABL1*-样B-ALL，因此行初发病时骨髓涂片FISH检测，结果提示*ABL1*基因与其他基因（可能为*RANBP2*基因）发生相互易位，累及*ABL1*基因重排，考虑为*BCR*::*ABL1*-样B-ALL可能，经化疗联合酪氨酸激酶抑制剂治疗后MRD为0。患者在完全缓解状态下进行了异基因造血干细胞移植，获得长期无病存活。骨髓涂片FISH在回顾性分析并提供诊断证据方面发挥了关键作用。

2．病例二

（1）病例：患者女性，28岁，于2020年11月因“自感全身乏力、伴散在出血点2天”就诊于当地医院。查血常规：WBC 103×10^9/L，血红蛋白及血小板正常。骨髓形态考虑ALL。免疫分型60.82%的细胞为恶性幼稚B淋巴细胞。染色体核型：45,XX,-7,t(9;22)(p24;q11.2)[14]/46,XX[6]，*WT1*基因：8.77%，FISH未见*BCR*::*ABL1*融合信号，*BCR*出现三个杂交信号，提示*BCR*易位异常。白血病融合基因筛查：*BCR*::*JAK2*融合基因阳性，*WT1*基因阳性，MICM综合诊断B-ALL，予VDCLP方案化疗一个疗程，期间2020年12月1日复查骨髓，形态原始、幼稚淋巴细胞占81.6%；一个疗程结束后，于2020年12月28日复查形态：原、幼淋细胞占34%，予Hyper-CVAD方案一个疗程，复查形态原、幼淋细胞占9.2%，流式MRD为10.38%，再次强化疗后复查，形态CR，但*BCR*::*JAK2*融合基因定量28.65%，再强化2个疗程后复查，原、幼淋细胞占4%。2021年4月2号复查血常规，白细胞43.3×10^9/L，骨髓形态原、幼淋细胞占80%，*BCR*::*JAK2*融合基因定量100%。考虑白血病复发，予VDDC（长春地辛、地塞米松、柔红霉素、环磷酰胺）1个疗程，骨髓形态CR，流式MRD为0.44%恶性幼稚B淋巴细胞，*BCR*::*JAK2*融合基因定量8.88%。再予1个疗程化疗后于2021年6月11日首次入我院，复查骨髓形态：幼稚淋巴细胞占0.5%，免疫残留0.02%恶性幼稚B淋巴细胞，*BCR*::*JAK2*融合基因定量为0，*WT1* 0.253%，染色体核型正常。于6月25日行自体CART免疫治疗，7月12日（CART回输后D17）复查，形态CR，免疫残留0.02%可疑为B幼稚淋巴细胞，*BCR*::*JAK2*融合基因定量0.082%，*WT1*定量0.153%，染色体核型正常。7月26日复查骨髓，形态原、幼淋巴细胞占75%，免疫分型MRD为54.12%恶性幼稚B淋巴细胞，染色体核型45,XX,-7,t(9;22)(p24;q11.2)[21]/46,XX[3]（图3-2-33），*BCR*::*JAK2*融合基因定量23.559%，*WT1*定量4.11%，肿瘤基因组突变检测到*EZH2*基因突变，提示白血病全面复发。8月12日、9月3日分别再次回输CART细胞，9月17日复查骨髓，形态幼稚淋巴细胞占0.5%，流式MRD 0.17%细胞为恶性幼稚B淋巴细胞，染色体核型为45,XX,-7,t(9;22)(p24;q11.2)[1]/46,XX,t(3;7)(q21;q25),t(11;12)(p11.2;q24.1)[1]/46,XX[21]，*BCR*::*JAK2*融合基因定量0.413%。2021年10月行父供女半相合异基因造血干细胞移植，截至随访日（2023年6月27日），诊断2年7个月余，HSCT后1年8个月余，持续CR状态。

（2）病例解析：患者发病时染色体核型伴t(9;22)(p24;q11.2)，形成*BCR*::*JAK2*融合基因，符合*BCR*::*ABL1*-样B-ALL基因异常改变。野生型*JAK2*是一种非受体酪氨酸激酶，通过JAK-STAT通路激活多个下游信号通路，调节基因表达，调节细胞生长、分化，在细胞生长发育过程中发挥着非常重要的作用。*JAK2*基因结构异常，可过度激活JAK-STAT通路，导致细胞过度增殖，甚至倍增迅速，不凋亡。与Ph-样其他基因异常亚型相比，累及*JAK2*基因重排预后更差，5年EFS为26.1%，5年OS为46%。此外本例患者核型中还伴随-7，亦属于高危因素。患者诊断为*BCR*::*ABL1*-样B-ALL，对常规及强化疗效果不佳，CART免疫治疗后复发，宜尽早行异基因造血干细胞移植。本病例提示早期明确诊断及危险度分层对该亚型患者尤为重要。

九、iAMP21（21号染色体内部扩增）

（一）概述

iAMP21（intrachromosomal amplification of chromosome 21）即21号染色体内部过度扩增，是一种重现性细胞遗传学异常，于2003年被确定为B-ALL的一个独特细胞遗传学亚型，最初是在

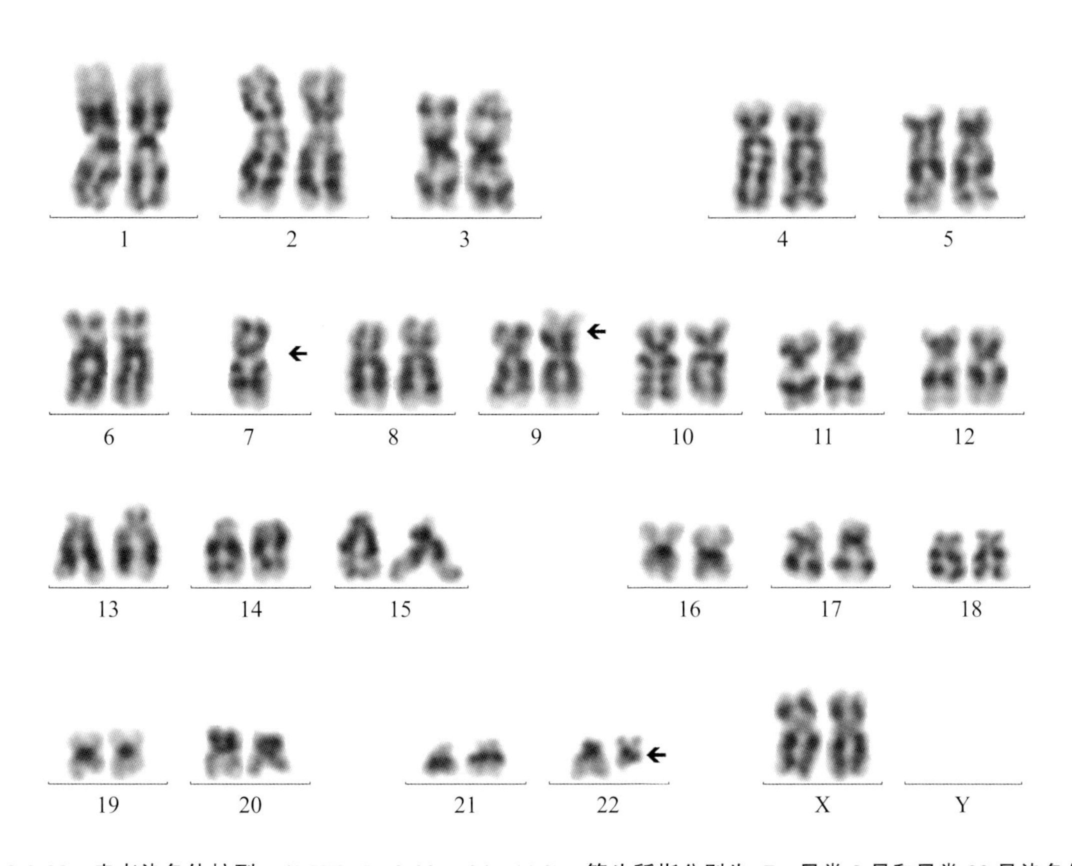

图 3-2-33 患者染色体核型：45,XX,-7,t(9;22)(p24;q11.2)，箭头所指分别为 -7、异常 9 号和异常 22 号染色体

FISH 检测 *ETV6*::*RUNX1* 融合基因时被观察到。该异常在儿童 BCP-ALL 中发生率为 2% ～ 5%，多见于较大年龄儿童（中位年龄 9 岁），男：女 = 1：1，白细胞计数低（中位数 5×10^9/L），绝大多数患儿诊断时没有中枢神经系统受累。iAMP21 B-ALL 按照标危方案治疗时早期和晚期复发风险都非常高，但当患者按高危方案接受强化治疗时复发率显著降低[31,32]。一项针对 iAMP21 BCP-ALL 患者的大型国际研究表明[33]（纳入 530 例 iAMP21 BCP-ALL 患者，年龄 2 ～ 30 岁，来自 18 个国际研究中心），99% 可获得 CR，其中 32% 患者复发，约一半的复发患者发生在诊断后 3 年内，17% 患者死亡，对患者采用的治疗方案进行分析，43% 的患者被纳入高风险组，其中大多数（69%）采用了高风险治疗方案，而 57% 的患者被纳入非高风险组，其中仅 17% 患者采用高风险治疗方案。比较采用高风险和非高风险方案治疗，患者的 5 年 EFS 分别为 70% 和 50%（*P*=0.005），提示 iAMP21 B-ALL 显著获益于强度更高的高危方案化疗，强化治疗显著改善了预后。因此早期准确检测 iAMP21 具有重要临床意义。

iAMP21 的发生机制已被证明是由断裂 - 融合 - 桥循环引起，导致 21 号染色体长臂 q22 区域 5.1Mb 片段的高度扩增以及部分片段丢失，表现为整个 21 号染色体不稳定及染色体碎裂。

目前推荐使用 *RUNX1* 基因探针 FISH 检测 iAMP21，*RUNX1* 基因位于 21 号染色体上扩增水平最高的区域内，但 *RUNX1* 基因本身既不过度表达，也不发生突变，因此可作为 FISH 检测 iAMP21 的一个可靠的基因标记。

（二）细胞遗传学特性

1. 核型特性 染色体常规核型分析不能识别 iAMP21，但异常 21 号染色体有时会表现为 add(21)(q22)（图 3-2-34）、dup(21)、der(21) 或 i(21q)，或 -21 附加 mar 染色体等各种结构异常。大多数

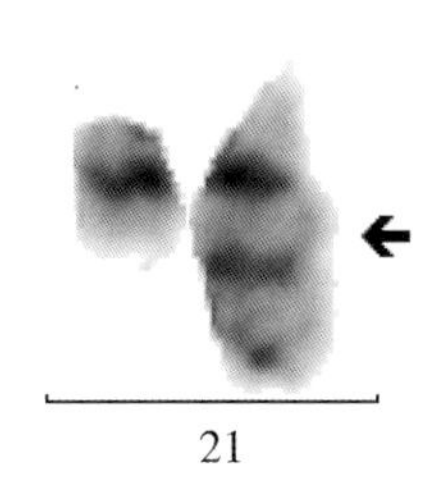

图 3-2-34 **add(21)(q22)，iAMP21 患者的异常 21 号染色体，右侧 21 号染色体长臂附加未知来源片段异常**

情况下 iAMP21 与其他已知的染色体异常是互斥的，但有极个别病例 iAMP21 与 *ETV6*∷*RUNX1*、*BCR*∷*ABL1* 或高超二倍体共存[32]。iAMP21 的附加细胞遗传学异常通常有额外增加 X、10 号或 14 号染色体，-7/del(7q)，del(11q) 以及 *ETV* 和 *RB1* 基因丢失[32]，附加染色体异常有助于提高 iAMP21 患者的识别。

2. FISH 特性 FISH 目前仍是检测 iAMP21 的最快速和可靠的方法，一般采用 *ETV6/RUNX1* 双色双融合探针，iAMP21 阳性的国际公认定义为：在一个间期细胞内≥ 5 个 *RUNX1* 基因信号（图 3-2-35），或在一个中期分裂相中 1 条异常 21 号染色体上出现≥ 3 个 *RUNX1* 基因信号。

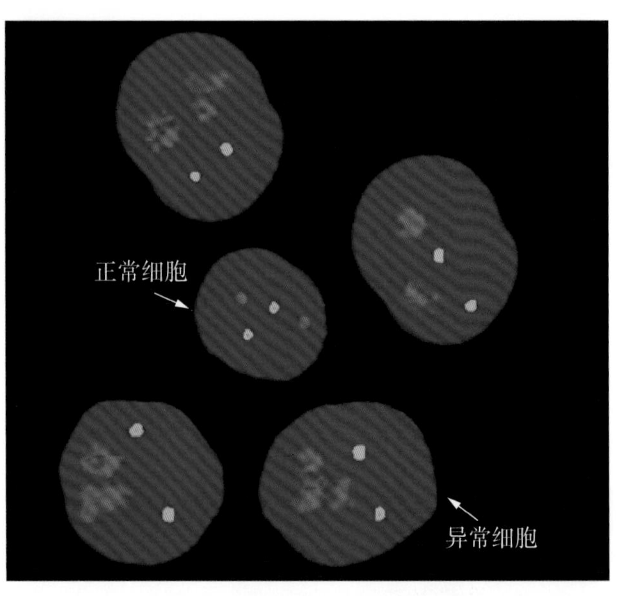

图 3-2-35 **采用 *ETV6/RUNX1* 双色双融合探针检测 iAMP21（红色信号标记 *RUNX1* 基因，绿色信号标记 *ETV6* 基因），图中所示中间的间期细胞出现 2R2G 信号，为正常信号，周围 4 个间期细胞红色信号均呈现多个红色信号融合成簇（≥ 5 个 *RUNX1* 基因信号），显示 *RUNX1* 基因高度扩增，提示 iAMP21**

（三）典型病例

1. 病例 患者男性，13 岁，2014 年 1 月因“无明显诱因出现发热 1 天”就诊，血常规 WBC 1.42×10^9/L，Hb 71 g/L，PLT 77×10^9/L。骨髓形态：增生Ⅱ级，幼稚淋巴细胞占 92%，免疫分型考虑 B-ALL。染色体未见可供分析的中期分裂相，*BCR*∷*ABL1*、*KMT2A* 相关融合基因筛查阴性，诊断急性 B 淋巴细胞白血病。给予 VDLP 方案诱导化疗，第 15 天骨髓形态幼稚淋巴细胞占 51%，予 CAM 方案，1 个月后复查形态示 CR，骨髓免疫残留：8.7% 为恶性幼稚 B 淋巴细胞，骨髓染色体：92<4n>,XXYY[2]/46,XY[18]，继续予 CAM 化疗，期间行 4 次腰穿，脑脊液未见异常。2014 年 5 月 24 日首次入我院，复查骨髓形态：增生Ⅱ～Ⅲ级，幼稚淋巴细胞占 0.5%，免疫分型：0.57% 细胞为恶性 B 系原始细胞，白血病相关融合基因筛查阴性，染色体核型：47,XY,+18[1]/46,XY[20]，利用初发病时患者的骨髓形态学涂片进行 FISH 检查：采用 *ETV6/RUNX1* 探针，可见大多数细胞中 *RUNX1* 基因高度扩增，*RUNX1* 信号增加，n 多个信号叠加呈现片状（图 3-2-36，图中绿色信号），提示 iAMP21；初发病骨髓涂片基因突变未见异常。予 MTX+VP 方案化疗，形态持续完全缓解，免疫残留检测：0.6% 幼稚 B 淋巴细胞，因 iAMP21 预后不良，患者于 2014 年 6 月 11 日在我院行非血缘异基因造血干细胞移植，截至最后随访日（2022 年 12 月），免疫残留细胞始终为 0%，移植后无白血病生存 8.5 年。

2. 病例解析 患者初诊时骨髓形态幼稚淋巴细胞占 92%，染色体无可供分析的中期分裂相，*BCR-ABL1*、*KMT2A* 相关融合基因筛查阴性，但未做 FISH 筛查，予常规诱导方案（VDLP）后骨髓形态未缓解，幼稚淋巴细胞仍占 51%，接着 CAM 方案，形态学仍未缓解，重复 CAM 方案，同时加大了 Ara-C 剂量，形态学获 CR 入我院，入院后检查骨髓形态学仍 CR，骨髓免疫残留示 0.5% 恶性幼稚淋巴细胞，基因无特殊，骨髓染色体 92<4n>,XXYY[2]/46,XY[18]，此时采用发病时骨

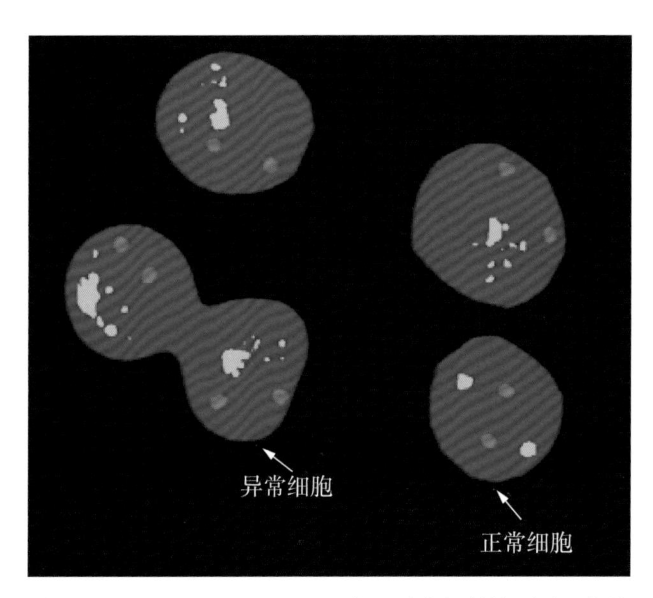

图 3-2-36 **用 *ETV6/RUNX1* 双色双融合探针检测（红色信号标记 *ETV6* 基因，绿色信号标记 *RUNX1*），图中右下角箭头所指细胞为正常细胞（信号为 2R2G），其余 4 个细胞均显示 *RUNX1* 基因高度扩增，n 个绿色信号连接成片状，提示 iAMP21**

髓涂片进行 *ETV6/RUNX1* 双色双融合探针 FISH 检测，发现存在 iAMP21，阳性细胞中 *ETV6* 基因信号为 2 个，而 *RUNX1* 基因出现 n 个信号且连接成片状，提示 *RUNX1* 基因高度扩增。虽然形态学 CR，但免疫残留细胞始终未降到 0，肿瘤细胞总在波动，且有上升趋势，存在复发风险，及时行异基因造血干细胞移植，使患者获得了长期无病存活。

十、*IGH@* 易位

（一）概述

免疫球蛋白重链基因 *IGH@* 易位在 ALL 中也是一组具有独特遗传学和临床特点的亚群（@ 表示易位的基因在 *IGH* 基因增强子附近的拼接，而非形成融合转录本），在 B-ALL 和 T-ALL 中均可检出，发生率分别为 5% 和 3%。患者的发病率随着年龄增长而增加，以青少年和年轻成人为主，中位年龄 16 岁，在 10 岁以下儿童中较低（< 3%），在 20 ~ 24 岁达到峰值（11%），成人（≥ 25 岁）中发生率 5% ~ 10%[35]。

IGH@ 易位可以是初始事件，也可以是继发事件，一系列伙伴基因已被报道，最常见的有：*CRLF2*(Xp22.3/Yp11.3)、*ID4*(6p22.3)、*CEBP* 家族的 5 个基因［*CEBPA*(19q13.1)、*CEBPB*(20q13.1)、*CEBPC*、*CEBPE*（14q11.2）、*CEBPG*(19q13.1)］、*EPOR*(19p13.2)、*BCL2*(18q21.2) 等，*CRLF2* 是出现频率最高的伙伴基因，占 *IGH@* 阳性患者的 22%，*CEBP* 家族基因次之，占 11%，*ID4* 占 7%，上述三个伙伴基因均在 B-ALL 中检出，T-ALL 中伙伴基因有 *TAL1*，而 *TRA/D@* 见于 B-ALL 和 T-ALL。与之易位时，伙伴基因都是被置于 *IGH@* 的增强子区域而导致过表达。

Russell[35] 等采用高通量 FISH 和核型分析等方法对 3269 例 ALL 患者的研究表明，*IGH@* 易位阳性时，27% 患者的染色体核型正常，因此存在染色体水平隐匿性易位，FISH 方法可加以识别，超过 50% 的伙伴基因尚未识别。在可识别 *IGH@* 染色体易位的患者中，11% 患者的 *IGH@* 易位是唯一异常，89% 的患者伴随附加异常，其中 19% 的 BCP-ALL 患者的附加异常为目前已明确的遗传学异常，最多见的有高超二倍体、*ETV6*::*RUNX1*、*BCR*::*ABL1*、iAMP21 和 *KMT2A*-r 等。对基因拷贝数的研究表明，*CDKN2A/B*、*IKZF1* 基因丢失是最常见的附加异常，发生率约 40%，多发生于大龄儿童和成人中，*IKZF1* 和 *BTG1* 基因丢失与 *IGH*::*CRLF2* 易位高度相关。

NCCN 指南 2024.V5 版将 t(v;14q32)/*IGH@* 归到成人高危组，伴 *IGH@* 易位的儿童和青少年更多具有其他不良风险特征，如 MRD 阳性、大龄（> 10 岁）等，来自 COG 和 Russell 的研究都表明，在 CR1 期间复发的患者死亡率较高。

（二）典型病例

1．病例　患者男性，20 岁，2021 年 1 月底因“无明显诱因出现乏力伴发热 3 天”就诊。查血常规：WBC 21.71×10^9/L，Hb 159 g/L，PLT 124×10^9/L。骨髓形态示增生明显活跃，原、幼淋巴细胞占 94%。骨髓流式：原始、幼稚淋巴细胞占有核细胞总数 89.3%，表达 CD19、CD10、HLA-DR，部分表达 CD34、CD33、CD20，不表达 CD117、CD7、CD13、CD15、CD56。白血病融合基因筛查阴性。ALL 相关基因突变：*IKZF1*、*JAK2*、*PTPN11*、*JAK1*、*NOTCH1* 突变阳性。骨髓染色体核型未见异常：46,XY[20]，MICM综合诊断B-急性淋巴细胞白血病。予VDCLP方案化疗，化疗后第17天评估，骨髓形态原、幼淋巴细胞占23.5%，第40天评估，骨髓形态原、幼淋巴细胞占5.6%，流式可见6.21%幼稚B淋巴细胞，予Hyper-CVAD-A方案化疗，复查骨髓，骨髓形态增生活跃，原、幼淋巴细胞占9%，流式MRD可见10.02%原始、幼稚淋巴细胞，2021年5月14日复查骨髓，形态增生活跃，原幼淋占34%，流式：可见29.4%残留的B-ALL细胞，继续化疗3个疗程骨髓不缓解。为进一步治疗于2021年7月6日首次入我院，入院后复查骨髓，形态原始、幼稚淋巴细胞占有核细胞25.5%，流式示11.95%细胞（占有核细胞）表达CD34、HLA-DR、$CD33^{dim}$、CD13、CD22、CD19、CD38、cBCL2、CD274、HLA-DRDPDQ、HLA-ABC、$CD10^{bri}$、CD20、$CD81^{dim}$、CD24、CD72、cCD79a，不表达CD16、CD117、CD11b、MPO、CD64、CD11c、CD14、cCD3、CD7、CD5、CD4、CD8、CD3、CD2、CD56、CD36、TDT、CD25、CD123、CD279、cKappa、cLambda、cIgM，为恶性幼稚B淋巴细胞伴髓系表达，骨髓染色体为正常核型；46,XY[20]，Ph-样B-ALL FISH探针检测示*CRLF2*基因重排阳性，比例占25%，*IGH*基因重排阳性，比例占25%，提示*CRLF2*::*IGH*融合基因阳性，白血病常见融合基因筛查阴性，血液肿瘤突变组分析（86种基因）检出*CRLF2* F232C c.695T＞G突变，突变频率5%，应用光学基因组图谱技术（OGM）分析提示存在*IGH*::*CRLF2*和*PAX5*::*BCL2*融合基因（图3-2-37），以及*IKZF1-IK8*突变阳性。予VLP+FC方案化疗，复查骨髓，形态示原始、幼稚淋巴细胞占30%，流式MRD 9.93%恶性幼稚B淋巴细胞，于7月18日回输CART细胞，回输后出现细胞因子释放综合征（cytokine release syndrome，CRS）反应，合并躁狂发作，7月31日出院。2021年12月患者再次入院，复查骨髓，形态增生Ⅰ级，原、幼淋巴细胞占98%，流式MRD示91.81%的恶性幼稚B淋巴细胞，染色体核型分析显示4/15个细胞出现5号染色体末端缺失：46,XY,del(5)(q33)[4]/46,XY[11]，2022年1月8日回输CART细胞，1月30日外周血分类（形态）原、幼淋巴细胞占70%，CART细胞治疗无效，再次予FC方案化疗，2月2日骨髓形态：增生Ⅱ级，原、幼淋巴细胞占98%，流式MRD 96.65%恶性幼稚B淋巴细胞，予DEX及Arac化疗治疗期间患者合并肺部感染、低蛋白血症、高钾血症及药物性肾病，因呼吸衰竭于2月22日死亡。

2．病例解析　患者初诊时经MICM确诊

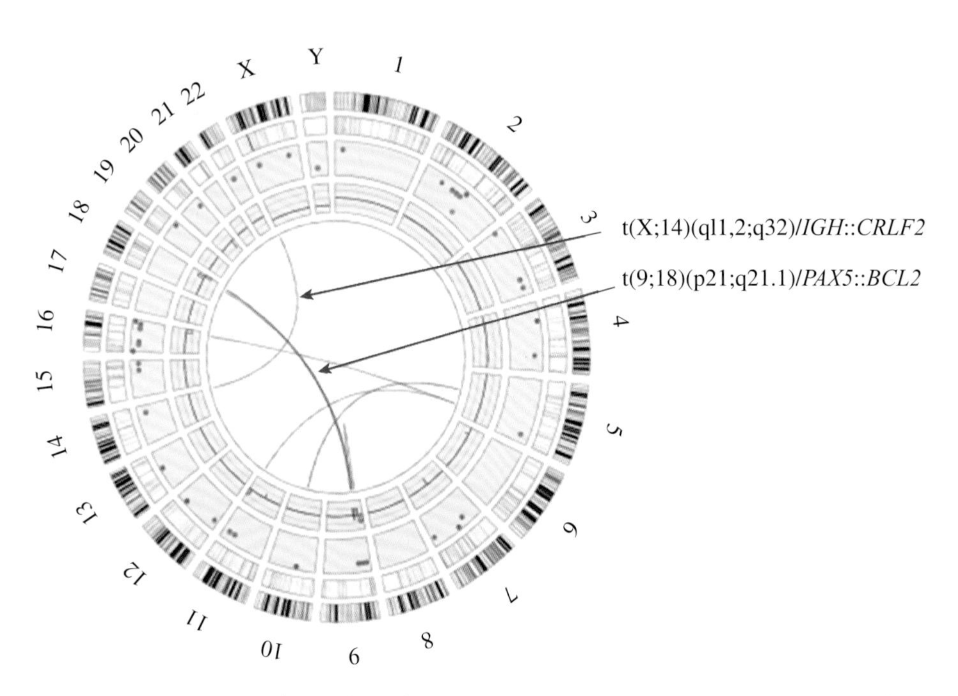

图3-2-37　光学基因组图谱（OGM）示意图，图示*IGH*::*CRLF2*、*PAX5*::*BCL2*融合基因阳性

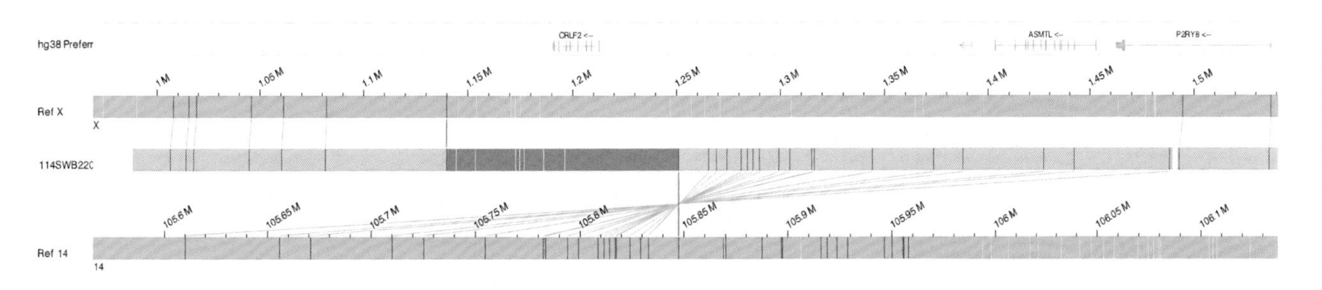

图 3-2-38　光学基因组图谱（OGM）示意图，图示 *IGH*∷*CRLF2* 融合基因阳性

B-ALL，染色体核型正常，白血病融合基因筛查阴性，ALL 相关基因突变分析示 *IKZF1*、*JAK2*、*PTPN11* 基因突变，患者经 5 个疗程化疗后不缓解，入我院检查，染色体核型未见异常，FISH 检测出 *CRLF2* 基因重排阳性，*IGH* 基因重排阳性，比例占 25%，分析提示 *CRLF2*∷*IGH* 融合基因阳性，血液肿瘤突变组分析（86 种基因）检出 *CRLF2* F232C c.695T > G 突变，经光学基因组图谱技术证实 *IGH*∷*CRLF2* 融合基因阳性，且同时存在 *PAX5*∷*BCL2* 融合基因阳性。*IGH*∷*CRLF2* 融合导致 *CRLF2* 基因易位到 *IGH* 增强子附近而过表达，主要见于 Ph- 样 B-ALL，该易位通常是隐匿性的，染色体核型难以识别，FISH 是有效的检测方法，OGM 技术更是直观揭示 *IGH*∷*CRLF2* 易位的存在。伴 *IGH@* 易位在年轻成人中发生率高，预后差，本例患者多次化疗不缓解，CART 治疗无效，肿瘤负荷持续高，总生存期仅 13 个月。

（王　彤）

（核型图编辑：张　艳）

（模式图绘制：邬志伟）

第三节　伴其他遗传学异常的急性 B 淋巴细胞白血病新亚型

一、伴 *ZNF384*/12p13 重排

（一）概述

*ZNF384*r 是一种具有独特生物学和临床特征的 BCP-ALL 新亚型，随着新一代测序技术的应用而被识别。*ZNF384*r 发生率在儿童 BCP-ALL 为 4.1%（2.0% ~ 5.4%），成人 Ph 阴性 BCP-ALL 中为 15%（5.7% ~ 20.1%），在 B/ 髓混合表型白血病中占比达 48%，我国秦亚溱[40]等报道在 242 例成人 BCP-ALL 中 *ZNF384*r 发生率为 19.3%。*ZNF384* 基因位于 12 号染色体短臂 1 区 3 带，编码锌指蛋白，作为一种转录因子，调节细胞外基质基因的激活。近年来通过 RNAseq 等方法识别出 *ZNF384* 可与数十个伙伴基因易位形成融合基因，这些伙伴基因包括：*ARID1B*(6q25.3)、*EP300*(22q13.2)、*EWSR1*(22q12.2)、*BMP2K*(4q21.2)、*CREBBP*(16p13.3)、*SMARCA2*(9p24.3)、*SYNRG*(17q12)、*TAF15*（17q12）、*TCF3*(19p13.3)、*RNF180*(5q12.3)，最多见的伙伴基因有 *EP300*[t(12;22)(p13;q13.2)]、*TCF3*[t(12;19)(p13;p13.3)] 及 *TAF15*[t(12;17)(p13;q12)]，其中以 *EP300* 最常见，占比达 80%。伙伴基因虽然不同，但共同的显著特点是恶性幼稚 B 淋巴细胞异常表达，髓系标志 CD13 和（或）CD33、CD10 低表达。*ZNF384*r 对 BCP-ALL 预后的影响与患者年龄、治疗方法等因素相关：一项包括 203 例患者的中国多中心研究显示，在成人和儿童队列中，伴 *ZNF384* 重排和无 *ZNF384* 重排患者之间没有显著的生存差异；另一项包括 1223 例 BCP-ALL 的国际研究中，

儿童 *ZNF384*r 患者被归为低危组，成人 *ZNF384*r 患者被归为中危组；秦等[40]报道成人 *ZNF384*r 预后与治疗方法相关，单纯化疗对 RFS 无显著影响，但接受异基因造血干细胞移植的患者，具有显著较高的 RFS，提示 HSCT 可能是成人的最佳治疗方法。单纯化疗和 HSCT 对 OS 均无显著影响。通过对血液肿瘤突变组基因研究发现 RAS 信号通路突变很常见，包括 *NRAS*(1p13.2)、*KRAS*(12p12.1)、*PIK3CD*(1p36.2) 和 *PTPN11*(12q24.1)，因而 RAS-MAPK 通路上靶向治疗对该组患者的治疗或有重要意义，可进一步提高疗效。目前 NCCN 指南 2024.V5 版儿童 B-ALL 遗传学预后分层将 *ZNF384*r 调整到中危组，2024.V1 版成人组将其归入高危组。

（二）细胞遗传学特性

1. 核型特征 *ZNF384*r 所有易位均累及 12p13 上的 *ZNF384* 基因，由于 G 显带时该区域为浅带，其伙伴染色体易位区域大多数也是浅带，因而常规染色体核型分析不易识别，但个别染色体易位如 t(12;17)(p13;q12) 容易被识别（图 3-3-1 至图 3-3-2）。

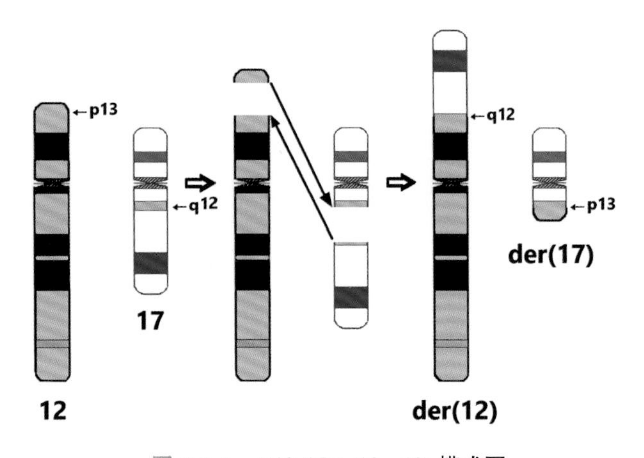

图 3-3-1 t(12;17)(p13;q12) 模式图

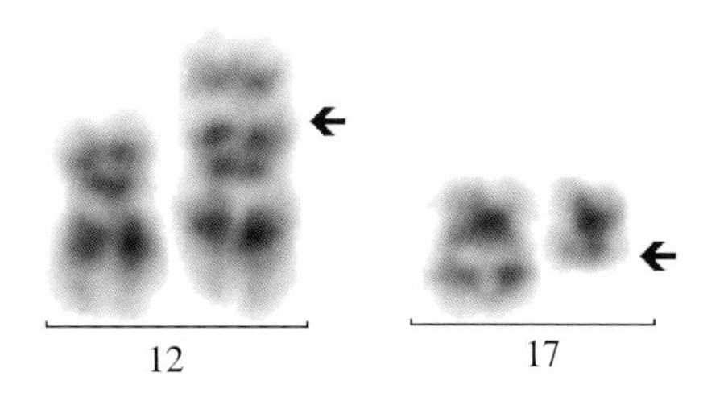

图 3-3-2 t(12;17)(p13;q12) 核型图（箭头所指为异常 12 号染色体和异常 17 号染色体）

17 号染色体作为伙伴染色体，其位于长臂 1 区 2 带的 *TAF15* 基因，与 *ZNF384* 相互易位，形成 *TAF15*::*ZNF384* 融合基因。

2. FISH 特性 无论 *ZNF384*r 累及哪个伙伴基因，采用 FISH-*ZNF384* 双色分离探针检测可以识别几乎所有累及 *ZNF384* 的易位，正常间期核具有 2 个融合信号（2F），典型易位的间期核信号特点为 1 红 1 绿 1 融合信号（1R1G1F）（图 3-3-3）。

（三）典型病例

1. 病例 患者女性，20 岁，2015 年 6 月 4 日因“间断发热半月余”在当地就诊。查血常规 WBC 1.58×10^9/L，Hb 84 g/L，PLT 正常。骨髓形态学：增生明显活跃，原、幼淋巴细胞占 70.5%。免疫分型：96.24% 细胞表达 CD19、CD10、CD34、CD33、CD123、CD13、cCD79a、cTDT、HLA-DR、CD22，为 B 系恶性幼稚淋巴细胞，伴髓系抗原 CD13、CD33 表达，染色体核型为 46,XX[20]，白血病融合基因筛查阴性，诊断 B-ALL。给予 VCP 方案诱导化疗 1 个疗程后，复查骨髓完全缓解。2015 年 8 月复查骨髓形态示原、幼淋巴细胞占 6%，序贯给予 CAM、Hyper-CVAD/CAM 等方案化疗，2017 年 7 月复查骨髓增生活跃，原、幼淋巴细胞占 12%，提示白血病复发。外院共行 16

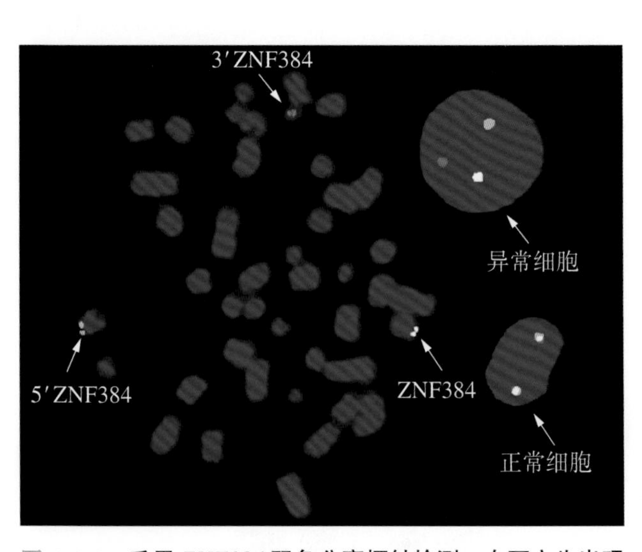

图 3-3-3 采用 *ZNF384* 双色分离探针检测，右下方为出现 2 个融合信号的正常间期细胞，右上方间期细胞和左侧中期分裂相信号均为 1R1G1F，提示 *ZNF384* 基因发生易位（箭头所指）

次化疗，2018年12月为进一步治疗入我院，骨髓形态：原、幼淋巴细胞占48%，免疫分型：43.63%细胞（占有核细胞）表达CD19、cCD79a、CD38、CD34、cTDT、CD22、CD123、CD33、HLA-DR、CD81，部分表达CD10、CD13、CD24，不表达CD15、CD117、CD11b、CD20、CD14、CD64、CD11c、CD7、MPO、Kappa、Lambda、cIgM、cCD3，为恶性幼稚B淋巴细胞伴髓系表达，我院查染色体核型：46,XX,t(12;17)(p13;q12)[4]/46,XX[16]（图3-3-4），血液肿瘤突变组分析（86种基因）示*ETV6*、*NF1*、*CCND3*基因突变阳性，基因转录组RNAseq分析发现患者基因水平存在*TAF15*第6外显子与*ZNF384*第3外显子融合（图3-3-5），形成融合基因。给予患者化疗及CAR-T免疫治疗后获血液学完全缓解，2019年2月13日行异基因造血干细胞移植，截至随访日（2023年2月23日），移植后4年余，持续缓解中。

2．病例解析　该病例发病时B-ALL诊断明确，白细胞计数不高，染色体核型正常，融合基因筛查阴性，第一疗程结束对治疗反应良好，没有相关高危因素，但患者缓解时间短，早期复发，给予强化疗方案后再次缓解。诊断3年6个月余再次复发时查染色体伴t(12;17)(p13;q12)易位，基因转录组分析发现患者基因水平存在*TAF15*::*ZNF384*融合基因。*TAF15*::*ZNF384*是近年新识别出的融合基因，常规融合基因筛查组合未涵盖，染色体核型分析提供了重要依据。文献报道，伴*TAF15*::*ZNF384*融合基因阳性患者易早期复发，预后不良。*TAF15*::*ZNF384*融合基因阳性是本例患者复发的分子学基础，造血干细胞移植或能改善其不良预后。

二、伴*MEF2D*重排

（一）概述

*MEF2D*基因位于1号染色体q22位点，累及*MEF2D*基因重排（*MEF2D*r）是近年来通过RNAseq技术发现的一组独特的B-ALL新亚型（图

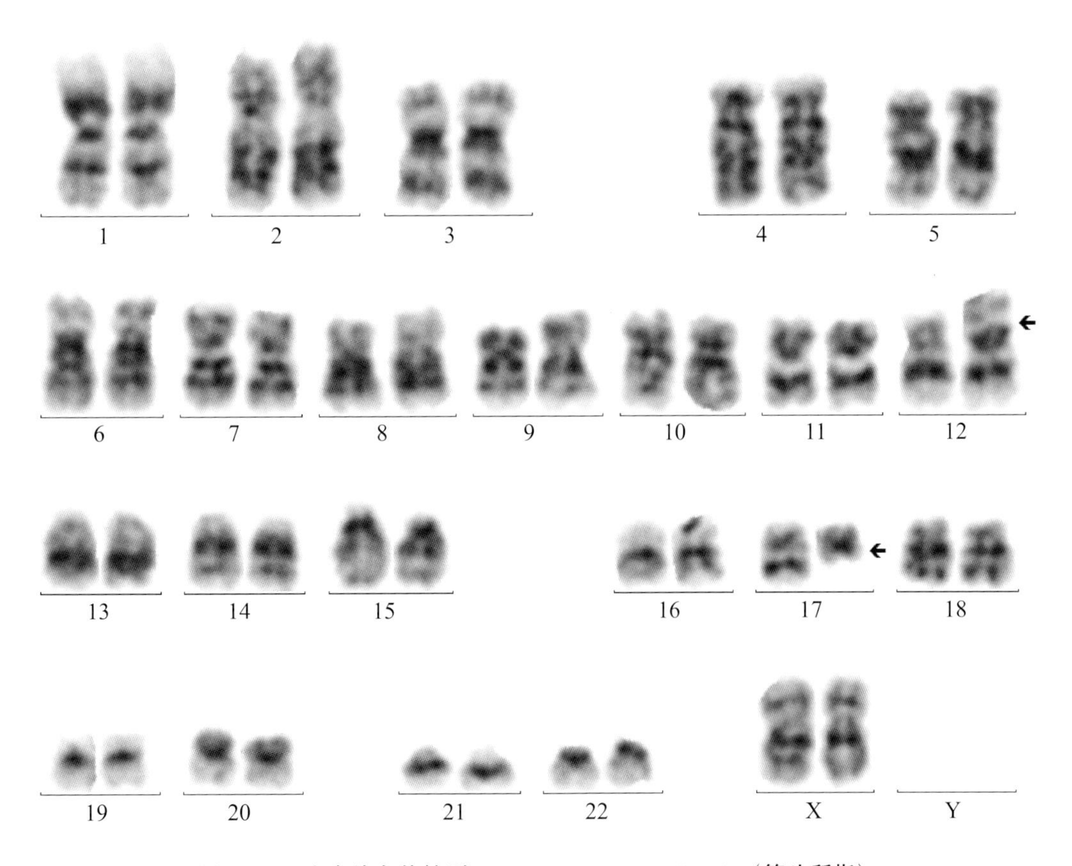

图3-3-4　患者染色体核型：46,XX,t(12;17)(p13;q12)（箭头所指）

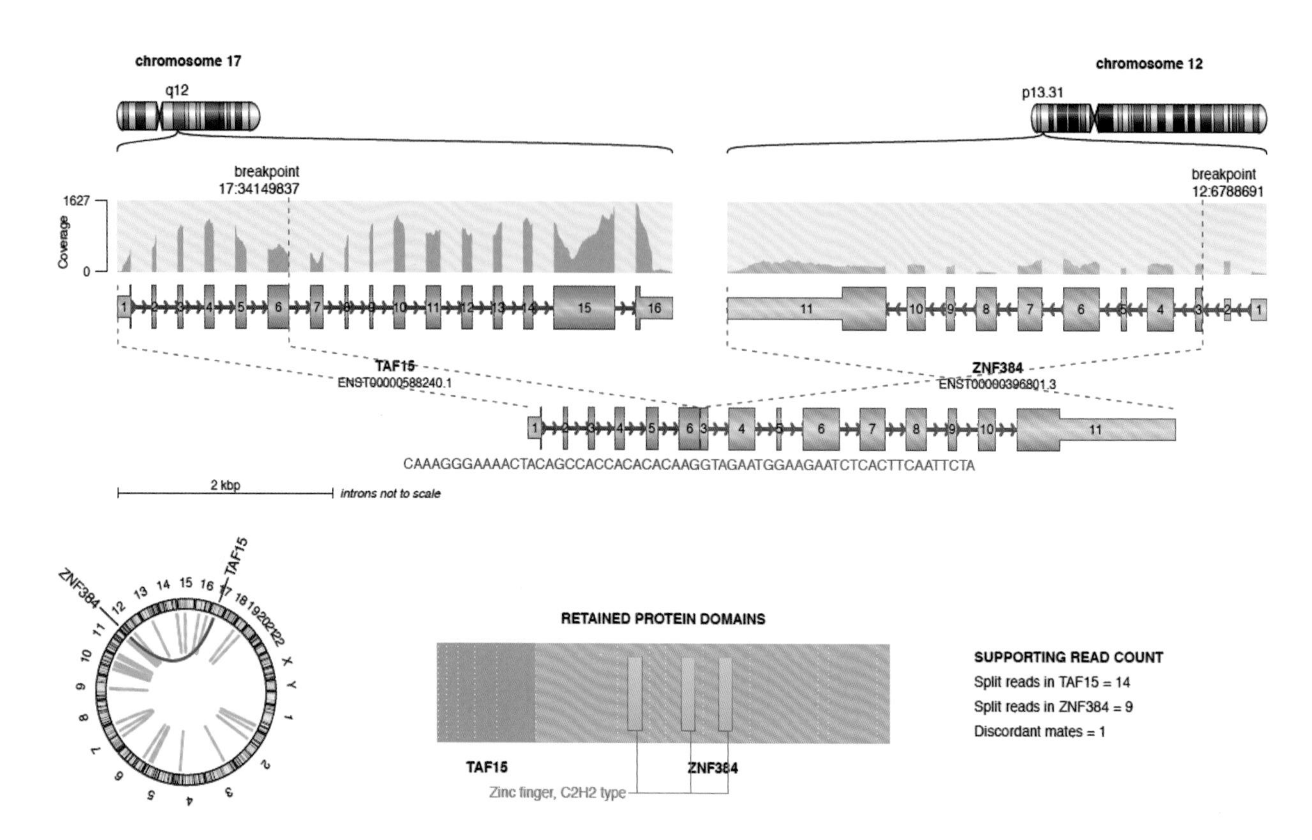

图 3-3-5 *TAF15* exon6::*ZNF384* exon3 RNA-seq 示意图，*TAF15* 基因断裂点位于外显子 6，*ZNF384* 基因断裂点位于外显子 3 和外显子 11

3-3-6)，*MEF2D*r 在 ALL 中发生率为 5.3%，其中儿童 ALL 为 1% ～ 4%，年轻成人 ALL 为 7%。*MEF2D*r ALL 共同的临床特点包括：儿童中发病年龄偏大、中位年龄 14.0 岁（范围 4.8 ～ 48 岁）、pre-B 免疫表型、表达 CD19、CD38 强表达、CD10 弱表达或不表达、不表达 CD20 等。该亚群具有类似的基因表达谱，预后差，5 年总生存率在儿童和成人中分别为 33.3% 和 15.6%[41]。目前已确认 *MEF2D* 的伙伴基因主要包括 *BCL9*/1q21、*CSF1R*/5q32、*DAZAP1*/19p13.2、*HNRNPUL1*/19p13.2、*SS18*/

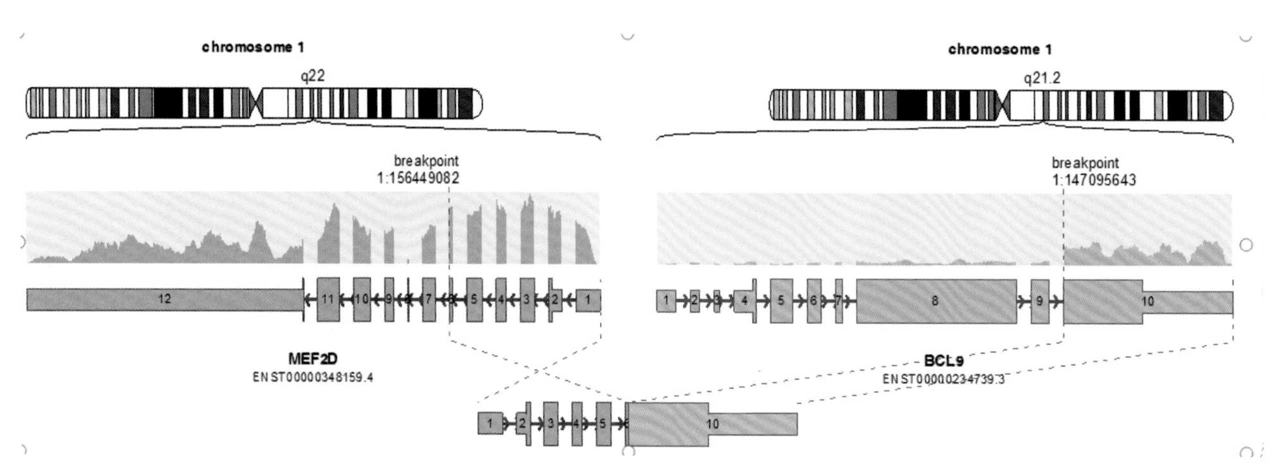

图 3-3-6 *MEF2D* exon6::*BCL9* exon10 RNA-seq 示意图，图示 *MEF2D* 断裂点位于 1 号染色体 1q22 区域，易位断裂点在外显子 6，*BCL9* 断裂点位于 1 号染色体 1q21，易位断裂点在外显子 10

18q11.2、*FOXJ2*/12p13.3、*HNRNPH1*/5q35.3、*STAT6*/12q13.3、*HNRNPM*/19p13.2 等，形成的融合基因以 *MEF2D* :: *BCL9* 和 *MEF2D* :: *HNRNPUL1* 最为多见。Ohki K[44] 等对 328 例 B-ALL 进行转录组测序后发现 *MEF2D*r 17 例，发生率 5.2%，其中 10 例为 *MEF2D* :: *BCL9*/t(1;1)(q21;q22) 易位，1 例 *MEF2D* :: *HNRNPUL1*/t(1;19)(q22;p13.2) 易位，1 例 *MEF2D* :: *HNRNPH1*/t(1;5)(q22;q35.3) 易位，累及 *MEF2D* 的重排导致 *MEF2D* 转录活性增强，淋巴细胞转化活性增强，组蛋白去乙酰化酶（histone deacetylase，HDAC）表达活性增强。

在对 *MEF2D*r 患者基因组分析时发现，*MEF2D*r 伙伴基因位点常常伴随基因拷贝数获得或丢失，对 10 例患者进行单核苷酸序列多态性（single-nucleotide polymorphism，SNP）分析发现，8 例显示伙伴基因 DNA 有获得或丢失异常，并多伴 *IKZF6* 基因丢失，*RAS* 基因突变发生率与 ALL 其他亚型相似。

MEF2D :: *DAZAP1* 是 2004 年通过细胞系 TS-2 识别出的具有独特基因表达谱的 ALL 亚型，由 t(1;19)(q22;p13.3) 易位产生，基因组断裂点发生在 *MEF2D* 和 *DAZAP1* 的内含子中，*MEF2D* 和 *DAZAP1* 融合蛋白被认为是促进白血病发生的新途径，*MEF2D* :: *DAZAP1* 和 *DAZAP1* :: *MEF2D* 均具有致癌特性，两者融合蛋白的共表达具有协同作用，可能直接激活淋巴细胞生长和（或）生存关键基因的转录，如白细胞介素 -2 等。此外，*MEF2D* :: *DAZAP1* 可能通过 MAPK 介导的细胞增殖通路的失调激活而促进白血病发生。靶向治疗方面，HDAC 抑制剂有可能改善 *MEF2D*r 的预后。

（二）细胞遗传学特性

1. 核型特性　*MEF2D* 伙伴染色体众多，通常为隐匿性易位，染色体水平不易识别，仅个别易位可被识别，如 t(1;19)(q22;p13.3)/*MEF2D* :: *DAZAP1*（图 3-3-7 至图 3-3-8）。

2. FISH 特性　可采用 *MEF2D* 双色分离探针，正常间期核具有 2 个融合信号（2F），异常间期核信号特点为 1 红 1 绿 1 融合信号（1R1G1F）（图 3-3-9）。

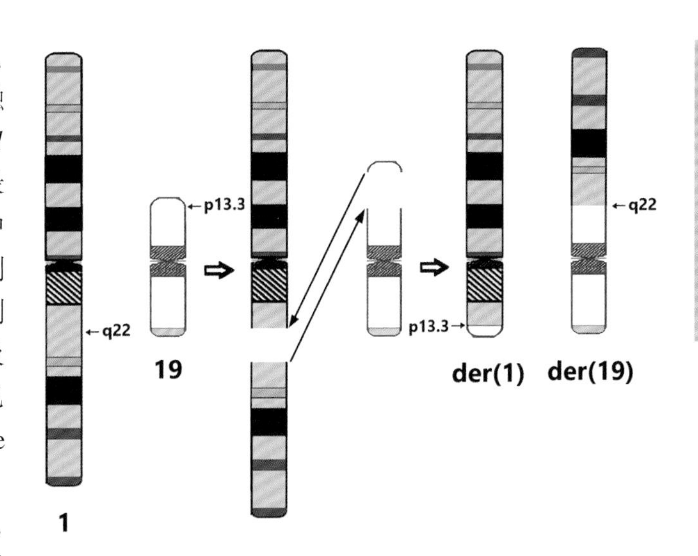

图 3-3-7　**t(1;19)(q22;p13.3)** 模式图

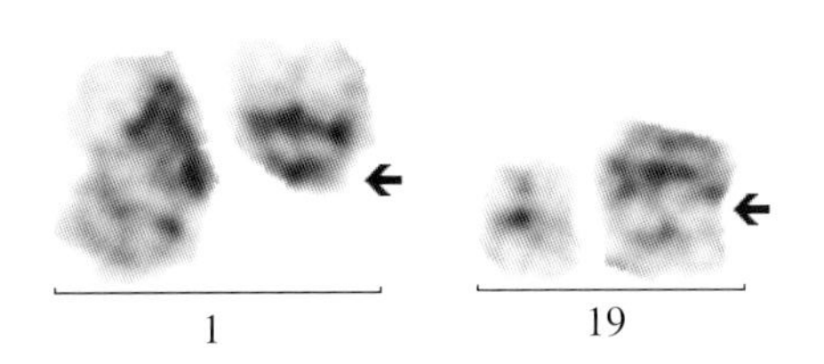

图 3-3-8　**t(1;19)(q22;p13.3)** 核型图（箭头所指为异常 **1** 号和异常 **19** 号染色体）

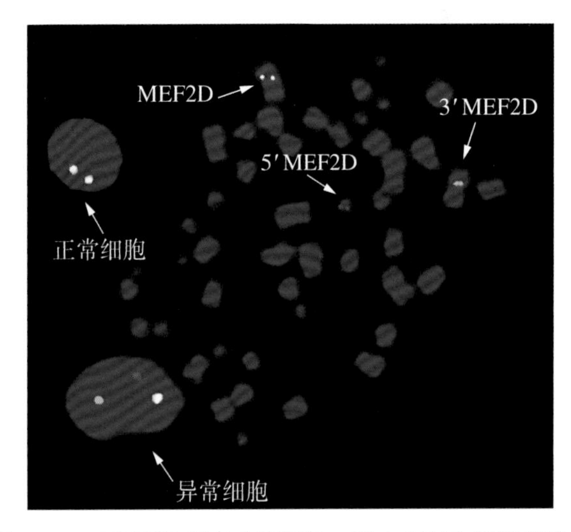

图 3-3-9　***MEF2D*** 双色分离探针，图中左下方间期核和右侧中期分裂相信号均为 **1R1G1F**，提示 *MEF2D* 基因重排异常（箭头所指）

3

（三）典型病例

1. 病例　患者女性，11岁，无明显诱因发热而就诊，骨髓形态学示原始、幼稚淋巴细胞占95%。骨髓免疫分型：92.75%细胞（占有核细胞）表达CD19、HLA-DR、CD22、CD38、cCD79a、CD24、cIgM、TDT，部分表达CD34、CD10、CD123，不表达CD7、CD117、CD56、CD11b、MPO、cCD3、CD20、CD15、CD64、CD11c、CD14、Kappa、Lambda、CD13、CD33、CD79b，为恶性幼稚B淋巴细胞，考虑为B-ALL（Pre-B阶段）。白血病融合基因筛查阴性，骨髓染色体核型分析：仅可分析3个核型，2个正常核型，1个异常核型为：45,XX,t(1;19)(q22;p13.3),-4,add(12)(p11.2),ace[1]（图3-3-10）。*TCF3/PBX1*双色双融合探针未检测出融合信号，但显示*TCF3*基因3个信号间期核占80%，对患者骨髓进行转录组RNAseq测序，结果为*MEF2D*::*DAZAP1*融合基因阳性（图3-3-11）。化疗第33天进行疗效评估，骨髓形态和流式获得完全缓解，危险度分层为中危组，治疗中。

2. 病例解析　因患儿标本是在化疗期间送检染色体检测，化疗药物影响导致细胞生长、分裂不佳，可供分析的中期分裂相极少，仅识别出的一个异常核型有B-ALL中常见的t(1;19)易位，因白血病融合基因筛查阴性，推测可能存在少见型t(1;19)易位而致常规PCR扩增不出，故建议加做FISH-*TCF3/PBX1*探针检测，以确认是否存在*TCF3*::*PBX1*融合基因并确定异常细胞比例。FISH显示未见*TCF3*::*PBX1*融合信号，而异常细胞中出现*TCF3*基因3个信号，异常细胞比例占80%，提示*TCF3*基因可能与其他基因发生相互易位。进一步做RNA-seq，转录组测序结果提示存在*MEF2D*::*DAZAP1*融合基因，通过位点分析发现，*MEF2D*基因位于1号染色体长臂1q22，*DAZAP1*基因位于19号染色体短臂19p13.3，分别与*PBX1*及*TCF3*基因相距很近，FISH-*TCF3*探针涵盖了*DAZAP1*基因位点，因此FISH-*TCF3*出现3个信号（实则为*DAZAP1*基因断裂分离）。目前已设计

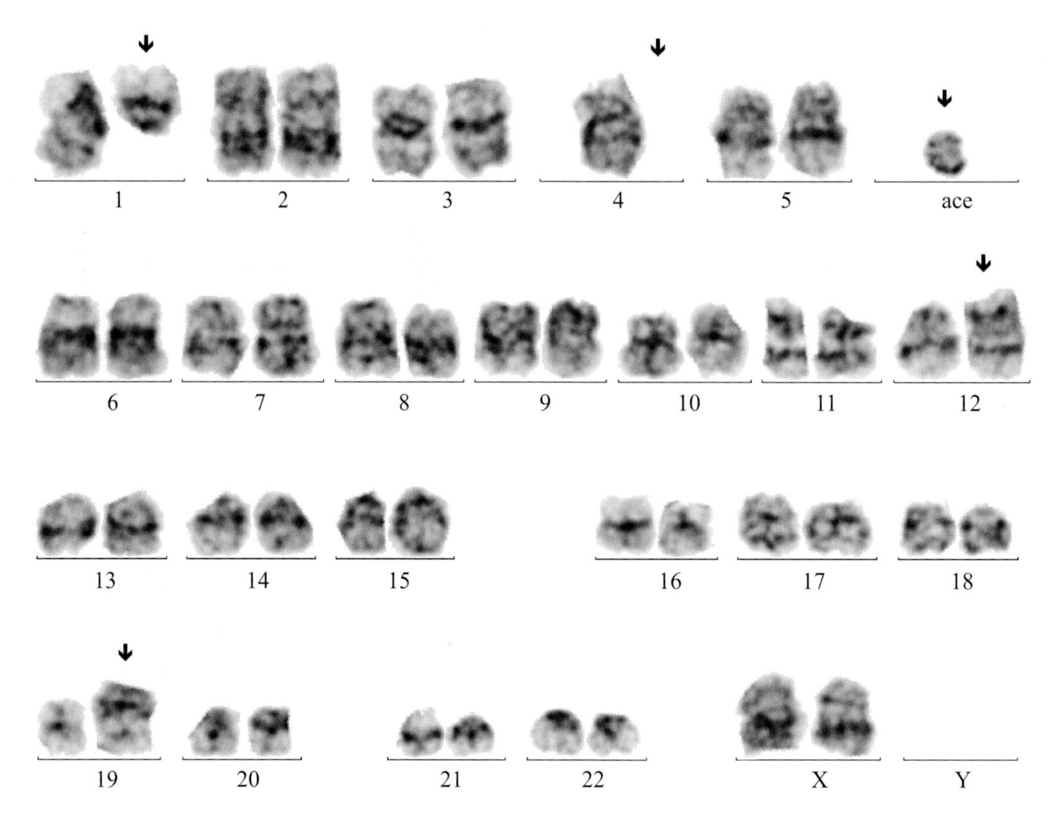

图3-3-10　患儿染色体核型：**45,XX,t(1;19)(q22;p13.3),-4,add(12)(p11.2),ace**（因化疗期间送检染色体检查，药物影响导致染色体形态不佳）

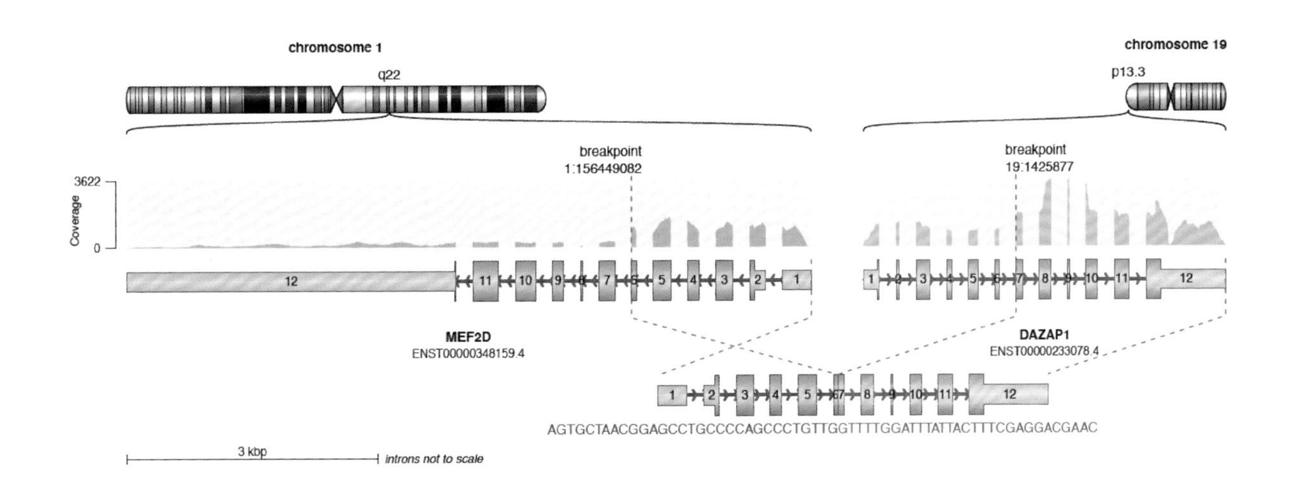

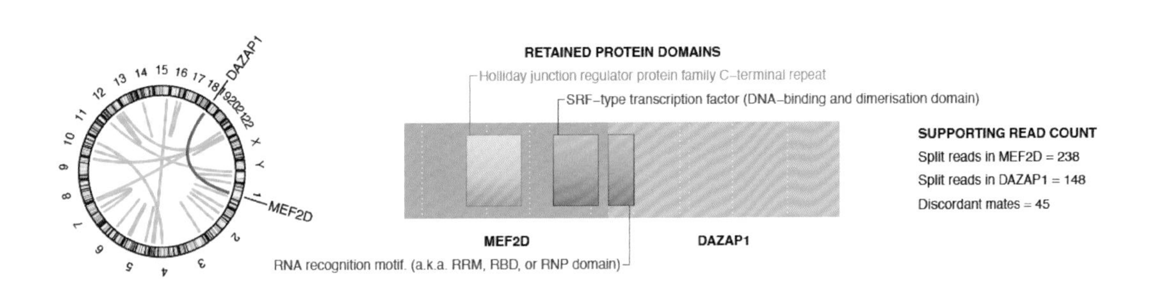

图 3-3-11 **RNA-Seq 示意图。结果显示 *MEF2D*::*DAZAP1* 融合基因阳性，对应染色体异常：t(1;19)(q22;p13.3)，*MEF2D* 基因位于 1q22，*DAZAP1* 基因位于 19p13.3**

出 FISH-*MEF2D* 双色分离探针（图 3-3-12），可采用 RNAseq 或 FISH-*MEF2D* 分离探针加以检测，FISH-*MEF2D* 分离探针可动态进行治疗期间 ALL 微量残留病监测。

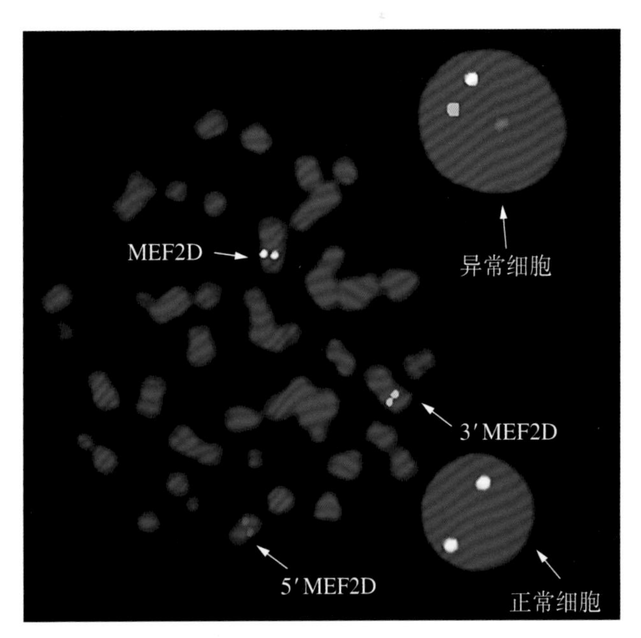

图 3-3-12 **FISH-*MEF2D* 双色分离探针，图中左侧中期分裂相及右上间期核具有 1 红 1 绿 1 融合信号（1R1G1F），提示 *MEF2D* 基因重排异常（箭头所指）**

三、伴 *DUX4* 重排

DUX4 基因重排（*DUX4*r）是近年定义的另一组重现性异常，据报道在儿童 B-ALL 中发生率为 4% ～ 7%[45]，中位年龄 6.5 岁。

DUX4 基因位于 4 号染色体 4q 亚端粒区 D4Z4 重复序列中，D4Z4 重复序列高度多态，健康成人中含有从 11 ～ 150 个不等拷贝数的 3.3kb 重复，类似的 D4Z4 重复片段也存在于 10 号染色体长臂（10q）亚端粒区。*DUX4* 重排中大多数伙伴基因为 *IGH*，极少数为 *ERG*（21q22.2）。新一代测序技术发现，含有 *DUX4* 基因的 D4Z4 重复序列频繁地插

3

入到 *IGH* 基因位点。*DUX4* 融合可能通过三种机制促进白血病发生：一是 *DUX4*::*IGH* 易位将 *DUX4* 基因置于 *IGH* 基因增强子附近，导致 *DUX4* 过表达；二是基因融合破坏了 *DUX4* 高度保守的 C 端，C 端结构域的缺失降低了 *DUX4* 的促凋亡能力；三是基因融合允许 *DUX4* 使用聚腺苷酸化信号，这是该基因通常缺乏的。此外截短的蛋白质结合到 *ERG* 基因内区域，导致转录异常，通常是 C 端 ERG 蛋白片段的表达和（或）ERG 缺失。

该亚型具有非常独特的基因表达谱和免疫表型（CD2 和 CD371 阳性），常见 50% ～ 70% 患者伴 *ERG* 基因丢失，40% 患者伴 *IKZF1* 缺失。患者初诊时白细胞计数通常较低，在接受强化化疗的儿童和青少年中，治疗效果好，即使伴 *IKZF1* 缺失也不影响预后。近期研究表明儿童和成人预后略有差异，Gu[49] 等对 1988 例 B-ALL 患者的研究发现，伴 *DUX4*r 的儿童 B-ALL（＜ 18 岁）EFS 和 OS 约 93%，而成人 EFS 为 86%，OS 为 84%。有报道称有 *ERG* 基因丢失的 *DUX4*r BCP-ALL 治疗效果良好，预后较好，而没有 *ERG* 基因丢失时预后中等。

DUX4 重排对大多数标准诊断技术来说都是隐匿性的，由于 4q 末端 D4Z4 部分重复片段插入至 *IGH* 基因，常规核型分析、FISH 方法都难以检测和识别。早期研究主要依靠检测 *ERG* 基因内缺失作为 *DUX4*r 的标志，但现在认为 *ERG* 缺失是一种次要改变。*DUX4* 过表达是特异性的，可以通过 *DUX4* 基因表达的定量分析或免疫组织化学进行检测，此外，CD371 表达与 *DUX4* 重排有关，可以通过流式细胞术进行检测 [50,51]。

四、*ETV6*::*RUNX1*- 样 B-ALL

ETV6::*RUNX1*- 样 ALL 是根据基因表达谱和免疫表型特征而定义的一类 B-ALL 新亚型。Lilljebjorn[50] 等对 179 例儿童 BCP-ALL 进行 RNA 测序分析时，在 50 例 B-other（其他亚型）ALL 中发现 6 例患者的基因表达谱类似于 *ETV6*::*RUNX1* 阳性 ALL，但没有 *ETV6*::*RUNX1* 融合基因。RNA-seq 结合 SNP 分析发现，其中 5 例患者 *ETV6* 和 *IKZF1* 异常共同出现。在随后的验证实验中，又发现 4 例 *ETV6*::*RUNX1*- 样 ALL 患者，其中 3 例同样伴随出现 *IKZF1* 基因异常。分析发现，这 10 例患者中的 8 例，其 *ETV6* 与其他基因（非 *RUNX1*）发生易位或 *ETV6* 基因内微缺失，伴随 *IKZF1* 基因异常，是引起 *ETV6*::*RUNX1* 转录异常的一种替代机制，可能会激活类似 *ETV6*::*RUNX1* 融合蛋白的转录程序。*IKZF1* 和 *RUNX1* 基因都编码 B- 细胞成熟过程中的重要转录因子，因此推测，*IKZF1* 基因伴随异常可能会替代 *RUNX1* 在 *ETV6*::*RUNX1* 融合蛋白中的功能，而 *IKZF1* 基因丢失在 *ETV6*::*RUNX1* 融合基因阳性患者中非常少见（发生率＜ 3%）。

该亚型的免疫表型特点为 CD27 阳性，CD44 弱阳性到阴性。

ETV6::*RUNX1*- 样 ALL 患者常见 ETS 家族转录因子（如 *ETV6*、*ERG*、*FLI1*）、*IKZF1* 或 *TCF3* 基因异常（拷贝数变异或易位），目前采用 RNA-Seq 方法识别，在儿童 B-ALL 中发生率为 2% ～ 3%，成人中＜ 1%，预后较好或中危。常规染色体核型分析和 FISH 均难以识别。

五、*PAX5alt*/9p13.2 异常

（一）概述

PAX5 基因位于 9 号染色体短臂 9p13.2，编码一种 B 细胞发育所需的转录因子，即 B 细胞特异性活化蛋白（B-cell specific activator protein，BSAP），在 B 细胞生成中发挥主要调节作用，包括诱导 B 系转移、维持 B 细胞特性和调节 VHDJH 重组。通过激活 B 细胞特异性基因表达、抑制其他造血谱系分化特异性基因表达，在 B 细胞发育和分化早期也发挥重要作用。*PAX5* 基因异常可导致 B 细胞发育停滞在早期阶段。

对 B-ALL 基因表达谱 RNA-seq 分析中，识别出由 *PAX5* 基因驱动的 ALL 新亚型，其中一个亚型为 *PAX5*alt，累及 *PAX5* 基因多种异常类型，包括 *PAX5* 易位、拷贝数变异（全基因、部分基因或基因内）、基因内扩增或突变。缺失是 B-ALL 中 *PAX5* 拷贝数改变的最常见形式，通常只影响一个等位基因，从 *PAX5* 基因内含子、外显子的缺失，到 *PAX5* 基因所在的 9p 或整个 9 号染色体的缺失，都可导致 *PAX5* 基因功能丧失 [52]。*PAX5* 缺失

被认为是次要或晚期事件，研究发现在超过50%的*BCR*::*ABL1*和*BCR*::*ABL1*-样B-ALL、18%的*TCF*::*PBX1* B-ALL中伴随*PAX5*缺失[53]。*PAX5*基因易位在儿童和成人B-ALL中发生率分别约为2.5%和1%，*PAX5*易位形成融合基因，导致融合蛋白表达，已报道*PAX5*有40余种伙伴基因，常见的有*IGH*、*PML*、*ETV6*、*ELN*、*FOXP1*、*ZNF521*等，形成的融合基因以*PAX5*::*ETV6*最为多见。Gu[49]等研究发现*PAX5*异常中38.5%为*PAX5*易位，Zaliova[51]等研究的110例B-ALL新亚型中，未能分类的其他B-ALL亚组（B-rest）占43%，其中*PAX5*alt占11%，14例伴*PAX5*重排患者中发现有11种不同*PAX5*框内融合，识别了4个新的*PAX5*伙伴基因，即*ARHGAP21*/10p12.2、*MPRIP*/17p11.2、*PIK3AP1*/10q24.1和*PROC*/2q14.3。

此外，全外显子组测序（whole-exome sequencing，WES）/全基因组测序（whole genome sequencing，WGS）的数据表明，在*PAX5*alt这一亚型中63.1%的病例观察到信号通路基因突变，主要累及*RAS*、*JAK/STAT*、*FLT3*信号通路基因异常，包括影响细胞周期调节基因的丢失，如*CDKN2A*/9p21.3、*RB1*/13q14.2及*BTG1*/12q21.3，影响B细胞发育基因的丢失，如*IKZF1*/7p12.2、*VPREB1*/22q11.2及*BTLA*/3q13.2，转录调节基因，如*ZFP36L2*/2p21、*ETV6*/12p13.2及*LEF1*/4q25，以及（或）表观调控基因，如*KDM6A*/Xp11.3、*KMT2A*/11q23.3及*ATRX*/Xq21.1突变，与其他B-other亚型ALL组相比，*PAX5*alt独特的基因表达谱显示表达下调的基因占显著优势，表明*PAX5*转录激活的缺失促进了白血病的发生。

Gu[49]等采用转录组测序方法研究1988例儿童和成人B-ALL，发现*PAX5*alt占7.4%，高危儿童组和成人组发生率较高，诊断时中位年龄15.4岁，诱导化疗结束时微量残留病（≥0.01%）检出率为29.4%，5年EFS和OS在儿童组分别为71.5%和75.7%，成人组分别为32.2%和42.1%，在儿童组预后中等，而在成人组预后较差，因而该亚型成人患者危险度分层归到高危组。

累及*PAX5*基因的染色体易位目前报道不多，可采用FISH *PAX5/IGH*探针检测*PAX5*::*IGH*融合基因，或采用*PAX5*断裂分离探针检测其结构异常。

（二）典型病例

1\. 病例　患者男性，23岁，2014年5月因“乏力、头晕伴牙龈出血、发热”就诊于当地医院。查体脾大。血常规：WBC 114.54×10^9/L，Hb 42 g/L，PLT 105×10^9/L。骨髓形态：考虑B-ALL。骨髓免疫分型：异常细胞群62.94%，表达CD19、CD10、CD22、HLA-DR、cCD79a及髓系抗原CD33，骨髓染色体核型正常，白血病融合基因筛查阴性，MICM综合诊断B-ALL。于2014年6月8日行VDLD方案化疗达到CR，缓解后维持治疗，形态学持续缓解。2018年7月复查，骨髓形态CR，流式：CD45^{dim}、CD19^{+}的细胞占有核细胞的0.7%，表达CD10、CD38、CD58，部分表达CD33，考虑B-ALL可能。化疗后免疫残留持续有0.04%～0.09%的B-ALL残留细胞。2019年2月复查骨髓，形态增生Ⅴ级，缓解状态，流式MRD提示CD19^{+} B细胞占1.95%，其中0.01%的细胞表达CD45^{dim}、CD10、CD19、CD33、CD34，为表型异常幼稚B淋巴细胞，染色体未见可供分析的中期分裂相，融合基因筛查阴性，*IKZF1*突变阳性。患者于2019年2月出现间断右侧大腿疼痛，逐渐加重，行走困难伴活动受限，髋关节MR考虑白血病骨髓浸润，全身骨CT示肱骨、肋骨、骶髂、骨盆等弥漫性骨盐代谢活跃，考虑白血病浸润，予VILD方案化疗。2020年1月首次入我院，复查骨髓，形态学原始、幼稚淋巴细胞占96%，外周血原始、幼稚淋巴细胞占81%，免疫分型：81%的细胞（占有核细胞）表达CD34、HLA-DR、cBCL2、CD22、CD123^{dim}、CD38^{dim}、CD10、CD19、TDT、CD81、cCD79a、CD24，不表达CD15、CD117、CD33、CD13、CD11b、CD7、CD20、CD64、CD14、CD11c、cIgM、MPO、cCD3、Kappa、Lambda，为恶性幼稚B淋巴细胞，染色体核型：46,XY,t(5;9)(q35;p13),del(13)(q12q14)[13]/46,XY[7]（图3-3-13、图3-3-14），FISH提示*CRLF2*基因分离信号阳性，*IGH*基因分离信号阳性，分析可能存在*CRLF2*::*IGH*融合基因；白血病基因筛查*IKZF1*缺失突变（IK10型）阳性，血液肿瘤突变组（86

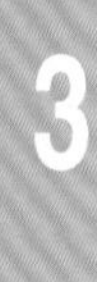

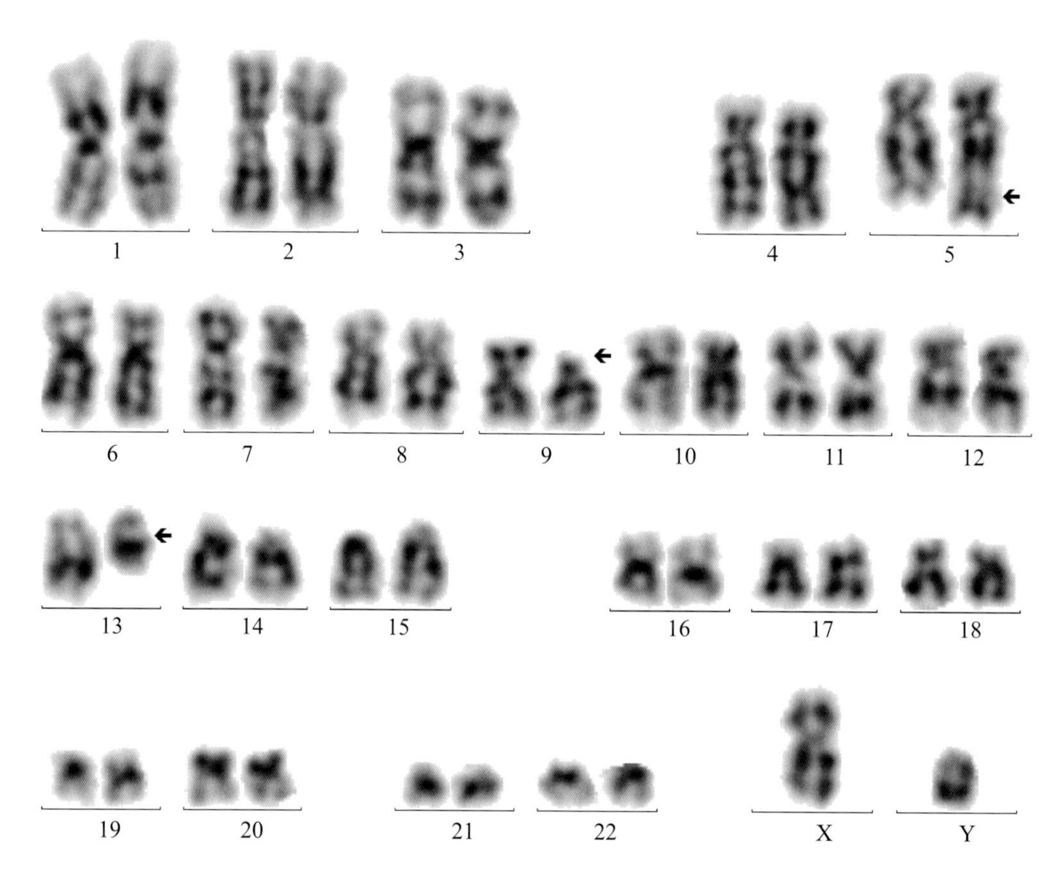

图 3-3-13 核型：46,XY,t(5;9)(q35;p13),del(13)(q12q14)（箭头所指）

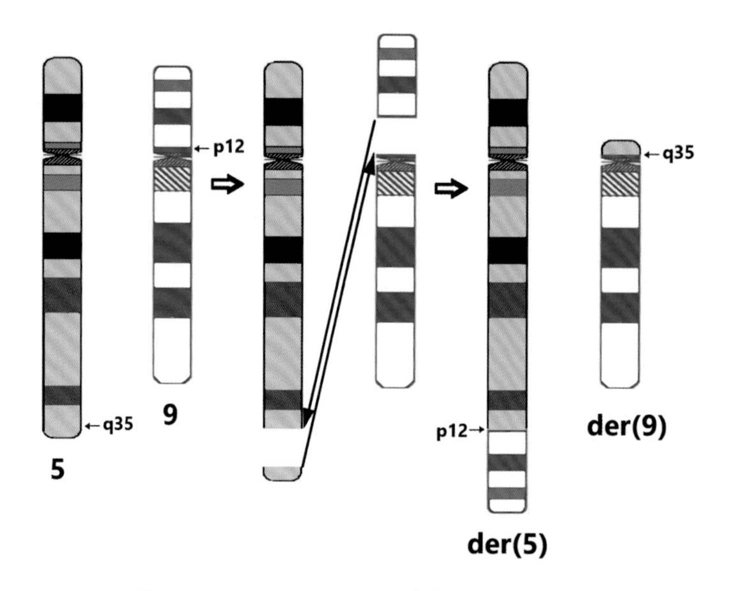

图 3-3-14 t(5;9)(q35;p13) 染色体易位模式图

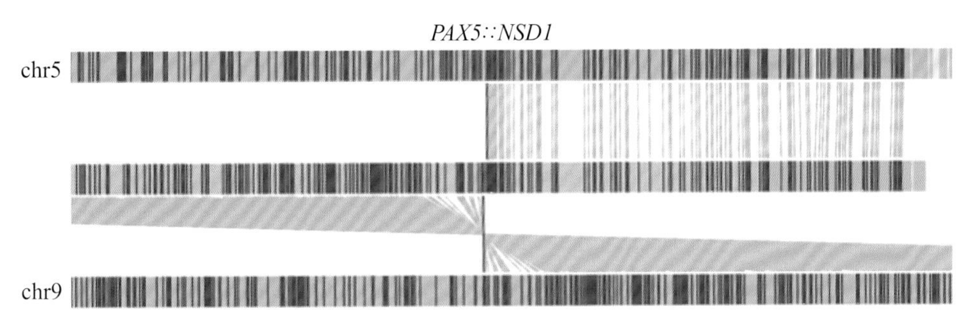

图 3-3-15 光学基因组图谱示意图：t(5;9)(q35;p13)；*PAX5*::*NSD1*

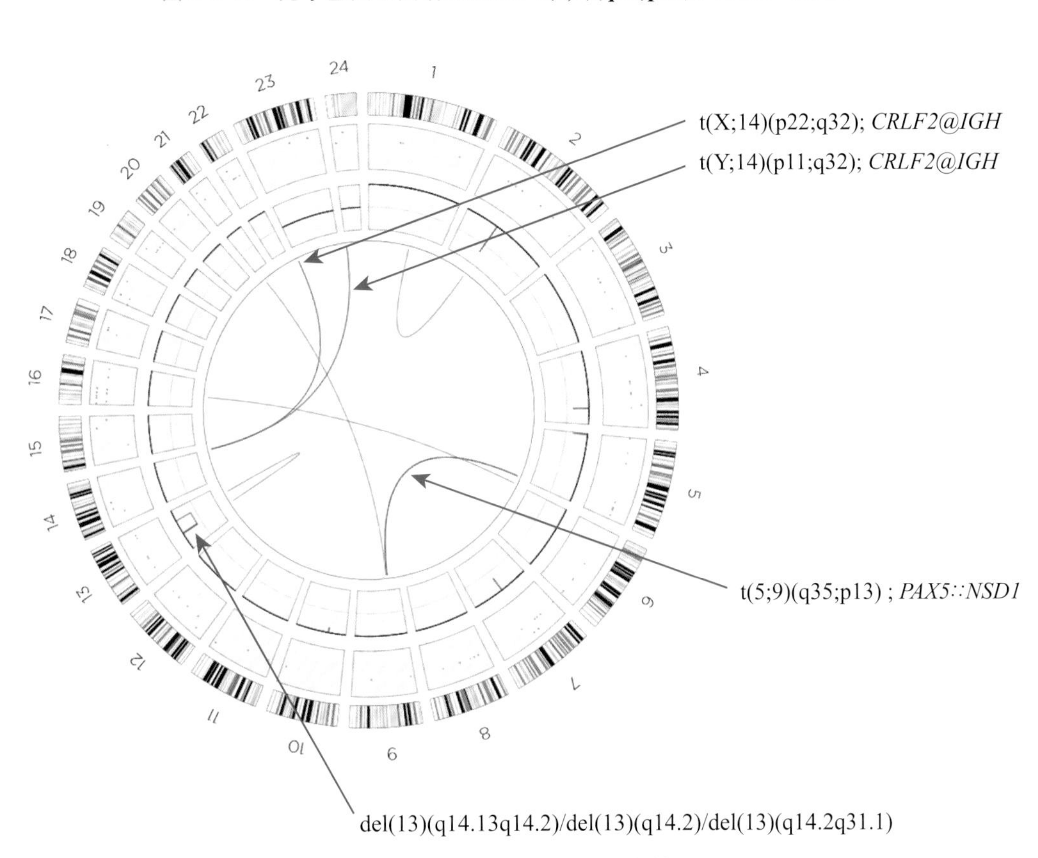

图 3-3-16 光学基因组图谱示意图：结果显示基因组存在 ***PAX5*::*NSD1*** 融合基因，**t(X;14)(p22;q32)/*CRLF2*::*IGH*** 融合基因、**t(Y;14)(p11;q32)/*CRLF2*::*IGH*** 融合基因以及 **13** 号染色体长臂多个片段丢失 **[del(13)(q14.13q14.2)/del(13)(q14.2)/del(13)(q14.2q31.1)]**

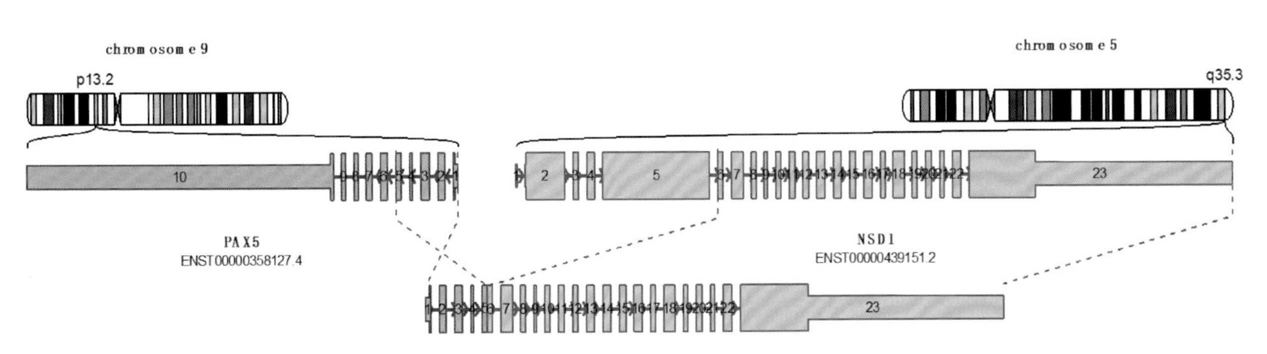

图 3-3-17 **RNA-seq** 示意图：***PAX5* exon5-*NSD1* exon6**，***PAX5*** 基因外显子 **5** 断裂与 *NSD1* 基因外显子 **6** 处相接，形成 ***PAX5*::*NSD1*** 融合基因

种）基因突变筛查显示 *CBL* 突变阳性，应用光学基因组图谱技术揭示基因组存在 *PAX5*∷*NSD1* 融合基因（图 3-3-15、图 3-3-16），经转录组 RNAseq 测序证实存在 *PAX5*∷*NSD1* 融合基因（图 3-3-17），该融合基因未见文献报道，为我院首次发现。此外，光学基因组图谱技术进一步揭示存在 t(X;14)(p22;q32)/*CRLF2*∷*IGH* 融合基因、t(Y;14)(p11;q32)/*CRLF2*∷*IGH* 融合基因以及 13 号染色体长臂多个片段丢失 [del(13)(q14.13q14.2)、del(13)(q14.2)、del(13)(q14.2q31.1)]。综合各项检测结果提示白血病复发。入院后经 VILT 化疗骨髓形态学完全缓解，免疫 MRD 0.1%，经 CART 免疫治疗后于 2021 年 5 月行异基因造血干细胞移植，截至最后随访日（2023 年 5 月 23 日），诊断 B-ALL 9 年余，移植后 +2 年余，持续缓解中。

2．病例解析　该患者初诊时染色体核型正常，病程中复查染色体未见可供分析的中期分裂相，复发入我院时检出染色体异常核型，但未能识别形成的融合基因，经光学基因组图谱技术发现 *PAX5*∷*NSD1* 融合基因，经基因转录组测序证实，结合染色体结果分析是由于 t(5;9)(q35;p13) 染色体易位形成。本例患者除形成 *PAX5*∷*NSD1* 融合基因外，*CRLF2* 与 *IGH* 基因也发生易位，*RB1* 基因丢失，*IKZF1* 缺失突变型阳性，表明这些基因可能通过影响 JAK-STAT 信号通路异常发挥促白血病作用，是导致疾病复发的主要原因。文献报道具 *PAX*alt 异常的儿童 ALL 患者预后中等，成人患者预后中等或不良，本例患者 ALL 晚期复发，CART 治疗后达完全缓解，桥接异基因造血干细胞移植持续缓解 2 年余，生存期有待观察。因病例数少，尚需积累更多资料评估 *PAX5*∷*NSD1* 融合基因对化疗及移植后长期生存的影响。

（王　彤）
（核型图编辑：张　艳）
（模式图绘制：邹志伟）

第四节　急性 T 淋巴细胞白血病细胞遗传学异常

急性 T 淋巴细胞白血病（T-cell precursor acute lymphoblastic leukemia，T-ALL）是一组侵袭性造血系统肿瘤，发生率约占儿童 ALL 的 15%，成人 ALL 的 25%，其临床特征和预后异质性较大。最常见的重现性异常包括累及 14q11.2 位点的 T 细胞受体 A/D（T cell recptor α/δ，*TRA/D*）、7q34 位点的 *TRB* 及 7p14-15 位点的 *TRG* 和各种伙伴基因易位（表 3-1-5）。大多数病例中，易位后由于与其中某一个 TR 位点调节区域基因并置而导致伙伴基因转录紊乱，伙伴基因最常见的包括位于 10q24 的转录因子 *TLX1*（也称为 *HOX11*，发生于 7% 儿童、30% 成人病例中）、位于 5q35 的 *TLX3*（也称为 *HOX11L2*，发生于 20% 儿童、10% ～ 15% 成人病例中），其他累及的转录因子还有位于 8q24.1 的 *MYC* 基因、1p32 的 *TAL1* 基因、11p15 的 *LMO1* 基因、11p13 的 *LMO2* 基因、19p13 的 *LYL1* 基因等。大多数情况下，染色体核型分析检测不出这些易位（为隐匿性异常），只能通过分子学方法加以检测，如易位导致的 *TAL1* 基因异常，在 T-ALL 中发生率为 20% ～ 30%，而通过染色体核型分析可识别的 t(1;14)(p32;q11) 易位，仅占 *TAL1* 异常的 3%，更多情况下，染色体 1p32 区域微丢失而致 *TAL1* 与 *SIL* 基因融合，*TAL1* 异常表达干扰细胞分化和增殖，抑制 *TCF3* 和 *TCF12* 的转录活性。此外，T-ALL 还有隐匿性 *ABL1* 重排（*NUP214*∷*ABL1*、*EML1*∷*ABL1*、*ETV6*∷*ABL1*），可使用 TKIs 抑制剂治疗。其他重要的易位还有 t(10;11)(p12;q14)，致 *CALM*∷*AF10* 融合基因形成，发生率约 10%；

累及 *KMT2Ar*，发生率约 8%，19p13 的 *ENL* 基因是常见的伙伴基因。两种易位都活化了 *HOXA* 基因。有学者建议将 T-ALL 分成基于相互易位而致基因异常表达的非相互交叠的四个遗传学亚型：*TAL1* 或 *LMO* 基因亚型、*TLX1* 基因亚型、*TLX3* 基因亚型、*HOXA* 基因亚型，这些基因在胸腺发育过程中 T 细胞不同成熟阶段发挥作用，*TLX1* 亚型基因出现预后相对好，*TAL1* 亚型可能与早 T-ALL（ETP）更加密切[57]。

超过 70% 的 T-ALL 有 9p21 上的 *CDKN2A/B* 基因丢失，是 T-ALL 中最常见的遗传学改变。*CDKN2A/B* 基因也称多重肿瘤抑制基因，其编码的蛋白质产物相对分子质量为 16 千道尔顿，因此又称为 *P16* 基因，具有调节细胞增殖与凋亡的作用。P16 蛋白可与 CDK4（细胞周期依赖性激酶 4）、CDK6 结合，抑制周期素 D 与 CDK4 形成具激酶活性的复合物，阻断该复合物对 RB 蛋白磷酸化，使细胞停止于 G1 期，对细胞周期进行调控。如果 *CDKN2A/B* 基因发生突变或缺失，则导致细胞周期中 G1 期失控，使细胞获得无限增殖能力。因此，伴 *CDKN2A/B* 缺失 T-ALL 患者预后较差，在接受 allo-HSCT 的 T-ALL 患者中，尽管 allo-HSCT 可以改善患者的 OS，但是伴 *CDKN2A/B* 缺失仍然是不良的预后因素。

50% ~ 60% 的 T-ALL 有 *NOTCH* 基因激活性突变，约 30% 病例有 *FBXW7* 基因突变，其为 *NOTCH* 基因的负调控基因，*NOTCH* 和 *FBXW7*（N/F）基因突变可引起 *NOTCH1* 信号通路异常激活，促进 T-ALL 发生。*NOTCH* 基因下游靶点直接呈现给 *MYC* 基因，可导致肿瘤细胞的生长。关于 N/F 突变对 T-ALL 患者预后的影响，研究结论并不一致。有研究认为对成人 T-ALL 患者没有明显的预后意义，而在少数表达 *ERG/BAALC* 的低危组患者中，N/F 突变型较野生型患者具有较好的生存趋势。研究显示 75% 的 *CDKN2A/B* 缺失患者合并 *NOTCH1* 或者 *FBXW7* 突变，*NOTCH1* 基因突变的预后意义受到 *CDKN2A/B* 缺失的影响，两者同时存在时 OS 也较差。*FBXW7* 突变的存在可改善 *CDKN2A/B* 缺失患者的生存。

复杂核型在 T-ALL 中同样是一个强大而独立的预后不良因素。Genesca[56] 等研究了 207 例成人 T-ALL 患者的细胞遗传学，发现≥ 5 种染色体异常的复杂核型，发生率为 7%，3 年 OS 为 13%，1 年 EFS 和累积复发率（cumulative relapse frequencies，CIR）分别为 40% 和 56%，而分析了≥ 3 种染色体异常的复杂核型，发生率提高至 16%，对 OS、EFS 的不良影响与 0 ~ 2 种异常比较，有显著统计学意义。

儿童 T-ALL 通常被认为较 B-ALL 高危，由于强化化疗方案的应用，儿童 T-ALL 总治愈率已超过 80%[58]。相对 B-ALL，T-ALL 的高危风险有诱导治疗失败、早期复发、单独 CNS 复发，治疗后 MRD 也是强烈的高危预后因素。

一、t(14;v)(q11.2;v)/*TCRαδ*

（一）概述

有关 T-ALL 患者细胞遗传学研究的文献中，最常见的异常为累及 T 细胞受体（T cell receptor，*TCR*）基因重排，见于 35% ~ 50% 的患者。Karrman[59] 等研究了北欧国家 285 例儿童 T-ALL 的临床和细胞遗传学特征，发现 *TCR* 重排（*TCR*r）占 20%，其中 t(11;14)(p13;q11.2) 占所有 *TCR*r 中的 50%，t(10;14)(q24;q11.2) 占 12.5%，TCR 其他重排占 37.5%，包括以下少见易位：t(X;14)(p11;q11.2)、t(X;7)(q22;q34)、t(1;14)(p32;q11.2)、ins(14;5)(q11.2;q?q?)、inv(7)(p15q34)、t(8;14)(q24.2;q11.2)、t(7;11)(q34;p15) 和 t(12;14)(p13;q11.2) 等。在患者生存的研究中，*TCR* 其他重排组对 5 年 EFS 和 OS 有显著不良影响，多因素分析中，*TCR* 其他重排是 EFS 的不良影响因素（$P < 0.01$）。而 t(10;14) (q24;q11.2)/*TLX1*::*TCR*、t(11;14)(p13;q11.2)/*LMO2*::*TCR* 被认为与预后良好相关，但总体而言，由于异常发生率低，病例数少，对预后的影响仍有待积累更多病例加以评估。

（二）细胞遗传学特性

1．核型特性　t(11;14)(p13;q11.2) 和 t(8;14)(q24.2;q11.2) 中累及 14 号染色体的位点均在 q11.2，异常 14 号染色体接受了 11 号短臂末端部分浅带，或 8 号染色体长臂末端部分浅带，因此易与 G 组染色体混淆，在核型识别时应多加注意，避免漏诊（图 3-4-1 至图 3-4-4）。

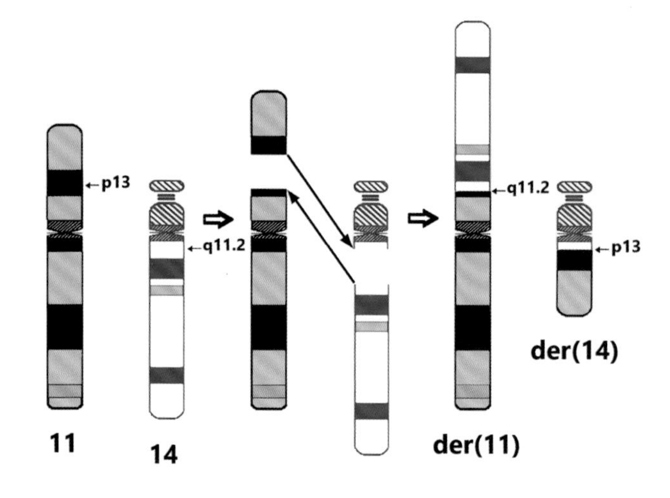

图 3-4-1 t(11;14)(p13;q11.2) 染色体易位模式图

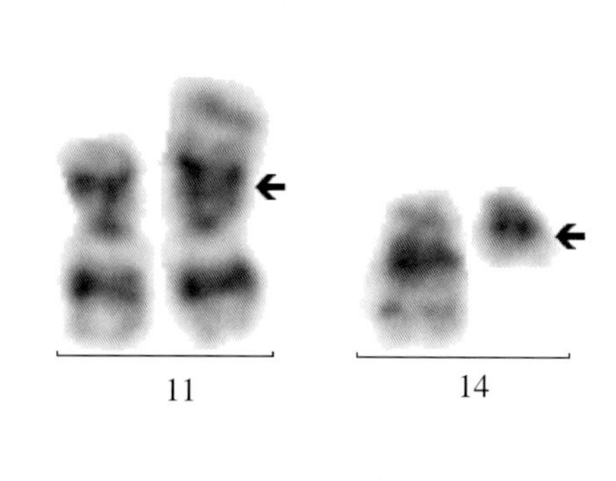

图 3-4-2 t(11;14)(p13;q11.2) 核型图（箭头所指为异常 11 号和异常 14 号染色体）

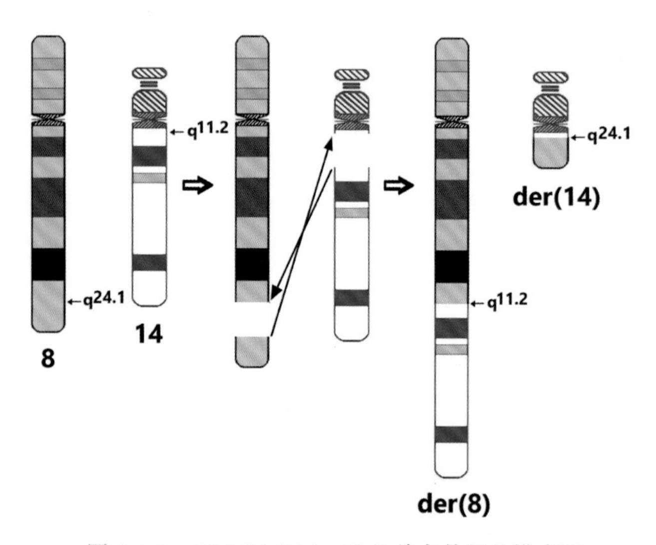

图 3-4-3 t(8;14)(q24.1;q11.2) 染色体易位模式图

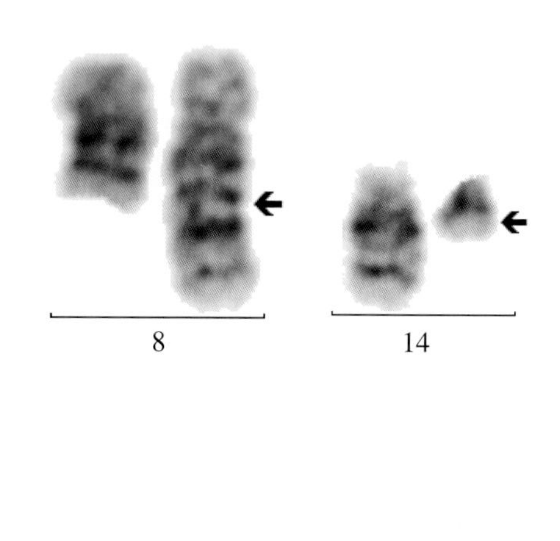

图 3-4-4 t(8;14)(q24.1;q11.2) 核型图（箭头所指为异常 8 号和异常 14 号染色体）

2．FISH 特性 采用 *TRA/D* 双色分离探针，可检出累及 14q11.2 位点的 *TRA/D* 基因异常。正常间期核具有 2 个融合信号（2F），异常间期核具有 1 红 1 绿 1 融合信号（1R1G1F）（图 3-4-5）。

（三）典型病例

1．病例一

（1）病例：患者女性，40 岁，2017 年 11 月无明显诱因出现乏力，下肢散在瘀斑，牙龈出血。查血常规：WBC 58.52×10^9/L，Hb 61.9 g/L，PLT 20.1×10^9/L。骨髓形态：增生极度活跃，原始、幼稚淋巴细胞占 97.5%。流式：76.5% 细胞表达 CD2、CD4、CD5、CD7、CD8、CD10、CD38、cCD3、TDT，部分表达 CD1a，考虑 T-ALL。血液肿瘤突变组筛查 *NOTCH1*、*FBXW7*、*PTEN* 突变阳性，染色体核型：46,XX[2]，MICM 综合诊断急性 T 淋巴细胞白血病，予 Hyper CVAD-A 方案诱导化疗，一个疗程后复查骨髓形态 CR，流式未见幼稚淋巴细胞，未见中枢神经系统侵犯。2018 年 10 月骨髓复发，形态：幼稚淋巴细胞占 14.5%；免疫分型：8.9% 细胞（占有核细胞）表达 CD7、CD1a、CD4、CD8、CD2、CD5、TDT、CD38、CD81、$cCD3^{bri}$，部分表达 CD3、HLA-DR，不表达 MPO、CD15、CD13、TCR-rd、CD34、CD20、CD10、

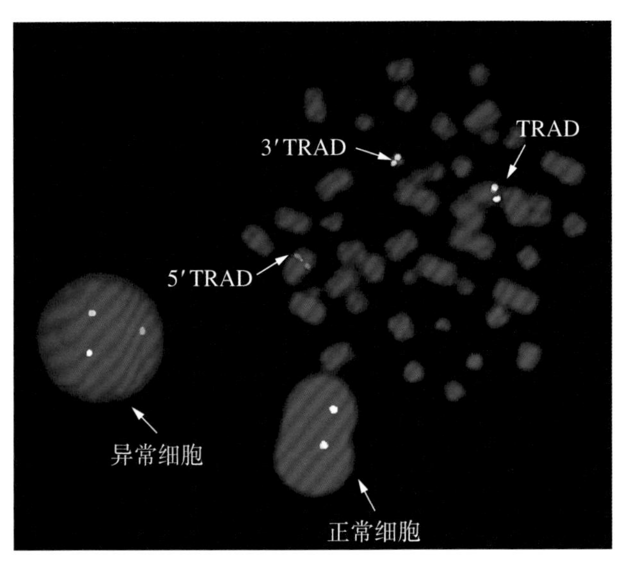

图 3-4-5　*TRA/D* 双色分离探针检测，图中左侧间期核和中间中期分裂相均为 1 红 1 绿 1 融合（1R1G1F）异常信号，提示 *TRA/D* 重排（箭头所指）

CD19、CD33、CD16、CD56、CD117、CD96、CD11b、CD22、CD24，为幼稚 T 淋巴细胞；白血病融合基因筛查阴性，染色体：46,XX[20]。予 VILP 方案化疗后骨髓形态 CR，流式：1.72% 幼稚 T 淋巴细胞；2019 年 1 月 2 日再次骨髓复发，形态原、幼淋巴细胞占 69.5%，流式 55.17% 恶性幼稚 T 淋巴细胞，染色体核型：46,XX,del(9)(p21), t(11;14)(p13;q11.2)[16]/46,XX[4]（图 3-4-6），再行化疗不缓解，患者要求出院，失访。

（2）病例解析：该患者发病时染色体仅可分析 2 个核型，不足以反映疾病的细胞遗传学本质，即可能发病时存在 t(11;14)，但因为可供分析的中期分裂相过少而不能确定是否存在异常克隆。血液肿瘤突变组检出 *NOTCH1*、*FBXW7* 基因突变，*NOTCH1*、*FBXW7* 基因与 T-ALL 密切相关，出现频率极高；患者复发时染色体核型检出 t(11;14)(p13;q11.2) 易位，即易位可能导致形成 *LMO2*::*TRA/D* 融合基因，*TRA/D* 基因位于 14q11.2，是 T-ALL 中染色体异常频繁累及的位点。同时患者染色体伴随 9p21 缺失，*CDKN2A* 基因位

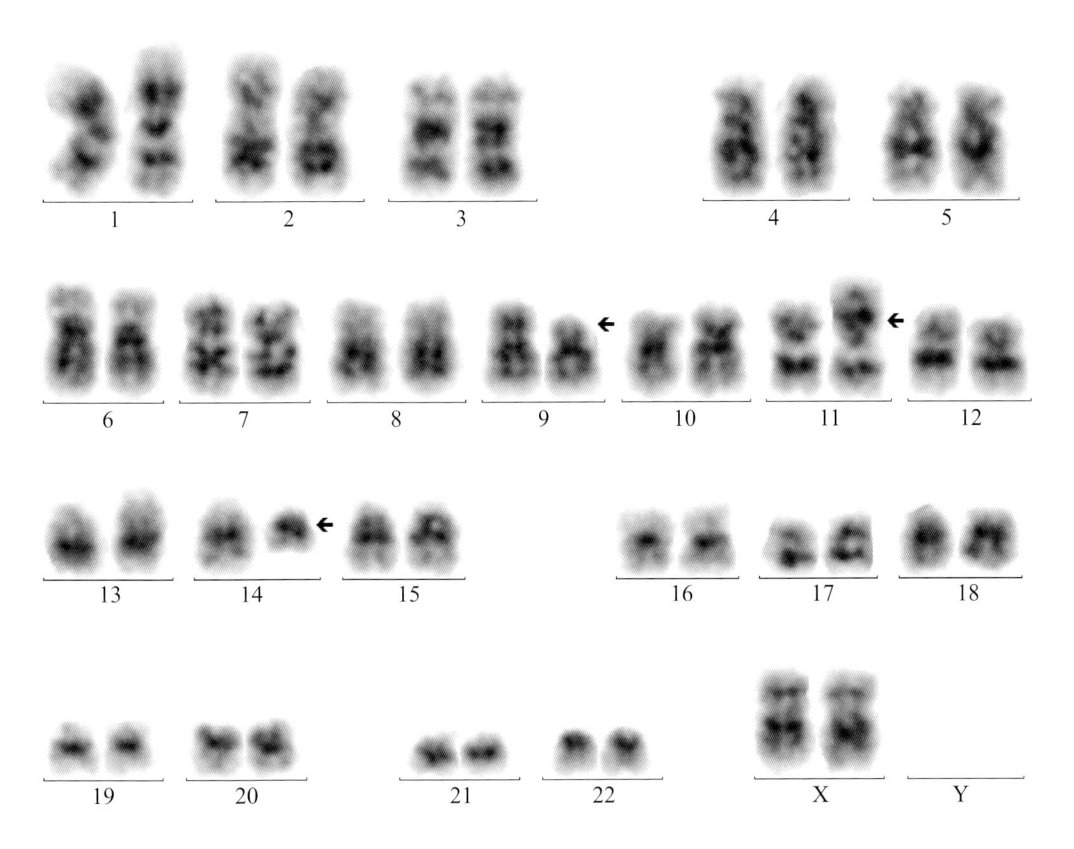

图 3-4-6　患者染色体核型：**46,XX,del(9)(p21),t(11;14)(p13;q11.2)**（箭头所指）

于 9p21 位点，9p21 缺失可导致 *CDKN2A* 基因丢失，应加做 FISH 加以证实。*CDKN2A* 基因丢失与患者早期复发、疗效差密切相关。

2．病例二

（1）病例：患者女性，14 岁，2018 年 5 月因“乏力、头晕 1 周”就诊，查血常规：WBC 486.18×10^9/L，Hb 112 g/L，PLT 53×10^9/L，骨髓形态示原始淋巴细胞占 87.5%，免疫分型示 89.5% 细胞（占有核细胞）表达 CD2、CD3、CD4、CD5、CD7、CD8、CD38、cCD3，考虑恶性幼稚 T 淋巴细胞，明确诊断 T-ALL，因高白细胞先给予地塞米松 + 环磷酰胺降细胞治疗，2018 年 6 月 20 日开始 VDLD 方案（长春地辛、柔红雷素、培门冬酶、地塞米松）化疗，第 33 天复查骨髓，免疫残留为 0，后持续巩固化疗，免疫残留持续阴性，2019 年 6 月 5 日就诊于我院，骨髓形态示原始、幼稚淋细胞占 15%，免疫分型 23.73% 细胞（占有核细胞）表达 $CD7^{bri}$、$CD5^{dim}$、CD99、cCD3，部分表达 CD117、CD2，不表达 CD34、CD3、CD4、CD8、cTDT、CD56、CD13、CD33、CD15、CD10、CD1a、CD64、CD11c、MPO、CD22、TCRab、TCRrd、HLA-DR，为恶性幼稚 T 淋巴细胞，提示白血病复发，给予 VCILD 方案：长春地辛、环磷酰胺、伊达比星、门冬酰胺酶、地塞米松方案化疗，复查骨髓形态示原始、幼稚淋巴细胞占 26%，免疫分型：22.18% 的恶性幼稚 T 淋巴细胞，染色体核型为复杂异常伴 t(8;14)(q24.2;q11.2) 易位：46,XX,add(6)(q25),t(8;14)(q24.2;q11.2)[7]/46,XX,add(3)(p25),add(6)(q25),t(8;14)(q24.2;q11.2)[8]/46,XX,add(3)(p25),add(6)(q25),t(8;14)(q24.2;q11.2),add(11)(p15)[1]/45,XX,add(3)(p25),t(5;22)(q31;q11.2),add(6)(q25),t(8;14)(q24.2;q11.2),-17[1]/46,XX[6]（图 3-4-7），分别采用 FISH-*MYC* 和 *TRA/D* 双色分离探针检测，结果表明 *MYC* 基因重排阳性（图 3-4-8），*TRA/D* 基因重排阳性（图 3-4-9）。肿瘤基

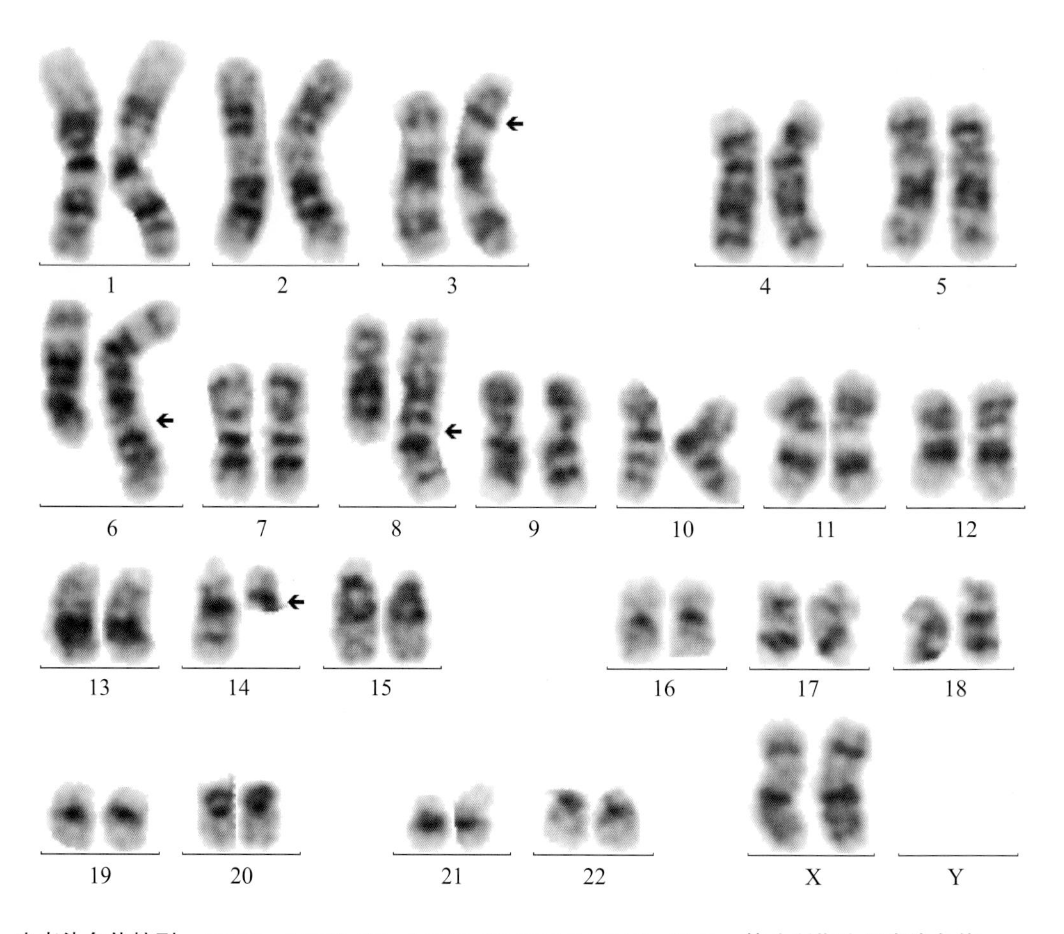

图 3-4-7 **患者染色体核型：46,XX,add(3)(p25),add(6)(q25),t(8;14)(q24.1;q11.2)，箭头所指为异常染色体**

因突变组（86种）检出*PTEN*、*CCND3*基因突变阳性，给予西达本胺+长春地辛、伊达比星、培门冬酰胺酶、地塞米松（VILD）方案化疗后免疫残留为79.96%，于2019年9月14日行挽救性半相合异基因造血干细胞移植，供者为其父亲，植活顺利，+24天复查骨髓，形态、流式微量残留病（MRD）检测均未见异常幼稚细胞，染色体正常，移植后供体细胞DNA嵌合率检测为完全供者嵌合状态；+53天复查，骨髓形态增生Ⅲ级，原幼淋巴细胞占6%，流式MRD提示2.76%的细胞为恶性幼稚T淋巴细胞，染色体核型分析检出克隆性异常：46,XX,t(2;21)(q35;p11.2),add(6)(q25),t(8;14)(q24.1;q11.2)[9]//46,XY[13]，供者细胞DNA嵌合率分析提示92.01%为供者来源细胞（患者细胞比例为7.99%）。+80天外周血形态分类：原幼细胞占94%，提示移植后早期白血病复发，患者于移植后+93天出现意识模糊、急性呼吸衰竭转回当地医院。

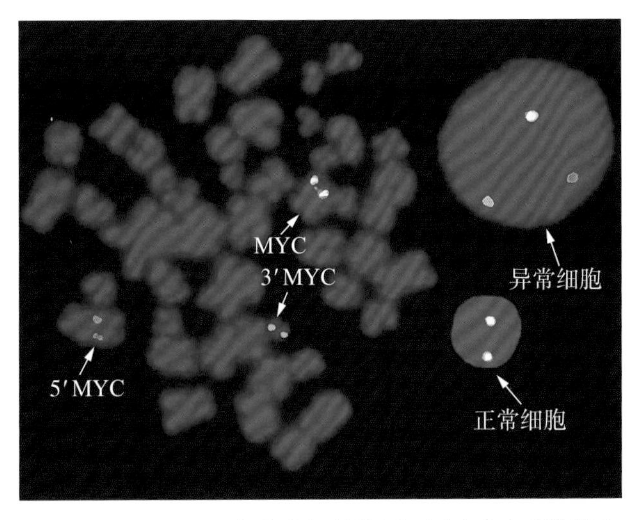

图3-4-8　用*MYC*双色分离探针检测，图中右上间期核和左侧中期分裂相均为1红1绿1融合异常信号（1R1G1F），提示具有*MYC*基因重排（箭头所指）

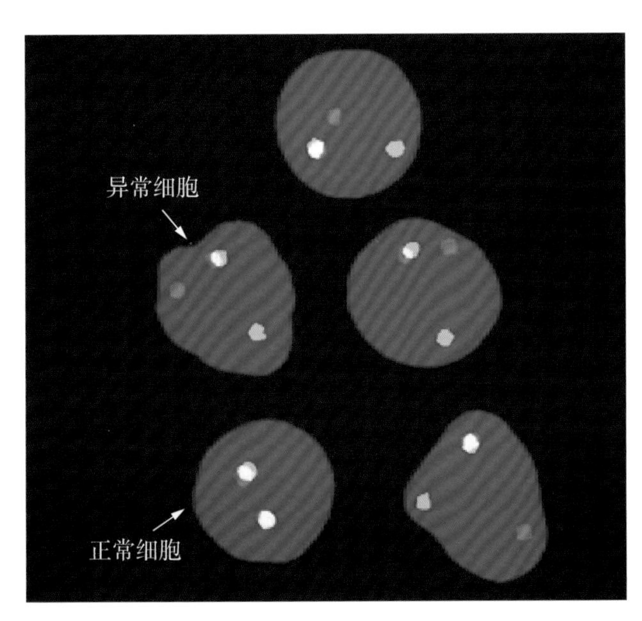

图3-4-9　用*TRA/D*双色分离探针检测，图中4个异常细胞，均为1红1绿1融合异常信号（1R1G1F），提示具有*TRA/D*基因重排；左下方1个正常细胞，信号为2融合（箭头所指）

（2）病例解析：患儿起病时高白细胞计数，但诊断时未查染色体，入我院时呈复发状态，染色体核型为复杂的克隆性异常，伴t(8;14)(q24.1;q11.2)易位，FISH证实累及位于8号染色体的*MYC*基因结构异常及位于14号染色体的*TRA/D*基因结构异常，结合染色体核型分析形成*MYC*∷*TRA/D*融合基因，虽T-ALL中染色体异常对预后影响尚有争议，但累及TCR受体的少见易位，如*MYC*∷*TRA/D*对预后有显著不良影响；此外，体细胞*PTEN*基因突变，可导致*PTEN*基因功能失活，失去对PI3K/AKT/mTOR信号通路的负性调节。伴t(8;14)(q24.2;q11.2)易位患者宜在CR1期尽早行异基因造血干细胞移植，或可改善预后。

二、t(10;11)(p12;q14)/*CALM*∷*MLLT10*(*AF10*)

（一）概述

重现性染色体易位t(10;11)(p12;q14)可致*CALM*∷*MLLT10*融合基因形成。*CALM*基因位于染色体11q14.2，*MLLT10*基因位于10p12，*CALM*∷*MLLT10*作为驱动基因可导致急性白血病发生，已在小鼠模型中得到证实，通过反转录病毒导入*CALM*∷*MLLT10*融合基因，并进行同种小鼠骨髓移植发现，受体小鼠在3～6个月发生急性白血病，其表型特征共表达髓系及淋系标志。转录调控紊乱是促进白血病发生的一个重要因素。*CALM*∷*MLLT10*融合基因转录的融合蛋白可上调*HOXA*等基因表达，*HOXA*基因不但与造血干细胞的早期分化有关，而且参与了中晚期造血细胞的分系和定向分化。因此，*HOXA* 家族基因上调是细胞分化受损的潜在机制。具有该融合基因的患者谱系分化仍不十分清楚，很多研究发现 *CALM*∷*MLLT10* 融合基因主要见于 T-ALL，发生率为 5% ～ 10%（包括成人和儿童），且多见于年轻患者，易伴髓外浸润和中枢神经系统并发症，复发率较高，预后较差。在 AML 及嗜酸粒细胞白血病和粒细胞肉瘤中，也有报道可见 *CALM*∷*MLLT10* 融合基因，FAB 亚型包括 AML-M0、M1、M2。Asnafi[67] 等从 144 例 T-ALL 中检出 20 例 *CALM*∷*MLLT10* 阳性，发生率为 14%。该组患者中位年龄 20.7 岁，伴未成熟 T-ALL 表型，患者预后差，或对治疗无反应或易早期复发。但也有研究[68] 认为 *CALM*∷*MLLT10* 与强化疗患者预后较差的结果无关，由于 *CALM*∷*MLLT10* 相关文献有限，其在 T-ALL 中的发生率及对预后的影响尚无明确结论。

（二）细胞遗传学特性

染色体异常累及 10p12（*MLLT10* 基因）和 11q14（*CALM* 基因），染色体水平可加以识别（图 3-4-10、图 3-4-11）。但在 G 显带核型分析时应注意 11 号染色体断裂位点，避免误认为累及 11q23 的 *KMT2A* 基因。伴随的附加染色体异常主要包括 +8、+19、del(5q) 等。

（三）典型病例

1. 病例　患者女性，38 岁，2018 年 11 月体检时发现双侧乳房肿块，无触痛，质硬，2019 年 4 月行乳腺病损切除，病理示乳腺组织内见浸润性生长的淋巴细胞，细胞成线状浸润性增长，未治疗。2019 年 5 月 13 日于当地医院查血常规 WBC 27.75 × 10^9/L；Hb 93 g/L；PLT 135 × 10^9/L。骨髓形态：增生极度活跃，原始、幼稚淋巴细胞占 91.5%。骨髓流式：83.9% 恶性幼稚 T 淋巴细胞（占有核细胞），表达 CD34、CD99、CD7、cCD3，部分表达 CD38、CD13、CD5、CD117，不表达 CD1a、CD2、CD3、CD8、CD16、CD56、CD11b、CD14、CD64、CD10、CD20、MPO、cCD79a，为异常 T 系幼稚细胞。融合基因筛查：*WT1* 突变阳性，定量 8.792%。FISH：*BCL2/IGH*、*BCL6*、*CCND1/IGH*、*C-MYC*、*IGH*、*MALT1* 基因均为阴性。MICM 综合诊断：T-ALL，给予 Hyper CVAD-A 方案诱导化疗。化疗后第 15 天复查，骨髓形态原、幼淋巴细胞占 44%，未治疗，于 2019 年 6 月 18 日入我院。入院后复查骨髓形态原、幼淋细胞占 60.5%，免疫分型：28.72% 细胞为异常幼稚 T 淋巴细胞（占有核细胞），血液肿瘤突变组分析（86 种基因）：*JAK3*、*DNMT3A*、*RUNX1*、*ASXL2*、*PHF6*、*NOTCH1* 基因突变阳性，染色体核型分析：46,XX,der(10)t(10;11)(p12;q14)inv(10)(p11.2q26),der(11)t(10;11)[2]/43,XX,-3,

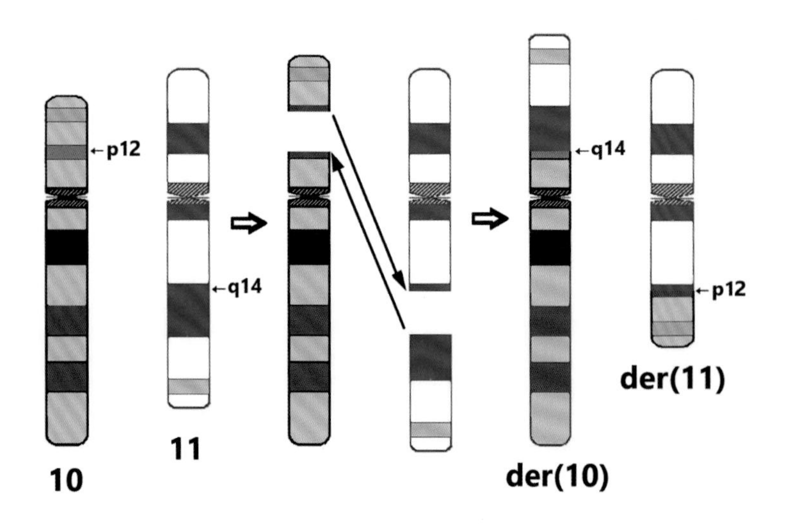

图 3-4-10　**t(10;11)(p12;q14) 染色体易位模式图**

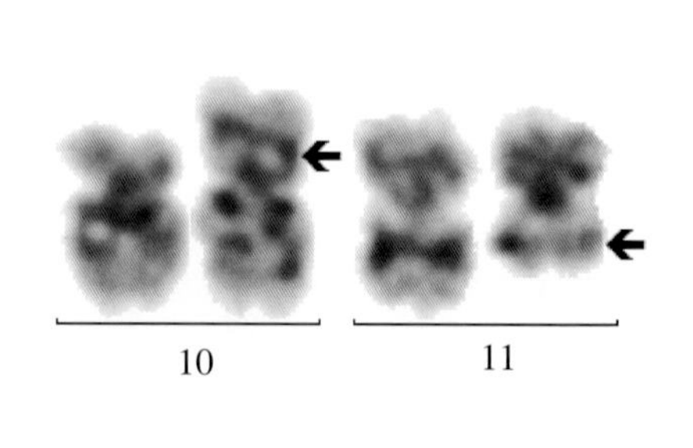

图 3-4-11　**t(10;11)(p12;q14) 核型图（箭头所指为异常 10 号、异常 11 号染色体）**

-8,der(10)t(10;11)inv(10)(p11.2q26),der(11)t(10;11),-21[1]/46,XX[19]（图 3-4-12），结果提示染色体易位可能导致 *CALM*∷*MLLT10* 融合基因形成，PCR 证实 *CALM*∷*MLLT10* 融合基因阳性。给予环磷酰胺 + 长春新碱 + 伊达比星门冬酰胺酶 + 地塞米松方案化疗，联合西达本胺靶向治疗，7 月 8 日复查，骨髓形态增生Ⅲ级，原始、幼淋细胞占 54.5%；免疫分型：47.32% 细胞为恶性幼稚 T 淋巴细胞；*CALM*∷*MLLT10* 融合基因定量 24.55%，予 FLU-AAG 化疗，7 月 31 日复查，*CALM*∷*MLLT10* 融合基因定量 0.219%，流式 MRD 0.25% 异常幼稚 T 淋巴细胞，予 Hyper CVAD-B 方案化疗。8 月 15 日复查骨髓形态 CR，流式 MRD 未见异常幼稚细胞，*CALM*∷*MLLT10* 融合基因定量 0%。于 2019 年 9 月 10 日 CR 状态下行弟弟为供者的半相合异基因造血干细胞移植，后定期复查，截至最后随访日（2022 年 3 月），患者移植后 +30 个月余，骨髓形态 CR，流式 MRD 未见异常幼稚细胞，*CALM*∷*MLLT10* 融合基因定量 0%。嵌合率为完全供者嵌合状态。染色体正常核型。

2. 病例解析　患者诊断时未进行骨髓染色体检查，融合基因筛查未能检出 *CALM*∷*MLLT10* 融合基因（不包含在常规融合基因筛查组合里），患者第一疗程化疗后骨髓不缓解，入我院后染色体核型分析为复杂异常，检出 t(10;11)(p12;q14) 易位，根据染色体位点分析推测可能存在 *CALM*∷*MLLT10* 融合基因，经 RT-PCR 及 RNA-seq 测序证实形成 *CALM*∷*MLLT10* 融合基因，患者对诱导治疗反应、染色体核型及融合基因均提示预后不良，高危组采用强化化疗方案治疗，CR 状态下行半相合异基因造血干细胞移植，目前患者移植后无病生存 +34 个月，持续完全缓解状态。本病例提示染色体核型分析至关重要。

三、伴 t(11;v)(q23;v)/*KMT2A* 重排

（一）概述

KMT2A 是一个强致病性的白血病驱动因子，特别在婴儿 ALL 中 *KMT2A* 重排发生率高达 80% 左右，而同时极少伴随基因突变发生。儿童

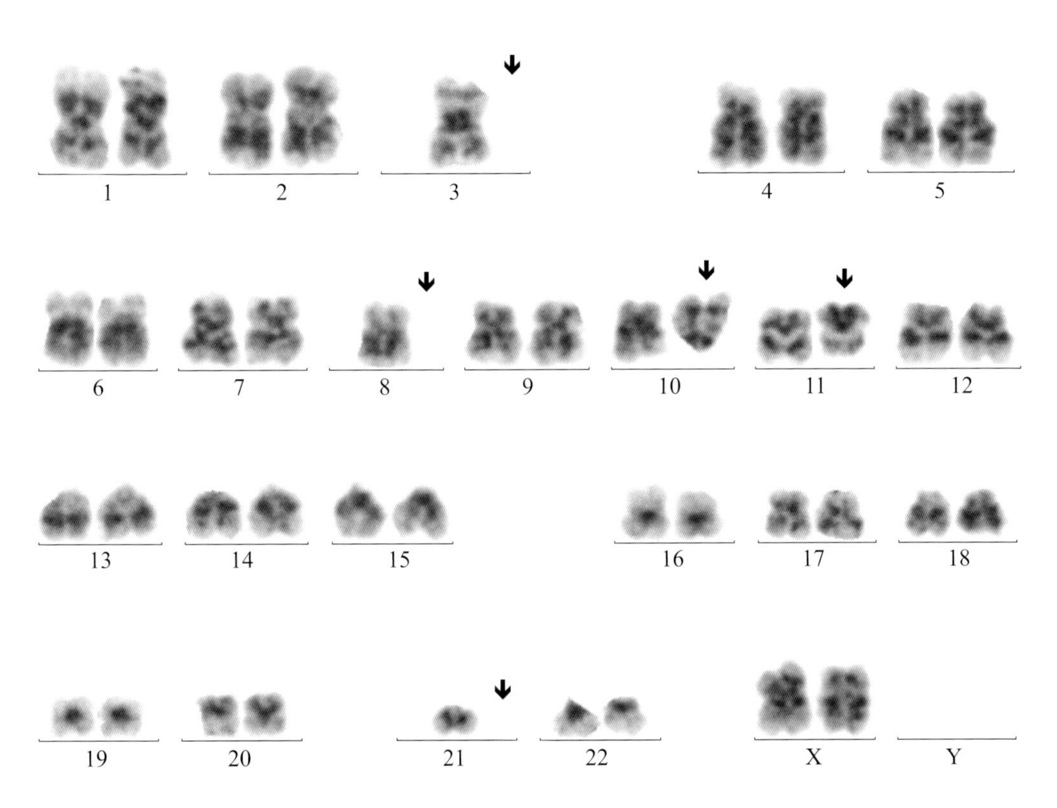

图 3-4-12　患者染色体核型 43,XX,-3,-8,der(10)t(10;11)(p12;q14)inv(10)(p11.2q26),der(11)t(10;11),-21，箭头所指处为染色体丢失或结构异常

3

T-ALL 中 *KMT2A* 重排较 B-ALL 多见，发生率为 4% ～ 12%[70]，目前报道的 *KMT2A* 伙伴基因已超过 135 个。Peterson[70] 等回顾性分析 806 例 T-ALL/LBL，检出 27 例患者发生 *KMT2A* 重排，发生率 3.3%，患者中位年龄 12 岁（1 ～ 20 岁），其中 33%（9 例）为 t(11;19)(q23.3;p13.3)/*KMT2A*∷*MLLT1*，30%（8 例）为 t(6;11)(q27;q23.3)/*KMT2A*∷*AFDN*，7%（2 例）为 t(11;19)(q23.3;p13.1)/*KMT2A*∷*ELL*，4%（1 例）为 t(10;11)(p12;q23.3)/*KMT2A*∷*MLLT10*，此外有 5 例（19%）伙伴基因未知，2 例（7%）*KMT2A* 基因丢失。研究表明作为伙伴基因，*MLLT1* 和 *AFDN* 在儿童及年轻成人 T-ALL/LBL 中占大多数（63%），而 B-ALL 中常见的 t(4;11)(q21;q23.3)/*AFF1*(4q21) 和 t(9;11)(p21.3;q23.3)/*MLLT3*，在这组患者中未观察到。*KMT2A*r 在白血病的发生发展中起重要作用，累及 *KMT2A* 重排预测预后不良。

（二）细胞遗传学特性

1．核型特征 *KMT2A* 重排通常累及 11q23.3，G 显带核型分析时应特别注意 11 号染色体长臂末端的变化，染色体水平能够识别一部分易位（图 3-4-13 至图 3-4-16），因易位的伙伴染色体和基因众多，存在隐匿性易位，应采用 *KMT2A* 双色分离探针 FISH 检测加以筛查和确认。

2．FISH 特征 与 *KMT2A* 基因易位的伙伴基因超过 135 个，易位会导致标记于 *KMT2A* 基因两侧不同颜色的荧光信号发生分离，因此采用 *KMT2A* 双色分离探针，即可判断 *KMT2A* 基因是否受到累及。正常信号为 2F，易位信号为 1R1G1F（图 3-4-17）。

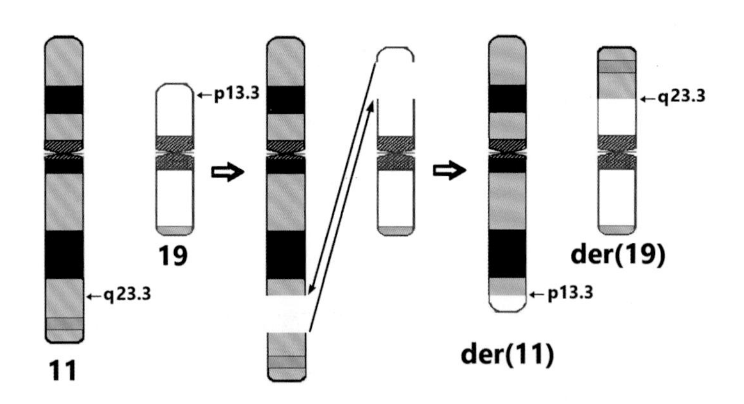

图 3-4-13 t(11;19)(q23.3;p13.3) 染色体易位模式图

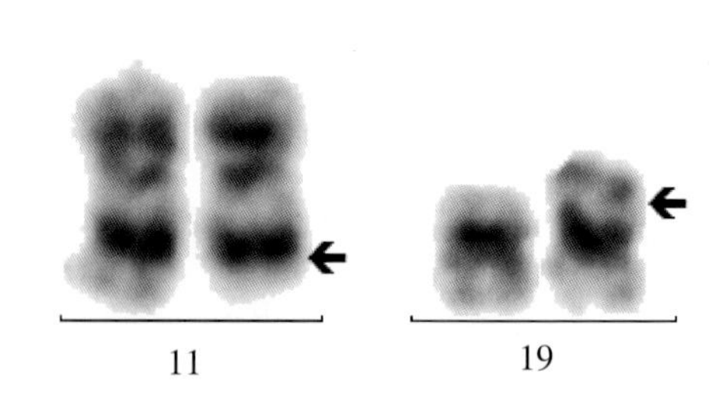

图 3-4-14 t(11;19)(q23.3;p13.3)/*MLLT1* (19p13.3) 核型图（箭头所指为异常 11 号和异常 19 号染色体）

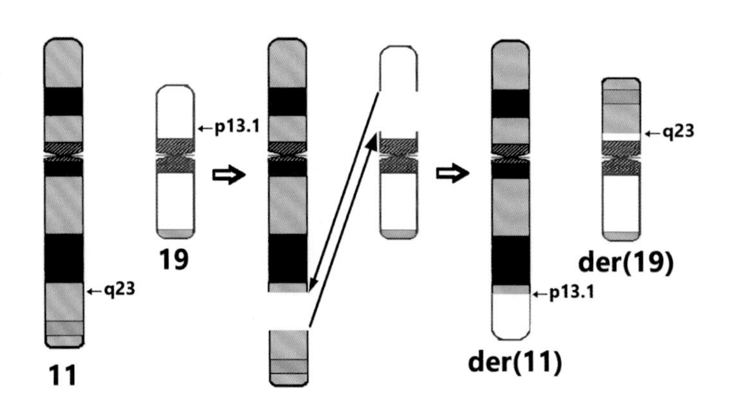

图 3-4-15 t(11;19)(q23.3;p13.1) 染色体易位模式图

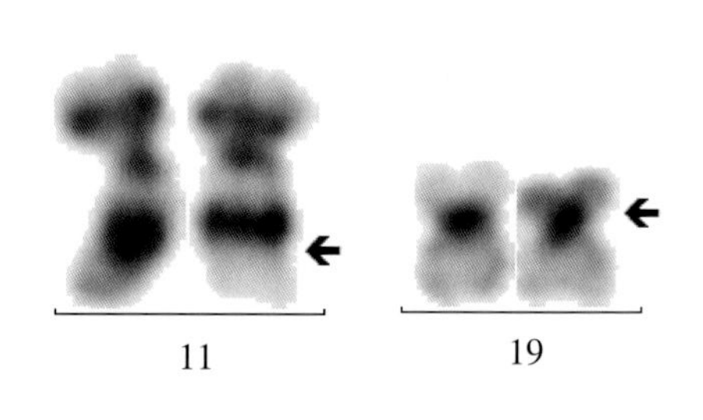

图 3-4-16 t(11;19)(q23.3;p13.1)/*ELL*(19p13.11) 核型图（箭头所指为异常 11 号和异常 19 号染色体）

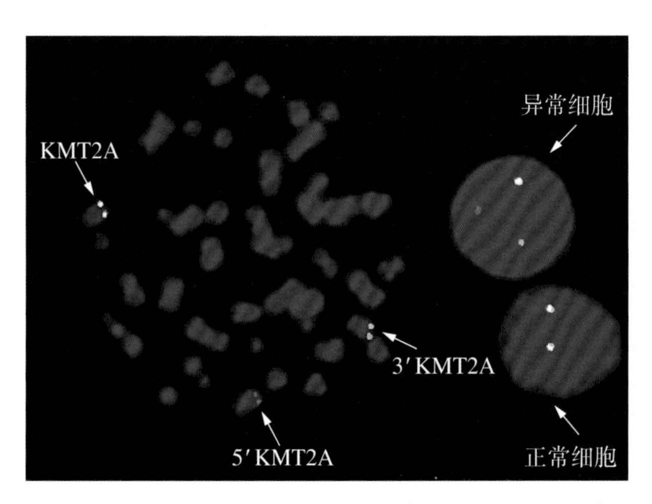

图 3-4-17 用 *KMT2A* 双色分离探针检测 *KMT2A* 重排（红色信号标记 *KMT2A* 基因 5' 端，绿色信号标记 *KMT2A* 基因 3' 端），图中右下间期核显示 2 个融合信号，为正常细胞，右上间期核和左侧中期分裂相均显示为 1 红 1 绿 1 融合信号，红绿信号分离提示 *KMT2A* 重排阳性

（三）典型病例

1. 病例　患者男性，7 岁，2017 年 8 月 3 日因“发现淋巴结肿大 1 个月余”就诊，查血常规：WBC 92.64×10^9/L。骨髓形态提示幼稚淋巴细胞占 95.2%，考虑 ALL。骨髓流式：92% 异常幼稚 T 淋巴细胞。染色体为复杂核型，FISH 检测提示 *KMT2A* 基因重排阳性（染色体及 FISH 均在外院检测，未见报告单），综合诊断为急性 T 淋巴细胞白血病。2017 年 8 月 8 日给予 PVDL 方案诱导化疗，1 个疗程结束后骨髓形态原始淋巴细胞占 60.4%，流式 MRD 82.6%，继续 CAT 方案化疗后骨髓形态原始淋巴细胞占 4.4%，流式 MRD 5.3%，多次化疗后复查形态原、幼淋巴细胞占 4.8%，流式 MRD < 0.01%。2018 年 3 月 1 日复查骨髓形态 CR，流式 MRD 4.64%，同时右侧腋下出现进行性肿大包块，无痛，考虑白血病细胞浸润，继续化疗后 2018 年 7 月复查骨髓流式：60% 异常幼稚 T 淋巴细胞，提示白血病复发。持续规律化疗，2020 年 4 月 24 日复查骨髓形态原、幼淋巴细胞占 74%，2020 年 6 月 1 日骨髓形态原、幼淋巴细胞占 88%。为进一步治疗患者于 2020 年 6 月 17 日首次入我院，入院后复查，骨髓流式 54.88% 的细胞表达 CD5、CD34、$CD99^{bri}$、cCD3、$CD56^{dim}$、CD2、CD38、cBCL2、cCD79a，部分表达 CD7、CD4、TDT、CD1a，不表达 CD8、CD3、TCR-αγ、CD117、HLA-DR、CD15、CD33、CD13、CD11b、MPO、TRBC1、CD22、CD19、CD10，为恶性幼稚 T 淋巴细胞，提示白血病复发，染色体为复杂核型：48,XY,der(2)del(2)(p23p13)del(2)(q33),del(6)(q13q23),+8,inv(10)(p13q24),t(11;19)(q23.3;p13.3),add(14)(q24),+15,add(18)(q21.1)[18]/48,XY,t(1;20)(p36.3;p11.2),der(2)del(2)(p23p13)del(2)(q33),add(5)(p13),del(6)(q13q23),+8,inv(10)(p13q24),t(11;19)(q23.3;p13.3),add(14)(q24),+15,add(18)(q21.1)[1]/46,XY[1]（图 3-4-18），*KMT2A*::*ENL* 融合基因阳性，*TP53* 基因突变阳性，为复发难治白血病，于 2020 年 10 月行父供子挽救性半相合异基因造血干细胞移植，移植后 +50 天复查骨髓、脑脊液为完全缓解象，*KMT2A*::*ENL* 融合基因定量为 0，嵌合率完全供者型，但患儿于移植后 +2 个月因肺部移植物抗宿主病死亡。

2. 病例解析　患者诊断 T-ALL 时伴复杂染色体核型，FISH 检测提示累及 *KMT2A* 基因结构异常，遗传学高危，预后差，患者化疗难缓解，复发状态时入我院，复查染色体提示复杂核型伴 t(11;19)(q23.3;p13.3) 易位，该易位可导致 *KMT2A*::*ENL* 融合基因阳性，经 PCR 证实，患者预后高危，有移植指征，但并未在 CR1 期接受 HSCT。患者确诊 7 个月时腋下出现包块，明确为白血病细胞髓外浸润，因错失最佳移植时机导致最终的不良结局。

四、伴 *NUP214*::*ABL1* 异常

（一）概述

在 T-ALL 中约 5% 患者伴 *NUP214*::*ABL1*（*SET*::*NUP214*）融合基因阳性，包括儿童和成人。*NUP214*::*ABL1* 阳性患者与阴性患者在临床表现方面没有显著差异，文献报道 *NUP214*::*ABL1* 融合基因阳性患者预后不良[72,73]，但由于累及 *ABL1* 基因，对酪氨酸激酶抑制剂治疗有效，靶向治疗可能改善其不良预后。*ABL1* 基因位于 9 号染色体 9q34.12，*NUP214* 基因位于 9 号染色体 9q34.13，由于在 9q34 区带的 500Kb 区域内基因发生扩增，产生大小不等的圆形的染色体外 DNA 分子，称为游离体，游离体可自主复制，包含 *ABL1*、

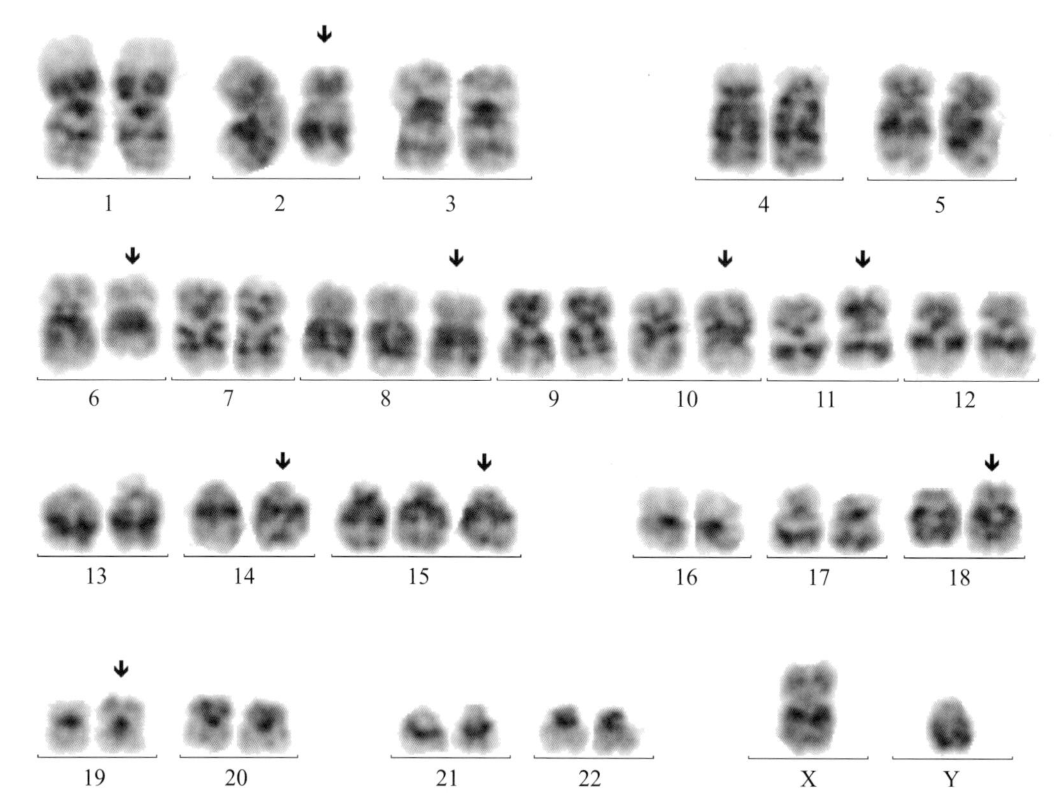

图 3-4-18 患者染色体核型：48,XY,der(2)del(2)(p23p13)del(2)(q33),del(6)(q13q23),+8,inv(10)(p13q24),t(11;19)(q23.3;p13.3),add(14)(q24),+15,add(18)(q21.1), 箭头所指为异常或额外增加的染色体

LAMC3(9q34.12) 和 *NUP214* 基因。关于游离体形成机制有两种假说：一是保守型，DNA 分子较为保守，在原生染色体位点上保留原有 DNA 序列；二是非保守型：在原生染色体位点上丢失部分 DNA 序列。由于有丝分裂时分离不平等以及体积的增加而引起拷贝数增加。随着时间推移，形成渐进的非均匀大小的结构，显微镜下可见，称为双微体（dmin），随后它们可能整合到染色体中，在染色体内扩增形成匀染区（HSR）。染色体水平是隐匿性异常，核型难以识别，或可伴随其他附加异常。可采用 PCR 或 FISH 方法加以检测。因游离体内总是包含 *ABL1* 基因，因此 FISH 可采用 *ABL1* 探针，检测是否存在大小不等的大量扩增的 DNA 片段，即是否出现 *ABL1* 基因大小不等的多个信号点。有报道个别患者为 *ABL1* 信号部分丢失。

（二）典型病例

1. 病例　患者男性，8 岁，2021 年 2 月因“发热、咳嗽 1 周”就诊于当地医院。查骨髓形态符合 ALL 表现，免疫分型检测考虑 T-ALL，骨髓染色体核型为 46,XY[20]，FISH 检测了 *KMT2A*、*BCR*∷*ABL1*、*ETV6*∷*RUNX1*、*PDGFRB*、*MYC*、*MEF2D* 等 T-ALL 相关基因，*BCR/ABL1* 探针检测出 16% 的间期核中 *ABL1* 基因大量扩增（图 3-4-

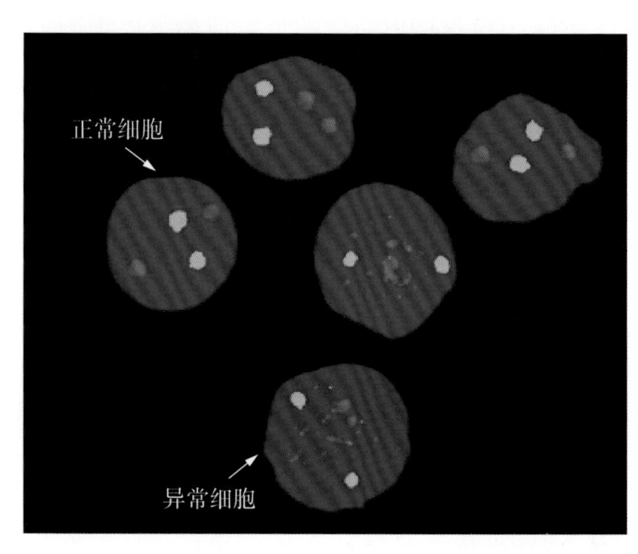

图 3-4-19 ***BCR/ABL1*** 探针，红色标记 ***ABL1*** 基因，绿色标记 *BCR* 基因，图示异常细胞 ***ABL1*** 基因大量扩增，红色信号呈现簇状

19)，外周血 FISH-*ABL1* 基因也可见大量扩增，未见其他基因异常，经 PCR 证实 *NUP214*::*ABL1* 融合基因阳性，未检测到 *IKZF1* 基因缺失。治疗随访中。

2. 病例解析 该患者初发白血病，染色体核型正常，FISH 常规筛查 T-ALL 相关基因异常时检出大量 *ABL1* 扩增信号，因而考虑伴 *NUP214*::*ABL1* 融合基因，经 PCR 证实 *NUP214*::*ABL1* 融合基因阳性。由于 *ABL1* 基因异常对 TKIs 治疗有效，临床给予酪氨酸激酶抑制剂联合化疗，治疗中疗效待观察。

（王 彤）
（核型图编辑：张 艳）
（模式图绘制：邬志伟）

参考文献

[1] Borowitz MJ, Chan JKC, Downing JR, et al. B-lymphoblastic leukaemia/lymphoma. In WHO classification of tumours of haematopoietic and lymphoid tissues (ed. Swerdlow SH, et al.), revised 4th ed., 2017, 203-209. IARC, Lyon.

[2] Lafage-Pochitaloff M, Baranger L, Hunault M, et al. Impact of cytogenetic abnormalities in adults with Ph-negative B-cell. Blood, 2017, 130 (16): 1832-1844.

[3] Lilljebjorn H, Fioretos T. New oncogenic subtypes in pediatric B-cell precursor acute lymphoblastic leukemia. Blood, 2017, 130 (12): 1395-1401.

[4] Schwab C, Harrison CJ. Advances in B-cell Precursor Acute Lymphoblastic. Leukemia Genomics, 2018, EHA, 1-9.

[5] Mullighan CG. How advanced are we in targeting novel subtypes of ALL? Best Pract Res Clin Haematol, 2019, 32 (4): 101095.

[6] Jianfeng Li, Yuting Dai, Liang Wu, et al. Emerging molecular subtypes and therapeutic targets in B-cell precursor acute lymphoblastic leukemia. Front Med, 2021, 15 (3): 347-371.

[7] Kajsa Paulsson, Henrik Lilljebjörn, Andrea Biloglav, et al. The genomic landscape of high hyperdiploid childhood acute lymphoblastic leukemia. Nat Genet, 2015, 47 (6): 672-676.

[8] Chen Z, Sun Y, Xie W, et al. Is hyperdiploidy a favorable cytogenetics in adults with B-lymphoblastic leukemia? Cancer Medicine, 2019, 8: 4093-4099.

[9] Enshaei A, Vora A, Harrison CJ, et al. Defining low-risk high hyperdiploidy in patients with paediatric acute lymphoblastic leukaemia: a retrospective analysis of data from the UKALL97/99 and UKALL2003 clinical trials. Lancet Haematol, 2021, 8 (11): e828-e839.

[10] Safavi S, Paulsson K. Near-haploid and low-hypodiploid acute lymphoblastic leukemia: two distinct subtypes with consistently poor prognosis. Blood, 2017, 129 (4): 420-423.

[11] Carrolla AJ, Shago M, Mikhail FM, et al. Masked hypodiploidy: hypodiploid acute lymphoblastic leukemia (ALL) mimicking hyperdiploid ALL in children: A report from the Children's Oncology Group. Cancer Genet, 2019, 238: 62-68.

[12] Molina O, Bataller A, Thampi N, et al. Near-Haploidy and Low-Hypodiploidy in B-Cell Acute Lymphoblastic Leukemia: When Less Is Too Much. Cancers (Basel), 2022, 14 (1): 32-53.

[13] Sun CC, Chang LX, Zhu XF. Pathogenesis of *ETV6*::*RUNX1*-positive childhood acute lymphoblastic leukemia and mechanisms underlying its relapse. Oncotarget, 2017, 8 (21): 35445-35459.

[14] Sundaresh A, Williams O. Mechanism of *ETV6*::*RUNX1* Leukemia. Adv Exp Med Biol, 2017, 962: 201-216.

[15] Soverini S, Bassan R, Lion T. Treatment and monitoring of Philadelphia chromosome-positive leukemia patients: recent advances and remaining challenges. J Hematol Oncol, 2019, 12 (1): 39.

[16] Chen Z, Hu S, Wang SA, et al. Chronic myeloid leukemia presenting in lymphoblastic crisis, a differential diagnosis with Philadelphia-positive B-lymphoblastic leukemia. Leuk Lymphoma, 2020, 61 (12): 2831-2838.

[17] Bastian L, Beder T, Barz MJ, et al. Developmental trajectories and cooperating genomic events define molecular subtypes of BCR::ABL1-positive ALL. Blood, 2024, 143 (14): 1391-1398.

[18] Ponvilawan B, Kungwankiattichai S, Charoenngam N, et al. Is stem cell transplantation still needed for adult Philadelphia chromosome-positive acute lymphoblastic leukemia receiving tyrosine kinase inhibitors therapy? A systematic review and meta-analysis. PLoS One, 2021, 16 (6): e0253896.

[19] Britten O, Ragusa D, Tosi S, et al. MLL-Rearranged Acute Leukemia with t(4;11)(q21;q23)-Current Treatment Options. Is There a Role for CAR-T Cell Therapy? Cells, 2019, 8 (11): 1341.

[20] Vrooman LM, Blonquist TM, Harris MH, et al. Refining risk classification in childhood B acute lymphoblastic leukemia: results of DFCI ALL Consortium Protocol 05-001. Blood Adv, 2018, 2 (12): 1449-1458.

[21] Wu FR, Nie SY, Yao Y, et al. Small-molecule inhibitor of *AF9/ENL*-DOT1L /AF4/AFF4 interactions suppresses malignant gene expression and tumor growth. Theranostics, 2021, 11 (17): 8172-8184.

[22] Kubota-Tanaka M, Osumi T, Miura S, et al. B-lymphoblastic lymphoma with *TCF3-PBX1* fusion gene. Haematologica, 2019, 104 (1): e35-e37.

[23] Zhou BQ, Chu XR, Tian H, et al. The clinical outcomes and genomic landscapes of acute lymphoblastic leukemia patients with *E2A-PBX1*: A 10-year retrospective study. Am J Hematol, 2021, 96 (11): 1461-1471.

[24] Fischer U, Forster M, Rinaldi A, et al. Genomics and drug profiling of fatal *TCF3-HLF*-positive acute lymphoblastic leukemia identifies recurrent mutation patterns and therapeutic options. Nat Genet, 2015, 47 (9): 1020-1029.

[25] Huang Y, Bourquin JP. Targeting the oncogenic activity of *TCF3-HLF* in leukemia. Mol Cell Oncol, 2020, 7 (3): 1709391.

[26] Wang TY, Wan XY, Yang F, et al. Successful Treatment of *TCF3-HLF* epositive Childhood B-ALL with Chimeric Antigen Receptor T-Cell Therapy. Clinical Lymphoma, Myeloma & Leukemia, 2021, 21 (6): 386-392.

[27] Płotka A, Lewandowski K, *BCR/ABL1*-Like Acute Lymphoblastic Leukemia: From Diagnostic Approaches to Molecularly Targeted Therapy. Acta Haematol, 2021, 24: 1-9.

[28] Iacobucci I, Roberts KG. Genetic Alterations and Therapeutic Targeting of Philadelphia-Like Acute Lymphoblastic Leukemia. Genes (Basel), 2021, 12 (5): 687.

[29] Hrabovsky S, Vrzalova Z, Stika J. Genomic landscape of B-other acute lymphoblastic leukemia in an adult retrospective cohort with a focus on *BCR-ABL1*-like subtype. Acta Oncol, 2021, 60 (6): 760-770.

[30] Hein D, Borkhardt A, Fischer U, et al. Insights into the prenatal origin of childhood acute lymphoblastic leukemia. Cancer and Metastasis Reviews, 2020, 39: 161-171.

[31] Moorman AV, Richards SM, Robinson HM, et al. Prognosis of children with acute lymphoblastic leukemia (ALL) and intrachromosomal amplification of chromosome 21 (iAMP21) . Blood, 2007, 109 (6): 2327-2330.

[32] Heerema NA, Carroll AJ, Devidas M, et al. Intrachromosomal amplification of chromosome 21 is associated with inferior outcomes in children with acute lymphoblastic leukemia treated in contemporary standard-risk children' s oncology group studies: a report from the Children' s Oncology Group. J Clin Oncol, 2013, 31 (27): 3397-3402.

[33] Harrison CJ, Moorman AV, Schwab C, et al. An international study of intrachromosomal amplification of chromosome 21 (iAMP21): cytogenetic characterization and outcome. Leukemia, 2014, 28 (5): 1015-1021.

[34] Harrison CJ, Schwab C. Constitutional abnormalities of chromosome 21 predispose to iAMP21-acute lymphoblastic leukaemia. Eur J Med Genet,2016,59(3): 162-165.

[35] Lisa J. Russell, Amir Enshaei, Lisa Jones, et al. IGH@ Translocations Are Prevalent in Teenagers and Young Adults With Acute Lymphoblastic Leukemia and Are Associated With a Poor Outcome. J Clin Oncol, 2014, 32: 1453-1462.

[36] Sudutan T, Erbilgin Y, Hatirnaz Ng O, et al. Zinc finger protein 384 (*ZNF384*) impact on childhood mixed phenotype acute leukemia and B-cell precursor acute lymphoblastic leukemia. Leu Lymphoma, 2022, 63 (12): 2931-2939.

[37] Hirabayashi S, Ohki K, Nakabayashi K. *ZNF384*-related fusion genes define a subgroup of childhood B-cell precursor acute lymphoblastic leukemia with a characteristic immunotype. Haematologica, 2017, 102 (1): 118-129.

[38] Zaliova M, Stuchly J, Winkowska L, et al. Genomic landscape of pediatric B-other acute lymphoblastic leukemia in a consecutive European cohort. Haematologica, 2019, 104 (7): 1396-1406.

[39] Li JF, Dai YT, Lilljebjörn H, et al. Transcriptional landscape of B cell precursor acute lymphoblastic leukemia based on an international study of 1, 223 cases. Proc Natl Acad Sci U SA, 2018, 115: E11711-20.

[40] Qin YZ, Jiang Q, Xu LP, et al. The Prognostic Significance of ZNF384 Fusions in Adult Ph-Negative B-Cell Precursor Acute Lymphoblastic Leukemia: A Comprehensive Cohort Study From a Single Chinese Center. Front Oncol, 2021, 17 (11): 632532.

[41] Iacobucci I, Mullighan CG., Acute Lymphoblastic Leukemia Subtypes, 2020 EHA, Educational Updates in Hematology Book, 2020, 4 (S2).

[42] Liu YF, Wang BY, Zhang WN, et al. Genomic profiling of adult and pediatric B-cell acute lymphoblastic leukemia. EBioMedicine, 2016, 8: 173-183.

[43] Gu Z, Churchman M, Roberts K, et al. Genomic analyses identify recurrent MEF2D fusions in acute lymphoblastic leukaemia. Nat Commun, 2016, 7: 13331.

[44] Ohki K, Kiyokawa N, Saito Y, et al. Clinical and molecular characteristics of MEF2D fusion-positive B-cell precursor acute lymphoblastic leukemia in childhood, including a novel translocation resulting in *MEF2D-HNRNPH1* gene fusion. Haematologica, 2019, 104 (1): 128-137.

[45] Zhang J, McCastlain K, Yoshihara H, et al. Deregulation of DUX4 and ERG in acute lymphoblastic leukemia. Nat Genet, 2016, 48: 1481-1489.

[46] Lilljebjörn H, Fioretos T. New oncogenic subtypes in pediatric B-cell precursor acute lymphoblastic leukemia. Blood, 2017, 130 (12): 1395-1401.

[47] Yasuda T, Tsuzuki S, Kawazu M, et al. Recurrent *DUX4* fusions in B cell acute lymphoblastic leukemia of adolescents and young adults. Nat Genet, 2016, 48: 569-574.

[48] Rehn JA, O' Connor MJ, White DL, et al. *DUX* Hunting-Clinical Features and Diagnostic Challenges Associated with DUX4-Rearranged Leukaemia. Cancers (Basel), 2020, 12 (10): 2815.

[49] Gu Z, Churchman ML, Roberts KG, et al. *PAX5*-driven subtypes of B-progenitor acute lymphoblastic leukemia. Nat Genet, 2019, 51: 296-307.

[50] Lilljebjorn H, Henningsson R, Hyrenius-Wittsten A, et al. Identification of *ETV6-RUNX1*-like and DUX4-rearranged subtypes in paediatric B-cell precursor acute lymphoblastic leukaemia. Nat Commun, 2016, 7: 11790.

[51] Zaliova M, Kotrova M, Bresolin S, et al. *ETV6/RUNX1*-like acute lymphoblastic leukemia: A novel B-cell precursor leukemia subtype associated with the CD27/CD44 immunophenotype. Genes Chromosomes Cancer, 2017, 56: 608-616.

[52] Hunger SP, Mullighan CG. Acute Lymphoblastic Leukemia in Children. N Engl J Med, 2015, 373: 1541-1552.

[53] Li JF, Dai YT, Wu L, et al. Emerging molecular subtypes and therapeutic targets in B-cell precursor acute lymphoblastic leukemia. Front Med, 2021, 15 (3): 347-371.

[54] Stasevich I, Inglott S, Austin N, et al. *PAX5* alterations in genetically unclassified childhood Precursor B-cell acute lymphoblastic leukaemia. British Journal of Haematology, 2015, 171: 263-272.

[55] Teachey DT, Pui CH, Comparative features and outcomes between paediatric T-cell and B-cell acute lymphoblastic leukaemia. Lancet Oncol, 2019, 20: e142-54.

[56] Genesca E, Morgades M, Gil CG, et al. Adverse

prognostic impact of complex karyotype（≥ 3 cytogenetic alterations）in adult T-cell acute lymphoblastic leukemia（T-ALL）. Leukemia Research, 2021, 109: 106612.

[57] Iacobucci I, Mullighan CG. Genetic Basis of Acute Lymphoblastic Leukemia. J Clin Oncol, 2017, 35: 975-983.

[58] Mroczek A, Zawitkowska J, Kowalczyk J, et al. Comprehensive Overview of Gene Rearrangements in Childhood T-Cell Acute Lymphoblastic Leukaemia. Int J Mol Sci, 2021, 22（2）: 808.

[59] Karrman K, Forestier E, Heyman M, et al. Clinical and Cytogenetic Features of a Population-Based Consecutive Series of 285 Pediatric T-Cell AcuteLymphoblastic Leukemias: Rare T-cell Receptor Gene Rearrangements Are Associated with Poor Outcome. Genes Chromosomes Cancer, 2009, 48: 795-805.

[60] Jang W, Park J, Kwon A, et al. CDKN2B down regulation and other genetic characteristics in T-Acute Lymphoblastic Leukemia. Exp Mol Med, 2019, 51（1）: 1-15.

[61] Meurette O, Mehlen P. Notch Signaling in the Tumor Microenvironment. Cancer Cell, 2018, 34（4）: 536-548.

[62] Mirji G, Bhat J, Kode J, et al. Risk stratification of T-cell Acute Lymphoblastic Leukemia patients based on gene expression, mutations and copy number variation. Leuk Res, 2016, 45: 33-39.

[63] Parolini M, Mecucci C, Matteucci C, et al. Highly aggressive T-cell acute lymphoblastic leukemia with t(8; 14)(q24;q11): extensive genetic characterization and achievement of early molecular remission and long-term survival in an adult patient. Blood Cancer Journal, 2014, 4: e176.

[64] Skalska-Sadowska J, Dawidowska M, Szarzyńska-Zawadzka B, et al. Translocation t（8; 14）（q24; q11）with concurrent *PTEN* alterations and deletions of *STIL/TAL1* and *CDKN2A/B* in a pediatric case of acute T-lymphoblastic leukemia: A genetic profile associated with adverse prognosis. Pediatr Blood Cancer, 2017, 64（4）.

[65] Milani G, Matthijssens F, Loocke WV, et al. Genetic characterization and therapeutic targeting of MYC rearranged T-cell acute lymphoblastic leukemia. Br J Haematol, 2019, 185（1）: 169-174.

[66] Chen L, Deshpande A, Bankal D, et al. Abrogation of MLL-AF10 and CALM-AF10 mediated transformation through genetic inactivation or pharmacological inhibition of the H3K79 methyltransferase Dot1l. Leukemia, 2013, 27（4）: 813-822.

[67] Asnafi V, Radford-Weiss I, Dastugue N, et al. CALM-AF10 is a common fusion transcript in T-ALL and is specific to the TCRγδ lineage. Blood, 2003, 102（3）: 1000-1006.

[68] Nigro LL, Mirabile E, Tumino M, et al. Detection of PICALM-MLLT10（CALM-AF10）and outcome in children with T-lineage acute lymphoblastic leukemia. Leukemia, 2013, 27: 2419-2421.

[69] Soto-Feliciano YM, Bartlebaugh J ME, Liu Y, et al. PHF6 regulates phenotypic plasticity through chromatin organization within lineage-specific genes. Genes & Development, 2017, 31: 973-989.

[70] Peterson JF, Baughn LB, Pearce KE, et al. KMT2A（MLL）rearrangements observed in pediatric/young adult T-lymphoblastic leukemia/lymphoma: A 10-year review from a single cytogenetic laboratory. Genes Chromosoms Cancer, 2018, 57: 541-546.

[71] Kang H, SharmaN.D, Nickl CK, et al. Dysregulated transcriptional networks in KMT2A-and MLLT10-rearranged T-ALL. Biomark Res, 2018, 6: 27.

[72] Peterson JF, Pitel BA, Stephanie A, et al. Smoley Detection of a cryptic NUP214/ABL1 gene fusion by mate-pair sequencing（MPseq）in a newly diagnosed case of pediatric T-lympho-blastic leukemia. Cold Spring Harb Mol Case Stud, 2019, 5（2）: a003533.

[73] Tsujimoto S, Nakano Y, Osumi T, et al. A Cryptic NUP214-ABL1 Fusion in B-cell Precursor Acute Lymphoblastic Leukemia. J Pediatr Hematol Oncol, 2018, 40（6）: e397-e399.

第四章 混合表型急性白血病

第一节 概　述

一、概念和分类

混合表型急性白血病（mixed phenotype acute leukemia，MPAL），是一种罕见的急性白血病亚型，髓系和淋系均受累，具有很强的异质性。MPAL发病年龄呈双峰分布[1]，中位年龄为50岁，峰值出现在≤19岁和≥60岁，男性具有一定的发病优势[2]，普遍认为其预后较差，与急性淋巴细胞白血病（acute lymphocytic leukemia，ALL）类似。

MPAL以前也被称为双表型急性白血病（biphenotypic acute leukemia，BAL），不能明确归类为任何单一造血系统的急性白血病，可兼具急性髓系白血病（acute myeloid leukemia，AML）和ALL的特征，可表现为B/髓系、T/髓系、B/T淋系双表型或B/T/髓系三表型，超过50%的患者为B/髓系表型，其次为T/髓系表型，而B/T淋系双表型和B/T/髓系三表型相对较少。

MPAL克隆的识别和诊断多需借助流式细胞术。1995年欧洲白血病免疫分型协作组（European Group for the Immunological Classification of Leukemias，EGIL）首次提出基于流式细胞术的评分系统，用于识别BAL，为以后的WHO分类奠定了基础。2008年WHO正式将MPAL列为急性白血病的一种亚型，并且在2016年版的WHO分类标准中将MPAL归入系列未明的急性白血病（acute leukaemias of ambiguous lineage，ALAL）中，2016年WHO分类[3]中，MPAL主要分为以下五种亚型：①MPAL伴t(9;22)(q34.1;q11.2)，*BCR*::*ABL1*；②MPAL伴t(v;11q23.3)，*KMT2A*(*MLL*)重排；③MPAL，B/髓系，非特指型（not otherwise specified，NOS）；④MPAL，T/髓系，NOS；⑤MPAL NOS，罕见型。WHO分类纳入了对抗原阳性强度的主观判断（弱表达到强表达）和一套简化的谱系特异性标记，但细胞遗传学特征有限[4]。2022年版WHO分类[5]再次进行了更新，将混合表型急性白血病（MPAL）和系列未明的急性白血病（ALAL）归为一类，统称为系列未明的急性白血病（ALAL），具体分类如表4-1-1所示。

二、细胞遗传学特征

MPAL细胞遗传学异常多见，60%～90%患者存在克隆性染色体异常。t(9;22)(q34.1;q11.2)/*BCR*::*ABL1*和t(v;11q23.3)/*KMT2A*(*MLL*)重排是最常见的，占MPAL病例的19%～28%[6,7]。2016年版的WHO分类明确伴t(8;21)(q22;q22)、inv(16)(p13q22)、t(15;17)(q24;q21)重现性染色体异常的混合表型急性白血病不列入MPAL，并且伴有

表4-1-1　2022年版WHO分类：系列未明的急性白血病（ALAL）[5]

ALAL伴遗传学异常	
	MPAL伴*BCR*::*ABL1*融合
	MPAL伴*KMT2A*重排
	ALAL伴其他遗传学改变
	MPAL伴*ZNF384*重排
	ALAL伴*BCL11B*重排
ALAL，免疫表型定义	
	MPAL，B/髓系
	MPAL，T/髓系
	MPAL，罕见型
	ALAL非特指型
	急性白血病未分化型

FGFR1 重排的患者也不应归为 MPAL[3]。2022 年版的 WHO 分类中将 MPAL 伴 *ZNF384* 重排纳入“ALAL 伴其他遗传学改变”，明确列为一个单独的亚型。

既往报道[7]，32% 的 MPAL 表现为复杂的核型，是最常见的与 MPAL 相关的细胞遗传学特征，以男性居多，多见于 B / 髓或 T/ 髓混合表型，B/T 共表达少见。其他的染色体异常包括 6q-、7q 或 5q 异常等，-5、-7、+8、21 号多体也有相关报道，但其意义均未明确。

近年来，多参数流式细胞术、细胞遗传学及二代测序技术的广泛应用加深了对 MPAL 生物学特性的认识。儿童和成人 MPAL 具有不同的基因谱[2]，例如，儿童 MPAL 中 t(v;11q23.3)/*KMT2A*(*MLL*) 重排更常见，而成人 MPAL 中 t(9;22)(q34.1;q11.2)/*BCR*::*ABL1* 更常见；B/ 髓及 T/ 髓的儿童 MPAL 患者常见的基因突变为 *ZNF384*，其余为 *PAX5*、*WT1*、*CEBPA* 等；B/ 髓和 T/ 髓的成人 MPAL 则常见 *RUNX1*、*NOTCH1*、*DNMT3A* 突变。MPAL 病例中也可存在 AML 或 ALL 中常见的突变[8, 9]。一些突变具有较高的变异等位基因频率（*DNMT3A*、*RUNX1*、*IDH2*、*TET2* 和 *SRSF2*），可能参与了疾病的发生，*FLT3*、*ETV6*、*IL7R*、*TP53*、*IKZF1*、*BCOR*、*CSF3R*、*WT1* 等基因突变均为典型的亚克隆突变，提示它们可能参与疾病的进展。*NOTCH1* 和 *NRAS* 的变异等位基因频率为克隆性或亚克隆性，提示这两个基因的突变可能是致病或继发性打击。但是 *BCR*::*ABL1* 或 *KMT2A* 重排的患者往往没有其他突变。除 *ETV6* 和 *GATA3* 外，所有 MPAL 相关突变均可在 AML 中发现，在 ALL 中常见的突变（包括 *CDKN2A*、*CDKN2B*、*ETV6* 和 *VPBEB1*）在儿童 MPAL 亦可见。MPAL 患者存在突变往往提示不良预后，但这仍需进一步的研究明确。

三、预后和治疗

MPAL 总体预后较差，在 SEER 数据的多变量分析中，在 ALL、AML、MPAL 和其他急性白血病中，MPAL 亚型预后最差。既往的研究数据[10]，WHO 定义的 MPAL 的完全缓解（complete remission，CR）率为 61% ～ 85%，中位生存期 15 ～ 18 个月；欧洲白血病免疫分型协作组（EGIL）研究显示该病的 CR 率为 30% ～ 80%，中位生存期为 6 ～ 30 个月。该病的预后与年龄密切相关，成年患者预后较儿童差，复发率高，总体生存率更低。

MPAL 由于发病率低，相关报道多为小宗病例或者回顾性研究，大规模前瞻性的研究数据仍然缺乏，同时疾病具有高度的异质性，遗传学、表观遗传学等方面的认识仍然不足，临床尚无较好的治疗方法。目前，MPAL 的治疗无论儿童还是成人患者，更推荐 ALL 方案，但是也有报道指出在诱导失败时可考虑髓系方案，造血干细胞移植（hematopoietic stem cell transplantation，HSCT）可改善 MPAL 患者的预后[4]。由于儿童和成人 MPAL 预后存在差异，HSCT 的时机亦不同，成人 MPAL 建议首次缓解时进行 HSCT[11]，而早期对 ALL 治疗方案反应较好的儿童患者则不建议 HSCT，HSCT 只建议应用于难治和（或）复发的儿童患者。

（王　楠）

第二节　伴 *BCR*::*ABL1* 重排的混合表型急性白血病

一、概述

t(9;22)(q34;q11.2) 是血液肿瘤中最常见的染色体易位之一，位于 22q11 的 *BCR* 基因与位于 9q34 的 *ABL1* 基因相互易位，形成 *BCR*::*ABL1* 融合基因，主要见于 CML、B-ALL，也见于少数 AML

及 MPAL 患者。伴有 t(9;22)(q34;q11.2) 的 MPAL 发病率并不高，占所有急性白血病的比例不足 1%[1]。此亚型常见于男性，儿童和成人均可发病，但与 ALL 一样，该亚型儿童的发病率明显低于成人，成人 MPAL 伴有 t(9;22)(q34;q11.2)/*BCR*::*ABL* 的发生率为 15% ~ 30%，而在儿童患者中发生率仅为 4% ~ 16%。WHO 分类将 MPAL 伴 t(9;22)(q34;q11.2)/*BCR*:: *ABL1* 列为一个独立亚型，该亚型的 MPAL 患者的症状与其他急性白血病患者相似。绝大部分病例为 B/ 髓系共表达，也有少数 T/ 髓系共表达、B/T 共表达，三系共表达病例很少。

二、细胞遗传学特征

伴有 t(9;22)(q34;q11.2) 的 MPAL 患者 *BCR*:: *ABL1* 融合基因可以表现为 p210（b3a2/b2a2 型）或 p190（e1a2 型），p190 融合转录本较 p210 转录本更常见，文献报道 p190 检出率为 61.9%，p210 仅为 28.6%[12]。p210 转录本存在时应注意排除 CML 急变，CML 急变的情况不应归入 MPAL。Ph$^+$-MPAL 患者多伴有附加染色体异常，复杂核型常见。

三、预后

在酪氨酸激酶抑制剂（TKIs）应用之前，Ph$^+$-MPAL 预后很差，特别是在成年人 MPAL 中，Ph 染色体被认为是不良预后的标志。然而，随着 TKIs 的广泛应用，近来文献报道显示，Ph$^+$-MPAL 患者的预后优于 Ph 阴性 MPAL 患者（1 年和 2 年 OS 率：90% *vs.* 61%；72% *vs.* 48%），与 Ph$^+$ 的 B-ALL 的预后相类似。TKIs 的加入使得 MPAL 的预后获得极大改善，目前对于 Ph$^+$-MPAL 临床多使用化疗联合 TKIs 的方案诱导治疗，并在第一次 CR 期行 HSCT，显著改善了成人 Ph$^+$-MPAL 的预后。

四、典型病例

（一）病例

患者女性，50 岁，主因“发现贫血 20 余天”入院。入院时 WBC 26.81 × 10^9/L，Hb 62 g/L，PLT 211 × 10^9/L。骨髓形态：骨髓增生极度活跃，原幼细胞占 80.8%，POX 阳性率 8%，CE 阳性率 2%，PAS 阳性率 51%，NAE 阳性率 7%，NaF 抑制后阳性率 6%；粒系占 8.4%，红系占 6%，淋巴细胞占 4%，考虑急性白血病；免疫分型：幼稚细胞 78.64%，表达 CD34、CD117、HLA-DR、CD13、CD33、CD11b、CD19、CD38、CD10、CD22、CD58、CD7、胞浆 CD79a，不表达 CD64、CD14、CD15、CD20、胞浆 MPO、胞浆 CD3，为表型异常的幼稚细胞，考虑急性混合细胞白血病（髓 /B 双表型）。融合基因定量 *BCR*::*ABL1* 95.6%。染色体核型分析结果：46,XX,add(1)(p36),add(2)(q37),add(5)(p15),t(9;22)(q34;q11),der(21)?t(3;21)(p14;q22)[cp24]/46,XX[1]（图 4-2-1）。明确诊断为急性混合细胞白血病伴 *BCR*::*ABL1*。给予甲磺酸伊马替尼 +VIP（长春地辛 + 伊达比星 + 地塞米松）方案，1 个疗程后 CR，后持续化疗 13 个疗程，目前患者一般状态良好，总生存期 58 个月（最后随访日期 2023 年 6 月）。

（二）病例解析

初诊时该患者明确诊断为混合表型急性白血病，染色体核型和融合基因检测明确存在 t(9;22)(q34;q11.2)/*BCR*::*ABL1*。该病例经 TKI 联合化疗后 1 疗程 CR，虽然该患者并未在首次 CR 时行造血干细胞移植，但也获得了相对较长的生存期，提示 TKIs 的加入使得 Ph$^+$-MPAL 的预后获得极大改善。

（王　楠）

4

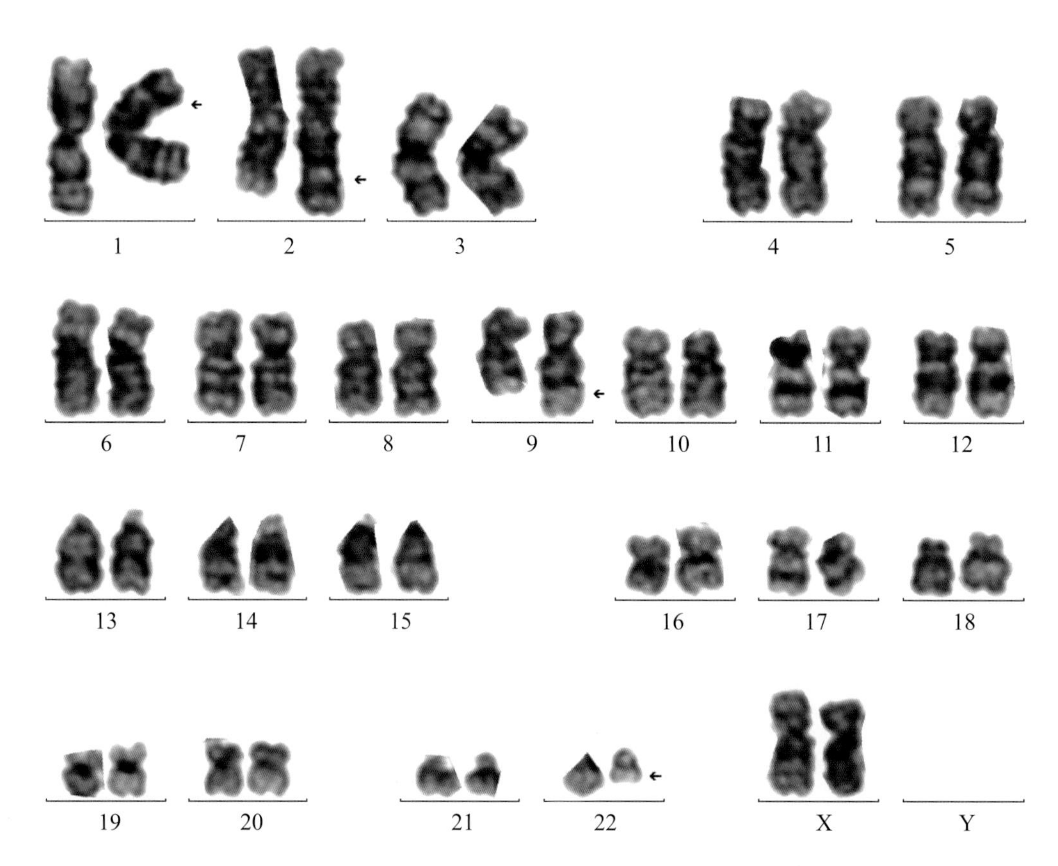

图 4-2-1 G 带核型图：46,XX,add(1)(p36),add(2)(q37),t(9;22)(q34;q11)，显示患者染色体核型同时具有 t(9;22) 和 1 号染色短臂、2 号染色长臂异常（箭头所指）

第三节 伴 *KMT2A* 重排的混合表型急性白血病

一、概述

伴有 t(v;11q23)/*KMT2A*（*MLL*）基因重排的 MAPL，是 WHO 分类单独列出的重要的亚型之一。与伴有 *KMT2A*（*MLL*）重排的 ALL 和 AML 一样，这种白血病在婴儿期更常见，成人 MAPL 患者中 *KMT2A* 重排的概率（4% ~ 8%）明显低于儿童（11% ~ 12%）。大多数 t(v;11q23)/*KMT2A*（*MLL*）重排病例伴有 B/ 髓系共表达，而 T/ 髓系共表达、B/T 共表达的少见。

二、细胞遗传学特征

KMT2A（*MLL*）基因位于染色体 11q23，伙伴染色体众多，这些易位多为非特异性的，可见于 AML、ALL、MDS 及治疗相关性白血病。伴 *KMT2A*（*MLL*）重排的 MPAL，相对常见的染色体易位有以下几种，最常见的融合伙伴是 *AFF1*[t(4;11)(q21;q23)]，其他重排涉及 *MLLT3*[t(9;11)(p22;q23)]、*MLLT1*[t(11;19)(q23;p13.3)] 和 *MLLT10*[t(10;11)(p12;q23)]，其他染色体异常多为小宗病例或者个案报道。*KMT2A* 易位可以是 MPAL 单独存在的异常，也可能是继发性细胞遗传学异常。

（一）t(4;11)(q21;q23)/*KMT2A*::*AFF1*

这是 MPAL 伴 t(v;11q23)/ *KMT2A*（*MLL*）改变最常见的亚型，为非特异性染色体异常，在 ALL，尤其是儿童 ALL 中可见，也可见于 AML（M4、M5）和 T-ALL。常伴有其他染色体异常，超二倍体常见，报道的额外附加染色体异常有 i(7q)、+X、+mar、+6、+8、+19、+21、+13、+10、+14 等，预后较差，中位生存期短。

（二）t(9;11)(p21.3;q23.3)/*KMT2A*::*MLLT3*

既往核型多描述为 t(9;11)(p22;q23)，现已经明确 *MLLT3* 位于 9p21.3，亦称为 *AF9*。9 号染色体和 11 号染色体发生易位的片段相对较小，核型分析时容易被忽略，应注意结合 FISH 或 RT-PCR 手段避免漏诊。附加染色体异常较少，有 +8、+6、+19、+21 和变异易位 t(9;11;v) 的报道。该异常更推荐使用 *KMT2A*(11q23) 双色分离探针进行 FISH 检测。

（三）t(11;19)(q23;p13.3)/*KMT2A*::*MLLT1*

MLLT1 亦称为 *ENL*，*KMT2A*::*MLLT1*/t(11;19)(q23;p13.3) 在 AML、ALL 中也有报道。表现为 11 号染色体长臂的缩短和 19 号染色体短臂的增加，R 带容易漏诊。附加染色体异常少见，有 +X、+6、+8、+19 的相关报道，可见变异型的插入或复杂易位，预后差。

（四）t(10;11)(p12;q23)/*KMT2A*::*MLLT10*

MLLT10 定位于染色体 10p12.31，亦称为 *AF10*，是 *KMT2A* 中相对常见的伙伴基因，主要见于儿童 AML，在先天性和婴儿白血病、治疗相关 AML、B 和 T 淋巴细胞白血病 / 淋巴瘤（ALL/LBL）中均有 *KMT2A*::*MLLT10* 的报道，在 MPAL 中相对较少。使用常规的核型分析时，复杂的染色体畸变常会影响这一染色体易位的检出，因此推荐使用 FISH 的方法对这一异常进行检测[13]。关于该染色体易位的预后意义仍有待充分研究，现阶段的报道多认为该易位与不良预后相关。

三、预后

伴有 *KMT2A*（*MLL*）重排的 MPAL 患者由于发病率低，相关报道很少，预后总体较差，但是否较其他 MPAL 亚型预后更差这一点上仍存在争议。该亚型常见于儿童，尤其近期的报道中多数患者是婴儿，这一年龄组通常预后较差。目前针对此类患者的治疗方案与 Ph 阴性 MPAL 的治疗方案类似，首先接受大剂量化疗方案，但伴有 t(v;11q23)/ *KMT2A*（*MLL*）重排的 MPAL 患者对化疗多不敏感，建议首次完全缓解后行异基因造血干细胞移植。随着该病机制的深入认识，新的分子靶向位点也逐渐明确，如 DOT1L 抑制剂（EPZ-5676）、Bromodomain 抑制剂等，部分已经进入临床试验阶段。对于常规化疗方案无效或者造血干细胞移植失败的患者，可考虑参与临床试验。

四、典型病例

（一）病例

患者女性，35 岁，主因“乏力、牙龈出血 1 天”入院。入院时 WBC 193.89 × 10^9/L，Hb 62 g/L，PLT 11 × 10^9/L。骨髓形态：原始细胞 88.4%，幼稚单核 2.8%，考虑急性白血病。免疫分型：D 门细胞群表达 CD19、CD22、CD34、CD38、CD58、CD15、HLA-DR、胞质 CD79a，不表达 CD117、CD64、CD13、CD33、CD56、胞质 MPO、胞浆 CD3，为表型异常的幼稚 B 细胞，约占有核细胞的 30.22%；A 门细胞群表达 CD15、CD33、CD64、CD11b、CD38、HLA-DR、胞质 MPO，少部分表达 CD14、CD13，不表达 CD34、CD117、CD19、胞质 CD3、胞质 CD79a，为表型异常的幼稚单核细胞，约占有核细胞的 57.83%；免疫分型考虑急性混合细胞白血病（髓、B 双表型）。融合基因定量 *KMT2A*::*AF4* 55.9%。染色体核型：46,XX,t(4;11)(q21;q23)[20]（如图 4-3-1）；二代测序：*FLT3*、*PTPN11*、*NARS*、*KRAS*、*TP53*、*CDKN2A* 突变阳性。明确诊断为急性混合细胞白血病。给予 2 个疗程 DHAG（地西他滨 + 高三尖杉酯碱 + 阿糖胞苷 + G-CSF）+VP（长春新碱 + 地塞米松）方案后完全缓解，一个月后复发，后续化疗 4 个疗程并给予

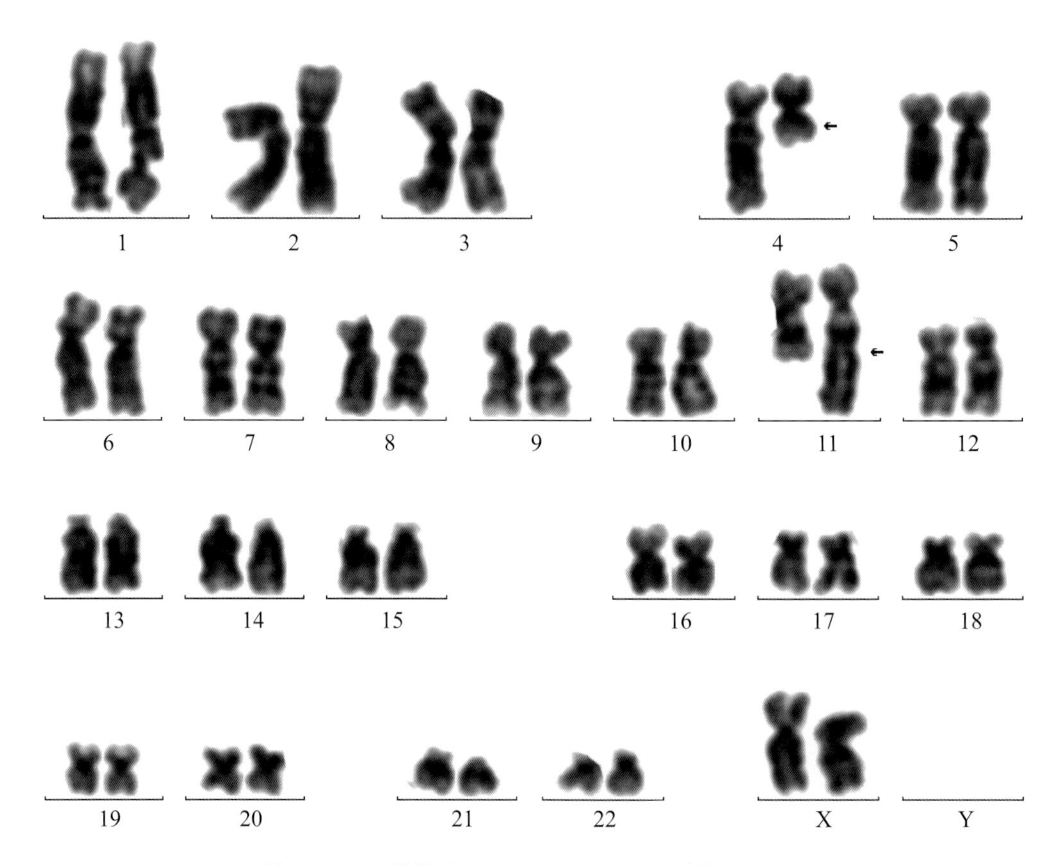

图 4-3-1 **G 带核型图，t(4;11)(q21;q23)**（箭头所指）

CAR-T 治疗，均未达完全缓解，总生存期仅 8 个月。

（二）病例解析

该患者明确诊断伴有 t(v;11q23)/*KMT2A*（*MLL*）基因重排的 MAPL，染色体核型及融合基因定量明确存在 t(4;11)(q21;q23)/*KMT2A*∷*AFF1*，同时二代测序发现存在较多的不良分子遗传学因素如 *FLT3*、*TP53* 等基因突变。这一亚型在成人中较为少见，且预后更差，目前尚无较好的治疗方案，该患者经 2 个疗程化疗后获得短暂的 CR，后迅速复发，并且总生存期短，提示该类型 MAPL 整体预后差。

（王　楠）

第四节　其他混合表型急性白血病的细胞遗传学

除了 *BCR*∷*ABL1* 和 *KMT2A* 重排这两种亚型，MPAL 伴其他染色体异常改变多为小宗的病例报道或者个案报道，已报道的遗传学异常有：t(5;11)(q35;p15.5)/*NSD1*∷*NUP98*、t(4;8)(p16;q24)/*NOP14*∷*PLEC*、t(8;12)(p23.1;q15)/*TNKS*∷*LYZ*、t(3;13)(p13;q14)/*FOXP1*∷*DAJC15*、t(6;11)(q27;q23)/*KMT2A*∷*MLLT4*、*KMT2A*（*MLL*）- 部分串联重复、t(12;21)(p13;q22)/*ETV6*∷*RUNX1*、t(5;9)(q14.1;p24)/*SSBP2*∷*JAK2*、t(9;9)(q34;q34)/*SET*∷*NUP21*、t(10;11)(p12;q21)/*PICALM*∷*MLLT10*、t(2;15)(p16.1;q25)/*SEMA4B*∷*BCL11A* 等[8]。

一、MPAL，B/髓系，NOS

该分类符合B细胞和髓系急性白血病的标准，但不存在*BCR::ABL1*和*KMT2A*重排这两种遗传学异常。发病率低，占所有白血病病例的1%左右，儿童和成人均可发病，更常见于成人。大部分患者存在克隆性细胞遗传学异常，复杂核型常见，已报道的克隆性改变包括del(6p)、12p11.2异常、del(5q)、7号染色体结构异常和包括近四倍体在内的数目异常。*ZNF384*重排多见于儿童MPAL，约48%的儿童B/髓系MPAL患者可检测到*ZNF384*基因重排。*ZNF384*基因位于12p13.31，累及12p13的染色体易位导致*ZNF384*基因重排。*ZNF384*常见的伙伴基因包括*EP300*、*CREBBP*、*ARID1B*、*EWSR1*、*TAF15*、*TCF3*等。最近关于*ZNF384*重排的相关研究表明，伴*ZNF384*重排的B-ALL和B/髓系MPAL具有高度的生物学相似性，有学者认为*ZNF384*重排可以单独归为一类，作为一种独特的急性白血病亚型。2022年版WHO将这一亚型明确归为MPAL伴*ZNF384*重排。伴有*ZNF384*重排的B/髓系MPAL与带有*ZNF384*重排的B-ALL具有相似的基因表达谱，常伴有*FLT3*基因高表达，*FLT3*抑制剂有望成为该类疾病的靶向治疗药物。

尽管目前文献中还没有足够的数据，但仍认为此类疾病预后不良，该类型儿童MPAL预后比ALL更差，而在成人中较AML好，与ALL的预后相类似。许多符合“MPAL，B/髓系，NOS”诊断标准的病例都有上述一种或多种预后不良的遗传学因素存在，有观点认为这是影响预后的原因。

二、MPAL，T/髓系，NOS

符合T细胞和髓系急性白血病的诊断标准，但是不存在两种定义亚型的遗传学异常。罕见，占所有白血病比例不足1%。儿童、成人均可发病，在儿童中比B/髓系MPAL更常见。虽然MPAL大多数病例都存在克隆性染色体异常，但尚未发现足以提示这组MPAL亚型特异性的或者是较多见的染色体异常，预后数据有限，预后不良的报道相对较多。

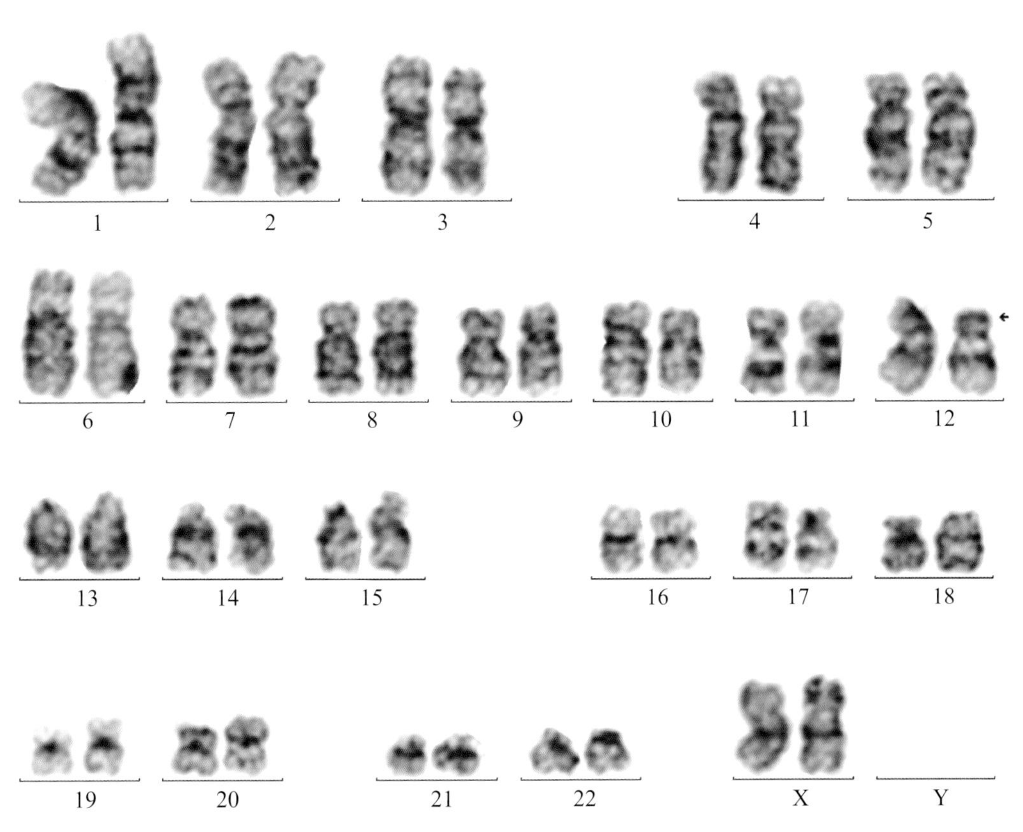

图4-4-1　**G带核型图显示患者染色体核型具有del(12)(p13)（箭头所指）**

4

三、典型病例

（一）病例

患者女性，15岁，主因贫血入院。入院时WBC 4.21×10^9/L，Hb 51 g/L，PLT 120×10^9/L。骨髓形态：幼稚淋巴细胞57%，原始粒细胞10.75%，考虑急性白血病，髓淋混合可能性大。免疫分型：异常细胞占非红系细胞的97%，部分表达CD117、HLA-DR、CD64、CD33、CD38、$CD34^{dim}$、mCD3dim、cCD3、cMPO、CD13、CD15、CD11b，样本中可见大量异常早期髓系细胞和早期淋巴细胞。基因未见异常。染色体核型：46,XX,del(12)(p13)[6]/46,XX[27]（图4-4-1），明确诊断为急性混合细胞白血病。给予1个疗程DAVP（柔红霉素＋阿糖胞苷＋长春地辛＋地塞米松）方案后完全缓解，巩固两个疗程后行亲缘单倍体移植，植入顺利，后规律复查，持续存活至今，总生存期为82个月（最后随访日期为2023年6月）。

（二）病例解析

该患者为儿童患者，符合MPAL诊断标准，染色体核型明确伴12p13的缺失。给予DAVP方案化疗后获得CR，后行造血干细胞移植，获得了较好的疗效。该病例为儿童MPAL累及12p13异常，但未证实是否存在*ZNF384*重排，该病例提示儿童MPAL早期行造血干细胞移植可改善生存。

（王　楠）

参考文献

[1] Khan M, Siddiqi R, Naqvi K. An update on classification, genetics, and clinical approach to mixed phenotype acute leukemia（MPAL）. Ann Hematol, 2018, 97（6）: 945-953.

[2] Alexander T B, Gu Z, Iacobucci I, et al. The genetic basis and cell of origin of mixed phenotype acute leukaemia. Nature, 2018, 562（7727）: 373-379.

[3] Arber D A, Orazi A, Hasserjian R, et al. The 2016 revision to the World Health Organization classification of myeloid neoplasms and acute leukemia. Blood, 2016, 127（20）: 2391-2405.

[4] Alexander T B, Orgel E. Mixed Phenotype Acute Leukemia: Current Approaches to Diagnosis and Treatment. Curr Oncol Rep, 2021, 23（2）: 22.

[5] Khoury J D, Solary E, Abla O, et al. The 5th edition of the World Health Organization Classification of Haematolymphoid Tumours: Myeloid and Histiocytic/Dendritic Neoplasms. Leukemia, 2022, 36（7）: 1703-1719.

[6] Yan L, Ping N, Zhu M, et al. Clinical, immunophenotypic, cytogenetic, and molecular genetic features in 117 adult patients with mixed-phenotype acute leukemia defined by WHO-2008 classification. Haematologica, 2012, 97（11）: 1708-1712.

[7] Matutes E, Pickl W F, Van't Veer M, et al. Mixed-phenotype acute leukemia: clinical and laboratory features and outcome in 100 patients defined according to the WHO 2008 classification. Blood, 2011, 117（11）: 3163-3171.

[8] Takahashi K, Wang F, Morita K, et al. Integrative genomic analysis of adult mixed phenotype acute leukemia delineates lineage associated molecular subtypes. Nat Commun, 2018, 9（1）: 2670.

[9] Xiao W, Bharadwaj M, Levine M, et al. *PHF6* and *DNMT3A* mutations are enriched in distinct subgroups of mixed phenotype acute leukemia with T-lineage differentiation. Blood Adv, 2018, 2（23）: 3526-3539.

[10] Wolach O, Stone R M. How I treat mixed-phenotype acute leukemia. Blood, 2015, 125（16）: 2477-2485.

[11] Wolach O, Stone R M. Optimal therapeutic strategies for mixed phenotype acute leukemia. Curr Opin Hematol, 2020, 27（2）: 95-102.

[12] Wang Y, Gu M, Mi Y, et al. Clinical characteristics and outcomes of mixed phenotype acute leukemia with Philadelphia chromosome positive and/or *BCR-ABL* positive in adult. Int J Hematol, 2011, 94（6）: 552-555.

[13] Peterson J F, Sukov W R, Pitel B A, et al. Acute leukemias harboring *KMT2A/MLLT10* fusion: a 10-year experience from a single genomics laboratory. Genes Chromosomes Cancer, 2019, 58（8）: 567-577.

第五章 骨髓增生异常肿瘤

第一节 概 述

骨髓增生异常肿瘤（myelodysplastic neoplasms，MDS）是2022年版WHO造血淋巴组织肿瘤分类标准中提出的新的疾病名称，替代了既往的骨髓增生异常综合征（myelodysplasyic syndrome，MDS），强调了疾病的肿瘤性质并与骨髓增殖性肿瘤（myeloproliferative neoplasms，MPN）保持一致[1]。MDS是一组高度异质性的造血干细胞克隆性疾病，特点是造血干细胞形态发育异常、病态造血、无效造血而致外周血细胞减少并有向急性白血病转化的风险。遗传学异常，包括细胞遗传学异常、基因突变、基因表达及拷贝数异常等，在MDS的发病机制中发挥着重要作用，异常的类型和复杂性是疾病危险度分层的重要依据，与MDS向急性髓系白血病（acute myeloid leukaemia，AML）转化的风险和总生存时间（overall survival，OS）密切相关。

染色体核型对MDS的诊断分型具有重要意义，在疾病过程中，核型还有助于评估对治疗的反应，并能识别可作为疾病进展标志的克隆演化。50% ~ 60%原发MDS患者、80% ~ 90%治疗相关MDS患者可通过常规细胞遗传学方法检出染色体异常，原发MDS中绝大多数异常是非平衡易位，即染色体组成分的丢失或获得，最常见的重现性异常包括-7/del(7q)、-5/del(5q)、+8、del(20q)、del(11q)、del(12p)/t(12p)、del(17p)/i(17q)、del(18q)、+21q、del(13q)、dup(1q)及der(1;7)(q10;p10)等；2% ~ 3%为染色体相互易位异常，如t(3;21)(q26.2;q22)、inv(3)(q21.3q26.2)/t(3;3)(q21.3;q26.2)、t(1;3)(p36;q21)和t(6;9)(p22;q34.1)等。每一亚型都有独特的临床病理特征，即使没有明确骨髓发育不良的形态学证据仍对MDS有较高的诊断价值。但值得注意的是，当孤立性出现染色体+8、-Y、del(20q)，而细胞形态学不足以诊断MDS时，不能依据细胞遗传学异常诊断MDS。

近年来随着基因组检测技术的发展和应用，包括单核苷酸多态性芯片、全基因组测序、转录组测序、外显子组测序等技术，揭示出许多与MDS密切相关的基因异常，可检测患者是否会携带至少1个或多个涉及DNA甲基化、染色质调控、RNA剪接、转录调控、DNA修复、内聚功能或信号转导等基因的体细胞突变，如累及RNA剪接异常的基因（*SF3B1*、*SRSF2*、*U2AF1*、*ZRSR2*、*LUC7L2*、*DDX41*）、累及表观修饰异常的基因（*ASXL1*、*EZH2*）、累及DNA甲基化异常的基因（*TET2*、*DNMT3A*、*IDH1/IDH2*）及累及杂合缺失导致单倍基因表达不足的基因（*CSNK1A1*、*DDX41*、*CUX1*、*LUC7L2*、*EZH2*）等。

2022年版WHO分类将MDS分为具有明确的遗传学异常和明确的形态学异常两大类（表5-1-1和表5-1-2），其中在7% ~ 11%的MDS中可检测出各种*TP53*基因异常（包括序列变异、基因片段缺失和拷贝数的杂合性缺失）。

儿童MDS（childhood MDS，cMDS）是一种发生在儿童和青少年（< 18岁）的克隆性造血干细胞肿瘤，导致造血功能低下、血细胞减少，并可进展为AML。cMDS分为低原始细胞（cMDS-LB）和原始细胞增多（cMDS-IB）两类（表5-1-3），其中10% ~ 25%表现为原始细胞增多。cMDS-IB和cMDS-LB的遗传学谱系相似，但都不同于成人MDS，获得性细胞遗传学异常和RAS通路突变在cMDS-IB中更为常见，单体7/del(7q)或复杂核型与进展为AML的风险增加相关，通常需造血干细胞移植治疗，而正常核型或三体8患者可能有一个相对惰性的疾病进程。

表 5-1-1　2022 年版 WHO 分类：具有明确遗传学异常的 MDS 分类

亚型	原始细胞	细胞遗传学	基因突变
伴明确细胞遗传学异常的 MDS 类别			
低原始细胞和孤立的 5q 缺失的 MDS(MDS-5q)	骨髓原始细胞＜ 5%，外周血原始细胞＜ 2%	单独的 5q 缺失，或 5q 缺失伴 1 个其他异常（除外单体 7 或 7q 缺失）	
低原始细胞和 *SF3B1* 突变的 MDS(MDS-*SF3B1*)*	骨髓原始细胞＜ 5%，外周血原始细胞＜ 2%	无 5q 缺失、单体 7 或复杂核型	*SF3B1* 突变
TP53 双等位基因失活的 MDS (MDS-bi*TP53*)	骨髓和外周血原始细胞＜ 20%	常为复杂核型	两个或多个 *TP53* 突变，或 1 个 *TP53* 突变伴 *TP53* 基因拷贝数丢失或 *TP53* 基因的单亲二倍体（copy neutral loss of heterozygosity，cnLOH）

*：若环形铁粒幼细胞≥ 15%，环形铁可代替 *SF3B1* 突变，诊断为伴环形铁粒幼细胞的低原始细胞 MDS

表 5-1-2　2022 年版 WHO 分类：具有明确形态学特征的 MDS 分型

根据形态学定义的 MDS 亚型	原始细胞
低原始细胞 MDS（MDS-LB）	骨髓原始细胞＜ 5%，外周血原始细胞＜ 2%
低增生 MDS（MDS-h）（经年龄校正后骨髓细胞容量≤ 25%）	骨髓原始细胞＜ 5%，外周血原始细胞＜ 2%
原始细胞增多 MDS（MDS-IB）	
MDS-IB1	骨髓原始细胞 5% ～ 9%，外周血原始细胞 2% ～ 4%
MDS-IB2	骨髓原始细胞 10% ～ 19%，外周血原始细胞 5% ～ 19%，或存在 Auer 小体
伴有骨髓纤维化的 MDS（MDS-f）	骨髓原始细胞 5% ～ 19%，外周血原始细胞 2% ～ 19%

表 5-1-3　儿童 MDS 的分类

亚型	原始细胞
低原始细胞儿童 MDS（MDS-LB） 细胞减少的 其他非特殊的	骨髓原始细胞＜ 5%；外周血原始细胞＜ 2%
原始细胞增多儿童 MDS (MDS-IB)	骨髓原始细胞 5% ～ 19%，外周血原始细胞 2% ～ 19%

危险度分层对 MDS 患者的治疗决策至关重要，目前 MDS 有多个预后评估积分系统：IPSS（international prognostic scoring system，IPSS）、IPSS-R（revisal international prognostic scoring system，IPSS-R）、WPS（WHO prognostic scoring system）、MD Anderson 的预后积分系统等等，可根据细胞遗传学异常累及的染色体类型和种类预测 MDS 生存期和转化为急性白血病的风险程度，也可预测异基因造血干细胞移植后的生存及转归。目前国际上仍在广泛使用 IPSS 和 IPSS-R 积分系统对 MDS 患者进行预后评估。1997 年国际骨髓增生异常综合征工作组制定的 MDS-IPSS，是根据原始细胞百分率、细胞遗传学异常的类型、血细胞减少的程度和系列数制定的预测 MDS 生存期和转化为 AML 的积分系统，其中将细胞遗传学界定为三个危险组：低危组、高危组、中危组（表 5-1-4）。2012 年 MDS 国际工作组推出修订版 IPSS-R，将细胞遗传学危险组进一步细化，并包括了所有累及

的染色体异常类型和种类，界定为5个细胞遗传学危险组，即极低危组、低危组、中危组、高危组、极高危组（表5-1-5），IPSS-R积分系统见表5-1-6。IPSS-R涵盖了非常详尽的各种类染色体异常，对MDS患者预后分层及评估发挥着极为重要的作用。

表5-1-4　IPSS细胞遗传学预后分层

预后变量	积分				
	0	0.5	1	1.5	2
骨髓原始细胞%	＜5%	5%～10%	—	11%～19%	20%～30%
核型*	良好	中等	不良		
血细胞减少**	0～1系	2～3系			

* 核型：良好组包括正常核型、-Y、del(5q)、del(20q)；不良组包括复杂核型（≥3种异常）或7号染色体异常；中等组包括其他染色体异常

** 血细胞减少：Hb＜100 g/L，中性粒细胞＜1.8×10^9/L，PLT＜100×10^9/L

表5-1-5　IPSS-R细胞遗传学预后分层

预后亚组	发生率（%）	细胞遗传学异常			总生存中位时间（月）	向白血病转化中位时间（月）
		一种异常	两种异常	复杂核型*		
极低危	2.9	del(11q) -Y	—	—	60.8	无
低危	65.7	正常核型 del(5q) del(12p) del(20q)	两种异常含del(5q)	—	48.6	无
中危	19.2	del(7q) +8 i(17q) +19 任何其他独立异常	任何两种其他异常	—	26.0	78.0
高危	5.4	inv(3)/t(3q)/del(3q) -7	两种异常含-7/del(7q)	3种异常	15.8	21
极高危	6.8	—	—	＞3种异常	5.9	8.2

* 复杂核型为3种或3种以上的克隆性染色体异常

表5-1-6　IPSS-R积分系统

预后变量	积分						
	0	0.5	1	1.5	2	3	4
核型	极低危	–	低危	–	中危	高危	极高危
骨髓原始细胞比例（%）	≤2	–	＞2%～＜5%	–	5%～10%	＞10%	–
血红蛋白（g/L）	≥100	–	8～＜100	＜80	–	–	–
血小板计数（$\times10^9$/L）	≥100	50～＜100	＜50	–	–	– +	–
中性粒细胞绝对值（$\times10^9$/L）	≥0.8	＜0.8	–	–	–	–	–

5个风险组评分分别为：极低危：≤1.5分；低危：＞1.5～3分；中危：＞3～4.5分；高危：＞4.5～6分；极高危：＞6分

（王　彤）

5

第二节 骨髓增生异常肿瘤的细胞遗传学

一、累及 5 号染色体异常

（一）概述

5 号染色体异常是 MDS 中发生率较高的细胞遗传学异常，发生率为 10% ~ 15%，与临床表现密切相关的异常为 5 号染色体整条丢失（-5）或长臂部分缺失 [del(5q)]，-5 单独出现较为少见，多出现在复杂核型中，而单纯 del(5q) 较为多见，包括长臂末端缺失和长臂中间部分缺失两种情况，其断裂点可发生在长臂任一部位（图 5-2-1 至图 5-2-6），在 IPSS-R 预后分类系统中将 del(5q) 归为低危组。

单纯 del(5q) 异常是 MDS 的一种特殊类型，又称 5q- 综合征，是 WHO 中唯一依据细胞遗传学异常命名的 MDS 亚型。它指 5 号染色体长臂中间部分缺失或末端缺失，主要见于老年女性患者，发病率为 10% ~ 15%，形态学突出特点表现为骨髓巨核细胞低分化，核不分叶或低分叶，为类圆形核，临床表现为难治性大细胞贫血，患者输血依赖，血小板正常或可增多，原始细胞不高，不伴 *TP53* 基因突变的 del(5q) 者很少向白血病转化，具有较长生存期，预后较好，对来那度胺疗效好。

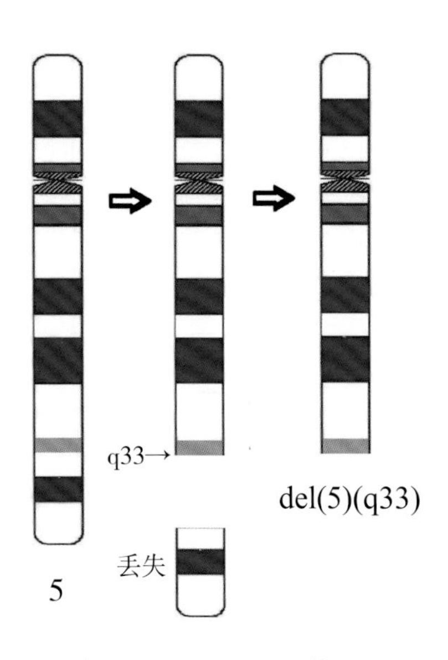

图 5-2-1 **del(5)(q33) 模式图**

2017 版 WHO 分类进一步对该亚型做了补充，除单纯 del(5q) 异常外，当 del(5q) 伴 1 种附加细胞遗传学异常时［除外单体 7、del(7q)］，亦诊断 5q- 综合征。2022 版 WHO 分类更明确强调基因定义的疾

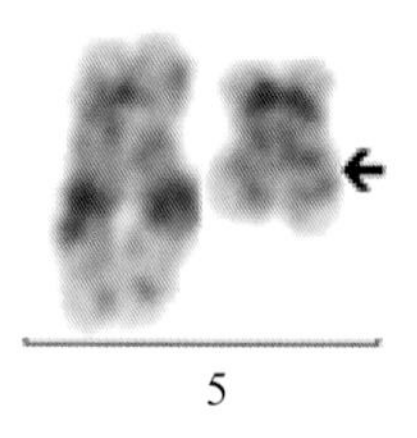

图 5-2-2 **del(5)(q13q33)，5 号染色体长臂 q13 至 q33 片段缺失（箭头所指）**

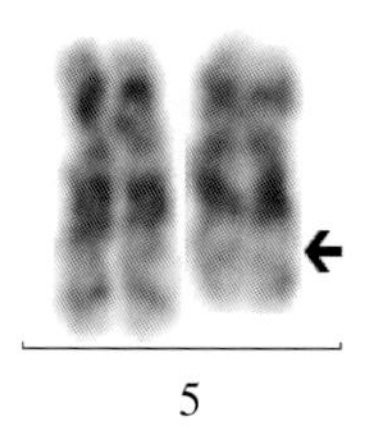

图 5-2-3 **del(5)(q31q33)，5 号染色体长臂 q31 至 q33 片段缺失（箭头所指）**

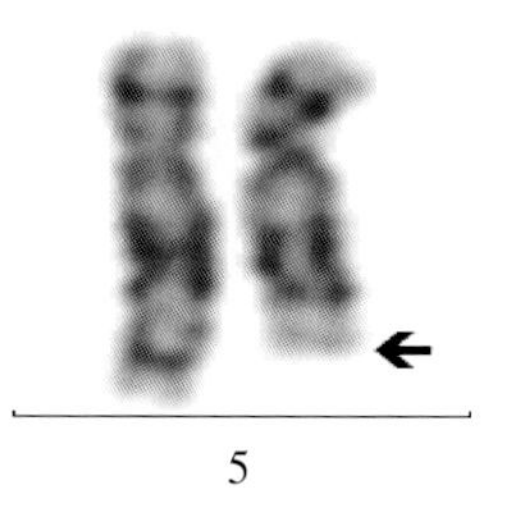

图 5-2-4 **del(5)(q33)，5 号染色体长臂 q33 至末端片段丢失（箭头所指）**

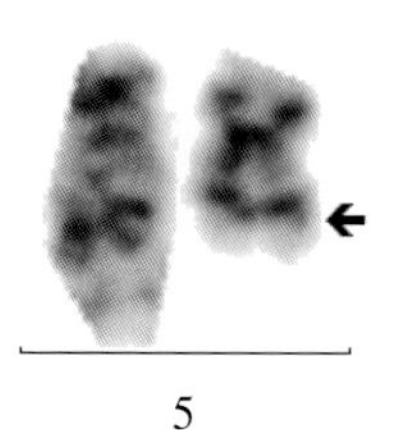

图 5-2-5 **del(5)(q22q35)，5 号染色体长臂 q22 至 q35 片段缺失（箭头所指）**

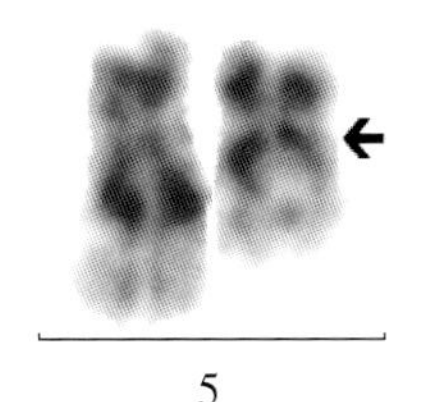

图 5-2-6 **del(5)(q11q22)，5 号染色体长臂 q11 至 q22 片段缺失（箭头所指）**

病类型以支持更全面的风险分层，定义该组疾病为“伴低原始细胞数及单纯 5q 缺失的 MDS”（MDS-5q），骨髓中原始细胞数＜ 5%，外周血中原始细胞数＜ 2%，细胞遗传学为单纯 5q 缺失，或 5q 缺失伴随 1 种异常［除外 -7 或 del(7q)］。

通过对 del(5q)-MDS 的分子病理机制研究表明，虽然 del(5q) 断裂点可发生在 5q 的任何位点，但最关键的丢失区域为 5q32q33，在 DNA 标记 D5S413 和 GLRA1 的 5q32-5q33 远端区域上鉴定了一个 1.5 Mb 片段，称为普遍缺失区域（commonly deleted region，CDR），该区域包含 40 个表达于造血干、祖细胞的基因，包括 *SPARC*（肿瘤抑制基因）、*RPS14*（核糖体基因）、*CSNK1A1*、microRNA (miRNA) 等基因。大量研究发现 CDR 中这些基因的表达减低，而测序结果证实这些基因均未发生突变，提示 *RPS14*、*CSNK1A1*、miRNA 等单等位基因丢失，可导致基因单倍剂量不足而致肿瘤发生，即一个等位基因丢失导致的基因剂量效应，目前认为这是 del(5q) 髓系肿瘤发病的主要原因。

RPS14 是 40S 核糖体亚基的一个组成部分，是红细胞生成的关键因素。*RPS14* 单倍不足可干扰核糖体合成，导致游离核糖体蛋白积累，这些游离核糖体蛋白与 MDM2（一种 E3 泛素连接酶，是 p53 的负调控因子，可以靶向 p53 进行蛋白酶体降解）结合，随后，由于泛素化和 p53 降解减少而导致红系细胞中 p53 积累，启动了 p53 介导的凋亡途径，促进细胞周期阻滞和细胞凋亡。因此，*RPS14* 单倍不足可导致红细胞生成数量减少，分化异常，使 MDS-5q 患者发生贫血。

miRNA 是 21 ～ 25 个核苷酸的非编码 RNA，转录后抑制靶 mRNA。有研究证实，del(5q) MDS 患者 miRNA 丢失可致 miR-145(5q33.1) 和 miR-146 (5q33.3) 表达下降，导致其靶基因 TIRAP 和 TRAF6 表达增加，TRAF6 是一种 E3 泛素连接酶，可与 TIRAP 相互作用激活核因子 -KB（NF-KB），导致 IL-6 过表达，最终导致先天免疫信号通路异常激活，引起中性粒细胞减少、血小板增多、巨核细胞低分化等临床表现。

来那度胺是 2005 年美国食品药品管理局（FDA）批准的唯一治疗低风险 del(5q) MDS 的药物，它可有效地靶向 MDS 中的 del(5q) 克隆，使大多数患者脱离持续依赖的红细胞输注，并使一部分患者达到细胞遗传学缓解。它的作用机制复杂，其机制之一是通过 E3 泛素连接酶 CRL4（CRBN）诱导 CK1α 的泛素化和降解，CK1α 由肿瘤抑制基因 -*CSNK1A1* 基因编码，是一种丝氨酸激酶，正常情况下，CK1α 能够调节 Wnt/β-catenin 信号通路介导的细胞增殖和 *TP53* 介导的细胞凋亡之间的平衡，当 del(5q)MDS 中 *CSNK1A1* 基因丢失而导致单倍剂量不足时，引起 CK1α 表达降低，通过对 β-catenin 信号通路抑制的降低而使细胞增殖多于 *TP53* 通路依赖的细胞凋亡，进而引起 MDS 发生。来那度胺通过降解 CK1α，使其功能完全丧失，*TP53* 激活引起的细胞凋亡增加，导致 del(5q) 细胞凋亡。来那度胺可选择性清除 del(5q) MDS 细胞。有研究对应用来那度胺治疗的 del(5q)-MDS 患者进行了 *RPS14* 表达水平的动态监测，发现应用来那度胺治疗前，患者 *PRS14* 表达明显低于正常对照，而应用来那度胺治疗 14 周后，*PRS14* 表达水平显著上升（平均上升 205 倍），血红蛋白平均上升 27 g/L。

TP53 基因突变是与 del(5q) 相关的常见突变，在 del(5q) MDS 中发生率约 20%，与来那度胺的相对耐药高度一致。*TP53* 基因突变或丢失，则不能引发细胞凋亡，β-catenin 信号通路的激活持续导致细胞增殖，对来那度胺产生耐药。*TP53* 基因的负调控簇（包括 *PPP2CA*、*RPS14*、*CSNK1A1*、*G3BP1*、*DDX41* 等基因）都定位于 5q，在 del(5q) 患者中，这些基因的抑制功能可能因 *TP53* 突变而丧失，进而促进向 AML 的转化，使患者总生存期缩短。使用来那度胺治疗携带 *TP53* 突变的 del(5q) MDS 患者，仅 0 ～ 12% 获得细胞遗传学完全缓解，*TP53* 突变是预后差的一个危险因素，因此直接靶向 *TP53* 突变克隆具有重要的治疗意义。

del(5q) 可通过常规核型分析方法检测，也可

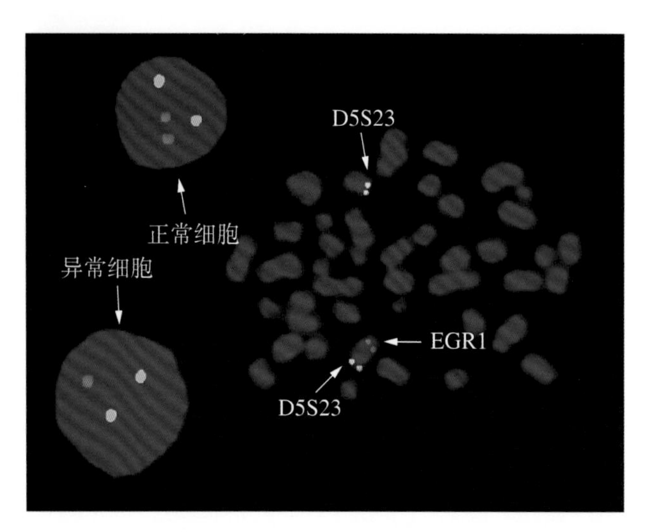

图 5-2-7 **FISH *D5S23/EGR1* 双色探针，绿色信号（G）为 *D5S23*，红色信号（R）为 *EGR1*，左下方间期细胞及中期分裂相信号均为 1 红 2 绿（1R2G），提示 del(5q)**

应用 *D5S23*(5p15)/*EGR1*(5q31) 及 *D5S23*(5p15)/*CSF1R*(5q33) 双色探针进行 FISH 检测（图 5-2-7），FISH 能明显提高异常检出率。

（二）典型病例

1．病例　患者女性，54 岁，2013 年因“乏力 1 个月余”就诊，查血常规：WBC 1.76×10^9/L，Hb 115 g/L，PLT 89×10^9/L。骨髓形态：增生减低，粒系发育异常，红系、巨核系轻度发育异常。骨髓流式：髓系幼稚细胞占有核细胞的 1.55%，颗粒性减低，表型异常，粒细胞发育异常，似存在髓系发育异常。MDS-FISH：*EGR1* 基因丢失，比例 15%，高于阈值；白血病融合基因筛查阴性，血液肿瘤突变组筛查阴性，MICM 综合诊断 MDS-5q。口服来那度胺治疗，间断输血，2014 年至 2017 年 12 月期间多次行相关检查，三系细胞仍偏低，最高见 5.3% 髓系幼稚细胞异常表达。2018 年 1 月首次入我院，骨髓活检可见原、早期粒细胞，巨核系形态异常，纤维组织增生；形态增生减低，原始细胞占 3.5%，巨核细胞发育异常；免疫分型：1.34% 细胞（占有核细胞）表达 CD117、CD34^{bri}、HLA-DR、CD33、CD13，部分表达 CD38^{dim}，不表达 CD96、CD11b、CD7、CD19、CD56、CD15、CD36、CD61、CD16、CD24、CD11c、CD64、CD14、CD4、CD8、cCD3、cKappa、cLambda，为恶性髓系幼稚细胞；骨髓染色体：46,XX,del(5)(q22q35)[6]/46,XX[24]（图 5-2-8），MDS-FISH：*EGR1* 基因丢失的间期核占 18%，白血病融合基因筛查阴性，血液肿瘤突变组分析示 *JAK3* 基因突变阳性。患者诊断 MDS 5 年余，依赖输血，来那度胺疗效不佳，遂于 2018 年 4 月行非血缘异基因造血干细胞移植，截至最后随访日（2023 年 5 月 30 日）骨髓增生异常综合征诊断 10 年余，移植后 +61 个月余，状态良好，持续无病存活。

2．病例解析　老年女性患者，染色体伴单纯 del(5)(q22q35)，5 号染色体丢失区域包含了 CDR 区，亦即包含了 *RPS14*、miRNA 等单等位基因丢失，巨核系发育异常，更有可能与 miRNA145 单倍剂量不足相关。MDS 病程缓慢，符合 5q- 综合征表现。病程中口服来那度胺，但疗效不佳，血象无改善。患者于发病 5 年后选择异基因造血干细胞移植并长期存活，提示移植可使患者获得长期无病生存。

二、累及 7 号染色体异常

（一）概述

MDS 中累及 7 号染色体异常比较多见，发生率为 10% ~ 21%，包括 -7（7 号染色体单体）、del(7q)、der(1;7) 及累及 7 号染色体的易位等，部分伴有附加异常。del(7q) 的断裂点可发生于 7 号染色体长臂任一位点，常见的 CDR 区域有 3 个，即 7q22、7q31-33 和 7q36，以 7q22 最为常见（图 5-2-9 至图 5-2-13）。临床上可采用 7 号着丝粒探针（CEP7）和 7 号染色体长臂 q31 处微卫星探针 D7S486 检测 -7 及 del(7q)（图 5-2-14），FISH 能明显提高异常检出率。

IPSS 积分系统中，累及 7 号染色体的异常都归到预后高危组，而通过对更多大宗病例总生存期和向白血病转化分析研究，发现单纯 del(7q) 生存期明显优于单纯 -7、-7 伴附加异常、del(7q) 伴附加异常的患者，因而 IPSS-R 将单纯 del(7q) 归到中危组，-7、-7 伴附加异常、del(7q) 伴附加异常仍归于高危组。Hasse（2012）等分析的 2124 例原发 MDS 中，18 例为孤立 del(7q)，中位 OS 18 个月，优于 -7 组患者（*n*=22，OS 14 个月）；Cordoba[11] 等

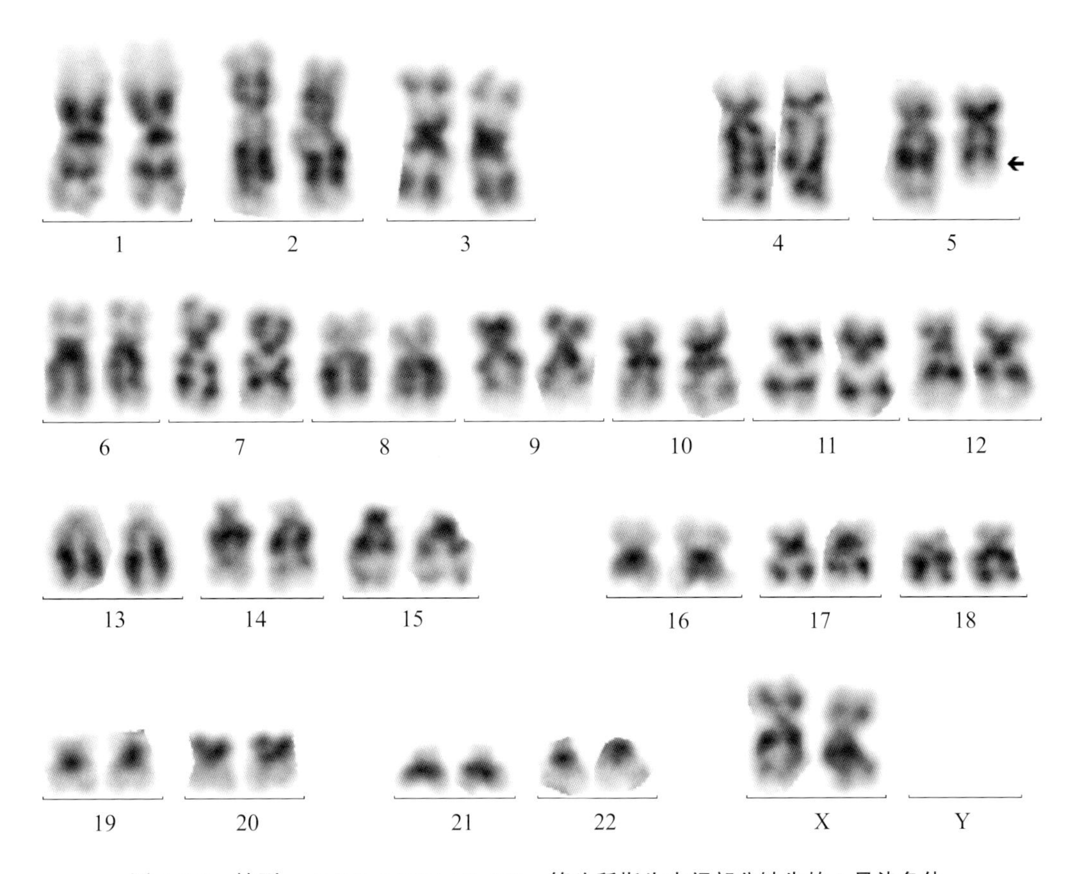

图 5-2-8 核型：**46,XX,del(5)(q22q35)**，箭头所指为中间部分缺失的 5 号染色体

分析了 133 例伴 7 号染色体异常的原发 MDS 成人患者，将异常分为四组：孤立 del(7q) 患者 29 例，单纯 -7 患者 27 例，del(7q) 伴附加异常 24 例，-7 伴附加异常 53 例，中位随访时间 13 个月，中位 OS

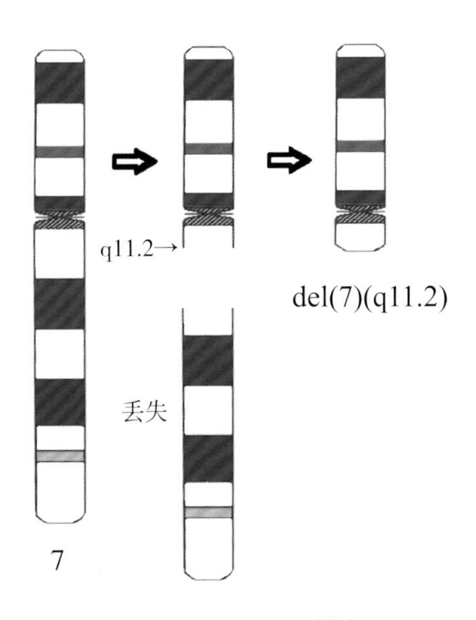

图 5-2-9 **del(7)(q11.2)** 模式图

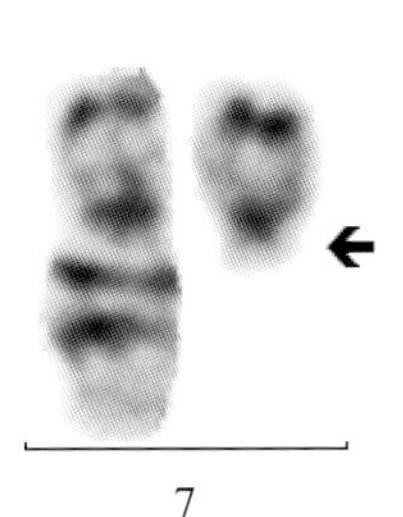

图 5-2-10 **del(7)(q11.2)**，7 号染色体长臂 **q11.2** 至末端丢失（箭头所指）

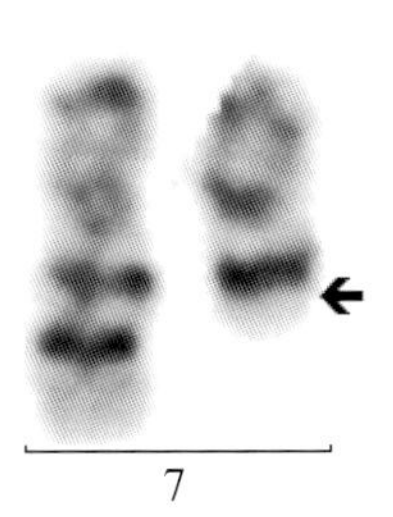

图 5-2-11 **del(7)(q22)**，7 号染色体长臂 **q22** 至末端丢失（箭头所指）

5

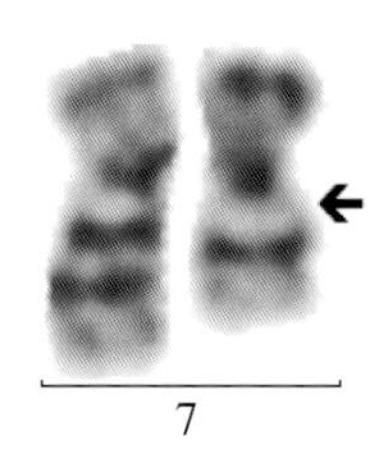

图 5-2-12 **del(7)(q11.2q22)，7 号染色体长臂 q11.2 至 q22 片段丢失（箭头所指）**

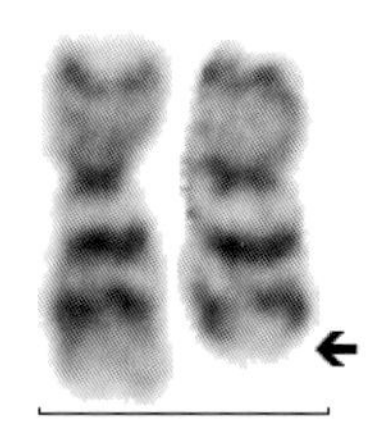

图 5-2-13 **del(7)(q32)，7 号染色体长臂 q32 至末端丢失（箭头所指）**

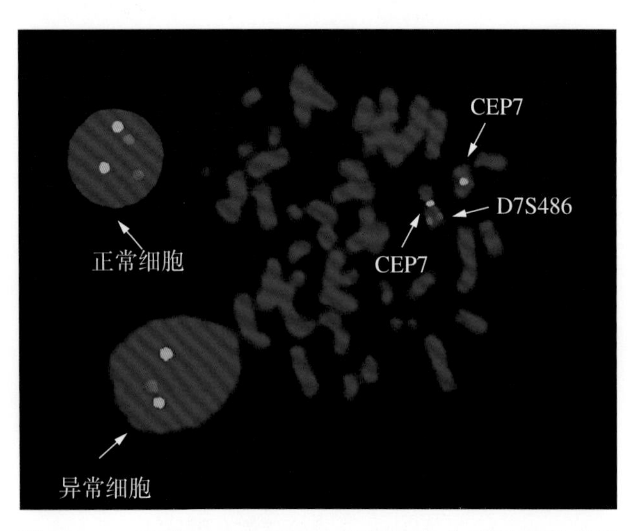

图 5-2-14 **采用 D7S486/CEP7 双色探针［7 号染色体着丝粒（CEP7）探针标记绿色（G），7q31 处微卫星 D7S486 探针标记红色（R）］检测 7 号染色体异常，图示左下角间期细胞和右侧中期分裂相信号均为 1 红 2 绿（1R2G），提示为 del(7q)**

为 11 个月，31% 的患者进展为 AML，中位转化时间为 32 个月。作者比较了 del(7q) 与 -7、del(7q) 和 del(7q) 伴附加异常、del(7q) 伴附加异常和 -7 各组间的生存（进行生存分析时除外了接受异基因造血干细胞移植及接受阿扎胞苷治疗的患者），通过 Cox 比例风险回归模型分析发现，单纯 del(7q) 组中位 OS 为 40.8 个月，显著优于 -7 组（中位 OS 16 个月，P=0.011）和 del(7q) 伴附加异常组（中位 OS 7.2 个月，$P < 0.001$）。此外，del(7q) 伴 1 种异常、del(7q) 伴 2 种异常、del(7q) 伴 ≥ 3 种异常者，中位 OS 分别为 8 个月、7.2 个月、7.3 个月，提示 del(7q) 附加不同数量染色体异常时 OS 无差异，但差于单纯 del(7q)。del(7q) 伴附加异常与 -7 伴附加异常两组间 OS 无差异。Ganster[13] 等分析比较了 116 例原发 MDS 伴孤立 del(7q)（12 例）、der(1;7)（63 例）和 -7（41 例）三组患者，中位 OS 分别为 44 个月、26 个月、14 个月，死亡风险在 del(7q) 组与 der(1;7) 组间无显著差异，而 -7 组显著增高，提示 del(7q) 预后显著好于 -7 组 MDS 患者。7 号染色体异常在 MDS 发病机制中的作用尚不十分明确，有学者提出位于 7 号染色体的特殊基因单倍剂量不足或是 *EZH2* 突变或是位于 del(7q) 丢失区域基因沉默的表观遗传机制发挥作用，但与 del(5q) 不同，7 号染色体异常基因的基因型和表型的明显相关性尚没有得到证实。Crisà[14] 等通过新一代测序分析（next-generation cytogenetics，NGS）技术深度靶向分析了 280 例 -7MDS、del(7q) MDS 患者的基因突变谱，发现 79.5% 的患者携带基因突变，其中 -7MDS 患者组基因突变率 82%，del(7q) MDS 患者组基因突变率 73%，每例患者的中位突变数为 2 个，两组间突变基因的分布和突变频率无差异（P=0.256）。单因素分析中，不论 -7MDS 组还是 del(7q) MDS 组，≥ 2 个基因突变患者的治疗结果差于 < 2 个突变（P=0.035）或没有突变的患者（P=0.016），该队列中 54% 的患者突变基因涉及表观遗传和染色质修饰基因，30% 涉及剪接因子基因突变，20% 涉及细胞信号通路基因突变，33% 涉及转录因子基因突变。其中 *U2AF1* 突变与低 Hb 水平、低 PLT 计数相关，*TET2* 突变与高白细胞计数相关。此外，涉及甲基化和染色质修饰的基因如 *ASXL1*、*DNMT3A* 和 *EZH2*，其他已知对预后有不良影响的基因，如 *RUNX1*、*U2AF1*、*NRAS* 和 *ETV6* 基因突变率较高；相反，*TET2*、*SF3B1*、*SRSF2* 和 *STAG2* 基因突变频率较低。*TP53* 突变、剪接因子基因突变及 *NRAS* 通路基因突变与不良预后相关（P 值分别为：$P < 0.001$；P=0.014；P=0.017）。

在向白血病转化方面，-7MDS 组和 del(7q)

MDS 组 2 年和 5 年 AML 累积发生率无差异（28% 和 35% vs. 22% 和 38%，P=0.866），而≥ 2 个基因突变患者相较＜ 2 个或无突变患者的 2 年和 5 年 AML 累积发生率有显著差异（38% 和 49% vs. 20% 和 25%，P=0.044）。因此，基因突变的数量对预后的影响更为显著。

（二）典型病例

1. 病例一

（1）病例：患者男性，49 岁，于 2010 年 11 月因“间断皮肤瘀斑 3 个月，活动后气促 2 个月”就诊，血常规示 WBC 0.75 × 10^9/L，RBC 1.22 × 10^{12}/L，Hb 44.0 g/L，PLT 8 × 10^9/L，经 MICM 诊断为“重型再生障碍性贫血”。予环孢素 +ALG 联合免疫抑制治疗及 G-CSF 促粒细胞生成、输血支持治疗，血象逐渐恢复正常。2016 年停用环孢素，2018 年血象下降，WBC 1.87 × 10^9/L，NEUT 0.72 × 10^9/L，Hb 112.0 g/L，PLT 60 × 10^9/L，骨髓形态增生减低，粒、红、巨核三系发育异常，骨髓病理示骨髓增生极度低下，粒、红、巨核三系细胞可见，伴巨核细胞形态异常，PNH 克隆检测示红细胞 PNH 克隆大小为 9.0%，粒细胞 PNH 克隆细胞占 22.5%。免疫分型示骨髓原始细胞群为 0.6%，染色体核型：45,XY,-7[15]/46,XY[5]，FISH 证实存在单体 7 克隆，诊断：AA 治疗后转化为 MDS 伴多系发育异常（MDS-MLD），患者自行口服中药治疗。2021 年 1 月因白细胞高再次就诊，血常规：WBC 39.65 × 10^9/L，Hb 106.0 g/L，PLT 66 × 10^9/L；骨髓形态示 MDS 伴多系发育异常；免疫分型示髓系原始细胞比例不高；FISH：D7S486/CEP7 阳性间期核（信号类型为 1R1G）占 94.6%，染色体核型 45,XY,-7[20]，白血病融合基因筛查阴性，诊断为 MDS-MLD（伴 7 号染色体单体），患者于 2021 年 2 月入我院，血常规：WBC 47.93 × 10^9/L，Hb 57.20 g/L，PLT 120 × 10^9/L；骨髓形态：增生Ⅱ级，原始粒细胞占 6.5%，血涂片原始粒细胞占 1%，考虑 MDS-EB1；骨髓免疫分型：0.58% 细胞为恶性幼稚髓系细胞；染色体核型：45,XY,-7[7]/46,XY[1]（图 5-2-15）；FISH：D7S486/CEP7 探针检测 7 号染色体单体间期核占 98%（图 5-2-16）；白血病融

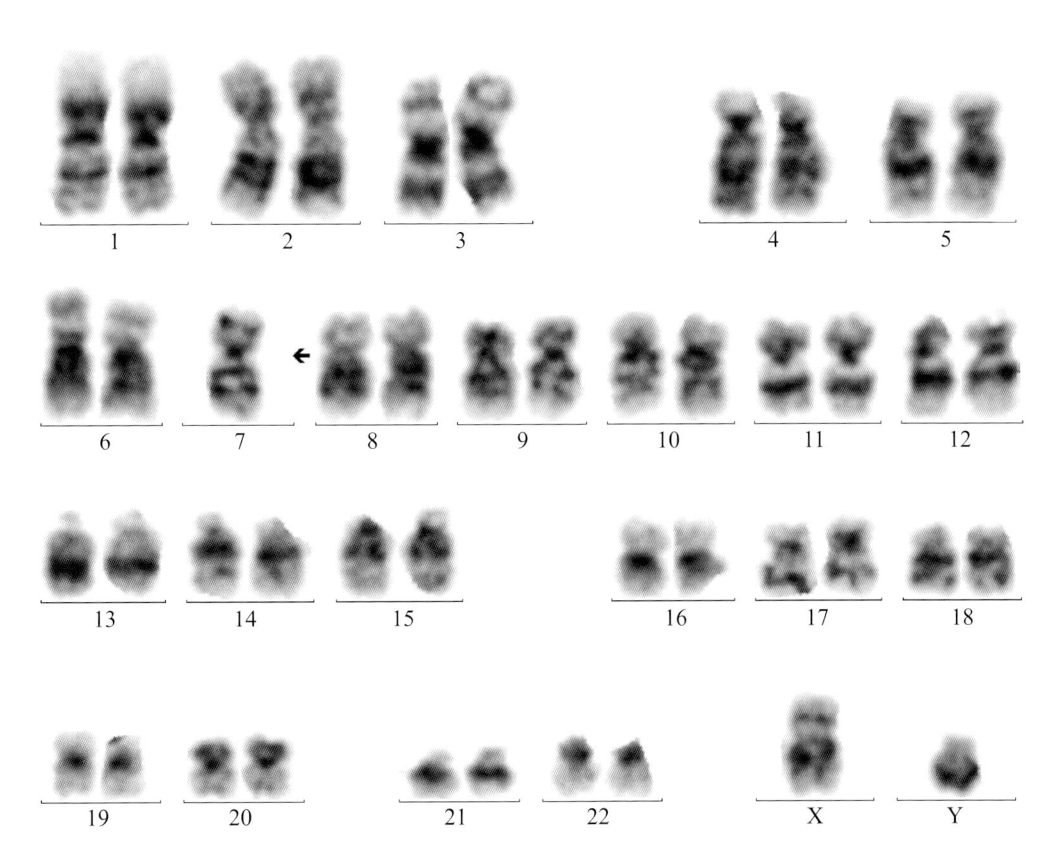

图 5-2-15　核型：45,XY,-7，箭头所指为 7 号染色体丢失（单体 7）

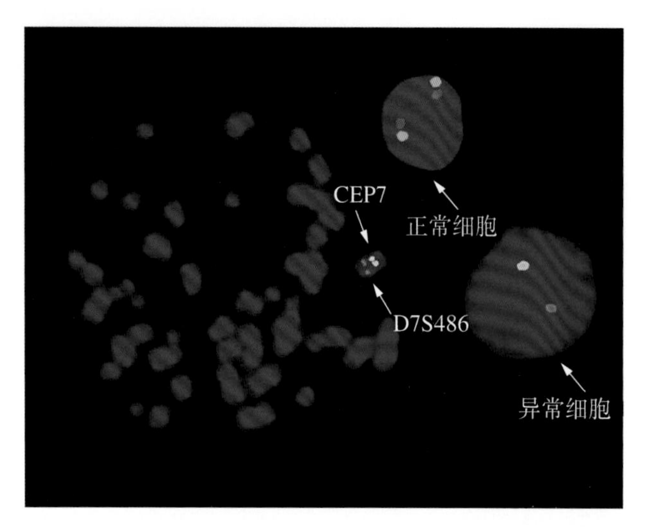

图 5-2-16 采用 D7S486/CEP7 双色探针 [7 号染色体着丝粒（CEP7）探针标记绿色（G），7q31 处微卫星 D7S486 探针标记红色 (R)] 检测 7 号染色体异常，正常间期核信号特点为 2 红 2 绿（2R2G），右侧间期细胞和左侧中期分裂相信号均为 1R1G，提示 -7

合基因筛查阴性，血液肿瘤突变组分析：*CSF3R*、*ASXL1*、*DNMT3A*、*ETV6*、*SETBP1*、*GATA2*、*PTPN11* 基因突变阳性，综上结合血常规及骨髓 MICM 诊断为 MDS-EB1。于 2021 年 3 月行女供父的半相合异基因造血干细胞移植，患者移植后 +22 天死于心律失常、肠道感染、感染性休克。

（2）病例解析：分析患者病史，由重型 AA 转化为 MDS，伴 -7 异常克隆，并伴随 *CSF3R*、*ASXL1*、*ETV6* 等多个基因突变。MDS 伴 -7 核型预后差，伴≥ 2 个基因突变者预后更差，因此异基因造血干细胞移植为推荐治疗方案。

2．病例二

（1）病例：患者男性，58 岁，于 2020 年 10 月 19 日因“乏力伴心慌气短 3 个月余”就诊，查血常规：WBC 1.92 × 10^9/L，Hb 54g/L，PLT 74 × 10^9/L。骨髓形态：原始粒细胞占 6.5%。免疫分型：异常髓系原始细胞（$CD117^+/CD34^+$）约占 13.0%。骨髓病理：粒、红两系可见，巨核系细胞形态异常；MDS-FISH 提示 del(7q)。二代基因测序：*U2AF1* exon2 一级突变，突变率 31%。染色体核型：46,XY,del(7)(q22q34)[5]/46,XY[9]，综合诊断为 MDS-EB2（高危）。2020 年 10 月 23 日给予地西他滨治疗，于 2020 年 11 月 16 日首次入我院。入院后复查骨髓，骨髓形态原始粒细胞占 12%；免疫分型：6.32% 细胞（占有核细胞）为恶性髓系幼稚细胞；染色体核型：46,XY,del(7)(q22q34)[23]/46,XY[7]；FISH：丢失 D7S486（7q-）信号的间期核占 92%；血液肿瘤突变组分析：*U2AF1 S34F* 突变阳性（突变率 32%）、*CSF3R G772* 一级突变阳性（突变率 16%），诊断 MDS-EB2（高危）。患者于 2020 年 12 月 2 日行地西他滨 +Ara-c+Bu+Cy+Me-CCNU+ATG 方案预处理，行子供父半相合异基因造血干细胞移植，截至最后随访日（2023 年 3 月 13 日）移植后 +27 个月余，染色体核型正常，免疫 MRD 为 0，嵌合率为完全供者型，状态良好。

（2）病例解析：患者起病时伴染色体 del(7q) 异常，IPSS-R 分类系统将孤立 del(7q)MDS 归为预后中危组，但患者存在 *U2AF1* 基因、*CSF3R* 基因体细胞突变，伴≥ 2 个基因突变的 del(7q)MDS 预后差，异基因造血干细胞移植可改善此类患者预后。

3．病例三

（1）病例：患者男性，41 岁，2018 年 6 月因“无明显诱因出现面色苍白、四肢乏力、活动后心慌、气短半年”就诊，查血常规示全血细胞减少，经口服叶酸、维生素 B_{12} 治疗 1 个月，症状缓解不明显，血象未恢复。2018 年 7 月就诊于当地医院行骨穿，骨髓形态：增生明显活跃，原粒细胞占 8.8%，单核细胞占 14%，其中幼稚单核细胞占 5.2%，血涂片可见幼红细胞，幼单核细胞占 1%。染色体核型：46,XY,+8,-22[10]，AML/MDS 融合基因筛查阴性，诊断为 MDS-EB2。予 DAC 50 mg × 3 化疗。9 月 13 日复查骨髓形态，原始细胞占 3.6%，幼稚单核细胞占 2%。流式：3.77% 髓系原始细胞伴免疫表型异常，该群细胞表达 CD34、CD33、CD117，部分表达 CD13、CD56、HLA-DR，不表达 CD2、CD5、CD7、CD10、CD11b、CD14、CD5、CD6、CD9，粒细胞相对比例正常，可见明显表达紊乱，表达 CD16、CD13、CD15、CD11b，予阿扎胞苷化疗。2018 年 10 月复查骨髓，形态原始粒细胞占 4.8%。流式：6.24% 髓系原始细胞伴免疫表型异常。12 月复查骨髓形态原始粒细胞占 9.6%，流式可见 7.92% 异常髓系原始细胞及 24.9% 异常单核细胞，再予阿扎胞苷 3 个疗程。2019 年 2

月复查流式见 4.55% 髓系原始细胞及 26.89% 异常单核细胞，予 DAC 化疗并联合阿扎胞苷治疗，7 月复查骨髓形态原粒细胞占 6.4%，原幼单核细胞占 7.6%，流式 9.67% 髓系原始细胞及 19.21% 异常单核细胞，染色体核型：46,XY,der(22)t(?1;22)(q11;p11.2)[6]/46,idem,del(7)(q31)[4]/48,idem,+6,+12[4]/48,idem,+6,del(7)(q31),+12[4]/46,XY[2]。为进一步治疗于 2019 年 8 月入我院，复查骨髓形态：增生Ⅲ级，原始粒细胞占 12.5%，单核细胞占有核细胞 13.5%，其中幼稚单核细胞占 1.5%，可见小巨核细胞、双圆核、多圆核等巨核细胞，发育异常巨核细胞占 70%，外周血原始细胞占 39%，考虑 MDS-EB2 治疗后转 AML。免疫分型：18.27% 细胞（占有核细胞）表达 CD33、CD34、CD117、$CD13^{bri}$、$HLA\text{-}DR^{dim}$、CD371、CD123，部分表达 CD56、CD64，不表达 CD96、CD11b、CD7、CD9、CD38、CD15、CD4、MPO、CD22、cCD3、CD16、CD24、CD14、CD11c、CD61、CD36、CD42a，为恶性髓系幼稚细胞，单核细胞占 18.3%，其中幼稚单核细胞 3%，考虑 AML。白血病融合基因筛查阴性，血液肿瘤突变组分析：*PTPN11*、*GATA2* 基因突变，突变频率分别为：28% 和 44%；染色体核型：46,XY,der(22)t(1;22)(q12;p11.2)[2]/46,XY,del(7)(q22q32),der(22)t(1;22)[10]/48,XY,+6,+12,der(22)t(1;22)[8]（图 5-2-17），综合 MICM 修正诊断为 AML（MDS 转），高危型，建议患者尽早进行异基因造血干细胞移植治疗。

（2）病例解析：患者起病时染色体核型为 46,XY,+8,-22［有可能将 der(22)t(1;22)(q12:p11.2) 误判为 8 号染色体］，分析了 10 个核型均有一致的异常，经过多个疗程化疗及阿扎胞苷治疗后，肿瘤细胞对化疗不敏感，骨髓原始细胞波动在 15% 左右，治疗 1 年后，再查染色体发现异常克隆发生演变，出现主克隆为 46,XY,der(22)t(1;22)(q12;p11.2) 的克隆性异常（即 1 号染色体部分长臂和 22 号染色体短臂发生不平衡易位），及其 3 个亚克隆：亚克隆一在 der(22)t(1;22)(q12;p11.2) 异常的基础上进一步出现 7 号染色体长臂部分丢失［即 del(7q) 伴 1

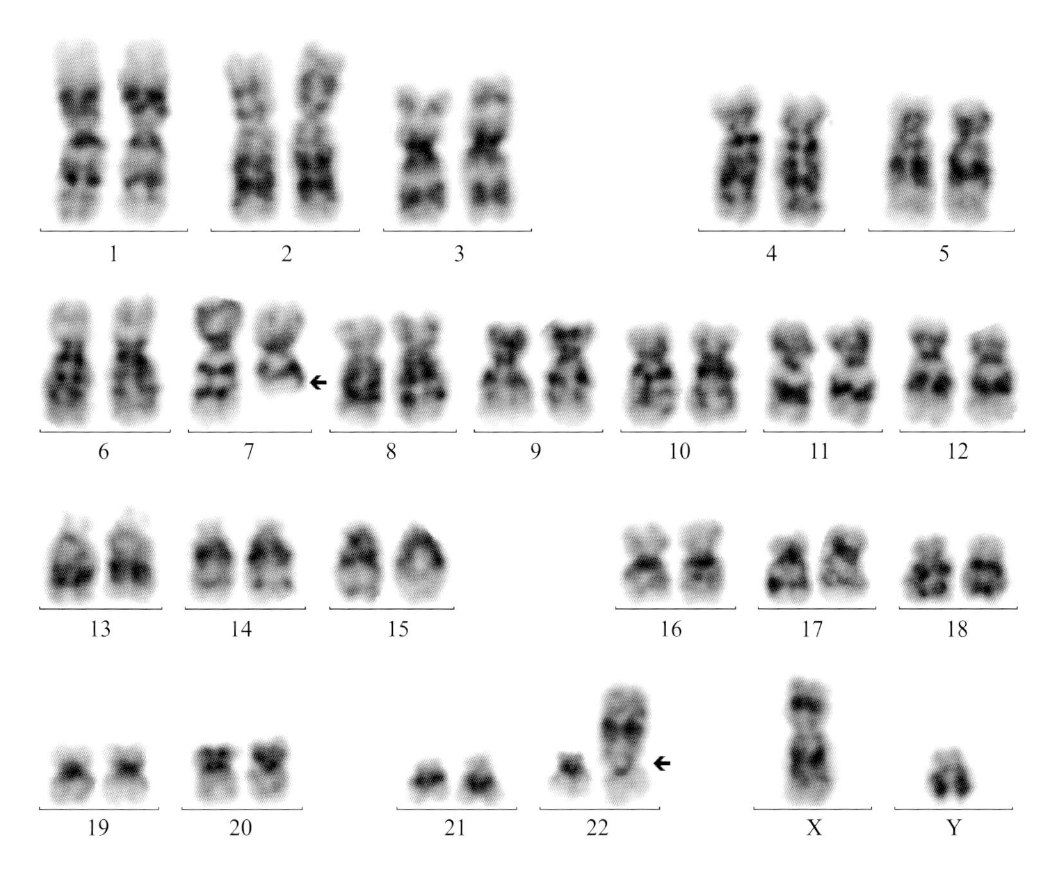

图 5-2-17　核型：**46,XY,del(7)(q22q32),der(22)t(1;22)(q12;p11.2)**（箭头所示为异常 7 号和异常 22 号染色体）

个额外异常]，亚克隆二进一步额外增加 6 号和 12 号染色体，亚克隆三包括上述所有异常。肿瘤细胞克隆的演变，强烈提示疾病难治、进展与恶化，del(7q) 伴额外异常核型也是高危因素。该患者核型演变的同时，骨髓形态学和免疫分型也提示已由 MDS 转变为 AML，病情进一步进展和恶化，此时化疗疗效差，治疗更加困难，建议化疗获得完全缓解后尽早进行异基因造血干细胞移植治疗。

三、累及 8 号染色体异常

（一）概述

伴 8 号染色体三体（+8）的发生机制可能是由于 NQO1 酶缺陷使其在有丝分裂过程中出现染色体分离错误，从而产生 8 号染色体三体。+8 是 MDS 中较为常见的一类细胞遗传学异常，占异常的 16%，尤其多见于＞ 60 岁患者，其中 5% ～ 11% 为单纯 +8，约 5% 患者同时出现附加染色体异常，主要附加异常包括 -5/del(5q)、der(1;7)(q10;p10)、del(20q) 和 del(11q) 等。IPSS-R 细胞遗传学分类将单纯 +8 的预后归为中危。虽然归为中危，但血细胞减少程度和累及一系、两系或三系对预后有显著影响，+8 MDS 患者中位生存时间 23 个月（11 ～ 25 个月），骨髓中位原始细胞为 4%，而骨髓中原始细胞≥ 5%、血小板计数低的患者生存期相对短，向白血病转化的风险增高，既往文献报道向白血病转化率为 8% ～ 63%。Saumell[15] 等报道的一组大宗病例（3677 例 MDS）结果表明，1676 例正常核型 MDS 和 72 例单纯 +8 MDS 的 OS 分别为 88 个月和 34.3 个月（P=0.001），+8 MDS 组 18% 的患者进展为 AML，2 年 AML 转化率为 17.7%。Saumell 进一步分析了正常核型、单纯 +8（tr8）与 +8 伴一种异常（tr8+1）、+8 伴两种异常（tr8+2）及 +8 伴≥三种异常（tr8+ ≥ 3）对 MDS 患者预后的影响，结果表明，各组中位 OS 分别为 99 个月、34.3 个月、40 个月、23.4 个月、5.8 个月，tr8 与 tr8+1、tr8+2 组 OS 相似，而 tr8+ ≥ 3 组中位 OS 显著缩短（P ＜ 0.001）。研究支持 tr8 归为中危风险组，tr8 附加 3 种及以上染色体异常对 OS 有显著影响。

基因突变在 MDS 发病中的作用机制是近年来的研究热点，研究发现 *U2AF1*、*ASXL1*、*ZRSR2* 及 *IDH* 基因突变与 +8 MDS 的发病及预后密切相关。*U2AF1* 基因位于 21q22.3，是 RNA 剪接体相关蛋白基因，突变导致其剪接活性改变。*U2AF1* 基因突变在 MDS 中发生率为 7.8% ～ 8.7%，而在 +8 MDS 中发生率为 20% ～ 22.2%，存在 *U2AF1* 基因突变的 +8 MDS 患者易向白血病转变，预后较差。有研究表明 *U2AF1* 基因突变者中 15.2 % 的患者进展为白血病，无该突变者中为 5.8 %，*U2AF1* 基因突变者发生白血病的概率高达无该突变者的 3 倍，其突变促进了 MDS 向 AML 的转化。*ASXL1* 基因位于 20q11.2，主要参与表观遗传学调控，研究发现 *ASXL1* 突变在 +8 MDS 中发生率为 45.5%，以老年男性为主，大多归为 IPSS-R 高危组，常与 *RUNX1*、*EZH2*、*IDH*、*NRAS*、*U2AF1*、*SRSF2*、*SETBP1*、*JAK2* 等基因突变并存，动态观察 *ASXL1* 在 MDS 进展中的变化，发现 *ASXL1* 突变可能作为 MDS 早期事件，导致其他基因突变获得，共同参与疾病进展。*ASXL1* 突变可能是 +8 MDS 患者预后差的分子学预测标志，研究发现合并 *ASXL1* 突变组较无突变组总生存期短（21.0 个月 vs. 69.9 个月，P ＜ 0.001），向白血病转化率更高（32.5% vs. 13.0%，P ＜ 0.001）。因此 +8 MDS 伴 *U2AF1*、*ASXL1*、*ZRSR2* 基因突变容易进展为 AML，预后不良[17]。

+8 通常可通过常规染色体核型分析识别，采用 8 号染色体着丝粒探针（CEP8）FISH 检测可提高 +8 异常检出率（图 5-2-18）。

（二）典型病例

1．病例　患者男性，27 岁，2017 年 10 月因“乏力伴疼痛 2 个月”就诊，血常规示 WBC 1.97 × 10^9/L，Hb 69.2 g/L，PLT 54 × 10^9/L。骨髓穿刺：形态学粒系、红系可见病态造血，骨髓活检病理提示不除外 MDS，FISH 示 8 号染色体三体阳性。给予泼尼松、维 A 酸、司坦唑醇、沙利度胺、环孢素治疗，2017 年 11 月复查血常规：WBC 2.63 × 10^9/L，Hb 70.2 g/L，PLT 39 × 10^9/L，因三系仍低而就诊于北京某医院，复查血常规 WBC 3.31 × 10^9/L，Hb 71 g/L，PLT 56 × 10^9/L，复查骨髓，形态原始粒细胞占 8.25%，红系可见类巨变及核畸形，诊断 MDS-EB1，予环孢素、司坦唑醇治疗，血常规维持在 WBC

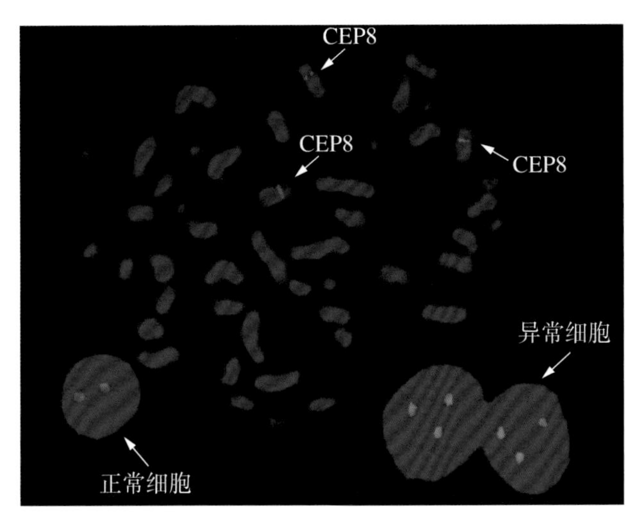

图 5-2-18　**用 8 号染色体着丝粒探针（CEP8 单色探针）检测 +8，异常细胞信号为 3R（CEP8 三个信号），正常细胞信号为 2R**

（1.88 ～ 2.08）$\times 10^9$/L，Hb 54 ～ 75 g/L，PLT（23 ～ 43）$\times 10^9$/L。为进一步治疗，患者于 2018 年 2 月首次入我院，入院血常规：WBC 1.46 $\times 10^9$/L，Hb 67.9 g/L，PLT 19.7 $\times 10^9$/L；骨髓形态：原始粒细胞占 10%，考虑 MDS-EB2。流式：4% 细胞（占有核细胞）表达 CD34、CD117、HLA-DR、CD33^{dim}、CD13，不表达 CD96、CD11b、MPO、CD22、cCD3、CD8、CD3、CD7、CD56、CD4、CD2、CD61、CD36，为恶性幼稚髓系细胞，粒细胞发育模式异常，存在骨髓增生异常，考虑 MDS 可能性大。染色体：47,XY,+8[10]/46,XY[10]（图 5-2-19），骨髓活检符合 MDS 形态学改变，白血病融合基因筛查阴性，血液肿瘤突变组分析（86 种）示 *U2AF1* 基因突变（46%）。该基因突变在 MDS 中提示预后较差，于 2018 年 3 月行妹供兄半相合异基因造血干细胞移植，截至最后随访日（2023 年 2 月 20 日）移植后 +59 个月，状态良好，无病存活。

2．病例解析　患者起病即三系减低，形态存在病态造血，活检不除外 MDS，细胞遗传学存在 +8 异常克隆，根据 IPSS-R 预后分层，+8 MDS 预后为中危组，此外分子学存在 *U2AF1* 基因突变，*U2AF1* 突变与不良预后相关。患者诊断 4 个月时，骨髓形态原始粒细胞占 10%，按照 ELN 2022 诊断标准，可诊断 MDS/AML，因 +8 伴 *U2AF1* 基因突变的 MDS 易向白血病转化，且常规药物治疗效果

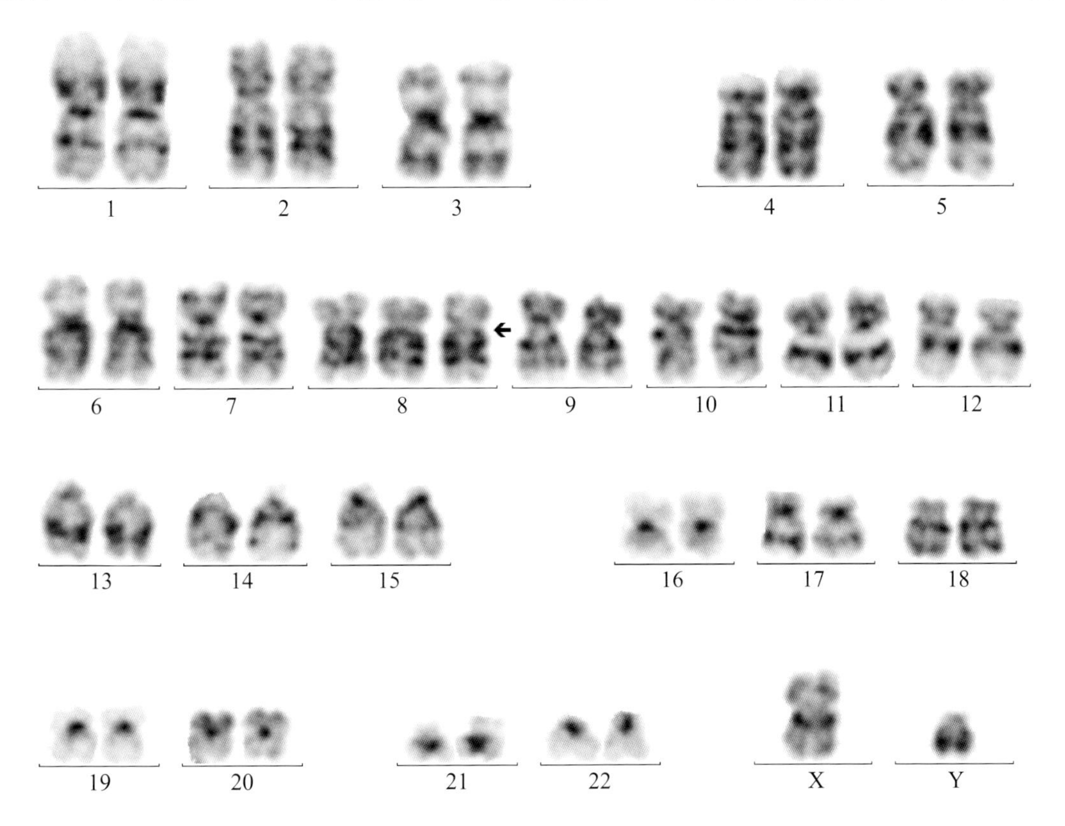

图 5-2-19　**核型：47,XY,+8（箭头所指为额外 8 号染色体）**

不明显，患者接受了半相合异基因造血干细胞移植，目前移植后 +59 个月，持续完全缓解状态。

四、累及 20 号染色体异常

（一）概述

del(20q) 是最常见的重现性细胞遗传学异常之一，断裂点通常为 20q11.2 或 20q(11.2-13.1)（图 5-2-20 至图 5-2-22），可出现在各类髓系肿瘤中，如 MDS、AML、MPN 等，发生率分别为 5% ~ 7%、1% ~ 2%、10%，MDS 中出现单纯 del(20q) 时临床病程平稳，贫血发生率低，白血病转化少见，通常预后良好，中位总生存期长（5 ~ 6 年），IPSS-R 归为低危组，但如果伴随附加染色体异常出现，且附加异常≥ 3 种时，会对预后产生不良影响。此外，若同时出现 *ASXL1* 基因异常时，影响预后。*ASXL1* 基因定位在 20q11.2 位点，del(20q) 可能导致 *ASXL1* 基因丢失。Martin[18] 等分析了一组伴 del(20q) 的 MDS 患者，153 例患者中检出 44 例（28.5%）*ASXL1* 基因异常，其中 22% 为 *ASXL1* 基因丢失，6.5% 为 *ASXL1* 基因拷贝数增加，多因素分析表明，del(20q) 伴 *ASXL1* 基因丢失或突变与血小板计数降低、总生存期短相关，向白血病转化风险增高，对阿扎胞苷治疗反应差，因此，del(20q) MDS 伴 *ASXL1* 基因异常（丢失或突变）是预后不良因素。

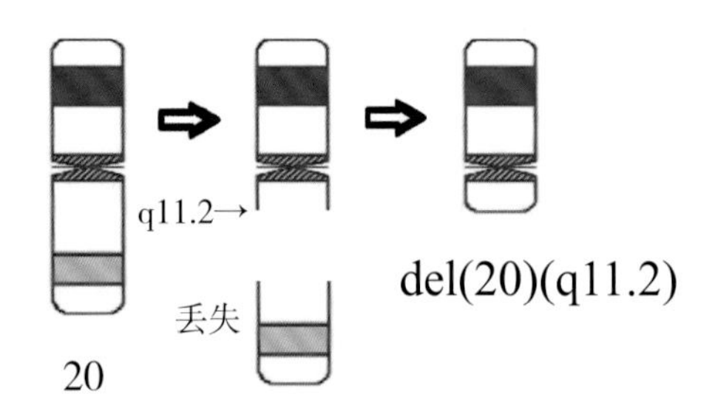

图 5-2-20 **del(20)(q11.2) 模式图**

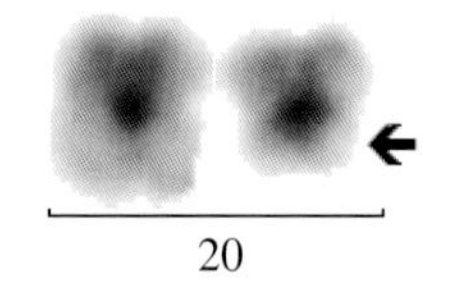

图 5-2-21 **del(20)(q11.2)，20 号染色体长臂 q11.2 至末端丢失（箭头所指）**

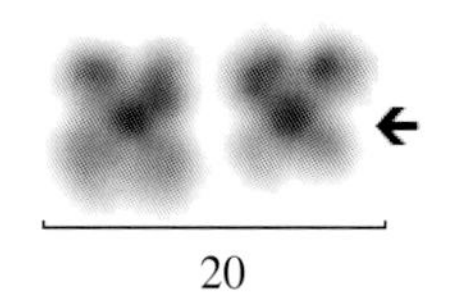

图 5-2-22 **del(20)(q11.2q13.1)，20 号染色体长臂 q11.2 至 q13.1 丢失（箭头所指）**

ider(20q) 是一种相对少见的重现性异常，即 20 号染色体长臂部分丢失后异常 20q 横向分裂，形成一条长臂中间部分丢失的等长臂染色体，根据常见的缺失位点不同描述为 ider(20)(q10)del(20)(q11) 和 ider(20)(q10)del(20)(q11.2q13)（图 5-2-23、图 5-2-24）。其形成可能经过两个步骤：先形成单纯的 del(20q)，再形成 ider(20q)，亦即 ider(20q) 来源于 del(20q)，是一种克隆演化现象，有部分患者体内检出 del(20q) 克隆和 ider(20q) 克隆共存支持这一观点。伴 ider(20q) 异常多见于 MDS，发生率为 0.4% ~ 1.3%，也可见于 PMF、AML、ALL 等，通常为老年患者。国内韩永胜[19] 等报道平均年龄 61.5 岁，中位 41 ~ 68 岁；国外 Mullier[20] 等报道平均年龄 70 岁，中位年龄 67 岁。骨髓形态学特征有中性粒细胞颗粒显著减少、具有丰富空泡，有吞噬红细胞和血小板现象，巨核细胞多分

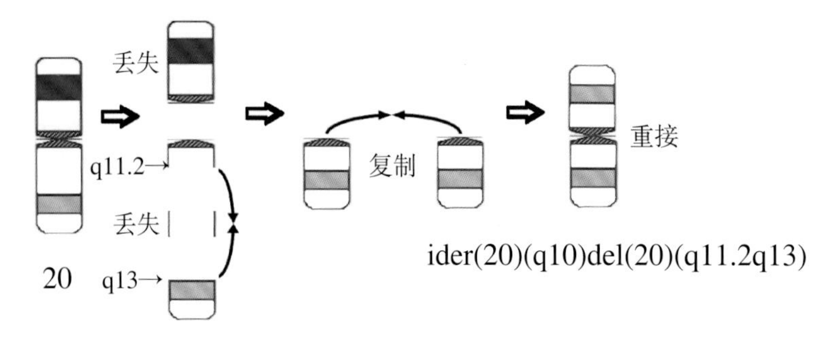

图 5-2-23 **ider(20)(q10)del(20)(q11.2q13) 模式图**

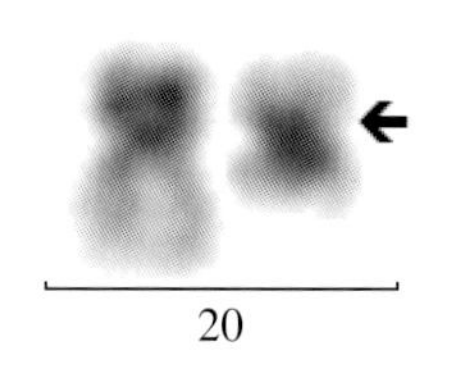

图 5-2-24 **ider(20q)(q10)del(20)(q11.2q13) 模型图，20 号染色体长臂 q11.2 至 q13 片段丢失后又发生等臂异常（箭头所指）**

叶。细胞遗传学特点：大部分患者为单纯 ider(20q) 异常核型，部分患者可附加有其他染色体异常。采用 20 号染色体长臂端粒探针和长臂位点特异探针 LSI D20S108(20q12) 进行 FISH 检测，证实均有 D20S108 信号丢失，长臂端粒探针信号存在两个信号，证实异常 20 号染色体长臂中间部分丢失的同时又存在等长臂。伴 ider(20q) 异常患者治疗效果及预后差异较大，总生存时间自 6 个月至 9 年不等。Mullier[20] 等分析比较了 del(20q) 和 ider(20q) 两组 MDS 患者，发现两组患者 IPSS 积分均为 0.5，两组间 OS 和 PFS 无统计学差异，ider(20q) 组中位 OS 为 68 个月，中位 PFS 为 65 个月。

在健康老年人群中（> 70 岁）也可检测出 del(20q)。采用 CNV 技术检测肿瘤相关的遗传学异常时，del(20q) 与 5q、11q、17p 等在老年人群中检出率合计可达 2%，这样的克隆性造血异常是年龄相关的，可预测血液系统恶性肿瘤风险增加。值得注意的是，虽然 del(20q) 常见于髓系肿瘤，但如果单纯出现 del(20q) 而形态学诊断 MDS 证据不足时，不能仅根据出现 del(20q) 而诊断 MDS。

大部分 del(20q) 异常可通过染色体核型分析识别，也可采用 D20S108(20q12) 探针 FISH 检测提高异常检出率，阳性细胞丢失一个信号（图 5-2-25）。

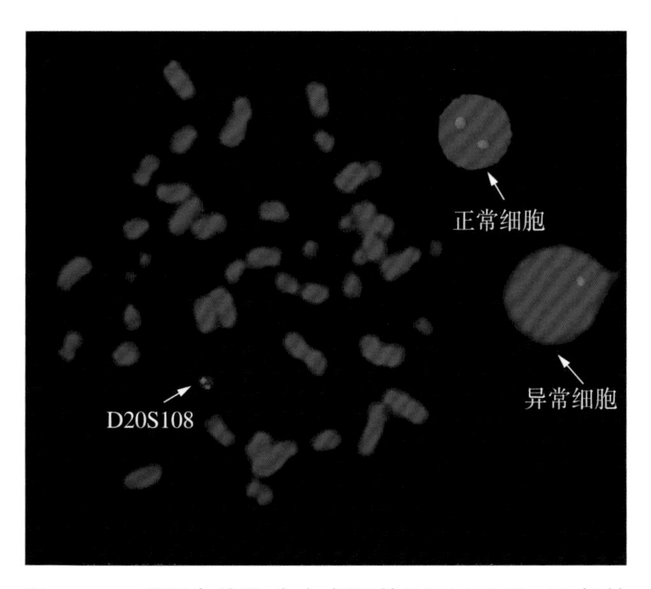

图 5-2-25　**用红色信号（R）标记的 D20S108(20q12) 探针检测 20q-，图示正常细胞信号为 2R，异常间期核和中期分裂相均丢失一个红色信号，提示 del(20q)（箭头所指）**

（二）典型病例

1. 病例一

（1）病例：患者男性，43 岁，2015 年 12 月因“发现贫血伴发热 1 周”就诊，血常规示 WBC 4.36×10^9/L，Hb 89 g/L，PLT 115×10^9/L，未予治疗，之后规律体检，Hb 波动在 80 ~ 100 g/L 之间，2019 年 9 月无明显诱因发热，查血常规：WBC 2.97×10^9/L，Hb 53 g/L，PLT 41×10^9/L。骨髓形态增生活跃，原始粒细胞 1%，幼稚单核细胞 1%，粒系发育异常，巨核细胞产板不良；外周血单核细胞比例增高，可见幼稚粒细胞及有核红细胞。*WT1* 定量 50.03%，白血病融合基因筛查阴性，诊断 MDS。间断输注红细胞，加用环孢素、睾酮司唑醇治疗。2019 年 10 月查血常规：WBC 3.48×10^9/L，Hb 84 g/L，PLT 20×10^9/L，免疫组化结果提示正常巨核细胞 31 个，单圆核小巨核 24 个，骨髓形态示粒系、红系两系发育异常，可见 1.5% 原始细胞，外周血易见幼稚粒细胞；骨髓活检示增生极度活跃（> 90%），粒、红两系发育异常，巨核细胞形态异常；*WT1* 基因定量 42.82%，免疫分型：髓系原始细胞比例不高，骨髓染色体：46,XY,del(20)(q11.2q13.1)[20]，血液肿瘤突变组示 *ASXL1*、*RUNX1*、*U2AF1*、*KMT2D* 突变阳性，综合诊断 MDS-RCMD。2019 年底拟行异基因造血干细胞移植，完善移植前查体评估发现肝脓肿，手术穿刺引流。2020 年 4 月患者首次入我院，骨髓评估形态增生Ⅱ级，原始细胞 10%，红系、巨核系发育异常；骨髓流式示 9.76% 细胞（占有核细胞）表达 CD117、CD34、CD33、CD13、HLA-DR、cCD11^{dim}、CD371、HLA-ABC、CD274、CD123、CD38，部分表达 CD15、CD86、MPO、CD25^{dim}、CD7，不表达 CD11b、CD96、CD14、CD64、CD36、CD42a、CD80、CD2、CD22、cCD3、CD9、CD69、CD16、cKappa、cLambda、CD19、CD20、CD56、CD5、CD3、CD8、CD4，为恶性髓系幼稚细胞，基因筛查 *MLL-PTD* 基因阳性，定量 7.912%，*WT1* 基因定量 36.95%，骨髓染色体：46,XY,del(20)(q11.2q13.1)[20]（图 5-2-26），FISH 示 D20S108 单基因丢失间期核占 94%，血液肿瘤基因组突变示 *U2AF1*、*ASXL1* 突变阳性，骨髓活检符合 MDS，考虑 MDS-EB2。

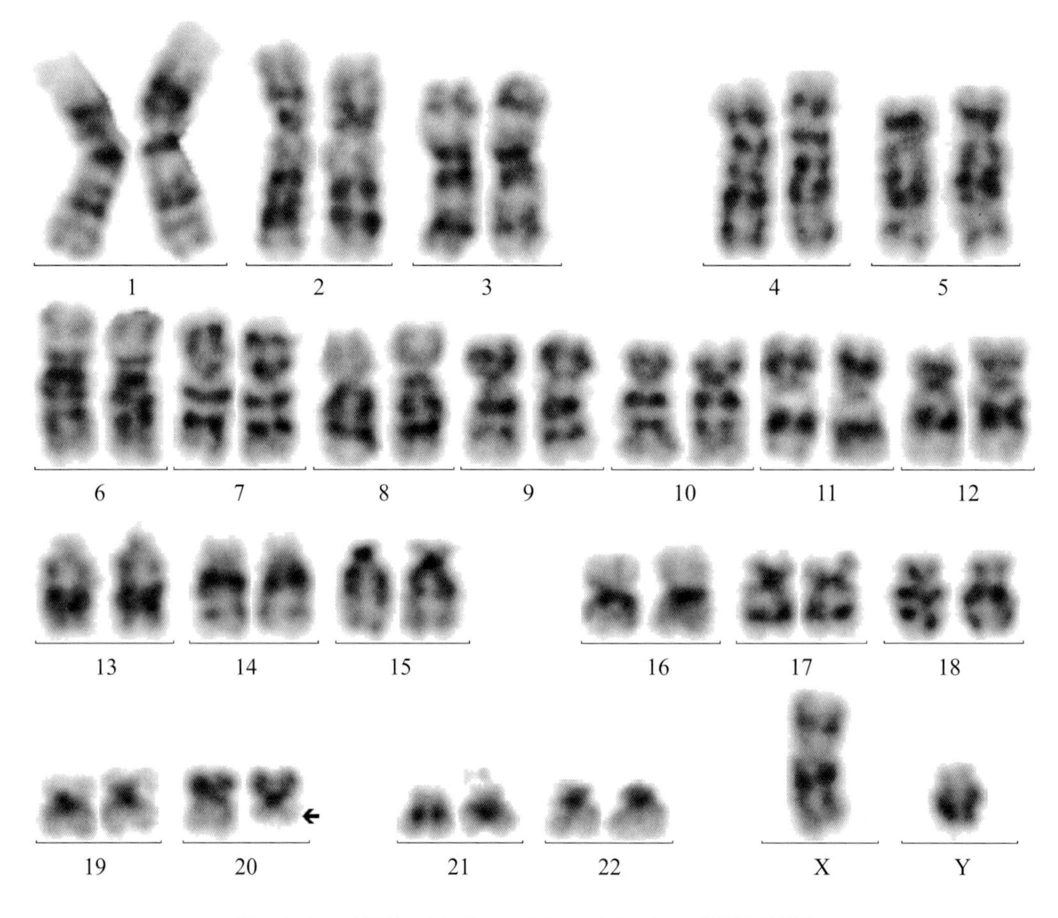

图 5-2-26 核型：46,XY,del(20)(q11.2q13.1)（箭头所指）

2020 年 5 月患者接受供者为其弟弟的半相合异基因造血干细胞移植，移植后 +15 个月（2021 年 8 月）时患者死于感染性休克。

（2）病例解析：患者于 2015 年出现贫血表现，病情缓慢进展，长期粒细胞缺乏、免疫功能低下，2019 年明确诊断 MDS，染色体存在 del(20q) 克隆，同时伴预后不良的 *U2AF1*、*ASXL1* 基因突变，骨髓原始细胞由 2% 进展为 10% 左右，常规治疗效果不佳，故行异基因造血干细胞移植以根治本病。

2. 病例二

（1）病例：患者女性，54 岁，2018 年 5 月 9 日因“发现皮肤瘀斑 2 天”就诊于当地医院，血常规：WBC 8.28 × 10^9/L，Hb 127 g/L，PLT 12.8 × 10^9/L。骨髓形态：增生Ⅲ级，原始粒细胞占 15%。免疫分型：异常幼稚细胞比例占 3.3%，考虑 MDS。染色体核型：46,XX,ider(20)(q10)del(20)(q11.2q13)[20]，患者拒绝化疗，自行口服乌苯美司治疗。2018 年 11 月因血小板低再次入院，先后应用地西他滨、地西他滨 + 小剂量 Ara-c 化疗。2019 年 6 月骨髓形态原始细胞比例 6.5%，给予地西他滨 + 小剂量 Ara-c 化疗，2019 年 8 月骨髓形态示增生活跃，粒系比例占 31.6%，病态造血细胞占 14%，原始粒细胞占 7%。骨髓活检：原始、幼稚细胞呈散在及小簇可见，符合 MDS。MDS 相关基因突变筛查：*CBL* 基因突变阳性。建议行异基因造血干细胞移植，患者未采纳，自行口服中药治疗，并再次应用地西他滨化疗。2020 年 3 月外周血原始、幼稚细胞占 21%，骨髓形态原始细胞比例为 25%。流式：异常细胞群比例为 32.3%，符合 AML 表型。染色体核型：47,XX,+8,ider(20)(q10)del(20)(q11.2q13)[19]/46,XX[1]。应用阿扎胞苷 + 减量的 CAG 方案化疗后于 2020 年 6 月 20 日首次入我院。入院后血常规：WBC 1.92 × 10^9/L，Hb 81.6 g/L，PLT 11.8 × 10^9/L。骨髓形态：增生Ⅳ级，原始粒细胞占 12.5%，外周血原始细胞占 7%。免疫分型：12.11% 细胞（占有核细胞）为恶性髓系幼稚细胞。白血病融合基因筛查阴性，染色体核型 47,XX,+8,ider(20)(q10)del(20)(q11.2q13)[20]（图 5-2-27）。腹部超声：脾大，给予维纳托克抗肿瘤治疗。2020 年 8 月复查骨髓形态增生Ⅲ级，原粒 + 早幼粒细胞占 27%。免疫分型：20% 细胞（占有核细胞）为恶性幼稚髓系细胞。染色体核型：47,XX,+8,ider(20)(q10)del(20)(q11.2q13)[18]/48,XX,+8,ider(20)(q10)del(20)(q11.2q13),+21[3]，诊断为 AML（MDS 转）。因患者既往已应用多个疗程化疗，且有 2 年多 MDS 病史，入院后接受供者为其女儿的半相合异基因造血干细胞移植，白细胞 +18 天植活，血小板 +22 天植活，治疗期间出现肺部严重感染，频发室性期前收缩、急性左心衰竭，于移植后 +45 天出院失访。

（2）病例解析：患者初发病时染色体核型即伴随 ider(20)，治疗以地西他滨 + 小剂量化疗为主，效果不佳，患者治疗的依从性不好，治疗不规范，诊断 22 个月时复查骨髓，染色体异常克隆由单纯 ider(20) 演变为 ider(20) 附加 +8 异常，继而又出现 ider(20) 附加 +8、+21 异常亚克隆，克隆演化提示疾病进展，同期骨髓形态、流式也都诊断 AML（MDS 转）。伴 ider(20) 异常核型患者预后差异较大，本例患者预后不佳。

五、累及 17 号染色体异常

（一）概述

17 号染色体异常包括 17 号染色体单体 (-17)、del(17p)、i(17q)、add(17p) 等各种异常（图 5-2-28 至图 5-2-34），抑癌基因 *TP53* 基因定位于 17p13，因此累及 17 号染色体短臂而导致 *TP53* 基因功能丧失的各种异常，均可产生不良预后，向白血病转化风险增高，可采用 17 号着丝粒 (CEP17)/TP53 双色探针检测是否存在 17 号染色体异常（图 5-2-35）。

单纯 i(17q) 异常发生率约 1%，其形成是由于在细胞分裂时两条染色单体以横向为轴分离，形成等长臂染色体。伴 i(17q) 的 MDS 有独特的临床特点：男性占优势，诊断时年龄偏大，重度贫

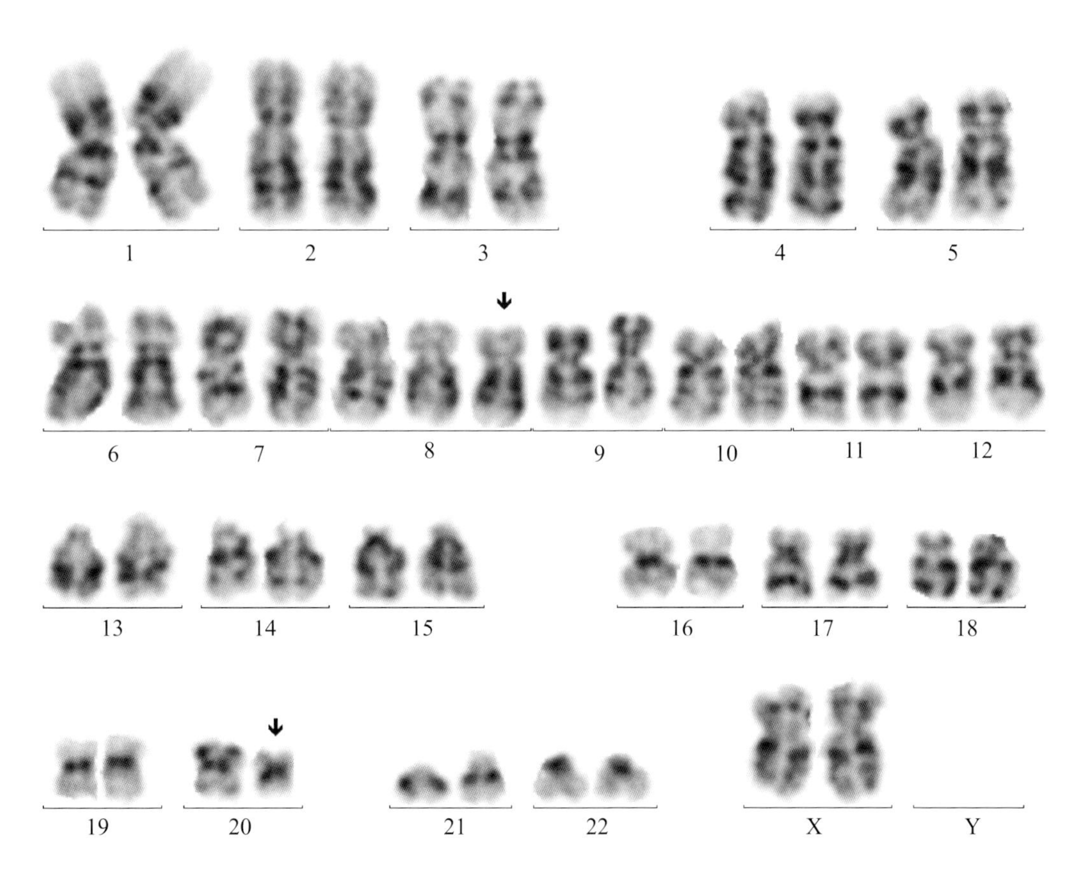

图 5-2-27　核型：**47,XX,+8,ider(20)(q10)del(20)(q11.2q13)**（箭头所指为额外 8 号和异常 20 号染色体）

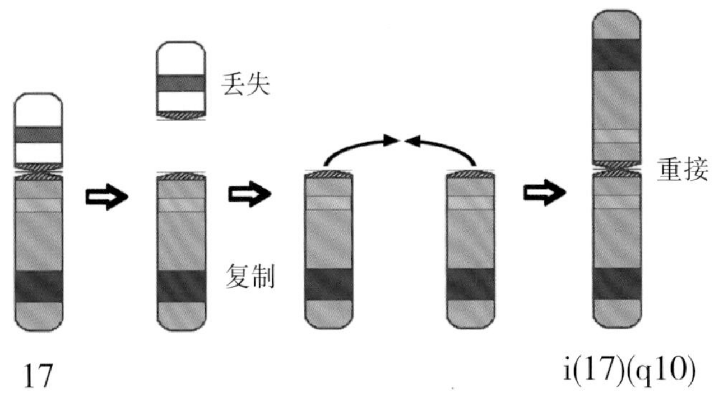

图 5-2-28 i(17)(q10) 模式图

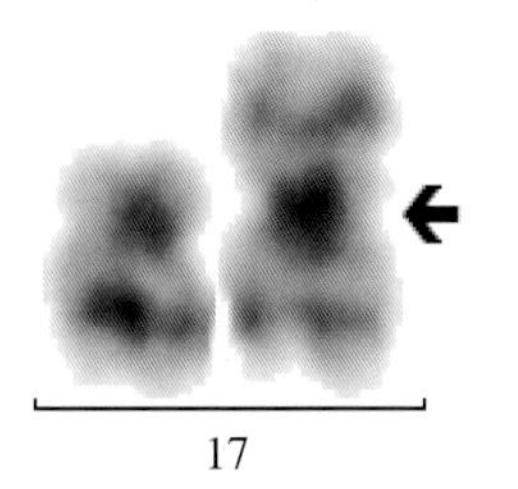

图 5-2-29 i(17)(q10)，17 号染色体长臂等臂染色体（箭头所指）

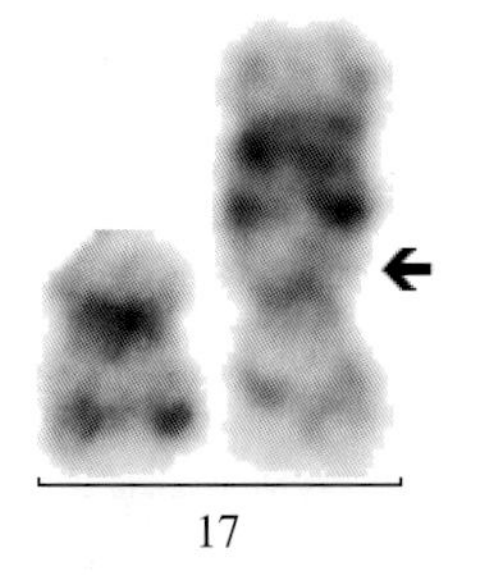

图 5-2-30 add(17)(p13)，17 号短臂 p13 位点处附加一段未知来源的染色体片段（箭头所指）

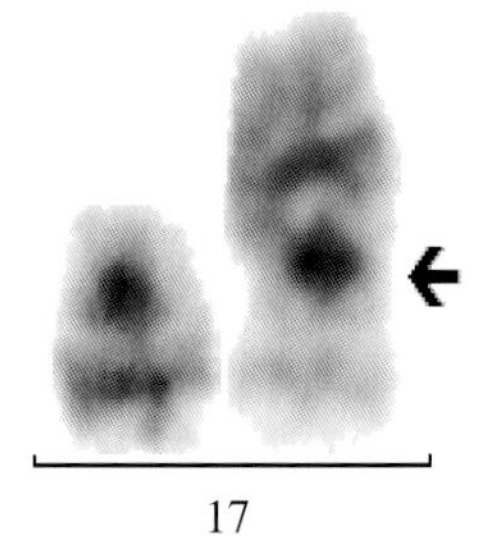

图 5-2-31 der(1;17)(q10;q10)，1 号染色体长臂与 17 号染色体长臂形成衍生整臂易位染色体（箭头所指）

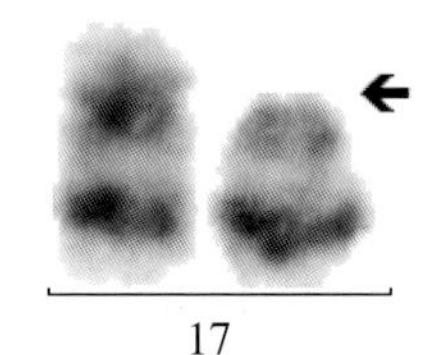

图 5-2-32 del(17)(p13)，17 号染色体短臂 p13 至末端丢失（箭头所指）

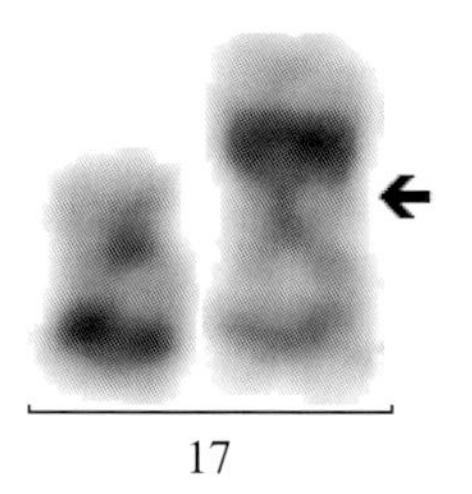

图 5-2-33：der(17)t(11;17)(q13;p13)，11 号染色体与 17 号染色体不平衡易位形成的衍生 17 号染色体（箭头所指）

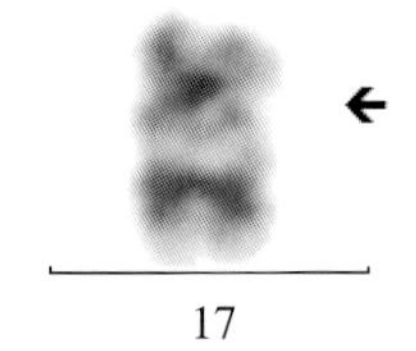

图 5-2-34 -17,17 号染色体单体（箭头所指）

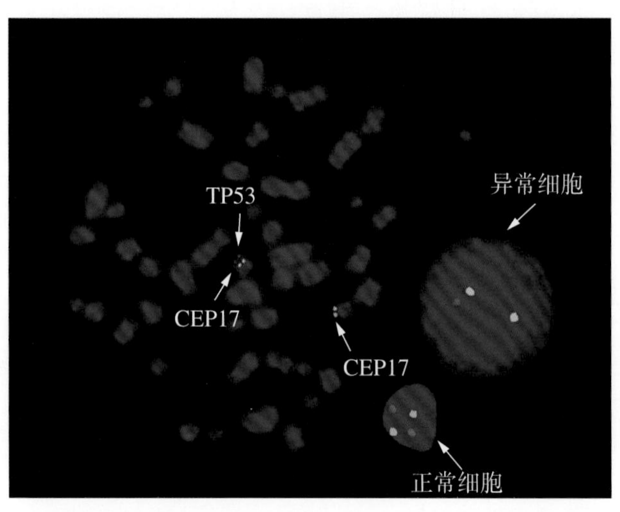

图 5-2-35 *TP53*/CEP17 双色探针，红色信号（R）标记 *TP53* 基因，绿色信号（G）标记 CEP17（17 号染色体着丝粒），正常间期核信号为 2 红 2 绿（2R2G），图示异常间期核及异常中期分裂相 *TP53* 基因丢失，信号特点为 1 红 2 绿（1R2G）（箭头所指）

血，血小板计数减低，三系病态造血较少，原始细胞比例低，骨髓小巨核细胞占优势，中性粒细胞 pseudo-Pelger-Huët 异常常见。在大多数伴孤立性 i(17q) 异常的 MDS/MPN 患者中，无论诊断或原始细胞计数如何，临床病程具有侵袭性，快速发展为 AML 也更为常见。大量研究证实 i(17q) 可作为疾病进展和短生存期的预后标志，但也有部分研究指出 i(17q) 髓系肿瘤临床病程有相当大的异质性。Visconte[22] 等分析了 21 例 i(17)(q10) 髓系肿瘤患者的临床特点和治疗结果，在分析队列中，有 i(17)(q10) 的 MDS/MPN 患者预后较差，中位 OS 4 个月。Ganguly[23] 等分析了 14 例 i(17)(q10) 髓系肿瘤，其中 12 例伴复杂异常，2 例孤立性异常，中位 OS 10.4 个月。值得注意的是，与常规化疗相比，接受 HSCT 的患者中位 OS 42 个月，显著高于常规化疗患者（中位 OS 9.4 个月）。i(17q) 在 MDS 中的预后作用有待进一步研究，目前 IPSS-R 将 i(17q) 归到中危组。

（二）典型病例

1. 病例　患者男性，35 岁，2019 年 9 月因“头晕、乏力 3 个月，加重 1 个月”就诊，于当地医院查血常规：WBC 4.24×10^9/L，Hb 49.0 g/L。PLT 71×10^9/L。骨髓形态增生活跃，原始粒细胞占 3%，免疫分型考虑存在骨髓增生异常。染色体：46,XY,i(17)(q10)[11]/46,XY[9]，白血病融合基因筛查阴性。患者于 2019 年 11 月 2 日入我院，入院血常规：WBC 2.6×10^9/L，Hb 44.3 g/L，PLT 49.9×10^9/L，中性粒细胞绝对值 1.72×10^9/L。骨髓形态：粒系、巨核系发育异常，原始粒细胞占 5.2%，考虑 MDS-EB1。免疫分型：异常表型 $CD34^+CD117^+$ 髓系原始细胞占有核细胞 3.35%，CD38 表达减弱，异常表达 CD56。染色体核型：46,XY,i(17)(q10)[20]（图 5-2-36），FISH 示 *TP53* 基因丢失间期核占 40%，白血病融合基因筛查阴性，血液肿瘤突变组（58 种基因）分析存在 *ETV6*、*EZH2*、*ASXL1* 基因突变，*ETV6*、*EZH2* 突变频率分别为 41%、39%。骨髓活检：增生极度活跃，粒系原始细胞增生 > 5%，MICM 明确诊断 MDS-EB1。患者 IPSS-R 积分 5 分，预后分层高危，有移植指征，于 2019 年 11 月 26 日行半相合异基因造血干细胞移植。移植后 +3 个月时复查骨髓形态：增生Ⅲ级，原始粒细胞 1%，免疫残留提示异常表型髓系原始细胞占有核细胞 0.07%，骨髓及外周血嵌合率 100%，后患者因移植相关并发症、肺部感染及经济原因出院，+4 个月时死亡。

2. 病例解析　患者病情进展较快，起病时外周血三系减低，骨髓形态两系发育异常，染色体 55% 的核型出现 i(17q)，i(17q) 可导致 *TP53* 基因

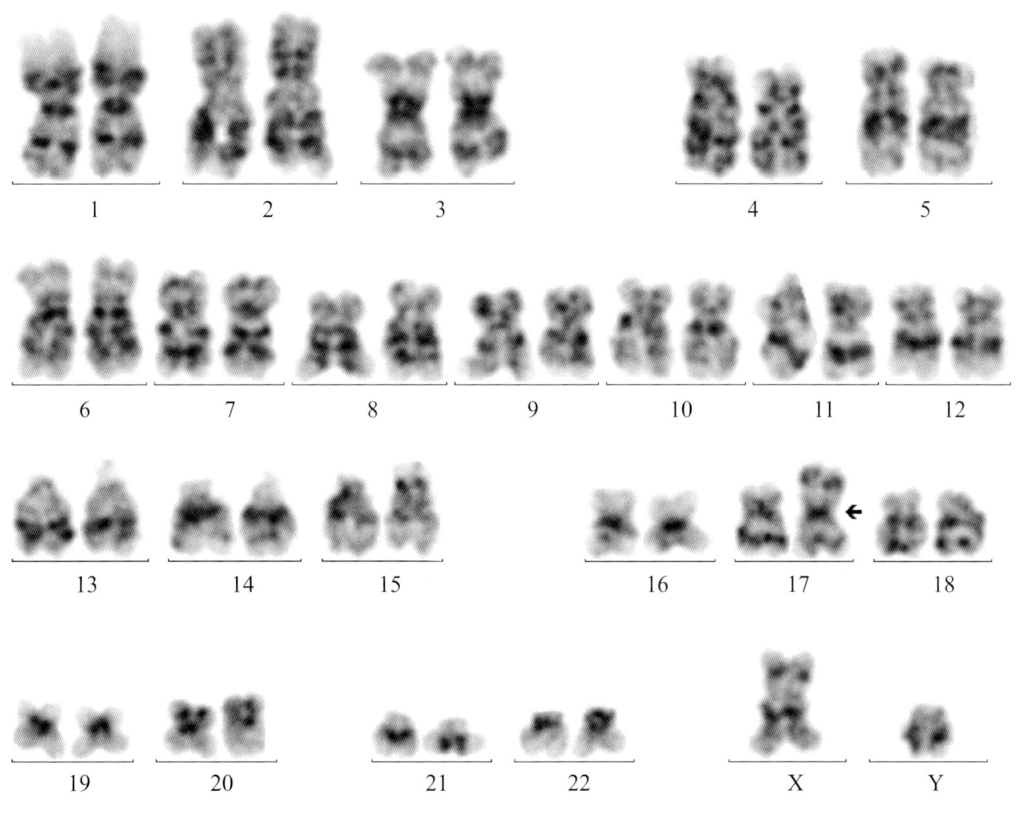

图 5-2-36　核型：**46,XY,i(17)(q10)**（箭头所指为异常 17 号染色体）

丢失，预后不良。2 个月后入我院时虽然 FISH 分析 *TP53* 基因丢失间期核占 40%，但染色体分析的所有 20 个核型均为 i(17q)，说明肿瘤细胞分裂能力较强，倍增较快，同时肿瘤细胞存在 *ETV6*、*EZH2*、*ASXL1* 等与预后不良相关的基因突变，积分高危，虽及时接受了异基因造血干细胞移植，但在移植后 +3 个月时免疫残留就检出异常表型髓系原始细胞，有复发趋势。

六、累及 X/Y 染色体异常

单纯 Y 染色体丢失（loss of the Y chromosome，LOY）在 MDS 中发生率为 5%，携带单纯 -Y 的 MDS 患者生存期长，极少向 AML 转化，因此 IPSS-R 将其归为极低危组。Wiktor[27] 等研究 215 例造血系统疾病患者骨髓染色体，发现单纯 Y 染色体丢失在 MDS 中发生率为 6.3%（4% ～ 10%），环形铁粒幼红细胞增多型 MDS 高发，粒红比、原始细胞比例及白血病计数均低。Ouseph [28] 等报道 86% 的 Y 染色体丢失者年龄大于 65 岁，中位年龄 75 岁，其中骨髓中≥ 75% 的中期分裂相具有 Y 染色体丢失与髓系肿瘤形态学诊断显著相关，特别是与进展为 MDS 显著相关（$P < 0.0001$），与髓系肿瘤相关基因突变显著相关，如 *SF3B1*、*U2AF1*、*TET2* 等基因突变在核型 -Y ≥ 75% 时发生频率显著高于正常对照，与 MDS 患者的发生率相当。同时体细胞突变发生率也高于同龄人。因此多因素分析显示骨髓 LOY ≥ 75% 应被认为是 MDS 相关的细胞遗传学异常。

值得注意的是，-Y 是一个年龄相关的衰老表现，在老年男性中可发生生理性丢失，80 岁以上健康男性 LOY 可达 20%。

女性患者可发生获得性 X 染色体单体丢失，但其发生率极低，MDS 中发生率为 0.2% ～ 0.3%，-X 同时伴随其他异常发生率约 1.5%，-X 与预后中等相关，OS 为 16 个月，中位无白血病生存（LFS）为 14 个月。

七、累及 3 号染色体异常

3 号染色体长臂臂内倒位或两条同源 3 号染色体相互易位 [inv(3)(q21.3q26.2)/t(3;3)(q21.3; q26.2)]（图 5-2-37）可见于 MDS 和治疗相关骨髓增生异常综合征 (t-MDS)，以及原发 AML 各亚型（除外 APL）、MPN、CML-AP/BP、治疗相关急性髓系白血病 (t-AML) 等疾病，具有侵袭性临床过程，对常规化疗反应差，总生存期短，预后差，5 年 OS 仅 5.7%，中位 OS 仅 10.3 个月。约 66% 的 inv(3) 患者往往伴随 -7 出现，或伴单体核型（68%），预后更差。伴 inv(3)/t(3;3) 染色体异常患者常伴巨核细胞增多，多有小圆巨核细胞，血小板正常或升高。

inv(3)(q21q26.2)/t(3;3)(q21.3;q26.2) 细胞遗传学异常特点和分子异常发生机制同 AML，详见第二章相关内容的描述。

八、累及 1 号染色体异常

（一）概述

MDS 中累及 1 号染色体的异常主要有 der(1)、dup(1)/trp(1q)、-1/+1 等，其中 dup(1q)/trp(1q)、der(1;v) 可形成 1q 部分三体。dup(1q)/trp(1q)/qdp(1q)，指 1 号染色体长臂部分片段两倍、三倍或四倍重复，多见 dup(1)(q21q32) 或 dup(1)(q25q32) 及片段的反向重复如 dup(1)(q32q21) 等，较少见 qdp(1)(q21q32)，文献报道其作为 MDS 单一的细胞遗传学异常与高风险转化为白血病相关。der(1;v)(q10;v) 指 1 号染色体整条长臂与其他染色体整条短臂或整条长臂在着丝粒处融合产生的衍生染色体，最常见的有 der(1;7)(q10;p10)，此外尚有 der(1;15)、der(1;6) 等少见类型，与 1 号染色体发生不平衡易位，形成 1q 部分三体。研究发现，化疗造成的细胞毒副作用或病程的自然进展均可导致 1q 三体。而 1q 三体会使细胞中 1 号染色体部分或整个长臂获得额外拷贝。

目前认为，1q 三体通过基因剂量扩增影响疾病进程，*CASP8*、*CFLAR* 等控制细胞周期的基因位于该区域。基因拷贝数或转录活性增加破坏了细胞增殖和凋亡之间的平衡，使肿瘤细胞获得增殖优势。染色体 1q 增加可能与 MDS 患者不良预后及转化为白血病相关 [31]。

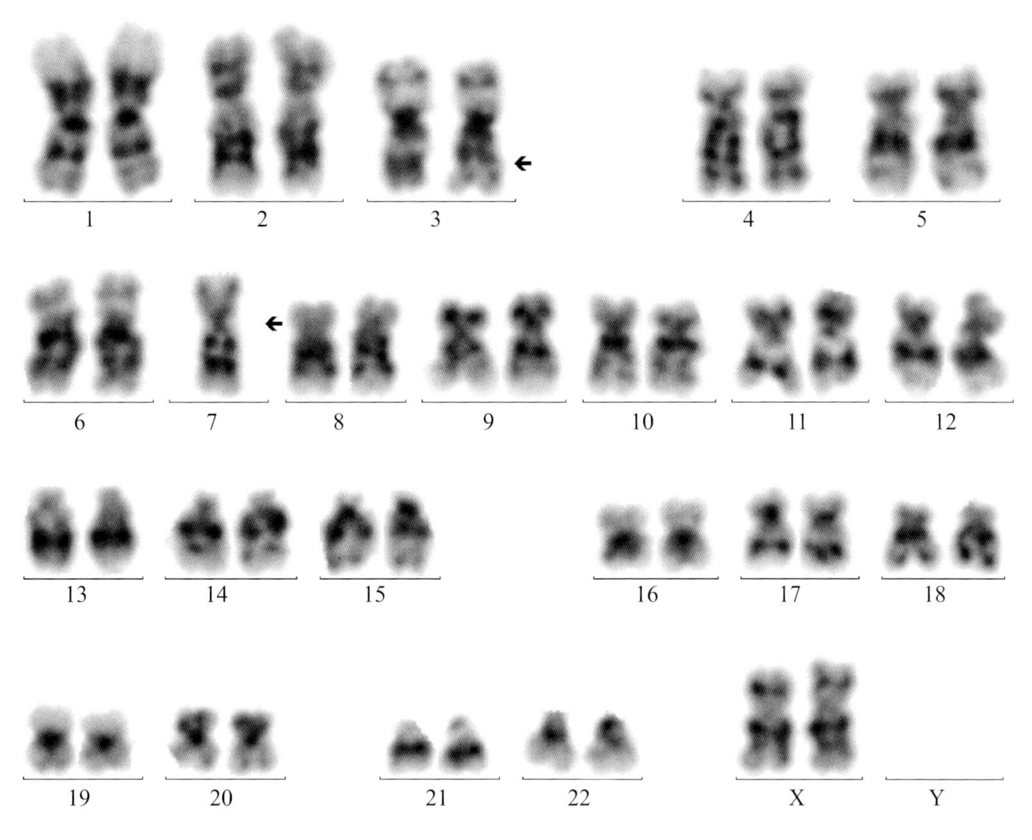

图 5-2-37 **核型：45,XX,inv(3)(q21.3q26.2),-7（箭头所指为异常 3 号染色体及单体 7）**

（二）细胞遗传学特性

可见各种类型重复片段，多集中于 1q21q32 和 1q21q42，以 dup(1)(q21q32) 最为多见，此外尚有 dup(1)(q25q44)，片段反向重复 dup(1)(q32q21)、dup(1)(q42q12) 以及部分片段三倍重复 trp(1)(q21q32) 或四倍重复 qdp(1)(q21q32)，常伴 +8、-7、del(7q)、del(5q)、del(20q) 等附加异常出现（图 5-2-38 至图 5-2-43）。

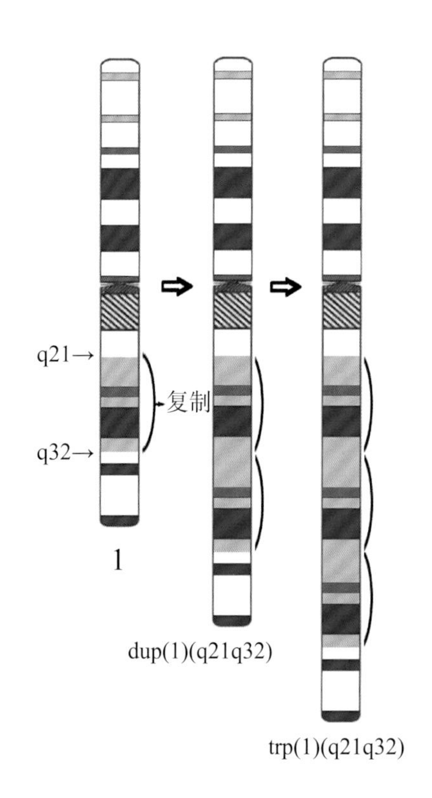

图 5-2-38 **dup(1) 及 trp(1) 模式图**

（三）典型病例

1. 病例 患者男性，58 岁，因“血小板减少 10 余年”就诊。2020 年 11 月查血常规：WBC 2.6×10^9/L，Hb 131.0 g/L，PLT 88×10^9/L。骨髓形态：增生Ⅲ级，粒系比例略低，各阶段细胞形态未见明显异常；红系的晚幼红偶见巨幼样变、核畸形，成熟红细胞轻度大小不等，可见嗜多色及少量不规则红细胞；全片巨核细胞 56 个，幼巨核细胞 3 个，产板巨 1 个，提示巨核细胞成熟障碍；铁染色提示有少量环形铁粒幼细胞存在。免疫分

5

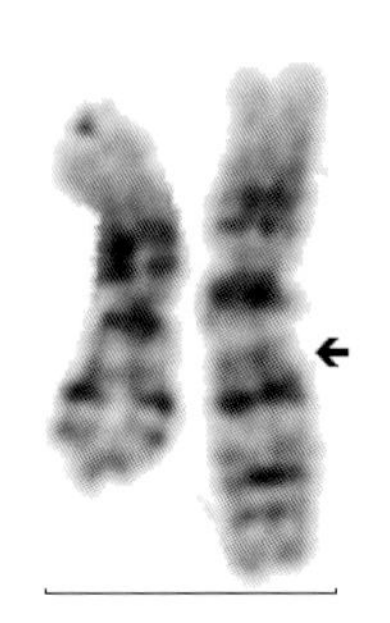

图 5-2-39 **dup(1)(q21q32)，1 号染色体长臂 q21q32 片段重复（箭头所指）**

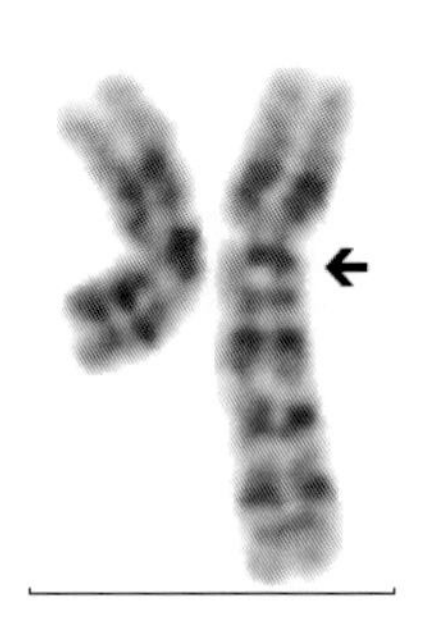

图 5-2-40 **dup(1)(q42q12)，1 号染色体长臂 q12q42 片段反向重复（箭头所指）**

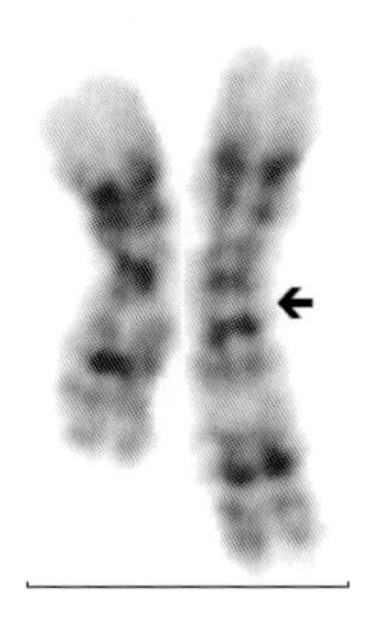

图 5-2-41 **dup(1)(q32q21)，1 号染色体长臂 q21q32 片段反向重复（箭头所指）**

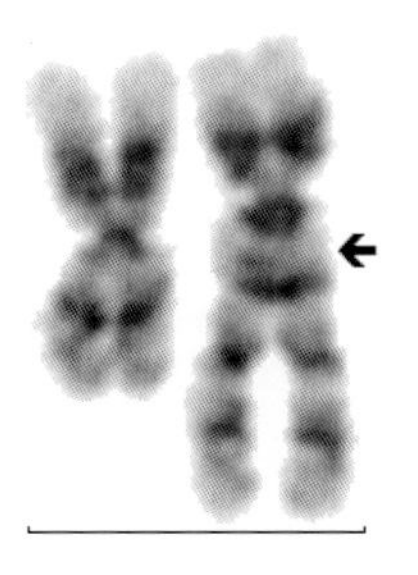

图 5-2-42 **trp(1)(q21q32)，1 号染色体长臂 q21q32 片段三倍重复（箭头所指）**

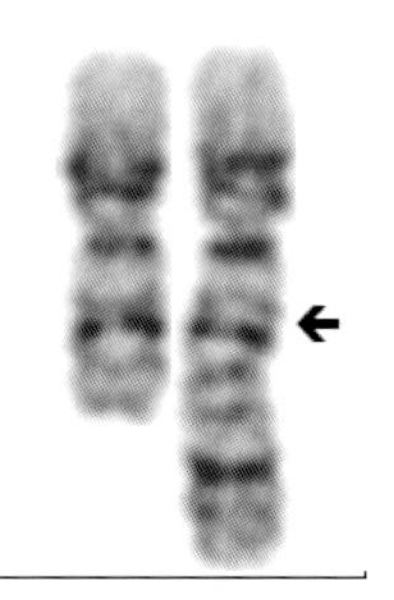

图 5-2-43 **dup(1)(q25q44)，1 号染色体长臂 q25q44 片段重复（箭头所指）**

型未见明显异常细胞：CD34⁺ CD117⁺ 髓系原始细胞比例不高，未见明显异常表达，粒细胞比例正常，未见明显发育模式异常及异常表达。骨髓染色体核型：46,XY,dup(1)(q21q32)[30]（图 5-2-44），血液肿瘤突变组分析（58 种基因）检测出 *SF3B1 Y623C* 基因突变阳性，突变频率 6%。因骨髓染色体所有分析的核型均为异常，未找到正常染色体核型，因此加做外周血染色体，以除外体质性染色体异常，外周血染色体分析了 35 个中期分裂相，均为正常男性核型，但另外检出 7 个随机异常核型：44,XY,+Y,-4,-9,-22,ace[1]/45,XY,inv(14)(q11.2q32),-18[1]/46,XY,add(19)(p13.3)[1]/46,XY,del(9)(q12)[1]/47,XY,+8[1]/47,XY,+15[1]/47,XY,+del(3)(p11)[1]（图 5-2-45）。综合考虑患者临床表现、骨髓形态、染色体核型异常及 *SF3B1* 基因突变，诊断 MDS-RS，截至随访日，观察随访中。

2．病例解析　该病例病程中血小板减少近 10 年，提示疾病进展缓慢，但患者未规律进行染色体核型、融合基因筛查及肿瘤组基因突变检测。诊断时骨髓形态巨核系成熟障碍，有少量铁粒幼细胞存在，而基因突变检测出 *SF3B1* 突变，按照 2022 版 WHO 诊断标准，可诊断为低原始细胞伴 *SF3B1* 突变的 MDS（MDS-*SF3B1*）。骨髓染色体检出的所有核型都出现 1 号染色体长臂部分重复即 dup(1)(q21q32) 异常，提示肿瘤细胞在快速繁殖，dup(1) 使肿瘤细胞获得增殖优势。而外周血染色体没有检出 dup(1)(q21q32) 异常，提示骨髓中的异常核型为获得性的病理性克隆性异常，此外，外周血检出 7 个随机的异常核型，说明基因组已不稳定，综合分析患者病情有快速进展趋势。

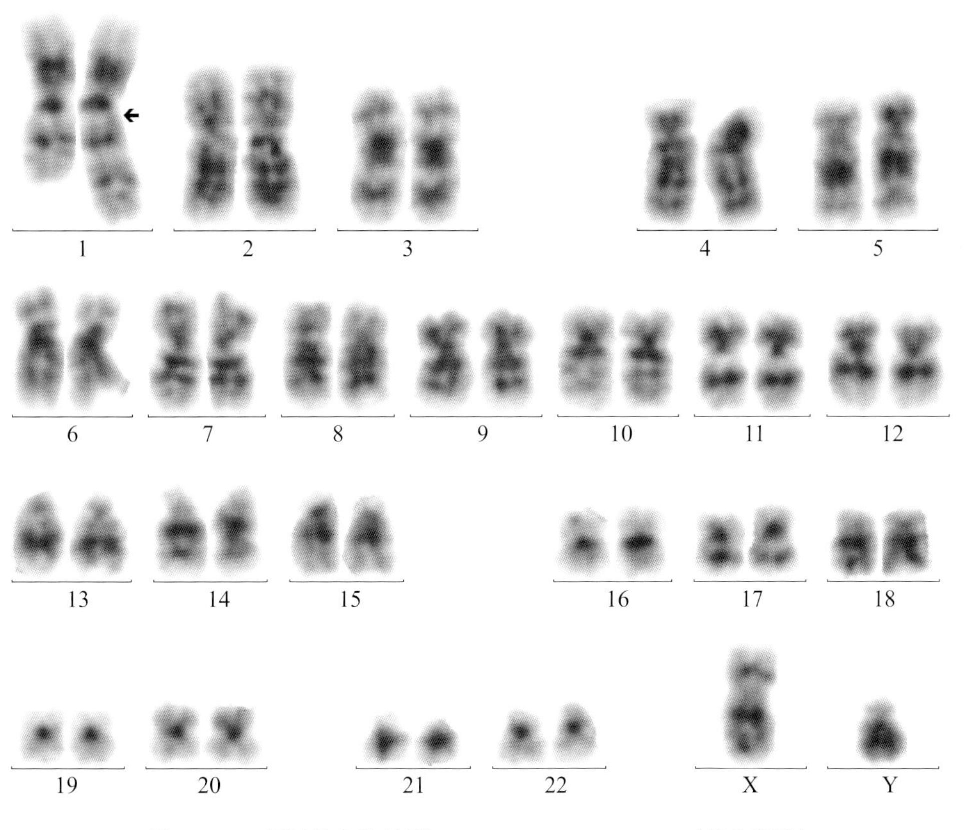

图 5-2-44　骨髓染色体核型：46,XY,dup(1)(q21q32)（箭头所指）

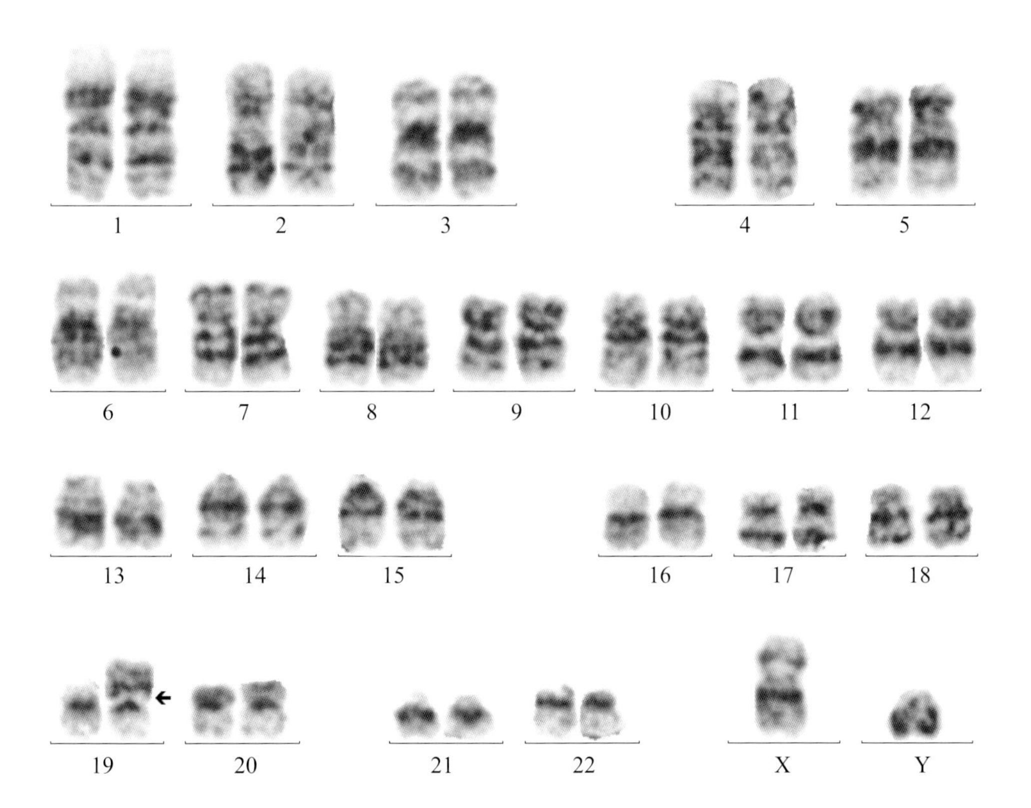

图 5-2-45　外周血染色体核型：46,XY,add(19)(p13.3)（箭头所指）

5

九、伴 idic(X)(q13) 染色体异常

（一）概述

idic(X)(q13) 是一种罕见的重现性细胞遗传学异常，发生率低于 1/1000，绝大多数病例为 MDS，少数 AML（MDS 转化）及 MPN，所报道患者均为女性，尤其是老年女性，中位年龄 73.5 岁，常伴环状铁粒幼红细胞增多、难治性贫血或自身免疫性溶血性贫血。SNP 微阵列研究发现，Xq13 断裂点簇集中在两个紧密但独立片段重复的区域，不在一个基因中，因此没有融合基因形成，致病机理可能为基因剂量效应，即片段 Xpter 至 Xq13 获得 1 ~ 3 个拷贝及片段 Xq13 至 Xqter 丢失而产生的剂量效应。*ABCB7* 基因，与 X 染色体连锁的铁粒幼细胞性贫血和脊髓小脑共济失调有关，定位于 Xq21 位点，是线粒体铁转运基因和 ATP 结合盒转运基因，*ABCB7* 蛋白参与铁从线粒体到细胞质的运输，是维持线粒体铁稳态所必需的，idic(X)(q13) 异常导致 *ABCB7* 基因丢失，是环状铁粒幼红细胞增多的因素之一。

近年来转录组测序和全基因组测序研究发现，伴 idic(X)(q13) MDS 患者高发 *TET2*、*SRSF2*、*ASXL1* 基因突变，发生率分别为 74%、68%、47%，此外还有 *DNMT3A*（10.5%）、*NRAS*（10.5%）、*SF3B1*（10.5%）、*IDH1*（10.5%）、*JAK2*（10.5%）等基因突变 [32,33]。

idic(X)(q13) MDS 患者预后不明确，有研究者报道预后较好，良性临床过程，但也有报道为侵袭性临床过程，尤其伴 *SRSF2*、*ASXL1* 基因突变者，目前 IPSS-R 将其归为中危。

idic(X)(q13) 通常是唯一的细胞遗传学异常，可能参与了肿瘤的早期发生。

（二）细胞遗传学特性

1. 核型特征　idic(X)(q13) 即等臂双着丝粒 X 染色体，断裂点位于 Xq13。G 显带特点为 X 染色体长臂 q13 位点断裂，Xq13 至 Xqter 片段丢失，Xpter 至 Xq13 片段获得，获得的片段在 Xq13 位点断裂重接形成一条等臂双着丝粒 X 染色体（图 5-2-46、图 5-2-47）。产生机制可能是 X 染色体横向分裂，或两条同源 X 染色体单体交换，两种情况都

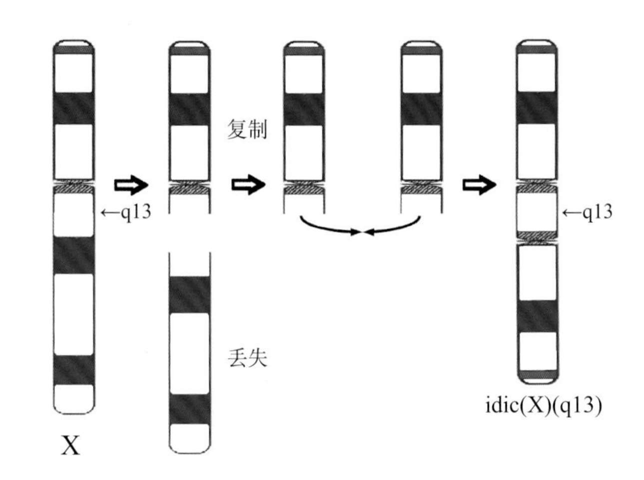

图 5-2-46　**idic(X)(q13) 模式图**

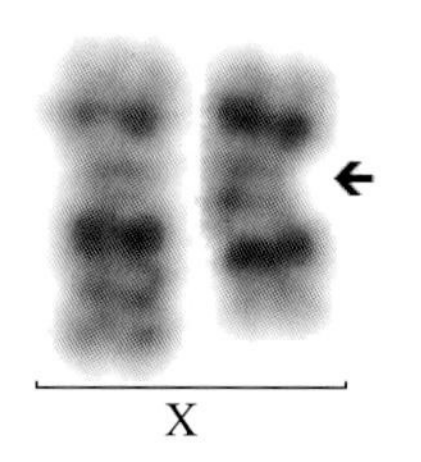

图 5-2-47　**idic(X)(q13) 核型图（箭头所指）**

会导致 X 染色体长臂丢失和短臂获得，导致了基因不平衡的状态。idic(X)(q13) 多单独出现，也可见伴随附加异常。

2. FISH 特征　采用 X 染色体着丝粒探针（DXZ1）检测中期染色体，idic(X)(q13) 在中期分裂相上表现为 DXZ1 探针 3 个信号，其中 2 个信号等大相对（图 5-2-48）。

（三）典型病例

1. 病例　患者女性，53 岁。2021 年 1 月因“贫血、无诱因下肢抽搐 1 天”就诊。查体：贫血貌，肝肋下未触及肿大，脾稍大。血常规：WBC 8.6×10^9/L，RBC 2.49×10^{12}/L，Hb 82 g/L，PLT 119×10^9/L。骨髓形态：增生Ⅲ级，粒系占 62.5%，病态细胞占 20%，易见 Pelger 样畸形细胞，可见双核细胞；红系占 28.5%，可见幼红造血岛及幼红细胞巨幼样变（病态＜ 10%），成熟红细胞明显大小不等，可见破碎、泪滴等不规则红细胞，巨核细胞仅见 4 个，可见多分叶，血小板大小不等，

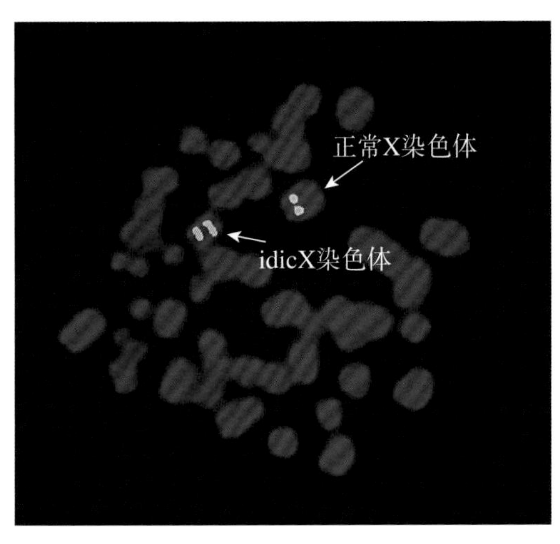

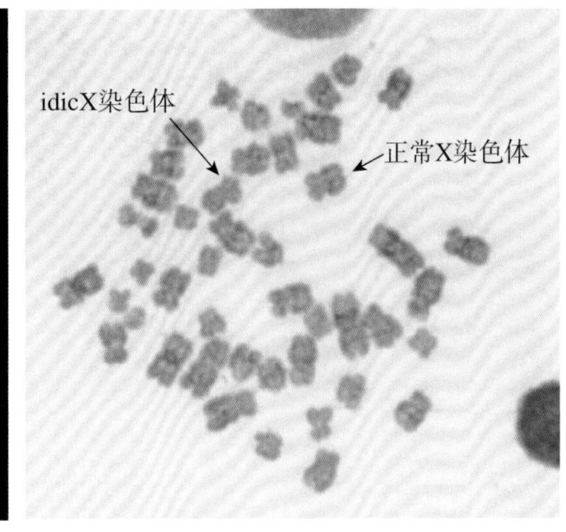

图 5-2-48 **idic(X)(q13) 的中期 FISH 信号图：绿色信号标记 X 染色体着丝粒区域（CEPX），FISH 图示右侧正常 X 染色体具有 1 个绿色信号，左侧异常 idic(X) 染色体具有 2 个绿色信号（箭头所指）**

环状铁粒幼细胞占 5%，不除外 MDS。流式检测结果：$CD34^+$、$CD117^+$ 髓系原始细胞占有核细胞 1.35%，CD33、CD38 表达减弱，表型不完全正常。粒细胞比例正常，成熟细胞部分丢失 CD16、CD24、FLAER。有核红细胞比例升高，可疑存在 PNH 克隆。染色体核型：46,X,idic(X)(q13),t(2;11)(p21;q23)[20]（图 5-2-49），应用中期 FISH-DXZ1（X 染色体着丝粒探针）证实是否形成 idic(X)，结果可见 DXZ1 3 个信号，2 个信号位于异常 X 染色体，1 个信号位于正常 X 染色体，提示存在 idic(X) 染色体，患者染色体核型同时还出现附加异常 t(2;11)(p21;q23)，不除外累及 *KMT2A* 重排的可能，因此加做 FISH-*KMT2A* 分离探针检测进行确认，结果表明未累及 *KMT2A* 基因重排。血液肿瘤突变组（86 种基因）分析检出 *JAK2*、*SF3B1* 基因突变，突变率分别为 85%、44%。综合 MICM 诊断为 MDS-RS（伴 *SF3B1* 突变），后失访。

2．病例解析　患者以贫血为首发症状就诊，骨髓形态学存在粒系病态造血，红系部分幼红细胞巨幼样变，可见环形铁粒幼红细胞，巨核细胞减少，不除外 MDS。骨髓染色体核型分析 20 个细胞均存在 idic(X)(q13) 异常克隆，且伴 t(2;11) 附加异常，为诊断 MDS 提供了有力证据，结合 *JAK2*、*SF3B1* 基因突变阳性，进一步明确 MDS 诊断。本例患者形态可见环形铁粒幼细胞，比例不高，但血液肿瘤突变组检出 *SF3B1* 基因突变，综合诊断为伴 *SF3B1* 突变的 MDS（MDS-*SF3B1*）。此外，该患者骨髓染色体所有分析的核型均为异常核型，提示肿瘤细胞获得增殖优势，繁殖迅速，有可能是侵袭性临床过程。

十、复杂核型

（一）概述

复杂核型（complex karyotype，CK）在 MDS 诊断、预后分层和疗效监测中具有重要价值，是不良预后的强有力预测指标。根据 IPSS-R 预后积分系统，其定义为在克隆性异常核型中出现 3 种或 3 种以上染色体异常，包括染色体数目异常和结构异常[2]（图 5-2-50、图 5-2-51）。10% ～ 15% 的原发 MDS 出现 CK，37% 治疗相关 MDS 出现 CK，其中 > 4 种或 4 种以上染色体异常分别占 3% ～ 7% 和 31%，患者中位生存期短，向白血病转化风险高，复发风险高，预后差，并且异常染色体数越多，预后越差（即有 3 种染色体异常时预后差，伴 4 种或 4 种以上染色体异常时，预后极差），Haase 等定义伴 5 种或 5 种以上染色体异常的 CK 为高度复杂异常核型，预后最差。

根据 IPSS-R，核型复杂性的界定最主要是根据染色体核型分析中染色体异常数来确定，因此，染色体异常数的确定对复杂核型的判断、对预后分层的判断显得尤为重要！那么如何准确的判断染色体异常数呢？2020 年版人类细胞基因组学国际命名体系（ISCN）推荐了肿瘤细胞中染色体异

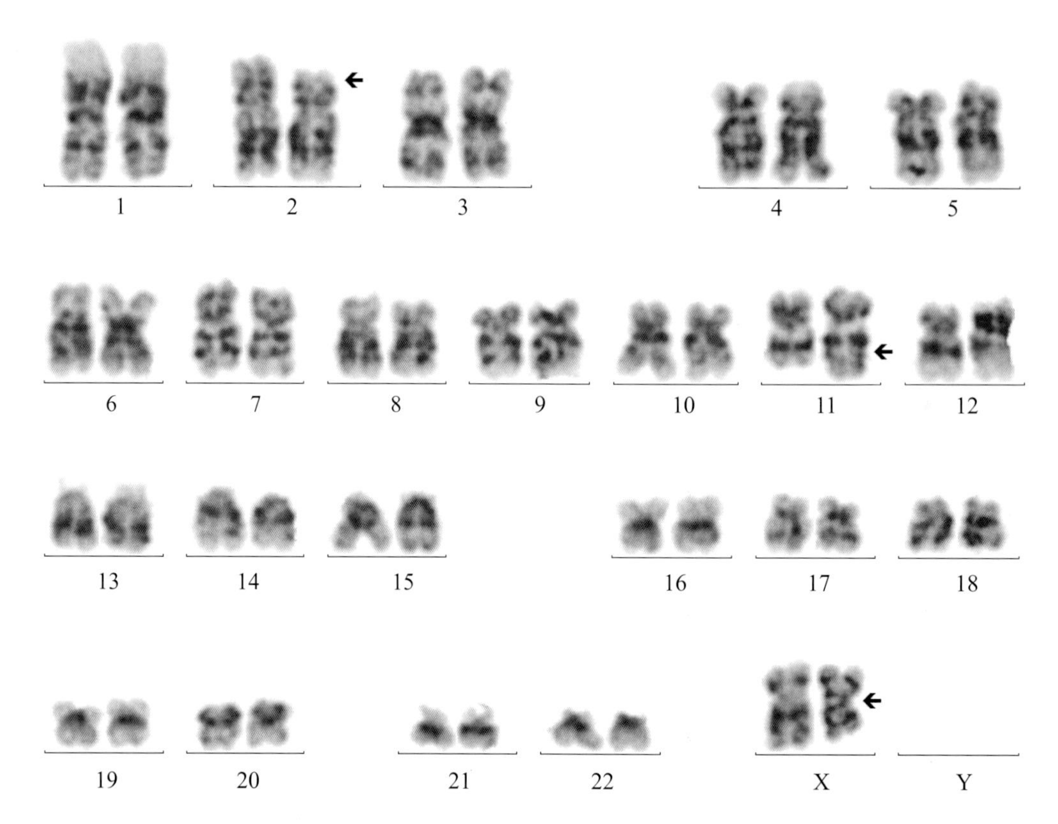

图 5-2-49　核型：**46,X,idic(X)(q13),t(2;11)(p21;q23)**，箭头所指分别为 **idic(X)**、**t(2;11)** 形成的 **der(2)** 和 **der(11)** 染色体

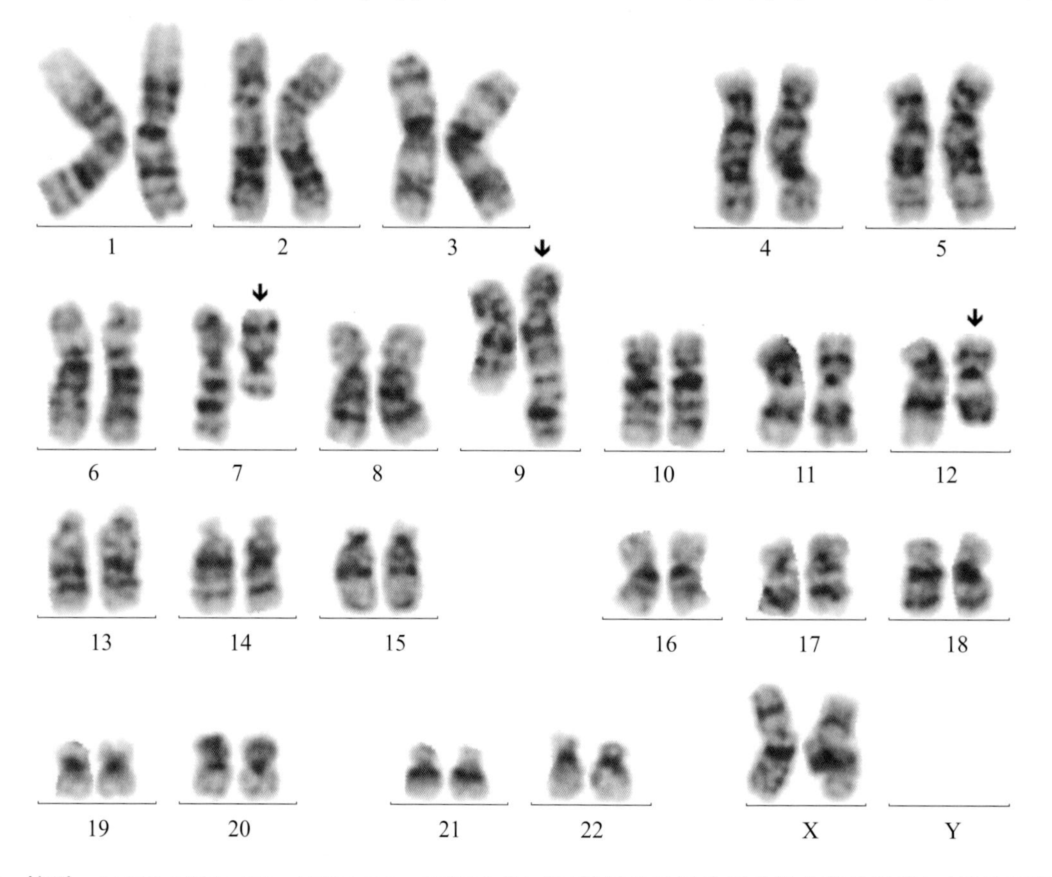

图 5-2-50　核型：**46,XX,del(7)(q21),add(9)(q34),add(12)(q15)**（三种无关的细胞遗传学克隆性异常）（箭头所指分别为异常 **7** 号、**9** 号、**12** 号染色体）

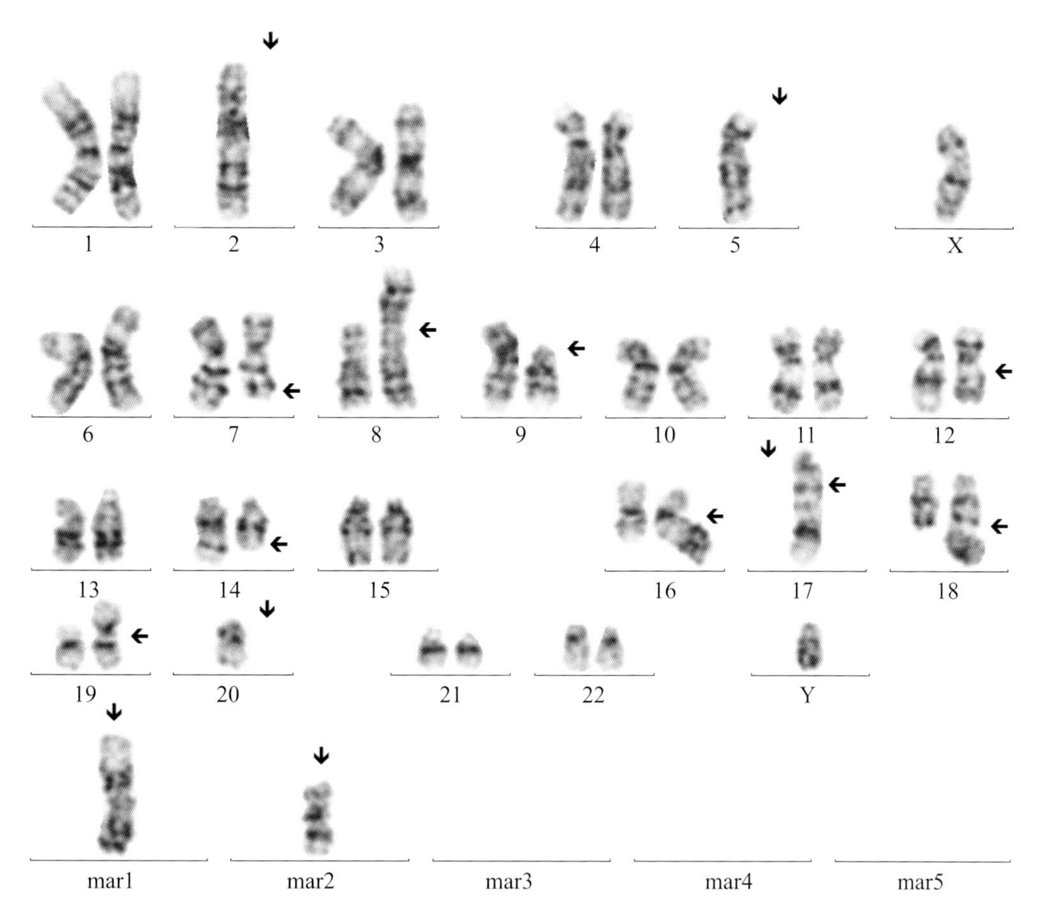

图 5-2-51　**核型：44,XY,-2,-5,del(7)(q32),dic(8;9)(p22;p12),+9,del(9)(p12),add(12)(q14),del(14)(q24),add(16)(q13),-17,add(17)(q21),add(18)(q23),idic(19)(p13.1),-20,+mar1,+mar2（大于三种以上细胞遗传学克隆性异常）（箭头所指为丢失或结构异常的染色体）**

常计数方法的原则（见第一章表 1-4-1）。2020 年版 ISCN 推荐的原则具体如下：将染色体单体、染色体三体、平衡的结构异常（指无染色体物质的获得或丢失，如相互易位、倒位、平衡插入等）分别计数为一种异常，将涉及一条染色体的不平衡异常（指异常导致染色体物质的获得或丢失，如染色体部分丢失、重复、等臂、等臂双着丝粒染色体、简单环状染色体、双微体、标记染色体、均质染色体等）分别计数为一种异常；将同一条染色体四体、染色体片段三次或四次重复、衍生等臂染色体分别计数为 2 种异常，将涉及两条或更多染色体的不平衡异常（如不平衡易位、不平衡插入、衍生染色体、复杂环状染色体等）分别计数为 2 种异常，当多个克隆存在时（包括亚克隆或独立克隆），分别计数每个克隆 / 亚克隆的染色体异常数，取异常数最多者；而复合核型，计数中期核型中克隆性染色体异常数最多者。

值得注意的是，当存在无关克隆或克隆发生演化时，根据 2020 年版 ISCN，仅在出现染色体异常数最多的克隆内计数染色体异常来判断是否为 CK，而 Schanz[35] 等对 191 例存在无关克隆或克隆演化的 MDS 患者的研究结果表明，计数整个样本（而不是每个克隆）中的染色体异常数来判断是否为 CK，可以获得更高的预后预测准确性，因此血液细胞遗传学法语组织（the Francophone Group of Hematological Cytogenetics，GFCH）的专家们建议计数整个样本中的染色体异常数来判断 CK，以期获得更准确的预后判断 [36]。表 5-2-1 根据 2020 年版 ISCN 及文献中计数不同异常核型的异常种类列举了部分示例 [36]。

虽然 del(5q) 单独或伴附加一种异常［除外 -7/del(7q)］出现时，预后为低危组，但包括 del(5q)

表 5-2-1 计算染色体异常数的核型示例[36]

核型	染色体异常导致结果	根据文献计数的异常数	核型复杂性（根据文献）	根据 2020 年版 ISCN 计数的异常数	核型复杂性（2020 年版 ISCN）
46,XY,+1,der(1;7)(q10;p10),del(12)(p13p11)[17]/46,XY[3]	t(1;7) 1q 增加 7q 缺失 12p 缺失	3	CK=3	4	CK > 3
46,XY,del(5)(q13q33)[10]/47,sl,+8[4]/46,sdl,-21[4]/46,sl,del(20)(q11q13)[3]	5q 缺失 +8 –21 20q 缺失	4	CK > 3	3	CK=3
48,XX,+8,+19[1]/47,XX,del(20)(q11q13)[1]/48,XX,+19,+21[1]/47,XX,+19,del(20)(q11q13)[1]/48,XX,+8,+21[1]	+8 +19 20q 缺失 +21	4	CK > 3	2	非 CK
47,XX,der(7)add(7)(p12)del(7)(q11),+8[20]	t(7;?) 7p 缺失 7q 缺失 +8	2	非 CK	3	CK
46,XY,del(9)(q13q33),der(12)t(12;13)(p11;q14)[18]/46,XY[2]	9q 缺失 t(12;13) 12p 缺失 13q 增加	2	非 CK	3	CK
46,XY,add(9)(p13),der(12)t(12;13)(p11;q14)[20]	t(?;9) 9p 缺失 t(12;13) 12p 缺失 13q 增加	2	非 CK	4	CK > 3
47,XY,idic(20)(q12),+mar[10]/46,XY[10]	等臂双着丝粒 mar	2	非 CK	2	非 CK
46,XY,t(5;12)(q32;p13)	平衡易位	1	非 CK	1	非 CK
45,XY,der(5;17)(p10;q10),+8[20]	涉及两条的衍生染色体 +8	2	非 CK	3	CK

CK，复杂核型

的 CK 仍为高危组，预后差。

CK-MDS 患者具有高频率 *TP53* 基因突变，发生率约 55%，而其中 86% 发生于高度复杂异常核型，*TP53* 基因是一种肿瘤抑制基因，其突变可加速促进肿瘤细胞的增殖和存活。CK 特别与 *TP53* 双等位基因多重打击相关，包括 *TP53* 突变、丢失、杂合性缺失（copy-neutral loss of heterozygosity，cn-LOH）等，一项关于临床和细胞基因组特征的大型研究发现，伴 *TP53* 突变的 CK-MDS 患者预后最差，因此应加强 CK-MDS 患者 *TP53* 基因突变和丢失的检测，FISH 技术在 *TP53* 基因丢失的检测中发挥着至关重要的作用。

伴 *TP53* 基因突变的 CK-MDS 患者 OS 不及非突变 CK-MDS 的一半，采用各种治疗方案后疾病均迅速复发。Yoshizato[37] 等对 797 例接受异基因造血干细胞移植的 MDS 患者分析后指出，复杂核型单独存在或 *TP53* 基因突变单独存在时，移植后长期存活概率得以提高，但复杂核型伴 *TP53* 突变时，移植也不能克服其不良影响。新近研发的治疗药物中，BCL2 抑制剂 venetoclax 或可延缓疾病进展，APR-246 联合阿扎胞苷治疗 *TP53* 突变的 CK-MDS 可能安全有效。

（二）典型病例

1．病例　患者女性，45 岁，2013 年 11 月因“畏寒伴四肢皮疹 1 天”就诊，查血常规：WBC 4.0×10^9/L，RBC 2.7×10^{12}/L，Hb 79.0 g/L，PLT 173×10^9/L。骨髓形态粒系占 48%，其中原始粒细胞占 2.5%，红系增生明显，占 42.5%。2014 年 1 月 9 日复查骨髓，形态示原始粒细胞占 12%，考虑 MDS-EB2。活检示造血细胞增生明显活跃，以巨核细胞为主，并见较多小巨核细胞。流式：异常表达的原始粒细胞占 3.5%，白血病融合基因筛查阴性。2014 年 1 月 22 日复查骨髓，形态：6.5% 原始粒细胞，全片小巨核及微巨核细胞多见。染色体：45,XX,der(1)t(1;1)(p36;p13),der(1;16)(q10;q10),del(5)(q22),?ins(7;16)(q22;p11p13),del(20)(q11),1min[20]，FISH：*CSF1R* 基因缺失，阳性率为 76%，D20S108 信号缺失，阳性率为 80%；基因突变筛查示 *ASXL1* 基因突变；全基因组芯片分析示：1p 扩增，1p、5q、7q、20q 缺失，均为与恶性血液疾病相关的病理性改变。综合诊断为：MDS-EB2（伴复杂核型）。2014 年 2 月 27 日首次入我院，复查骨髓，骨髓形态：增生Ⅲ级，原始粒细胞占 8.2%，免疫残留：0.42% 细胞（占有核细胞）为异常表型幼稚髓系细胞。染色体为复杂核型：45,XX,der(1)dup(1)(pterp13)hsr(1)(p36),der(1)del(1)(p36.1p13)inv(1)(p13q12),del(5)(q22q35),add(7)(q22),-16[1]/45,idem,del(20)(q11.2)[3]/45,idem,del(20)(q11.2),1min[20]/45,idem,del(20)(q11.2),ace[1]（图 5-2-52）。评估为高危，于 2014 年 3 月 28 日行供者为女儿的半相合异基因造血干细胞移植。移植后定期复查，2015 年 4 月 9 日（移植后 +12 个月）复查骨髓流式 MRD：1.88%（占有核细胞）异常表型幼稚髓系细胞，染色体核型：45,XX,der(1)dup(1)(pterp13)hsr(1)(p36),der(1)del(1)(p36.1p13)inv(1)(p13q12),del(5)(q22q35),add(7)(q22),-16,del(20)(q11.2)[2]/45,idem,1min[4]/45,idem,ace[1]/46,XX[13]，提示移植后复发。予 ANE 化疗 + 回输干细胞治疗，干扰素 α、胸腺法新诱导 GVL 效应，回输供者单采淋巴细胞培养 NK 细胞，2015 年 6 月 8 日复查，染色体核型：45,XX,der(1)dup(1)(pterp13)hsr(1)(p36),der(1)del(1)(p36.1p13)inv(1)(p13q12),del(5)(q22q35),add(7)(q22),-16,del(20)(q11.2)[6]/46,XX[19]，6 月 12 日起予地西他滨 +CAG 方案化疗，再次回输供者单采淋巴细胞培养 NK 细胞，8 月 12 日复查流式微量残留病（MRD）阴性，染色体未见异常克隆。患者移植后 +31 个月、+34 个月时骨髓出现分子学复发，予地西他滨 +CAG 方案化疗，回输供者单采淋巴细胞获得缓解。2023 年 6 月复查流式 MRD 2.09% 恶性幼稚髓系细胞，骨髓染色体核型 45,XX,der(1)dup(1)(pterp13)hsr(1)(p36.1),der(1)del(1)(p36.1p13)inv(1)(p13q12),del(5)(q22q35),add(7)(q22),-16,del(20)(q11.2)[2]/46,XX[25]，骨髓嵌合率显示供者来源细胞占 92.65%，患者再次复发，至截稿时仍化疗中。

2．病例解析　患者起病时染色体呈现高度复杂异常核型，累及了 MDS 中常见的 1 号、5 号、7 号、20 号染色体异常，也得到 FISH 和基因组芯片分析证实，疾病进展快，评估高危，患者于诊断后 3 个月余接受了供者为其女儿的半相合异基因造血干细胞移植，移植后 +12 个月白血病复发，复杂异常核型仍与移植前核型一致，表明白血病复发机制仍是残留白血病细胞，克隆没有发生演化，经过化疗和回输供者淋巴细胞等治疗，患者再次获得缓解，截至随访日，患者 OS 已达 115 个月，移植后 +111 个月。异基因造血干细胞移植改善了患者的生存。

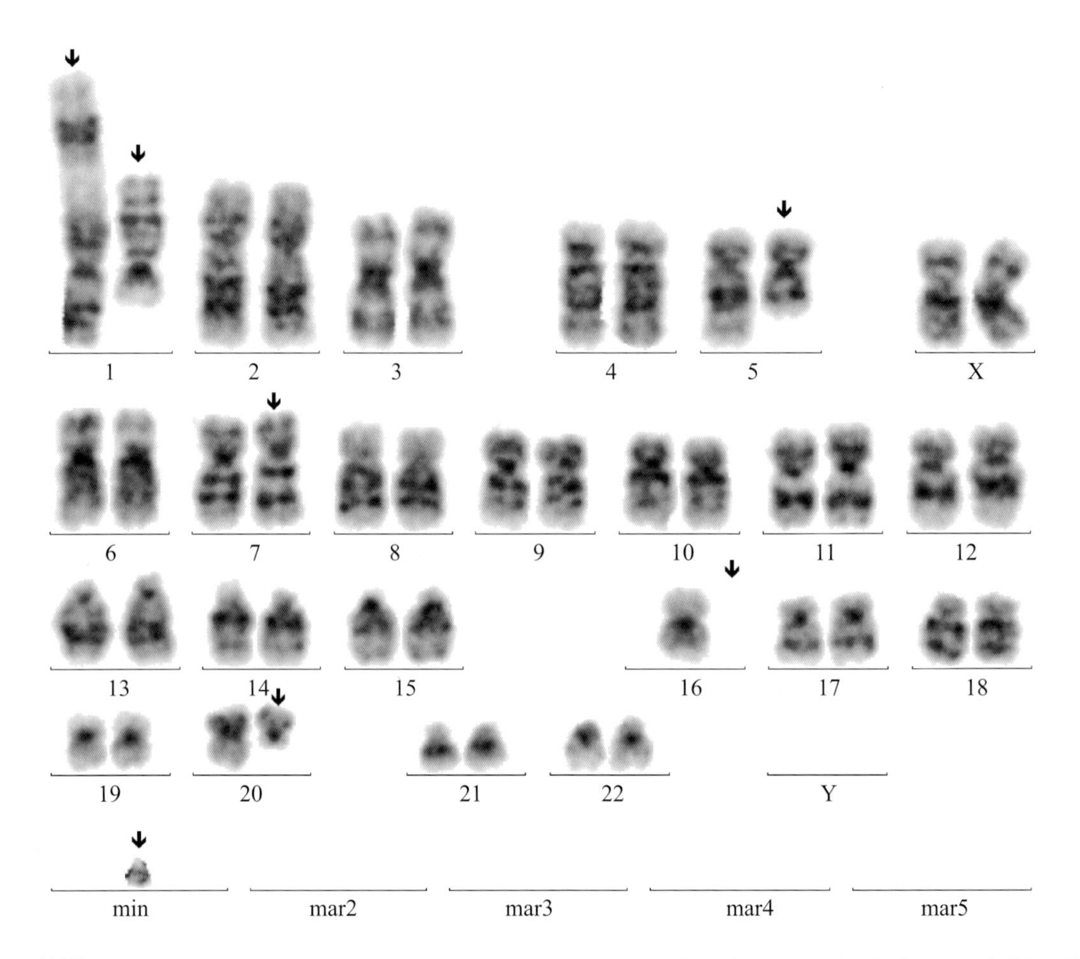

图 5-2-52 核型：45,XX,der(1)dup(1)(pterp13)hsr(1)(p36),der(1)del(1)(p36.1p13)inv(1)(p13q12),del(5)(q22q35),add(7)(q22),-16,del(20)(q11.2),1min

十一、单体核型

（一）概述

单体核型（monosomal karyotype，MK）定义为：核型中出现 2 条或 2 条以上常染色体单体；或一条常染色体单体，同时出现至少一个结构异常，除外 X/Y 性染色体丢失，除外 t(15;17)(q24;q21) 易位（图 5-2-53、图 5-2-54）。MK 是从 AML 中归纳总结出来的，对 MDS 预后的影响（独立于 CK）尚存在争议：部分研究表明在 MDS 中 MK 同样提示预后差，Xing 等[37]分析了 610 例成人 MDS 患者，单因素分析 MK+ 者与 MK- 者相比，中位 OS 为 8 个月 vs. 83 个月，多因素分析 MK+ 仍是预测短生存的独立指标。McQuilten 等[38]认为 MK 的预后作用随着细胞遗传复杂性的增加而降低，发现 MK 仅对≤ 4 个异常的患者有预后影响，而对核型高度复杂（≥ 5 个异常）的患者，其预后影响主要还是取决于复杂核型。

来自 Mayo Clinic 的 Na Wang[39] 等通过常规染色体核型分析和 FISH 等方法，研究了 216 例原发 MDS 患者 MK 的发生率及 MK 与复杂核型（CK）的相关性，以确定 MK 在 MDS 患者中的预后意义，这组患者 MK 的发生率为 11.6%，其中 92% 也是 CK，而 CK 的发生率为 13.4%。MK+ 患者的临床特点（相较 MK- 患者）有：骨髓中原始细胞计数较高（中位 5.5% vs. 1.0%）、死亡率高（84% vs. 41.4%）、IPSS-R 预后分层更多为极高危（68% vs. 11.0%）、向白血病转化率高（52% vs. 23.6%）、MK+ 患者 CK 发生率高（92% vs. 3.1%）。MK 对预后的影响（相较 MK- 患者）：OS 低（中位 8.2 个月 vs. 67.5 个月）、PFS 低（中位 6.0 个月 vs. 38.9 个月）。当患者核型既是复杂核型（CK）又是单体核型时

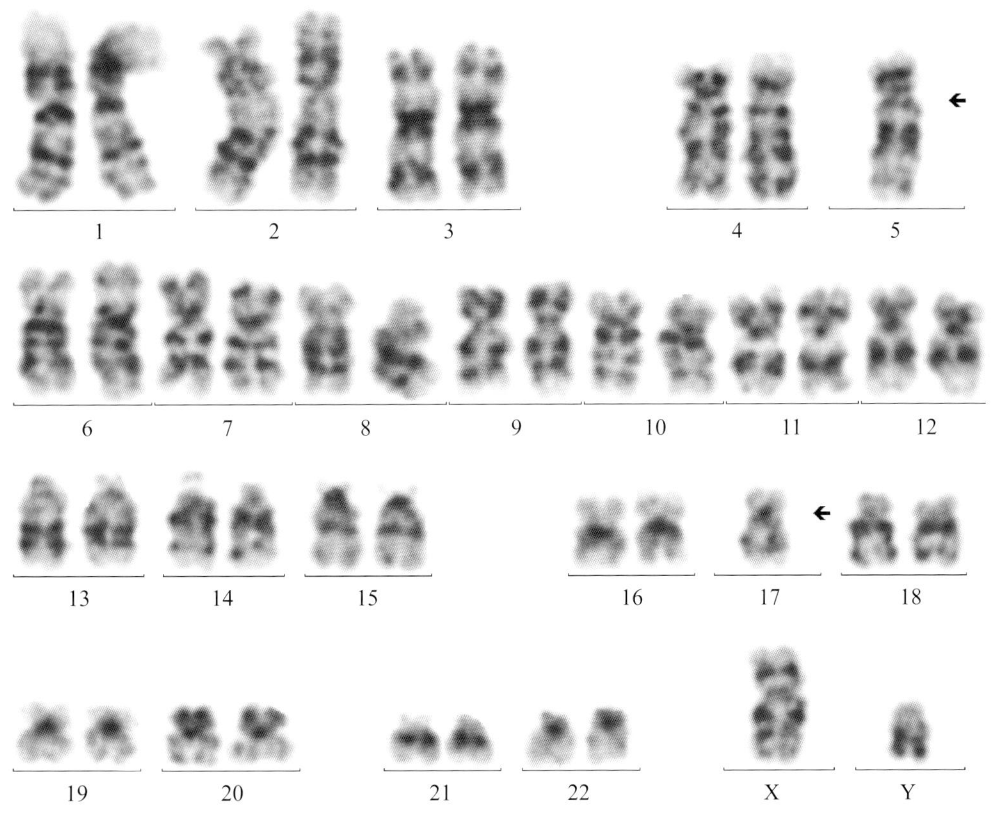

图 5-2-53　核型：**44,XY,-5,-17**（箭头所示为 **5** 号、**17** 号两条常染色体丢失）

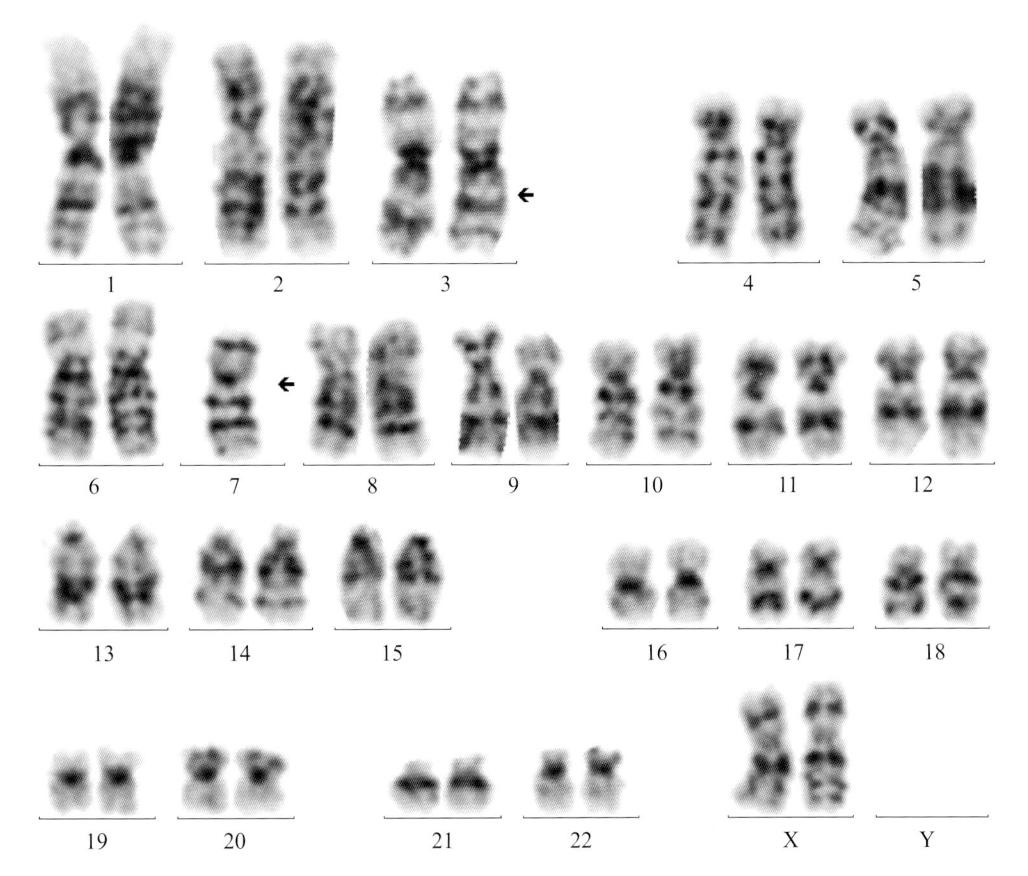

图 5-2-54　核型：**45,XX,inv(3)(q21.3q26),-7**（一条常染色体丢失伴一条染色体结构异常），箭头所示为 **3** 号染色体长臂臂内倒位，**7** 号染色体单体

（CK+MK+）时，2 年 OS 为 7 个月，而 CK+MK- 者，2 年 OS 13 个月，1 年内向白血病转化风险，CK+MK+ 者 32%，而 CK+MK- 者仅为 14%。CK-MK+ 患者比 CK-MK- 患者 OS 低（中位 6.3 个月 vs. 67.5 个月）、PFS 低（中位 2.3 个月 vs. 42 个月）。

一项纳入 17 项研究涵盖 7500 例 MDS 患者的荟萃分析[40]表明，MK 与 MDS 的不良预后相关，其机制有待进一步探讨。对于 MK+MDS 患者，需要更频繁的监测和治疗，以便及早干预疾病的进展。

（二）典型病例

1．病例　患者男性，57 岁，2020 年 7 月因“头晕、乏力 1 个月余”就诊于当地医院，血常规示三系减少：WBC 1.01×10^9/L，RBC 2.7×10^{12}/L，Hb 66.0 g/L，PLT 17×10^9/L。骨髓形态示骨髓增生活跃，粒、红、巨核细胞均见异常形态，原始细胞占 17%。免疫分型：P2 细胞占有核细胞 10.8%，表达 CD13、CD33、CD117、CD34、HLA-DR，部分表达 CD38，不表达 CD2、CD7、CD19、CD10、CD22、CD20、CD14、CD64、CD15、CD11b、CD56，为原始髓系细胞。基因检测 *WT1* 阳性，诊断 MDS-EB2。予阿扎胞苷 +HA（高三尖杉紫碱 + 阿糖胞苷）方案化疗，6 周后复查骨髓，形态增生活跃，原始粒细胞占 5%，继续阿扎胞苷 +HA 方案，末次化疗停止后 3 周于 2020 年 9 月 29 日入我院。入院评估骨髓，形态增生Ⅲ级，原始粒细胞占 8%。免疫分型：5.64% 细胞（占有核细胞）表达 CD34、CD117、HLA-DR、CD33、CD13、CD11c、CD38，部分表达 CD36、CD371，不表达 CD7、CD56、CD11b、CD15、CD14、CD64、CD19、MPO、CD22、cCD3、CD16、CD42a、CD9、CD2，为异常表型髓系原始细胞。白血病融合基因筛查阴性，血液肿瘤相关突变组分析（86 种基因）：*TET2*、*TP53* 突变阳性，突变频率分别为 25%、32%。染色体核型为复杂核型伴单体核型：43,XY,del(3)(q12q26.2),add(4)(p16),del(5)(q13),-7,del(10)(q22q23),-17,-18,add(19)(p13.3)[8]/43,XY,del(3)(q12q26.2),add(4)(p16),del(5)(q13),-7,del(10)(q22q23),-17,-19[4]/43,XY,add(3)(q12),add(4)(p16),del(5)(q13),-7,del(10)(q22q23),-17,add(18)(p11.2),-19[5]/42,XY,add(4)(p16),del(5)(q13),-7,del(10)(q22q23),i(14)(q10),-17,-17,-18,-19,+mar[3]/46,XY[7]（图 5-2-55）。FISH 检测结果提示 7 号染色体单体、17 号染色体单体的间期核分别占 78%、81%；*EGR1* 基因、*GATA2* 基因丢失，比例分别为 80%、59%。明确诊断 MDS-EB2。患者急性起病，病史 3 个月余，复杂核型伴单体核型，同时 *TP53*、*TET2* 突变阳性，预后高危，于 2020 年 10 月接受女儿为供者的半相合异基因造血干细胞移植，植入过程顺利，但移植后 +20 天（2020 年 11 月 19 日）复查骨髓，形态增生Ⅲ级，原始粒细胞占 4.5%，免疫残留示 3.34% 恶性幼稚髓系细胞，骨髓嵌合率示供者来源细胞占 85%，基因突变检测：*TP53* 基因突变阳性，染色体分析检出一个复杂异常核型，为患者来源：43,XY,del(3)(q12q26.2),add(4)(p16),del(5)(q13),-7,del(10)(q22q23),-17,-18,add(19)(p13.3) [1]//46,XX[20]，考虑移植后复发。加用维奈托克靶向药物治疗，11 月 27 日再复查骨髓，形态原始细胞占 13.5%，免疫分型 MRD：14.73%（占有核细胞）为恶性幼稚髓系细胞，骨髓嵌合率示供者来源细胞占 53.27%，移植后复发状态，患者要求出院回当地治疗。

2．病例解析　患者起病急，病程短，对化疗不敏感，几个疗程化疗未获得 CR。诊断时未做染色体检测，诊断后 3 个月入我院时的骨髓染色体检查发现核型为高度复杂异常，同时还是单体核型，且存在多个亚克隆，染色体异常累及 del(5q) 和 7 号、17 号、18 号染色体单体，以及 *TP53* 基因突变，这些高危遗传学因素叠加预测患者疾病难治、预后极差。患者入院后接受异基因造血干细胞移植，但移植后不足 1 个月白血病复发，染色体分析虽只检出一个复杂异常核型，但该核型与移植前异常克隆的核型完全一致，提示白血病复发。肿瘤细胞恶性程度高，造血干细胞移植也未能克服复杂核型伴单体核型的极差预后。

十二、其他少见的重现性染色体异常

（一）der(1;7)(q10;p10) 及其他 1 号染色体跳跃式易位

1．概述　der(1;7)(q10;p10) 最常见于 MDS，发生率为 1.5% ～ 6%，也见于 0.2% ～ 2% AML 和 1%

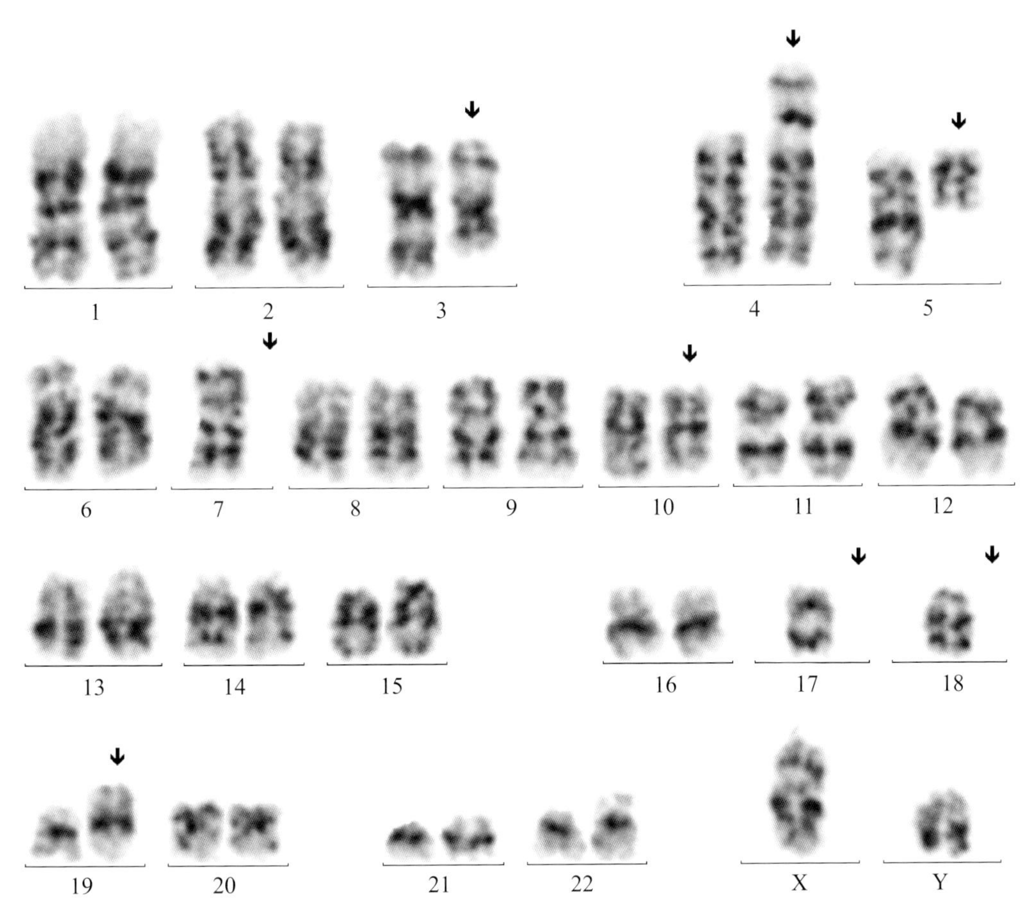

图 5-2-55　核型：43,XY,del(3)(q12q26.2),add(4)(p16),del(5)(q13),-7,del(10)(q22q23),-17,-18,add(19)(p13.3)（箭头所示）

的骨髓增殖性疾病（MPN）。在 der(1;7) 异常中，60% 病例是 MDS，AML 30%，MPN 10%。多发生于老年患者（中位年龄 50 ～ 60 岁），男性为主。骨髓形态表现为三系病态造血，血小板重度减少，幼稚细胞比例低（< 5%）。MDS 中 40% ～ 50% 的 der(1;7)(q10;p10) 患者与治疗相关或毒性物质接触史有关，偶尔伴嗜酸性粒细胞增多。der(1;7)(q10;p10) 与 *RUNX1* 基因高频率突变有关，其他常见的突变基因还有 *ASXL1*、*EZH2* 和 *DNMT3A*。

单纯 der(1;7)(q10;p10) 异常对 MDS 患者预后的影响，既往报道存在较大争议，Pozdnyakova[41] 等报道单中心 1029 例 MDS 患者中 6 例患者携带 der(1;7)(q10;p10) 异常，其中位 OS 45.5 个月，预后较好；Slovak[42] 等分析比较了 der(1;7) 与 -7/del(7q)-MDS 的预后，发现在白血病转化率和 5 年生存率方面无显著差异。Ganster[13] 等报道了最为大宗的一组包括 63 例 der(1;7)(q10;p10) MDS 患者，与 -7/del(7q) 的 MDS 患者进行了总生存时间和向白血病转化风险的比较，分析发现 der(1;7)(q10;p10)MDS 患者的中位 OS 为 26 个月，与 del(7q)（44 个月）相比无显著统计学意义（$P = 0.82$），与 -7（14 个月）相比有显著差异（$P = 0.001$）；死亡风险 del(7q) 组与 der(1;7) 组没有显著差异，而 -7 组显著高于 der(1;7) 组；der(1;7) 组向白血病转化风险显著低于 -7 和 del(7q)，$P < 0.001$，无 AML 的中位生存时间分别为：-7 组为 27 个月，der(1;7) 组为 43 个月，der(1;7) 组无死亡病例，因此 IPSS-R 将 der(1;7) 危险度分层归到中危组。

2. 细胞遗传学特性　最常见核型描述为 +1, der(1;7)(q10;p10)，为 1 号染色体长臂和 7 号染色体短臂的整臂易位（图 5-2-56、图 5-2-57），额外一条正常 1 号染色体，易位结果导致 1q 获得、7q 缺失。关于 der(1;7)(q10;p10) 异常，可能会出现 5 种不同异常类型的不平衡易位核型，表述也不同，需加以

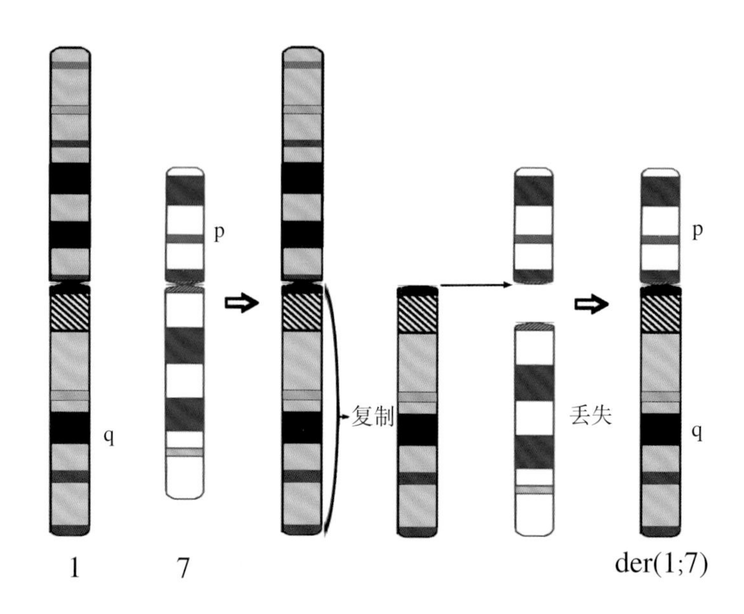

图 5-2-56 **der(1;7)(q10;p10) 模式图**

关注。5 种核型可分别可描述为：46,XX,+1,der(1;7)(q10;p10)（图 5-2-57），45,XX,der(1;7)(q10;p10)（图 5-2-58），44,XX,-1,der(1;7)(q10;p10)（图 5-2-59），47,XX,+der(1;7)(q10;p10)（图 5-2-60），46,XX,der(1;7)(q10;p10),+7（图 5-2-61），不平衡易位导致的结果详见图解。

分子研究结合核型分析表明，der(1;7) 是在有丝分裂的单一步骤中产生的，并且是染色体失衡而不是单个被破坏的基因导致了恶性肿瘤，因此有观点认为应将 der(1;7) 看作单一的异常。但 2020 年版 ISCN 明确指出，累及两条染色体的不平衡易位，应记作两次异常，因此 der(1;7)(q10;p10) 核型的复杂性应视具体核型而定。常见的附加异常有 +8(50%)、del(20q)(20%)、+21(3%)、+9(3%) 等。

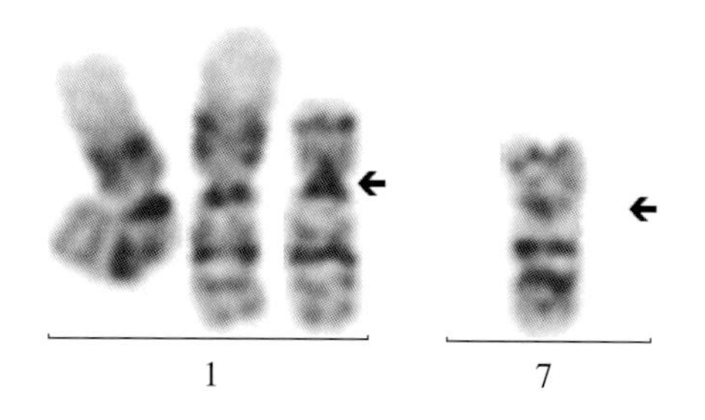

图 5-2-57 **46,XY,+1,der(1;7)(q10;p10)。核型中有两条正常 1 号染色体、一条正常 7 号染色体和一条衍生染色体 der(1;7)，染色体不平衡易位，表现为 1q 三体和 7q 单体（箭头所指）**

3．典型病例

（1）病例：患者男性，42 岁，2019 年 5 月患者因“发热伴头晕、乏力 3 天”就诊，查血常

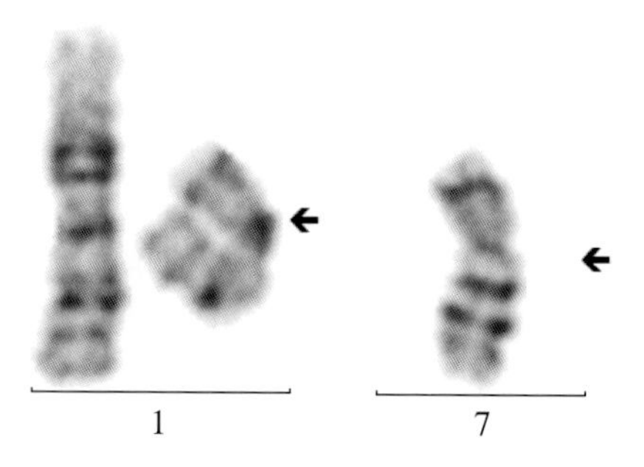

图 5-2-58 **45,XY,der(1;7)(q10;p10)。核型中有一条正常 1 号染色体、一条正常 7 号染色体和一条衍生染色体 der(1;7)，染色体不平衡易位，表现为 1p 单体和 7q 单体（箭头所指）**

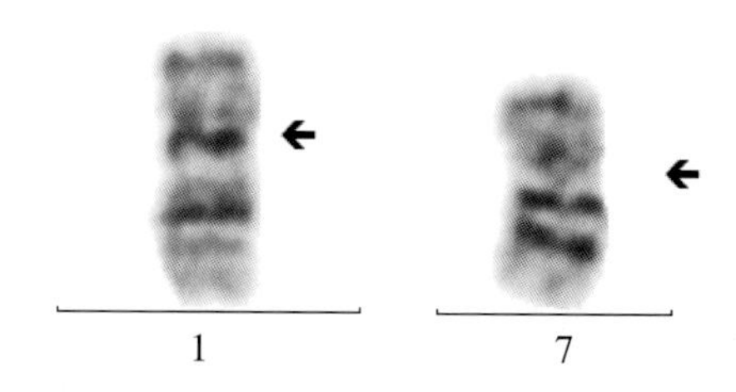

图 5-2-59 **44,XY,-1,der(1;7)(q10;p10)。核型中没有正常 1 号染色体、有一条正常 7 号染色体和一条衍生染色体 der(1;7)，染色体不平衡易位，表现为 1p 完全缺失，1q 单体和 7q 单体（箭头所指）**

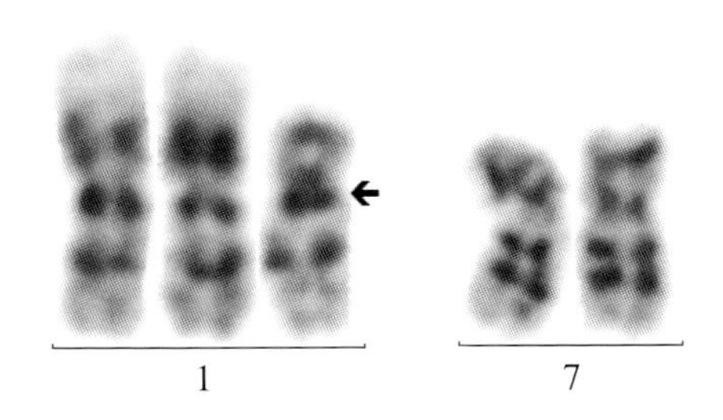

图 5-2-60 **47,XY,+der(1;7)(q10;p10)。核型中有两条正常 1 号染色体、两条正常 7 号染色体和一条衍生染色体 der(1;7)，染色体不平衡易位，表现为 1q 三体和 7p 三体（箭头所指）**

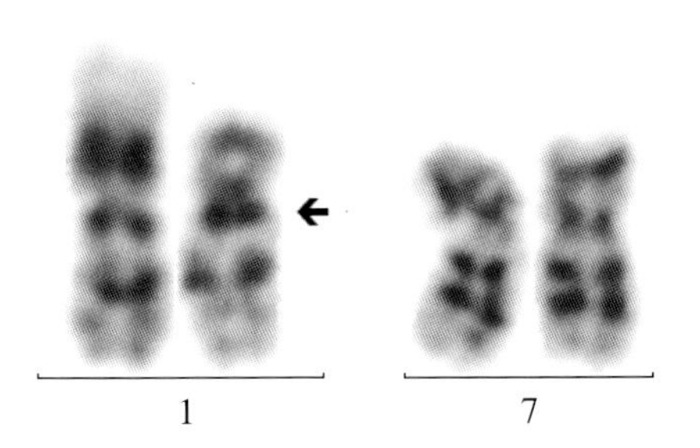

图 5-2-61 **46,XY,der(1;7)(q10;p10),+7。核型中有一条正常 1 号染色体、两条正常 7 号染色体和一条衍生染色体 der(1;7)，染色体不平衡易位，表现为 1p 单体和 7p 三体（箭头所指）**

规 WBC 2.34×10^9/L，Hb 47 g/L，PLT 65×10^9/L。布氏杆菌抗体阳性。B 超示双侧睾丸鞘膜腔积液，考虑布氏杆菌病。给予抗感染治疗后，监测体温无好转，血常规三系无上升，查骨髓形态：增生活跃，原始、幼稚单核细胞占 10%。流式：髓系原始细胞比例明显增高，占 11.13%，CD13/CD1 分化抗原表达异常，少部分红系 CD36/CD71 表达减弱或缺失。骨髓活检：骨髓增生极度活跃（90%），粒红比例稍减低，幼稚阶段细胞增多，红系轻度核左移，*WT1* 基因定量 46.54%，白血病融合基因筛查阴性，未予治疗。2019 年 7 月转诊，查骨髓形态增生明显活跃，粒系减低，红系、巨核系增高伴三系发育异常，原始细胞 6.5%。免疫分型：髓系原始细胞比例偏高（6.52%），CD43 表达增强，CD45 表达减弱，表型异常，粒系 CD113、CD16、CD13、CD11b 分化抗原表达异常。骨髓活检：HE 及 PAS 染色示骨髓增生极度活跃（80% ~ 90%），粒红比例减少，粒系幼稚阶段细胞多，轻度核左移，巨核细胞轻度增多，异形明显，网状纤维染色（MF-0 级）。染色体：46,XY,+1,der(1;7)(q10;p10)[4]/47,XY,+1,der(1;7)(q10;p10),+8[16]（图 5-2-62），诊断为 MDS-EB1。给予阿扎胞苷化疗，期间肺部严重感染。2019 年 8 月为进一步治疗首次入我院，入院后查骨髓：形态增生Ⅱ ~ Ⅲ级，原始细胞 5%。免疫分型：2.67% 细胞为恶性幼稚髓系细胞，白血病融合基因筛查阴性。染色体核型：47,XY,+1,der(1;7)(q10;p10),+8[20]，MDS 相关探针 FISH：D7S486(7q-) 间期核占 94%，+8 占 94%，MICM 综合诊断为 MDS-EB1。患者持续发热，布氏杆菌病合并肺部严重感染，给予抗感染治疗。9 月 27 日复查骨髓，形态原始细胞 10%，免疫 MRD：3.74% 细胞（占有核细胞）表达 HLA-DR、CD117、CD34、CD33、CD13^{bri}，不表达 CD56、CD96、CD14、CD7、CD11b，为恶性幼稚髓系细胞，患者抗感染治疗过程中原始细胞逐渐增多，于 2019 年 10 月 21 日接受供者为其弟弟的半相合异基因造血干细胞移植，预处理过程中出现严重腹腔感染、肺部感染，移植后 +14 天放弃治疗出院。

（2）病例解析：患者 2019 年 5 月起病，7 月诊断为 MDS 时查染色体，即存在 +1,der(1;7)(q10;p10) 克隆（4 个核型）及其亚克隆 +1,der(1;7)(q10;p10),+8(16 个核型)，为复杂核型，预后不良。8 月患者入我院再查染色体时亚克隆 +1,der(1;7)(q10;p10),+8 已占据绝对优势，成为主要优势克隆。患者对阿扎胞苷治疗不敏感，抗感染治疗期间原始细胞逐渐增多，这与染色体克隆变化一致，提示疾病快速进展，预后差。

（二）伴 t(3;21)(q26.2;q22.1)/*RUNX1*::*MECOM* 异常的 MDS

1. 概述 t(3;21)(q26.2;q22.1) 是一种罕见的重现性细胞遗传学异常，主要见于髓系肿瘤，尤其是 t-AML/t-MDS 以及 CML 急髓变，发生率约为 1%，研究显示伴 t(3;21) 髓系肿瘤对化疗均不敏感，CR 率低，中位生存时间短，预后差。染色体易位导致 21q22.1 上的 *RUNX1* 基因与 3q26.2 上 *MECOM* 基因（*MDS1-EVI1* 复合体）融合，可产生多种转录产物，如 *RUNX1-MDS1-EVI1*、*RUNX1-EVI1*、*RUNX1-MDS1* 等，易位异常活化了 *RUNX1* 基因和 *MECOM* 基因，在 MDS 和 AML 的发生发展中发挥关键作用。

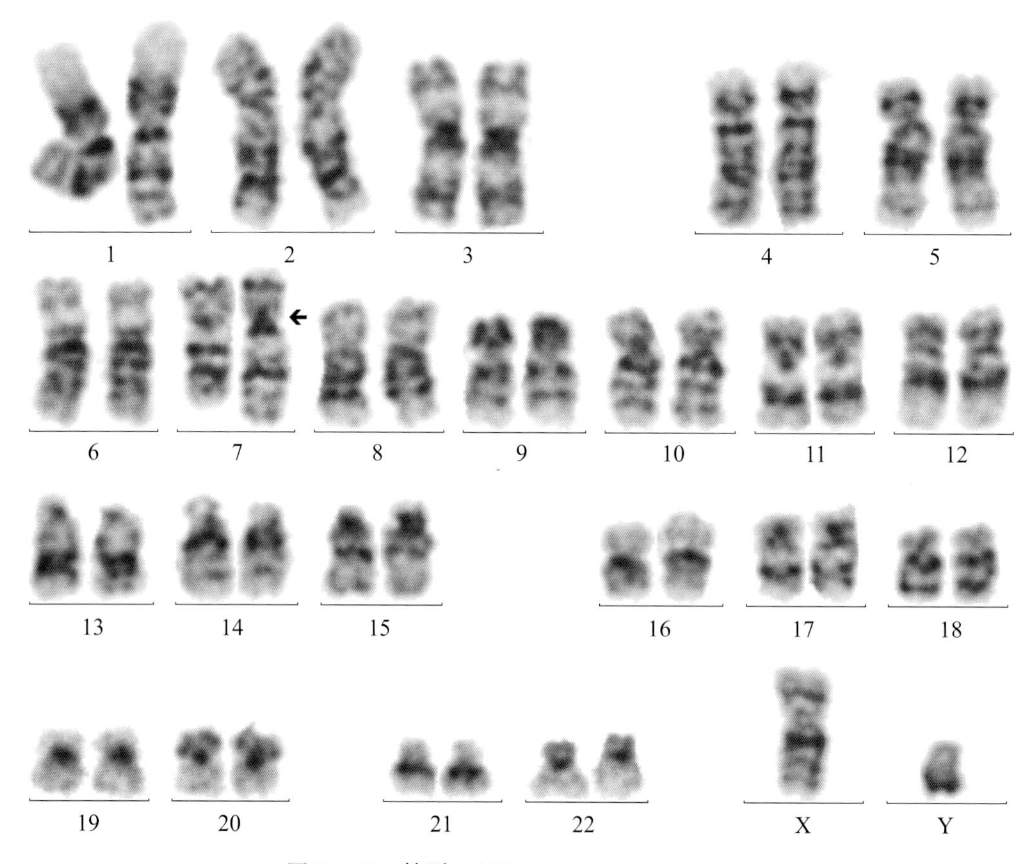

图 5-2-62 **核型：46,XY,+1,der(1;7)(q10;p10)**

EVI1 原癌基因转录因子，通过调节其下游靶基因并与激活 RAS/ 受体酪氨酸激酶途径的突变合作，诱导白血病转化。研究发现 *RUNX1-MDS1-EVI1* 融合基因产物可通过抑制 *RUNX1* 诱导的正常转录活性、对抗转化生长因子的生长抑制效应、阻断 JNK 活性等作用促进髓系细胞增殖并抑制其分化和凋亡，导致白血病发生和发展。造血干细胞移植可能是目前延长患者生存的唯一途径。

HU[43] 等发现伴 *DNMT3A* 突变 MDS/MPN 中出现 t(3;21)(q26.2;q22.1) 与治疗耐药、疾病快速进展和预后较差有关。由于包括去甲基化药物在内的传统疗法都没有效果，需要探索新的治疗方法。应该考虑强化治疗、异基因造血干细胞移植或针对 *EVI1* 及其下游通路的新治疗策略。

2．细胞遗传学特性

（1）核型特征：t(3;21)(q26.2;q22.1)（图 5-2-63、图 5-2-64）为 3 号染色体长臂 2 区 6 带与 21 号染色体长臂 2 区 2 带发生相互易位，导致 21q22.1 位点的 *RUNX1* 基因与 3q26.2 上 *MECOM* 基因融合。t(3;21)(q26.2;q22.1) 可单独出现，亦可伴有附加异常，最常见的附加异常有 -7、del(7q) 及复杂核型，此外还有 +8、del(5q)、+12、del(20q)、+9、+13 等。

（2）FISH 检测：应用 *MECOM* 分离探针或 *RUNX1* 分离探针可分别识别出累及 *MECOM* 或 *RUNX1* 的重排异常。

3．典型病例

（1）病例：患儿男性，12 岁，2019 年 3 月患儿因“鼻出血 1 天”就诊，查血常规：WBC、Hb 正常，PLT 36×10^9/L。行骨穿，骨髓形态增生活跃，原始细胞占 6%，可见小双圆核巨核细胞、淋巴样小巨核细胞，符合 MDS-EB1 骨髓象。染色体：46,XY[10]，诊断为 MDS-EB1，服用中药及司坦唑醇 3 个半月，血小板无明显上涨。2019 年 7 月就诊于当地儿童医院，骨髓形态示增生活跃，原始粒细胞 9%，可见小巨核细胞，部分区域比较集中，比例为 23%，未见正常巨核细胞。免疫分型：

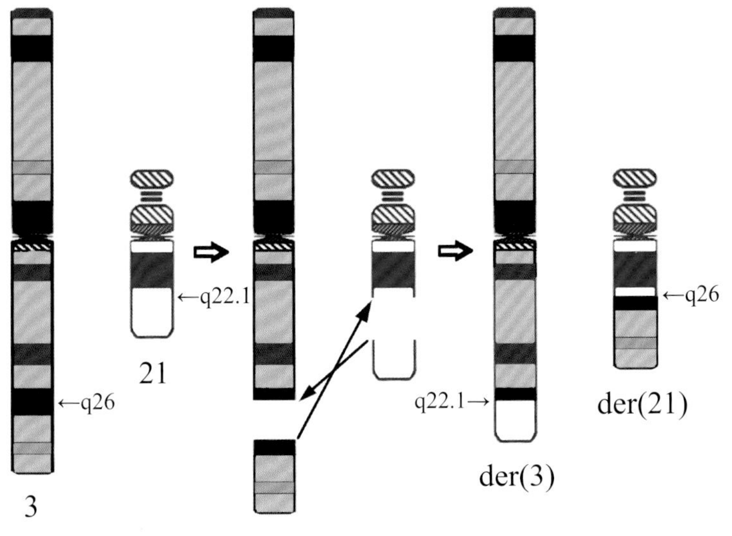

图 5-2-63 t(3;21)(q26.2;q22.1) 模式图

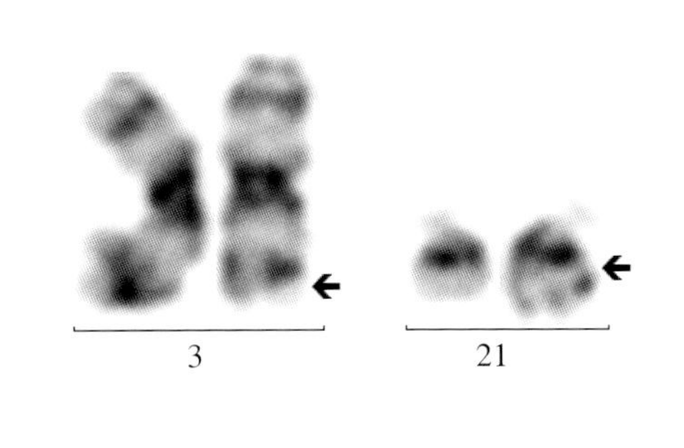

图 5-2-64 t(3;21)(q26.2;q22.1)，箭头所指为异常 3 号染色体与异常 21 号染色体

异常表型髓系原始细胞占有核细胞 3.76%，粒细胞比例减低，发育模式异常，考虑 MDS 可能性大。骨髓病理：骨髓有核细胞增生减低，造血容量占 30% ~ 50%，偏幼稚阶段的细胞散在易见。基因突变：*GATA1* 基因突变阳性，未做染色体核型分析。2019 年 9 月患者无明显原因出现发热，为进一步治疗于 2019 年 9 月底入我院，入院后复查骨髓形态：原始粒细胞占 13%。免疫分型：8.39% 细胞（占有核细胞）表达 CD34、CD117、CD33、CD13、HLA-DR、HLA-DRDPDQ、HLA-ABC、CD123、CD371、CD11c，部分表达 CD273(PDL1)，不表达 CD5、CD56、cCD3、CD4、CD8、CD7、Kappa、Lambda、CD19、CD10、CD20、CD96、CD11b、MPO、CD22、cBCL2、CD15、CD25、CD86、CD80、CD9、CD184、CD279(PD1)、CD36、CD64、CD42a、CD14，为恶性幼稚髓系细胞。骨髓染色体：46,XY,t(3;21)(q26.2;q22.1),del(7)(q22q23)[12]/46,XY[2]（图 5-2-65），白血病融合基因筛查：*RUNX1*∷*EAP*、*RUNX1*∷*MDS1* 融合基因阳性，*RUNX1*∷*EAP* 定量 36.713%。血液肿瘤突变组分析：*CBL*、*GATA1*、*B2M* 基因突变阳性，MICM 诊断 MDS-EB2（按照 2022 年版 WHO 标准诊断为 AML 伴 *MECOM* 重排）。2019 年 10 月 3 日给予地西他滨 +CAG 方案化疗，停化疗第 6 天复查骨髓，形态增生Ⅱ ~ Ⅲ级，原始粒细胞占 1%；*RUNX1*∷*EAP* 融合基因定量 7.939%，免疫残留 0.56% 细胞（占有核细胞）为恶性幼稚髓系细胞。11 月 2 日复查骨髓，形态增生Ⅳ级，原始粒细胞占 1%，流式 MRD 0.52% 细胞（占有核细胞）为恶性幼稚髓系细胞，*RUNX1*∷*EAP* 融合基因定量 6.115%，*RUNX1*∷*MDS1* 融合基因定量 1.165%。2019 年 11 月于我院行父供子 HLA7/10 相合异基因造血干细胞移植，白细胞和血小板顺利植活，移植后 +16 天复查骨髓，形态增生Ⅰ ~ Ⅱ级，原始粒细胞 0；流式：未见恶性幼稚细胞；*RUNX1*∷*MDS1* 定量为 0，嵌合率 100% 供者型，染色体：46,XY[20]。之后动态复查骨髓，持续缓解中，截至最后随访日（2023 年 7 月 10 日），患者异基因造血干细胞移植后 3 年 7 个月余，持续无病存活。

（2）病例解析：患儿 2019 年 3 月诊断 MDS-EB1 时染色体核型分析了 10 个中期分裂相，为正常核型，6 个月后疾病进展为 MDS-EB2，染色体核型出现 t(3;21)(q26.2;q22.1) 并伴 7 号染色体长臂部分缺失（根据 2022 年版 WHO 可诊断为 AML）。t(3;21)(q26.2;q22.1) 染色体易位累及 3 号染色体长臂 *MDS1* 基因，该基因与巨核细胞异常相关，可导致血小板减少。t(3;21) 染色体易位可导致 *RUNX1*∷*MDS1* 融合基因，在 MDS 中提示预后不良，综合评估高危，需进行异基因造血干细胞移植。目前患儿移植后已无白血病存活 43 个月，状态良好。从此患儿的疾病发展过程中不难看出，病程中进行染色体和基因的定期监测必不可少。

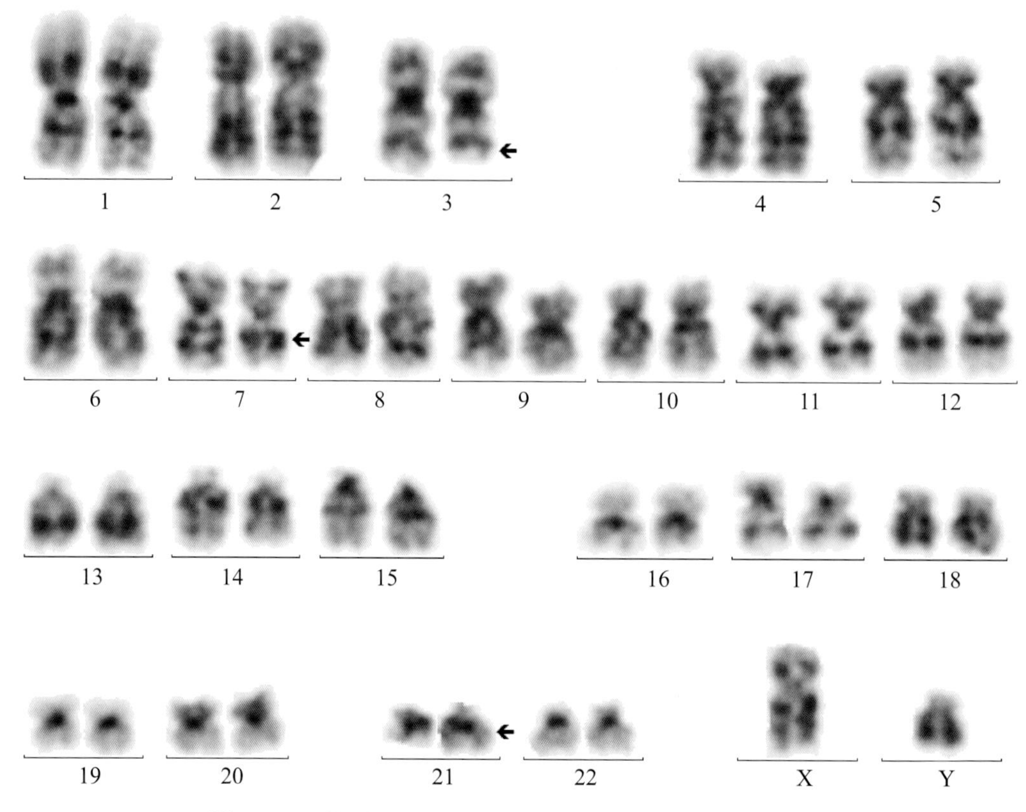

图 5-2-65　**核型：46,XY,t(3;21)(q26.2;q22.1),del(7)(q22q23)**

（三）累及 11 号染色体异常的 MDS

del(11q) 在 MDS 中很少见，发生率仅 0.7%，但有其独特的临床病理特征，这些临床病理特征可能与 11q 上相关基因的普遍缺失有关，尤其是 *KMT2A* 基因。MD 安德森癌症中心的 Sa A.Wang[44] 等研究国际上三大医学中心 10 多年约 5000 例 MDS 病例，发现 32 例伴 del(11q)，其中 23 例为单纯 11q 异常，9 例附加其他异常，29 例为原发 MDS，3 例为 t-MDS，发生率 0.6%。这些患者中位年龄 68 岁，男 15 例，女 17 例，临床特征有输血依赖性贫血（65%），出现环状铁粒幼细胞（59%），骨髓细胞减少（22%）和轻微血小板减少。中位随访时间 32 个月，38% 患者进展为 AML，总生存 35 个月（3 ~ 105 个月）。FISH 显示多数患者 *KMT2A* 基因丢失，无隐匿性易位。核型特征为 11 号染色体长臂中间或末端丢失，断裂点可发生于长臂内任一位点（图 5-2-66 至图 5-2-70）。

+11（11 号染色体三体）也是 MDS 中的罕见异常，发生率为 0.5%，患者中位生存期仅 14 个月，69% 的患者在平均 5 个月内发生继发性 AML，但由于该异常发生频率非常低，因此仍然被归为中危组。

t(11q23)/*KMT2A* 重排是原发 MDS 中另一种非常罕见的重现性异常，患者中位 OS 26 个月，一年内向 AML 转化的风险高达 40%，5 年内上升到 92%，按照 2022 年版 WHO 分类，具有 *KMT2A*

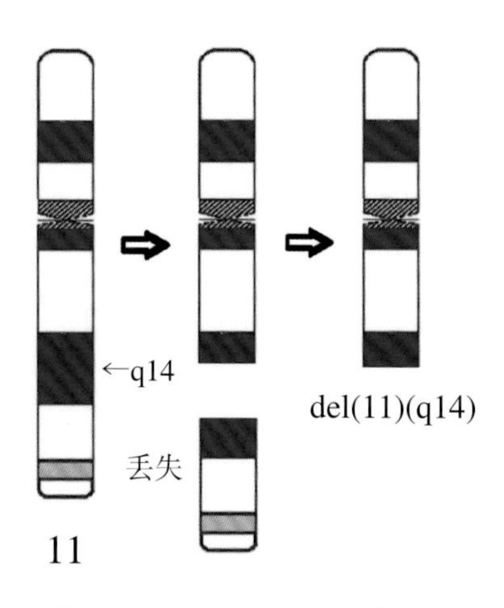

图 5-2-66　**del(11)(q14) 模式图**

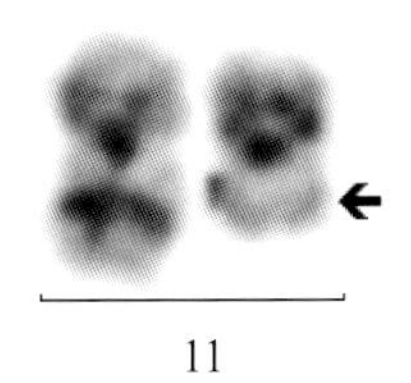

图 5-2-67 **del(11)(q14)，11 号染色体长臂 q14 至末端缺失**（箭头所指）

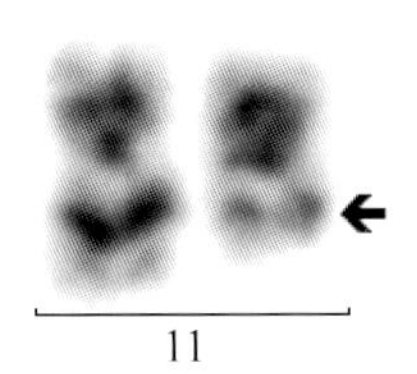

图 5-2-68 **del(11q)(q21q25)，11 号染色体长臂 q21 至 q25 之间片段丢失**（箭头所指）

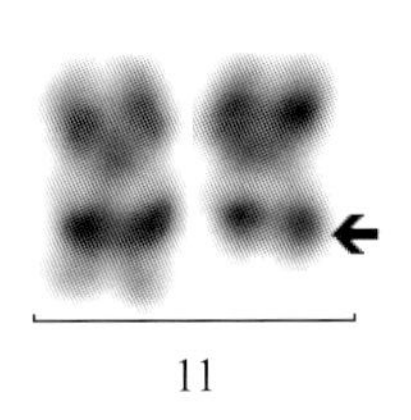

图 5-2-69 **del(11q)(q23)，11 号染色体长臂 q23 至末端片段丢失**（箭头所指）

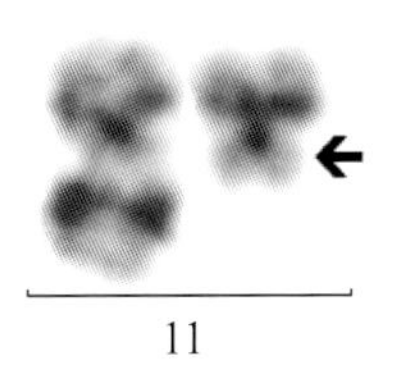

图 5-2-70 **del(11)(q13q24)，11 号染色体长臂 q13 至 q24 中间片段丢失**（箭头所指）

重排的患者，无论原始细胞是否≥ 20% 均应诊断为 AML（详见第二章）。

（四）累及 21 号染色体异常（21 号染色体单体或三体）

1．21 号染色体单体（-21） 21 号染色体单体作为单纯异常出现在原发 MDS 中非常罕见，发生率约 0.3%，而与其他染色体异常共同出现时，发生率约为 0.5%，MDS 中单纯出现 -21 时中位 OS 为 32 个月，LFS 为 31.3 个月。

2．21 号染色体三体（+21） 21 号染色体三体是唐氏综合征的细胞遗传学表型，不但与儿童时期 AML 的高风险显著相关，也可能在一些血液病中作为克隆性异常出现。根据一项 MDS 的大宗系列研究，3% ～ 7% 的病例中观察到 +21，其中 0.3% ～ 0.4% 的病例 +21 为唯一异常。

MDS 中单纯三体 21 非常少见，对预后的影响并不十分清楚。有作者研究了 968 例 MDS 患者染色体异常，+21 发生率为 0.8% ～ 1.1%，转化为 AML 的累积风险在 1 年后为 25%，5 年后为 50%。Schanz 等 [2] 在 2902 例原发 MDS 中，检出 9 例单纯 +21，检出率为 0.3%，中位 OS 21.5 个月，向白血病转化的中位时间是 100.7 个月。

（五）累及 12 号染色体异常

1．概述 12 号染色体短臂部分丢失（del(12p)）是 MDS 中非常少见的一类异常，Schanz[2] 等在 2902 例原发 MDS 中，检出 18 例单纯 del(12p)，检出率为 0.6%，患者中位年龄 68.9 ～ 73.2 岁，中位 OS 76 个月（6 ～ 9 年），预后中到低危。近年研究报道，虽然 del(12p) 在 MDS 诊断时单独发生率极低，但在疾病进程中，作为附加异常或克隆演化出现时发生率达到 4%，故认为由于常规核型分析的局限，低估了 del(12p) 的发生率。Braulke[47] 等在一项德国多中心 MDS 患者 $CD34^+$ 外周血细胞的前瞻性研究中，采用 FISH 方法，使用 *ETV6/RUNX1* 探针，在 367 例 MDS 患者中检出 28 例 del(12p) 患者，检出率达 7.6%，当 del(12p) 作为复杂异常之一时检出率为 4.2%，作者认为 12p 缺失在 MDS 中的发生频率比预期的高，并且可能是疾病进程中克隆演化的核型标记，但由于 del(12p) 隐匿性存在于复杂核型中，易被常规核型分析漏检，从而影响患者精准的预后分层，因此建议在 MDS-FISH 检测时应常规检测 del(12p)。

del(12p) 丢失片段可发生在 12p 的末端或中间部分（图 5-2-71 至图 5-2-73），当 del(12p) 发生于 12p12.2 到 12p13.1 区域的微缺失时，常导致 *ETV6* 基因丢失。

2．典型病例

（1）病例：患儿男性，9 岁，2008 年 8 月因发热就诊，查血常规示 WBC、Hb 均正常，PLT 68×10^9/L，经对症治疗，2 周后血小板上升至

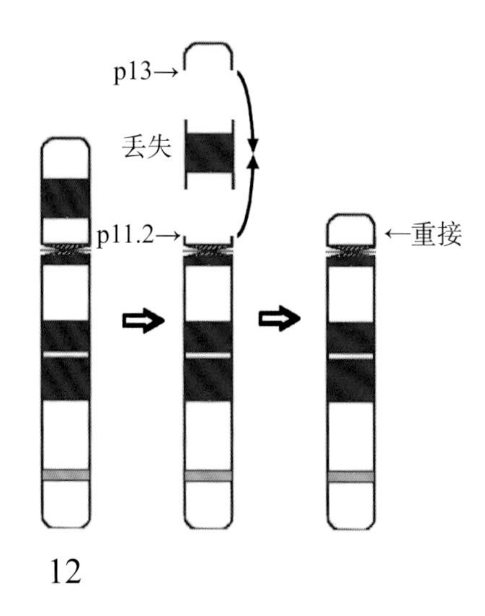

图 5-2-71 del(12)(p13p11.2) 模式图

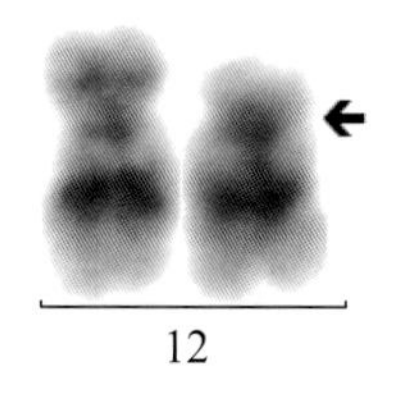

图 5-2-72 del(12)(p12p11.2)，12 号染色体短臂 p12 至 p11.2 之间片段丢失（箭头所指）

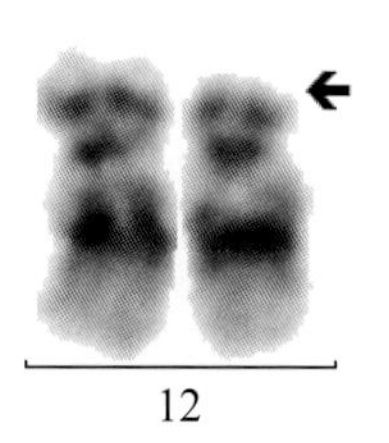

图 5-2-73 del(12)(p13)，12 号染色体短臂 p13 至末端片段丢失（箭头所指）

75×10^9/L，之后血小板维持在（50 ~ 60）$\times 10^9$/L，最高升至 103×10^9/L。2011 年 9 月复查，PLT 61×10^9/L，EBV（+），骨髓象未见明显异常。2012 年 7 月，患者病情加重，面色苍白伴乏力，全身出现自发性小出血点，血常规：WBC 3.97×10^9/L，Hb 95 g/L，PLT 14×10^9/L。骨髓形态原始粒细胞 5%，考虑 MDS 可能性大，免疫分型：恶性髓系幼稚细胞占有核细胞 7.29%，粒细胞发育模式异常，考虑 MDS-RAEB，基因检测显示 MLL-PTD 阳性，提示预后不良。2012 年 8 月患者为进一步治疗入我院，入院后血常规 WBC 2.56×10^9/L，Hb 57 g/L，PLT 36×10^9/L。骨髓形态：增生Ⅱ ~ Ⅲ级，原始粒细胞占 10.4%，Auer 小体可见，考虑 MDS-EB2。免疫分型：恶性髓系幼稚细胞占有核细胞 5.06%，表达 CD117、CD13、CD33，部分表达 CD34，不表达 CD16、CD11b，粒细胞发育模式异常，考虑 MDS-RAEB 或 AML。染色体核型：46,XY,del(12)(p13)[23]/47,XY,del(12)(p13),+mar1[3]/48,XY,del(12)(p13),+mar1,+mar2[1]（图 5-2-74），MLL-PTD 基因定量检测为 19.56%。骨髓病理活检：髓系细胞异常增生。MICM 综合诊断为 AML（MDS 相关）。于 2012 年 10 月行父供子半相合异基因造血干细胞移植，随访至 2023 年 5 月，HSCT 后 +127 个月，持续缓解。

（2）病例解析：本例患儿 2008 年起病，虽对症治疗，但血小板持续维持在较低水平，维持 4 年后病情加重，由 MDS 进展为 AML。患者起病时未查染色体核型，病情进展后常规核型分析检出 del(12p) 异常，且存在亚克隆，亚克隆中进一步出现无法识别结构异常的标记染色体，同时检测存在 MLL-PTD 阳性，MLL-PTD 阳性是近年来发现的 MDS 中一个重要的基因异常，与原始细胞过多、向 AML 转化风险极高、预后差密切相关，综合评估后建议患者行异基因造血干细胞移植，截至最后随访日，患者移植后持续完全缓解，至今已存活 10 年 7 个月余。

十三、MDS 中分子遗传学异常与细胞遗传学异常的整合应用

（一）MDS 中分子遗传学异常

临床和细胞遗传学特征一直主导着 MDS 的预后积分和分层，但近年已有多项研究证明体细胞突变也是 MDS 重要的预后标志[48]，MDS 中常见基因的突变频率、位点及功能见表 5-2-2。Bernard 等[49]对 2957 例 MDS 患者样本进行了 152 个髓系相关基因的突变分析，评估基因突变和杂合性缺失（LOH）对 MDS 预后的影响，建立了 MDS 的临床 - 分子预后模型 (IPSS-Molecular [IPSS-M])，以评价临床和分子学变量与无白血病生存、白血病转化和总生存的关系。研究发现 94% 的患者至少存在一个基因突变（中位突变数 4 个），其

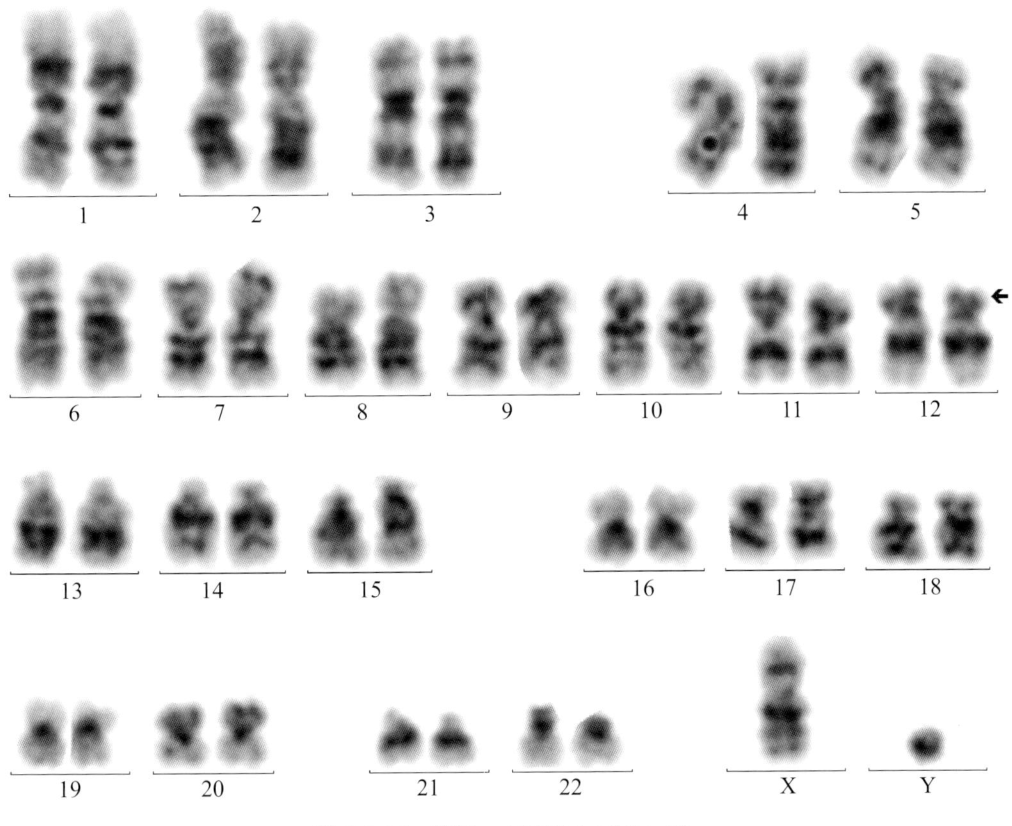

图 5-2-74 核型：46,XY,del(12)(p13)

中 53% 患者仅有突变，4% 仅有细胞遗传学异常，37% 同时有突变和细胞遗传学异常，多变量分析发现 *TP53*[multihit]、*FLT3*-ITD 和 *KMT2A*（*MLL*）-PTD 是最重要的不良结果的遗传预测因子，后两个因素在 AML 转化中表现出最强的风险比。*ASXL1*、*BCOR*、*EZH2*、*NRAS*、*RUNX1*、*STAG2* 和 *U2AF1* 与 LFS、OS、白血病转化三个终点的不良风险显著相关。*DDX41* 突变与原始细胞比例高和 AML 转化风险高相关，但 OS 较好，特别是在部分原始细胞过多的 MDS 患者中。

剪接因子 *SF3B1* 突变与良好结局相关，除非同时有其他不良突变，聚类分析将 *SF3B1* 突变病例分为三个独立的组：*SF3B1*[5q]（占 *SF3B1* 突变的 7%），与单纯 del(5q) 同时存在；*SF3B1*β（占 *SF3B1* 突变的 15%），和 *BCOR*、*BCORL1*、*NRAS*、*RUNX1*、*SRSF2* 或 *STAG2* 任一基因的并发突变；*SF3B1*α（占 *SF3B1* 突变的 78%），任何 *SF3B1* 突变，其中 19% 仅有 *SF3B1* 突变，37% 为涉及 *DNMT3A*、*TET2* 和（或）*ASXL1* 的简单共突变模式。*SF3B1* 突变预后好的结果仅在 *SF3B1*α 组观察到，而在 *SF3B1*[5q] 或 *SF3B1*β 组中未观察到，甚至包括低原始细胞比例时，*SF3B1* 组间结果的差异与热点突变状态无关。

IPSS-M 模型提供了 31 个重点基因列表，包括多变量分析中纳入的 16 个预后相关基因（其中 *SF3B1* 基因具有二元特征），和其他 15 个基因，这 16 个关键基因包括：*ASXL1*、*CBL*、*DNMT3A*、*ETV6*、*EZH2*、*FLT3*[ITD]、*IDH2*、*KRAS*、*MLL*[PTD]、*NPM1*、*NRAS*、*RUNX1*、*SF3B1*[5q]、*SF3B1*[a]、*SRSF2*、*TP53*[multihit] 以及 *U2AF1*。15 个其他基因包括 *BCOR*、*BCORL1*、*CEBPA*、*ETNK1*、*GATA2*、*GNB1*、*IDH1*、*NF1*、*PHF6*、*PPM1D*、*PRPF8*、*PTPN11*、*SETBP1*、*STAG2* 和 *WT1*。IPSS-M 评分是每个患者观察到的预后变量的加权和，因此可针对每一位 MDS 患者计算出相应的预后积分。

5

表 5-2-2 MDS 中常见基因突变的突变频率、位点和功能

基因	突变频率（%）	位点	功能
SF3B1	28	2q33	剪接因子
TET2	21	4q24	表观遗传学调控
ASXL1	14	20q11	表观遗传调节因子
SRSF2	12	17q25	剪接因子
RUNX1	9	21q22	转录因子
TP53	8	17p13	转录因子
U2AF1	7	21q22	剪接因子
EZH2	6	7q36	表观遗传学调控、细胞周期调控
NRAS	4	1p13	信号转导
JAK2	3	9p24	转录因子和调控
ETV6	3	12p13	转录因子
CBL	2	11q23	信号转导
IDH2	2	15q26	细胞代谢
NPM1	2	5q35	细胞凋亡
IDH1	1	2q33	细胞代谢
KRAS	＜1	12p12	信号转导
GNAS	＜1	20q13	致癌基因
PTPN11	＜1	12q24	蛋白质磷酸酶，细胞增殖和分化
BRAF	＜1	7q34	致癌基因
PTEN	＜1	10q23	细胞代谢，细胞凋亡
CDKN2A	＜1	9p21	细胞周期调控

（二）细胞遗传学与分子遗传学异常的整合应用

IPSS-R 主要是基于血液学参数（包括骨髓原始细胞百分比、血细胞减少等）和细胞遗传学异常评估 MDS 患者预后并进行预后分层，是评估 MDS 风险的标准工具，但是不够精准，结合血液学参数、细胞遗传学异常和基因组分析（31 个体细胞基因突变，其中 16 个关键基因突变），IPSS-M 为每个 MDS 患者提供了独特的风险评分，并进一步推导出具有预后差异的 6 种 IPSS-M 风险类别组：极低危、低危、中低危、中高危、高危、极高危。与 IPSS-R 相比，IPSS-M 改善了所有患者临床终点的预后判别，并导致 46% 患者的风险预后组被重新划分，使 MDS 患者的风险分层得到极大改进。部分染色体核型与基因突变的关系见表 5-2-3，IPSS-M 风险评分构建见表 5-2-4。IPSS-M 已得到多项大型临床试验验证，将是临床决策的重要工具[50,51]。

（王　彤）

（核型图编辑：张　艳）

（模式图绘制：邬志伟）

表 5-2-3　染色体核型与基因突变的关系

核型	相关突变——阳性	相关突变——阴性	预后
复杂核型	*TP53*，*ASXL1*	*SF3B1*	差
单体核型	*TP53*		差
Y 染色体丢失	*BRCC3*		男性占优势
del(5q)	*TP53*	*TET2* *SRSF2*	TP53 突变对来那度胺耐药，增加了单纯 del(5q) 向白血病转化的风险
-7/del(7q)	*U2AF1* *SETBP1*	*EZH2*	差
+8	*U2AF1*		
i(17q)	*SRSF2* *SETBP1* *ASXL1* *NRAS*	*TET2* *TP53*	
del(20q)	*U2AF1* *SRSF2* *ASXL1*		*ASXL1* 突变与预后差相关

表 5-2-4　无白血病生存的 Cox 多变量回归校正的 IPSS-M 风险评分构建

类别与变量	校正风险比（95% CI）	模型中的权重
临床		
骨髓原始细胞占比（%）	1.07（1.05 ~ 1.09）	0.0704
最低血小板计数（$\times 10^9$/L）	0.998（0.997 ~ 0.999）	−0.00222
血红蛋白（g/dl）	0.84（0.81 ~ 0.88）	−0.171
细胞遗传学		
IPSS-R 细胞遗传学分类	1.33（1.21 ~ 1.47）	0.287
基因主要效应（17 个变量，16 个基因）		
TP53^{multihit}	3.27（2.38 ~ 4.48）	1.18
KMT2A^{PTD}	2.22（1.49 ~ 3.32）	0.789
FLT3^{ITD}	2.22（1.11 ~ 4.45）	0.789
SF3B1^{5q}	1.66（1.03 ~ 2.66）	0.504
NPM1	1.54（0.78 ~ 3.02）	0.430
RUNX1	1.53（1.23 ~ 1.89）	0.423
NRAS	1.52（1.05 ~ 2.20）	0.417
ETV6	1.48（0.98 ~ 2.23）	0.391
IDH2	1.46（1.05 ~ 2.02）	0.379
CBL	1.34（0.99 ~ 1.82）	0.295
EZH2	1.31（0.98 ~ 1.75）	0.270
U2AF1	1.28（1.01 ~ 1.61）	0.247
SRSF2	1.27（1.03 ~ 1.56）	0.239
DNMT3A	1.25（1.02 ~ 1.53）	0.221
ASXL1	1.24（1.02 ~ 1.51）	0.213
KRAS	1.22（0.84 ~ 1.77）	0.202
SF3B1$^{\alpha}$	0.92（1.74 ~ 1.16）	−0.0794
其他基因（1 个变量，15 个基因，取值为 0、1 或 2）最小（Nres，2）	1.26（1.12 ~ 1.42）	0.231

5

参考文献

[1] Khoury JD，Solary E，Abla O，et al. The 5th edition of the World Health Organization Classification of Haematolymphoid Tumours：Myeloid and Histiocytic/Dendritic Neoplasms. Leukemia，2022，36（7）：1703-1719.

[2] Schanz J，Tüchler H，Sole F，et al. New Comprehensive Cytogenetic Scoring System for Primary Myelodysplastic Syndromes（MDS）and Oligoblastic Acute Myeloid Leukemia After MDS Derived From an International Database Merge. J Clin Oncol，2012，30（8）：820-829.

[3] Hosono N，Genetic Abnormalities and Pathophysiology of MDS. International Journal of Clinical Oncology，2019，24：885-892.

[4] Zahid MF，Malik UA，Sohail M，et al. Cytogenetic Abnormalities in Myelodysplastic Syndromes：An Overview. Int J Hematol Oncol Stem Cell Res，2017，11（3）：231-239.

[5] Wall M，Recurrent Cytogenetic Abnormalities in Myelodysplastic Syndromes. Methods Mol Biol，2017，1541：209-222.

[6] Chiereghin C，Travaglino E，Zampini M，et al. The Genetics of Myelodysplastic Syndromes：Clinical Relevance，2021；12（8）：1144.

[7] Maurya N，Mohanty P，Dhangar S，et al. Comprehensive analysis of genetic factors predicting overall survival in Myelodysplastic syndromes. Scientific Reports，2022，12（1）：5925.

[8] Venugopal S，Mascarenhas J，Steensma DP.，Loss of 5q in myeloid malignancies-A gain in understanding of biological and clinical consequences，Blood Rev，2021，46：100735.

[9] Lee J-H，List A，Sallman DA. Molecular pathogenesis of myelodysplastic syndromes with deletion 5q. Eur J Haematol，2019，102（3）：203-209.

[10] Mahmoud R Gaballa ，Emmanuel C Besa. Myelodysplastic syndromes with 5q deletion：pathophysiology and role of lenalidomide. Ann Hematol，2014，93（5）：723-733.

[11] Cordoba I，González-Porras JR，Nomdedeu B，et al. Better prognosis for patients with del(7q) than for patients with monosomy 7 in myelodysplastic syndrome. Cancer，2012，118（1）：127-133.

[12] Inaba T，Honda H，and Matsui H. The enigma of monosomy 7. Blood，2018，131（26）：2891-2898.

[13] Ganster C，Müller-Thomas C，Haferlach C，et al. Comprehensive analysis of isolated der(1;7) (q10;p10) in a large international homogenous cohort of patients with myelodysplastic syndromes. Genes Chromosomes Cancer，2019，58：689-697.

[14] Crisà E，Kulasekararaj AG.，Adema V，et al. Impact of somatic mutations in myelodysplastic patients with isolated partial or total loss of chromosome 7. Leukemia，2020，34（9）：2441-2450.

[15] Saumell S，Florensa L，Luño E，et al. Prognostic value of trisomy 8 as a single anomaly and the influence of additional cytogenetic aberrations in primary myelodysplastic syndromes Br J Haematol，2012，159（3）：311-21.

[16] Wu L，Song L，Xu L，et al. Genetic landscape of recurrent ASXL1，U2AF1，SF3B1，SRSF2 and EZH2 mutations in 304 Chinese patients with myelodysplastic syndromes. Tumour Biol，2016，37（4）：4633-4640.

[17] 郑琳琳，林艳娟. 伴8号染色体三体的骨髓增生异常综合征分子生物学研究进展，白血病·淋巴瘤，2018，27（8）：497-501.

[18] Martın I，Villamon E，Abellan R，et al. Myelodysplastic syndromes with 20q deletion：incidence，prognostic value and impact on response to azacitidine of ASXL1 hromosomal deletion and genetic mutations. Br J Haematol，2021，194（4）：708-717.

[19] 韩永胜，薛永权，李天宇，等. 伴idic(20q-)恶性血液病10例报告并文献复习. 中华血液学杂志，2011，32（1）：17-20.

[20] Mullier F，Daliphard S，Garand R，et al. Morphology，cytogenetics，and survival in myelodysplasia with del（20q）or ider（20q）：a multicenter study. Ann Hematol，2012，91：203-213.

[21] Wong E，Juneja S. Myelodysplastic syndrome with ider（20q）and prominent emperipolesis. Ann Hematol，2014，93（2）：341-2.

[22] Visconte V，Tabarroki A，Zhang L，et al. Clinicopathologic and molecular characterization of myeloid neoplasms harboring isochromosome 17（q10）. Am J Hematol，2014，89：862.

[23] Ganguly S，Uvodich M，Dias A，et al. Clinical characteristics and treatment outcome of patients with isochromosome 17q (i17q) abnormality and myeloid neoplasms：A single center experience. Leuk Res Rep，2018，10：55-56.

[24] Koczkodaj D，Muzyka-Kasietczuk J，Chocholska S，et al. Prognostic significance of isochromosome 17q in hematologic malignancies . Oncotarget，2021，12（7）：708-718.

[25] Britt A，Mohyuddin GR，McClune B，et al. Acute myeloid leukemia or myelodysplastic syndrome with chromosome 17 abnormalities and long-term outcomes with or without hematopoietic stem cell transplantation. Leuk Res，2020，95：106402.

[26] Kanagal-Shamanna R，Luthra R，Yin CC，et al. Myeloid neoplasms with isolated isochromosome 17q demonstrate a high frequency of mutations in SETBP1，SRSF2，ASXL1 and NRAS. Oncotarget，2016，7：14251-14258.

[27] Wiktor A，Rybicki BA，Piao ZS，et al. Clinical significance of Y chromosome loss in hematologic disease. Genes Chromosomes Cancer，2000，27：11-16.

[28] Ouseph MM，Hasserjian RP，Cin P，et al. Genomic alterations in patients with somatic loss of the Y chromosome as the sole cytogenetic finding in bone marrow cells. Haematologica，2021，106（2）：555-564.

[29] Wang HY，Rashidi HH. The New Clinicopathologic and Molecular Findings in Myeloid Neoplasms With inv(3)(q21q26)/t(3;3)(q21;q26.2). Arch Pathol Lab Med，2016，140（12）：1404-1410.

[30] Arber DA，Orazi A，Hasserjian R，et al. The 2016 revision to the World Health Organization（WHO）classification of myeloid neoplasms and acute leukemia. Blood，2016，127（20）：2391-2405.

[31] Bacher U，Schanz J，Braulke F，et al. Rare Cytogenetic Abnormalities in Myelodysplastic Syndromes. Mediterr J Hematol Infect Dis，2015，7（1）：e2015034.

[32] Penther D，Etancelin P，Lusina D，et al. Isolated isochromosomes i(X)(p10) and idic(X)(q13) are associated with myeloid malignancies and dysplastic features. Am L Hematol，2019，94（11）：E285-E288.

[33] Halahleh K，Gale RP，Nagler A. Isochromosome X in Myelodysplastic Syndrome. Acta Haematol，2016，135：37-38.

[34] Shahjahani M，Hadad EH，Azizidoost S，et al. Complex karyotype in myelodysplastic syndromes：Diagnostic procedure and prognostic susceptibility. Oncology Reviews，2019，13：389.

[35] Schanz J，Solé F，Mallo M，et al. Clonal architecture in patients with myelodysplastic syndromes and double or minor complex abnormalities：Detailed analysisof clonal composition，involved abnormalities，and prognostic significance. Genes Chromosomes Cancer，2018，57（11）：547-556.

[36] Nguyen-Khac F.，Bidet A.，Daudignon A. et al. The complex karyotype in hematological malignancies：a comprehensive overview by the Francophone Group of Hematological Cytogenetics（GFCH）. Leukemia，2022，36：1451-1466.

[37] Yoshizato T，Nannya Y，Atsuta Y，et al. Genetic abnormalities in myelodysplasia and secondary acute myeloid leukemia：impact on outcome of stem cell transplantation. Blood，2017，129（17）：2347-2358.

[38] Anelli L，Pasciolla C，Zagaria A，et al. Monosomal karyotype in myeloid neoplasias：a literature review. OncoTargets and Therapy，2017，10：2163-2171.

[39] Xing R，Li C，Gale RP，et al. Monosomal karyotype is an independent predictor of survival in patients with higher-risk myelodysplastic syndrome. Am J Hematol，2014，89（10）：E163-E168.

[40] McQuilten ZK，Sundararajan V，Andrianopoulos N，et al. Monosomal karyotype predicts inferior survival independently of a complex karyotype in patients with myelodysplastic syndromes. Cancer，2015，121（17）：2892-2899.

[41] Wang N，Xu HZ，Li Q，et al. Monosomal karyotypes

5

apart from complex karyotypes independently predict the outcome of myelodysplastic syndrome patients using a fluorescence in situ hybridization panel and conventional cytogenetics. Int J Lab Hematol，2019，41（4）：519-529.

[42] Wu YC，Zhang XM，Zhu YD，et al. Prognostic significance of monosomal karyotype in myelodysplastic syndrome：a meta-analysis. Hematology，2019，24（1）：60-69.

[43] Pozdnyakova O，Miron PM，Tang G，et al. Cytogenetic abnormalities in a series of 1，029 patients with primary myelodysplastic syndromes：a report from the US with a focus on some undefined single chromosomal abnormalities. Cancer，2008，113（12）：3331-3340.

[44] Slovaka ML，O' Donnell M，Smith DD，et al. Does MDS with der(1;7)(q10;p10) constitute a distinct risk group? A retrospective single institutional analysis of clinical/pathologic features compared to-7/del(7q) MDS. Cancer Genetics and Cytogenetics，2009，193：78-85.

[45] Hu ZH，Hu SM，Ji CS，et al. 3q26/EVI1 rearrangement in myelodysplastic/myeloproliferative neoplasms：An early event associated with a poor prognosis. Leukemia Research，2018，(65)：25-28.

[46] Sa A. Wang，Myelodysplastic syndromes with deletions of chromosome 11q lack cryptic MLL rearrangement and exhibit characteristic clinicopathologic features. Leukemia Research，2011，35（3）：351-357.

[47] Braulke F，Thomas CM，Gotze K，et al. Frequency of del(12p) is Commonly Underestimated in Myelodysplastic Syndromes：Results from a German Diagnostic Study in Comparison with an International Control Group. Genes，chromosomes & cancer，2015，54：809-817.

[48] Garcia-Manero G. Myelodysplastic syndromes：2023 update on diagnosis，risk-stratification，and management. Am J Hematol，2023，98（8）：1307-1325.

[49] Bernard E，Tuechler H，Greenberg PL，et al. Molecular International Prognostic Scoring System for Myelodysplastic Syndromes. NEJM Evid，2022，1（7）.

[50] Kewan T，Bahaj W，Durmaz A，et al. Validation of the Molecular International Prognostic Scoring System in patients with myelodysplastic syndromes. Blood，2023，141（14）：1768-1772.

[51] Lee WH，Tsai MT，Tsai CH，et al. Validation of the molecular international prognostic scoring system in patients with myelodysplastic syndromes defined by international consensus classification. Blood Cancer J，2023，13（1）：120.

第六章

慢性髓系白血病

第一节　概　述

BCR∷*ABL1* 融合基因阳性慢性髓系白血病（chronic myeloid leukemia，CML）是一种克隆性骨髓增殖性疾病，约占所有白血病的 15%，所有年龄组均可发病，其自然病程分为慢性期（chronic phase，CP）、加速期（accelerated phase，AP）和急变期（blast phase，BP）。CML 的疾病发展过程与 t(9;22)(q34;q11.2) 或 9 号及 22 号染色体的变异型易位紧密相关，上述染色体易位导致形成衍生 22 号染色体，即 Ph 染色体（Philadelphia chromosome）细胞，伴随 Ph 染色体的细胞又被称为 Ph^+ 细胞。t(9;22) 及其变异型易位导致位于 22q11.2 上的主要断裂点集群区域（*BCR*）基因和 9q34 上的编码酪氨酸激酶（*ABL1*）基因断裂后并置在一起，形成 *BCR*∷*ABL1* 融合基因，继而通过 RAS、RAF、JUN 激酶、MYC 和 STAT 等下游信号通路促进 CML 细胞的生长和存活，导致白血病发生。根据基因型的不同，形成的融合蛋白以 P210、P190、P230 三种类型为主。

CML-CP 期外周血白细胞异常可增高至（12 ~ 1000）$\times 10^9$/L，骨髓中以中幼粒以及分叶核细胞为主，粒、红、巨核细胞系在 CP 期均普遍增生，原始细胞数＜ 10%，嗜酸性和嗜碱性粒细胞增多。AP 期骨髓或外周血原始细胞达到 10% ~ 19%，外周血嗜碱细胞≥ 20%，可能出现遗传学的克隆演变，血小板持续增高或者减少。BP 期骨髓以及外周血原始细胞≥ 20%，可伴有髓外浸润，如果免疫表型出现＞ 5% 的淋巴母细胞，可能提示淋巴母细胞危象，需要进一步实验室诊断 [1]。CML 进入 BP 期将进一步转变为具有相应免疫表型的急性髓系白血病（acute myeloid leukemia，AML）、急性淋巴细胞性白血病（acute lymphoblastic leukemia，ALL）及急性双表型白血病（mixed phenotype acute leukemia，MPAL），遗传学可能出现更加复杂的克隆演变，患者病情迅速恶化。

酪氨酸激酶抑制剂（tyrosine kinase inhibitors，TKIs）伊马替尼的发明应用，有效地干扰了 BCR∷ABL1 癌蛋白与三磷腺苷（ATP）之间的相互作用，阻止恶性克隆细胞增殖，改变了 CML 的自然病程，将患者的 10 年生存率从 20% 提高到 80% ~ 90%，在 CP 期不再建议采用异基因造血干细胞移植（allogeneic hematopoietic stem cell transplantation，allo-HSCT）治疗，因此 2022 年版 WHO 造血淋巴肿瘤分型建议取消临床意义下降的 AP 期 [2]。随着第一代 TKIs 药物伊马替尼的长期应用，部分患者出现了耐药性，如 *ABL1* 激酶基因突变（包括 *T315I*、*Y253H*、*E255K/V*、*V299L* 等），进而研制了分子学反应速度更快及针对不同 CML 疾病特点的达沙替尼、博苏替尼、尼罗替尼、阿西米尼和奥雷巴替尼等二、三代 TKIs 药物。CML 治疗方案的选择必须要综合考虑患者的年龄、合并症、药物不良反应、遗传学克隆演变、*ABL1* 激酶基因突变以及预后风险分层评分等因素（主要采用 Sokal 和 ELTS 评分系统，详见表 6-1-1），对于出现两种 TKIs 药物治疗失败的 CML-CP 期以及进入 AP、BP 期的患者有必要采取 allo-HSCT 治疗，但是对于年龄＞ 65 ~ 70 岁的老年患者，维持 TKIs 药物治疗就可以显著延长生存期。虽然 TKIs 对于 CML 有效，但并不能消除休眠的 CML 干 / 祖细胞，这可能导致停药后疾病复发，因此，无治疗缓解（treatment free remission，TFR）是目前 CML 治疗的主要研究目标之一。深度分子学反应（deep molecular response，DMR）MR4 与 MR4.5 ＞ 2 年以上的 CML-CP 患者 TFR 率可达 40% ~ 50%，而 MR4 ≥ 5 年的患者 TFR 可高达 88%，据此，可以

6

表 6-1-1 常用的慢性髓系白血病预后评分系统

评分系统	评分计算公式	低危	中危	高危
Sokal	Exp 0.0116×（年龄－43.4）+0.0345×（脾大小－7.51）+0.188×［（血小板计数/700）^{2}－0.563］+0.0887×（原始细胞－2.10）	＜0.8	0.8～1.2	＞1.2
ELTS	0.0025×（年龄/10）^{3}+0.0615×脾大小+0.1052×外周血原始细胞+0.4104×（血小板计数/1000）$^{-0.5}$	＜1.5680	1.5680～2.2185	＞2.2185

逐步实现一部分 CML 患者的停药。Carter 研究发现 *BCL-2* 可能是 CML 干细胞的关键生存因子，联合 *BCL-2* 和酪氨酸激酶抑制剂的治疗方法可能提高 CML-CP 期的反应深度和治愈率，采用 *BCL-2* 抑制剂维奈克拉与达沙替尼联合治疗的试验结果正在评估；另外，地西他滨联合 TKIs 药物治疗 CML 各期临床试验也体现出较好的疗效，比单独使用 TKIs 有可能诱导更深、更快的分子学反应，最终可能增加在 3 年后停用 TKIs 患者的比例，提高 TFR 率，这些联合用药策略给 CML 治疗研究提供了新的思路[3,4]。目前还发现了一些存在于 CML 的一些非 *ABL1* 激酶结构域突变基因，如 *ASXL1*、*IKZF1*、*RUNX1* 等，需要更大规模的研究来更精确地评估这些突变对于 CML 的预后作用[5]。

在 TKIs 药物治疗时代，CML 已经显现出新的疾病特点，如伴随出现一些新的遗传学现象（如 Ph^+ 与 Ph^- 细胞的克隆演变），*ABL1* 激酶基因突变以及 BP 期进展等，因此在 TKIs 治疗过程中严密监测患者的细胞遗传学反应（cytogenetic response，CyR）、分子学反应（molecular response，MR）和 *ABL1* 激酶基因突变，对于 CML 患者的疗效评估以及 TFR 的实现具有重要的作用[6]。

（郇志伟）

第二节 慢性髓系白血病的细胞遗传学

一、核型特性

95% 的 CML 患者初诊时细胞遗传学检测具有经典 t(9;22)(q34;q11.2) 易位（图 6-2-1、图 6-2-2），导致 *BCR*∷*ABL1* 融合基因形成。约 5% 的患者存在变异型细胞遗传学异常 [t(v;22)]，变异型易位一般除 9 号和 22 号染色体外还有一条甚至数条其他染色体参与易位，所有染色体均可被累及（图 6-2-3、图 6-2-4）。变异型易位主要有三种形成机制：①最常见的是涉及第三条或三条以上染色体的复杂相互易位，形成 *BCR*∷*ABL1* 融合基因；② 9q34 微片段插入至 22q11.2 位点或者反之，形成 *BCR*∷*ABL1* 融合基因，随后在 9q34 或者 22q11.2 远端片段与第三条染色体之间再发生相互易位；③首先产生 Ph 染色体，然后是涉及 9q34 或者 22q11.2 位点的额外易位，导致 *BCR* 或者 *ABL1* 基因片段易位到第三条染色体。此外，还存在一部分难以通过肉眼识别的隐匿型易位。这些变异型及隐匿型易位由于在显带上存在不直观显示 t(9;22) 易位现象，所以容易导致误诊。Alice 等通过对 1151 名 CML 患者进行大型研究后提出，伴变异型以及隐匿型 t(9;22) 易位患者的治疗效果以及预后，与经典 t(9;22) 易位无明显区别[7]。而在另外一项包含 2169 名 CML 患者的研究中，Gong 将其中 88 名变异型易位患者进行更细致的分类，将变异型第一种机制中涉及 3 条染色体易位的 69 名患者，分为简单变异组；将

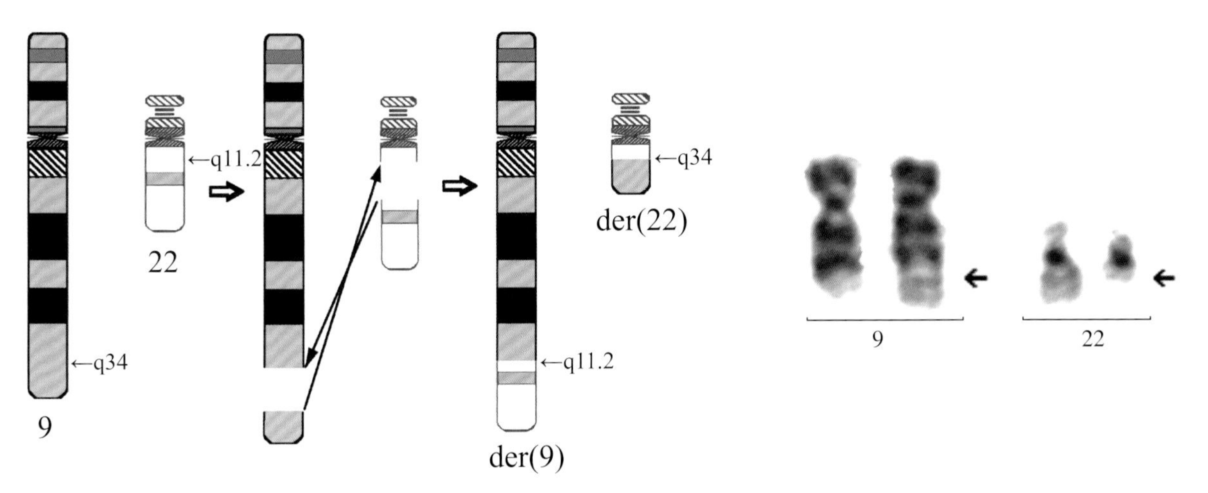

图 6-2-1 **t(9;22)(q34;q11.2) 显带模式图**

图 6-2-2 **t(9;22)(q34;q11.2)**（箭头所指）

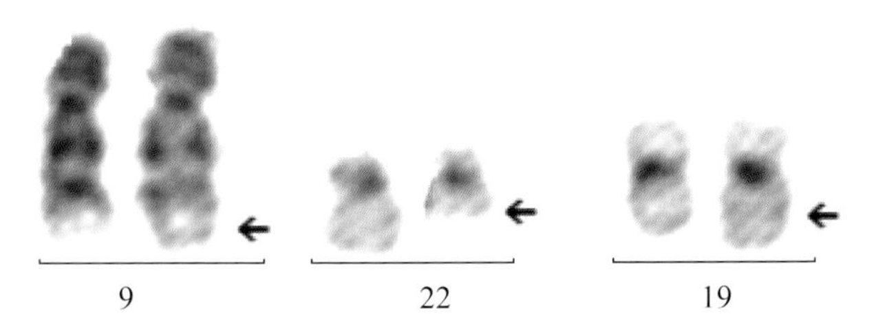

图 6-2-3 **3 条染色体参与的三联变异型易位 t(9;22;19)(q34;q11.2;q13.1)**（箭头所指）

第一种机制涉及 4 ～ 6 条染色体易位，以及第二、三种机制易位的一共 19 名患者分为复杂变异组。研究发现复杂变异组比简单变异组的 BP 发生率明显增高（21.1% vs. 2.9%，*P*=0.005），而 TKIs 治疗后达到 CCyR（57.9% vs. 72.9%，*P*=0.22）和 MMR（42.1% vs. 63.8%，*P*=0.09）的概率较低，推测这可能的机制是简单变异型只涉及 3 条染色体断裂重排，而复杂变异型发生 4 次及以上断裂，因此可能产生更多的遗传学异常，导致病情恶性度更高。而将变异型易位作为整体与经典 t(9;22) 易位比较未发现预后差异，可能与简单变异型患者所占比例较高相关[8]。另外，5% ～ 10% 初诊 CML 患者还可以伴有其他附加染色体异常，常见为 +8、+Ph、i(17q)、+17、+19、+21、-Y 等，其对预后的影响详见克隆演变章节。

绝大多数的 *BCR*∷*ABL1* 融合基因是产生 p210 蛋白的 e13a2 或 e14a2 转录本，但 1% 的患者是产生 p190 蛋白的 e1a2/a3 转录本（可能有较差的预后），2% ～ 5% 的患者是产生 p230 蛋白的 e19a2 转录本以及 p210 蛋白变体的 e13a3 或 e14a3 转录本，还存在一些稀有少见的其他转录本类型，而通过核型分析并不能区别不同的基因型，所以通过多重引物的反转录聚合酶链反应（reverse transcription-polymerase chain reaction，RT-PCR）以及荧光原位杂交技术（fluorescence in situ hybridization，FISH）进行 *BCR*∷*ABL1* 融合基因的检测，不仅有效避免核型疏漏误诊，还可以进行基因型的准确区分，对于 CML 分子学反应的准确监控有重要价值[9]。

美国国立综合癌症网（National Comprehensive Cancer Network，NCCN）建议所有 CML 患者应在初诊时进行骨髓形态学、细胞遗传学以及 RT-PCR 检测。遗传学的目的是检测 Ph^{+} 细胞以及其他克

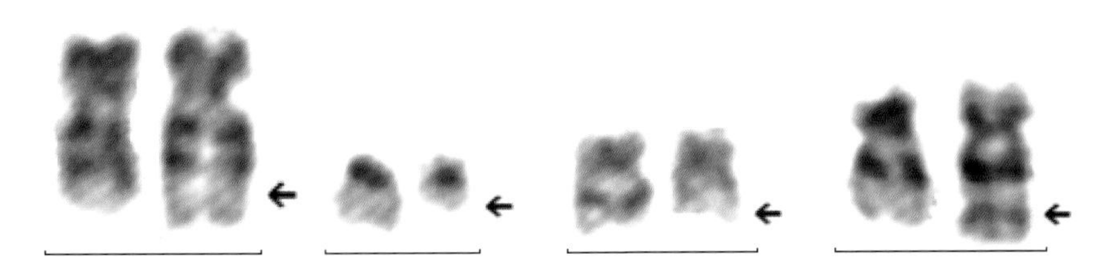

图 6-2-4 **4 条染色体参与的四联变异型易位 t(9;22;17;12)(q34;q11.2;q21;q24.1)**（箭头所指）

隆演变，PCR是为了量化*BCR*::*ABL1*融合基因的转录本数值，可以在不同实验室进行标准化预后监测。在TKIs开始治疗后，每3个月进行一次PCR监测，包括那些在3个月、6个月和12个月达到最佳临床疗效的患者（第3个月和6个月的*BCR*::*ABL1*^{IS} ≤ 10%，第12个月 ≤ 0.1%，12个月之后≤ 0.1%）。在达到完全细胞遗传学反应（complete cytogenetic response，CCyR）之后，建议在2年内每3个月进行一次分子学监测，之后每3 ~ 6个月进行一次，而且2年之后采用创伤性低的外周血替代骨髓进行PCR监测也逐步得到共识[10]。我国也相应建立了CML治疗及疾病监测指南，详见表6-2-1、表6-2-2、表6-2-3[11]。

二、荧光原位杂交特性

FISH作为CML的遗传学重要补充，主要用于下述情况：①在骨髓细胞遗传学检测无法进行或者检测失败的情况下，可以采用外周血或骨髓进行FISH检测；②能够有效识别隐匿型与变异型t(9;22)；③极少数情况下，对于分子学检测*BCR*:: *ABL1*融合基因阴性而Ph染色体阳性的患者，FISH可作为重要确诊依据。目前临床常用的FISH探针为*BCR/ABL1*双色双融合（double fusion probe，DF）探针，经典t(9;22)在间期细胞核与染色体中期相中均表现为1红（R）1绿（G）2融合（F）的杂交信号（图6-2-5）；另外一类额外信号双融合（extra signal，ES）探针有M-*bcr*和m-*bcr*两种，在检测*BCR*::*ABL1*融合基因的同时，可以区别P210和P190这两种基因型，随着PCR技术的发展，现已经很少使用。

对于变异型易位，由于牵涉到3条及以上染色体易位，如果不合并其他附加异常，DF探针的FISH信号表现为2R2G1F（图6-2-6）。研究发现10% ~ 15%的CML患者存在der(9)中间缺失的情况，并且主要存在于变异型t(9;22)患者中（约占75%），der(9)中间缺失可导致出现多种不同的FISH杂交信号（图6-2-7），过去曾经认为der(9)中间缺失与不良预后有关，但随着TKIs广泛应用之后，der(9)中间缺失已无明显预后意义[12]。CML患者不同的FISH信号意义见表6-2-4。

表6-2-1 慢性髓系白血病慢性期治疗反应的定义[11]

治疗反应		定义
血液学反应		
完全血液学反应（CHR）		PLT ＜ 450 × 10⁹/L
		WBC ＜ 10 × 10⁹/L
		外周血中无髓系不成熟细胞，嗜碱性粒细胞＜ 5%，无疾病的症状、体征，可触及的脾大已消失
细胞遗传学反应		
完全细胞遗传学反应（CCyR）		Ph^+ 细胞 0%
部分细胞遗传学反应（PCyR）		Ph^+ 细胞 1% ~ 35%
次要细胞遗传学反应（mCyR）		Ph^+ 细胞 36% ~ 65%
微小细胞遗传学反应（miniCyR）		Ph^+ 细胞 66% ~ 95%
无细胞遗传学反应		Ph^+ 细胞 ＞ 95%
分子学反应		
主要分子学反应	（MMR）	*BCR*::*ABL1*^{IS} ≤ 0.1%（*ABL1*转录本＞ 10 000）
分子学反应4	（MR4）	*BCR*::*ABL1*^{IS} ≤ 0.01%（*ABL1*转录本＞ 10 000）
分子学反应4.5	（MR4.5）	*BCR*::*ABL1*^{IS} ≤ 0.0032%（*ABL1*转录本＞ 32 000）
分子学反应5	（MR5）	*BCR*::*ABL1*^{IS} ≤ 0.001%（*ABL1*转录本＞ 100 000）
分子学无法检测		在可扩增*ABL1*转录本水平下无法检测到*BCR*::*ABL1*转录本

注：IS为国际标准化。

表 6-2-2 一线酪氨酸激酶抑制剂（TKIs）治疗 CML-CP 患者治疗反应评价标准 [11]

时间	最佳反应	警告	失败
3 个月	达到 CHR 基础上 • 至少达到 PCyR（Ph⁺ 细胞≤ 35%） · *BCR*::*ABL1*^{IS} ≤ 10%	达到 CHR 基础上 • 未达到 PCyR（Ph⁺ 细胞 36% ~ 95%） • *BCR*::*ABL1*^{IS} > 10%	• 未达到 CHR • 无任何 CyR（Ph⁺ 细胞> 95%）
6 个月	• 至少达到 CCyR（Ph⁺ 细胞 =0） • *BCR*::*ABL1*^{IS} < 1%	• 达到 PCyR 但未达到 CCyR（Ph⁺ 细胞 1% ~ 35%） • *BCR*::*ABL1*^{IS} 1% ~ 10%	• 未达到 PCyR（Ph⁺ 细胞> 35%） • *BCR*::*ABL1*^{IS} > 10%
12 个月	*BCR*::*ABL1*^{IS} ≤ 0.1%	*BCR*::*ABL1*^{IS} > 0.1% ~ 1%	• 未达到 CCyR（Ph⁺ 细胞> 0） • *BCR*::*ABL1*^{IS} > 1%
任何时间	稳定或达到 MMR	Ph⁺ 细胞 =0，出现 -7 或 del(7q)(CCA/Ph⁻)	丧失 CHR 或 CCyR，或 MMR，出现伊马替尼或其他 TKI 耐药性突变，出现 Ph 染色体基础上其他克隆性染色体异常

表 6-2-3 慢性髓系白血病治疗反应的监测 [11]

治疗反应	监测频率	监测方法
血液学反应	• 每 1 ~ 2 周进行 1 次，直至确认达到 CHR，随后每 3 个月进行 1 次，除非有特殊要求	• 全血细胞计数（CBC）和外周血分类
细胞遗传学反应	• 初诊、TKI 治疗 3 个月、6 个月、12 个月进行 1 次，获得 CCyR 后每 12 ~ 18 个月监测 1 次 • 未达到最佳疗效的患者应当增加监测频率	• 骨髓细胞遗传学分析 • 荧光原位杂交（FISH）
分子学反应（外周血）	• 每 3 个月进行 1 次，直至获得稳定 MMR 后可每 3 ~ 6 个月 1 次 • 未达到最佳疗效的患者应当增加监测频率 • 转录本水平明显升高并丧失 MMR 时应尽早复查	• 定量聚合酶链反应检测 *BCR*::*ABL1*^{IS}
激酶突变	• 进展期患者 TKI 治疗前 • 未达到最佳反应或病情进展时	• 聚合酶链反应扩增 *BCR*::*ABL1* 转录本后测序

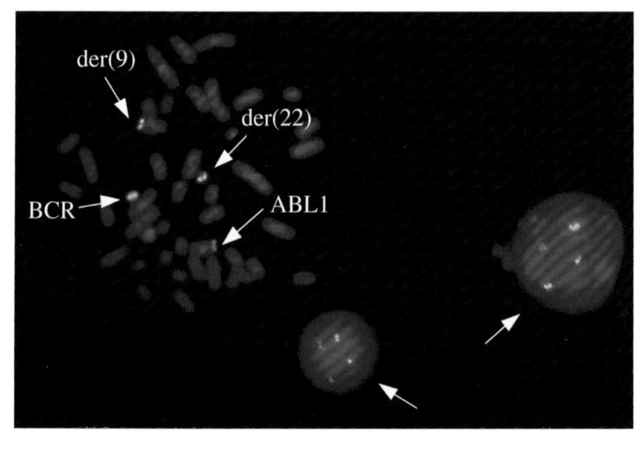

图 6-2-5 经典 t(9;22) 的 FISH 信号图：用 LSI *BCR*（绿色）/*ABL1*（红色）双色双融合探针检测，左上方中期细胞以及右侧和正下方间期细胞信号均为 1 红 1 绿 2 黄的阳性信号，中期细胞上两个融合信号分别在 der(9) 和 der(22) 上（箭头所指）

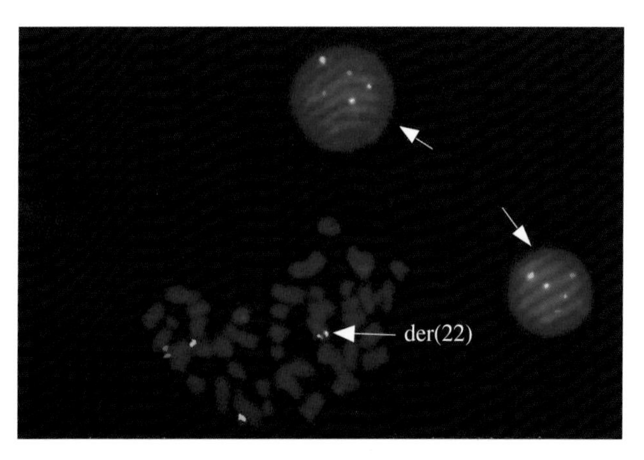

图 6-2-6 t(9;22;17;12) 的 FISH 信号图：用 LSI *BCR*（绿色）/*ABL1*（红色）双色双融合探针检测，左下方中期、左上及右侧间期细胞信号均为 2 红 2 绿 1 黄的阳性信号，中期细胞上的融合信号在 der(22) 上（箭头所指），提示为变异易位

6

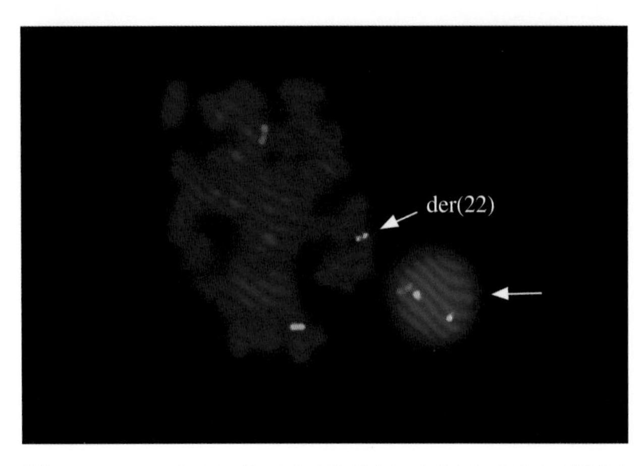

图 6-2-7 **t(9;22;19) 的 FISH 信号图：用 LSI *BCR*（绿色）/*ABL1*（红色）双色双融合探针检测，左侧中期以及右下间期细胞信号均为 1 红 1 绿 1 黄的阳性信号。中期细胞融合信号在 der(22) 上（箭头所指），提示 der(9) 上 *BCR* 和 *ABL1* 序列同时缺失**

三、慢性髓系白血病的克隆演变

在 CML 的疾病进程中，部分患者会发生细胞遗传学克隆演变（clone evolution，CE），主要包括 Ph⁺ 细胞伴克隆性染色体异常（clonal chromosomal abnormalities in Philadelphia chromosome-positive，CCA/Ph⁺），以及在 TKIs 药物使用时代而产生的 Ph⁻ 细胞伴克隆性染色体异常（clonal chromosomal abnormalities in Philadelphia chromosome-negative，CCA/Ph⁻）两种情况，下面分别进行阐述。

（一）CCA/Ph⁺

CCA/Ph⁺ 又称为附加染色体异常（additional chromosome abnormalities，ACAs），在初诊 CML 患者中占 5% ～ 10%，随着 CML 疾病发展，这些额外细胞遗传学异常的发生频率大幅度增加，AP 期和 BP 期分别增加到 30% 和 50% ～ 80%，ACAs 的出现与疾病进展明显相关。这些 ACAs 的出现可能与 CML 本身的基因不稳定性，以及 TKIs 耐药导致的不良预后相关，但不同类型 ACAs 对于 CML 的病情发展影响却存在差异，有些促使 CML 加速进入 BP 期并导致病死率增加，有些却并不影响疾病进程。因此对于不同的 ACAs 进行预后分层，有助于为患者选择更好的治疗方案。

一项来自 2013 名 CML 患者的分类研究中，Wang 等根据预后将伴 ACAs 的 CML 患者，进行了细致的分类，将伴 +8、+Ph、-Y 列为低风险组，而 i(17q)、-7/del(7q)、3q26.2 重排及伴 ≥ 2 种 ACAs 列为高风险组，研究认为低风险组 ACAs 在 CP 期或者在初诊 CML 中出现对于生存无不利影响，而高风险组 ACAs 则预后差，可能与高风险 ACAs 关联的基因改变相关[13]。Gong 等进一步对这组患者进行研究，发现 TKIs 的使用有效延长了低风险组 ACAs 和无 ACAs 患者进展到 BP 期的时间，但不能延缓高风险组 ACAs 患者的病程发展，所以对于高风险组 ACAs 患者需要及时调整治疗，以防止 BP 的发生[14]。而在另一项研究中，Hehlmann 等通过对 1510 例 CML-CP 期患者的分析研究扩充了高风险组 ACAs，包括 +8、+Ph、i(17q)、

表 6-2-4 慢性髓系白血病 DF 探针（*BCR* 位点绿色标记，*ABL1* 位点红色标记）FISH 信号类型及意义

信号类型	信号意义
2R2G	正常信号，无 t(9;22) 融合信号
1R1G2F	经典 t(9;22) 双融合信号
1R1G3F	经典 t(9;22) 信号同时附加一条 Ph 染色体
2R2G1F	最常见的变异型 t(9;22) 信号，一般涉及 3 条及以上染色体变异易位
2R2G2F	变异型 t(9;22) 信号同时附加一条 Ph 染色体
2R1G1F	der(9) 中间来自 *BCR* 的序列缺失
1R2G1F	der(9) 中间来自 *ABL1* 的序列缺失
1R1G1F	der(9) 中间来自 *BCR* 和 *ABL1* 的序列同时缺失

+17、+19、+21、3q26.2 重排、11q23 重排、-7/del(7q) 以及复杂核型，其他附加异常为低风险组。研究发现高、低风险组 ACAs 的 CML 患者分别占总病例数的 6%（91 例）、2.1%（32 例），最终死亡率分别占本组的 41%（37 例）、12.5%（4 例），也充分显示了伴高风险 ACAs 的患者预后差 [15]。Chen 等对 354 例 CML-BP 期患者进行了研究，发现伴 +8、3q26.2 重排、i(17q) 和 +19 常见于髓系 CML-BP 期，而伴 -7 常见于淋系 CML-BP 期，+Ph 与 +21 两者中均常见。其中 25.2% 患者为单一 ACAs，74.8% 为 ≥ 2 种 ACAs，ACAs 的出现和增加与 CML 的病情进展密切相关。一些常见于 AML 的重现性易位，如 t(9;11)(p22;q23)、t(8;21)(q22;q22)、inv(16)(p13q22)、t(15;17)(q24;q21) 等也会出现在 CML 患者中，占 ACAs 的 1% 以下，预后不良 [16]。但如果是 Ph 染色体出现在伴上述重现性染色体易位的初发 AML 患者中，一般仍预后良好，因此要注意区别患者的初诊血液病类型，对于预后不良组，考虑采用 allo-HSCT。2013 年欧洲白血病网（European Leukemia Net，ELN）根据 CML 各种 ACAs 出现的频率，将 +8、+Ph、i(17q)、+19 这些各占 ACAs 总数 10% 以上的附加异常，定义为 ACAs 的主要途径，认为伴有主要途径 ACAs 的 CML 患者预后不良 [17]。而随着研究的进一步深入，确定一些少见途径的 ACAs，如 11q23 重排、3q26.3 重排预后同样极差，2020 年 ELN 进一步将 +8、+Ph、i(17q)、+19、-7/del(7q)、11q23 重排、3q26.3 重排以及复杂核型这些染色体异常，定义为高风险 ACAs，并认为伴有这些 ACAs 的 CML 患者对于 TKIs 药物的反应性较差，有较高的疾病进展风险，建议按照高危患者治疗，包括采用 allo-HSCT [18]。

（二）CCA/Ph$^-$

CCA/Ph$^-$ 发生概率为 2% ～ 17%。CML 患者初诊时，并不出现 CCA/Ph$^-$ 细胞，而随着 TKIs 药物长期治疗之后，在病程中可继发出现 CCA/Ph$^-$ 细胞，具体机制并不清楚，推测可能有两种主要的发生机制：①推测患者的造血系统作为一个整体受到了基因组损伤，产生了多个异常克隆，其中有一个带有扩增占优势地位的 Ph$^+$ 细胞群体，早期治疗使用的干扰素和羟基脲，不能有效针对性抑制 Ph$^+$ 细胞，所以其他异常克隆并不能显现，而 TKIs 药物使用后，有效压制了 Ph$^+$ 细胞，使得 CCA/Ph$^-$ 细胞获得增殖优势；②推测 TKIs 药物治疗本身可能导致或有利于额外异常细胞的获得。已知 *ABL1* 与许多参与 DNA 损伤反应和 DNA 修复蛋白的基因相互作用，如 *p73*、*DNA-pk*、*Atm*、*Rad5* 等。因此，TKIs 对 *ABL1* 的长期抑制可能有助于积累新的遗传损伤，当造血系统必须从有限的 Ph$^-$ 干细胞池中恢复时，这可能有特别的相关性 [19,20]。

虽然大多数 CCA/Ph$^-$ 在治疗过程中会逐步消失，但接近 20% ～ 30% CCA/Ph$^-$ 细胞可持续存在。Issa 等报道了 598 例 CML-CP 期患者的长期研究，在 TKIs 治疗过程中，有 10% 会发生 CCA/Ph$^-$，常见的有 -Y、+8、-7/del(7q) 等。对于预后，伴 -Y 的 CCA/Ph$^-$ 患者预后良好，而非 -Y 的 CCA/Ph$^-$ 患者与无 CCA/Ph$^-$ 的患者相比，FFS、EFS、TFS 和 OS 率均较差，有发展为 MDS 或 AML 的风险；但是如果加入 3 个月 *BCR* :: *ABL*^{IS} ≤ 10% 这个因素进行多参数分析时，非 -Y 的 CCA/Ph$^-$ 对预后的影响却并不显著。同时还发现，62% 的 CCA/Ph$^-$ 细胞是短暂一过性的出现，只有 20% 是长期出现，但血液学并不一定恶化，除非出现 -7/del(7q) 之后，才可能预后变差 [21]。Bidet 等进一步研究发现在伴 CCA/Ph$^-$ 细胞的 CML 患者中，有 50% 血液学出现 MDS 特征的患者核型都伴有 -7/del(7q)，也验证了随着 TKIs 治疗周期的延长，一旦核型演变出现伴 -7/del(7q) 的 CCA/Ph$^-$ 细胞，则病情恶化的可能性增加 [22]。

总之，CCA/Ph$^-$ 对 CML 预后的影响还不明确，仍存在一定争议，目前普遍认为除了在治疗过程中出现特定的 CCA/Ph$^-$，特别是 -7/del(7q) 易进展为 MDS 甚至 AML 要特别注意外，对于具有非 -7/del(7q) CCA/Ph$^-$ 细胞的 CML-CP 期患者来说，如果病情并无恶化迹象，一般并不推荐改变当前的治疗策略，而应进行密切观察，如果发生疾病转变或者高度怀疑疾病转变时就应该及时调整治疗策略以防止病情进一步恶化。

6

四、典型病例

（一）病例一

1．病例 患者男性，45岁，因“发现白细胞增多两天”于2017年3月入院，检查血常规示WBC 375.17×10^9/L，Hb 102 g/L，PLT 519×10^9/L。骨髓粒系增生极度活跃占95%，以中幼、晚幼、杆状核为主，分别占20%、22%、34%。原粒+早幼粒细胞3%，免疫分型为粒系增殖，融合基因*BCR*::*ABL1*(P210)/*ABL1*=92.6%，核型显示：46,XY,t(9;22)(q34;q11.2) [20]。B超显示巨脾、脂肪肝，诊断为CML-CP期，Sokal预后评分0.98。使用伊马替尼400 mg每日1次治疗3日后，白细胞下降明显，自行出院，期间停服伊马替尼且未定期复查。于2017年11月因乏力1个月再次入院，血常规显示WBC 4.4×10^9/L，Hb 61.0 g/L，PLT 314×10^9/L。骨髓原始粒细胞25%，提示CML急髓变，免疫分型诊断为AML。核型显示：46,XY,t(9;22)(q34;q11.2),t(11;19)(q23;p13.3)[20]（图6-2-8），进一步FISH检测证实*KMT2A*基因分离信号阳性，PCR显示*KMT2A*::*MLLT1*融合基因阳性，患者在后续的治疗过程改用达沙替尼70 mg每日2次，但疗效差，于2018年5月死亡，总生存期14个月。

2．病例解析 患者初诊时被确诊为CML-CP期，Sokal评分为中危，但并未按医嘱治疗和定期检查，8个月后，病情快速发展为AML，Ph$^+$细胞克隆演变，新出现t(11;19)(q23;p13.3)，因治疗效果差患者很快死亡。Snjezana报道一例CML患者虽然在前3个月TKIs药物治疗达到最佳反应，但第4个月时被诊断BP期后10天内死亡，遗传学显示伴11q23（*KMT2A*基因）重排[23]。Wang在CML回顾性研究中，发现伴11q23重排的CML患者中位生存时间仅为16.5个月，总体死亡率高达80%[24]。虽然11q23重排仅占CML患者ACAs的0.5%，是CML克隆演变的少见途径类型，但是一旦出现，病程发展迅速且预后极差，需进一步调整治疗策略。

（二）病例二

1．病例 患者女性，78岁，2004年3月初诊为CML-CP期，开始使用干扰素和羟基脲治疗，2005年3月染色体检查核型为46,XX，t(9;22)

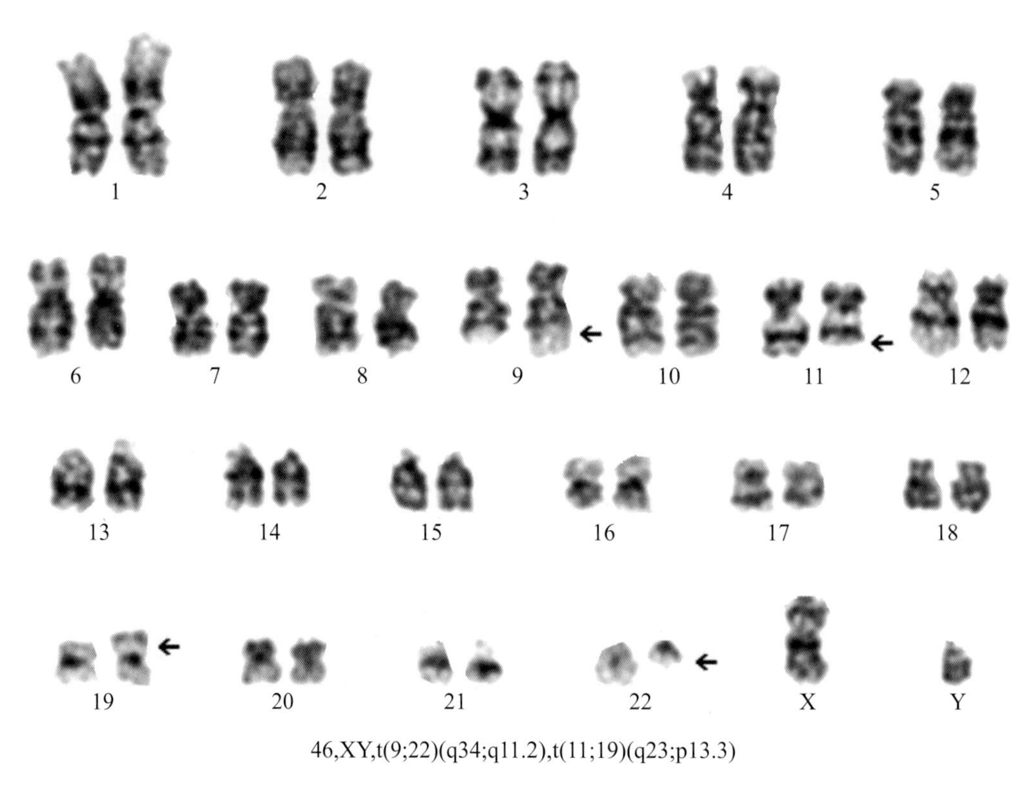

图6-2-8 **G带核型图：显示患者是同时具有t(9;22)和t(11;19)（箭头所指）**

(q34;q11.2) [20]，于2005年5月开始使用伊马替尼400 mg每日1次进行治疗，用药后3个月*BCR*::*ABL1*融合基因定量为12.9%，用药8个月时核型出现伴+8的CCA/Ph⁻细胞，用药第3年*BCR*::*ABL1*融合基因定量降至1.9%。2008年9月（TKI治疗40个月）患者出现全血细胞减少，核型同时又出现伴-7的CCA/Ph⁻细胞，将伊马替尼剂量调整为300 mg每日1次持续治疗，此后-7持续存在。从2010年8月至2011年10月，*BCR*::*ABL1*融合基因进一步降低到1%以下，直至完全转阴，病程中未检测到*ABL1*基因突变。2014年3月，患者因乏力、皮肤瘀斑、牙龈出血再次入院，染色体检查发现45,XX,-7[19]/46,XX[1]，MICM诊断为AML，采用AML治疗方案效果欠佳死亡。历次遗传学检测结果以及疾病进程详见表6-2-5。

2．病例解析　此病例充分展示了TKIs治疗时代CML的CCA/Ph⁻细胞克隆演化全过程。患者最初诊断为CML-CP期，使用干扰素和羟基脲治疗效果不理想，核型表现为经典的t(9;22)，使用伊马替尼治疗后，*BCR*::*ABL1*融合基因检测值迅速下降，核型却一直没有达到CCyR，Ph⁺细胞一直维持在较高比例，仍然处于克隆相对优势地位。伊马替尼治疗8个月后，发现伴+8的CCA/Ph⁻细胞出现，之后一直反复与Ph⁺细胞同时存在，患者却未发生血液学的恶化。当伊马替尼治疗40个月时，又出现了伴-7的细胞，并且全血细胞减少，*BCR*::*ABL1*融合基因检测值逐渐降低，说明在-7出现之后，被伊马替尼抑制的Ph⁺细胞的克隆优势地位下降。使用伊马替尼治疗106个月后，骨髓原始粒细胞已经高达30%，-7已完全取代+8以及Ph⁺细胞成为唯一的异常克隆，临床诊断为CML急髓变，本病例提示在TKIs治疗过程中出现-7CCA/Ph⁻的CML患者向AML急变风险高，预后差。

表6-2-5　患者历次核型变化及疾病进程表

检测时间	核型变化	疾病进程
2005-3	46,XX,t(9;22)(q34;q11.2)[20]	未使用伊马替尼治疗，WBC 10×10^9/L，Hb 119 g/L，PLT 2250×10^9/L，骨髓原粒4%
2005-7	46,XX,t(9;22)(q34;q11.2)[19]/46,XX[1]	2005年5月份伊马替尼400 mg qd使用3个月后*BCR*::*ABL1*为12.9%
2006-1	46,XX,t(9;22)(q34;q11.2)[10]/47,XX,+8[8]	伊马替尼使用8个月后*BCR*::*ABL1*为31%，染色体出现+8
2006-5	46,XX,t(9;22)(q34;q11.2)[13]/46,XX[6]	伊马替尼使用1年后*BCR*::*ABL1*为13%
2008-3	46,XX,t(9;22)(q34;q11.2)[4]/47,XX,+8[1]/46,XX[11]	伊马替尼使用3年后*BCR*::*ABL1*为1.9%
2008-9	46,XX,t(9;22)(q34;q11.2)[2]/45,XX,-7[7]/47,XX,+8[1]/46,XX [2]	WBC 1.4×10^9/L，Hb 99 g/L，PLT 40×10^9/L，*BCR*::*ABL1*为0.63%，红系明显活跃，骨髓原粒0%，染色体出现-7，考虑疾病向MDS发展，改用伊马替尼300 mg qd
2009-3	45,XX,-7[15]/47,XX,+8[3]/46,XX[2]	骨髓原粒0%，*BCR*::*ABL1*为0.3%
2009-7	46,XX,t(9;22)(q34;q11.2)[3]/45,XX,-7[3]/47,XX,+8[3]/46,XX[1]	骨髓原粒0%，*BCR*::*ABL1*为8.0%
2010-4	46,XX,t(9;22)(q34;q11.2)[2]/45,XX,-7[16]/46,XX[1]	骨髓原粒0%，*BCR*::*ABL1*为1.6 %
2014-3	45,XX,-7[19]/46,XX[1]	骨髓增生Ⅲ，骨髓原粒30%，外周血原始细胞46%，*BCR*::*ABL1*为阴性，CML急髓变
2014-4	FISH检测94.5%的间期细胞为-7	骨髓原粒22%，*BCR*::*ABL1*为阴性，WT-1为29.2%

注：此病例由北京大学人民医院提供

（邬志伟）

6

参考文献

[1] Arber DA，Orazi A，Hasserjian RP，et al. International Consensus Classification of Myeloid Neoplasms and Acute Leukemia: Integrating Morphological Clinical，and Genomic Data. Blood，2022，140（11）：1200-1228.

[2] Khoury JD，Solary E，Abla O，et al. The 5th edition of the World Health Organization Classification of Haematolymphoid Tumours: Myeloid and Histiocytic/Dendrictic Neoplasms. Leukemia，2022，36（7）：1703-1719.

[3] Jabbour E，Kantarjian H. Chonic myeloid leakemia: 2022 update on diagnosis，therapy，and monitoring. Am J Hematol，2022，97（9）：1236-1256.

[4] Carter BZ，Mak PY，Mu H，et al. Combined targeting of BCL-2 and BCR-ABLtyrosine kinase eradicates chronic myeloid leukemia stem cells. Sci Transl med，2016，8（355）：355ra117.

[5] Nteliopoulos G，Bazeos A，Claudiani S，et al. Somatic variants in epigenetic modifiers can predict failure of response to imatinib but not to secoud-generation tyrosine kinase inhibitors. Haematologica，2019，104（12）：2400-2409.

[6] Bower H，Bjorkholm M，Dickman PW，et al. Life expectancy of patients with chronic myeloid leukemia approaches the life expectancy of the general population. Clini Oncl，2016，34（24）：2851-2857.

[7] Fabarius A，Leitner A，Hochhaus A，et al. Impact of additional cytogenetic aberrations at diagnosis on prognosis of CML: long-term observation of 1151 patients from the randomized CML Study IV. Blood，2011，118（26）：6760-6768.

[8] Gong Z，Zheng L，Tang Z，et al. Role of complexity of variant Philadelphia chromosome in chronic myeloid leukemia in the era of tyrosine kinase inhibitor therapy. Ann Hematol，2017，96（3）：501-504.

[9] Qin YZ，Jiang Q，Jiang H，et al. Prevalence and outcomes of uncommon BCR-ABL1 fusion transcripts in patients with chronic myeloid leukaemia: data form a single centre. Br J Heamatol，2018，182（5）：693-700.

[10] Michael W，Neil P，Jessica K，et al. Chronic Myeloid Leukemia，Version 2.2021，NCCN Clinical Practice Guidelines in Oncology. Natl Compr Canc Netw，2020，18（10）：1385-1415.

[11] 中华医学会血液学分会. 慢性髓性白血病中国诊断与治疗指南（2020 年版）. 中华血液学杂志，2020，41（05）：E001-E001.

[12] Castagnetti F，Testoni N，Luatti S，et al. Deletions of the derivative chromosome 9 do not influence the response and the outcome of chronic myeloid leukemia in early chronic phase treated with imatinib mesylate: GIMEMA CML Working Party Analysis. J Clin Oncol，2010，28（16）：2748-2754.

[13] Wang W，Cortes JE，Tang G，et al. Risk stratification of chromosomal abnormalities in alities in chronic myelogenous leukemia in the era of tyrosine kinase inhibitor therapy. Blood，2016，127（22）：2742-2750.

[14] Gong Z，Medeiros LJ，Cortes JE，et al. Cytogenetics-based risk prediction of blastic transformation of chronic myeloid leukemia in the ear of TKI therapy. Blood Adv，2017，1（26）：2541-2552.

[15] Hehlmann R，Voskanyan A，Lauseker M，et al. High-risk additional chromosomal abnormalities at low blast counts herald death by CML. Leukemia，2020，34（8）：2074-2086.

[16] Chen Z，Shao C，Wang W，et al. Cytogenetic landscape and impact in blast phase of chronic myeloid leukemia in the era of tyrosine kinase inhibitor therapy. Leukemia，2017，31（3）：585-592.

[17] Baccarani M，Deininger MW，Rosti G，et al. European Leukemia Net recommendations for the management of chronic myeloid leukemia: 2013. Blood，2013，122（6）：872-884.

[18] Hochhaus A，Baccarani M，Silver RT，et al. European Leukemia Net 2020 recommendations for treating chronic myeloid leukemia. Leukemia，2020，34（4）：966-984.

[19] 袁婷，王晓燕，赖悦云，等. 慢性髓性白血病患者酪氨酸激酶抑制剂治疗中发生的 Ph 阴性髓系肿瘤. 中华血液学杂志，2019，40（7）：547-553.

[20] Elisabetta A，Alessandro G，Sara G，et al. Characterization of Ph-negative abnormal clones emerging during imatinib therapy. Cancer，2007，09（12）：

2466-2472.

[21] Issa GC, Kantarjian HM, Gonzalez GN, et al. Clonal chromosomal abnormalities appearing in Philadelphia chromosome-negative metaphases during CML treatment. Blood, 2017, 130 (19): 2084-2091.

[22] Bidet A, Dulucq S, Smol T, et al. Poor prognosis of chromosome 7 clonal aberrations in Philadelphia-negative metaphases and relevance of potential underlying myelodysplastic features in chronic myeloid leukemia. Haematologica, 2019, 104 (6): 1150-1155.

[23] Janjetovic S, Asemissen AM, Dicker F, et al. Fulminant blast crisis with de novo 11q23 rearrangement in a Philadelphia-positive CML patient undergoing treatment with dasatinib. Tumori, 2019, 105 (6): NP8-NP11.

[24] Wang W, Tang G, Cortes JE, et al. Chromosomal rearrangement involving 11q23 locus in chronic myelogenous leukemia: a rare phenomenon frequently associated with disease progression and poor prognosis. Hematol Oncol, 2015, 8: 32.

第七章 浆细胞肿瘤

第一节 概 述

浆细胞肿瘤泛指由分泌克隆性免疫球蛋白的终末分化B细胞恶性增殖形成的肿瘤。2016年版WHO造血和淋巴组织肿瘤分类[1]中定义的浆细胞肿瘤是以单纯浆细胞为病原细胞的亚型，主要包括意义未明非IgM单克隆免疫球蛋白血症、浆细胞骨髓瘤、浆细胞瘤、单克隆免疫球蛋白沉积病以及浆细胞肿瘤伴副肿瘤综合征等。而2022年版WHO造血和淋巴组织肿瘤分类[2]，已把浆细胞肿瘤和伴副蛋白的其他疾病从成熟B细胞肿瘤中独立出来，成为一个新的大类。同时还增加了伴肾脏意义的单克隆丙种球蛋白病（monoclonal gammopathy of renal significance，MGRS）、冷凝集素病（cold agglutinin disease，CAD）等新亚型。此外还重新归类了单克隆丙种球蛋白病，并将重链病（heavy chain diseases，HCD）也纳入浆细胞肿瘤部分。

近年，随着新型单克隆抗体、蛋白酶体抑制剂和免疫调节剂等新药的不断出现，多发性骨髓瘤（multiple myeloma，MM）等浆细胞肿瘤的治疗效果得到了显著提高。而为满足对此类高度异质性患者的个体化治疗需要，对疾病进行精准的危险度分层尤为重要。通过对MM的细胞遗传学和分子遗传学研究的不断深入，遗传学异常已成为MM最重要的危险度分层基础[3,4]。染色体核型和FISH技术已被中国多发性骨髓瘤诊治指南及美国国立综合癌症网（National Comprehensive Cancer Network，NCCN）指南等推荐为初诊MM患者的主要遗传学检测技术。然而，由于异常浆细胞比例低以及体外培养困难等原因，其细胞遗传学检测相较于其他血液肿瘤存在特殊性，需要富集浆细胞或采用更加适合浆细胞体外生长的培养方法。

一、染色体核型

浆细胞肿瘤中的异常浆细胞多处于终末分化阶段，增殖差，且多数患者的送检标本中浆细胞比例较低，因此采用传统的24小时短期培养法很难获得足够的中期分裂相，或多为正常核型，导致异常检出率低。国内针对MM的多中心研究结果显示按照常规核型检测方法，异常检出率仅22.1%[5]。然而，早期的研究已经证实，添加细胞因子和延长培养时间可以有效改善浆细胞的体外生长[6-8]。其中，以白细胞介素6（IL-6）和集落刺激因子（GM-CSF）效果最为显著，可提高异常检出率到60%。这两种细胞因子协同作用可促进异常浆细胞的生长和分化。因此，针对浆细胞肿瘤的染色体核型分析推荐在培养基中加入上述两种细胞因子，并适当延长培养时间至48小时或72小时。有条件的实验室建议同时开展常规24小时培养和加细胞因子并延长培养时间两种方法，能最大限度提高核型异常检出率。

虽然浆细胞肿瘤的染色体核型分析较为困难，异常检出率也较白血病低，结果存在局限性，但迄今为止此种方法一直是最全面直观和廉价的全基因组检测方法，且核型多为复杂异常，在疾病的预后判断中仍有重要价值，因此是初诊患者必不可少的检查之一。

二、荧光原位杂交

相较于染色体核型，荧光原位杂交（fluorescence in situ hybridization，FISH）的检测样本无需培养，但针对浆细胞肿瘤的检测依然有其特殊性。

1. 浆细胞富集　FISH方法属于半定量试验，

除对结果定性外，还可在细胞水平上反映一定数量群体中的阳性细胞百分率。与其他恶性血液肿瘤不同，部分浆细胞肿瘤患者的骨髓样本中浆细胞占全部有核细胞比例在20%以下，且分布不均。由于FISH的分辨率为千分之一，浆细胞比例过低可能造成FISH假阴性结果；另一方面即使患者骨髓涂片浆细胞比例不低，也可因为采集项目多、采集不顺利以及外周血稀释等原因造成送检样本浆细胞比例降低。因此，在FISH检测前进行浆细胞的富集或标记，可排除其他有核细胞的干扰，从而提高FISH检测的准确性。临床比较成熟的浆细胞富集方法是CD138磁珠分选法（immunomagnetic cell sorting，MACS），此外还可通过胞质轻链免疫标记法（cytoplasmic light chain immunofluorescence，cIg）以及结合细胞形态学识别并标记浆细胞再进行FISH检测。

通过CD138磁珠分选富集浆细胞再进行FISH检测是目前被广泛采用的方式。其原理是已包被抗体的磁珠与细胞表面相应抗原分子特异性结合，磁珠携带与之结合的细胞被磁铁吸附于分离柱上，实现CD138$^+$细胞与其他细胞的分离。国内早期研究已发现对MM患者骨髓标本进行MACS- FISH检测可以显著提高遗传学异常检出率[9]。此方法可分选出骨髓样本中80%～90%的浆细胞以供FISH检测用，同时剩余样本还可建立患者病理细胞库，为后续补充实验和其他相关研究提供支持。缺点是分选磁珠成本较高，需抽取骨髓标本量较多，且手工操作较为繁琐耗时。

与MACS-FISH相比，cIg-FISH成本相对较低，可作为MACS-FISH的替代方法。两种技术在结果的可靠性和特异性方面较为一致[10]。cIg-FISH的原理是通过抗轻链抗体对浆细胞胞质进行免疫荧光标记，为后续FISH分析提供参照。此方法需要提前明确克隆性浆细胞轻链类型，以便正确选择轻链抗体。此外，由于要标记细胞质，则必须保证浆细胞的完整性。而为了探针与核内DNA充分结合，又常常需要对细胞膜进行一定程度的破坏。因此，对细胞的前期处理技术要求较高，不建议采用常规的低渗法，以免胞膜过度破坏。同时，患者浆细胞比例过低也会对cIg-FISH结果的可靠性造成一定影响。如图7-1-1为采用以上两种方法富集或识别浆细胞，并应用*IGH*分离探针检测*IGH*基因重排的阳性结果展示图。

除上述两种技术外，还可结合形态学染色在骨髓涂片上识别浆细胞并定位，然后进行FISH检测，分析定位细胞的杂交信号。此方法可作回顾性

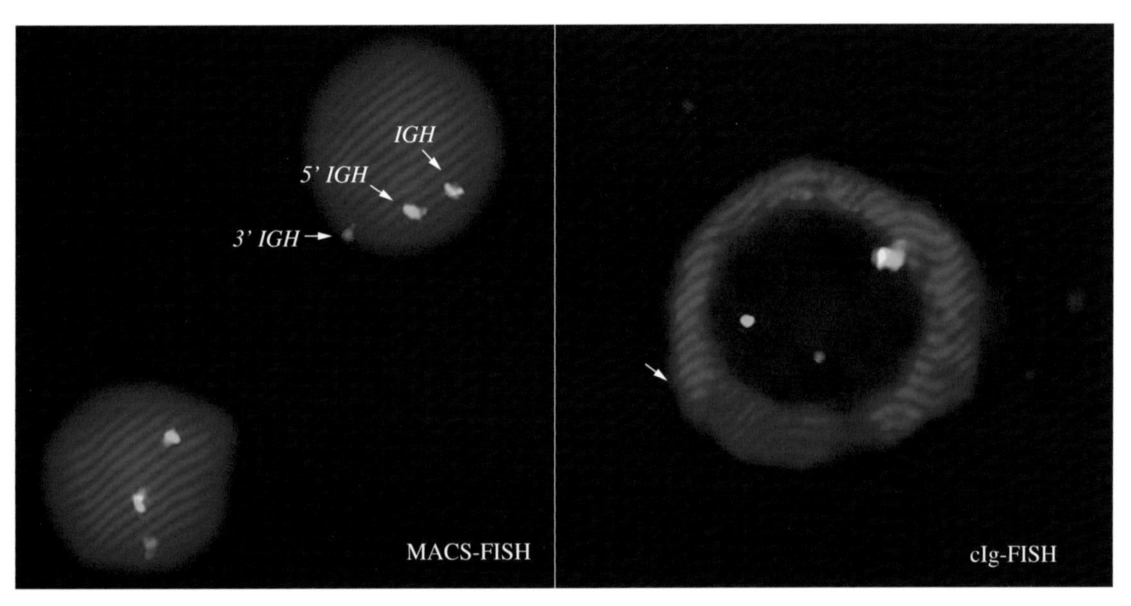

图7-1-1 **MACS- FISH和cIg-FISH两种方法检测*IGH*基因重排对照图，采用*IGH*分离探针，*3'IGH*标记红色（R），*5'IGH*标记绿色（G），正常信号为2融合信号（2F），阳性信号为1R1G1F。左图：MACS-FISH，图示1R1G1F提示*IGH*重排阳性。右图：cIg-FISH，图示1R1G1F阳性信号，图中箭头所指为通过抗轻链抗体免疫荧光标记后的浆细胞胞质**

分析的补救措施。但人工操作费时费力，稳定性、重复性差。近几年随着人工智能识别技术和自动化设备的高速发展，这一方法也被应用到临床检测，如 Edmond SK Ma 等（2016）利用全自动荧光显微镜结合计算机技术，实现了自动识别浆细胞并定位，替代了繁琐的人工操作[11]。但此方法与 cIg-FISH 一样，过低浆细胞比例同样影响结果的可靠性。

2. 特殊的质控标准　FISH 检测多为手工操作，由于各实验室采用探针和试剂品牌不同，操作规程和质控标准也存在差异。即使采用同一品牌探针，各实验室也会根据自己的流程、经验对说明书中的标准化操作规程进行优化。而浆细胞肿瘤的 FISH 检测相较于其他血液肿瘤，方法更为复杂。欧洲骨髓瘤工作组曾发起 MM 的 FISH 检测质量控制，结果显示各实验室间阳性细胞百分率的差异高达 60%[12]。因此建立 FISH 质控标准尤为重要。相关标准可参考国内专家共识[13,14]。为提高结果可靠性，各实验室应根据自身条件对标本制备及 FISH 检测流程制定统一的质控规范，内容至少应包括样本采集及运送要求、分选或免疫荧光标记的操作规范、分选纯度、试剂质控等。

3. 特殊的阈值及判读标准　FISH 判断阈值通常是采用 20 份正常骨髓样本的有核细胞进行相应探针检测，以阳性细胞数 $\bar{x}$+3s 或反贝塔函数（95% 可信区间）计算阈值。此阈值并非生物参考区间，只是运用统计学方法对某探针检测正常人群特定类型样本中出现异常信号模式细胞真实上限的估计。尽管大多数 FISH 结果数值分布既不符合正态分布，也不符合二项分布，但以上两种方法仍被广泛采用。然而，无论采用哪种统计方法，均存在一定缺陷，对于临界结果的分析尚需慎重。浆细胞肿瘤的 FISH 检测更多地用于预后危险度分层，与白血病不同，其遗传学异常存在多样性，一些继发性遗传学异常累及浆细胞比率不一，造成细胞间存在大量异质性。采用常规统计学方法得到的阈值进行判读，只能提示是否存在阳性细胞及其所占比率。虽然 FISH 结果可以作为独立预后判断指标，但以较低阳性率异常结果作为依据判断预后尚显不足，必需结合临床及其他实验室结果。如欧洲骨髓瘤工作组推荐 MM 的 FISH 检测暂时采用数目异常探针大于 20%，融合和分离探针大于 10% 的阳性参考阈值[12]，也是结合了临床回顾性分析的结果。现今针对浆细胞肿瘤 FISH 检测阈值的设定，各研究机构尚存争议。综上，以常规统计学方法确立的 FISH 检测阈值作为浆细胞肿瘤预后判断阈值，在实际临床应用中还存在局限性，二者不尽相同。作为预后评判的阈值还需根据具体应用和具体病种分别进行大样本前瞻性研究，以确定每种异常的预后判定参考区间。

（李承文）

第二节　多发性骨髓瘤

一、概述

多发性骨髓瘤（multiple myeloma，MM），是一种恶性浆细胞疾病，以浆细胞肿瘤性增殖，并产生单克隆免疫球蛋白进而损害终末器官为特征。患者临床表现多见贫血、骨痛、乏力、肌酐升高、体重减轻等症状。该病在所有癌症中占比为 1% ～ 2%，在血液系统恶性肿瘤中约占 17%[15]。患者中位年龄 70 岁，男性多于女性，骨髓单克隆浆细胞比例≥ 10%，或有髓外浆细胞瘤证据。恶性浆细胞在骨髓中增殖，可浸润骨组织或其他器官，造成广泛的骨骼破坏，形成溶骨性骨损伤，或者过多的轻链造成肾损伤，从而使患者同时伴有 CRAB（C，血钙升高；R，肾功能不全；A，贫血；

B，骨病）等终末器官损害表现。免疫表型通常为 $CD138^+$、$CD45^-$、$CD38^+$、$CD19^-$，70% 患者表达 CD56。

MM 的发病机制尚不完全清楚，其病理生物学是一个复杂的过程，可导致浆细胞恶性克隆的复制。其细胞起源于生发中心后浆细胞的恶性转化 [1,16]。有研究认为是异常的前体 B 细胞自淋巴结迁移到骨髓，通过骨髓提供的微环境使浆细胞增殖并终末分化 [17]。研究认为几乎所有的 MM 病例都有无症状的癌前克隆性浆细胞增殖阶段，即意义未明的单克隆丙种球蛋白血症（monoclonal gammopathy of undetermined significance，MGUS）[18-21]。MM 的发病机制似乎遵循两步进展模式，如图 7-2-1 所示。首先是 MGUS 的发生，很多可能是由于浆细胞对抗原刺激的异常应答引发细胞遗传学改变引起的，其诱发事件尚不明确。这一阶段可形成产生单克隆免疫球蛋白的浆细胞克隆；其次，二次遗传学异常或骨髓微环境改变导致浆细胞克隆发生进一步的损伤，使 MGUS 进展为 MM。这一阶段为随机发生，并非通过累积性损伤，导致肿瘤细胞的积累并进展到 MM。

除经典 MM 外，临床上还可见三种 MM 变型。

1．冒烟型多发性骨髓瘤（smoldering multiple myeloma，SMM） 也称无症状多发性骨髓瘤。这是一种无症状，处于 MGUS 与症状性 MM 之间更接近恶性期的癌前中间阶段。患者骨髓单克隆浆细胞比例 10% ~ 60%；血清单克隆 M 蛋白≥ 30 g/L 或尿单克隆 M 蛋白＞ 500 mg/24 h；无 CRAB 等终末器官损害表现；无浆细胞增殖导致淀粉样变。可由 MGUS 发展而来，更易进展为 MM。

2．非分泌型骨髓瘤（non-secretory multiple myeloma，NSMM） 见于约 1% 的 MM，患者血清和尿免疫固定电泳缺少 M 蛋白。多数患者（约 85%）的 M 蛋白存在于浆细胞的细胞质中，Ig 只产生不分泌，其发病机制可能与 Ig 轻链可变基因获得性突变或轻链稳定区的改变有关。其临床特征、免疫表型、遗传和预后与其他 MM 相似，但肾功能不全、高钙血症以及正常 Ig 水平降低较少见。

3．浆细胞白血病（plasma cell leukaemia，PCL） MM 进展后的恶性阶段，2% ~ 4% 的 MM 患者初诊表现为原发 PCL。继发 PCL 见于 1% 的 MM 患者发生白血病转化。早期统计，有 60% ~ 70% 的 PCL 患者为原发，但可能随着 MM 患者生存期的延长，继发 PCL 的发病率也在逐渐增加。PCL 临床症状大多与浆细胞瘤一致，骨髓广泛受累，髓外组织浸润常见，但溶骨性病变和骨痛少见。PCL 诊断标准为外周血克隆性浆细胞＞ 20%，或绝对值＞ 2.0×10^9/L。近期国际骨髓瘤工作组

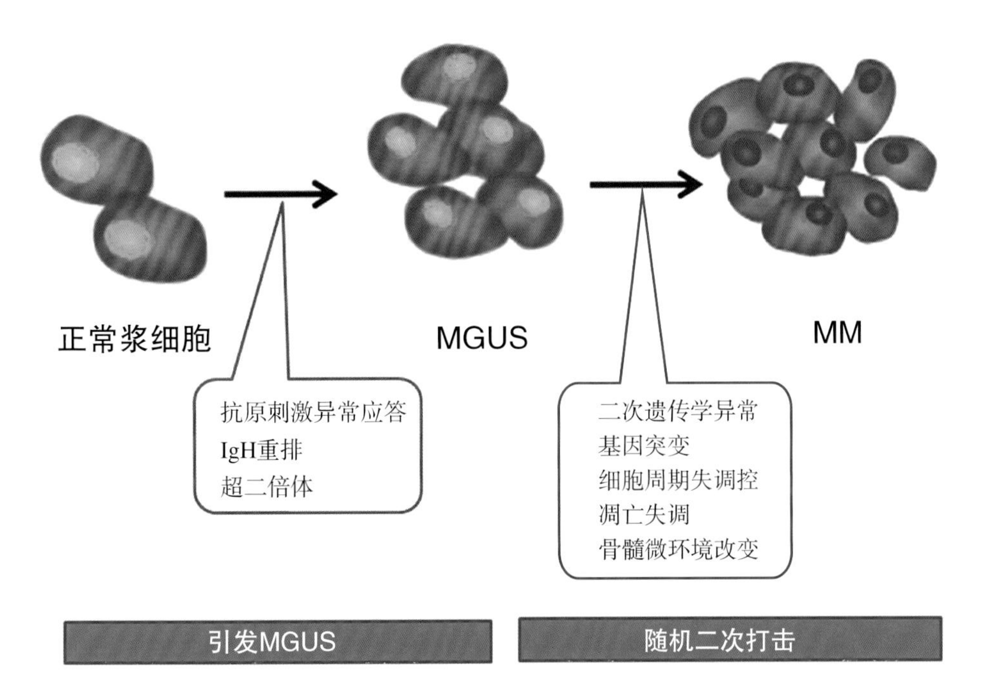

图 7-2-1 多发性骨髓瘤（MM）的发病机制。MGUS，意义未明的单克隆丙种球蛋白血症

（International Myeloma Working Group，IMWG）最新建议外周血浆细胞≥ 5% 即可诊断[22]。PCL 的免疫表型不同于 MM，CD20 高表达，CD56 不表达或弱表达。PCL 侵袭性高，预后差。

二、细胞遗传学特征

（一）克隆演化及遗传异质性

MM 与白血病不同，不具有典型或有诊断意义的特异性遗传学异常，但从发病到恶化，以及缓解后再复发的进展过程又常常伴随一种或多种遗传学异常及克隆演变，且具有极强的遗传异质性。不断获得的遗传学异常甚至是 MM 进展的内在动力。MM 的进化很可能按照物竞天择适者生存的达尔文定律演化。研究发现，MM 确诊初期存在多个亚克隆，且在病程的任意阶段都有一个特定的克隆在恶性细胞中占据主要地位，此为主克隆。经过治疗，主克隆可能几乎被根除，而对治疗具有不同反应特征的亚克隆会成为复发时新主克隆。这种现象会促进耐药的形成，最终形成对所有类型治疗均完全抵抗的主克隆[3,23]。不同的遗传学异常可出现在疾病进展的不同阶段。超二倍体、*IGH* 重排和 13 号染色体缺失在疾病早期即可出现，且 *IGH* 易位的检出率随着疾病从 MGUS 到 MM 的进展而逐渐增加。而 *MYC* 基因重排、*P18 (CDKN2C)* 和 *P53* 基因缺失则多出现在疾病后期[24]。遗传学异常在各阶段分布如图 7-2-2 所示。

（二）常见细胞遗传学异常

MM 的染色体核型常见同时涉及数目异常（三体或单体）和结构异常（染色体部分缺失和易位）的复杂核型，且绝大多数为非整倍体。此外，1 号染色体短臂缺失和长臂扩增也是复杂核型常见异常。Kumar 等（2012）总结了 MM 常见遗传学异常，并依次进行了分类，结果见表 7-2-1[25]。常见异常在 MM 病程各阶段出现的概率见表 7-2-2。

1．染色体倍体异常　MM 的染色体核型常见非整倍体的复杂核型。国际骨髓瘤工作组（IMWG）早期提出了以染色体倍体为依据的 MM 分子细胞遗传学分类（表 7-2-3）[26]，可分为超二倍体和非超二倍体两类。其中超二倍体，常伴有奇数染色体 3、5、7、9、11、15、17 和 19 号中的 3 条或更多染色体三体，对化疗敏感，预后较好。有研究认为 FISH 检测存在 t(4;14)(p16;q32)、t(14;16) (q32;q23)、t(14;20)(q32;q12) 或 *P53* 缺失的高危骨髓瘤患者，如同时伴有超二倍体，能够减弱高风险细胞遗传学异常的一些不良预后作用，但目前尚存争议[25,27]。此外，一些回顾性研究显示，超二倍体对预后的影响可能取决于受累的染色体。如伴 3 号和 5 号染色体三体的患者预后良好，而 21 号染色体三体生存较差，其他如 7、9、11、15、17、18 或 19 号染色体三体的患者没有发现生存获益[28]。非超二倍体

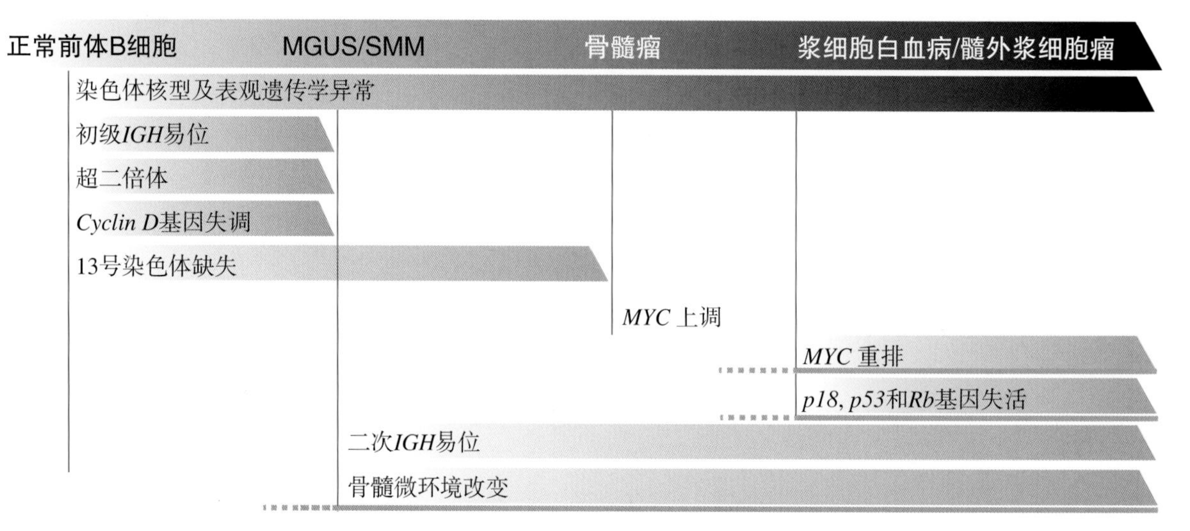

图 7-2-2　多发性骨髓瘤进展各阶段遗传学事件。MGUS，意义未明的单克隆丙种球蛋白血症；SMM，冒烟型多发性骨髓瘤

表 7-2-1　多发性骨髓瘤初级分子细胞遗传学分类

亚型	受累基因 / 染色体	发生率（%）
染色体三体	涉及除 1、13 和 21 号染色体外的奇数染色体三体	42
IGH 重排		30
t(11;14) (q13;q32)	*IGH* :: *CCND1*	18
t(4;14) (p16;q32)	*IGH* :: *FGFR3*（*MMSET*）	10
t(14;16) (q32;q23)	*IGH* :: *MAF*	5
t(14;20) (q32;q12)	*IGH* :: *MAFB*	＜ 1
其他 *IGH* 重排或部分缺失		5
IGH 重排 / 染色体三体并存	同一患者存在染色体三体和任一种重现性 *IGH* 重排，包括其他 *IGH* 重排或部分缺失	15
单体 14（无 *IGH* 重排和染色体三体）		4.5
其他遗传学异常（除外 *IGH* 重排或染色体三体或单体 14）		5.5
正常核型		3

表 7-2-2　常见遗传学异常在多发性骨髓瘤不同阶段的发生率

遗传学异常	MGUS（%）	MM（%）	PCL（%）
超二倍体	50	60	20
del(13q)/-13	20	50 ～ 60	60 ～ 80
1q21 扩增		40	70
del(1p)	4	7 ～ 40	
TP53 突变及 17p 缺失	5	10 ～ 20	20 ～ 80
t(11;14) (q13;q32)	5 ～ 10	20	25 ～ 60
t(4;14) (p16;q32)	2 ～ 3	15	15 ～ 25
MAF 易位		5	15 ～ 35
IGH :: *MYC* 重排	1 ～ 2	15	30 ～ 50

数据来源：Marshall A.L．程涛，主译．威廉姆斯血液学手册．北京：科学出版社，2020：529.

包括亚二倍体、假二倍体、近四倍体，常伴有 13、14、16 和 22 号染色体缺失以及 14q32 相关易位，是传统化疗和大剂量化疗联合自体造血干细胞移植的预后不良因素。

2．14q32（*IGH*）易位　MM 最常见的染色体易位涉及 14q32 上的 *IGH* 基因，见于 55% ～ 70% 患者[29]。易位导致 14q32 上 *IGH* 位点发生改变，使癌基因与 *IGH* 位点相邻，*IGH* 基因激活的启动子区域诱导癌基因的过表达。这种易位后的产物可作为转录因子、生长因子受体和细胞周期调节因子，促进生长和复制。MM 常见的涉及 14q32 易位如下：

（1）涉及细胞周期蛋白 *Cyclin D* 家族易位，包括 11q13(*CCND1*)、12p13(*CCND2*)、6p21(*CCND3*)。以 t(11;14)(q13;q32) 最为常见，见于约 15% MM 患者；t(6;14)(p21;q32) 和 t(12;14)(p13;q32) 较少见，不足 2%。伴 t(11;14) MM 多表达 CD20、CD79a 及 λ 轻链，淋巴浆细胞性或成熟小浆细胞形态，细胞常呈惰性增殖，多伴内分泌疾病，50% 伴 *KRAS* 突变。IgM 型 MM 常伴此异常。t(11;14) 易位可导致

表 7-2-3 IMWG-MM 分子细胞遗传学分类

	累及基因	发生率（%）
超二倍体		45
非超二倍体		40
Cyclin D 易位		18
t(11;14)(q13;q32)	*IGH* :: *CCND1*	16
t(6;14)(p21; q32)	*IGH* :: *CCND3*	2
t(12;14)(p13;q32)	*IGH* :: *CCND2*	＜ 1
MMSET/FGFR3 易位		15
t(4;14)(p16;q32)	*IGH* :: *FGFR3*	15
MAF 易位		8
t(14;16)(q32;q23)	*IGH* :: *MAF*	5
t(14;20)(q32;q12)	*IGH* :: *MAFB*	2
t(8;14)(q24;q32)	*IGH* :: *MAFA*	1
其他		15

细胞周期蛋白 *Cyclin D1* 高表达。伴 t(11;14) MM 患者预后介于正常核型和高危遗传学异常之间。起初认为伴此异常患者预后良好，但后续研究发现此类患者是一组异质性群体。其中同时伴有 *CCND1* 基因突变的预后差 [30]，而表达 CD20 的患者预后较好 [31]。

（2）涉及多发性骨髓瘤 SET 结构域易位 t(4;14)(p16;q32)，见于 16% MM 患者。易位导致 *FGFR3* 基因和多发性骨髓瘤 SET 结构域（*MMSET*）的表达增加。约 25% 患者为不平衡易位，der(14) 缺失，同时伴 *FGFR3* 基因表达缺失。t(4;14) 多提示预后不良，但随着蛋白酶体抑制剂硼替佐米的应用，其可以克服 t(4;14) 易位带来的不良预后影响。

（3）涉及肌腱膜纤维肉瘤基因 *MAF* 家族易位，包括 16q23(*MAF*)、8q24.3(*MAFA*)、20q12(*MAFB*)。以 t(14;16)(q32;q23) 多见，在 MM 患者中发生率 5% ～ 7%，t(14;20)(q32;q12) 和 t(8;14)(q24.3;q32) 少见，以上三种异常皆提示预后不良，为高风险因素。t(14;16) 导致 16 号染色体脆性位点的 *MAF* 基因与 *IGH* 基因重组，形成 *IGH* :: *MAF*，多伴 13 号染色体缺失，侵袭性强。

此外，MM 的继发遗传学异常中常见“二次 *IGH* 易位”，随疾病分期进展其发生率逐渐增加。多为涉及 *MYC* 基因的 t(8;14)(q24.2;q32) 易位。MM 常见 *IGH* 相关易位模式图及核型图见图 7-2-3。

3．13 号染色体缺失 /del(13q) 约 50% 的 MM 患者伴有 13 号染色体单体或 del(13)(q14)，其中 13 号单体约 85%，del(13q)（图 7-2-4）占 15%[32]。可以是早期事件，但也可以是进展性事件，特别是伴有 t(11;14) 的患者 [1]。13 号染色体缺失造成抑癌基因 *RB1* 缺失，同时还可能涉及由 *D13S319* 至 *D13S25* 的较大片段丢失。常规细胞遗传学检查证实 -13/del(13q) 和（或）亚二倍体的患者预后不良 [33]，其与 MM 侵袭性行为有关。已有研究表明 13 号染色体缺失可能是与其相关的非超二倍体 MM 的替代指标 [26]。此外，有研究认为常规染色体核型发现 del(13q) 才是独立的不良预后因素而非 FISH 检测的 del(13q) [34]。FISH 检测的 del(13q) 阳性患者中 10% ～ 20% 合并 t(4;14)、t(14;16)、del(17p) 等不良预后因素，这可能与其预后差密切相关。

4．17p13（*P53* 基因）缺失 17p13 缺失主要涉及 *P53* 基因缺失，该基因为抑癌基因，其表达产物对细胞增生起负调节作用，同时还与细胞分化和凋亡的调控有关。10% 以上的 MM 患者有此异常，是疾病进展的晚期继发性改变，尤其在浆细胞瘤和髓外浆细胞瘤的检出率更高。*P53* 基因是与 PFS、OS 显著相关的一个独立的不良预后因素。17p13（*P53* 基因）缺失与完全缓解率低、病情进展快、进展期 MM、浆细胞白血病和中枢神经系统侵犯高度相关。此类患者预后极差，侵袭性强，易合并高钙血症和软组织浆细胞瘤。即使硼替佐米、来那度胺等新药及大剂量化疗均无法克服其预后不良影响，在常规化疗和移植治疗后生存期均较短。此外，研究显示 FISH 检测 *P53* 基因缺失的克隆大小对预后影响存在差异，克隆越大，预后越差 [35]。

5．1 号染色体异常 1 号染色体异常包括 1p 的缺失和 1q 的扩增，以及涉及 1q21 的畸变，其中 1q 扩增较为常见，约见于 50% MM 患者，与 13q 缺失具有高度相关性 [36,37]。1q 扩增中以 1q 整臂获得性增加（+1q）最为多见，而 1q 区域扩增涉及位点分布广泛（1q12 ～ 1qter），其中累及率最高的区域是 1q21.2 ～ 1q23[38]。1q 异常核型多见 1 号三体、1q 等臂染色体、1q 正向或反向重复（图 7-2-5A）、1q 跳跃性易位（指 1q 上相同片段易位到不

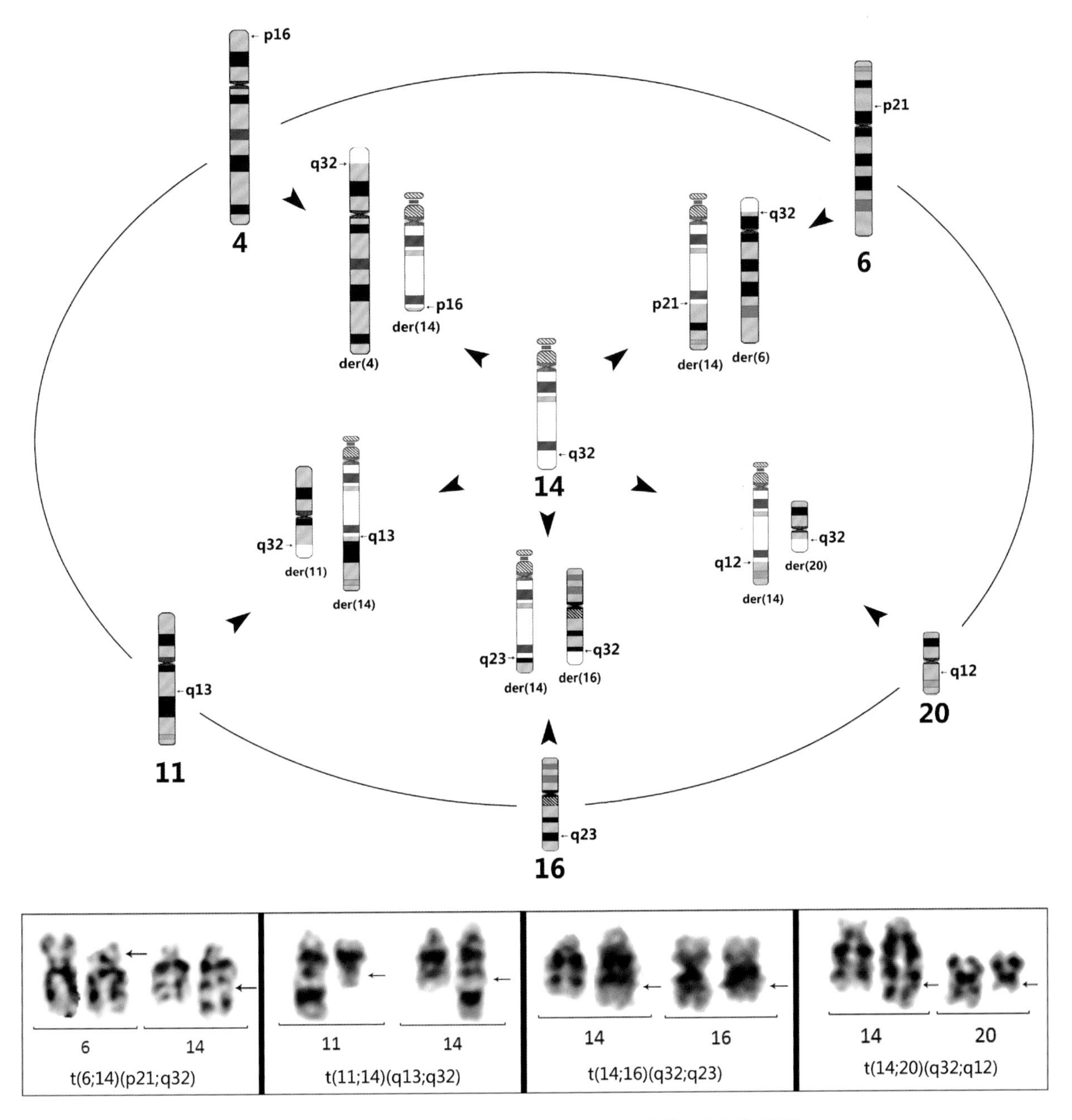

图 7-2-3 多发性骨髓瘤常见 *IGH* 相关易位模式图及核型图

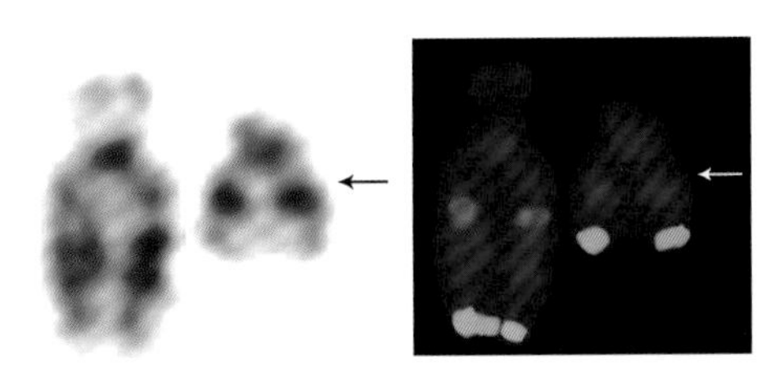

图 7-2-4 **13 号染色体缺失 /del(13q) 核型图和 FISH 图。左图为 G 显带核型图 del(13)(q12q22)；右图为相应中期 FISH 对照图，*RB-1(R)/LAMP(G)* 探针，正常信号为 2R2G，图示阳性信号 1R2G，提示红色标记 *RB-1* 基因缺失**

同的染色体（图 7-2-5B）等 [39]。1q21 区域存在与 MM 患者密切相关的基因，其扩增可导致多个基因表达上调。其中 *CKS1B* 基因可促进 p27 蛋白的泛素化降解，影响 MM 细胞的增殖并与不良预后相关。其高表达同时还诱发 MM 细胞对多种抗肿瘤药物耐药，如伴 1q21 扩增患者即使接受蛋白酶体抑制剂治疗预后依然得不到改善 [37]。且随着疾病进展，各阶段 1q21 扩增发生率呈逐渐升高趋势。总之，1q21 扩增是 MM 重要预后不良因素，已被

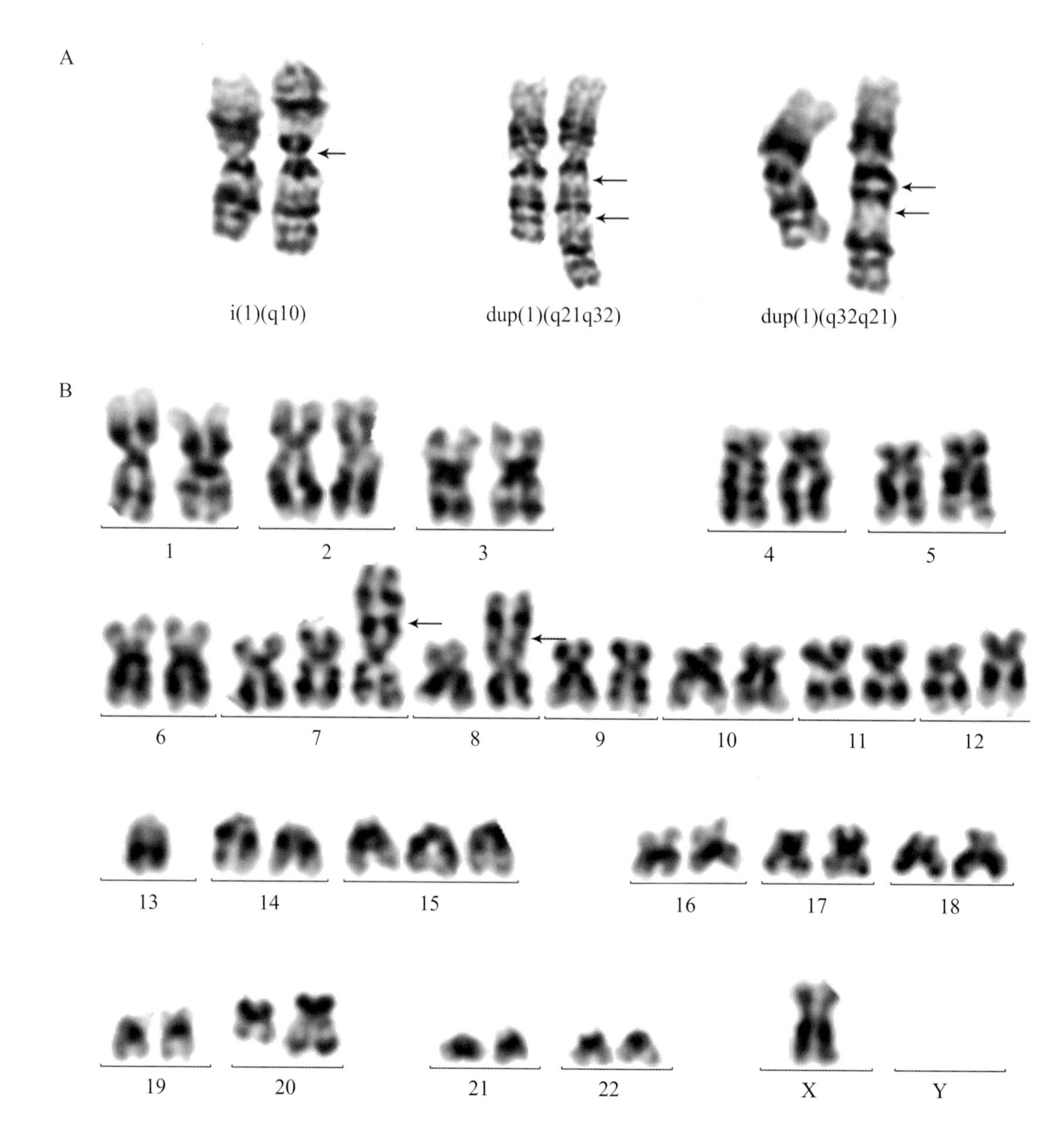

图 7-2-5 **1q 常见异常图：A 示 1q 等臂、正向重复、反向重复；B 示 1q 跳跃性易位，1q12 至 1qter 片段与 7 号染色体短臂形成 der(7)t(1;7)(q12;p22)，同时又与 8 号染色体短臂形成 der(8)t(1;8)(q12;p23)**

视为高风险标志[39,40]。1q21 获得性的增加（3 个拷贝）和基因扩增（≥ 4 个拷贝）对预后影响的价值尚存争议，但有研究表明其拷贝数与克隆大小呈正相关[41]。此外，该研究还认为，1q21 扩增与 13q 缺失、t(11;14) 和 t(4;14) 伴随出现时，后者可能失去预后价值，而与 17p 缺失同时出现时，二者的不良预后意义叠加[41]。

6．del(12p) 在应用基因芯片技术对 MM 患者的遗传学研究中发现，12 号染色体短臂缺失发生率约 12%，并且与较短的生存期相关。不同患者缺失片段的大小不同，但缺失区域基本都涵盖 *CD27* 基因，研究表明 *CD27* 低表达与不良预后相关[26]。

7．del(6q) 6q 缺失见于 10% ～ 30% 的 MM 患者，缺失涉及多个染色体区域，并导致区域内相关基因缺失从而促进肿瘤发生发展。缺失累及位点多见于 6q25。del(6q) 多见于高龄患者，常伴随 t(4;14) 及复杂核型，其发生机制尚不明确，有研究证实，6q 缺失不是 MM 的独立预后因素[38,42]。

主要细胞遗传学异常对 MM 临床病程和预后

的影响见表 7-2-4[43]。

（三）FISH 特征

1. 精准选择探针 NCCN 指南以及国内专家共识已将 FISH 检测 13q 缺失、*P53* 缺失、*IGH*∷*FGFR3*、*IGH*∷*CCND1*、*IGH*∷*MAF* 及 1q21 扩增和 1p 缺失作为初诊 MM 的推荐检测指标。IMWG 推荐的探针检测组合至少应该包括 *IGH*∷ *FGFR3*、*IGH*∷*MAF* 和 *P53* 缺失，如条件允许还可增加 *IGH*∷*CCND1*、del(13q)、1q21 以及倍体检测，临床试验最好能进行 GEP 检测[26]。MM 的 FISH 检测主要为患者的预后分析提供细胞遗传学依据，对于检测靶点的选择，可遵循少而精或循序渐进的原则。即结合各靶点的预后意义，精准选择重要的基因。对于 *IGH* 重组异常的检测可先用 *IGH* 分离探针进行基因重排的初筛，若初筛异常，再后续筛查其伙伴基因。如果条件允许，应尽可能完善相关筛查，找到精确的预后分析证据。

要正确选择探针类型。对于检测缺失的探针如 *TP53* 或 13q，推荐选择同一条染色体上内参基因和目标基因双色标记的探针，可区分单体缺失和部分结构缺失，如图 7-2-6A、B。由于 *IGH/CCND1* 探针同时也多用于套细胞淋巴瘤筛查，但与 MM 不同的是套细胞淋巴瘤涉及的 *CCND1* 基因断裂点多集中在其中心约 120 kb 区域，而 MM 患者则具有高度异质性，其断裂点分布广泛，几乎涵盖 11q13 的全部区域，其中较密集区域位于 *CCND1* 与 *MYEOV* 基因间 360 kb 范围。因此针对 MM 特点选用覆盖更广泛的加长版商业探针（图 7-2-7）可有效减少单融合信号对结果判读的干扰，提高准确性及异常检出率。对于超二倍体，由于染色体核型异常检出率相对较低，也可通过 FISH 方法检测，一般推荐采用具有代表意义的奇数染色体 5(*D5S721/D5S23*)、9(*CEP9*)、15(*CEP15*) 的组合探

表 7-2-4 细胞遗传学异常对多发性骨髓瘤临床病程和预后的影响

细胞遗传学异常	检测到异常的临床阶段	
	冒烟型多发性骨髓瘤	多发性骨髓瘤
染色体三体	进展风险中危，中位进展期 3 年	预后良好，标危，中位生存期 7 ~ 10 年，大多数在确诊时都有骨髓瘤骨病，来那度胺治疗有效
t(11;14)(q13;q32)	进展风险标危，中位进展期 5 年	预后良好，标危，中位生存期 7 ~ 10 年
t(6;14)(p21;q32)	进展风险标危，中位进展期 5 年	预后良好，标危，中位生存期 7 ~ 10 年
t(4;14)(p16;q32)	进展风险高危，中位进展期 2 年	高危，中位生存期 5 年，需尽早自体干细胞移植（如果符合条件），然后予硼替佐米为基础的巩固维持治疗
t(14;16)(q32;q23)	进展风险标危，中位进展期 5 年	高危，中位生存期 5 年，游离轻链较高，25% 伴急性肾衰竭
t(14;20)(q32;q12)	进展风险标危，中位进展期 5 年	高危，中位生存期 5 年，需尽早自体干细胞移植（如果符合条件），然后予硼替佐米为基础的巩固维持治疗
1q21 扩增	进展风险高危，中位进展期 2 年	高危，中位生存期 5 年，需尽早自体干细胞移植（如果符合条件），然后予硼替佐米为基础的巩固维持治疗
del(17p)	进展风险高危，中位进展期 2 年	高危，中位生存期 5 年，需尽早自体干细胞移植（如果符合条件），然后予硼替佐米为基础的巩固维持治疗
染色体三体伴任一 *IGH* 易位	进展风险标危，中位进展期 5 年	可能改善高危 *IGH* 易位和 del(17p) 所致的不良预后
孤立性单体 13 或单体 14	进展风险标危，中位进展期 5 年	预后影响不明
正常	进展风险低危，中位进展期 7 ~ 10 年	预后良好，可能反映肿瘤负荷较低，中位生存期大于 7 ~ 10 年

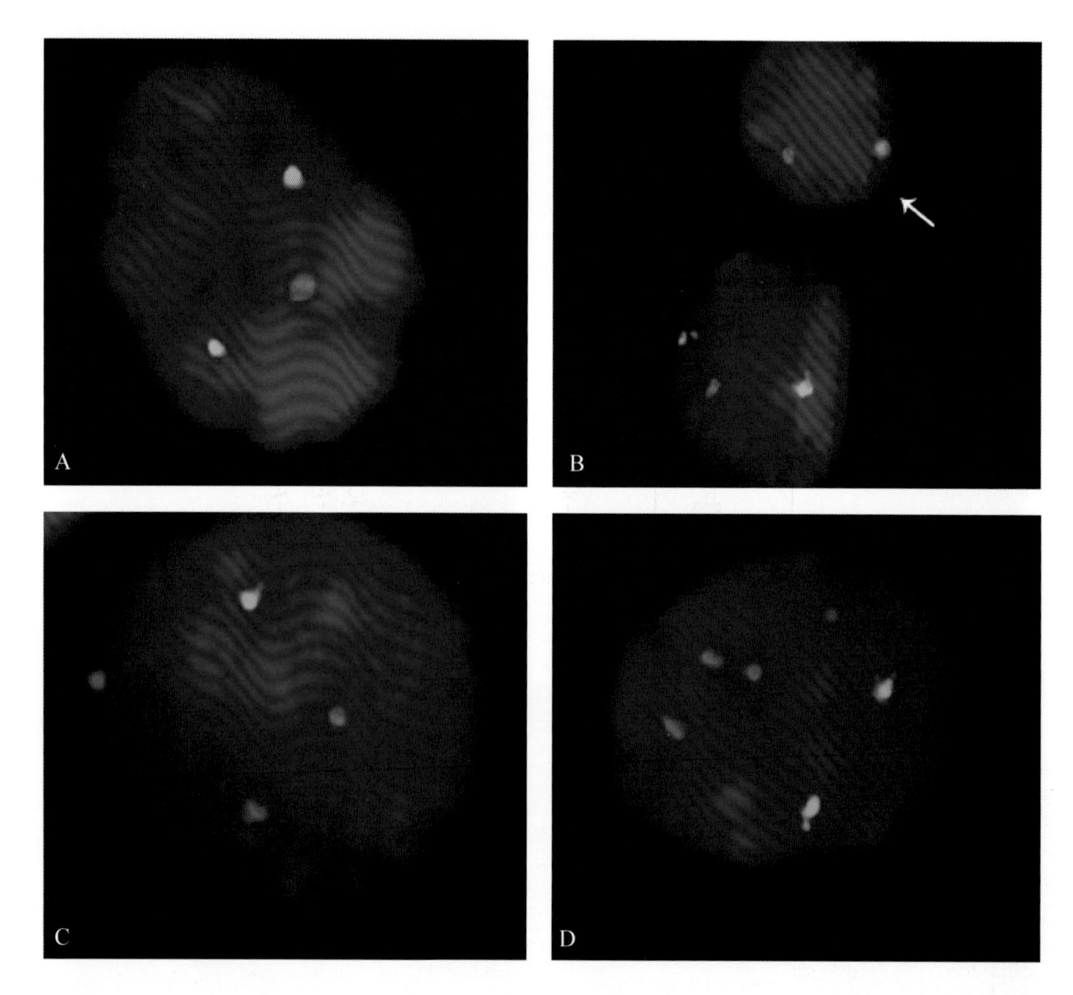

图 7-2-6 数目探针异常 FISH 结果图。A．*RB-1*(*R*)/*LAMP*(*G*) 阳性图，1R2G 提示 *RB-1* 基因缺失；B．*P53*(*R*)/*CEP17*(*G*) 阳性图，其中箭头所指细胞示 1R1G 信号，提示为 17 单体，其下方细胞 1R2G 提示为 *P53* 基因缺失；C 和 D 为 *CDKN2C*(*G*)/*CKS1B*(*R*)（1p32/1q21）阳性图，图 C 示 3R1G 信号，提示 *CKS1B* 基因 3 个拷贝同时伴 *CDKN2C* 基因缺失；图 D 示 4R2G 信号，提示 *CKS1B* 基因 4 个拷贝

针检测，其中至少两条染色体出现三倍体信号即可定义为超二倍体 [44]。

2．准确描述结果　缺失探针的结果描述应尽可能明确单体缺失和结构缺失的百分比以明确缺失来源。作为 *IGH* 融合探针检测的初筛试验，*IGH* 分离探针的检测范围更广，但因 MM 基因组异常的复杂性，分离探针检测结果的信号模式也呈多样化，需要详细描述，为后续融合探针筛查和异常信号的分析提供参考依据。如图 7-2-8 为 MM 常见 *IGH* 基因分离探针信号图，其中 B 提示重排伴 *5'IGH* 缺失；C 提示重排同时伴另一个 *IGH* 等位基因缺失；而 D 和 E 不除外三倍体信号伴 *5'IGH* 缺失。有研究发现，*IGH* 重排伴缺失的病例，后续随访发现约 20% 形成易位，其中 *5'IGH* 缺失最为常见，多与 *IGH* :: *CCND1* 等标危遗传学异常相关，而 *3'IGH* 缺失多与 *IGH* :: *FGFR3* 以及 *IGH* :: *MAF* 高危遗传学异常相关 [45]。对于 lq21（*CKS1B* 基因）扩增的 FISH 检测应详细描述拷贝数，至少应分别描述 3 个拷贝和≥ 4 个拷贝的百分率。虽然拷贝数数量对预后影响的研究结果尚不统一 [46-48]，但其产生机制有可能存在差异，应尽可能分别计数，以备后续大数据临床研究（图 7-2-6C、D）。

（四）遗传学异常与预后分期

无论国际预后分期（R-ISS 分期）体系，还是美国梅奥医学中心骨髓瘤分期（Mayo stratification

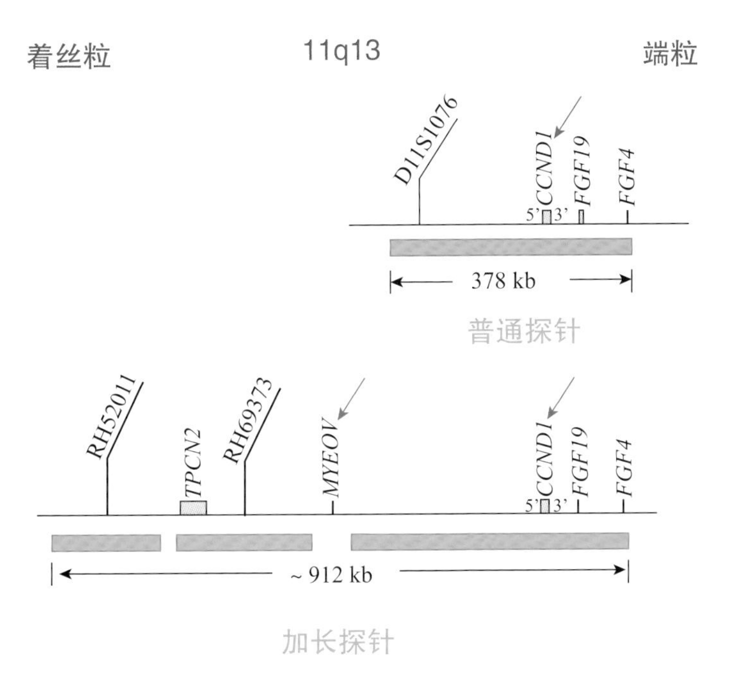

图 7-2-7 *IGH/CCND1* 探针两种 *CCND1* 基因标记对比

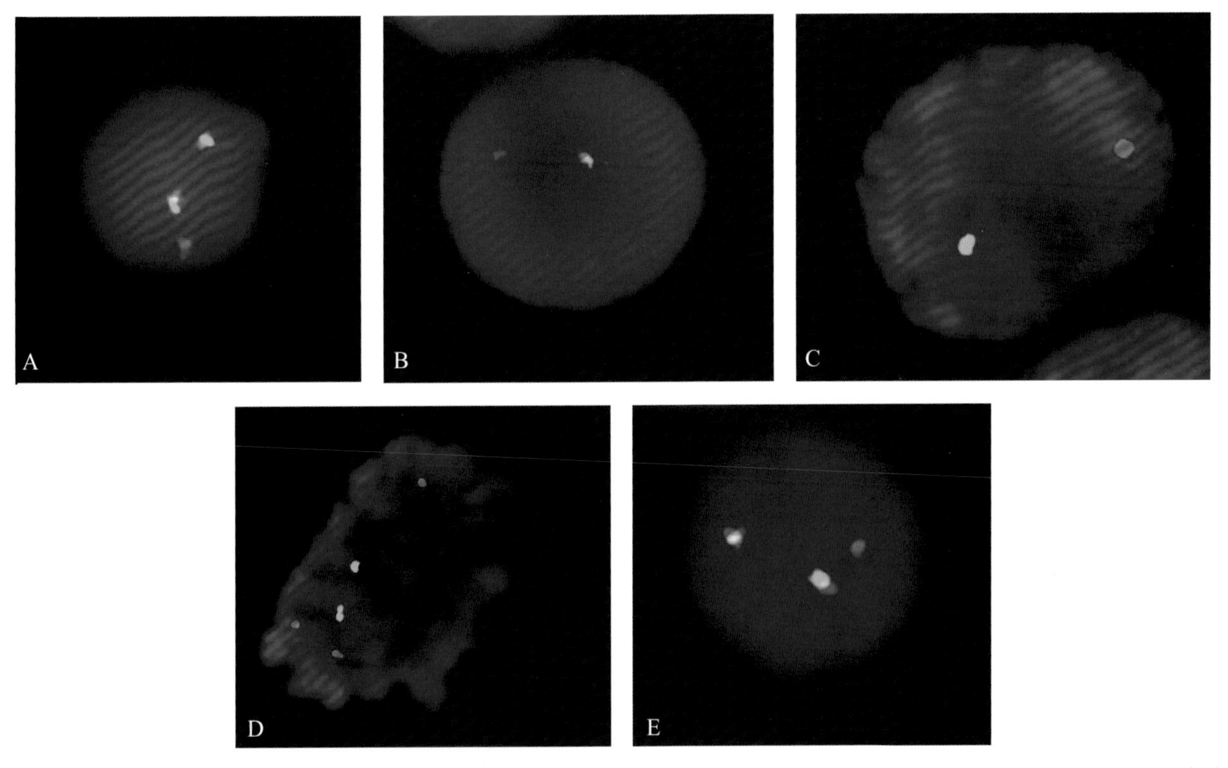

图 7-2-8 多发性骨髓瘤常见 *IGH* 基因分离探针信号图，*3'IGH*（R），*5'IGH*（G）。A．经典阳性信号（1R1G1F）提示 *IGH* 基因重排；B．异常阳性信号（1R1F），提示 *IGH* 基因重排伴 *5'IGH* 缺失；C．异常阳性信号（1R1G）提示 *IGH* 基因重排伴另一 *IGH* 等位基因缺失；D．异常阳性信号（3R2G）提示复杂异常，至少两个 *IGH* 基因发生重排，另一红色 *3'IGH* 信号可能来源于扩增、重复、易位等更复杂异常，需结合核型判定；E．异常阳性信号（1R2F）提示两个正常 *IGH* 基因，增加的另一红色 *3'IGH* 信号可能来源于扩增、重复、易位等更复杂异常，需结合核型判定

of myeloma and risk-adapted therapy，mSMART）共识和 IMWG 危险分期，都已将遗传学异常作为主要的危险分期指标，如表 7-2-5 所示。但是三大体系的预后分期指标各有侧重，且对高危遗传学定义仍存在差异。比较一致的是均将 t(4;14)、t(14;16)、del(17p) 三个异常作为高危指标。但对于 1q21 扩增的预后意义差异很大，ISS、R-ISS 未将 1q21 扩增列入高危，而 IMWG 危险分期和 mSMART 则认为 1q21 扩增是高危指标。mSMART 还提出双打击和三打击的概念，使高危遗传学异常定义过于宽泛。此外，以上分期体系缺乏对高危指标权重的重视。当同时出现多种遗传学异常时，应如何评价尚需进一步研究。R-ISS 分期系统中危组（R-ISS Ⅱ）患者的进展和死亡风险还存在异质性，需要进一步分层。近期，欧洲骨髓瘤网（European Myeloma Network，EMN）在 ISS 分期基础上进一步修订，通过 ISS、LDH 水平和高危细胞遗传学因素包括 del(17p)、t(4;14) 和 1q 扩增，对初诊 MM 患者建立了累积评分模型，将各种危险因素进行积分量化处理，从而提出了一种新危险分期系统，并定义为 R2-ISS 分期 [40]。该分期体系将初诊 MM 患者分为低危、中低危、中高危和高危四组预后不同人群，见表 7-2-6。与 R-ISS 相比，R2-ISS 在评分中增加了 1q21，但未纳入 t(14;16)（因其显著影响 OS 但不影响 PFS）。R2-ISS 在独立的患者队列中已得到验证，其灵活的累积评分体系可随时纳入新的预后

表 7-2-5　多发性骨髓瘤三大预后评估体系分期对比

R-ISS	IMWG	mSMART
Ⅰ	低危	标危
白蛋白≥ 35 g/L	ISS Ⅰ/Ⅱ	染色体三体
β2-MG ＜ 3.5 mg/L	无 t(4;14)、del(17p13) 和 1q 扩增	t(11;14)
无高危遗传学异常	年龄＜ 55 岁	t(6;14)
LDH 正常水平		
Ⅱ	标危	
介于Ⅰ期和Ⅲ期之间	其他	
Ⅲ	高危	高危
β2-MG ≥ 5.5 mg/L	ISS Ⅱ / Ⅲ	t(4;14)、t(14;16)
伴高危遗传学异常	伴 t(4;14)	t(14;20)、del(17p)
t(4;14)	或 del(17p13)	1q 扩增
t(14;16)		*P53* 突变
del(17p)		R-ISS Ⅲ期
或 LDH 升高		浆细胞增殖指数升高
		高危 GEP
		双打击：任意 2 种高危遗传学异常
		三打击：≥ 3 种高危遗传学异常

表 7-2-6　国际预后分期体系修订 R2-ISS 分期

危险因素	计算分值	R2-ISS 分期	累计分值
ISS Ⅱ	1	R2-ISS Ⅰ（低危）	0
ISS Ⅲ	1.5	R2-ISS Ⅱ（中低危）	0.5 ～ 1
del(17p)	1	R2-ISS Ⅲ（中高危）	1.5 ～ 2.5
高 LDH	1	R2-ISS Ⅳ（高危）	3 ～ 5
t(4;14)	1		
1q 扩增	0.5		

因素进行更新。但该体系在复发和难治MM患者人群中的应用还需进一步探索。

三、典型病例

（一）病例一

1. 病例 患者女性，61岁，因“乏力1个月”入院。查血常规WBC 3.15×10^9/L，嗜中性粒细胞绝对值 1.82×10^9/L，RBC 2.62×10^{12}/L，Hb 78 g/L，PLT 200×10^9/L。总蛋白64.2 g/L；血钙2.53 mmol/L，乳酸脱氢酶219.2 U/L，肌酐127.3 μmol/L，尿酸410.7 μmol/L。血 β_2 微球蛋白11.8 mg/l，血轻链λ定量1390 mg/dl，血M蛋白定量4.27 g/L，免疫球蛋白游离κ轻链11.4 mg/L，游离λ轻链8100 mg/L。尿微量总蛋白11.172 g/24 h，尿 β_2 微球蛋白0.63 mg/L，尿轻链κ定量2.28 mg/dl，尿轻链λ定量3570 mg/dl，尿M蛋白定量8.03 g/L。CT平扫全身诸骨骨质密度不均，两侧肱骨、股骨髓腔内多发稍高密度结节影，胸椎内高密度影。骨髓活检：增生极度活跃（约80%），异型浆细胞广泛增生（80%），胞体中等大，胞质中等量，胞核圆形或不规则，核染色质粗，各阶段粒红系细胞散在或簇状分布，巨核细胞不少，分叶核为主。网状纤维染色（MF-0级）。免疫组化：$CD38^+$、$CD138^+$、$Kappa^-$、$Lambda^+$、$CD56^+$、$CD3^-$、$CD5^-$。骨髓细胞形态学：增生活跃，粒系比例减低，形态未见明显异常。红系比例减低，成熟红细胞缗钱状排列。淋巴细胞比例正常，为成熟淋巴细胞。浆细胞比例增高，约占50.5%，可见双核、三核浆细胞。流式细胞学检查：异常细胞群约占有核细胞的2.43%，强表达CD38、CD138，表达CD56、cLambda，不表达CD19、CD20、CD200、CD81、CD28、CD27、CD117、cKappa，符合异常浆细胞表型。二代测序：未见突变。染色体核型可见克隆性异常1q-、t(1;19)、i(8q)、t(9;11)、-10、-13、14q+、-15、17p+、-19、-20、-21、22p+及增加2个标记染色体。该患者综合诊断为多发性骨髓瘤（轻链λ型，R-ISS Ⅲ期）。第一疗程采用VTD（硼替佐米+沙利度胺+地塞米松）治疗，后结合预后评估的高危因素，改为VRD（硼替佐米+来那度胺+地塞米松）治疗5个疗程达严格意义的完全缓解（strin-gent complete response，sCR），考虑自体移植，后续巩固治疗中疾病进展，出现神经损伤，改VTD方案治疗，随访中。表7-2-7为治疗1年后疾病进展时细胞遗传学结果，为高度复杂异常核型，FISH提示*RB-1*基因和*P53*基因缺失，*CKS1B*基因扩增，*IGH*::*FGFR3*基因重排阳性。核型分析图及*IGH*和*IGH/FGFR3*探针FISH结果如图7-2-9所示。

2. 病例解析 该病例为复杂核型，涉及多条染色体结构异常，1条14号染色体长臂3区2带存在未知来源的附加片段。结合CD138分选间期FISH结果，*IGH*的FISH信号特征为2R1G1g（图7-2-9B），其中1个绿色信号为减弱的小绿，考虑2条14号染色体的14q32均存在重排，与核型结果不一致。后续补充筛查显示*IGH::FGFR3*阳性，信号特征为1R1G1g2F（图7-2-9C），提示存在t(4;14)易位，此类型易位是涉及末端浅带的互换，相对隐匿，核型分析易遗漏。此外，不同探针FISH结果均出现的小绿信号结合*IGH*信号模式，考虑为另一条14号染色体因add(14)(q32)异常导致部分缺失。该患者为伴t(4;14)易位高危患者，预后差，通过蛋白酶体抑制剂硼替佐米治疗，可以克服t(4;14)易位带来的不良预后影响。但该患者

表7-2-7 病例一细胞遗传学结果

核型	41~45,XX,del(1)(q21),t(1;19)(q21;q13.3),add(3)(q26),i(8)(q10),t(9;11)(q34;q13),-10,-13,add(14)(q32),add(15)(p11.2),add(17)(p11.2),add(19)(p13.1),-20,add(21)(p13),-22,+1~3mar[cp7]/46,XX[13]
FISH	nuc ish(RB-1 × 1)[180/200] nuc ish(CDKN2C × 2,CKS1B × 4)[88/100] nuc ish(P53 × 1,CEP17 × 2)[180/200]/(P53,CEP17) × 1[10/200] nuc ish(3′IGH,5′IGH) × 2(3′IGH con 5′IGH × 0)[184/200] nuc ish(FGFR3 × 3,IGH × 3,IGH dim × 1)(FGFR3 con IGH × 2)[164/200]

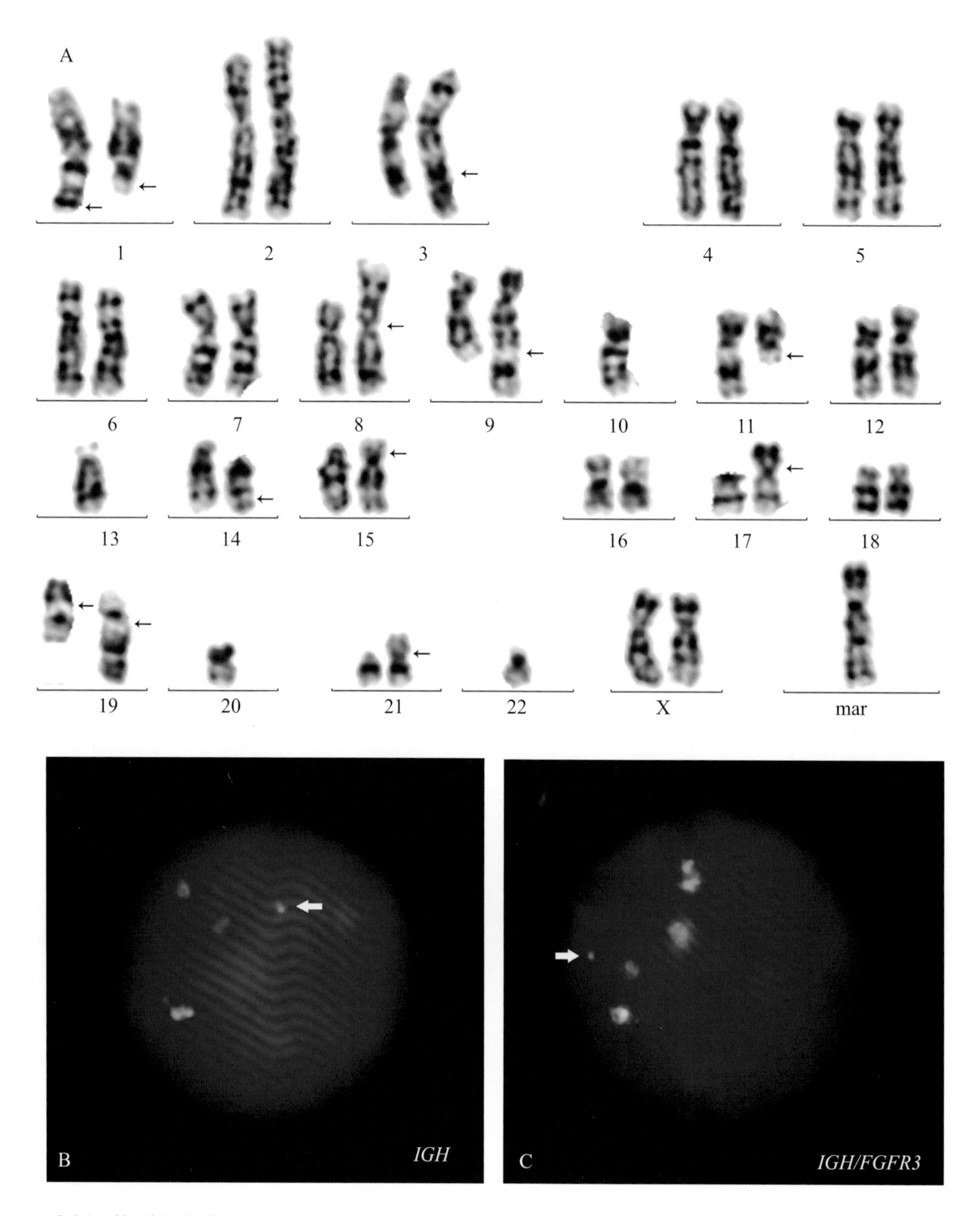

图 7-2-9 病例 1 核型及间期 FSH 图。A 为核型分析排布图，核型结果：43,XX,del(1)(q21),t(1;19)(q21;q13.3),add(3)(q26),i(8)(q10),t(9;11)(q34;q13),-10,-13,add(14)(q32),add(15)(p11.2),add(17)(p11.2),add(19)(p13.1),-20,add(21)(p13),-22,+mar；B 为 *IGH* 基因分离探针（*3'IGH* 为 R，*5'IGH* 为 G）间期 FISH 图，图示 2R1G1g，其中 g（箭头指示）为绿色减弱信号提示两个 IGH 基因均存在重排；C 为 *IGH(G)/FGFR3(R)* 双色双融合探针间期 FISH 图，图示 1R1G1g2F，其中 g（箭头指示）为绿色减弱信号，提示存在 t(4;14)

同时伴有1q21扩增，接受蛋白酶体抑制剂治疗后依然没能得到改善。

（二）病例二

1. 病例 患者女性，43岁，因“左侧头痛2个月，伴腰痛20余天”就诊。CT平扫示胸部诸骨骨质密度不均，胸椎两侧及部分肋骨边缘软组织密度影。查血常规示WBC 4.76×10^9/L，嗜中性粒细胞绝对值2.15×10^9/L，Hb 78 g/L，PLT 163×10^9/L。巨细胞病毒抗体IgG阳性。轻链λ定量18 700 mg/dl，IgG 171 g/L，β_2微球蛋白15 mg/l，血免疫固定电泳可见单克隆IgG λ成分。尿β_2微球蛋白2.05 mg/L；轻链λ定量12.1 mg/dl，尿免疫固定电泳可见单克隆IgG λ成分。骨髓形态学符合多发性骨髓瘤，原+幼稚浆细胞59.5%。骨髓活检增生极度活跃（约90%），异常浆细胞明显增多，散在或小片状分布，各阶段粒红系细胞散在分布，巨核细胞少见。网状纤维染色（MF-1级）。免疫组化：$CD38^+$、$CD138^+$、$Lambda^+$、$Kappa^-$、$CD56^-$、$CD20^-$、$CD3^-$。流式细胞学检查：异常细胞群占有核细胞的36.55%，表达CD38、CD138、cLambda，部分表达CD81，不表达CD27、CD19、CD56、CD200、CD20、CD117、CD28、cKappa，符合浆细胞肿瘤表型。染色体核型46,XX[20]，FISH *RB-1*缺失阳性、1q21扩增和*IGH*::*MAF*/t(14;16)(q32;q23)阳性。该患者综合诊断为多发性骨髓瘤（IgG-λ型，R-ISS分期Ⅲ期）。患者一线治疗VDD（硼替佐米+多柔比星+地塞米松）方案5个疗程后行自体干细胞移植，移植后VRD（硼替佐米+来那度胺+地塞米松）巩固治疗7个疗程，RD（来那度胺+地塞米松）7个疗程，单用口服来那度胺5个疗程达非常好的部分缓解（very good partial response，VGPR），出院后院外持续VRD巩固3次，6个月后自行停药10天，当地医院复查骨髓流式结果可见14.57%单克隆浆细胞。回我院治疗，流式免疫分型：异常细胞群占有核细胞22.26%，强表达CD138，表达CD38、CD45、cLambda，不表达CD19、CD20、CD27、CD28、CD56、CD200、CD81、CD117、cKappa。细胞遗传学结果如表7-2-8所示，为高度复杂核型，FISH结果提示*RB-1*基因缺失和*CKS1B*基因扩增，*IGH*::*MAF*/t(14;16)(q32;q23)阳性。核型分析图及*IGH/MAF*探针中期FISH结果对照如图7-2-10所示。结合细胞形态等其他结果考虑存在移植后复发倾向，准备入组临床试验继续治疗，随访中。

2. 病例解析 该病例为复杂核型，涉及多条染色体结构异常。*IGH/MAF*探针阳性信号模式为3F1G，通过中期FISH结果分析，增加的*IGH::MAF*融合信号位于add(11p)未知来源附加片段上，同时由于t(1;16)易位也造成另一个*MAF*基因丢失。该患者为t(14;16)易位高危患者，且伴13号染色体缺失和1q跳跃性易位造成的*CKS1B*扩增，侵袭性强，预后差，自体干细胞移植及多个疗程一线治疗后，疾病仍进展。

（三）病例三

1. 病例 患者男性，62岁。因“消瘦1年，伴骨痛半年”就诊。查血常规示WBC 6.97×10^9/L，嗜中性粒细胞绝对值4.53×10^9/L，Hb 114 g/L，PLT 262×10^9/L。总蛋白90.9 g/L，白蛋白42.7 g/L，球蛋白48.2 g/L，尿素5.66 mmol/L，肌酐106 μmol/L，尿酸645.8 μmol/L，乳酸脱氢酶87 U/L。免疫球蛋白IgG 34.9 g/L，游离κ轻链8.49 mg/L，游离λ轻链2525 mg/L，血β_2微球蛋白9.09 mg/L，尿

表7-2-8 病例二细胞遗传学结果

核型	48,X,-X,+i(3)(q10),del(7)(q32q34),add(10)(q22),add(11)(p13),-13,der(14)t(1;14)(q10;q10)t(14;16)(q32;q23),+15,der(16)t(1;16)(q21;q12~13),der(16)t(14;16),add(17)(q23),+21,+21[18]/46,XX[2]
FISH	nuc ish(RB-1×1)[156/200] nuc ish(CDKN2C×2,CKS1B×4)[170/200] nuc ish(P53,CEP17)×2[198/200] nuc ish(3′IGH×2，5′IGH×3)(3′IGH con 5′IGH×1)[162/200]/(IGH×2)(3′IGH sep 5′IGH×2)[14/200] nuc ish(IGH×4,MAF×3)(IGH con MAF×3)[182/200]

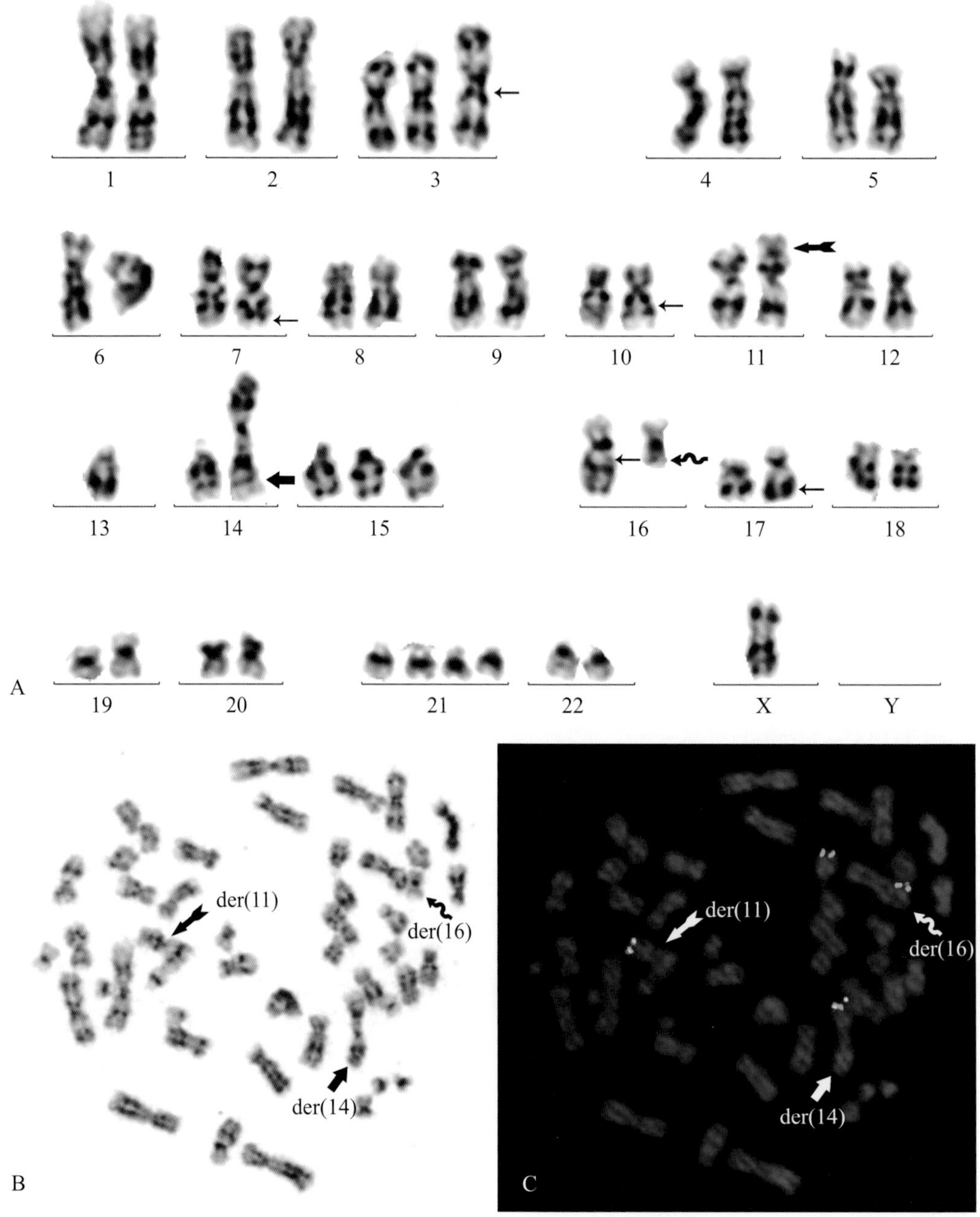

7

1 2 3 4 5
6 7 8 9 10 11 12
13 14 15 16 17 18
A 19 20 21 22 X Y

der(11) der(16) der(14)
B

der(11) der(16) der(14)
C

图 7-2-10 病例二核型及中期 FISH 对照图。A 为核型分析排布图，核型结果 48,X,-X,+i(3)(q10),del(7)(q32q34),add(10)(q22), add(11)(p13),-13,der(14)t(1;14)(q10;q10)t(14;16)(q32;q23),+15,der(16)t(1;16)(q21;q12~13),der(16)t(14;16),add(17)(q23),+21,+21；B 为核型中期图；C 为 *IGH(G)/MAF(R)* 双色双融合探针中期 FISH 图，图示中期细胞阳性信号为 1G3F，3 个融合信号分别位于 der(11)、der(14) 和 der(16) 上（箭头所指）

免疫固定电泳可见单克隆轻链 λ 成分，血免疫固定电泳可见单克隆 IgG λ 成分，24 小时尿微量总蛋白 6.52 g/24 h。骨髓细胞形态：增生明显活跃，浆细胞占 76.5%，偶见原幼浆细胞。骨髓免疫分型：异常细胞群占有核细胞的 40.43%，表达 CD38、CD138、cLambda、CD81，部分表达 CD200，弱表达 CD27，不表达 CD19、CD117、CD28、cKappa、CD56，符合浆细胞骨髓瘤。骨髓活检和免疫组化符合浆细胞骨髓瘤。细胞遗传学结果如表 7-2-9 所示，为复杂核型，两条 14 号同源染色体均受累，其中一条明确涉及 t(11;14) 易位，而衍生 8 号染色体考虑来源于 t(8;14) 易位。FISH 结果提示

表 7-2-9 病例三的细胞遗传学结果

核型	45,X,-Y,-7,der(8)t(8;14)(q24;q32),t(11;14)(q13;q32),add(14)(q32),+mar[3]/45,idem,t(3;8)(p21;q24)[2]/46,XY[19]
FISH	nuc ish(P53,CEP17)×2[196/200]
	nuc ish(Rb-1×2)[190/200]
	nuc ish(CDKN2C,CKS1B)×2[198/200]
	nuc ish(5′IGH×1,3′IGH×2)(5′IGH con 3′IGH×0)[164/200]/(5′IGH×1~2,3′IGH×2)(5′IGH con 3′IGH×1)[22/200]
	nuc ish(CCND1,IGH)×3(CCND1 con IGH×2)[184/200]
	nuc ish(CEP8×2,MYC×2,IGH×3)(MYC con IGH×1)[180/200]

IGH::*CCND1* 和 *IGH*::*MYC* 基因重排均为阳性，*RB-1*、*P53* 和 *CKS1B* 基因未见异常。核型分析图及 *IGH/CCND1* 和 *IGH/MYC* 探针中期 FISH 结果如图 7-2-11 所示。患者综合诊断多发性骨髓瘤（IgG λ型，R-ISS 分期Ⅱ期）。采用 BCD（硼替佐米+环磷酰胺+地塞米松）方案治疗 8 个疗程达部分缓解（partial response，PR）后改 IRD（伊沙佐米+来那度胺+地塞米松）维持治疗 14 个疗程，疗效评估达 VGPR，随访中。

2．病例解析 该病例为复杂核型，涉及多条

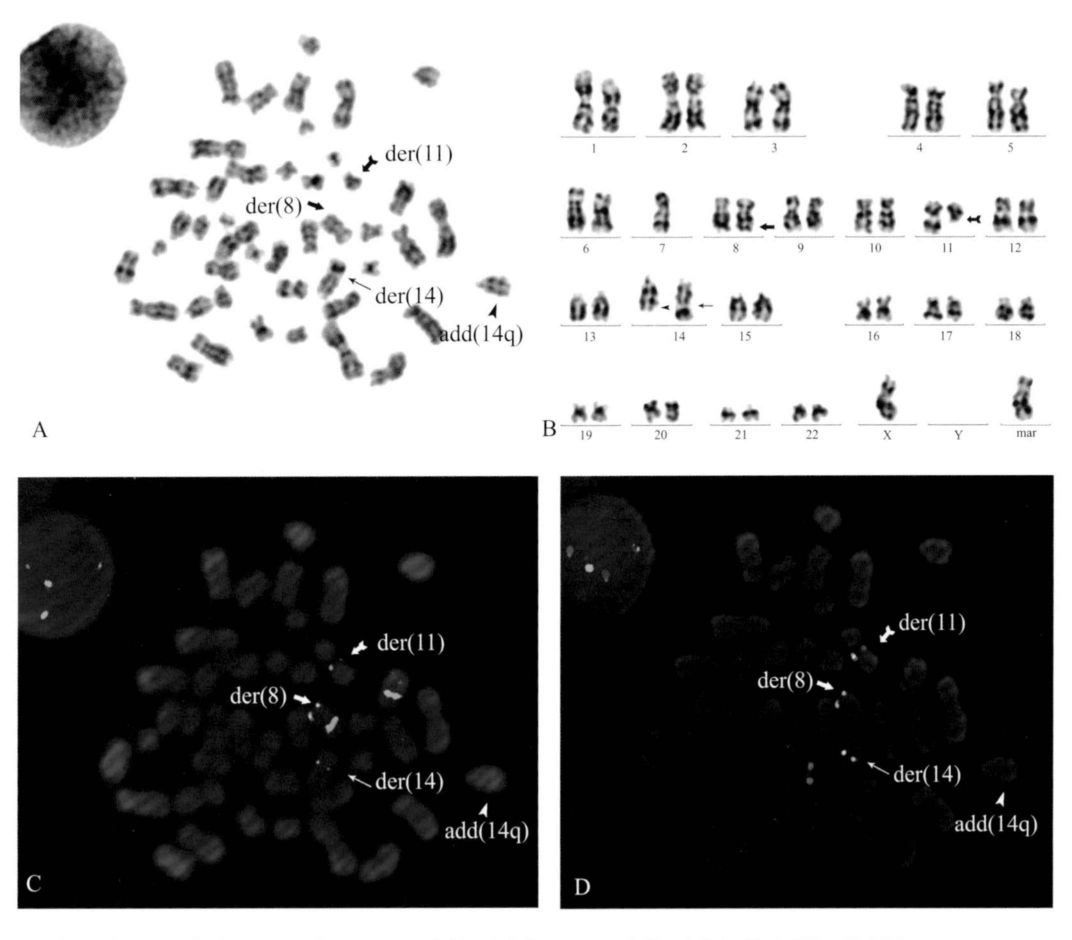

图 7-2-11 病例三核型及中期 FISH 对照图。A 为核型中期图；B 为核型分析排布图，结果为 45,X,-Y,-7,der(8)t(8;14)(q24;q32),t(11;14)(q13;q32),add(14)(q32),+mar；C 为 *CEP8(B)/MYC(R)/IGH(G)* 三色双融合探针中期 FISH 图，图示阳性信号为 1R2G2B，1F 其中 1 个绿色信号位于 der(11)（双尾箭头所指）；D 为 *CCND1(R)/IGH(G)* 双色双融合探针中期 FISH 图，图示为经典阳性信号 1R1G2F，其中 1 个绿色信号位于 der(8)（粗箭头所指）

染色体结构异常。初始核型分析只确认存在 t(11;14) 易位，考虑 der(8) 可能来源于 t(8;14) 易位。*IGH/CCND1* 探针间期 FISH 信号模式为经典阳性信号，但中期 FISH 结果发现 1 个 *IGH* 信号出现在 8 号染色体末端（图 7-2-11D），考虑可能存在 t(8;14) 易位，随后补充三色 *CEP8/MYC/IGH* 探针检测。结果显示 1F1R2G2B 的阳性信号特征（图 7-2-11C），验证了 der(8) 的来源为 t(8;14) 易位形成。综合分析结果考虑此克隆同时存在两种涉及 *IGH* 基因的重排，14 号两条同源染色体的 *IGH* 基因分别与 8q24 和 11q13 发生易位，而 der(14)t(8;14) 上的融合信号丢失，同时增加一段未知来源片段。伴 t(11;14) 易位患者预后较好，但此例患者同时伴有 t(8;14) 易位，有可能会影响预后和疾病进展，提示临床重点关注，进一步随访观察。

（李承文）

（模式图绘制：邬志伟）

第三节　孤立性浆细胞瘤

浆细胞瘤可表现为单个病变［即孤立性浆细胞瘤（solitary plasmacytoma，SP）］或多个病变（即多发性骨髓瘤）。孤立性浆细胞瘤是由不同成熟阶段的单克隆浆细胞组成的单一局部肿瘤，没有多发性骨髓瘤的临床特征及相关物理或放射学证据。中位确诊年龄 50 岁。如果浆细胞瘤单独地发生在骨骼，则被称为骨孤立性浆细胞瘤（solitary bone plasmacytoma，SBP），约见于 5% 的浆细胞肿瘤 [49]，造血活跃的骨骼最常受累，此类型绝大多数患者会进展为 MM。如果它们发生于骨骼以外的软组织，则被称为骨外（髓外）浆细胞瘤（extraosseous or extramedullary plasmacytomas，EMP），占浆细胞恶性肿瘤的 3%[49]，最常累及头颈区域的上呼吸消化道，此类有 50% 会进展为 MM。研究发现，髓外浆细胞瘤具有与多发性骨髓瘤相似的细胞遗传学特征，33% 的患者存在 13 单体，53% 的患者出现 *IGH* 重排，54% 的患者出现超二倍体，但是因研究病例较少，其对临床预后的影响尚不明确 [50,51]。Ho-Jin Shin 等（2015）[52] 的研究认为 t(11;14)、t(4;14)、del(13q) 和 1q 扩增与伴有 EMP 的 MM 患者的预后不良有关。其中 t(11;14) 是伴有 EMP 的 MM 患者自体干细胞移植（autologous stem cell transplantation，ASCT）的不良预后因素。

（李承文）

第四节　意义未明单克隆丙种球蛋白血症

一、概述

意义未明的单克隆丙种球蛋白血症（monoclonal gammopathy of undetermined significance，MGUS）是一种无临床症状的癌前克隆性浆细胞或淋巴浆细胞增生性疾病。其诊断标准为血清单克隆 M 蛋白浓度 < 3 g/dl、骨髓内单克隆浆细胞占比 < 10%，不存在与增生过程相关的终末器官损害，包括溶骨

性病变、贫血、高钙血症、肾功能不全及高黏滞血症。MGUS在成人中的发病率为1% ~ 2%，平均年龄70岁，该病的发病率和患病率随年龄的增长而增加，男性高于女性[53,54]。MGUS患者可进展为更晚期的癌前阶段、然后进展至恶性浆细胞病或淋巴细胞增生性疾病。MGUS有3种不同的临床类型，但浆细胞肿瘤中的MGUS多指非IgM型。

1．非IgM型 是最常见的MGUS亚型，包括IgG、IgA或IgD型MGUS，有可能进展为SMM、并进一步进展为症状性MM。少数会进展为AL型淀粉样变性、轻链沉积病或其他淋巴细胞增生性疾病。

2．IgM型 约占MGUS病例的15%。由于IgM型MGUS可能会进展为冒烟型华氏巨球蛋白血症（smoldering Waldenström macroglobulinemia，SWM），并进一步进展为有症状的WM，以及偶尔可进展为淋巴瘤或AL型淀粉样变性，罕见的情况下可进展为IgM型MM。

3．轻链型 其分泌的单克隆蛋白缺乏免疫球蛋白重链成分，可进展为轻链型冒烟型MM（特发性本周蛋白尿），并进一步进展为轻链型MM、AL型淀粉样变性或轻链沉积病。

二、细胞遗传学特征

MGUS患者常规染色体检查多见正常核型，皆因骨髓标本中浆细胞的增生率较低，数量较少，但可通过MACS-FISH、比较基因组杂交或基因表达谱检测出遗传学异常。细胞遗传学异常在MGUS的发生中起重要作用，实际上绝大多数的MGUS病例都存在染色体异常，每种异常的检出率都随检测方法和疾病分期而异。大多数MGUS的起始伴有免疫球蛋白重链（*IGH*）位点的易位事件（40%）或非整倍体形式的遗传不稳定性（约40%），或既有易位又有非整倍体（约10%）[26]。MGUS患者的遗传学异常与MM相似，但与之相比，整体的基因异常水平明显较低。通过FISH检测显示，累及14q32上*IGH*基因的易位与MM常见易位类型一致，包括t(11;14)、t(4;14)、t(14;16)、t(6;14)、t(14;20)。Lakshman A等（2018）[55]和Merz M等（2018）[56]近年针对MGUS患者的细胞遗传学研究显示，t(11;14)最常见，约22%，t(4;14)约5%，低于MM患者，t(14;16)约5%，而t(6;14)和t(14;20)约1%。此外，单体13/del(13q)和超二倍体约20%，del(17p)约1%，均低于MM患者。奇数染色体三体在MGUS患者较少发生，且往往局限于1条染色体，而del(17p)作为一种常见继发性异常，在MGUS中发病率较低。

Kyle等[57]的研究显示IgM型MGUS进展风险可能会根据患者随访的时间长短而有所不同。而无论随访时间长短，非IgM MGUS患者的进展风险固定在每年约1%。但恶性进展风险终生伴随，且是随机多因素造成的。虽然国际骨髓瘤工作组目前不建议对低风险的MGUS患者进行常规骨髓检查，且目前只有有限的数据表明MGUS筛查或监测能改善患者的预后，但将细胞遗传学异常与常规危险因素相结合应用于MGUS患者的风险分期，一直是各机构的研究方向。近年的研究结果显示在结合多变量分析中，单体13/del(13q)并不能预测病情进展，del(17p)和t(4;14)与MGUS进展到MM的更高风险相关。MACS-FISH有助于识别MGUS进展风险更高的患者，并可能让其从更密切的随访中获益。[55,56]

（李承文）

7

第五节 单克隆免疫球蛋白沉积病

一、概述

以轻链或重链片段沉积于组织导致器官功能障碍为特征的克隆性浆细胞增殖性疾病统称单克隆免疫球蛋白沉积病（monoclonal immunoglobulin deposition disease，MIDD）。包括免疫球蛋白相关（AL型）淀粉样变性、轻链沉积病（light chain deposition disease，LCDD）和重链沉积病（heavy chain deposition disease，HCDD）。这三种类型具有相似病理过程，但在生化特征上表现不同，导致临床情况相似。其中少部分患者同时伴发多发性骨髓瘤或华氏巨球蛋白血症。

AL淀粉样变性，旧称原发性淀粉样变性，发病率10万分之1，中位年龄64岁，65%～70%的患者为男性。大约20%的AL淀粉样变性患者患有浆细胞骨髓瘤[1]。由于克隆性浆细胞产生的单克隆免疫球蛋白轻链过量，其前体蛋白发生错误折叠造成具有反向平行β片层构象的不可溶性原纤维沉积于细胞外组织（肾及其他重要器官）中，从而导致肾病综合征、心力衰竭、肝大等症状，而这些表现MM中较少见。AL型淀粉样变性中，约75%的病例的原纤维源自免疫球蛋白λ轻链可变区，其余源自κ轻链，沉积物呈纤维状[58]。与MM患者不同，AL型淀粉样变性患者骨髓浆细胞小于20%、无溶骨性病变，见少量尿本周蛋白。

LCDD，与AL型淀粉样变性不同，克隆性浆细胞产生的单克隆免疫球蛋白轻链片段不具备形成淀粉样原纤维的特性，而是以颗粒状而非纤维状沉积于组织。其组织沉积物几乎都由κ轻链构成。

HCDD，较罕见，是由重链或截短重链沉积造成，这些产物以颗粒状沉积于组织。需与少见的免疫球蛋白重链相关淀粉样变性患者AH型淀粉样变性相鉴别。

二、细胞遗传学特征

临床较为多见的单克隆免疫球蛋白沉积病是AL淀粉样变性，其遗传学异常与MM及非IgM-MGUS相似，多数伴有*IGH*相关异常，其中以t(11;14)较多见，比率＞40%，高于MM及非IgM-MGUS患者的15%～20%，且t(11;14)可能与预后不良相关；而超二倍体的检出率相反，低于后者。其他常见的染色体异常包括1q21扩增和8p21、13q14、17p13缺失[29,59-62]。

（李承文）

第六节 淋巴浆细胞性淋巴瘤

一、概述

淋巴浆细胞性淋巴瘤（lymphoplasmacytic lymphoma，LPL），是较罕见的成熟B细胞淋巴瘤，约占血液系统恶性肿瘤的1%，患者中位年龄70岁，男性多见。骨髓常见小B细胞、浆细胞样淋巴细胞及浆细胞等恶性细胞浸润，少见侵犯脾和（或）淋巴结。其恶性细胞可能来源于外周B淋巴细胞，受到刺激后可分化为浆细胞；可能是对抗原初次免疫应答后的未进入生发中心的B细胞；或者是在生发中心经历了体细胞突变而未发生抗体类别转换的B细胞[63]。当LPL患者血液中伴IgM型单克隆丙种球蛋白增多，出现与造血组织浸润或血液中单克隆IgM效应相关的症状时，即为华氏巨球蛋白血症（Waldenström macroglobulinemia，WM）。大部分LPL患者都存在单克隆IgM，常导致临床出现高黏滞综合征及周围神经病变。

LPL和WM并非单纯的浆细胞肿瘤，规范分类应为淋巴瘤，相关内容请参考淋巴瘤章节。因部分病例涉及浆细胞及单克隆丙种球蛋白增多，放在本章只为与单纯浆细胞肿瘤做鉴别。

二、细胞遗传学特征

LPL无特异性染色体异常。*IGH*位点相关的染色体重排少见，而6q21 ~ q25缺失是最常见的染色体结构异常，可见于一半以上累及骨髓的病例，但在累及淋巴结的病例中较少见[64]。6q21 ~ q25也是多种B细胞淋巴瘤常见丢失位点，该区包含了编码NF-kB、*BCL2*、细胞凋亡和浆细胞分化调节因子等基因，但具体致病性靶基因尚未确定。邹德慧等（2015）对非IgM型LPL临床及生物学特征研究结果显示非IgM型LPL与WM患者临床及生物学特征相似[65]。针对WM的遗传学研究[66,67]显示，其主要异常是6q缺失（27% ~ 30%）、18三体（11% ~ 15%）、13q缺失（11% ~ 13%）、4三体（8% ~ 12%）、17p (*TP53*) 缺失（7% ~ 8%）、11q (*ATM*) 缺失（7%）和12三体（5% ~ 7.5%），涉及*IGH*基因的易位< 5%，复杂核型约占15%。4号染色体三体与18号染色体三体之间存在显著的相关性。12三体则与较短的无进展生存相关。*TP53*缺失的患者无进展生存期和无病生存期均较短。6q缺失、17p (*TP53*) 缺失和复杂核型与不良预后相关。近期研究显示，6q缺失影响WM患者疾病进展的同时还与伴发炎症相关[68,69]。

随着基因测序技术的应用，研究发现LPL/WM最常见的遗传学畸变为*MYD88-L265P*点突变。涉及染色体6q的缺失在*MYD88*突变的患者中很常见。针对WM的研究显示其常见的频发突变为：*MYD88*（95% ~ 97%）、*CXCR4*（30% ~ 40%）、*ARID1A*(8% ~ 17%)、*ML12*（11%）、*CD79B*（8% ~ 15%）、*TP53*（8%）、*TBL1XR1*（4%）和SPI1（4%）[67,70]。*MYD88*是一个在Toll样受体及IL-1受体信号传递中发挥一定作用的分子，可增强Toll样受体的信号传递，从而激活NF-kB家族的转录因子，这些因子与正常B细胞或肿瘤性B细胞的生长及存活有关。*MYD88*突变在LPL的发病机制中发挥核心作用，其与Bruton酪氨酸激酶（bruton tyrosine kinase，BTK）的复合物可促进肿瘤的生存[71]。*MYD88*突变虽然与LPL/WM高度相关，但缺乏特异性，其在弥漫性大B细胞淋巴瘤、其他浆细胞病及低级别B淋巴细胞增生性疾病中也存在。同时具有*MYD88*和*CXCR4*突变的患者，临床更可能表现为高黏滞血症和骨髓受累，可通过BTK和*CXCR4*抑制剂治疗。*MYD88*和*CXCR4*突变的检测已被作为指导WM精准治疗的重要参考依据。

（李承文）

参考文献

[1] Swerdlow SH, Campo E, Lee N, et al. WHO Classification of Tumours of Haematopoietic and Lymphoid Tissues4th. Lyon: International Agency for Research on Cancer, 2017.

[2] Alaggio R, Amador C, Anagnostopoulos I, et al. The 5th edition of the World Health Organization Classification of Haematolymphoid Tumours: Lymphoid Neoplasms. Leukemia, 2022, 36 (7): 1720-1748.

[3] Morgan GJ, Walker BA, Davies FE. The genetic architecture of multiple myeloma. NAT REV Cancer, 2012, 12 (5): 335-348.

[4] Munshi NC, Anderson KC, Bergsagel PL, et al. Consensus recommendations for risk stratification in multiple myeloma: report of the International Myeloma Workshop Consensus Panel 2. Blood, 2011, 117 (18): 4696-4700.

[5] Lai YY, Huang XJ, Cai Z, et al. Prognostic power of abnormal cytogenetics for multiple myeloma: a

multicenter study in China. Chin Med J (Engl), 2012, 125 (15): 2663-2670.

[6] Klein B, Zhang XG, Jourdan M, et al. Paracrine rather than autocrine regulation of myeloma-cell growth and differentiation by interleukin-6. Blood, 1989, 73 (2): 517-526.

[7] Drexler HG, Matsuo Y. Malignant hematopoietic cell lines: in vitro models for the study of multiple myeloma and plasma cell leukemia. Leuk Res, 2000, 24 (8): 681-703.

[8] Lai JL, Zandecki M, Mary JY, et al. Improved cytogenetics in multiple myeloma: a study of 151 patients including 117 patients at diagnosis. Blood, 1995, 85 (9): 2490-2497.

[9] 安刚，李承文，李倩，等. 免疫磁珠分选对荧光原位杂交检测多发性骨髓瘤细胞遗传学异常的影响. 中国实验血液学杂志. 2011, 19 (01): 54-58.

[10] 杨瑞芳，李春湜，仇海荣，等. 应用CD138磁珠分选结合FISH和胞质轻链免疫荧光结合FISH检测多发性骨髓瘤的1q21扩增. 中华医学遗传学杂志. 2011, 28 (6): 686-689.

[11] Ma ESK, Wang CLN, Wong ATC, et al. Target fluorescence in-situ hybridization (Target FISH) for plasma cell enrichment in myeloma. Mol Cytogenet, 2016, 9: 63.

[12] Ross F M, Avet-Loiseau H, Ameye G, et al. Report from the European Myeloma Network on interphase FISH in multiple myeloma and related disorders. Haematologica, 2012, 97 (8): 1272-1277.

[13] 中华医学会血液学分会实验诊断血液学学组. 血液病细胞-分子遗传学检测中国专家共识（2013年版）. 中华血液学杂志. 2013, 34 (8): 733-736.

[14] 中国抗癌协会血液肿瘤专业委员会，中华医学会血液学分会白血病淋巴瘤学组. 多发性骨髓瘤遗传学检测专家共识. 中华医学遗传学杂志. 2019, 36 (2): 99-102.

[15] Siegel RL, Miller KD, Jemal A. Cancer statistics, 2018. CA Cancer J Clin, 2018, 68 (1): 7-30.

[16] Matsui W, Wang Q, Barber JP, et al. Clonogenic multiple myeloma progenitors, stem cell properties, and drug resistance. Cancer Res, 2008, 68 (1): 190-197.

[17] Tricot G J. New insights into role of microenvironment in multiple myeloma. Int J Hematol, 2002, 76 Suppl 1: 334-336.

[18] Landgren O, Kyle RA, Pfeiffer RM, et al. Monoclonal gammopathy of undetermined significance (MGUS) consistently precedes multiple myeloma: a prospective study. Blood, 2009, 113 (22): 5412-5417.

[19] van Nieuwenhuijzen N, Spaan I, Raymakers R, et al. From MGUS to Multiple Myeloma, a Paradigm for Clonal Evolution of Premalignant Cells. Cancer Res, 2018, 78 (10): 2449-2456.

[20] Dhodapkar MV. MGUS to myeloma: a mysterious gammopathy of underexplored significance. Blood, 2016, 128 (23): 2599-2606.

[21] van de Donk N, Pawlyn C, Yong KL. Multiple myeloma. Lancet, 2021, 397 (10272): 410-427.

[22] Fernández De Larrea C, Kyle R, Rosiñol L, et al. Primary plasma cell leukemia: consensus definition by the International Myeloma Working Group according to peripheral blood plasma cell percentage. Blood cancer journal (New York), 2021, 11 (12): 192.

[23] Keats JJ, Chesi M, Egan JB, et al. Clonal competition with alternating dominance in multiple myeloma. Blood, 2012, 120 (5): 1067-1076.

[24] Korde N, Kristinsson SY, Landgren O. Monoclonal gammopathy of undetermined significance (MGUS) and smoldering multiple myeloma (SMM): novel biological insights and development of early treatment strategies. Blood, 2011, 117 (21): 5573-5581.

[25] Kumar S, Fonseca R, Ketterling R P, et al. Trisomies in multiple myeloma: impact on survival in patients with high-risk cytogenetics. Blood, 2012, 119 (9): 2100-2105.

[26] Fonseca R, Bergsagel PL, Drach J, et al. International Myeloma Working Group molecular classification of multiple myeloma: spotlight review. Leukemia, 2009, 23 (12): 2210-2221.

[27] Pawlyn C, Melchor L, Murison A, et al. Coexistent hyperdiploidy does not abrogate poor prognosis in myeloma with adverse cytogenetics and may precede IGH

translocations. Blood, 2015, 125 (5): 831-840.

[28] Chretien ML, Corre J, Lauwers-cances V, et al. Understanding the role of hyperdiploidy in myeloma prognosis: which trisomies really matter? Blood, 2015, 126 (25): 2713-2719.

[29] Fonseca R, Barlogie B, Bataille R, et al. Genetics and cytogenetics of multiple myeloma: a workshop report. Cancer Res, 2004, 64 (4): 1546-1558.

[30] Walker BA, Wardell CP, Murison A, et al. APOBEC family mutational signatures are associated with poor prognosis translocations in multiple myeloma. Nat Commun, 2015, 6 (1): 6997.

[31] An G, Xu Y, Shi L, et al. t (11;14) multiple myeloma: A subtype associated with distinct immunological features, immunophenotypic characteristics but divergent outcome. Leukemia Res, 2013, 37 (10): 1251-1257.

[32] Fonseca R, Harrington D, Oken MM, et al. Biological and prognostic significance of interphase fluorescence in situ hybridization detection of chromosome 13 abnormalities (delta13) in multiple myeloma: an eastern cooperative oncology group study. Cancer Res, 2002, 62 (3): 715-720.

[33] Kapoor P, Fonseca R, Rajkumar SV, et al. Evidence for cytogenetic and fluorescence in situ hybridization risk stratification of newly diagnosed multiple myeloma in the era of novel therapie. Mayo Clin Proc, 2010, 85 (6): 532-537.

[34] Shaughnessy J, Tian E, Sawyer J, et al. Prognostic impact of cytogenetic and interphase fluorescencein situ hybridization-defined chromosome 13 deletion in multiple myeloma: early results of total therapy II. Brit J Haematol, 2003, 120 (1): 44-52.

[35] An G, Li Z, Tai YT, et al. The impact of clone size on the prognostic value of chromosome aberrations by fluorescence in situ hybridization in multiple myeloma. Clin Cancer Res, 2015, 21 (9): 2148-2156.

[36] Kim M, Ju YS, Lee EJ, et al. Abnormalities in Chromosomes 1q and 13 Independently Correlate With Factors of Poor Prognosis in Multiple Myeloma. Ann Lab Med, 2016, 36 (6): 573-582.

[37] Schmidt TM, Fonseca R, Usmani SZ. Chromosome 1q21 abnormalities in multiple myeloma. Blood Cancer J, 2021, 11 (4): 83.

[38] Smetana J, Frohlich J, Zaoralova R, et al. Genome-wide screening of cytogenetic abnormalities in multiple myeloma patients using array-CGH technique: a Czech multicenter experience. Biomed Res Int, 2014, 2014: 209670.

[39] Hanamura I. Gain/Amplification of Chromosome Arm 1q21 in Multiple Myeloma. Cancers, 2021, 13 (2): 256.

[40] D'agostino M, Cairns D A, Lahuerta J J, et al. Second Revision of the International Staging System (R2-ISS) for Overall Survival in Multiple Myeloma: A European Myeloma Network (EMN) Report Within the Harmony Project. J Clin Oncol, 2022, 40 (29): 3406-3418.

[41] Du C, Mao X, Xu Y, et al. 1q21 gain but not t (4;14) indicates inferior outcomes in multiple myeloma treated with bortezomib. Leukemia Lymphoma, 2020, 61 (5): 1201-1210.

[42] 陈蕾，孙春艳，安博文，等. 多发性骨髓瘤6q缺失患者的临床特征研究. 中华血液学杂志，2021，42 (8)：642-645.

[43] Rajkumar S V. Multiple myeloma: 2020 update on diagnosis, risk-stratification and management. Am J Hematol, 2020, 95 (5): 548-567.

[44] Wuilleme S, Robillard N, Lodé L, et al. Ploidy, as detected by fluorescence in situ hybridization, defines different subgroups in multiple myeloma. Leukemia, 2005, 19 (2): 275-278.

[45] Smith S C, Althof P A, Dave B J, et al. High-risk cytogenetics in multiple myeloma: Further scrutiny of deletions within the IGH gene region enhances risk stratification. Genes, Chromosomes and Cancer, 2020, 59 (10): 569-574.

[46] Du C, Mao X, Xu Y, et al. 1q21 gain but not t (4;14) indicates inferior outcomes in multiple myeloma treated with bortezomib. Leuk Lymphoma, 2020, 61 (5): 1201-1210.

[47] Walker B A, Mavrommatis K, Wardell C P, et al. A high-risk, Double-Hit, group of newly diagnosed myeloma identified by genomic analysis. Leukemia,

7

2019, 33 (1): 159-170.

[48] An G, Xu Y, Shi L, et al. Chromosome 1q21 gains confer inferior outcomes in multiple myeloma treated with bortezomib but copy number variation and percentage of plasma cells involved have no additional prognostic value. Haematologica, 2014, 99 (2): 353-359.

[49] Dores G M, Landgren O, Mcglynn K A, et al. Plasmacytoma of bone, extramedullary plasmacytoma, and multiple myeloma: incidence and survival in the United States, 1992-2004. Br J Haematol, 2009, 144(1): 86-94.

[50] Boll M, Parkins E, O connor S J M, et al. Extramedullary plasmacytoma are characterized by a 'myeloma-like' immunophenotype and genotype and occult bone marrow involvement. Brit J Haematol, 2010, 151 (5): 525-527.

[51] Pham A, Mahindra A. Solitary Plasmacytoma: a Review of Diagnosis and Management. Curr Hematol Malig R, 2019, 14 (2): 63-69.

[52] Shin H, Kim K, Lee J, et al. The t (11;14) (q13;q32) Translocation as a Poor Prognostic Parameter for Autologous Stem Cell Transplantation in Myeloma Patients With Extramedullary Plasmacytoma. Clinical Lymphoma Myeloma and Leukemia, 2015, 15 (4): 227-235.

[53] Iwanaga M, Tagawa M, Tsukasaki K, et al. Prevalence of monoclonal gammopathy of undetermined significance: study of 52, 802 persons in Nagasaki City, Japan. Mayo Clin Proc, 2007, 82 (12): 1474-1479.

[54] Kyle R A, Therneau T M, Rajkumar S V, et al. Prevalence of monoclonal gammopathy of undetermined significance. N Engl J Med, 2006, 354 (13): 1362-1369.

[55] Lakshman A, Paul S, Rajkumar S V, et al. Prognostic significance of interphase FISH in monoclonal gammopathy of undetermined significance. Leukemia, 2018, 32 (8): 1811-1815.

[56] Merz M, Hielscher T, Hoffmann K, et al. Cytogenetic abnormalities in monoclonal gammopathy of undetermined significance. Leukemia, 2018, 32 (12): 2717-2719.

[57] Kyle R A, Larson D R, Therneau T M, et al. Long-Term Follow-up of Monoclonal Gammopathy of Undetermined Significance. N Engl J Med, 2018, 378 (3): 241-249.

[58] Perfetti V, Casarini S, Palladini G, et al. Analysis of V (lambda) -J (lambda) expression in plasma cells from primary (AL) amyloidosis and normal bone marrow identifies 3r (lambdaIII) as a new amyloid-associated germline gene segment. Blood, 2002, 100 (3): 948-953.

[59] Bryce A H, Ketterling R P, Gertz M A, et al. Translocation t (11;14) and survival of patients with light chain (AL) amyloidosis. Haematologica, 2009, 94 (3): 380-386.

[60] Bochtler T, Hegenbart U, Heiss C, et al. Hyperdiploidy is less frequent in AL amyloidosis compared with monoclonal gammopathy of undetermined significance and inversely associated with translocation t (11;14). Blood, 2011, 117 (14): 3809-3815.

[61] Wong S W, Hegenbart U, Palladini G, et al. Outcome of Patients With Newly Diagnosed Systemic Light-Chain Amyloidosis Associated With Deletion of 17p. Clinical Lymphoma Myeloma and Leukemia, 2018, 18 (11): e493-e499.

[62] Bochtler T, Merz M, Hielscher T, et al. Cytogenetic intraclonal heterogeneity of plasma cell dyscrasia in AL amyloidosis as compared with multiple myeloma. Blood advances, 2018, 2 (20): 2607-2618.

[63] Sahota S S, Forconi F, Ottensmeier C H, et al. Typical Waldenstrom macroglobulinemia is derived from a B-cell arrested after cessation of somatic mutation but prior to isotype switch events. Blood, 2002, 100 (4): 1505-1507.

[64] Mansoor A, Medeiros L J, Weber D M, et al. Cytogenetic findings in lymphoplasmacytic lymphoma/Waldenstrom macroglobulinemia. Chromosomal abnormalities are associated with the polymorphous subtype and an aggressive clinical course. Am J Clin Pathol, 2001, 116 (4): 543-549.

[65] 邹德慧, 易树华, 刘慧敏, 等. 非 IgM 型淋巴浆细

胞淋巴瘤临床及生物学特征研究．中华血液学杂志．2015，36（6）：493-496.

[66] Nguyen-khac F，Lambert J，Chapiro E，et al. Chromosomal aberrations and their prognostic value in a series of 174 untreated patients with Waldenström's macroglobulinemia. Haematologica，2013，98（4）：649-654.

[67] Krzisch D，Guedes N，Boccon gibod C，et al. Cytogenetic and molecular abnormalities in Waldenström's macroglobulinemia patients：Correlations and prognostic impact. Am J Hematol，2021，96（12）：1569-1579.

[68] Forgeard N，Baron M，Caron J，et al. Inflammation in Waldenstrom macroglobulinemia is associated with 6q deletion and need for treatment initiation. Haematologica，2022，107（11）：2720-2724.

[69] García sanz R，Dogliotti I，Zaccaria G M，et al. 6q deletion in Waldenström macroglobulinaemia negatively affects time to transformation and survival. Brit J Haematol，2021，192（5）：843-852.

[70] Treon S P，Xu L，Guerrera M L，et al. Genomic Landscape of Waldenstrom Macroglobulinemia and Its Impact on Treatment Strategies. J Clin Oncol，2020，38（11）：1198-1208.

[71] Yang G，Zhou Y，Liu X，et al. A mutation in MYD88（L265P）supports the survival of lymphoplasmacytic cells by activation of Bruton tyrosine kinase in Waldenstrom macroglobulinemia. Blood，2013，122（7）：1222-1232.

7

第八章 淋巴瘤

第一节 概 述

一、淋巴瘤遗传学概述

淋巴瘤是一组起源于淋巴细胞的恶性肿瘤，如何进行淋巴瘤精准诊断分型和个体化治疗一直以来都是临床亟待解决的难题和研究的热点。目前病理学仍是淋巴瘤诊断的金标准，但在实际工作中由于淋巴瘤自身的复杂性和异质性使得淋巴瘤的病理学诊断面临着巨大的挑战和困难。因此，单纯依靠病理组织学分类来指导临床诊疗具有一定局限性。细胞遗传学检测从另一个视角，即“细胞内部”的染色体变化着手，与病理学关注“细胞外部”的组织细胞形态结构和蛋白表达形成良好的互补，在实际工作中能在良恶性疾病的鉴别及淋巴瘤的具体分型中对病理学诊断起到重要的辅助作用。2016 年版《WHO 造血与淋巴组织肿瘤分类》（修订版）中明确提出的“高级别 B 细胞淋巴瘤，伴有 *MYC* 和 *BCL2* 或（和）*BCL6* 重排”“伴 *IRF4* 重排的大 B 细胞淋巴瘤”“伴 11q 异常的 Burkitt 样淋巴瘤”和“间变性大细胞淋巴瘤，*ALK* 阳性”等分型均以遗传学异常作为重要的分型诊断依据[1]，2022 年版 WHO 造血淋巴组织肿瘤分类（the upcoming 5th edition of the WHO Classification of Haematolymphoid Tumours，WHO-HAEM5）中，虽对部分淋巴瘤命名进行了更新调整，仍反映出分子遗传学检测在淋巴瘤精准诊断中发挥着更加重要的作用。例如大 B 细胞淋巴瘤分类中“弥漫大 B 细胞淋巴瘤 / 高级别 B 细胞淋巴瘤伴 *MYC* 和 *BCL2*”重排、“高级别 B 细胞淋巴瘤伴 11q 异常”仍结合特定的分子遗传学标记进行命名[2]。

遗传学更能反映淋巴瘤的本质和基因组的不稳定性。1972 年 Manolov 等首次运用显带技术发现 14 例 Burkitt 淋巴瘤患者中存在重现性染色体异常 14q+[3]。随后更多的关于淋巴瘤染色体核型分析的研究指出，约 90% 的淋巴瘤患者伴有染色体异常，具体表现为染色体易位、扩增、缺失及非整倍体核型等。B 细胞淋巴瘤的细胞遗传学异常可以分为两类：第一类是与发病相关的重现性染色体异常，例如 Burkitt 淋巴瘤的 t(8;14)(q24;q32)、套细胞淋巴瘤的 t(11;14)(q13;q32) 和滤泡性淋巴瘤的 t(14;18)(q32;q21) 等。这些异常除常涉及免疫球蛋白重链基因 *IGH*（14q32）外，还可与免疫球蛋白轻链基因 κ（2p11）、λ（22q11）发生易位；第二类细胞遗传学异常为淋巴瘤基因组不稳定性导致的继发性染色体异常，有助于疾病预后评估[4]。少数 T 细胞淋巴瘤的染色体异常也具有特异性，例如 *ALK* 阳性间变性大细胞淋巴瘤的 t(2;5)(p23;q35) 易位涉及定位于 5 号染色体的 *ALK* 基因。常见的非霍奇金淋巴瘤（non-hodgkin lymphoma，NHL）染色体及相关基因异常汇总见附表（表 8-1-1）。值得注意的是，淋巴瘤中的部分重现性遗传学异常也并不局限于特定类型中，例如 t(8;14)(q24;q32) 易位也可出现在高级别 B 细胞淋巴瘤中或弥漫大 B 细胞淋巴瘤中。累及相同位点的染色体易位也可以涉及不同的基因例如 t(14;18)(q32;q21)，在滤泡性淋巴瘤和黏膜相关淋巴组织结外边缘区淋巴瘤中分别累及 *IGH* :: *BCL2* 基因和 *IGH* :: *MALT1* 基因重排。

淋巴瘤的细胞遗传学检测包括传统的染色体核型分析以及特定探针的 FISH 检测（具体 FISH 探针见表 8-1-1）。目前国内较多采用骨髓标本和病理活检组织切片作为主要研究对象。但是骨髓标本中往往淋巴瘤细胞含量较少，尤其当淋巴瘤并未侵犯骨髓时会造成一定的漏诊。目前对于采用病灶组织活检标本进行常规染色体核型分析的检测难以常规开展，主要存在以下难点：组织标本取材相对

表 8-1-1 淋巴瘤相关染色体异常及 FISH 探针类型

淋巴瘤类型	染色体异常	涉及基因	FISH 探针
B 细胞淋巴瘤			
慢性淋巴细胞白血病 / 小淋巴细胞淋巴瘤（CLL/SLL）	del(13q)/-13	*RB1*	*RB1*、*D13S319*、*ATM*、*TP53/CEP17*、*CEP12*、*IGH/BCL2* 融合探针
	del(11)(q22)	*ATM*	
	del(17)(p13)	*TP53*	
	+12		*BCL3* 分离探针
	t(14;18)(q32;q21)	*IGH*∷*BCL2*	
	t(14;19)(q32;q13)	*IGH*∷*BCL3*	
脾边缘区淋巴瘤（SMZL）	del(7q)		*D7S486/CEP7* (7q31/7) *KMT2E/MET*/7cen(7q22/7q31/7)
	t(2;7)(p11;q21)	*IGκ*∷*CDK6*	
黏膜相关淋巴组织结外边缘区淋巴瘤（EMZL）	t(11;18)(q21;q21)	*API2*∷*MALT1*	*MALT1* 分离探针、*API2/MALT1* 融合探针
	t(1;14)(p22;q32)	*IGH*∷*BCL10*	*IGH* 分离探针
	t(14;18)(q32;q21)	*IGH*∷*MALT1*	*MALT1* 分离探针、*IGH/MALT1* 融合探针
滤泡淋巴瘤（FL）	t(14;18)(q32;q21)	*IGH*∷*BCL2*	*IGH/BCL2* 融合探针
	t(2;18)(p11;q21)	*IGκ*∷*BCL2*	*BCL2* 分离探针
	t(18;22)(q21;q11.2)	*IGλ*∷*BCL2*	
套细胞淋巴瘤（MCL）	t(11;14)(q13;q32)	*IGH*∷*CCND1*	*IGH/CCND1* 融合探针
	t(12p13)	*CCND2*	*CCND2* 分离探针
弥漫大 B 细胞淋巴瘤（DLBCL）	t(3;14)(q27;q32)	*IGH*∷*BCL6*	*BCL6*、*BCL2*、*MYC* 分离探针、*IGH/MYC/CEP8* 融合探针、*TP53/CEP17*
	t(2;3)(p11;q27)	*IGκ*∷*BCL6*	
	t(3;22)(q27;q11)	*IGλ*∷*BCL6*	
弥漫大 B 细胞淋巴瘤 / 高级别 B 细胞淋巴瘤，伴 *MYC* 和 *BCL2* 重排	t(8;14)(q24;q32) 及其变异型	*Ig*∷*MYC*	*MYC* 分离探针、*IGH/MYC/CEP8* 融合探针、*BCL2* 分离探针、*TP53/CEP17*
	t(14;18)(q32;q21) 及其变异型	*Ig*∷*BCL2*	
大 B 细胞淋巴瘤伴 *IRF4* 重排	t(6;14)(p25;q32)	*IRF4*∷*IGH* 可伴 *BCL6* 重排，不伴 *BCL2*、*MYC* 重排	*IRF4* 分离探针
ALK 阳性的大 B 细胞淋巴瘤	t(2;17)(p23;q23)	*CLTC*∷*ALK*	*ALK* 分离探针
浆母细胞性淋巴瘤	t(8q24)	*MYC*	*MYC* 分离探针
Burkitt 淋巴瘤	t(8;14)(q24,32)	*IGH*∷*MYC*	*MYC* 分离探针、*IGH/MYC/CEP8* 融合探针
	t(2;8)(p11;q24)	*IGκ*∷*MYC*	
	t(8;22)(q24;q11)	*IGλ*∷*MYC*	
高级别 B 细胞淋巴瘤伴 11q 异常	dup(11)(q23.2-23.3) del(11)(q24.1-qter)	无 *MYC* 重排	*ATM*、*CCND1*、*KMT2A*、*CEP11*、11q23.3/11q24.3 扩增缺失探针
T 细胞和 NK 细胞淋巴瘤			
肝脾 T 细胞淋巴瘤	i(7q)		*D7S486/CEP7*
	+8		*CEP8*
间变性大细胞淋巴瘤	t(2;5)(p23;q35)	*ALK*∷*NPM1*	*ALK* 分离探针

困难，淋巴瘤细胞核分裂指数较低，采用常规染色体培养方法难以获得足够多且质量好的分裂中期细胞，核型高度复杂性等。国内一项较为大宗的采用淋巴结等实体组织标本进行染色体核型分析的研究显示：在全部确诊为Ⅳ期淋巴瘤病例中仅有23.9%的骨髓标本中可检测出克隆性染色体异常，而在淋巴结或结外病灶组织活检标本中核型异常检出率高达83.8%[5]。因此推荐取材淋巴瘤病灶组织，如淋巴结或脾、甲状腺等结外组织，以及富含淋巴瘤细胞的体液标本，如胸腔积液、腹水、脑脊液等进行染色体核型分析及FISH检测。另外，由于取材欠佳等原因或形态不典型时，病理诊断有时存在困难。克隆性遗传学异常可先于病理形态改变，对于细胞遗传学异常但病理形态变化不明显的患者，必须加强随访或再次活检确诊[6]。

淋巴瘤遗传学揭示了疾病发生的生物学和分子机制，随着荧光原位杂交技术（FISH）、比较基因组表达谱（CGH）以及二代测序（NGS）等新技术的进展，人们对淋巴瘤的诊断分型、预后评估和分层治疗有了更深入的认识，从而建立起以病理形态为基础，结合免疫分型、细胞遗传学、分子生物学以及临床风险指数等综合诊断模式，指导临床诊疗。

二、淋巴结或组织标本染色体培养方法[7]

1．手术室中取材1～2 cm^3大小活检组织，标本离体后立刻置入1640培养液或无菌的生理盐水中浸泡并立即送检。注意组织标本不得固定或冰冻。

2．在无菌操作台中，充分将组织剪碎，过程中可加入少许培养基防止组织变干。分离标本前应去除坏死组织或脂肪组织，将组织碎块加入胶原酶中，置于37℃水浴锅消化40～50分钟（胶原酶消化步骤非必须）。将消化过的组织通过200目的滤网过滤，制成单细胞悬液。

3．将单细胞悬液1200 rpm离心5分钟，弃去上清。以5×10^6 cell/cm^2密度接种，分为无刺激剂和加入脂多糖（LPS）淋巴细胞刺激因子分别培养。培养时间最好不要超过24小时，后续低渗固定、G显带方法等如同骨髓，此处不再赘述。

4．试剂配制：

（1）胶原酶溶液：称取100 mg胶原酶粉末，溶于100 ml的RPMI1640培养基中，并加入DNA酶，使其终浓度为每毫升150个单位。于超净工作台中，使用0.22 μm滤膜过滤，并分装成10 ml每管的小包装，–20℃保存，依照需要解冻使用。

（2）脂多糖：称取脂多糖（粉剂）10 mg，溶于20 ml无菌的生理盐水中，即配制成浓度为500 μg/ml的脂多糖，4℃避光保存，使用时取0.2 ml加入10 ml的培养液体系中。

（李钦璐　王　滢）

第二节　成熟B细胞肿瘤

一、慢性淋巴细胞白血病/小淋巴细胞淋巴瘤

（一）概述

慢性淋巴细胞白血病/小淋巴细胞淋巴瘤（chronic lymphocytic leukemia/small lymphocytic lymphoma，CLL/SLL）是一组好发于中老年人群的成熟B淋巴细胞肿瘤。在西方国家是患病率最高的血液肿瘤，约占NHL的7%。在亚洲人群中相对少见，但患病率也有逐年升高的趋势。CLL与SLL为同一种疾病的不同表现形式，SLL指异常淋巴细胞浸润淋巴结等淋巴器官或淋巴组织，CLL指外周血单克隆性B淋巴细胞绝对值增高（≥ 5.0×10^9/L），骨髓或外周血可见核染色质致密及胞质量少的小淋巴细胞。二者有相同的免疫表型，典型的免疫表型包括$CD19^+$、$CD5^+$、$CD23^+$、$CD200^+$、$CD10^-$、$FMC7^-$、$CCND1^-$；CD20、CD79b、表面免疫球蛋

白（sIg）弱表达。CLL/SLL 临床表现、生物学异质性强，且预后转归差异较大。部分患者进展缓慢，终生无需治疗；而有些患者进展迅速，需要早期接受化疗或靶向药物治疗[8]。细胞遗传学检测在 CLL 预后评估体系中起重要作用，与其他成熟 B 细胞肿瘤不同，CLL 的细胞遗传学常表现为染色体的增加或缺失，易位较少见。常见的重现性的染色体异常包括：del(13q)、+12（12 号染色体三体）、del(11q)、del(17p)、del(6q) 等。目前临床上常通过间期 FISH 技术检测 CLL 常见细胞遗传学异常。NCCN 指南及国际 CLL 工作组推荐的 FISH 探针组合包括 *D13S319*、*RB1*（13q）、CEP12、*ATM*（11q22）、*TP53*（17p13）[9]。新型刺激剂 CpG 联合 IL-2 的使用极大程度提高了 CLL 核型异常检出率，可以作为对 FISH 探针未能覆盖异常的弥补，尤其复杂核型对 CLL 患者具有重要的预后提示作用。细胞遗传学检测包括染色体核型分析（CpG 寡核苷酸刺激培养）及间期 FISH 检测在 CLL 中具有比较明确的预后评估价值。

1% ～ 11% 的 CLL/SLL 可向高级别淋巴瘤进展或转化，Maurice Richter 于 1928 年首次提出“Richter 综合征”（Richter syndrome，RS）的概念。2022 年版 WHO 中推荐术语用“Richter 转化”来替代“Richter 综合征”。2% ～ 8% 的 CLL/SLL 患者可进展为弥漫大 B 细胞淋巴瘤（DLBCL），另有＜ 1% 的患者进展为霍奇金淋巴瘤（hodgkin lymphoma，HL）。通过 IGHV-D-J 重排类型可将 RS 分为与 CLL 原有克隆相关或无关 2 种亚型，是 RS 最为重要的预后因素。克隆相关 RS 总生存期短，而克隆无关 RS 与非继发淋巴瘤相近。约 1/3 的 Richter 转化病例存在 +12 染色体异常，+12 和 *NOTCH1* 突变的共存可能导致 RS 的发病。复杂核型、*TP53* 基因异常、*CDKN2A*(9p21) 基因缺失、*MYC*(8q24) 基因易位均与 RS 存在关联，且影响 RS 患者预后。含利妥昔单抗的综合化疗是 RS 诱导治疗的基础，对诱导化疗有反应的较年轻患者应尽早进行造血干细胞移植以延长生存期。

（二）细胞遗传学分析培养方法的改进

长期以来，由于 CLL 细胞阻滞在细胞周期 G0 至 G1 阶段，在体外无法进行有丝分裂。且对经典有丝分裂原反应差，难以获得有效的中期分裂相。CLL 培养过程中既往采用过的刺激剂包括 EB 病毒、美洲商陆有丝分裂原（PWM）、脂多糖（LPS）、植物凝集素（TPA）和 CD40 配体等。这些刺激剂的使用可以一定程度提高淋巴细胞的有丝分裂效率，但获得的分裂相质量仍相对较差，异常检出率也仅在 20% ～ 40%，且部分刺激剂存在一定毒性，不适用于常规临床检测[10]。2006 年 Decker 等首次采用胞嘧啶鸟嘌呤二核苷酸（CpG-ODN，DSP30）结合 IL-2 刺激剂于 CLL 染色体培养。CpG 可以有效刺激 CLL 细胞体外增殖，并可将核型异常检出率提高至 81%[11]。DSP30 和 IL-2 与 CLL 细胞共同培养既可促使成熟 B 细胞增殖，又能通过抗凋亡降低细胞的死亡率，从而提高核型的异常检出率。推荐共培养 DSP30 的浓度 2 μmol/L，IL-2 的浓度 100 μmol/L[12]。2018 年国际 CLL 工作组也将采用 CpG 刺激剂进行 72 小时培养的染色体核型纳入 CLL 预后评估体系中。

（三）细胞遗传学特性

1. 核型特性

（1）13q 缺失（图 8-2-1）：是 CLL 最常见的异常，发生率约 50%。其中约 80% 的 13q- 为单等位基因缺失，约 15% 为双等位基因缺失形式，两种缺失形式在预后方面无明显差别。部分病例表现为 13 号染色体单体即 -13。部分病例为仅能通过 FISH 检出的微缺失。最常见的缺失位点为 13q14，该缺失区域编码人肿瘤抑制基因 *miR15a/16-1*，这两种基因参与细胞增殖和凋亡过程。13q- 在免疫球蛋白重链可变区无突变（IGHV-U）患者中更易见，单纯 13q- 提示预后较好，无治疗生存期可长达 92 个月，总生存期 133 个月[13]。

（2）+12（12 号染色体三体）：+12（图 8-2-2）发生率 15% ～ 20%，与 *NOTCH1* 突变发生相关，更易出现于具有非典型形态特征及免疫表型的 CLL

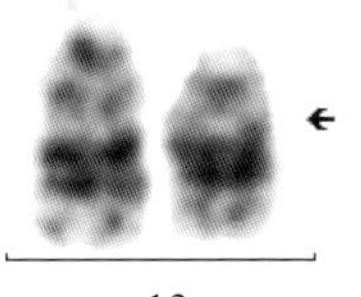

图 8-2-1　**del(13)(q12q14) 核型图（箭头所指）**

8

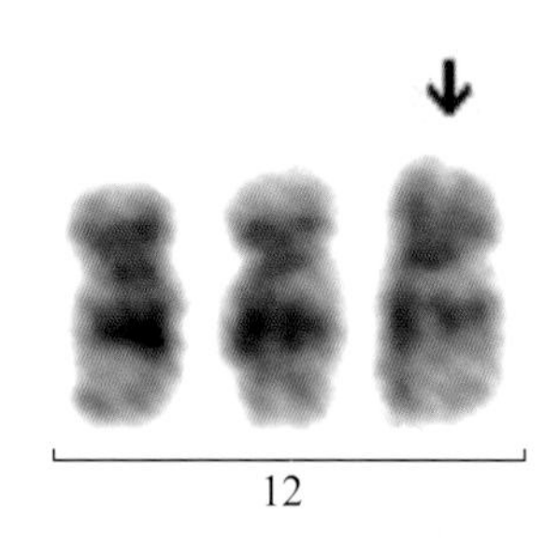

图 8-2-2 **+12 核型图（箭头所指）**

病例中。常伴随出现的染色体异常包括 +18、+19 等，以及涉及 *IGH* 基因的染色体易位如 t(14;18)(q32;q21)、t(14;19)(q32;q13) 等。伴 +12 患者预后中等，中位生存时间 111 个月左右[13]。

（3）11q22-q23 缺失：del(11q22-q23)（图 8-2-3）发生率 5% ～ 20%，患者常表现为显著淋巴结肿大，并与疾病进展和复发难治相关，累及 *ATM* 基因和 *BIRC3* 基因缺失。伴有 11q- 的患者的初次治疗时间间隔（TFT）显著缩短，总生存期（OS）较短，中位生存期为 79 个月左右。CLL8 临床研究显示，氟达拉滨 + 环磷酰胺 + 利妥昔单抗（FCR 方案）可提高伴 *ATM* 缺失患者的预后[14]。

（4）17p13 缺失（图 8-2-4）：在初诊 CLL 中发生率为 4% ～ 8%，在初次接受治疗患者中发生率为 10% ～ 12%，在以氟达拉滨为基础的化疗后复发的患者中发生率为 30% ～ 40%[15]。与 *TP53* 基因缺失相关，*TP53* 基因缺失常与等位 *TP53* 基因突变相伴出现，是 CLL 的独立预后不良因素。*TP53* 基因异常与以氟达拉滨为基础的化疗耐药性相关。除 17p- 外，造成 *TP53* 基因缺失的染色体异常形式多样，包括非平衡性易位（最常见形式为与 18q 的易位）、-17、i(17q)、环状 17 号染色体等。伴有 *TP53* 基因缺失患者中位生存期仅 32 个月左右[13]。

（5）6q21 缺失（图 8-2-5）：约占 6%，常见的缺失位点为 6q21，涉及 *MYB* 及 *PIC3A* 基因缺失。其他缺失位点还包括 6q16、6q23、6q25、6q27 等。6q- 与较短的 TFT 有关，但也有一些报道指出 6q- 并非 CLL 预后不良因素[16]，其对 CLL 预后的影响尚不明确。

（6）涉及 *IGH*(14q32) 基因的染色体易位：5% ～ 15% 的 CLL 病例存在 *IGH* 基因重排异常，常通过 FISH 技术检出。伴有 *IGH* 易位的 CLL，易伴随 +12，较少伴有 13q-。*IGH* 的伙伴基因不同其

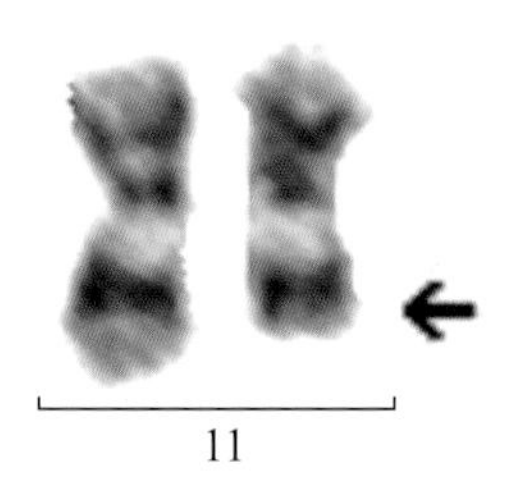

图 8-2-3 **del(11)(q22) 核型图（箭头所指）**

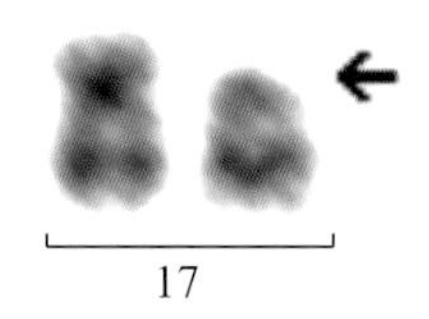

图 8-2-4 **del(17)(p13) 核型图（箭头所指）**

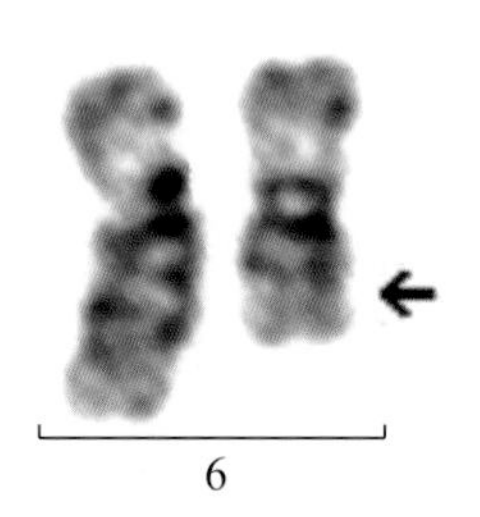

图 8-2-5 **del(6)(q21q23) 核型图（箭头所指）**

预后存在差异，中位 TFT 为 19 个月。与 FISH 正常组相比，单纯伴 *IGH* 基因易位组的 CLL 患者具有较短的 TFT[17]。t(14;18)(q32;q21)/*IGH* :: *BCL2* 是最为常见易位类型，在 CLL 中发生率约为 2%，通常与 IGHV-U 相关，*BCL2*-CLLs 对预后无明显影响，并非 CLL 预后不良因素，文献报道 TFT 20.6 ～ 48 个月。另一种较为常见的易位为 t(14;19)(q32;q13)/*IGH* :: *BCL3*（图 8-2-6、图 8-2-7），发生率极低，是一组更具侵袭性的亚型，*BCL3*-CLLs 具有形态学以及流式免疫分型的不典型性，常与 +12、复杂异常核型相伴出现[18]。目前报道的在 CLL 中 14q32 易位伙伴基因还包括 t(2;14)(p16;q32)/*IGH* :: *BCL11A*、t(6;14)(p21;q32) /*IGH* :: *CCND3*、t(8;14)(q24;q32) /*IGH* :: *MYC* 等。有文献将同时存在 17p- 和 *MYC* 异常的 CLL 称为“双重打击 CLL”，并指出该类患者预后差，临床进展极快，且伴 *MYC* 异常的病例更易发生 Richter 转化[19]。国内一项关于伴 *IGH* 易位 CLL（IGH-t CLL）的研究表明，*IGH* 易位在中国 CLL 人群中比较常见，发生率为

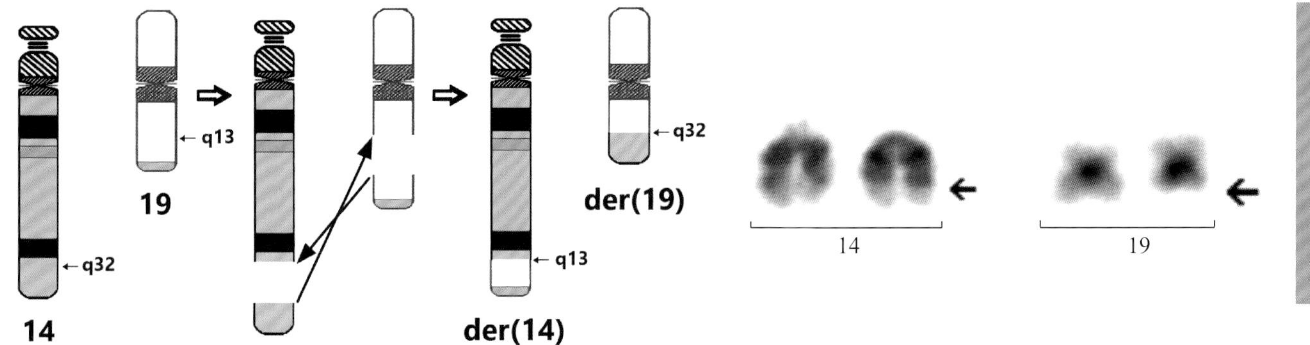

图 8-2-6　**t(14;19)(q32;q13)** 模式图（箭头所指）

图 8-2-7　**t(14;19)(q32;q13)** 核型图（箭头所指）

18.1%（25/138），包括10例 t(14;18) (q32;q21)、3例 t(14;19)(q32;q13)，以及 t(2;14)(p13;q32)、t(9;14)(p13;q32) 各1例。10例 *IGHT* 伙伴基因未知，且研究表明 *IGH*-t CLL 患者较 non-*IGH*-t 组相比具有较低的流式 CLL 评分，更易伴有 *FBXW7*、*ATM* 基因突变。*IGH*-t- CLL 患者中有5例为复杂核型，且均为非 *IGH* :: *BCL2*。由此可见，明确 *IGH* 伙伴基因对 CLL 的精准诊断和治疗选择具有重要价值[20]。

（7）复杂异常：复杂核型（complex karyotype，CK）定义为在一个核型中同时伴有3个及3个以上无关染色体异常，在初诊未治疗 CLL 病例中的发生率约14%，复发难治病例中发生率可达25%～35%。CK 患者具有较短的生存期，与 IGHV-U、*TP53* 基因异常、11q- 等预后不良因素相关。High-CK 指存在大于等于5种染色体异常，具有更为侵袭性的临床表现，是 CLL 的独立预后不良因素，与 IGHV 突变状态和是否存在 *TP53* 异常（17p 缺失或 *TP53* 突变）无关。Baliakas 等报道指出并非所有的 CK 都是预后不良因素，其中伴 +12、+18、+19 的 CK 比单纯 +12 的患者具有更长的 OS[21]。

2．FISH 特性　采用 FISH 方法可在约80% 的 CLL 患者中检出遗传学异常，基础 FISH 探针组合包括 11q22-23（*ATM*）、13q14（*RB1* 和 *D13S319*）、17p13（*TP53*）、12号染色体着丝粒（CEP12）（图 8-2-8、图 8-2-9、图 8-2-10、图 8-2-11）。NCCN 指南中 FISH 危险度分期基于上述几组探针将细胞遗传学异常划分为低危（low-risk）单纯 13q14 缺失、中危（intermediate-risk）+12、高危（high-risk）*TP53* 或 *ATM* 基因缺失[22]。临床上使用的 *RB1*、*D13S319*、*ATM*、*TP53* 四组探针大多为单色探针，主要用于检测相应基因的缺失，阳性细胞表现为信号点的减少；*CEP12* 单色探针用于检测12号染色体三体，阳性细胞表现为信号的增加，典型的阳性信号为3个杂交信号。上述单色探针也可以替换成针对相应染色体位点的双色探针进行检测，比如采用 *TP53/CEP17* 双色探针检测 *TP53* 缺失，红色荧光标记 *TP53* 基因区域，绿色荧光标记17号染色体着丝粒区域，正常细胞信号为2红2绿，典型 17p- 显示为2绿1红信号，采用双色探针的优势在于能区分 -17 和 17p-，-17 信号为1红1绿。此外，建议将 *IGH/CCND1* 双色双融合探针涵盖在 CLL 套餐中，用于检测 t(11;14)(q13;q32)，从而与 MCL 相鉴别，典型的阳性细胞为1红1绿2融合。推荐在 CLL 常规 FISH 组合套餐基础上加做 *IGH* 分离探针，尤其当 *IGH/CCND1* 信号提示为3绿2红时，需检测 *IGH* 分离探针确定是否存在 *IGH* 基因的断裂重排。典型 *IGH* 重排阳性为1红1绿1融合，提示存在涉及 14q32 的染色体易位。结合染色体核型或加做 *IGH/BCL2* t(14;18)(q32;q21)、*BCL3*(19q13) 等探针可以明确 *IGH* 的对手基因。

（四）典型病例

1．病例一

（1）患者概况：患者男性，60岁，因“体检血常规提示血象异常”于2018年9月就诊。查体可触及颈部及右侧腹股沟淋巴结肿大，无触痛，不伴发热、盗汗、消瘦。脾肋缘下未触及。血常规示 WBC 38.93×10^9/L，33.32×10^9/L，Hb 97.0 g/L，PLT 105×10^9/L。B超提示双侧腋窝、颈部及锁骨上、腹股沟区多发淋巴结肿大。骨髓细胞学示

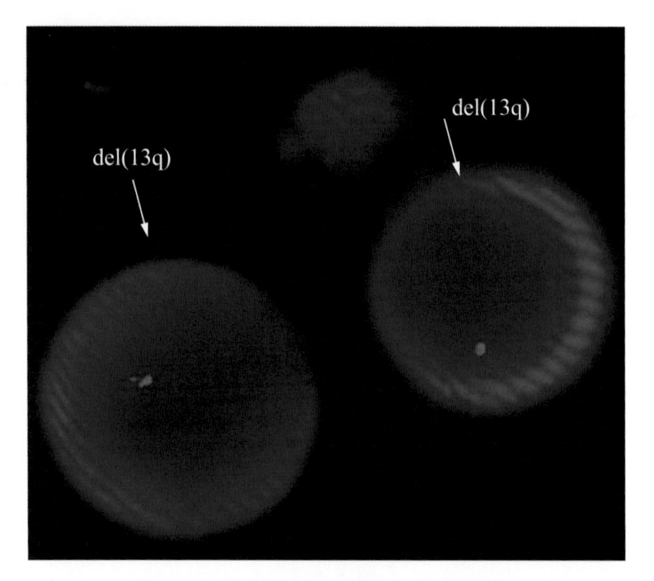

图 8-2-8 **del(13q) 的 FISH 信号图：用 del(13q)/*D13S319*（红色）探针检测，正常细胞为 2 红信号，箭头所指间期细胞显示为 1 红异常信号，提示具有 13q- 异常**

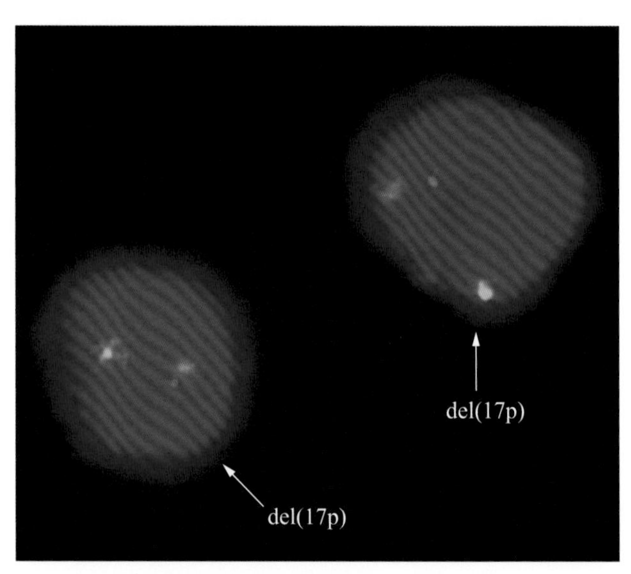

图 8-2-10 **del(17q) FISH 信号图：用 *TP53*（红）/*CEP17*（绿）探针检测，正常细胞为 2 红 2 绿信号，箭头所指细胞为 2 绿 1 红，提示具有 del(17q) 异常**

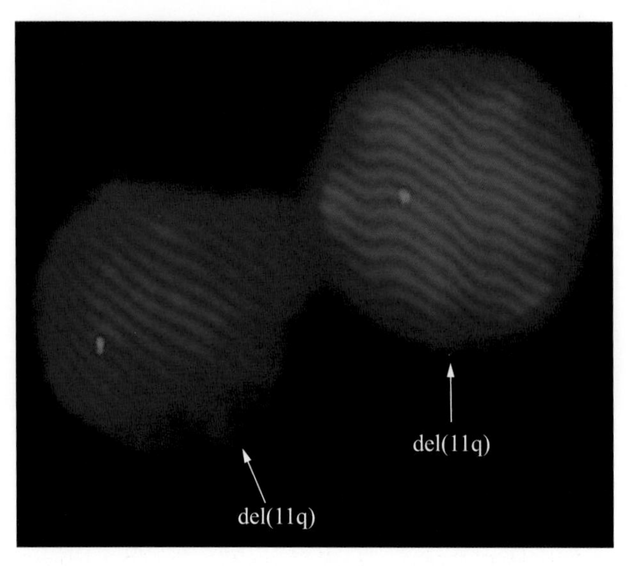

图 8-2-9 **del(11q) FISH 信号图：用 del(11q)/*ATM*（红色）探针检测，正常细胞为 2 红信号，箭头所指细胞为 1 红，提示具有 11q- 异常**

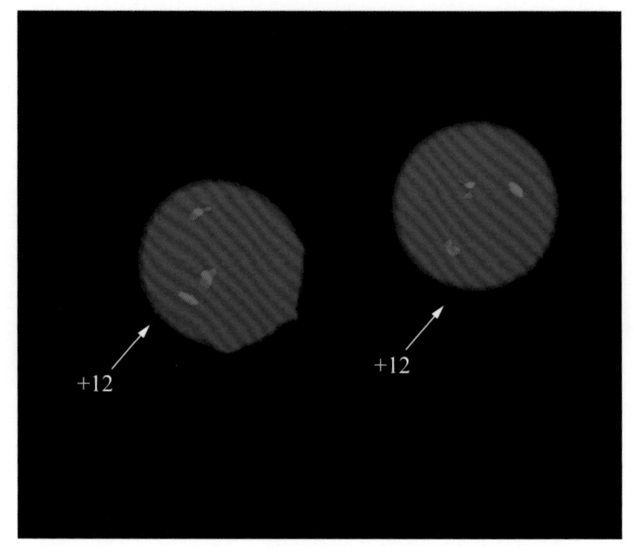

图 8-2-11 **+12 FISH 信号图：用 *CEP12*（红）探针检测，正常细胞为 2 红信号，箭头所指细胞为 3 红，提示具有 +12 异常**

成熟淋巴细胞占 98%，胞体小、胞质少、核圆或类圆形。流式免疫分型示约 89.8% 细胞考虑为单克隆性异常成熟小 B 淋巴细胞，细胞小，SSC 小，表达 CD5、CD19、cKappa、$CD20^{dim}$、CD200、$CD22^{dim}$、CD79b、cIgM，部分表达 CD23，不表达 CD10、FMC-7。CLL 评分 4 分。CLL 组合 FISH 检测示 *TP53* 基因缺失。染色体核型：45,X,-Y,-8,rob(13;21)(q10;q10),i(17)(q10),+21,+mar[5]/46,XY[15]（图 8-2-12）。*IGHV* 为无突变状态。该患者诊断为 CLL（Rai Ⅲ期 Binet B 期，伴 *TP53* 缺失）。予 FCR（氟达拉滨、环磷酰胺、美罗华）方案化疗共 4 个疗程，过程顺利。2019 年 1 月再次入院病情评估为部分缓解，后采用 BTK（Brutons tyrosine kinase）抑制剂伊布替尼治疗。2019 年 10

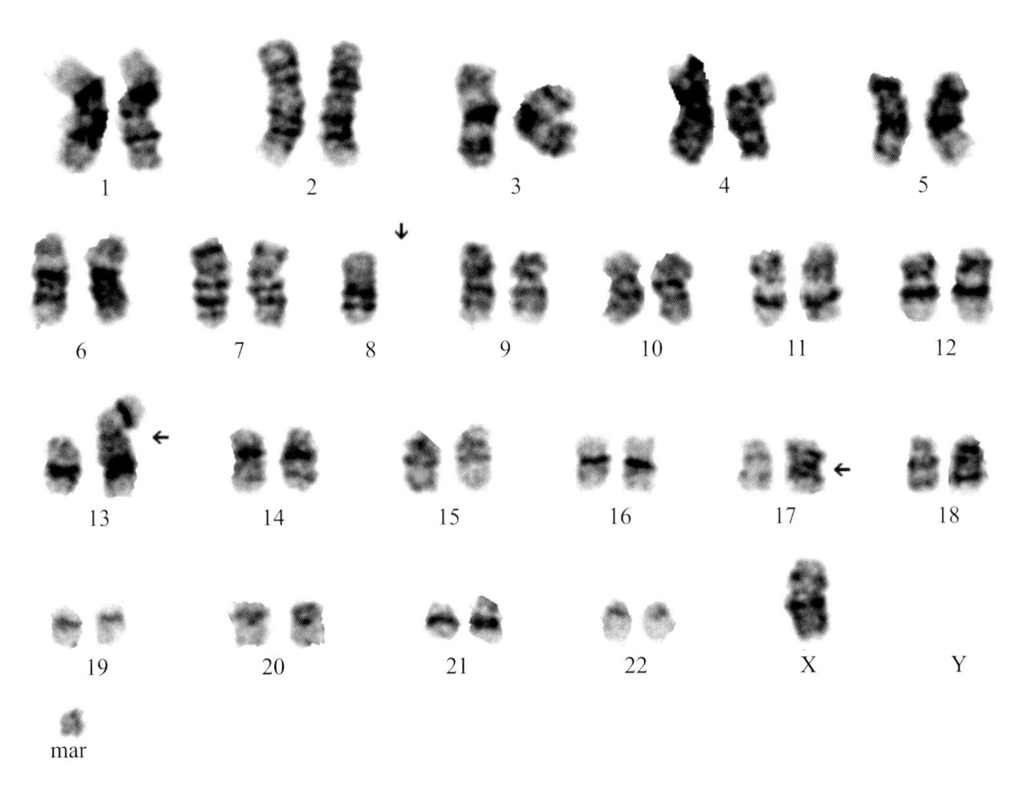

图 8-2-12 G 带核型图显示患者染色体复杂异常核型，45,X,-Y ,-8,rob(13;21)(q10;q10),i(17)(q10),+21,+mar 累及 17p 异常（*TP53* 基因缺失）（箭头所指）

月突发高钙血症急诊入 ICU，患者出现多器官功能障碍，病情危重，经抢救无效死亡。自诊断至患者死亡，存活期 13 个月。

（2）病例解析：CLL 患者，具有较高的临床分期，存在治疗指征。染色体复杂核型且伴 *TP53* 基因缺失，为 CLL 预后不良因素。采用联合美罗华的常规化疗，效果不佳；采用 BTK 抑制剂治疗也难以逆转病情。

2．病例二

（1）患者概况：患者男性，50 岁，2017 年 12 月因“慢性胃炎”门诊就诊。查血常规提示淋巴细胞 15.98 × 10^9/L，血红蛋白 123 g/L，血小板 310 × 10^9/L。骨髓细胞学示成熟淋巴细胞增生占 78%，且可见部分体积稍大的淋巴细胞，胞核较为固缩。流式免疫表型 CLL 评分 3 分，表达 CD19、CD22、CD23、Kappa，$CD5^{dim}$、cIg^{dim}，不表达 FMC7。染色体核型：47,XY,+12,t(14;19)(q32;q13)[10]/46,XY[10]（图 8-2-13）。采用 *BCL3* 分离探针可以检测到 1 红 1 绿 1 融合重排阳性信号（图 8-2-14）。IGHV 为未突变状态。患者在观察等待 18 个月后淋巴细胞计数增高至 55.95 × 10^9/L，存在治疗指征。后给予 FCR 方案 5 个疗程化疗。自诊断至随访截止（2021 年 12 月），患者共存活 26 个月。

（2）病例解析：患者骨髓细胞形态，流式表型均不似典型 CLL。染色体核型检测出一种罕见的重现性染色体异常 t(14;19)(q32;q13)，累及 *IGH* :: *BCL3* 基因重排。目前关于 *BCL3*-CLL 的报道表明，t(14;19) 阳性的 CLL 具有与典型 CLL 不同的临床病理特征：患者年龄较轻，临床病程侵袭性较强，形态学及流式表型不典型，以及与 +12 相关性较高等，容易合并复杂核型[23]。

二、脾边缘区淋巴瘤

（一）概述

脾边缘区淋巴瘤（splenic marginal zone lymphoma，SMZL）是一种罕见的惰性 B 淋巴细胞非霍奇金淋巴瘤，在 NHL 占比约为 2%。典型临床特征为脾大，外周血淋巴细胞增多，易伴发自身免疫性血小板减少或贫血，常伴有浆细胞分化，临床过程较为惰

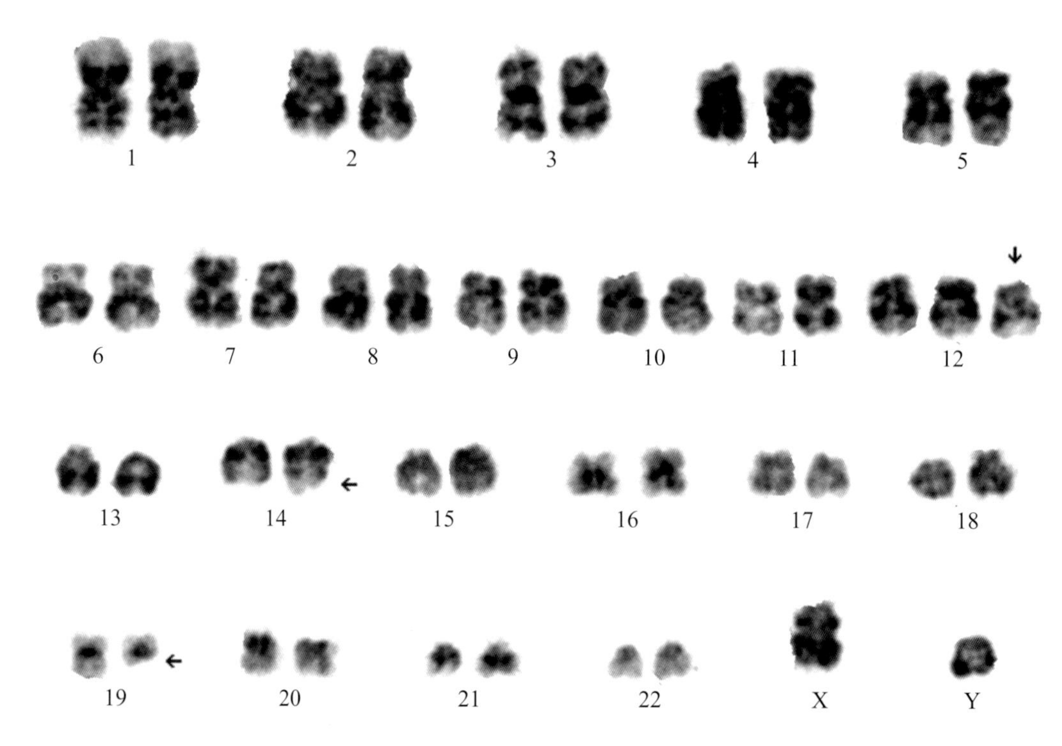

图 8-2-13 G 带核型图显示患者染色体核型为 47,XY,+12,t(14;19)(q32;q13)，具有 t(14;19), 同时伴 +12 异常（箭头所指）

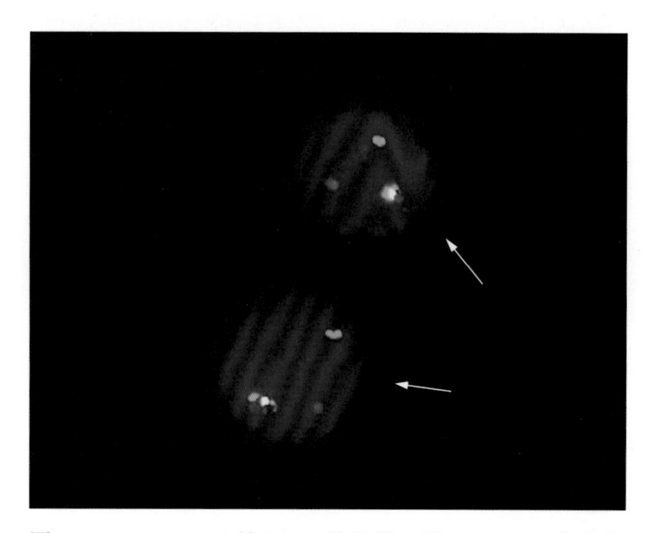

图 8-2-14 t(19q13) 的 FISH 信号图：用 XL *BCL3* 分离探针（5' *BCL3* 为红色荧光标记，3' *BCL3* 为绿色荧光标记，正常细胞显示为 2 个红绿重叠的融合信号），间期细胞显示为 1 红 1 绿 1 融合（右上和右下箭头所指），提示存在累及 *BCL3* 基因易位

性。对于 CD5 阴性的 B 细胞慢性淋巴增殖性疾病，伴有脾明显增大而无淋巴结肿大时应考虑 SMZL，由于脾组织不易获得，故病理诊断比较困难。

（二）细胞遗传学特性

与其他 B 细胞淋巴瘤略有不同，SMZL 并没有特征性的染色体易位。约 40% 的 SMZL 伴有重现性染色体异常 del(7q)，常累及 7q22-q32 位点，该异常有助于区别 SMZL 与其他 B 细胞淋巴瘤[24]。伴 7q- 的 SMZL 具有更强的侵袭性，提示疾病进展快。其他常见染色体异常还包括 10% ～ 15% 病例伴有 +3，约 50% 的病例通过 FISH 可以检出 13q14 微缺失。少数病例可出现 t(2;7)(p11;q21)，累及 *IGκ* :: *CDK6* 基因重排[25]，3% ～ 17% 的病例中可检测到 del(17p13) 即 *TP53* 基因缺失。

FISH 推荐采用 *KMT2E*（7q22）/*MET*（7q31）/CEP7 或 D7S486（7q31）/CEP7 及 *TP53* FISH 探针联合检测 7q- 及 *TP53* 缺失异常，不仅能帮助诊断 SMZL，同时也能提示预后。另可考虑加做其他小 B 细胞淋巴瘤探针如 *MALT1*、*BCL2*、*CEP12*、*IGH/CCND1* 等帮助鉴别诊断。2022 年中国临床肿瘤学会（CSCO）淋巴瘤诊疗指南推荐对于 SMZL，可检测 del(7q)、+3q 等染色体异常或 *NOTCH2* 及 *KLF2* 突变。另外还可以通过检测 *MYD88* 突变以

及 *BRAF* 突变分别与淋巴浆细胞淋巴瘤 / 华氏巨球蛋白血症和毛细胞白血病进行鉴别。

（三）典型病例

1. 病例 患者男性，74 岁。因“全身乏力 2 个月余，加重 2 天”入院。查体全身浅表淋巴结肿大，脾大。CT 和 B 超提示腋窝、纵隔和肺门淋巴结肿大，脾大。血常规 WBC 5.27×10^9/L，Hb 79 g/L，PLT 169×10^9/L。入院后完善骨髓检测，并行颌下淋巴结活检。骨髓相关检测无阳性发现。淋巴结病理提示反应性增生，基因重排及流式检测也未发现异常克隆性肿瘤细胞。淋巴结染色体核型示：46,XY,del(7)(q32)[13]/46,XY[7]（图 8-2-15）。1 个月后再次取材“左腋窝淋巴结”活检以及脾切除术。病理诊断为脾非霍奇金 B 细胞淋巴瘤（惰性），符合脾边缘区淋巴瘤。免疫组化：$CD20^+$、$CD19^+$、$CD22^+$、$CD79a^+$、$CD21^+$、$CD35^+$、$CD2^-$、$CD3^-$、$CD5^-$、$CD7^-$、$CD4^-$、$CD23^-$，Ki-67 表达率约 5%。脾组织流式示 45% 细胞为单克隆性异常成熟 B 淋巴细胞，表达 CD19、CD20、cKappa、CD79b，部分表达 FMC-7，不表达 Ki-67、CD5、CD10，表型不似典型 CLL、FL。脾组织核型与第一次淋巴结核型结果一致，仍可见 7q- 异常。FISH 采用 *KMT2E/MET*/7cen (7q22/7q31/7) 探针示 2 蓝 2 红 1 绿信号（图 8-2-16），证实染色体核型结果。其他小 B 探针 *MALT1*、*BCL2*、*CEP12*、*IGH/*

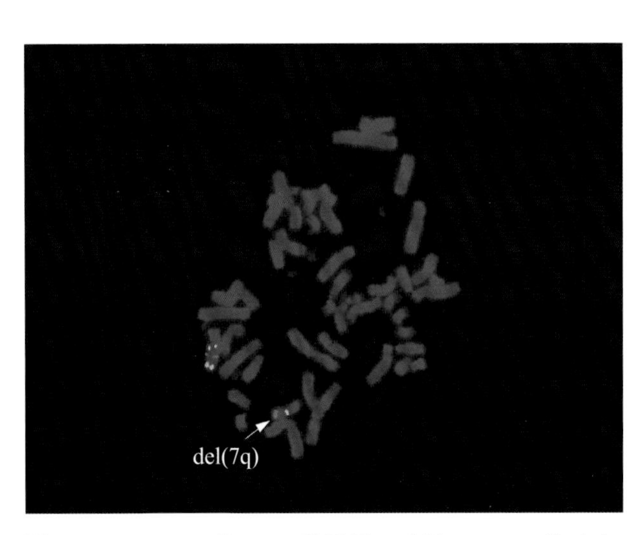

图 8-2-16 del(7q) 的 FISH 信号图：采用 *KMT2E*（红色）/*MET*（绿色）/*CEP7*（蓝色）(7q22/7q31/7) FISH 信号图：中期细胞显示 2 红 1 绿 2 蓝，异常 7 号染色体上丢失一个绿色信号（左下箭头所指），提示存在 del(7q) 异常

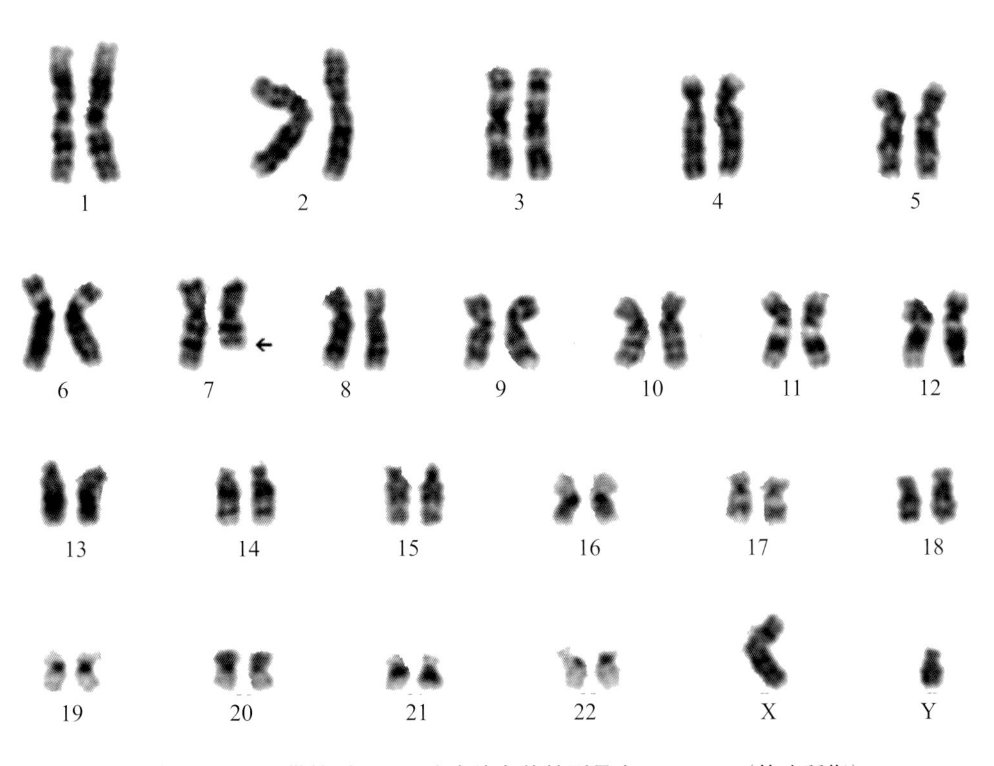

图 8-2-15 G 带核型图显示患者染色体核型具有 del(7q32)（箭头所指）

CCND1 均为阴性。老年患者，入院后给予对症支持治疗，后患者要求出院，未行进一步治疗。

2．病例解析　患者具有淋巴增殖性疾病特征，多发淋巴结肿大、脾大；初次淋巴结核型中发现存在克隆性染色体异常 7q-，而病理结果阴性。积极采取二次腋窝淋巴结活检及脾切除术后组织活检，根据病理形态学和免疫组织化学最终确诊为 SMZL。细胞遗传学中克隆性异常的发现，不仅有助于更准确地发现微小或散在分布的肿瘤，也为 NHL 的分类提供了关键信息。在临床实践中，脾标本的获得有一定困难，如患者有其他浅表淋巴结肿大或骨髓侵犯时，应尽量采用含有肿瘤细胞的标本进行核型分析。有时可能碰到不同标本来源组织病理改变不一致的情况，此时若染色体核型分析提示克隆性异常，应换部位再次取材复核病理诊断。

三、结外边缘区黏膜相关淋巴组织淋巴瘤

（一）概述

结外边缘区黏膜相关淋巴组织淋巴瘤（extranodal marginal zone lymphoma of mucosa-associated lymphoid tissue，EMZL）发病率占 B 细胞淋巴瘤的 7% ～ 8%，属于边缘区淋巴瘤的一个亚型。约 50% 原发于胃，另外常累及小肠、肺、眼附属器官、皮肤、甲状腺、涎腺等黏膜组织，少数患者骨髓受累。常见遗传学异常包括染色体 3、12、18 号染色体三体；以及四种特征性的染色体易位 t(11;18)(q21;q21)、t(1;14)(p22;q32)、t(14;18)(q32;q21) 和 t(3;14)(p14.1;q32)[26]。根据发病部位不同，累及的染色体异常也不相同。t(11;18)(q21;q21) 是最常见的易位类型（图 8-2-17 至图 8-2-18），见于 25% ～ 50% 的患者，该易位导致定位于 11q21 的凋亡抑制基因 2（*API2/BIRC3*）与定位于 18q21 位点的 MALT 淋巴瘤易位基因 1（*MALT1*）并置，重组形成 *API2/BIRC3* :: *MALT1* 融合基因，从而导致 NF-κB 通路激活，促进疾病发生[27]；该异常通常以孤立形式出现，发生在部分肺、肠和胃 EMZL[28]。除此之外，t(11;18) 在慢性炎症、其他类型的结外淋巴瘤及淋巴结、脾边缘区淋巴瘤中均未发现，故具有特异性的诊断意义。t(14;18)(q32;q21) 导致 *MALT1* 基因与 *IGH* 基因并置，与眼附件、唾液腺、肝 EMZL 相关，发生率 20% ～ 50%，t(3;14)(p14.1;q32) 导致定位于 3p14.1 的 *FOXP1* 转录失常，与发生在甲状腺、眼附属器和皮肤的部分 EMZL 相关。t(1;14)(p22;q32) 导致 *BCL10* 转录失常，与常发生于肠、肺的 EMZL 相关。

另有 10% ～ 30% 的病例，缺乏上述特征性染色体易位，可出现 6q23（*TNFAIP3* 基因）缺失、突变或甲基化，易见于眼附件 EMZL[29]。*MYC* 基因扩增、del(9p) 及 del(17p) 可见于疾病进展期。

临床上常用 *MALT1*(18q21) 双色分离探针检测累及该基因的异常，典型重排阳性表达为 1 红 1 绿 1 融合的杂交信号。2022 年中国临床肿瘤学会（CSCO）淋巴瘤诊疗指南指出部分 MALT 淋巴瘤伴 t(11;18)，特别是 Hp 阴性的胃 MZL，常常预示疾病晚期和抗 Hp 疗效欠佳。通常对幽门螺杆菌根除治疗无反应，建议在诊断时检测 *API2* :: *MALT1* 易位，以指导临床治疗。应用 *API2/MALT1* 双色双

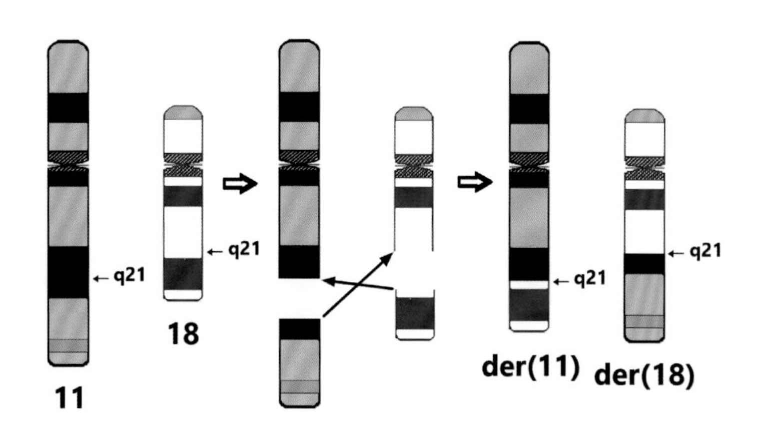

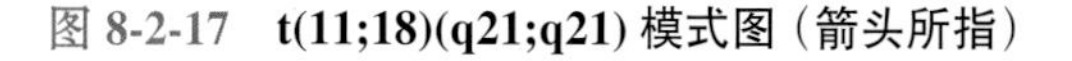
图 8-2-17　**t(11;18)(q21;q21)** 模式图（箭头所指）

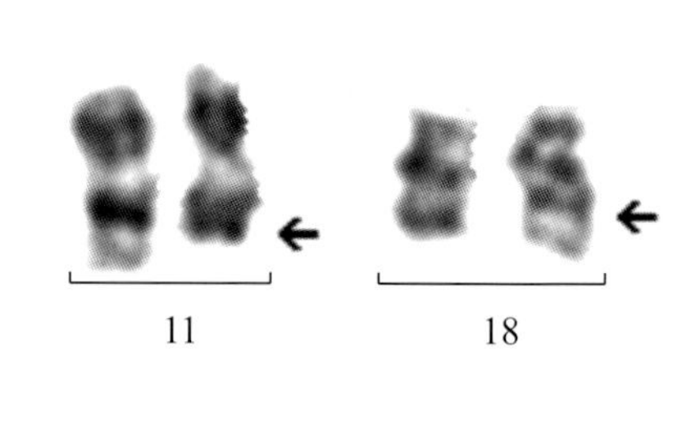

图 8-2-18　**t(11;18)(q21;q21)** 核型图（箭头所指）

融合探针检测 t(11;18)，正常信号模式为 2 红 2 绿，异常信号模式为 1 红 1 绿 2 融合。同时也可加入 *MYC* 探针、9p21(*CDKN2A*) 及 *TP53* 探针进行预后评估。

（二）典型病例

1．患者概况　患者男性，77 岁。因“间断咳嗽、咳痰伴气促半年余”入院，查血常规示 WBC 5.54×10^9/L，Hb 139 g/L，PLT 245×10^9/L。PET-CT 检查提示左侧腋窝及纵隔淋巴结增多，部分代谢增高；右侧胸腔积液。骨髓实验室检测未见明显异常。抽取胸腔积液标本进行实验室检测：胸腔积液细胞学中偶见形态偏幼稚的细胞，胸腔积液染色核型提示 46,XY,t(11;18)(q21;q21),del(17)(p13)[6]（图 8-2-19）。FISH 提示存在 *MALT1* 基因重排以及 *TP53* 基因缺失异常。采用美罗华和来那度胺治疗。

2．病例解析　患者年龄较大，腋窝淋巴结部位太深，外科评估难以进行活检取材。骨髓检测阴性。采用胸水标本进行检测，结合存在特征性染色体异常 t(11;18)(q21;q21) 以及 *MALT1* 分离探针 FISH 典型断裂重排阳性信号（1 红 1 绿 1 融合）（图 8-2-20）可以明确诊断为 EMZL。同时患者伴 *TP53* 缺失，提示远期预后不佳。部分淋巴瘤患者

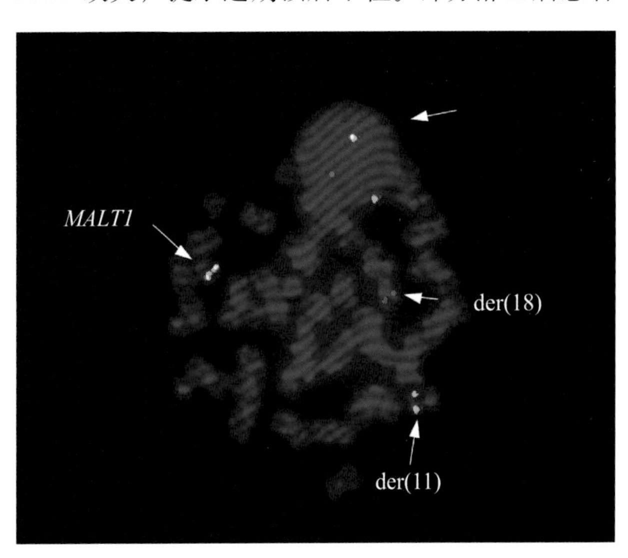

图 8-2-20　**t(11;18) FISH 图：采用 *MALT1*(18q21) 分离探针（5' *MALT1* 基因由红色荧光标记，3' *MALT1* 基因由绿色荧光标记，正常细胞显示为 2 个红绿重叠的融合信号），间期细胞表达 1 红 1 绿 1 融合信号（右上箭头所指），中期细胞正常 18 号染色体为黄色融合信号（左侧箭头所指），分离的绿色和红色信号分别位于 der(11) 和 der(18) 上（右下、右中箭头所指），提示具有 *MALT1*(18q21) 的易位异常**

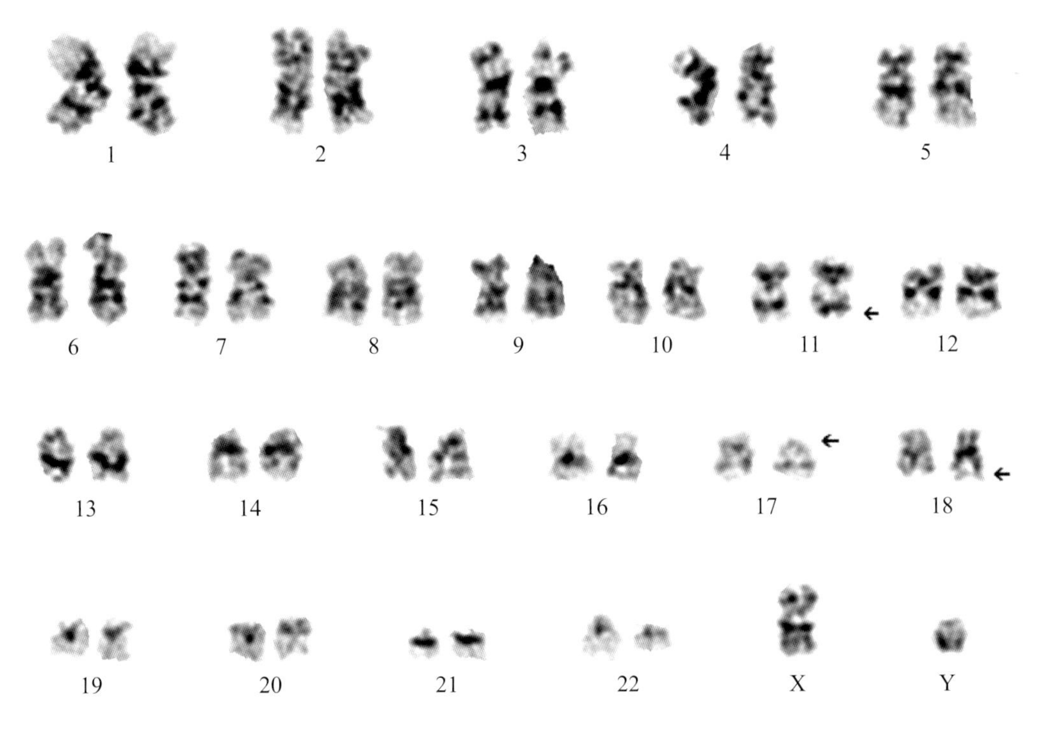

图 8-2-19　**G 带胸水染色体核型图显示患者染色体核型：46,XY,t(11;18)(q21;q21),del(17)(p13) 具有 t(11;18)，同时伴有 del(17)(p13)（箭头所指）**

有胸腔或腹腔积液，临床应抽取相应体液标本进行染色体核型分析，并与细胞学和FISH检测结合共同明确有无异常克隆细胞存在。尤其在包块部位较深难以活检取材的情况下，更应积极寻找淋巴瘤证据，以明确诊断。

四、滤泡性淋巴瘤

（一）概述

滤泡性淋巴瘤（follicular lymphoma，FL）是滤泡生发中心来源的惰性B细胞淋巴瘤，是NHL中除弥漫大B细胞淋巴瘤之外最常见的淋巴瘤之一，国内发生率较欧美国家低，发病占成人淋巴瘤的8%～20%。临床上常表现为无痛性淋巴结肿大，30%～50%的患者可转化为DLBCL。

2022年版WHO中FL的分型也发生变化，主要表现为从经典分级到生物学分级的改变。经典分级是根据每高倍视野下中心母细胞的数目将FL分为1～3三级，FL 3级又可以划分为3A、3B两个等级。由于该分级的可重复性差，淋巴结穿刺检测的普及，难以获取完整的淋巴结，且1、2、3A级滤泡性淋巴瘤患者的临床结果似乎没有显著差异；以中心母细胞数目为基础的分级不再作为必须。2022年版WHO中将FL分为三类：经典型FL（classic FL，cFL）、滤泡大B细胞淋巴瘤（follicular large B-cell lymphoma，FLBL）、伴不常见特征FL（FL with uncommon features，uFL）。其中cFL具有滤泡生长模式，具有t(14;18)(q32;q21)易位导致的*IGH*::*BCL2*融合，在所有FL占比为85%。FLBL亚型很大程度上相当于第4版WHO中的FL 3B级。新纳入的uFL包括两个亚型：其一具有“胚状细胞”或“大中心细胞”变异的细胞学特征，免疫表型及基因型不定，异质性高，预后差，需要与*IRF4*重排的大B细胞淋巴瘤进行区分；其二具有弥漫性生长模式，主要呈弥漫性生长，多发于腹股沟区域，CD23表达阳性、无*IGH*::*BCL2*融合、高频率的*STAT6*突变伴1p36缺失或*TNFRSF14*突变[2]。

（二）细胞遗传学特性

约90%的病例存在特征性染色体异常t(14;18)(q32;q21)（图8-2-21、图8-2-22），导致位于18号染色体的*BCL2*基因与14号染色体上的*IGH*基因并置，致使凋亡抑制蛋白BCL2蛋白过表达。t(14;18)也可见于约30%的DLBCL和极少数CLL/SLL患者，在儿童型FL患者中极少见[30]。*IGH*::*BCL2*基因重排的变异类型包括与免疫球蛋白轻链基因Kappa（IGκ，2p11）即t(2;18)(p11;q21)（图8-2-23、图8-2-24）或Lamda（IGλ，22q11）即t(18;22)(q21;q11)（图8-2-25、图8-2-26）的重排。

随着FL病理分级的增加，其携带特异性染色体易位t(14;18)的比率相应降低，而6q-发生率增加，即t(14;18)易位常见于FL1级和2级的患者，在3B级患者中较少见。FL 3B级遗传学特点更接近DLBCL[31]。最常见的附加异常为额外增加一条异常的衍生18号染色体，即+der(18)t(14;18)。其余附加染色体异常还包括：+X、add(1)(p36)、del(6q)、del(10q)、del(17p)、+18等，累及17p(*TP53*)、9p21(*CDKN2A*)、或8q24(*MYC*)，这些异常提示患者预后较差，向侵袭性淋巴瘤转化的风险提高[32]。约10%的FL缺乏t(14;18)，更容易出现*BCL2*基因扩

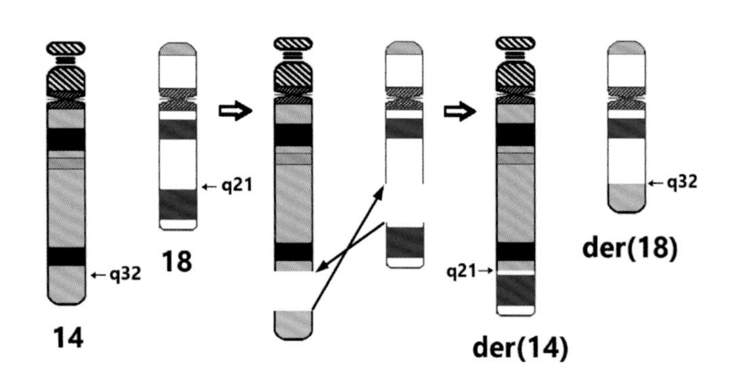

图8-2-21　t(14;18)(q32;q21)模式图（箭头所指）

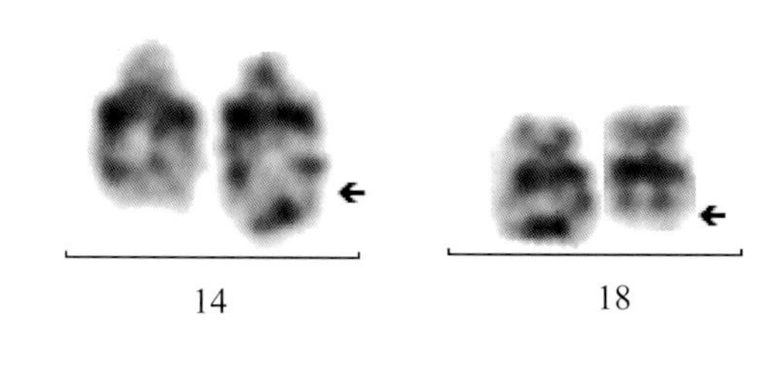

图8-2-22　t(14;18)(q32;q21)核型图（箭头所指）

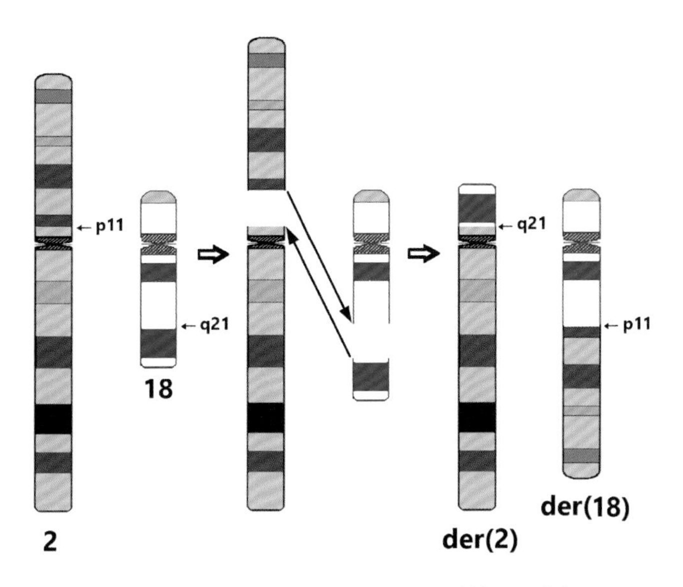

图 8-2-23 t(2;18)(p11;q21) 模式图（箭头所指）

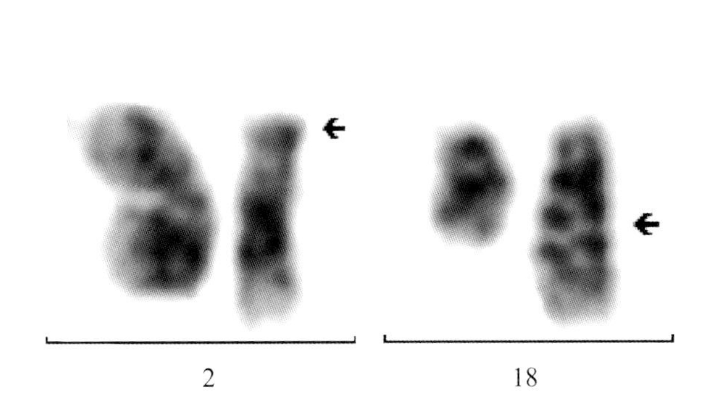

图 8-2-24 t(2;18)(p11;q21) 核型图（箭头所指）

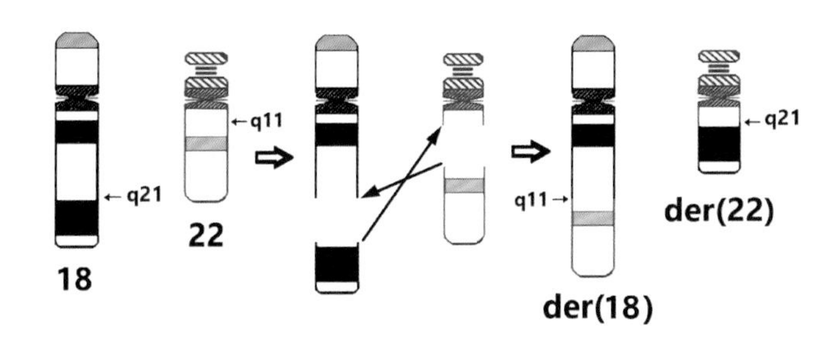

图 8-2-25 t(18;22)(q21;q11) 模式图（箭头所指）

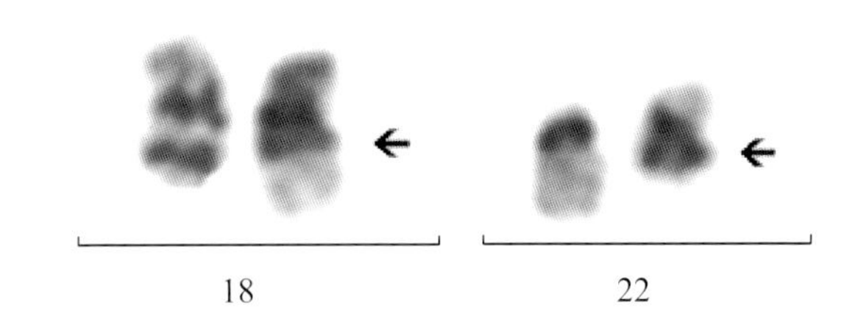

图 8-2-26 t(18;22)(q21;q11) 模式图（箭头所指）

增和 *BCL6* 基因易位。

儿童型滤泡性淋巴瘤（paediatric type follicular lymphoma，PTFL）是一种少见的 B-NHL，具有独特的临床病理及遗传学特征，主要发生于儿童和青年人，中位发病年龄 15 ~ 18 岁。缺乏 *BCL2*、*BCL6*、*IGH* 基因重排及 *IRF4* 重排。存在 1p36 缺失（*TNFRSF14* 基因）或突变[33]，PTFL 预后很好。

FISH 双色双融合探针 *IGH/BCL2* 适用于检测 t(14;18) 易位，经典的 t(14;18) 即 *IGH* :: *BCL2* 基因断裂重排阳性信号显示为 1 红 1 绿 2 融合，若出现 1 红 1 绿 1 融合或其他类型融合信号模式提示合并有其他异常的可能。临床上也常采用 *BCL2* 分离探针进行检测，尤其适用于 *BCL2* 伙伴基因非 *IGH* 的情况，阳性信号显示为 1 红 1 绿 1 融合，提示存在累及 *BCL2* 基因的断裂重排而伙伴基因未知即 t(18;v)(q21;v)。另外，*BCL6* 双色分离探针可用于检测是否存在涉及 3q27 的易位，尤其适用于 *BCL2* 重排阴性的 FL 患者中。同时也可加做 6q(*MYB*)、17p(*TP53*)、9p21(*CDKN2A*) 和 8q24(*MYC*) 探针，以进一步提示有无向 DLBCL 进展的风险。2022 年 NCCN 指南中也指出，通过 FISH 检测 *BCL2*、*BCL6*、*IRF4/MUM1*、*MYC* 基因断裂重排及 1p36 缺失可以辅助诊断 FL。

（三）典型病例

1. 病例 患者男性，43 岁，2019 年 5 月无明显诱因出现反复发热，伴盗汗、消瘦，于医院就诊。体检发现全身多发淋巴结肿大，遂行右腹股沟淋巴结活检。病理回报：小 B 细胞非霍奇金淋巴瘤，结合免疫组化考虑为滤泡性淋巴瘤（低级别），滤泡性。免疫组化：滤泡性结节，$CD20^+$、$CD3^-$、$CD5^-$、$CD10^+$、$BCL\text{-}2^+$、$BCL\text{-}6^+$、Ki-67 阳性率为

40%$^{+}$。2019年8月复诊，胸部CT提示大量胸腔积液，存在治疗指征。骨髓细胞学未见明显异常。同时行胸腔穿刺及置管术，引流出乳糜样胸水，送检染色体核型及FISH检测。胸水染色体核型47,XY,t(14;18)(q32;q21),+18[15]/46,XY[5]（图8-2-27）。胸水FISH检测考虑患者存在*IGH*::*BCL2*基因断裂重排（图8-2-28）。患者诊断为滤泡性淋巴瘤（1～2级）Ⅳ期B组，IPI评分3分，伴*BCL2*断裂重排。予以R-CHOP方案（利妥昔单抗+环磷酰胺+多柔比星+长春新碱+泼尼松方案）化疗4个疗程，剂量调整的R-CHOP+依托泊苷两个疗程。复查CT提示患者胸腔积液较前增多。2020年1月起行自体造血干细胞移植序贯CAR-T（chimeric antigen receptor T）细胞免疫治疗。2020年9月来我院复查PET/CT评估疗效提示CR，目前规律监测随访。

2．病例解析　患者淋巴结病理诊断为FL，体液标本染色体核型及FISH检测存在FL特征性染色体易位t(14;18)(q32;q21)/*IGH*::*BCL2*。提示胸腔积液和淋巴结为共同肿瘤细胞来源，患者临床表现具有一定侵袭性，采用常规化疗效果欠佳，异基因造血干细胞移植或CAR-T细胞免疫治疗可改善患者预后。

五、套细胞淋巴瘤

（一）概述

套细胞淋巴瘤（mantle cell lymphoma，MCL）占成人NHL的3%～10%，好发于中老年男性，兼具侵袭性淋巴瘤的侵袭性和惰性淋巴瘤的难治愈性临床特征，预后较差。对MCL做出快速而准确的诊断，选择合适临床治疗方案至关重要。2022年版WHO中将套细胞淋巴瘤分成三大类：原位套细胞淋巴瘤（in situ mantle cell neoplasm，ISMCN）、套细胞淋巴瘤（MCL）、以及白血病性非淋巴结性套细胞淋巴瘤（non-nodal MCL，nnMCL）。ISMCN是罕见的，通常是偶然发现。它代表了携带*Ig*::*CCND1*融合基因的B细胞对淋巴滤泡套区的定植，该基因与细胞周期蛋白D1过度表达有关。MCL表达CD5^{+}、CD23$^{-/dim}$、CD200$^{-/dim}$、CyclinD1^{+}、SOX11^{+}，具体的细胞遗传学特征在下文中阐述。nnMCL被认为是可以观察的惰性淋巴

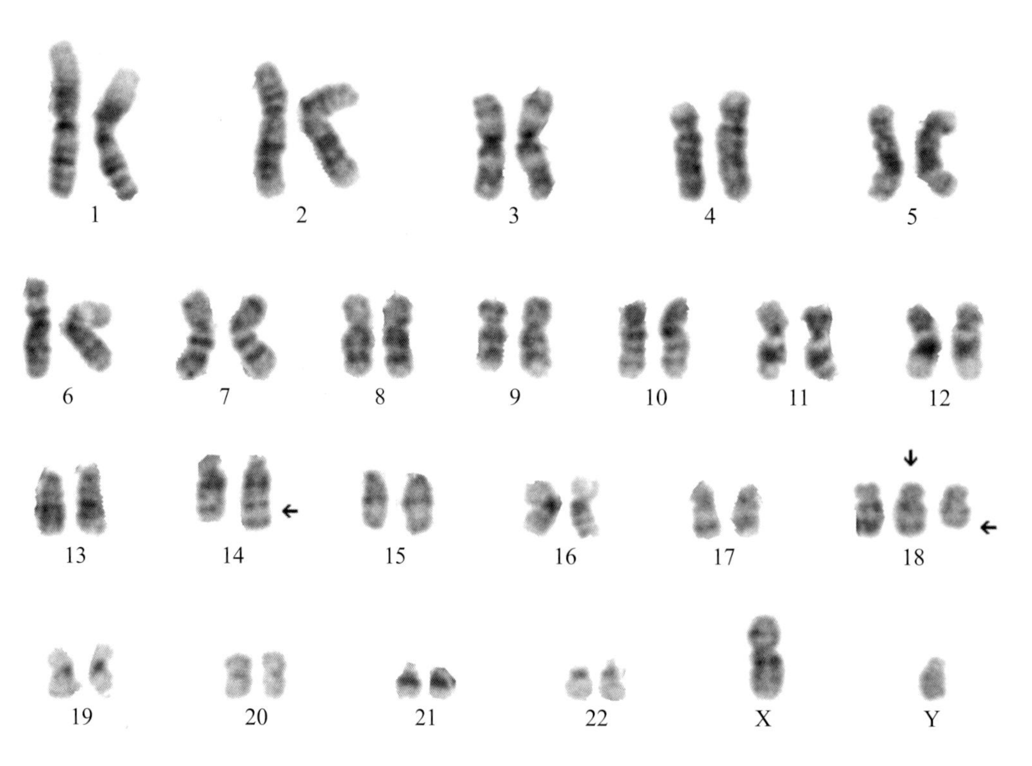

图8-2-27　G带胸水核型图显示患者染色体核型具有t(14;18)(q32;q21)以及18号染色体三体（箭头所指）

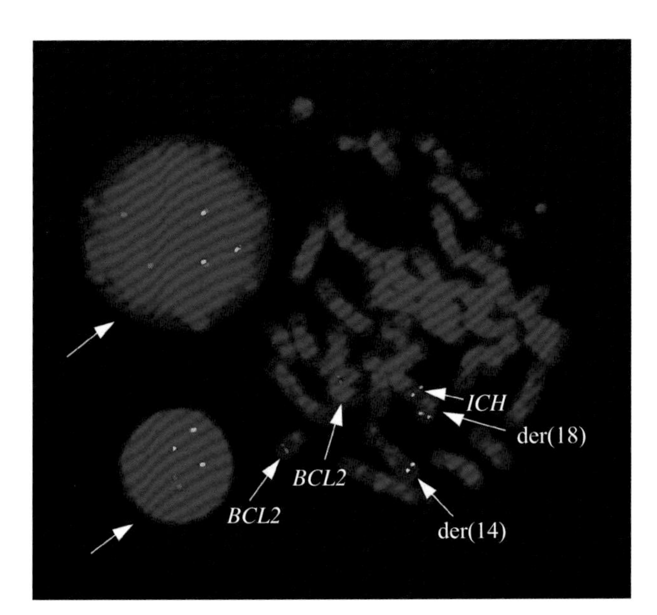

图 8-2-28 **t(14;18)(q32;q21) FISH 信号图：用 LSI *IGH*（绿色）/*BCL2*（红色）双色双融合探针检测，间期细胞为 1 绿 2 红 2 融合异常信号（左侧箭头所指），中期细胞的两个融合信号分别在异常 der(14)、der(18) 染色体上（右侧箭头所指），提示存在 t(14;18)(q32;q21)，同时伴 +18 号染色体**

瘤，进展风险低，*TP53* 突变和复杂基因组提示预后不良[2]。

（二）细胞遗传学特性

约 95% 的 MCL 病例中均存在特征性染色体重排 t(11;14)(q13;q32)（图 8-2-29、图 8-2-30），该异常导致 *CCND1* 基因与 *IGH* 基因并置从而引起细胞周期蛋白 D1（Cyclin D1）过表达。偶有涉及免疫球蛋白轻链区域的 IGκ 或 IGλ 的重排，即变异型易位 t(2;11)(p11;q13) 或 t(11;22)(q13;q11) 的病例报道[34]。在 *CCND1* 阴性的 MCL 中，约一半以上存在 *CCND2*(12p13) 基因断裂重排，*CCND2* 的易位主要发生在 Ig 轻链基因上。其他少见的易位还包括 t(6;14)(p21;q32) 即累及 *CCND3* 基因断裂重排[35]。MCL 可同时伴有多种继发性附加染色体异常，包括：3q、8q(*MYC*)、10p(*BMI1*) 的增加，及 1p、6q、9p(*CDKN2A*)、11q(*ATM*)、13q、17p(*TP53*) 缺失。Brigitt 等对 30 例 MCL 患者组织标本进行 *CCND1/IGH*，9p21/CEP9，*ATM/P53* 以及 *MYC* 四组探针 FISH 检测，发现 36% 伴 *ATM* 缺失，30% 伴 *CDKN2A* 基因缺失，*MYC* 易位存在于 10% ～ 15% 的 MCL 患者[36]。目前越来越多的研究表明，附加染色体异常是影响 MCL 患者预后的关键因素，其中 *TP53* 基因缺失发生率可达 22% ～ 34%，是独立于 MCL 预后因素评分系统（MIPI）的预后不良因素。涉及 *MYC*(8q24) 基因扩增或易位常与侵袭性的临床过程或母细胞样的 MCL 相关[37]。t(11;14) 或 *IGH::CCND1* 并非 MCL 所特有，也可发生于多发性骨髓瘤（multiple myeloma，MM）患者。高 Ki-67（> 30%）、*MYC* 过表达或易位、复杂核型（> 3 个额外的附加染色体异常）、*TP53* 基因异常提示高危预后分层。

MCL 基因组高度不稳定，涉及 t(11;14) 的易位常为不典型形式或累及多条染色体参与的复杂易位类型，因此 FISH 检测很有必要。目前对于 MCL 患者推荐首选双色双融合探针 *IGH/CCND1* 进行检测，当存在 1 个或 2 个红绿融合信号时，即提示存

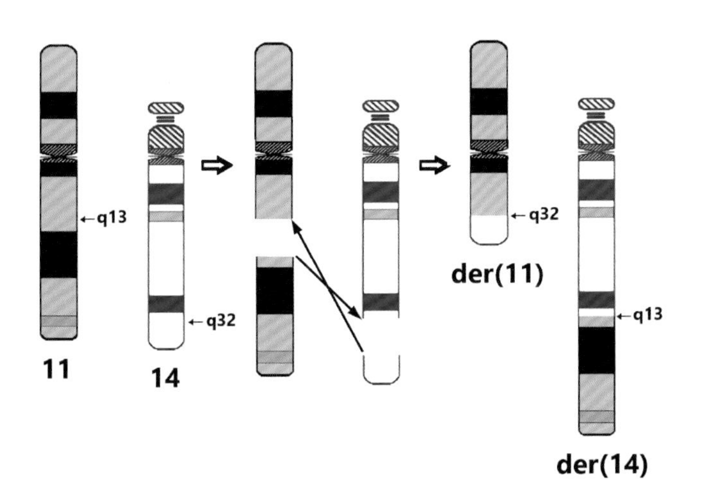

图 8-2-29 **t(11;14)(q13;q32) 模式图（箭头所指）**

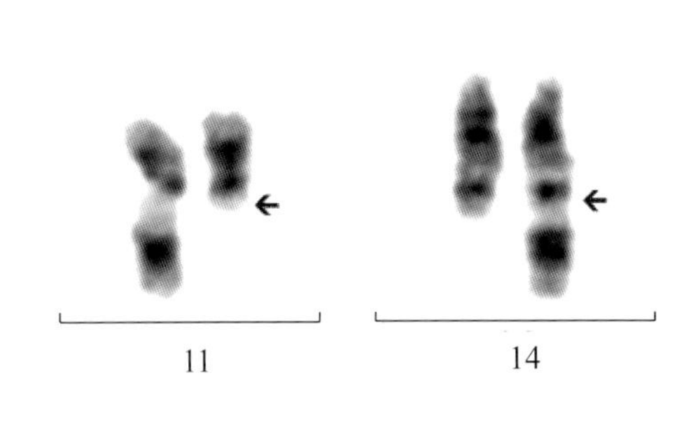

图 8-2-30 **t(11;14)(q13;q32) 核型图（箭头所指）**

在 t(11;14) 易位，典型的阳性信号模式为 1 红 1 绿 2 融合。另 *CCND1* 分离探针可以与 *IGH/CCND1* 探针相互补充，防止漏检：① *IGH/CCND1* 探针难以检测断裂点更靠近 11 号染色体着丝粒的情况；② *CCND1* 的伙伴基因非 *IGH* 时，采用 *IGH/CCND1* 探针可观察到 *CCND1* 红色信号增加，而无融合信号存在；③微小片段的插入易位，*CCND1* 分离探针无法检出；④非平衡易位如 der(11)t(11;14)，*CCND1* 分离探针显示 1 绿 1 融合信号。对于采用 *IGH/CCND1*、*CCND1* 两组探针阴性的 MCL 患者来说，可考虑加做 *CCND2* 和 *CCND3* 分离探针。在实际工作中，可采用以下五组探针来进行 MCL 的诊断和预后评估：*ATM*/11q22、*TP53*/17p13、*MYC*/8q24、*CDKN2A*/9p21、*IGH/CCND1*/t(11;14)。

（三）典型病例

1．病例 患者男性，69 岁，2020 年 7 月因“乏力伴血象三系减少”就诊。血常规示 WBC 3.26×10^9/L，Hb 95g/L，PLT 70×10^9/L。腹部彩超提示脾大，腹膜后多发肿大淋巴结。骨髓细胞学：异常淋巴细胞比例偏高，占 80%。骨髓流式免疫表型：约 4.6% 细胞考虑为单克隆性异常成熟小 B 淋巴细胞，表达 CD5^{dim}，不表达 Ki-67、CD10，不能除外 MCL。骨髓染色体核型：46,XX[20]。后患者行淋巴结活检，病理诊断为淋巴结套细胞淋巴瘤（经典型）。淋巴结流式：约 63.6% 细胞考虑为单克隆性异常成熟小 B 淋巴细胞。淋巴结染色体核型：46,XY,add(1)(p36),add(2)(q37),t(11;14)(q13;q32)[10]（图 8-2-31）。采用 *IGH/CCND1* 探针 FISH 检测，65% 细胞表达 1 红 1 绿 2 融合阳性信号（图 8-2-32），同时检测到 *ATM* 基因缺失阳性即 1 红信号。

2．病例解析 患者诊断为 MCL 经典型 ⅣA 期高危组，且存在淋巴瘤细胞骨髓侵犯，但骨髓中异常细胞比例明显低于淋巴结。骨髓染色体核型显示为正常核型，而淋巴结染色体核型存在 MCL 特征性染色体异常 t(11;14)(q13;q32)。故当骨髓中异常细胞比例较低时，采用骨髓标本进行核型分析可能会造成漏诊。对于淋巴瘤患者而言，应取材富含淋巴瘤细胞的病灶组织标本进行细胞遗传学检测。该患者同时伴附加染色体异常 *ATM* 缺失，提示预后不良。

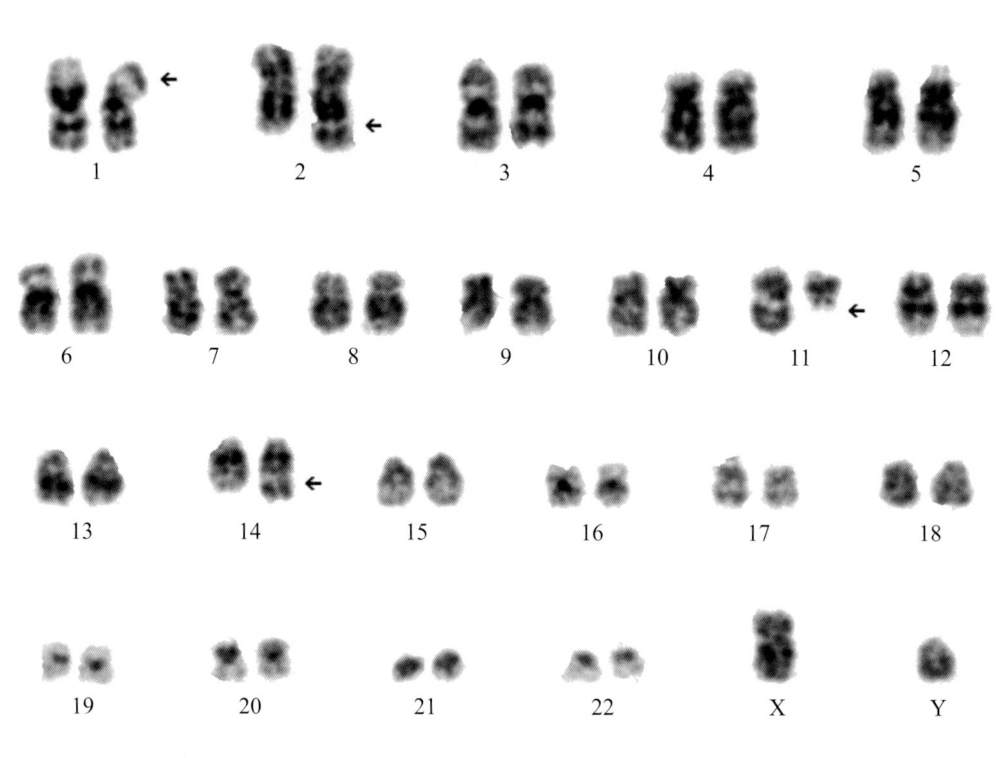

图 8-2-31 **G 带淋巴结核型图显示患者染色体核型：46,XY,add(1)(p36),add(2)(q37),t(11;14)(q13;q32)，具有 t(11;14)(q13;q32)（箭头所指）**

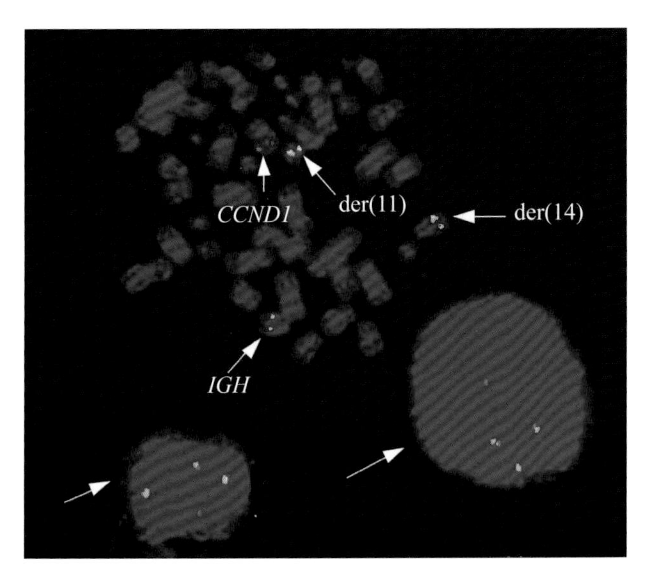

图 8-2-32 **t(11;14)(q13;q32) FISH 信号图：用 LSI *IGH*（绿）/ *CCND1*（红）双色双融合探针检测，间期细胞为 1 红 1 绿 2 融合（左下、右下箭头所指），中期细胞的两个融合信号分别在 der(11)、der(14) 异常染色体上（右上、中箭头所指），提示存在 t(11;14)(q13;q32)**

六、弥漫大 B 细胞淋巴瘤，非特指型

（一）概述

弥漫大B细胞淋巴瘤（diffuse large B-cell lymphoma，not otherwise specified; DLBCL，NOS）是一组具有明显异质性来源于成熟 B 细胞的侵袭性非霍奇金淋巴瘤，导致正常淋巴结结构的弥散性破坏，占 NHL 的 35% ～ 40%。

由于 DLBCL 在临床、分子遗传学及免疫表型等方面具有高度异质性，患者的预后不尽相同。细胞遗传学特征为 DLBCL 精准预后分层提供了方向，同时为其分子靶向治疗提供了重要诊断依据[1]。

（二）细胞遗传学特性

1. 核型特性 用基因表达谱（GEP）分析根据细胞起源（COO）将 DLBCL 分为生发中心 B 细胞样（GCB）、活化 B 细胞样（ABC）两个亚型和少见的未能确定细胞起源的第三种类型。DLBCL 的遗传学背景十分复杂，常同时涉及淋巴瘤常见的染色体断裂重排和数目异常，但没有一种异常为 DLBCL 所特有。

在 DLBCL 中，最常见的断裂重排涉及 14q32 上的 *IGH* 基因，它的伙伴基因可以是 *BCL6*、*BCL2* 或 *MYC* 等，即形成 t(3;14)(q27;q32)（图 8-2-33、图 8-2-34）、t(14;18)(q21; q32) 或 t (8;14)(q24;q32) 等染色体易位[38]。上述涉及 *IGH* 基因的易位的变异体包括累及 2p11 上的 *IGκ* 基因即 t(2;3)(p11;q27)（图 8-2-35、图 8-2-36）和 22q11 上的 IGλ 基因即 t(3;22)(q27;q11)（图 8-2-37、图 8-2-38）的易位。其中以涉及 3q27 区域上 *BCL6* 基因的重排最为常见，且更易出现在 ABC 亚型中，一些研究提示其与改善的预后生存相关。*BCL2* 基因易位也可以出现在 DLBCL 中，且在 GCB 亚型中更常见，常提示预后更差[39]。*MYC* 重排在 DLBCL 中发生率为 8% ～ 14%，但与 Burkitt 淋巴瘤不同，它更容易伴

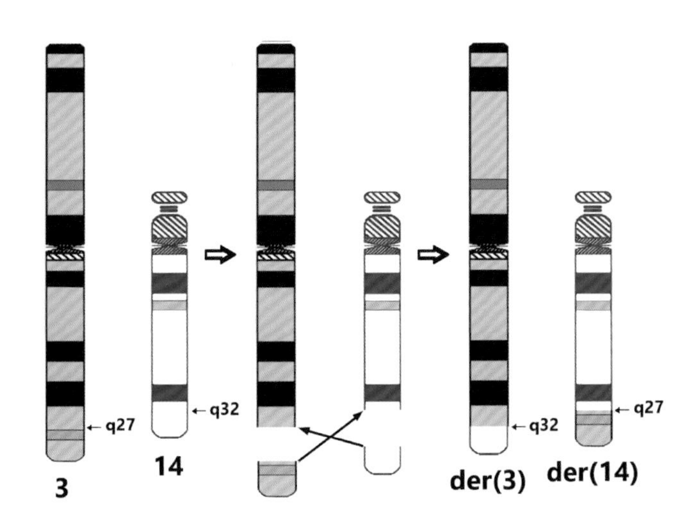

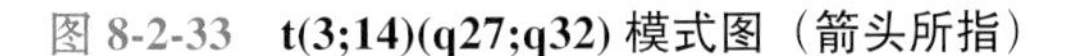

图 8-2-33 **t(3;14)(q27;q32) 模式图（箭头所指）**

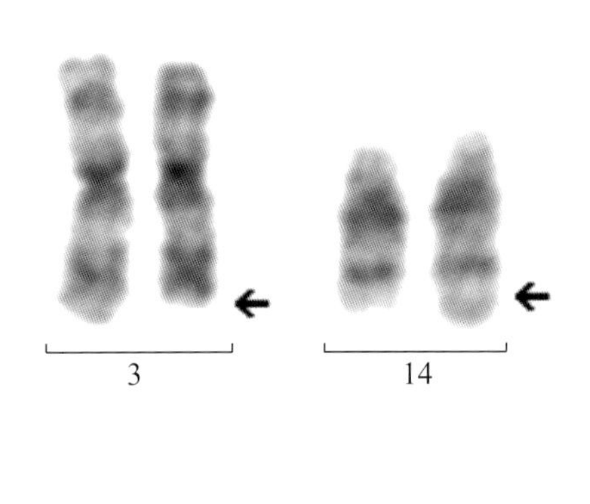

图 8-2-34 **t(3;14)(q27;q32) 核型图（箭头所指）**

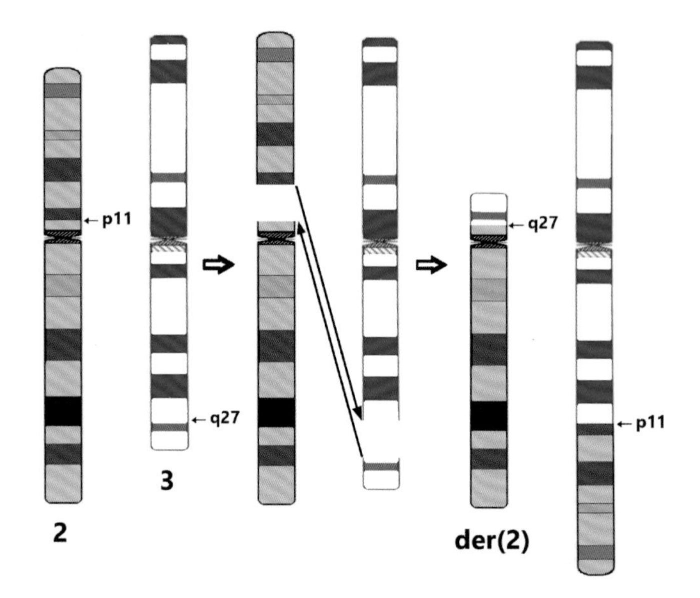

图 8-2-35 t(2;3)(p11;q27) 模式图（箭头所指）

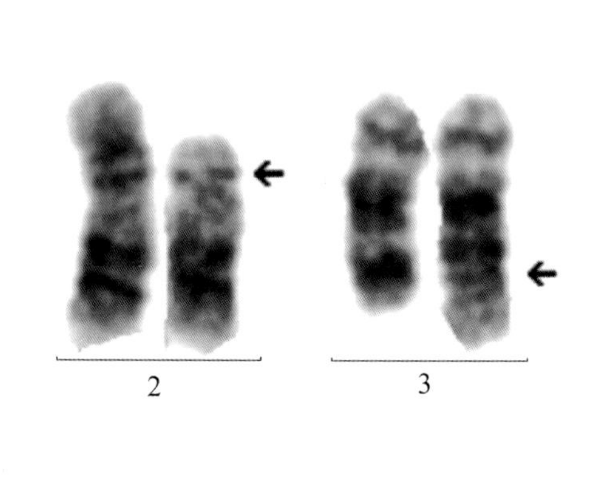

图 8-2-36 t(2;3)(p11;q27) 核型图（箭头所指）

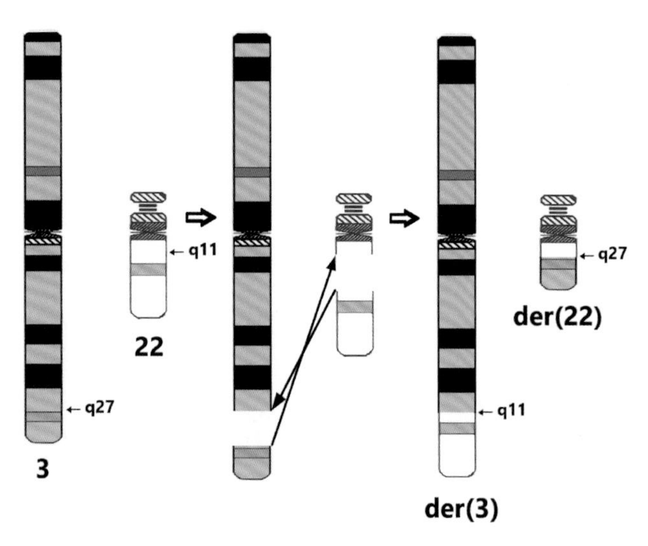

图 8-2-37 t(3;22)(q27;q11) 模式图（箭头所指）

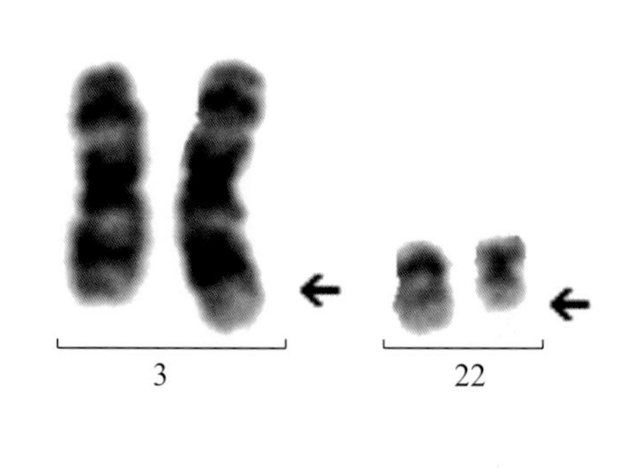

图 8-2-38 t(3;22)(q27;q11) 核型图（箭头所指）

随复杂核型[40]。在 ABC 亚型中，*BCL2* 的拷贝数扩增（即 *BCL2* 基因拷贝数目多于 18 号染色体着丝粒数目）也提示更差的生存率。*CDKN2A* 基因缺失和 3 号染色体三体都与缩短的生存时间相关，特别是在 ABC 亚型[41]。另外，*TP53* 基因缺失也提示预后差。

通过比较基因组杂交技术（CGH），人们还发现了其他常见的重现性染色体异常：X、3、7、9、12、18 号染色体三体以及 Y、4、6、13、15 和 17 染色体缺失。最常见的复制区域：1q23-31、1q32-44、3q、6p、7p、7q31-32、8q22-24、11q12-13、12q14-24、18q11-21 和 2q12-qter。最常见的缺失区域：1p36-pter、2p23-pter、4q32-qter、6q21-25、7q33、8p12-pter、9p21-pter、11q23-qter、12p12-13、14q23-qter、16p13、17p12-13 和 18q21-qter。常见的断裂重排位点包括：1p22、1q21、1q25、3p21、3q27、4q31、6p21、7q33、8q21、8q24、9p24、16p13、18q21 和 19q13[42]。

2．**FISH 特性** 根据 DLBCL 细胞遗传学特点，以及现有的商品化探针，常采用 *MYC*、*BCL2* 和 *BCL6* 双色分离探针、*IGH/MYC*/CEP8 融合探针、*TP53* 缺失探针、18 号着丝粒探针来进行 FISH 检测，主要起到以下几方面的作用：①排除是否存在DLBCL伴*MYC*和*BCL2*重排；或结合病理辅助进行精准分型：DLBCL，NOS或高级别B细胞淋巴瘤（high grade B-cell lymphoma；HGBL，NOS）；②是否存在*TP53*基因缺失；③进一步评估有无*MYC*、*BCL2*基因拷贝数目异常。常见的信号模式见下文中描述。

（三）典型病例

1．病例　患者女性，47岁，2018年2月因"腹部肿胀，消瘦1个月余"入院，完善相关检查，PET-CT显示：全身多处淋巴结肿大，代谢增高灶，考虑淋巴瘤可能。骨髓流式未见淋巴瘤细胞侵犯，骨髓染色体核型：46,XX[20]。后进行淋巴结病理活检及免疫组化提示：弥漫大B细胞淋巴瘤。同时采用淋巴结标本进行染色体核型分析：46,XX,t(3;14)(q27;q32),del(6)(q21q25),add(13)(q34),del(13)(q12q22)[10]（图8-2-39），提示10个中期分裂相，均为复杂异常核型，其中平衡性易位t(3;14)可能涉及*IGH*::*BCL6*基因断裂重排，另可见6q-、13q+、13q-异常。在此基础上进一步进行*BCL6*、*BCL2*、*MYC*和*TP53*/CEP17五种基因位点探针的FISH检测：①*BCL6*（3q27）（红绿）分离探针显示为1红1绿1融合信号（图8-2-40）；②*BCL2*（18q21）分离探针（红绿）/CEP18（蓝色）显示为3融合2蓝信号；③*MYC*（8q24）（红绿）分离探针显示为2融合信号；④*IGH/MYC*/CEP8（*IGH*基因由绿色荧光标记，*MYC*基因由红色荧光标记，CEP8由蓝色荧光标记）探针显示3绿2红2蓝信号；⑤*TP53*(17p13)/CEP17（*TP53*由红色荧光标记，CEP17由绿色荧光标记）探针表达2红2绿信号。FISH检测结果提示存在：①*BCL6*基因断裂重组，伙伴基因可能为*IGH*；②*BCL2*基因拷贝数扩增。临床采取R-CHOP方案化疗6个疗程。

2．病例解析　该病例采用淋巴结标本进行染色体核型分析和FISH检测，可以检测到DLBCL的最常见异常*BCL6*基因重排，且伙伴基因为*IGH*，即*IGH*::*BCL6*/t(3;14)，同时还可见到6q-、13q+、13q-异常，后经中期分裂相FISH证实存在*BCL2*的扩增。通常DLBCL的病人多为复杂异常核型，需同时进行染色体核型和相关探针FISH检测来进一步明确重要的染色体异常，以排除双打击

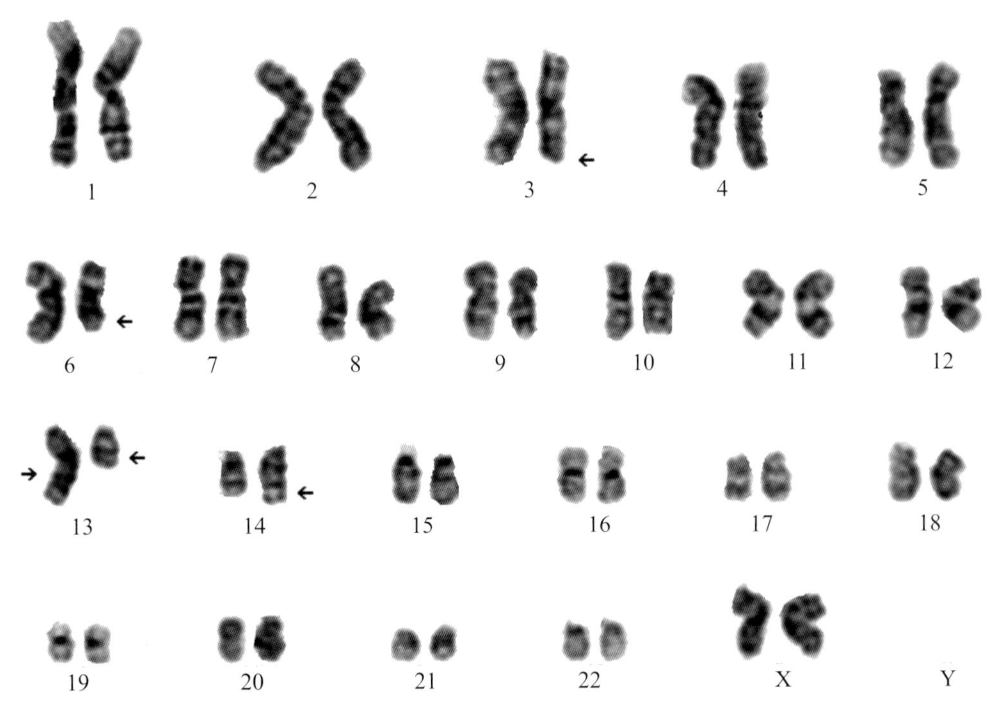

图8-2-39　**G带淋巴结核型图显示患者染色体核型：46,XX,t(3;14)(q27;q32),del(6)(q21q25),add(13)(q34),del(13)(q12q22)具有t(3;14)，同时伴多条染色体结构性异常（箭头所指）**

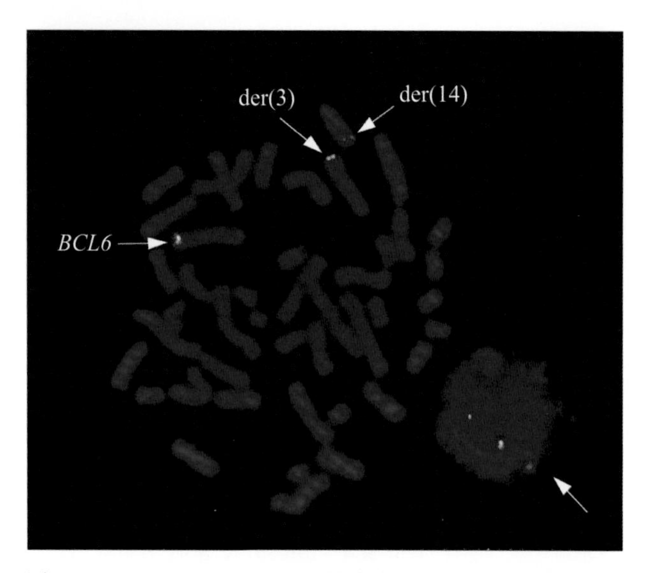

图 8-2-40 t(3;14)(q27;q32) 的中期 FISH 图：采用 *BCL6*（3q27）分离探针（5' *BCL6* 红色标记，3' *BCL6* 绿色标记）检测中期分裂相显示为 1 红 1 绿 1 融合，3' 端绿色信号位于 der(3) 上，5' 端红色信号位于 der(14) 上（箭头所指）

淋巴瘤、*TP53* 基因缺失等高危预后因素，为患者精准诊断、预后评估以及治疗方案的选择提供重要依据。

七、高级别 B 细胞淋巴瘤

（一）概述

2016 年 WHO 分类提出高级别 B 细胞淋巴瘤伴 *MYC* 和 *BCL2* 和（或）*BCL6* 基因重排（High-grade B-cell lymphoma with *MYC* and *BCL2* and/or *BCL6* rearrangements；HGBL-DH/TH），是一类具有高度侵袭性的成熟 B 细胞淋巴瘤。无论是生物学特性还是临床特性，都不应归类为 DLBCL 或 Burkitt 淋巴瘤。形态学上这些病例和 DLBCL 相似，或者是兼有 Burkitt 淋巴瘤和 DLBCL 的形态学特点。分子学上可同时伴有 *MYC* 和 *BCL2* 重排，或同时伴有 *MYC* 和 *BCL6* 重排，也可为 *MYC*、*BCL2* 和 *BCL6* 三者同时发生重排。通常称之为双打击淋巴瘤（double-hit lymphoma，DHL）或三打击淋巴瘤（triple-hit lymphoma，THL）。文献报道 80% 双打击淋巴瘤为 *MYC* 和 *BCL2* 同时发生重排，且与 GCB 亚型相关，而 *MYC* 和 *BCL6* 同时发生重排多与 ABC 亚型相关[43]。DHL 或 THL 预后极差，对该类疾病的准确诊断具有重要的临床意义，细胞遗传学在其中扮演了重要的角色。

在 2022 年版 WHO 中对于双打击高级别淋巴瘤进行重新定义，调整为“弥漫大 B 细胞淋巴瘤 / 高级别 B 细胞淋巴瘤伴 *MYC* 和 *BCL2* 基因重排（diffuse large B-cell lymphoma/high-grade B-cell lymphoma with *MYC* and *BCL2* rearrangements，DLBCL/HGBL-*MYC/BCL2*）”。这一组疾病具有独特的生发中心基因谱，更为强调其致病预后意义，更具有侵袭性。由于 *MYC* 和 *BCL6* 重排的淋巴肿瘤基因表达谱和突变频谱更具异质性，不再认为是双打击淋巴瘤，而根据形态学特征被归入 DLBCL，NOS 或者 HGBL，NOS[2]。

（二）细胞遗传学特性

1. 核型特性 通过定义，我们知道这一类淋巴瘤必须有 *MYC* 基因的重排。大约 65% 的病例的伙伴基因为免疫球蛋白（Ig），主要是 IGH，少数为 IGκ 或 IGλ；另外一部分病例的伙伴基因为非 Ig，包括位于 19q13 上的 *BCL3* 基因、3q27 上的 *BCL6* 基因以及 9p13 上的未知基因等。有文献报道相较于那些非 Ig 伙伴基因而言，*Ig*::*MYC* 易位可能呈现一个更差的预后。这一类淋巴瘤除具有上述 *MYC*、*BCL2* 和（或）*BCL6* 重排，还存在其他的染色体结构和数目异常。值得注意的是，DHL 不等同于双表达的淋巴瘤（double expressing lymphoma，DEL）。DEL 是通过免疫组化检查显示 MYC 和 BCL2 蛋白水平过表达，不能归到这一类淋巴瘤当中的，尽管也有文献报道其预后不佳[44]。

2. FISH 特性 临床上常用 *MYC*、*BCL2* 和 *BCL6* 双色分离探针和 *IGH/MYC* 融合探针来进行以上细胞遗传学异常的检测，经典的 *MYC*、*BCL2* 以及 *BCL6* 重排阳性的信号在双色探针上均表现为 1 红 1 绿 1 融合的杂交信号，如果 *MYC* 易位的伙伴基因为 *IGH*，则 *IGH*（绿色荧光标记）/*MYC*（红色荧光标记）融合探针信号模式为 1 红 1 绿 2 融合。如 *MYC* 易位的伙伴基因为非 *IGH*，则该探针信号模式可以显示为 3 红 3 绿（提示 *IGH* 基因同时发生易位，伙伴基因可能为 *BCL2*、*BCL6* 或其他）或 3 红 2 绿（*IGH* 基因没有发生易位）。值得注意的是，对于 *MYC* 位点重排的检测必须同时

采用 *MYC* 分离和 *IGH/MYC* 融合两组探针检测以避免漏诊，因为部分 *MYC* 基因可能发生插入性易位，导致 *MYC* 分离探针阴性而 *IGH/MYC* 融合探针阳性。

（三）典型病例

1. 患者概况 患者女性，43 岁，因在外院确诊 HGBL 且行多疗程化疗后效果不佳，于 2019 年 6 月来我院就诊。入院后完善相关检查，患者多个深部淋巴结肿大，大量胸水。临床采集胸水进行相关检测，流式结果提示：约 45% 的 B 淋巴细胞表达 CD19、CD20[bri]、cKappa、CD38、CD10、Bcl-2、CD79b，细胞 SSC 偏大，体积偏大，考虑为单克隆性成熟大 B 细胞淋巴瘤，Ki-67 阳性率 61.7%。胸腔积液染色体核型分析提示：46,XX,inv(3)(q13q26),del(6)(q13q21),t(8;14)(q24;q32),add(16)(p13),der(18)t(14;18)(q32;q21)[8]/46,XX[2]（图 8-2-41）。分析 10 个中期分裂相，其中 8 个为高度复杂异常核型，涉及多条染色体的数目和结构异常，疑似累及 *BCL2*、*MYC* 基因重排，后经 FISH 验证，证实存在以上两个基因的重排，故补充诊断为 HGBL 伴 *MYC* 和 *BCL2* 基因重排。

2. 病例解析 该患者外院诊断为 HGBL，常规化疗效果差，来我院后经胸水细胞遗传学检测提示存在 *MYC*、*BCL2* 基因重排，根据细胞遗传学结果修正了诊断，将患者归类到预后差的 HGBL 伴 *MYC* 和 *BCL2* 基因重排，为后续的精准施治提供重要依据。患者后来接受 CAR-T 治疗，生命体征平稳，处于随访观察中。从这个病例中我们不难发现，对于所有大 B 细胞淋巴瘤根据可靠的细胞遗传学结果进行精准分型十分重要，如果能在初诊时及时发现高危预后因素，调整治疗方案，将使患者获益。

八、其他大 B 细胞淋巴瘤

（一）大 B 细胞淋巴瘤伴 *IRF4* 重排

1. 概述 伴有 *IRF4* 重排的大 B 细胞淋巴瘤（large B-cell lymphoma with *IRF4* rearrangement）是大 B 细胞淋巴瘤中一种少见的亚型。它可以呈完全弥漫型、滤泡型和弥漫型，或完全滤泡型。特征是高表达 IRF4/MUM1，并通常伴有 *IRF4* 基因

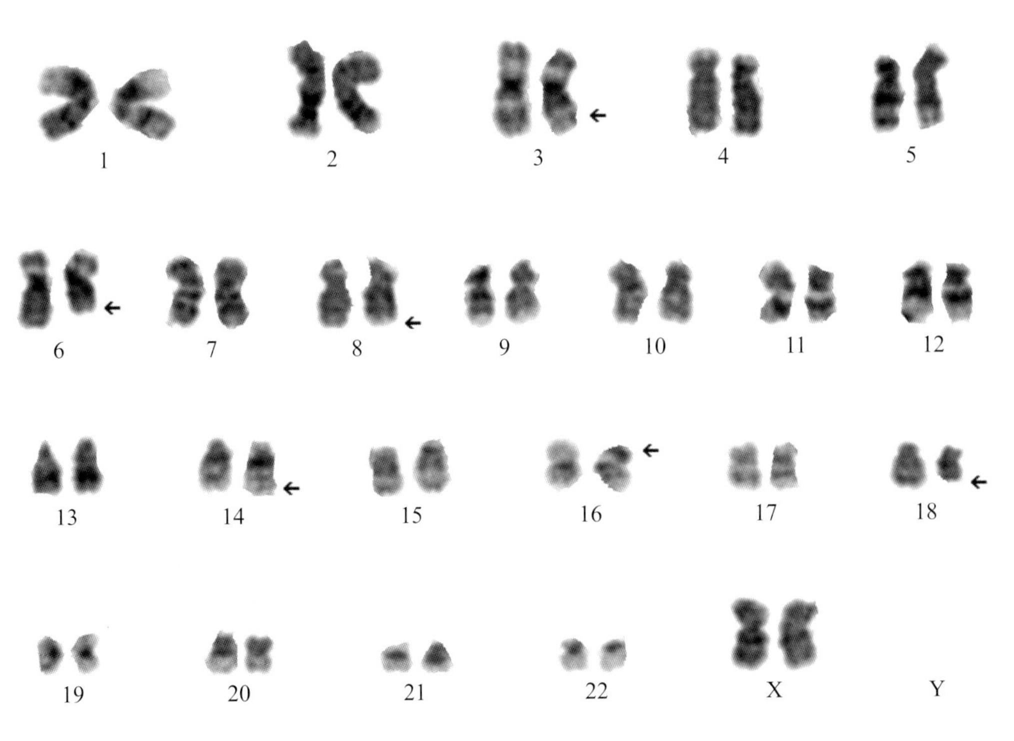

图 8-2-41 G 带核型图显示患者胸水染色体核型：46,XX,inv(3)(q13q26),del(6)(q13q21),t(8;14)(q24;q32),add(16)(p13),der(18)der(18)t(14;18)(q32;q21)，同时具有 t(8;14) 和不平衡易位 der(18)t(14;18)(q32;q21)

8

重排。这类淋巴瘤好发于儿童和年轻人，主要累及 Waldeyer 环或头颈部淋巴结，多为孤立病灶[45]。与其他 DLBCL 相比，伴 *IRF4* 重排的 LBCL 具有独特的病理特征和免疫表型，侵袭性低，预后相对较好[46]。

2．细胞遗传学特性 在大多数病例中，*IRF4* (6p25.2) 与 *IGH* 发生重排（很少累及 IGκ 和 IGλ 基因），这种重排在 G 带核型当中是隐匿性异常，需要通过特异性的 *IRF4* 分离探针 FISH 检测识别。在极少数的病例当中，以目前的检测手段还无法证实存在 *IRF4* 的重排，但是在这些病例中可以检测到 *IGH* 的重排。在这类淋巴瘤中，少数病例还可检测到 *BCL6* 的重排，但一般不伴有 *MYC* 和 *BCL2* 的重排。这类淋巴瘤遗传学背景复杂，部分还可以检测到 *TP53* 基因的缺失，提示预后不良[47]。对于所有怀疑这类疾病的病例均应对病灶组织来源细胞（淋巴结等组织和病理切片均可）进行 *IRF4* 分离探针 FISH 检测，正常信号显示为 2 融合，典型阳性病例呈现 *IRF4* 分离信号 1 红 1 绿 1 融合 。

（二）ALK 阳性的大 B 细胞淋巴瘤

1．概述 ALK 阳性的大 B 细胞淋巴瘤（ALK-positive large B-cell lymphoma）是一类侵袭性的淋巴瘤，它是一种 ALK 蛋白阳性的均一性大免疫母细胞样 B 细胞淋巴瘤，通常具有浆细胞的免疫表型。这类淋巴瘤非常罕见，各个年龄阶段均可发病，但更常见于年轻男性患者。这类病人通常有全身的淋巴结肿大，约 60% 的患者处于疾病进展的Ⅲ / Ⅳ期[48]。

2．细胞遗传学特性 这类淋巴瘤 ALK 蛋白高表达主要是来自位于 2 号染色体上的 *ALK* 基因的易位所产生的融合蛋白。其最常见的易位形式为 t(2;17)(p23;q23)（图 8-2-42），而在 ALK 阳性的间变性大细胞淋巴瘤中特征性易位 t(2;5)(p23;q35) 在此类淋巴瘤中非常少见[49]。此外，*ALK* 的伙伴基因还有 *SQSTM1* 或 *SEC31A* 等，另有报道 *ALK* 也存在隐匿性的插入易位。这类淋巴瘤遗传学背景复杂，通常存在许多附加的异常[50]。该淋巴瘤预后差，疾病进展快，对于所有疑似患者均应尽快采取 *ALK* 分离探针进行 FISH 检测，正常信号显示为 2 融合，典型的阳性病例显示为 1 红 1 绿 1 融合的 *ALK* 基因分离信号。进一步进行中期细胞 FISH 检测有助于明确其伙伴基因来源。

3．典型病例

（1）病例：患者男性，55 岁，因“进行性消瘦 1 个月，加重伴腹胀 2 周”入院。腹部彩超提示：腹腔内低回声团块（考虑为肿大淋巴结），脾大。血常规：WBC 5.56 × 10^9，Hb 121 g/L，PLT 350 × 10^9；LDH 1164 U/L。PET-CT：全身多发淋巴结肿大（左侧咽部、双侧颈部、腹腔、腹膜后、盆腔、左侧腹股沟等）代谢增高灶，脾多发代谢增高灶，考虑淋巴瘤可能。由于深部淋巴结组织无法完整取材进行

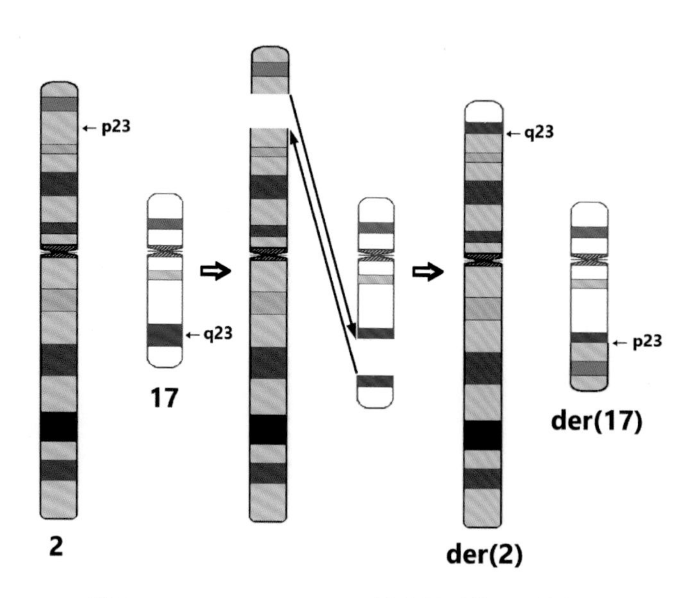

图 8-2-42 t(2;17)(p23;q23) 模式图（箭头所指）

淋巴结活检，后经淋巴结细针穿刺病理诊断为：浆细胞肿瘤，考虑为间变性浆细胞肿瘤。同时穿刺物进行染色体核型，核型质量欠佳无法给出完整的核型诊断，仅观察到累及2p23位点的结构性异常，结合中期FISH显示*ALK*重排阳性（图8-2-43）。最终诊断为ALK阳性的大B细胞淋巴瘤。临床虽积极采用化疗等手段，但疾病过程凶险，患者于确诊后4个月死亡。

（2）病例解析：ALK阳性大B细胞淋巴瘤发病率低，因其具有浆母细胞形态和浆细胞表型，在临床上容易漏诊和误诊为浆细胞肿瘤。其恶性程度极高，尽早识别，选择合理的治疗方案，对患者尤为重要，因此应加强对此类疾病的认识，染色体核型展示了淋巴瘤遗传学背景全面观，为选择合适的FISH探针（*ALK*分离探针）提供依据，有助于对罕见淋巴瘤的早期诊断。

（三）浆母细胞性淋巴瘤

浆母细胞性淋巴瘤（plasmablastic lymphoma，PBL）是一类侵袭性强的淋巴瘤，肿瘤性大细胞弥漫浸润，类似于B免疫母细胞或浆母细胞，具有CD20阴性的浆母细胞表型，需与其他具有浆母细胞分化特征的侵袭性B细胞淋巴瘤鉴别。这类淋巴瘤最常表现为头颈部的结外区域肿块，好发于口腔，胃肠道是第二常见的部位。它的发生通常与免疫缺陷相关。该类患者预后差，中位生存期仅为6～11个月[51]。遗传学研究提示该类淋巴瘤通常为复杂异常核型，其中*MYC*易位可见于约50%病例，尤其在EBV感染的患者中更为常见，免疫球蛋白（Ig）基因是最常见的伙伴基因[52]。对于病理诊断困难，或需要鉴别诊断时，可考虑加做*MYC*分离探针和*IGH/MYC*融合探针进一步辅助诊断。

（四）原发性纵隔（胸腺）大B细胞淋巴瘤

原发性纵隔（胸腺）大B细胞淋巴瘤（primary mediastinal/thymic large B-cell lymphoma，PMBL）是一种成熟的侵袭性大B细胞淋巴瘤，它起源于纵隔的胸腺B细胞，具有独特的临床、免疫表型、基因型和分子特征。它的主要症状是纵隔较大的肿块，常伴有上腔静脉综合征，1/3的病例存在胸膜或心包积液，很少累及远处的淋巴结和骨髓，这一点是和系统弥漫大B细胞淋巴瘤累及纵隔的主要区别[53]。

这类淋巴瘤中，通常缺乏*BCL2*、*BCL6*和*MYC*的重排，或十分罕见。位于16p13.13上的*MHCII*分子的反式激活因子*CIITA*的重排或突变大约在一半的病例中可以出现，导致*MHCII*分子下调。通过比较基因组杂交（CGH）显示这类淋巴瘤中常出现9p24和2p15的获得，累及基因包括

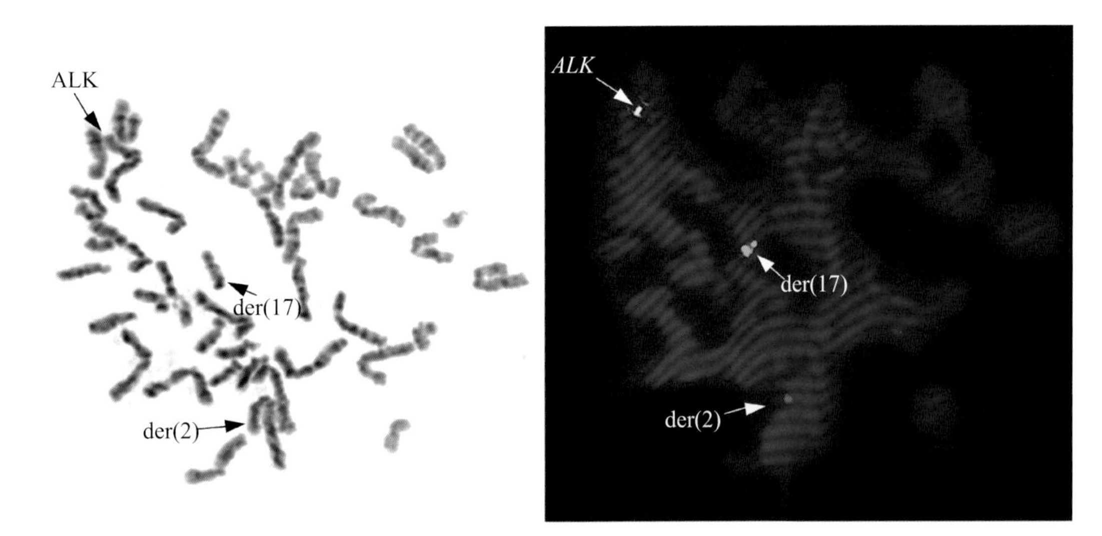

图8-2-43 **t(2;17)(p23;q23)的中期FISH图：采用*ALK*(2p23)（3' *ALK*基因绿色标记，5' *ALK*基因红色标记）FISH探针，中期分裂相上显示为1红1绿1融合，3'端绿色信号位于der(17)上，5'端红色信号位于der(2)上（箭头所指），左上角箭头所指是正常2号染色体上的*ALK*融合信号**

9p24上的*JAK2*、*PDL1*基因和2p15上的*REL*和*BCL11A*基因。这些分子学特征和组织学特征与介于DLBCL和经典霍奇金淋巴瘤之间的灰区淋巴瘤非常相似。GEP分析显示与经典型霍奇金淋巴瘤有相似性，而与DLBCL（NOS）不同，因此我们需要注意两者的鉴别诊断，因为PMBL预后较好[54]。

九、高级别B细胞淋巴瘤伴11q异常

（一）概述

Burkitt样淋巴瘤伴11q异常（Burkitt-like lymphoma with 11q aberration）是2016年版WHO分类中新增加的一个类型。在2022年版WHO分类中将这一类型更名为高级别B细胞淋巴瘤伴11q异常（high-grade B-cell lymphoma with 11q aberrations，HGBL-11q）[2]。这一类淋巴瘤从形态、免疫表型和临床表现等方面都和Burkitt淋巴瘤相似，但缺乏*MYC*基因的重排，较Burkitt淋巴瘤核型复杂。具有11q异常，主要表现为11q近着丝粒端片段的扩增和端粒端片段的缺失，即11q23.2-23.3的扩增和11q24.1-末端的缺失[55]。病理形态呈现弥漫生长的中等大淋巴样细胞，细胞均匀一致，有多个偏位小核仁，散在吞噬细胞形成的“星空现象”；免疫表型多为$CD10^+$、$BCL6^+$、$BCL2^-$，由于其基因表达谱更接近GCB亚型的DLBCL，故更新的WHO分型中HGBL-11q的命名更能准确聚类该疾病，此类淋巴瘤更多见于儿童和年轻人，在移植相关淋巴增殖性疾病（posttransplant lymphoproliferative disorders，PTLD）的患者中也有报道[56]，采用类似Burkitt淋巴瘤较强的化疗方案，可以获得较好的预后。

（二）细胞遗传学特性

1. 核型特性 这一类淋巴瘤主要是以细胞遗传学的异常来定义的。部分病例染色体显带核型可以观察到11号染色体长臂片段扩增异常（图8-2-44、图8-2-45）。遗传学上该肿瘤除具有特征性的11q异常，较经典Burkitt淋巴瘤有更复杂的核型。目前此类淋巴瘤报道较少，常伴随的附加染色体异常包括6q-、+12等。

2. FISH特性 当形态及免疫表型倾向于Burkitt淋巴瘤时，且伴高Ki-67指数需首先进行*MYC*、*BCL2*重排的FISH检测，如果单一*MYC*基因重排阳性，则诊断Burkitt淋巴瘤，如果*MYC*和*BCL2*均阳性，则诊断高级别B细胞淋巴瘤伴*MYC*和*BCL2*基因断裂重排。如果上述探针均为阴性则需考虑进行11q的FISH检测，如呈现特异性11q区域异常，即诊断为高级别B细胞淋巴瘤伴11q异常。需要注意的是，少数*MYC*重排的Burkitt淋巴瘤也可出现11q异常。11q相关FISH可采用*ATM*探针和*MLL*探针。*ATM*探针（单色荧光标记）典型阳性信号为信号点的增加；*MLL*探针（5’ *MLL*基因红色荧光标记，3’ *MLL*基因绿色荧光标记）典型阳性信号为3融合或多融合。但上述探针仅能检测11q区段的获得而无法检测11q端粒端片段的缺失，实际工作中更推荐采用11q获得/缺失（11q23.3/11q24.3）FISH探针，包括CEP11/11q23.3（CEP11为绿色荧光标记，11q23.3位点红色荧光标记）典型阳性信号模式为：2绿3红或2绿多红，提示11q23.3位点扩增；CEP11/11q24.3（CEP11为绿色荧光标记，11q24.3位点红色荧光标记），典型阳性信号模式为：2绿

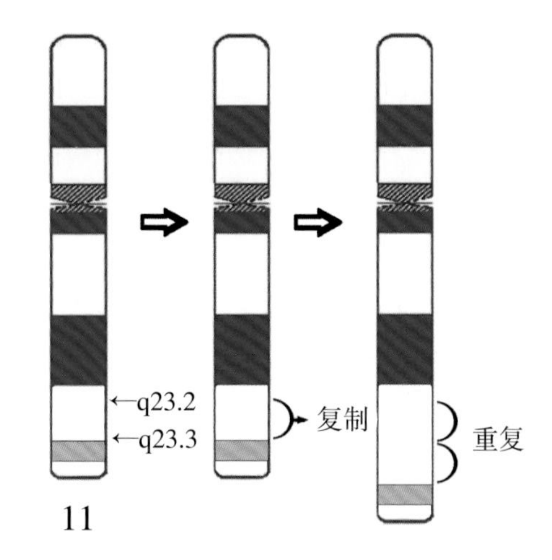

图8-2-44 **dup(11)(q23.2-23.3)模式图（箭头所指）**

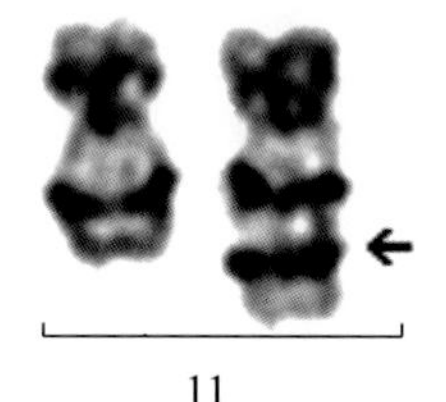

图8-2-45 **dup(11)(q13q23)核型图（箭头所指）**

1红，提示11q24.3位点缺失。另需同时加做*TP53*探针进一步评估有无高危预后因素。

（三）典型病例

1．病例 患者女性，57岁，因“右下腹疼痛伴间断发热1个月余”入院。CT示：右下腹肿块性质待查。妇科彩超示：右附件区增粗，稍高回声，性质待定，右侧卵巢上方及子宫右后方低回声，性质待查。后经盆腔手术，切除肿物，病理活检结合免疫组化提示Burkitt淋巴瘤，但经FISH检测*MYC*、*BCL2*和*BCL6*位点，均未见重排阳性信号。淋巴结流式提示约69.8%细胞考虑为单克隆性异常成熟大B淋巴细胞，细胞体积稍大，颗粒性较正常淋巴细胞大，CD45弱阳性，表达CD19、CD20^{dim}、CD10，Ki-67阳性率75.9%，不表达Bcl-2、CD5。淋巴结染色体核型：50,XX,+X,dup(1)(q21q32),+3,del(4)(p11),+6,del(6)(q23)×2,+7,dup(11)(q13q23),-15,+18[16]（图8-2-46），后加做*MYC*和*ATM*探针FISH，证实存在*ATM*基因扩增，*MYC*信号正常（图8-2-47），即11q的扩增。采用CEP11/11q23.3（CEP为绿色荧光标记，11q23.3位点红色荧光标记）和CEP11/11q24.3（CEP为绿色荧光标记，11q24.3位点红色荧光标记）探针FISH检测显示为2绿3红、2绿1红信号，提示存在11q异常。手术后采用Hyper-CVAD方案化疗。

2．病例解析 该患者病理形态学上呈现Burkitt淋巴瘤样特点，但缺乏典型的*MYC*基因重排，因此病理诊断有一定困难，此时核型结果提示存在dup(11q)异常，FISH证实存在11q异常。综合临床病理及分子特征，符合2022年版WHO分类中的高级别B细胞淋巴瘤伴11q异常。目前这类疾病的发病数量有限，关于治疗反应和预后方面的资料较少，临床还需要积累这方面的经验。

十、Burkitt淋巴瘤

（一）概述

Burkitt淋巴瘤（Burkitt lymphoma，BL）是一类具有高度侵袭性但可治愈的成熟B细胞淋巴瘤。它通常出现在淋巴结外或以急性白血病的形式呈现，病理上由单核形态的中等大小B细胞组成，具有嗜碱性的胞质、大量的核分裂和“星空现象”，

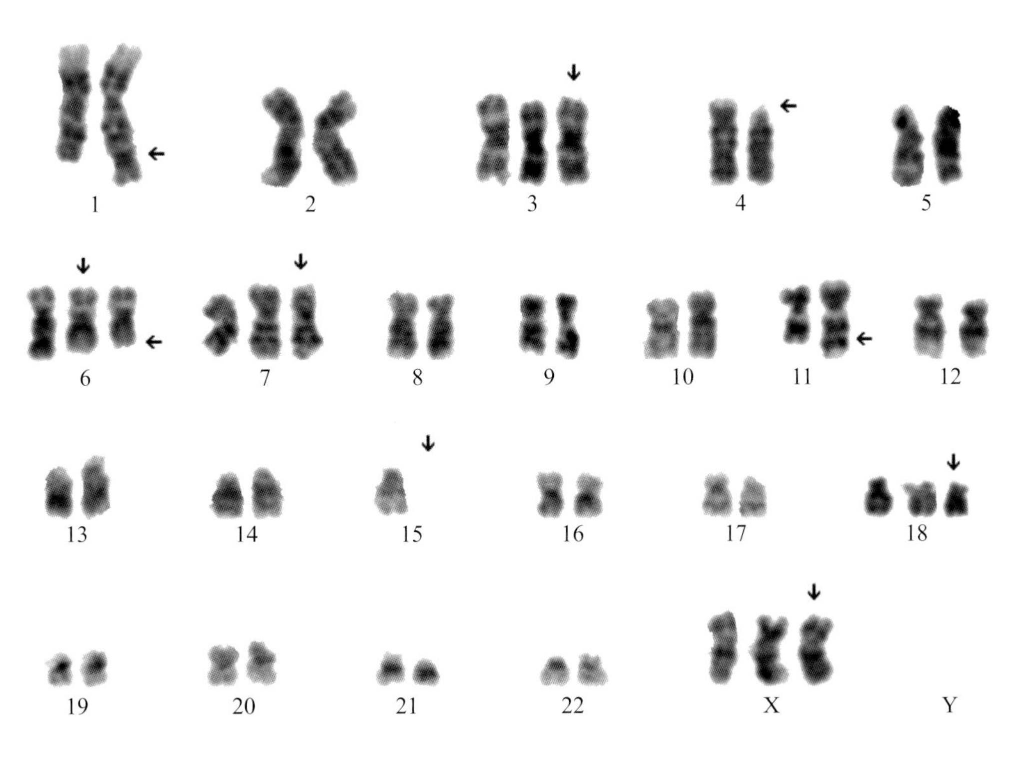

图8-2-46 盆腔肿物G带核型图：**50,XX,+X,dup(1)(q21q32),+3,del(4)(p11),+6,del(6)(q23)×2,+7,dup(1l)(q13q23),-15,+18**
显示患者染色体核型具有**dup(11q)**异常，同时为累及多条染色体结构及数目异常的复杂核型

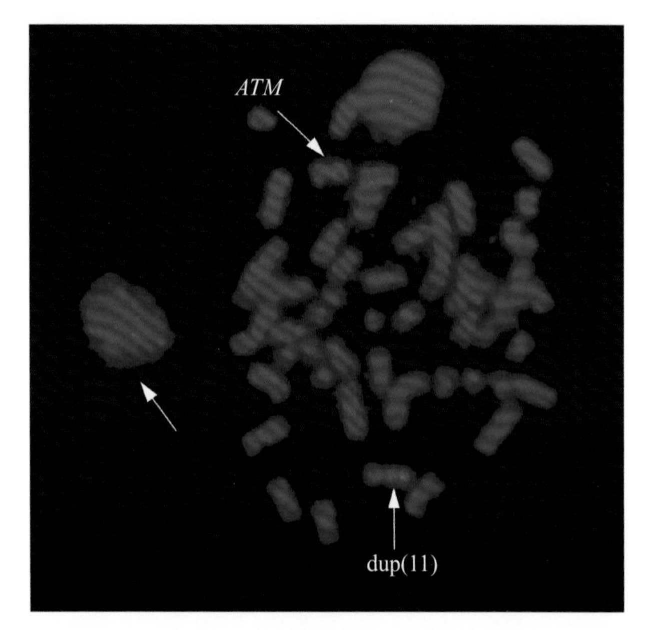

图 8-2-47 **dup(11q)FISH 信号图：采用红色荧光标记的 *ATM*(11q22) 探针，中期分裂相正下方箭头所指异常的 11 号染色体上存在 2 红信号，提示存在 11q 扩增异常；左侧间期细胞显示为 3 红信号（左下箭头所指）**

通常可以检测到 *MYC* 基因易位到 *IGH* 基因上。临床上有地方性、散发性和免疫缺陷相关性三种形式。

（二）细胞遗传学特性

1．核型特性 Burkitt 淋巴瘤的分子特征是位于 8q24 上的 *MYC* 基因易位到 14q32 上的 *IGH* 基因即 t(8;14)(q24;q32)（图 8-2-48、图 8-2-49）或者少数情况下易位到 2p11 上的 *IGκ* 基因即 t(2;8)(p11;q24)（图 8-2-50、图 8-2-51）或 22q11 上的 *IGλ* 基因即 t(8;22)(q24;q11)（图 8-2-52、图 8-2-53）。约 60% 的病例中还可能出现附加染色体异常，主要包括 1q 扩增、+7、+12 以及 6q-、13q- 以及 17p- 等，这些异常在疾病的进展中起重要作用 [57,58]。

2．FISH 特性 t(8;14)(q24;q32) 中 8q24 断裂点在 *MYC* 基因的近端，而在变异易位 t(2;8)(p11;q24)、t(8;22)(q24;q11) 中断裂点在 *MYC* 基因的远端。采用 *MYC* 分离探针和 *IGH*（绿色荧光）/*MYC*（红色荧光）/CEP8（蓝色荧光）融合探针共同检测 *MYC* 位点重排。*MYC* 分离探针阳性信号为 1 红 1 绿 1 融合。如果 *MYC* 易位的伙伴基因为 *IGH*，则 *IGH/MYC/CEP8* 融合探针信号模式为 1 红 1 绿 2 融合 2 蓝。如 *MYC* 易位的伙伴基因为非 *IGH*，则该探针信号模式可以显示为 3 红 3 绿 2 蓝（这种情况下 *IGH* 基因也发生断裂重排，可能与 *BCL2* 或 *BCL6* 基因易位）或 3 红 2 绿 2 蓝（*IGH* 基因没有发生易位）。值得注意的是，由于 *MYC* 基因的断裂点非常广泛，在一些特殊病例中，两种探针会出现一些特殊的信号，常见的有：①如果断裂点位于 *MYC* 基因的 5’ 端上游，靠近着丝粒端，这时 *MYC* 分离探针呈现假阴性结果，而 *IGH/MYC/CEP8* 探针呈现 2 绿 1 红 1 融合 2 蓝信号。②存在插入性易位：a. *IGH* 基因部分断裂后插入到 *MYC* 基因内，这时 *MYC* 分离探针呈现假阴性结果，而 *IGH/MYC/CEP8* 融合探针探针呈现 2 绿 1 红 1 融合 2 蓝信号。b. *MYC* 基因部分断裂后插入到 *IGH* 基因内，这时 *MYC* 分离探针仍呈现假阴性结果，而 *IGH/MYC/CEP8* 探针呈现 2 红 1 绿 1 融合 2 蓝信号。③当 *MYC* 易位的伙伴基因非 *IGH* 时，也可出现 *MYC* 分离探针阳性，而 *IGH/MYC/CEP8* 探针

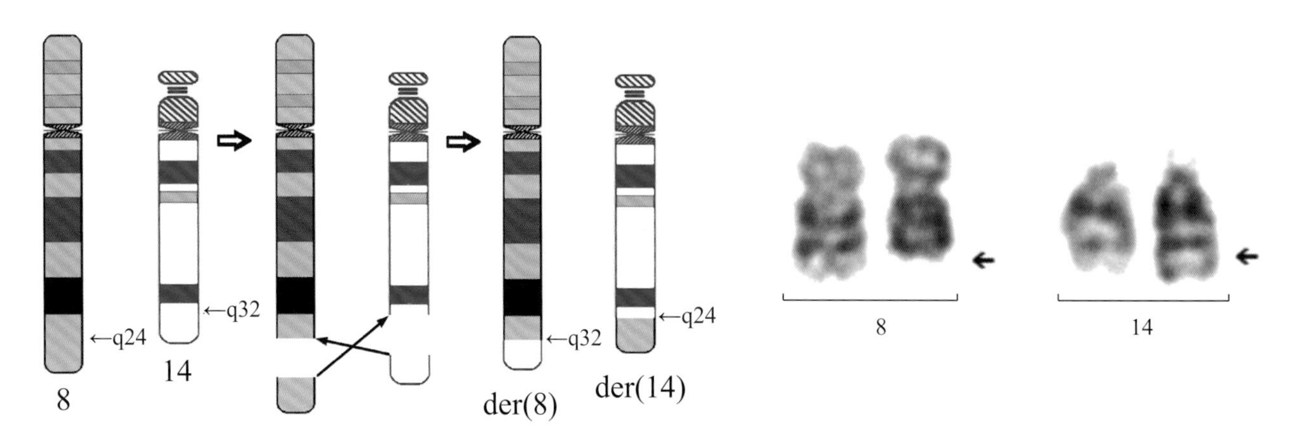

图 8-2-48 **t(8;14)(q24;q32) 模式图（箭头所指）**

图 8-2-49 **t(8;14)(q24;q32) 核型图（箭头所指）**

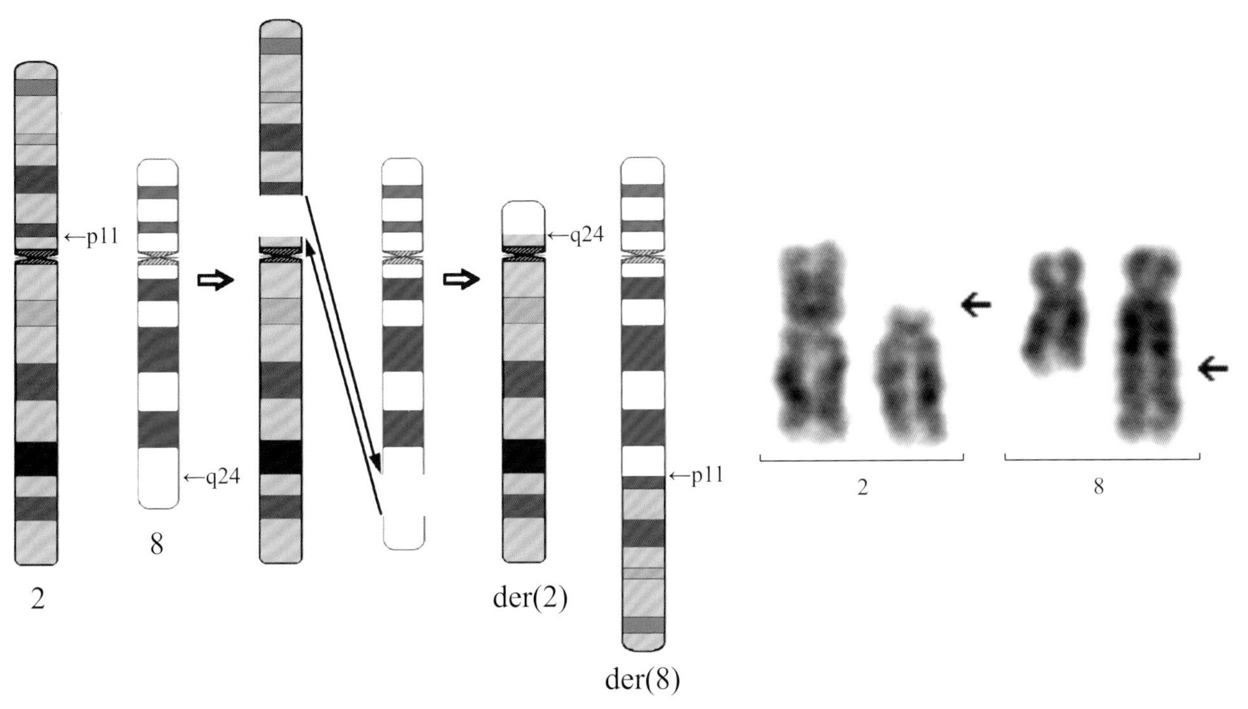

图 8-2-50 **t(2;8)(p11;q24)** 模式图（箭头所指）

图 8-2-51 **t(2;8)(p11;q24)** 核型图（箭头所指）

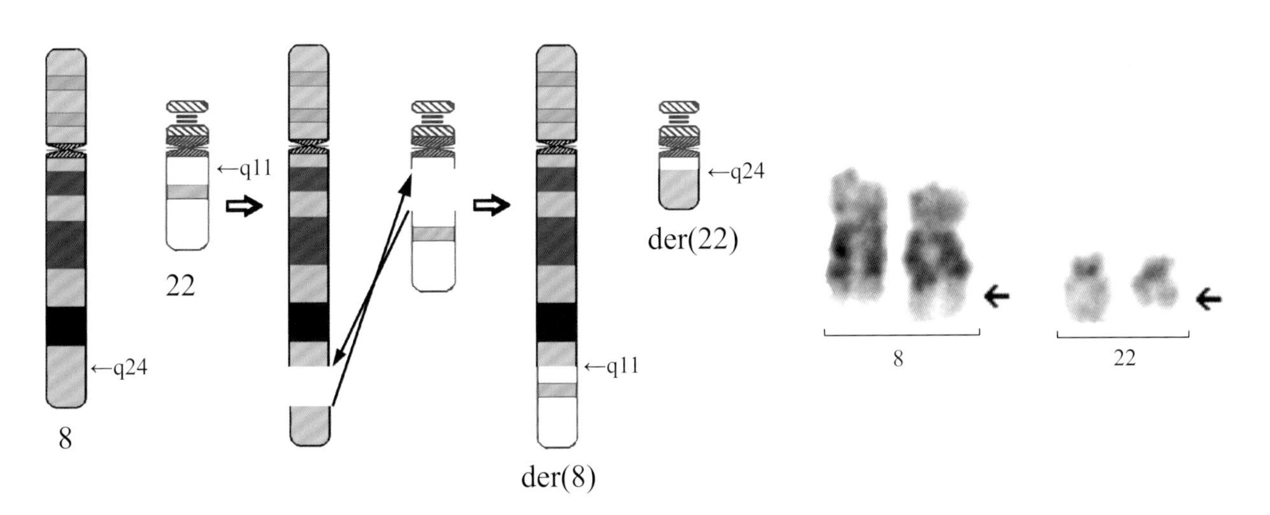

图 8-2-52 **t(8;22)(q24;q11)** 模式图（箭头所指）

图 8-2-53 **t(8;22)(q24;q11)** 核型图（箭头所指）

MYC 位点为 3 红的情况。这些都需要我们在实际检测工作中提高认识并加以识别。

（三）典型病例

1．病例 患者男性，37 岁，因“腰腿痛伴下肢无力 3 周，发热 6 天”入院。入院后行 PET/CT 检查示：①脾大，代谢弥漫性增高；全身骨髓代谢弥漫性、不均匀增高；结合病史考虑为血液系统疾病可能，建议进一步检查；②左侧颈部淋巴结稍大，代谢增高；双侧锁骨上小淋巴结增多，代谢无增高。骨髓细胞学示：原始、幼稚淋巴细胞占 82%。流式结果：约 43.76% 细胞（占全部有核细胞）为单克隆性大 B 淋巴细胞，表达 CD19、CD20、CD10、FMC-7、CD79b、$CD22^{dim}$，Ki-67 阳性率 80%，免疫表型符合 Burkitt 淋巴瘤细胞可能性大；染色体核型：47,XY,t(8;14)(q24;q32),del(17)(p11),+20[20]（图 8-2-54）。FISH 检测报告：采用 *IGH/MYC/CEP8* 融合探针，约 52% 的细胞表达 2 融合 1 红 1 绿 2

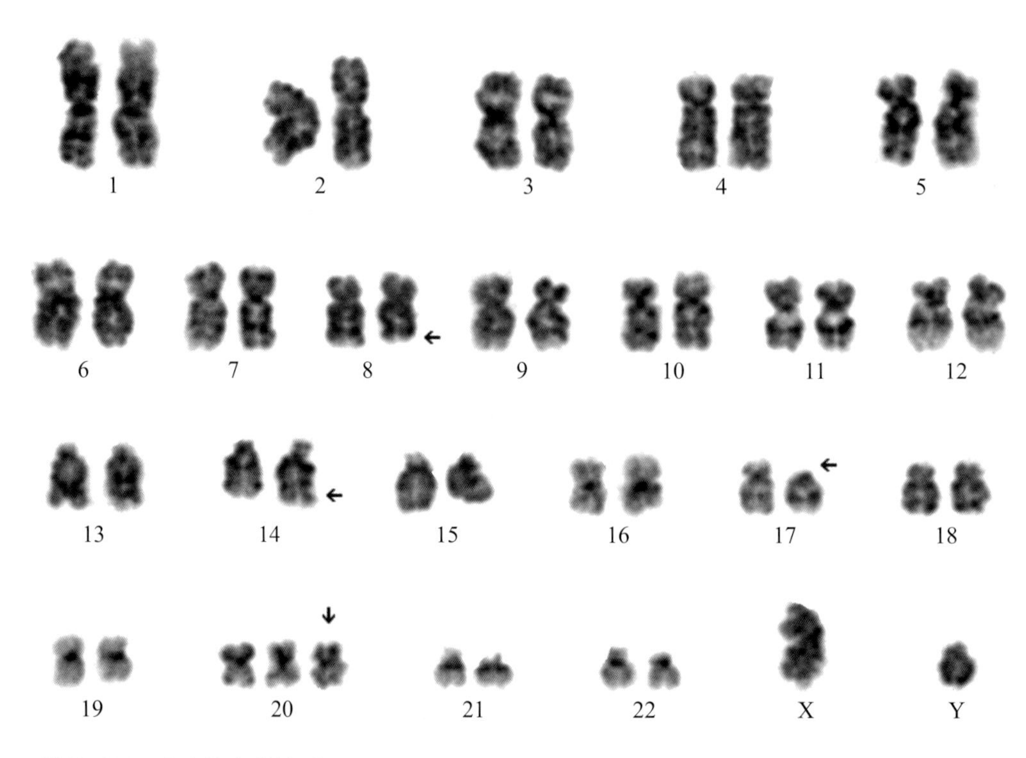

图 8-2-54　**G 带核型显示患者染色体核型：47,XY,t(8;14)(q24;q32),del(17)(p11),+20，具有 t(8;14)，同时伴 del(17p)、+20 附加染色体异常（箭头所指）**

蓝信号，提示 *IGH/MYC* 基因融合阳性，即涉及 t(8;14) 易位（图 8-2-55）；采用 *TP53/CEP17* 探针约 50% 的细胞表达 2 绿 1 红信号，提示存在 *TP53* 基因缺失。随后进行颈部淋巴结穿刺组织病理诊断为 Burkitt 淋巴瘤，免疫组化 $CD20^+$、$CD19^+$、$CD79b^+$、$CD10^+$、$C\text{-}MYC^+$、Ki-67 阳性率约 95%。综合以上结果，临床确诊为 Burkitt 淋巴瘤，予以 Hyper-CVAD（环磷酰胺 + 长春新碱 + 多柔比星 + 地塞米松）方案化疗后，进行自体造血干细胞移植序贯 CAR-T 细胞治疗。

2．病例解析　该患者经骨髓 MICM 及病理诊断为 Burkitt 淋巴瘤，细胞遗传学提示为复杂异常核型，除有 Burkitt 淋巴瘤标志性的 t(8;14) 易位外，还同时伴有 17p-（*TP53* 基因缺失）、+20 号染色体异常。细胞遗传学不仅对该例患者提供了 Burkitt 淋巴瘤的标志性分子诊断依据，同时也为患者提供了 *TP53* 基因缺失这个重要的预后差指标，从而使患者迅速得到合理有效的强化治疗。

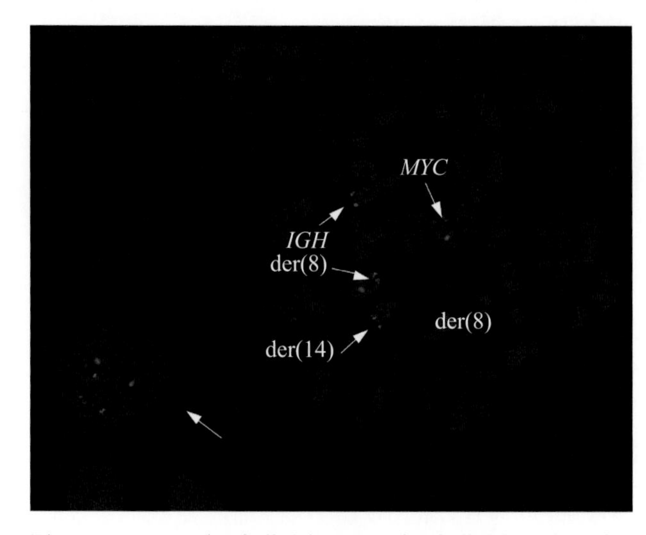

图 8-2-55　***IGH*（绿色荧光）/*MYC*（红色荧光）/*CEP8*（蓝色荧光）探针 FISH 图：中期分裂相显示为 1 红 1 绿 2 融合 2 蓝信号，两个融合信号分别位于 der(8) 和 der(14) 上（箭头所指），提示具有 t(8;14)**

（李钦璐　王　滢）

（模式图绘制：邬志伟）

第三节　成熟 T 细胞和 NK 细胞肿瘤

一、肝脾 T 细胞淋巴瘤

（一）概述

肝脾 T 细胞淋巴瘤（hepatosplenic T-cell lymphoma，HSTCL）是结外淋巴瘤的一种侵袭性亚型，其特点是肝脾大而无淋巴结的病变，预后差。这类淋巴瘤源自细胞毒性 T 细胞，通常具有 TCRγδ 细胞表型，由中等大小淋巴样细胞组成。这类淋巴瘤需尽早诊断，并采用大剂量化疗和造血干细胞移植，以提高其生存率。

（二）细胞遗传学特性

大多数病例都存在特征性染色体异常等臂染色体 7q，即 i(7)(q10)（图 8-3-1、图 8-3-2）。导致 7q 扩增的环状染色体也有报道，同时也可以出现 8 号染色体三体（+8）[59]。我们采用 *KMT2E*（7q22）（红色）/*MET*（7q31）（绿色）/CEP7（蓝色）特异性位点探针，检测 i(7)(q10) 异常，正常信号类型表达 2 绿 2 红 2 蓝信号，典型阳性信号为：3 绿 3 红 2 蓝信号。随着疾病进展，FISH 可以检测到 2 ~ 5 个拷贝数的 i(7q)，或是在另一条同源 7 号染色体上出现数目和结构异常。同时也采用 CEP8（红色）探针检测 +8 染色体异常，正常信号为 2 红，典型阳性信号为 3 红。

（三）典型病例

1．病例　患者男性，17 岁，因“发现皮肤散在出血点 2 个月余”于 2020 年 10 月入院。入院后查体：全身皮肤可见散在出血点，浅表淋巴结未触及明显肿大，肝肋下 2.0 cm，脾肋下 5.0 cm。血常规：WBC 32.28×10^9/L，Hb 99.0 g/L，PLT 59.0×10^9/L。骨髓细胞学示：原始细胞明显增多占 46%，胞体大小不等，胞质量略丰富，部分呈拖尾，核型形态多样，可见类圆形、椭圆形、梭形、不规则等，染色质浓淡不均，POX 染色呈阴性，考虑急性白血病骨髓象。骨髓活检免疫组化示：骨髓增生极度活跃，幼稚细胞弥漫性增生，胞体大，胞质量中等，胞核椭圆形或不规则，染色质显隐不一，核

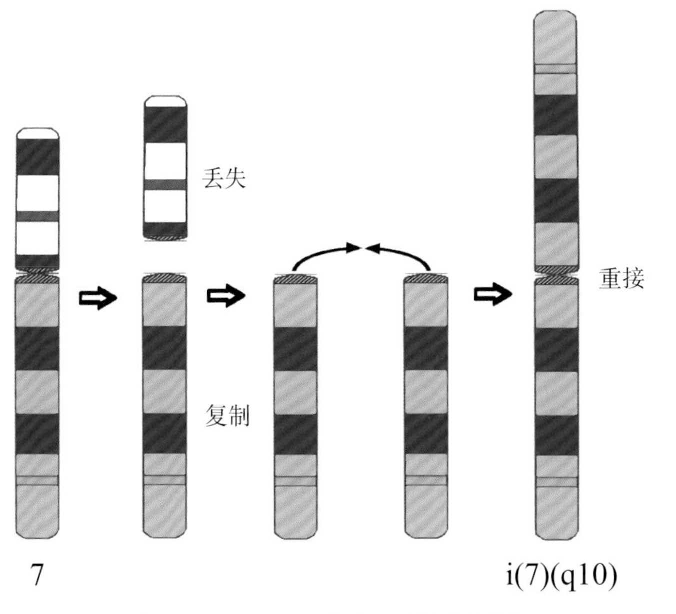

图 8-3-1　**i(7)(q10)** 模式图（箭头所指）

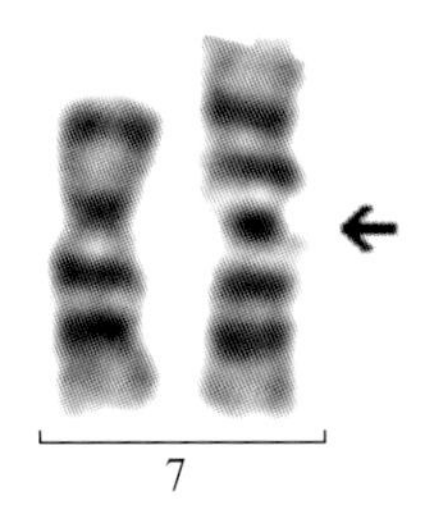

图 8-3-2　**i(7)(q10)** 核型图（箭头所指）

8

仁明显。免疫组化染色：CD34⁻、TdT⁻、CD117⁻、MPO⁻、CD7⁻、CD3⁺、CD20⁻、CD8⁻、CD4⁻、Bcl-2⁺；考虑T细胞淋巴瘤骨髓侵犯；融合基因均为阴性。流式免疫分型示：约38.3%细胞（占全部有核细胞）表达$CD3^{dim}$、CD2、$CD7^{dim}$、cCD3、CD99、CD94、CD161、CD38、$CD11b^{dim}$、$TCR\gamma\delta^{dim}$，Ki-67阳性率48.9%，CD45强阳性，SSC大，考虑为异常表型γδ T淋巴细胞，可疑为γδ T细胞淋巴瘤。骨髓染色体核型：46,XY,i(7)(q10),i(8)(q10)[10]（图8-3-3）。FISH检测：*KMT2E*(7q22)（红色）/*MET* (7q31)（绿色）/*CEP7*（蓝色）探针显示3红3绿2蓝信号。后予以培门冬酶+吉西他滨+奥沙利铂（P-Gemox）联合西达苯胺化疗方案常规化疗3次，原发病未缓解，同时合并噬血细胞综合征，预后差，后行挽救性造血干细胞移植，目前仍在治疗中。

2．病例解析　该例患者临床表现典型，肝脾大，无淋巴结肿大，结合骨髓染色体及FISH检测提示具有典型的i(7q)，并且流式也存在异常表型γδ T淋巴细胞，临床综合拟诊为HSTCL，化疗效果差，病情凶险。因此该类疾病的早期诊断十分重要，细胞遗传学在此起到至关重要的作用。

二、血管免疫母细胞性T细胞淋巴瘤

（一）概述

血管免疫母细胞性T细胞淋巴瘤（angioimmunoblastic T-cell lymphoma，AITL）在2022年版WHO分型中是归于结性滤泡辅助T（TFH）细胞淋巴瘤（nodal T-follicular helper cell lymohomas）的分类，来源于滤泡辅助T细胞（TFH），具有独特的组织病理和临床特征的AITL这一亚型也更名为结性滤泡辅助T细胞淋巴瘤，血管免疫母细胞型（nodal TFH cell lymphoma，angioimmunoblastic-type，nTFHL-AI）占外周T细胞淋巴瘤的15%～20%，NHL的1%～2%，好发于老年男性，常伴有发热、皮疹、全身淋巴结肿大、肝脾大等系统性临床表现。具有较高侵袭性，预后差，由于患者常缺乏特异的临床表现，病理组织学特征复杂，早期准确诊断存在挑战[2]。

约90%的病例存在细胞遗传学异常，与其他淋巴瘤核型特点不同，常表现为染色体数目改变：3号（36%）、5号（55%）、21号（41%）染色体三体以及附加X染色体[60]。常见的结构异常包括5q的增加，3q、6q的缺失，涉及T细胞受体基因（*TCR*）

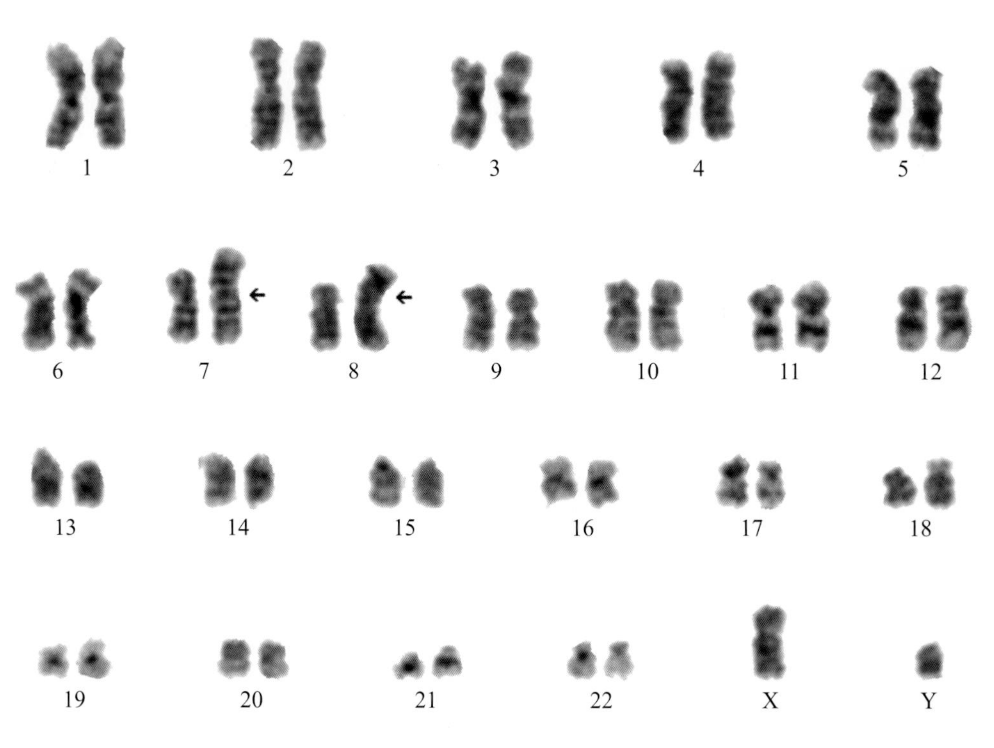

图8-3-3　G带核型图显示患者染色体核型：46,XY,i(7)(q10),i(8)(q10)，同时具有i(7q)和i(8q)（箭头所指）

的易位并不常见[61]。大于等于5种结构性异常的复杂核型具有独立的预后价值，存在+X和1p31-32异常的患者具有较差的治疗反应和较短的生存期。

（二）典型病例

1. 病例 患者男性，55岁，2021年3月因“颈部淋巴结肿大8个月”入院。PET/CT示双侧颈部、双侧锁骨上、双侧腋窝、腹腔及腹膜后、盆腔、双侧腹股沟多发淋巴结增多、增大，部分融合成团，代谢增高；脾体积增大，代谢增高；上述考虑淋巴瘤浸润可能。2021年4月行颈淋巴结活检。淋巴结流式免疫分型：约52.8%的细胞表达CD4、CD2、CD5、CD45RO、CD99、CD26、PD-1、TCRαβ，部分表达cCD3、CD30阳性率20.9%、CD57、Ki-67阳性率16.9%、CD200；为异常表型成熟T淋巴细胞，考虑为成熟T淋巴细胞瘤，滤泡辅助成熟T淋巴细胞来源可能性大，不能除外血管免疫母细胞性T细胞淋巴瘤。淋巴结染色体核型：50,XY,+3,+7,+18,+19[10]（图8-3-4）。淋巴结病理示：血管免疫母细胞性T细胞淋巴瘤。免疫组化：$CD3^+$，$CD5^+$，$CD4^+$，$PD1^+$，BCL-6（散在+），$CD10^-$，$CD8^-$，$CD20^-$，$CD19^-$，Ki-67阳性率。约60%。于2021年4月至2021年8月给予依托泊苷+CHOP方案化疗6疗程，拟采用去甲基化药物+PD-1维持治疗。截至随访日期2021年12月，患者为部分缓解（PR）状态。

2. 病例解析 nTFHL-AI核型特点较少出现结构性改变，以累及3、5、21号染色体三体最为常见。本病例淋巴结为超二倍体核型，可见+3、+7、+18、+19数目异常，未见染色体结构异常，与nTFHL-AI核型特点相符支持流式及病理诊断。

三、间变性大细胞淋巴瘤，*ALK*阳性

（一）概述

ALK阳性间变性大细胞淋巴瘤（ALK positive anaplastic large cell lymphoma，*ALK*+ ALCL）是一类具有侵袭性的T细胞淋巴瘤，占成人NHL的5%，儿童淋巴瘤的10%～30%，患者常在30岁以前发病。特征性的染色体异常为t(2;5)(p23;q35)（图8-3-5、图8-3-6），即位于5q35的核相关性磷蛋白（*NPM*）基因与位于2p23的酪氨酸激酶受体（*ALK*）基因融合。其他累及*ALK*基因变异易位还包括t(1;2)(q25;p23)/*TPM3*::*ALK*、t(2;3)(p23;q12)/*TFG*::*ALK*、inv(2)(p23q35)/*ATIC*::*ALK*等[62]。不同易位类型与ALK蛋白的表达方式相关。其他与

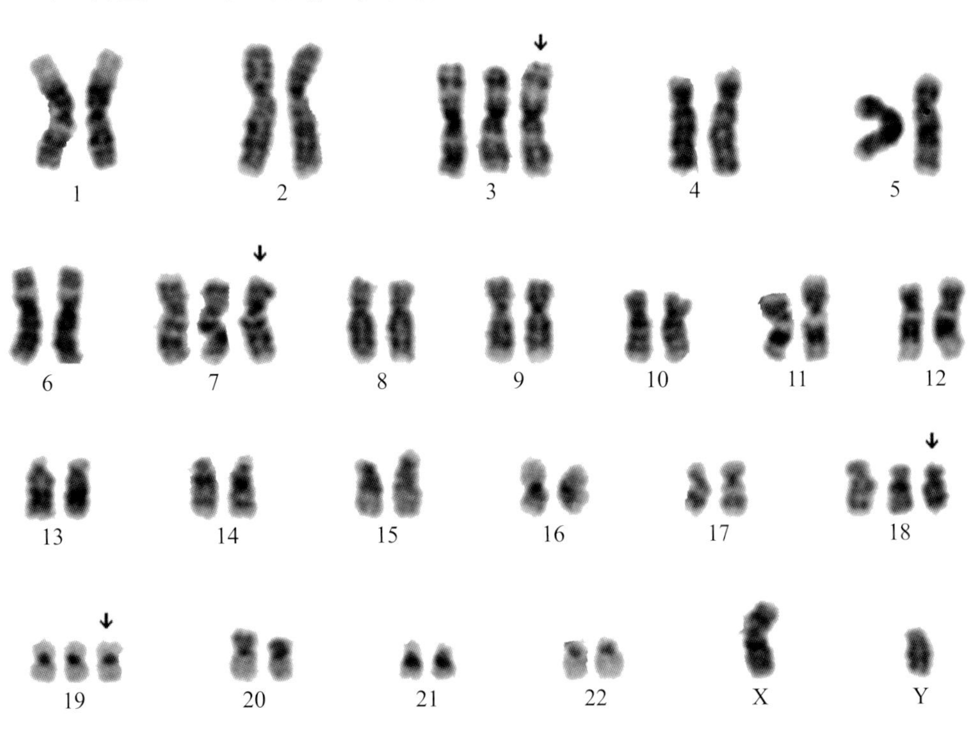

图8-3-4 G带核型图显示患者淋巴结染色体核型：50,XY,+3,+7,+18,+19，具有+3、+7、+18、+19（箭头所指）

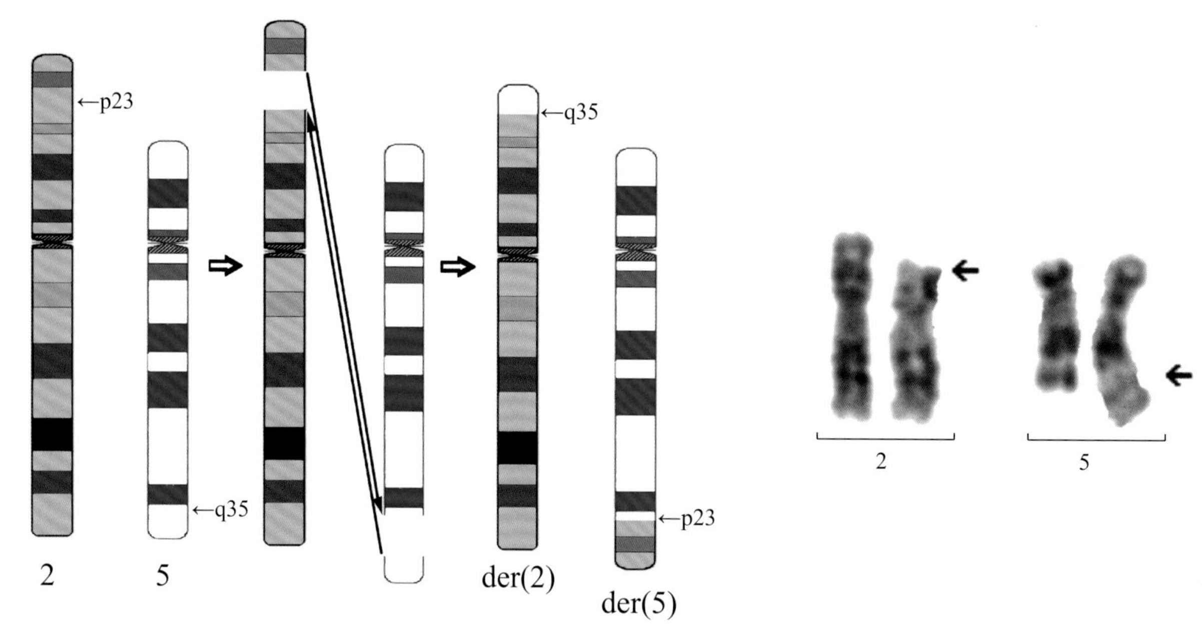

图 8-3-5 **t(2;5)(p23;q35) 模式图**

图 8-3-6 **t(2;5)(p23;q35) 核型图**

ALK 发生易位的伙伴基因还包括 17q23(*CLTC*)、19p13(*TPM4*)、22q11 (*MYH9*) 和 Xq11-12(*MSN*) 等[63]。上述易位均可导致 ALK 的表达上调或异常表达，从而引起 *RAS/ERK*、*JAK/STAT*、*PI3K/AKT* 等多条信号通路的激活。目前没有证据表明 *NPM1::ALK* 融合基因与其变异型在临床预后上存在差异。重现性的附加染色体异常包括 Y、4q13-21、6q、17p、11q14、13q 等缺失，以及 7、9、17p、17q24 和 X 的获得，伴有 *MYC* 基因重排与侵袭性的临床过程相关[64]。

ALK 阴性间变性大细胞淋巴瘤（ALK negative anaplastic large cell lymphoma，ALK-ALCL）形态类似于 ALK+ALCL，但缺乏 *ALK* 基因重排，常见的遗传学异常包括 1q21-q44 的获得、16p13 缺失、6q21（*PRDM1* 基因）缺失及 17p13（*TP53* 基因）缺失。30% 的病例存在重现性的染色体重排 t(6;7)(p25.5;q32.3)，累及 6p25.3 位点 *DUSP22::IRF4* 基因，该异常的存在提示其具有与 ALK+ALCL 相似的较好的预后转归，5 年 OS 在 85% ~ 90%[65]，该重排不存于 ALK+ALCL。约 8% 病例存在 *TP63*（3q28）重排，通常出现 inv(3)(q26q28) 导致与 *TBL1XR1* 融合，此类型预后最差，5 年 OS 约 17%。缺乏 *DUSP22* 和 *TP63* 重排的患者 5 年 OS 约 42%。

临床上常用 *ALK*（2p23）双色分离探针检测累及该基因的异常，重排阳性表达为 1 红 1 绿 1 融合的杂交信号，提示存在 t(2;v)(p23;v) 易位。

（二）典型病例

1. 患者概况 患者男性，37 岁，2020 年 12 月因“左上腹部疼痛 20 余天”入院。自发病以来体重减轻约 4 kg。体格检查：右上腹部有深压痛，无反跳痛，腹部未触及包块，肝脾未触及。腹部 B 超提示：①胰头区实质性病灶（考虑肿瘤性病变）；②腹膜后多发实质性病灶（考虑肿瘤性病变，转移癌可能）部分包绕血管。后行腹腔镜下腹膜后肿物活检术 + 腹腔镜下探查 + 肠粘连松解术，取腹膜后肿物活检。病理诊断：恶性肿瘤，主呈圆形细胞形态，淋巴造血系统或软组织来源可能，低分化恶性肿瘤，送检组织较多坏死，仅有少许存活组织，且免疫表型不特异，难以明确分类。淋巴结流式：约 35.1% 细胞为异常表型成熟 T 淋巴细胞表达 CD4、CD2、cCD3、TCRαβ、CD45RO、PD-1、CD26、CD99，部分表达 CD8、CD5、CD25，Ki-67 阳性率 47.2%，为异常表型成熟 T 细胞，考虑为成熟 T 细胞淋巴瘤。淋巴结染色体核型：47,XY,t(2;5)(p23;q35),+19[6]/46,XY[14]（图 8-3-7）。采用 *ALK* 分离探针进行 FISH 检测，约 40% 细胞表达 1 红 1 绿 1 融合信号提示存在 *ALK* 基因断裂重排（图

8-3-8）。患者病情进展迅速，一般情况较差。2021年1月出现呼吸衰竭死亡，整个病程仅1个月。

2．病例解析 ALCL病理形态复杂多样，在取材欠佳、不具备典型免疫组化染色标记的情况下。单纯依靠病理很难给予确切诊断。结合组织标本染色体核型检出的特征性染色体易位t(2;5)，有助于明确诊断。病理诊断存在困难时，细胞遗传学检测可以起到重要的辅助诊断作用。

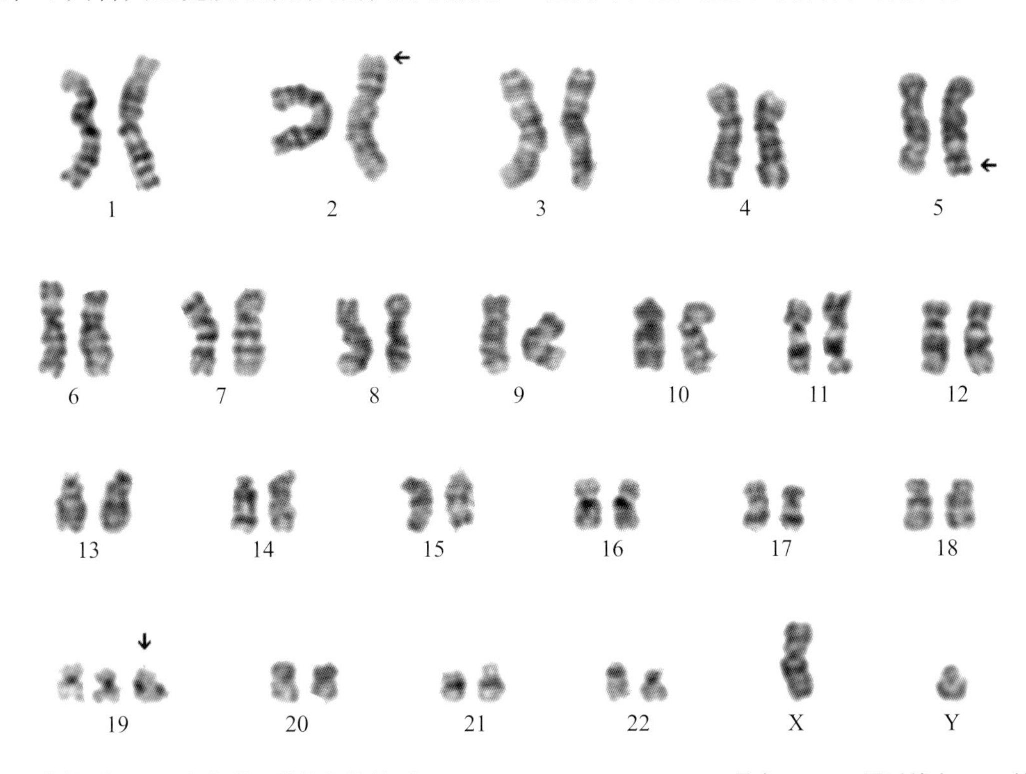

图 8-3-7 **G带核型图显示患者淋巴结染色体核型：47,XY,t(2;5)(p23;q35),+19，具有t(2;5)，同时伴有+19（箭头所指）**

（李钦璐 王 滢）

（模式图绘制：郇志伟）

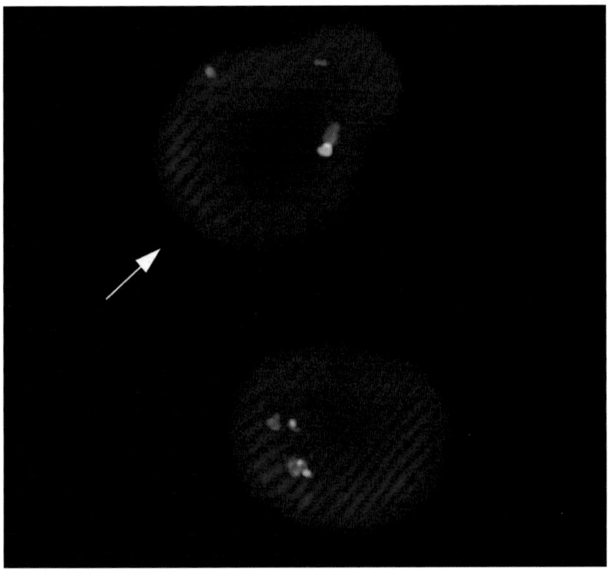

图 8-3-8 ***ALK*探针（3' *ALK*基因绿色标记，5' *ALK*基因红色标记）FISH信号图：间期细胞为1R1G1F（左上和左下箭头所指），提示存在累及*ALK*基因的断裂重排**

参考文献

[1] Arber DA, Orazi A, Hasserjian R, et al. The 2016 revision to the World Health Organization classification of myeloid neoplasms and acute leukemia. Blood, 2016, 127（20）: 2391-2405.

[2] Alaggio R, Amador C, Anagnostopoulos I, et al. The 5th edition of the World Health Organization Classification of Haematolymphoid Tumours: Lymphoid Neoplasms. Leukemia, 2022, 36（7）: 1720-1748.

[3] Manolov G, Manolova Y. Marker band in one chromosome 14 from Burkitt lymphomas. Nature, 1972, 237（5349）: 33-34.

[4] 夏海龙，陈丽娟，陈冰，等. 应用比较基因组杂交技术研究淋巴瘤细胞遗传学异常与临床的关系. 中华内科杂志，2005，(10)：59-61.

8

[5] Wang Y, Li Q, Zhu L, et al. Cytogenetics with flow cytometry in lymph node/extranodal tissue biopsies is sensitive to assist the early diagnosis of suspected lymphomas. Ann Hematol, 2017, 96 (10): 1673-1680.

[6] Wang Y, Xiao Y, Meng X, et al. Clonal cytogenetic abnormalities are predictor in developing non-Hodgkin lymphomas? Exp Mol Pathol, 2017, 102 (1): 146-155.

[7] 李钦璐，恶性淋巴瘤组织标本的细胞遗传学研究. 2012，华中科技大学.

[8] Lazarian G, Guièze R, Wu CJ. Clinical Implications of Novel Genomic Discoveries in Chronic Lymphocytic Leukemia. J Clin Oncol, 2017, 35 (9): 984-993.

[9] Hallek M, Cheson BD, Catovsky D, et al. Guidelines for the diagnosis and treatment of chronic lymphocytic leukemia: a report from the International Workshop on Chronic Lymphocytic Leukemia updating the National Cancer Institute-Working Group 1996 guidelines. Blood, 2008, 111 (12): 5446-5456.

[10] Heerema NA, Byrd JC, Dal Cin PS, et al. Stimulation of chronic lymphocytic leukemia cells with CpG oligodeoxynucleotide gives consistent karyotypic results among laboratories: a CLL Research Consortium (CRC) Study. Cancer Genet Cytogenet, 2010, 203 (2): 134-140.

[11] Haferlach C, Dicker F, Weiss T, et al. Toward a comprehensive prognostic scoring system in chronic lymphocytic leukemia based on a combination of genetic parameters. Genes Chromosomes Cancer, 2010, 49 (9): 851-859.

[12] 刘恒芳，黄海雯，白淑潇，等. DSP30和IL-2在慢性淋巴细胞白血病常规染色体检测中的应用，中华血液学杂志，2020 (2): 143-148.

[13] Van Dyke DL, Werner L, Rassenti LZ, et al. The Dohner fluorescence in situ hybridization prognostic classification of chronic lymphocytic leukaemia (CLL): the CLL Research Consortium experience. Br J Haematol, 2016, 173 (1): 105-113.

[14] Stilgenbauer S, Schnaiter A, Paschka P, et al. Gene mutations and treatment outcome in chronic lymphocytic leukemia: results from the CLL8 trial. Blood, 2014, 123 (21): 3247-3254.

[15] Hallek M. Chronic lymphocytic leukemia: 2020 update on diagnosis, risk stratification and treatment. Am J Hematol, 2019, 94 (11): 1266-1287.

[16] Dalsass A, Mestichelli F, Ruggieri M, et al. 6q deletion detected by fluorescence in situ hybridization using bacterial artificial chromosome in chronic lymphocytic leukemia. Eur J Haematol, 2013, 91 (1): 10-19.

[17] Fang H, Reichard KK, Rabe KG, et al. IGH translocations in chronic lymphocytic leukemia: Clinicopathologic features and clinical outcomes. Am J Hematol, 2019, 94 (3): 338-345.

[18] Pérez-carretero C, Hernández-sánchez M, González T, et al. Chronic lymphocytic leukemia patients with IGH translocations are characterized by a distinct genetic landscape with prognostic implications. Int J Cancer, 2020, 147 (10): 2780-2792.

[19] Chapiro E, Lesty C, Gabillaud C, et al. "Double-hit" chronic lymphocytic leukemia: An aggressive subgroup with 17p deletion and 8q24 gain. Am J Hematol, 2018, 93 (3): 375-382.

[20] Li Q, Xing S, Zhang H, Mao X, Xiao M, Wang Y. IGH Translocations in Chinese Patients With Chronic Lymphocytic Leukemia: Clinicopathologic Characteristics and Genetic Profile. Front Oncol, 2022, 12: 858523.

[21] Baliakas P, Jeromin S, Iskas M, et al. Cytogenetic complexity in chronic lymphocytic leukemia: definitions, associations, and clinical impact. Blood, 2019, 133 (11): 1205-1216.

[22] Wierda WG, Byrd JC, Abramson JS, et al. Chronic Lymphocytic Leukemia/Small Lymphocytic Lymphoma, Version 4.2020, NCCN Clinical Practice Guidelines in Oncology. J Natl Compr Canc Netw, 2020, 18 (2): 185-217.

[23] Li Q, Xing S, Zhang H, et al. Case Report: Chronic Lymphocytic Leukemia With a Rare Translocation t (14; 19) (q32; q13) Involving IGH/*BCL3* Rearrangements: Report of Three Chinese Cases and Literature Review. Front Oncol, 2020, 10: 594732.

[24] Rinaldi A, Mian M, Chigrinova E, et al. Genome-wide

DNA profiling of marginal zone lymphomas identifies subtype-specific lesions with an impact on the clinical outcome. Blood, 2011, 117 (5): 1595-1604.

[25] Salido M, Baró C, Oscier D, et al. Cytogenetic aberrations and their prognostic value in a series of 330 splenic marginal zone B-cell lymphomas: a multicenter study of the Splenic B-Cell Lymphoma Group, *Blood*. 2010, 116 (9): 1479-1488.

[26] Inagaki H. Mucosa-associated lymphoid tissue lymphoma: molecular pathogenesis and clinicopathological significance. Pathol Int, 2007, 57 (8): 474-84.

[27] Vinatzer U, Gollinger M, Müllauer L, et al. Mucosa-associated lymphoid tissue lymphoma: novel translocations including rearrangements of ODZ2, JMJD2C, and CNN3. Clin Cancer Res, 2008, 14 (20): 6426-31.

[28] Raderer M, Kiesewetter B, Ferreri AJ, et al. Clinicopathologic characteristics and treatment of marginal zone lymphoma of mucosa-associated lymphoid tissue (MALT lymphoma). CA Cancer J Clin, 2016, 66 (2): 153-171.

[29] Novak U, Rinaldi A, Kwee I, et al. The NF-{kappa} B negative regulator TNFAIP3 (A20) is inactivated by somatic mutations and genomic deletions in marginal zone lymphomas. Blood, 2009, 113 (20): 4918-4921.

[30] Chang CM, Schroeder JC, Olshan AF, et al. A case-control study of tobacco use and other non-occupational risk factors for lymphoma subtypes defined by t (14; 18) translocations and bcl-2 expression. Cancer Causes Control, 2010, 21 (7): 1147-1154.

[31] Misyurina AE, Kravchenko SK, Kovrigina AM, et al. The role of translocations involving c-MYC/8q24, BCL2/18q21 and/or BCL6/3q27 genes in patients with follicular lymphoma. Retrospective analysis of single - centre data. Ter Arkh, 2019, 91 (7): 52-62.

[32] Freedman A. Follicular lymphoma: 2018 update on diagnosis and management. Am J Hematol, 2018, 93 (2): 296-305.

[33] Agostinelli C, Akarca AU, Ramsay A, et al. Novel markers in pediatric-type follicular lymphoma. Virchows Arch, 2019, 475 (6): 771-779.

[34] Marrero WD, Cruz-chacón A, Cabanillas F. Mantle Cell Lymphoma with t (11; 22) (q13; q11.2) an indolent clinical variant? Leuk Lymphoma, 2018, 59 (10): 2509-2511.

[35] Martín-garcia D, Navarro A, Valdés-mas R, et al. CCND2 and CCND3 hijack immunoglobulin light-chain enhancers in cyclin D1 (-) mantle cell lymphoma. Blood, 2019, 133 (9): 940-951.

[36] Sander B, Wallblom A, Ekroth A, et al. Characterization of genetic changes in MCL by interphase FISH on tissue sections. Leuk Lymphoma, 2007, 48 (7): 1344-1352.

[37] Espinet B, Salaverria I, BEÀ S, et al. Incidence and prognostic impact of secondary cytogenetic aberrations in a series of 145 patients with mantle cell lymphoma. Genes Chromosomes Cancer, 2010, 49 (5): 439-451.

[38] Dave BJ, Nelson M, Sanger WG. Lymphoma cytogenetics. Clin Lab Med, 2011, 31 (4): 725-761.

[39] Iqbal J, Greiner TC, Patel K, et al. Distinctive patterns of BCL6 molecular alterations and their functional consequences in different subgroups of diffuse large B-cell lymphoma. Leukemia, 2007, 21 (11): 2332-2343.

[40] Ye Q, Xu-monette ZY, Tzankov A, et al. Prognostic impact of concurrent MYC and BCL6 rearrangements and expression in de novo diffuse large B-cell lymphoma. Oncotarget, 2016, 7 (3): 2401-2416.

[41] Jardin F, Jais JP, Molina TJ, et al. Diffuse large B-cell lymphomas with CDKN2A deletion have a distinct gene expression signature and a poor prognosis under R-CHOP treatment: a GELA study. Blood, 2010, 116 (7): 1092-1104.

[42] Dave BJ, Weisenburger DD, Higgins CM, et al. Cytogenetics and fluorescence in situ hybridization studies of diffuse large B-cell lymphoma in children and young adults. Cancer Genet Cytogenet, 2004, 153 (2): 115-121.

[43] Dunleavy K, Fanale MA, Abramson JS, et al. Approach to the diagnosis and treatment of high-grade B-cell lymphomas with MYC and BCL2 and/or BCL6 rearrangements. Blood, 2017, 129 (3): 280-288.

[44] Swerdlow SH. Diagnosis of 'double hit' diffuse large

B-cell lymphoma and B-cell lymphoma, unclassifiable, with features intermediate between DLBCL and Burkitt lymphoma: when and how, FISH versus IHC. Hematology Am Soc Hematol Educ Program, 2014, 2014 (1): 90-99.

[45] Liu Q, Salaverria I, Pittaluga S, et al. Follicular lymphomas in children and young adults: a comparison of the pediatric variant with usual follicular lymphoma. Am J Surg Pathol, 2013, 37 (3): 333-343.

[46] Louissaint A JR, Ackerman AM, Dias-santagata D, et al. Pediatric-type nodal follicular lymphoma: an indolent clonal proliferation in children and adults with high proliferation index and no BCL2 rearrangement. Blood, 2012, 120 (12): 2395-2404.

[47] Salaverria I, Philipp C, Oschlies I, et al. Translocations activating IRF4 identify a subtype of germinal center-derived B-cell lymphoma affecting predominantly children and young adults. Blood, 2011, 118 (1): 139-147.

[48] Laurent C, Do C, Gascoyne RD, et al. Anaplastic lymphoma kinase-positive diffuse large B-cell lymphoma: a rare clinicopathologic entity with poor prognosis. J Clin Oncol, 2009, 27 (25): 4211-4216.

[49] Onciu M, Behm FG, Downing JR, et al. ALK-positive plasmablastic B-cell lymphoma with expression of the NPM-ALK fusion transcript: report of 2 cases. Blood, 2003, 102 (7): 2642-2644.

[50] Valera A, Colomo L, Martínez A, et al. ALK-positive large B-cell lymphomas express a terminal B-cell differentiation program and activated STAT3 but lack MYC rearrangements. Mod Pathol, 2013, 26 (10): 1329-1337.

[51] Colomo L, Loong F, Rives S, et al. Diffuse large B-cell lymphomas with plasmablastic differentiation represent a heterogeneous group of disease entities. Am J Surg Pathol, 2004, 28 (6): 736-747.

[52] Valera A, Balagué O, Colomo L, et al. IG/MYC rearrangements are the main cytogenetic alteration in plasmablastic lymphomas. Am J Surg Pathol, 2010, 34 (11): 1686-1694.

[53] Zinzani PL, Martelli M, Poletti V, et al. Practice guidelines for the management of extranodal non-Hodgkin' s lymphomas of adult non-immunodeficient patients. Part I: primary lung and mediastinal lymphomas. A project of the Italian Society of Hematology, the Italian Society of Experimental Hematology and the Italian Group for Bone Marrow Transplantation. Haematologica, 2008, 93 (9): 1364-1371.

[54] Mottok A, Woolcock B, Chan FC, et al. Genomic Alterations in CIITA Are Frequent in Primary Mediastinal Large B Cell Lymphoma and Are Associated with Diminished MHC Class II Expression. Cell Rep, 2015, 13 (7): 1418-1431.

[55] Salaverria I, Martin-guerrero I, Wagener R, et al. A recurrent 11q aberration pattern characterizes a subset of MYC-negative high-grade B-cell lymphomas resembling Burkitt lymphoma. Blood, 2014, 123 (8): 1187-1198.

[56] Pienkowska-grela B, Rymkiewicz G, Grygalewicz B, et al. Partial trisomy 11, dup (11) (q23q13), as a defect characterizing lymphomas with Burkitt pathomorphology without MYC gene rearrangement. Med Oncol, 2011, 28 (4): 1589-1595.

[57] Aukema SM, Theil L, Rohde M, et al. Sequential karyotyping in Burkitt lymphoma reveals a linear clonal evolution with increase in karyotype complexity and a high frequency of recurrent secondary aberrations. Br J Haematol, 2015, 170 (6): 814-825.

[58] Maria murga penas E, Schilling G, Behrmann P, et al. Comprehensive cytogenetic and molecular cytogenetic analysis of 44 Burkitt lymphoma cell lines: secondary chromosomal changes characterization, karyotypic evolution, and comparison with primary samples. Genes Chromosomes Cancer, 2014, 53 (6): 497-515.

[59] Wlodarska I, Martin-garcia N, Achten R, et al. Fluorescence in situ hybridization study of chromosome 7 aberrations in hepatosplenic T-cell lymphoma: isochromosome 7q as a common abnormality accumulating in forms with features of cytologic progression. Genes Chromosomes Cancer, 2002, 33 (3): 243-251.

[60] Thorns C, Bastian B, Pinkel D, et al. Chromosomal aberrations in angioimmunoblastic T-cell lymphoma and

peripheral T-cell lymphoma unspecified：A matrix-based CGH approach. Genes Chromosomes Cancer，2007，46（1）：37-44.

[61] Dogan A，Attygalle AD，Kyriakou C. Angioimmunoblastic T-cell lymphoma. Br J Haematol，2003，121（5）：681-691.

[62] Shustov A，Soma L. Anaplastic large cell lymphoma，ALK-positive. Crit Rev Oncol Hematol，2012，83（2）：293-302.

[63] Duyster J，Bai RY，Morris SW. Translocations involving anaplastic lymphoma kinase（ALK）. Oncogene，2001，20（40）：5623-5637.

[64] Kataoka K，Iwanaga M，Yasunaga JI，et al. Prognostic relevance of integrated genetic profiling in adult T-cell leukemia/lymphoma. Blood，2018，131（2）：215-225.

[65] King RL，Dao LN，Mcphail ED，et al. Morphologic Features of ALK-negative Anaplastic Large Cell Lymphomas With DUSP22 Rearrangements. Am J Surg Pathol，2016，40（1）：36-43.

8

第九章 骨髓增殖性肿瘤

第一节 概 述

骨髓增殖性肿瘤（myeloproliferative neoplasms，MPN）是一组克隆性造血干细胞疾病，其临床主要特征是骨髓中一系或多系的髓系细胞异常增生引起血细胞不同程度增多。以中老年患者居多，其发病年龄多在 50 ～ 80 岁，发病率约为 6/10 万。根据世界卫生组织（world health organization，WHO）2022 年版肿瘤分类，MPN 疾病类型与 2016 年版基本保持不变，其诊断主要依据临床特征、分子遗传学及形态学等。MPN 包括以下八大类：①慢性髓系白血病（chronic myeloid leukemia，CML）BCR∷ABL1 阳性；②真性红细胞增多症（polycythemia vera，PV）；③原发性血小板增多症（essential thrombocythemia，ET）；④原发性骨髓纤维化（primary myelofibrosis，PMF）；⑤慢性中性粒细胞白血病（chronic neutrophilic leukemia，CNL）；⑥慢性嗜酸性粒细胞白血病（chronic eosinophilic leukemia，CEL）；⑦幼年型粒单核细胞白血病（juvenile myelomonocytic leukemia，JMML）；⑧骨髓增殖性肿瘤，非特指型（myeloproliferative neoplasm，not otherwise specified，MPN-NOS）。本章主要介绍 PV、ET 及 PMF 三种疾病亚型，其他亚型将在其他章节介绍。

MPN 是一组异质性疾病，初诊 MPN 患者染色体异常率为 5% ～ 40%，其中 ET 约为 5%，PV 不超过 15%，PMF 为 30% ～ 40%。尽管细胞遗传学在 MPN 诊断方面没有特异性，但随着疾病的进展，常常会伴有克隆演变的出现。在疾病的诊断和随访中，定期染色体检查是非常有必要的。首先，染色体核型分析和荧光原位杂交技术（fluorescence in situ hybridization，FISH）常可用于排除 Ph+ 或 *BCR*∷*ABL1* 融合基因阳性的 CML。其次，异常核型是 MPN 重要的预后评估指标，在疾病进展过程中，异常核型的检出率逐渐升高，当疾病转化为白血病时，大部分患者可出现细胞遗传学改变。MPN 最常见的染色体数目异常主要包括三体 8 和三体 9，最常见的染色体结构异常主要包括 +1q、5q-、7q-、9p-、13q-、17p-、i(17q) 和 20q- 等（表 9-1-1），由于上述异常亦可见于其他血液恶性肿瘤，MPN 缺乏相对特异性的细胞遗传标志。

随着基因测序等分子生物学技术的广泛应用，对于 MPN 分子学及表观遗传学特征有了更进一步的认识，其中 *JAK2*(9p24)*V617F* 突变、*MPL*(1p34) 突变以及 *CALR*(19p13.2) 第 9 外显子驱动基因突变已被列为 MPN 的重要诊断标准。*JAK2V617F* 是由 *JAK2* 基因第 1849 位核苷酸鸟嘌呤（G）突变为胸腺嘧啶（T）从而导致缬氨酸错义编码成为苯丙氨酸。研究发现 95% 以上 PV 患者、50% ～ 60%ET 及 50% ～ 60%PMF 患者存在 *JAK2V617F* 基因突变。*MPL W515K/L* 基因突变见于 5% ～ 8%PMF 和 1% ～ 4%ET 患者。目前在 MPN 中已经有 50 多种 *CALR* 的突变被发现，所有已发现的突变均为外显子 9 的突变，但只有阅读框内发生 +1 移码这一种突变具有致病性。这些突变体中以 $CALR^{del}$（p.L367fs*46，1 型）和 $CALR^{ins}$（p.K385fs*47，2 型）最常见。其中，1 型突变失去了大部分野生型序列和钙结合位点，而 2 型与野生型 *CALR* 更接近。在 ET 中，1 型和 2 型突变分别占 55% 和 35%；而 PMF 则与 1 型突变发生的关系更为密切（1 型占 75%，2 型仅占 15%）[1]。基因突变是 MPN 重要的预后评估指标，已有研究表明“三阴性”（ *JAK2*、*MPL*、*CALR* 基因突变均阴性）患者的预后不良 [2]。尽管 *JAK2*、*CALR* 和 *MPL* 基因突变已被列为 MPN 的重要诊断标准，但因缺乏特异性，单凭基因突变无法将 PV、PMF 和 ET 区分开来。

表 9-1-1 常见骨髓增殖性肿瘤的染色体异常

疾病类型	1q 三体	7q-	三体 8	三体 9	13q-	17p-	i(17q)	20q-	5q-/t(5q)
PV	+		+	+	+			+	+
ET	+	+	+	+	+	+	+	+	+
PMF	+	+	+	+	+	+	+	+	+

以上数据来自 LyndaJ. Campbell Cancer Cytogenetics[M]. Second Edition. New York: Humana Press, 2011: 250.

9

（孙 媛）

第二节 真性红细胞增多症

真性红细胞增多症（PV）临床上常以红细胞容量明显增大为主要特征，多累及中性粒细胞和血小板，超过一半的患者可见肝脾大。PV 发病原因不明，大部分患者其造血干细胞可能发生了 *JAK2V617F* 突变[3]。作为非受体酪氨酸激酶 *JAK2* 基因是 *Janus* 激酶家族一员，定位于 9 号染色体短臂 2 区 4 带（9p24）。约 95% 的 PV 患者具有 *JAK2V617F* 基因突变。*JAK2V617F* 等位基因负荷被认为是 PV 向 MF 转化的危险因素之一。白细胞数量增多、脾大、合并 MF 等因素可能与 PV 患者 *JAK2V617F* 等位基因负荷相关[4]。

PV 初诊患者通过 FISH 和传统细胞遗传学分析可检测到染色体异常率一般不超过 15%。随着疾病的进展，染色体异常率增加，异常检出率可达 40% 左右。最常见的染色体结构异常为 del(20q)，约占异常核型的 30%。其他常见染色体异常依次为 +8（20%）、+9（16% ~ 20%）、1q 重复（20%）等，5q- 和 13q- 发生率相对较低。8 号染色体三体和 9 号染色体三体偶尔可同时出现。

研究发现约 10% 的 PV 可向 MF、骨髓增生异常综合征（myelodysplastic syndromes，MDS）及急性髓系白血病（acute myeloid leukemia AML）等转化。PV 患者 10 年向 AML 转化概率约为 2.5%，15 年向 AML 转化概率为 5% ~ 6%。在 PV 疾病的进程中，细胞遗传学改变可能提示疾病进展。既往研究发现，dup(1q) 的出现可能增加 PV 向 AML 转化的概率[5]。当 PV 向 MF 转化时，80% ~ 90% 的患者出现染色体异常。当 PV 向 MDS 或 AML 转化时，几乎所有患者都会出现细胞遗传学异常，常见异常如 13q- 和 5q- 等，可单独出现，也可同时出现，常提示预后不良（图 9-2-1）。当 PV 进展到 MF 或 AML 时，往往伴随着克隆演变，特别是新出现 -7、17p- 或 i(17q) 等异常。PV 患者中位生存期 > 10 年，影响生存的因素主要包括白细胞增多、高龄、静脉血栓及异常染色体核型[6]。Tang 等研究发现，8 号、9 号染色体三体或其他单一染色体异常的患者预后较复杂核型好[7]。

（孙 媛）

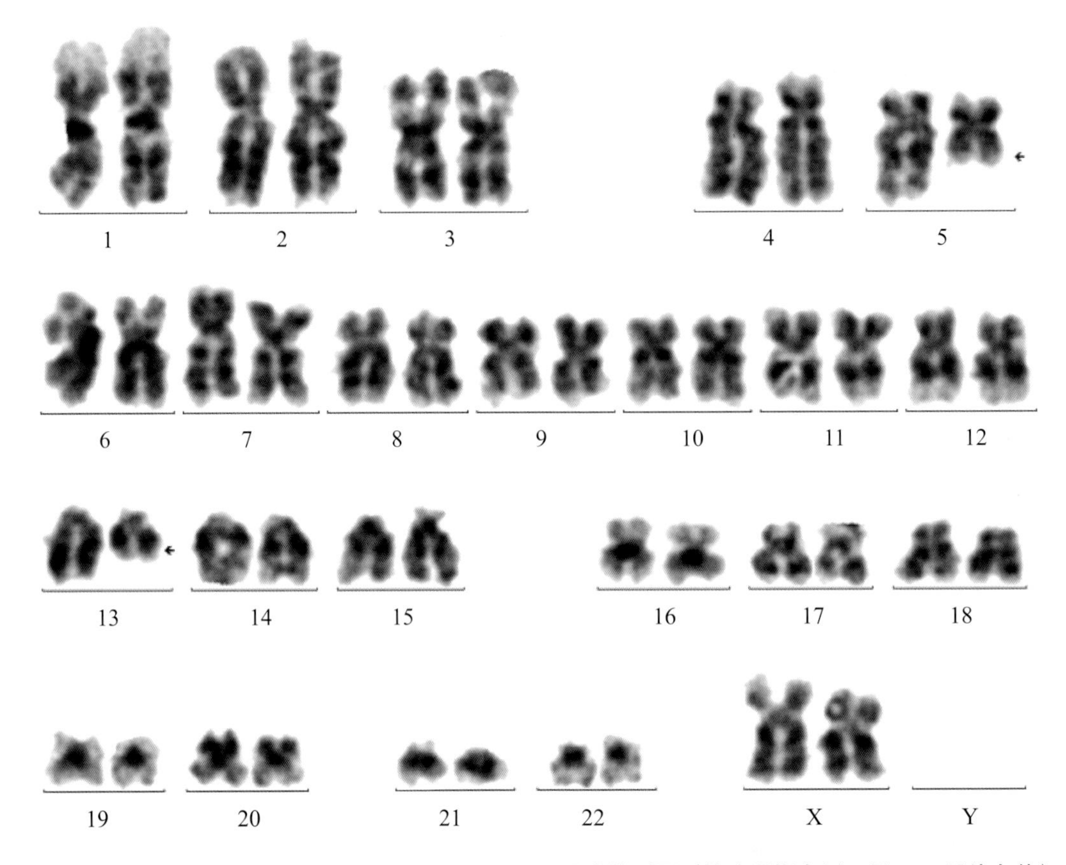

图 9-2-1 同时具有 del(5)(q13q33)、del(13)(q12q22) 异常核型图（箭头所指右侧 5 号、13 号染色体）

第三节 原发性骨髓纤维化

一、概述

原发性骨髓纤维化（PMF）属于克隆性骨髓增殖性肿瘤，男女发病率相当，发病中位年龄约为 65 岁，临床上以粒系和巨核系细胞增多为主，骨髓常出现弥漫性纤维组织增生，外周血涂片中可见泪滴形红细胞，临床上常以肝脾大就诊。PMF 患者容易发生“干抽”，导致所获取的骨髓液不足或中期染色体核型分析失败，此时加做 FISH 检测可为患者的临床诊断和预后评估提供有意义的细胞遗传学信息。

30% ~ 40% 的 PMF 患者存在细胞遗传学异常，但目前尚未发现 PMF 存在特异性的染色体异常。当疾病进展时，克隆性染色体异常检出率可高达 50%。以 +8、20q-、del(13)(q12~22) 和 1 号染色体长臂部分三体（图 9-3-1）最为常见，+9、7q-、17p-、i(17q) 和 5q- 亦有报道。+1q 可多种形式出现，最常见的是与其他染色体形成衍生染色体，核型中一般存在 2 条正常 1 号染色体，同时具有一条由 1 号染色体长臂和其他染色体组成的衍生染色体如 der(1;7)(q10;p10)（图 9-3-2）和 der(1;10)(q10;p10) 等（图 9-3-3）。13q- 常发生于 13q12~22 区域，视网膜母细胞瘤基因位于该区域。del(13)(q12~22) 提示可能与 PMF 有关，但这种染色体改变并非只出现于 PMF 患者核型中，因此不能以此来确诊 PMF。与其他 MPN 相比，PMF 患者中

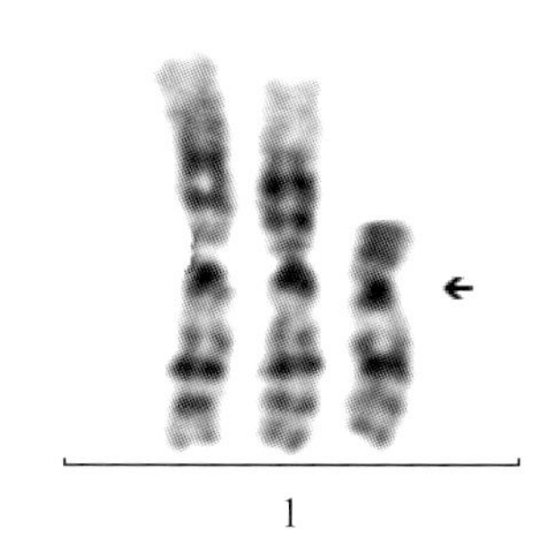

图 9-3-1 **+add(1)(p13) 核型图（箭头所指右侧 1 号染色体）**

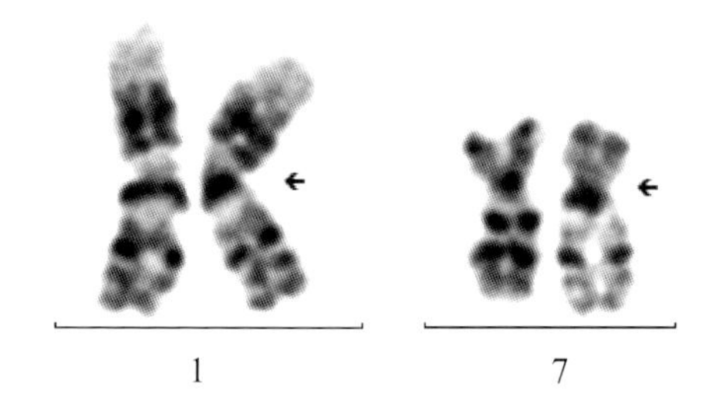

图 9-3-2 **+1,der(1;7)(q10;p10) 核型图（箭头所指）**

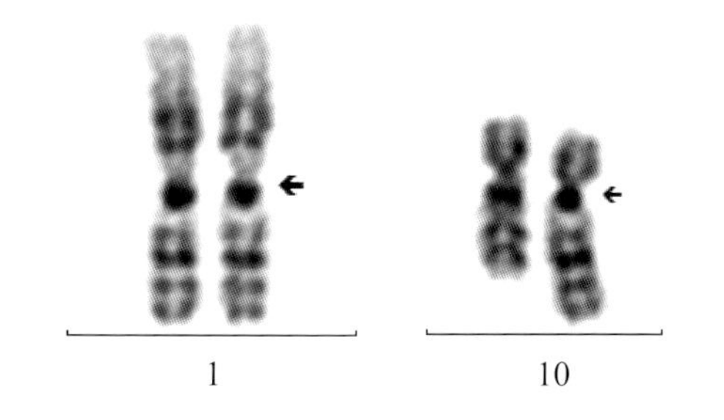

图 9-3-3 **+1,der(1;10)(q10;p10) 核型图（箭头所指）**

出现 del(5q) 概率更高。约 50% 的 PMF 患者存在 *JAK2V617F* 基因突变，少数患者具有 *MPL* 基因突变，由于缺乏特异性，无法通过基因将 PMF 与其他类型的 MPN 相鉴别。

影响 PMF 患者预后的因素主要包括诊断时的年龄、贫血严重程度、克隆性细胞遗传学异常等。细胞遗传学异常是 PMF 患者生存的独立预后因素之一[8]。近 15% PMF 患者最终转化为急性白血病（acute leukemia，AL）。在转化为 AL 时，细胞遗传学常表现为染色体主要片段的获得、丢失或重排而构成复杂核型，往往提示预后不良，特别是涉及 5 号、7 号或 17 号染色体异常。具有单纯 20q-、13q-、+9、-Y 的 PMF 患者与正常核型患者生存期没有明显差异。而 inv(3q)（图 9-3-4）、-5/5q-、-7/7q-、+8、11q23 重排（图 9-3-5）、12p-、i(17q)（图 9-3-6）或复杂核型属于预后不良核型。复杂核型通常指除 t(8;21)(q22;q22)、t(15;17)(q24;q21)、inv(16)(p13q22) 或 t(16;16)(p13;q22)、t(9;11)(p21;q23)、t(6;9)(p22;q34)、inv(3)(q21q26) 或 t(3;3)(q21;q26) 外，中期分裂相出现≥ 3 种非相关性染色体异常核型。此外，单体核型较复杂核型具有更短的中位生存时间（6 个月）及更高的白血病转化率（29.4%）。具有不良染色体核型的 PMF 患者更容易转化为 AL，白血病的转化率约为 46%[8]，5 年生存率约为 8%。临床上 PMF 的危险分层标准主要依据国际预后评分系统（international prognostic scoring system，IPSS）、动态国际预后评分系统（dynamic international prognostic scoring system，DIPSS）及修订后的动态国际预后评分系统（refined dynamic international prognostic scoring system，DIPSS-plus），其中 DIPSS-plus 新增了细胞遗传学指标。根据预后不良染色体核型与临床其他指标将 PMF 分为低危、中危 -1、中危 -2 和高危四个组，中位生存期依次为 15.4 年、6.5 年、

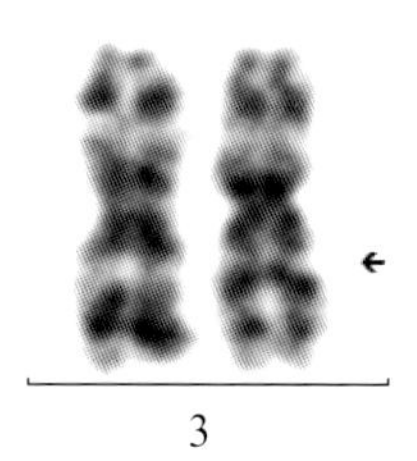

图 9-3-4 **inv(3)(q21q26) 核型图（箭头所指右侧 3 号染色体）**

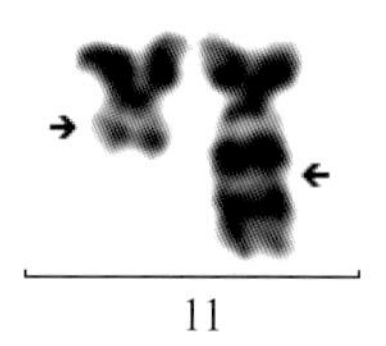

图 9-3-5 **t(11;11)(q13;q23) 核型图（箭头所指两条 11 号染色体）**

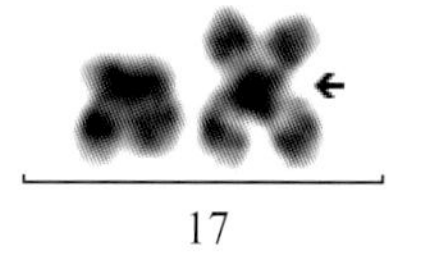

图 9-3-6 **i(17)(q10) 核型图（箭头所指右侧 17 号染色体）**

9

2.9 年和 1.3 年[9]。PMF 患者中位生存期远低于 ET 及 PV 患者[6]。目前骨髓移植被认为是唯一可治愈 PMF 的方法。随着对 PMF 的细胞遗传学和分子生物学特征的深入研究，基于基因突变的预后评分系统逐渐被提出并应用于临床。MIPSS70（mutation-enhanced international prognostic score system for transplantation-age patients with primary myelofibrosis）评分系统在 IPSS 和 DIPSS 的基础上，通过整合高风险分子突变（high-molecular risk category，HMR）和骨髓纤维化水平分级，对患者进行了更为精确的分层。为了进一步完善预后评估，MIPSS70-plus 作为 MIPSS70 的延伸，纳入了不良染色体核型预后因素和非常高危（very high risk，VHR）染色体核型，从而有助于我们识别出极高危组患者，其中 VHR 染色体核型包括 -7、i(17q)、inv(3)/3q21、12p-/12p11.2、11q-/11q23 的单种或多种异常，不包括 +8 或 +9 的常染色体三倍体核型。而后，基于染色体核型和部分基因突变推出遗传学的预后评分系统（genetically inspired prognostic scoring system，GIPSS）。这些评分系统的不断发展和完善（表 9-3-1），有助于我们更准确地评估 PMF 患者的预后，并为个体化治疗方案的制定提供有力支持。

表 9-3-1 原发性骨髓纤维化评分系统

预后评分系统	因素	危险度分层					
		极低危	低危	中危 -1	中危 -2	高危	极高危
IPSS	年龄 > 65 岁（1 分） WBC > 25 × 10⁹/L（1 分） 外周血原始细胞比例 ≥ 1%（1 分） 体质性症状[a]（1 分） Hb < 100 g/L（1 分）	NA	（0 分） 11.3 年	（1 分） 7.9 年	（2 分） 4.0 年	（≥ 3 分） 2.3 年	NA
DIPSS	年龄 > 65 岁（1 分） WBC > 25 × 10⁹/L（1 分） 外周血原始细胞比例 ≥ 1%（1 分） 体质性症状[a]（1 分） Hb < 100 g/L（2 分）	NA	（0 分） 未获得	（1 ~ 2 分） 14.2 年	（3 ~ 4 分） 4.0 年	（5 ~ 6 分） 1.5 年	NA
DIPSS-plus	年龄 > 65 岁（1 分） WBC > 25 × 10⁹/L（1 分） 外周血原始细胞比例 ≥ 1%（1 分） 体质性症状[a]（1 分） Hb < 100 g/L（1 分） 不良染色体核型[b]（1 分） 血小板计数 < 100 × 10⁹/L（1 分） 输血依赖（1 分）	NA	（0 分） 15.4 年	（1 分） 6.5 年	（2 ~ 3 分） 2.9 年	（4 ~ 6 分） 1.3 年	NA
MIPSS70	伴 2 种及以上 HMR[c]（2 分） WBC > 25 × 10⁹/L（2 分） PLT < 100 × 10⁹/L（2 分） Hb < 100 g/L（1 分） 外周血原始细胞比例 ≥ 2%（1 分） 骨髓纤维化分级 ≥ 2 级（1 分） 体质性症状[a]（1 分） 不伴 1 型及少见型 *CALR* 基因突变（1 分） 伴 1 种 HMR[c]（1 分）	NA	（0 分） 未获得	（2 ~ 4 分） 6.3 年		（≥ 5 分） 2.3 年	NA

续表

预后评分系统	因素	危险度分层					
		极低危	低危	中危 -1	中危 -2	高危	极高危
MIPSS70-plus 2.0 版	VHR 染色体核型[f]（4 分） 不良染色体核型[b]（3 分） 伴 2 种及以上 HMR[c]（3 分） 伴 1 种 HMR[c]（2 分） 不伴 1 型及少见型 *CALR* 基因突变（2 分） 体质性症状[a]（2 分） 重度贫血[d]（2 分） 中度贫血[e]（1 分） 外周血原始细胞比例≥ 2%（1 分）	（0 分） 未获得	（1 ～ 2 分） 16.4 年	（3 ～ 4 分） 7.7 年		（5 ～ 8 分） 4.1 年	（≥ 9 分） 1.8 年
GIPSS	VHR 染色体核型[f]（2 分） 不良染色体核型[b]（1 分） *ASXL1* 基因突变（1 分） *SRSF2* 基因突变（1 分） *U2AF1Q157* 基因突变（1 分） 不伴 1 型及少见型 *CALR* 基因突变（1 分）	NA	（0 分） 26.4 年	（1 分） 8 年	（2 分） 4.2 年	（≥ 3 分） 2 年	NA

[a] 体质性症状：确诊为原发性骨髓纤维化前 1 年内体重下降 10% 和（或）不能解释的发热或重度盗汗持续超过 1 个月；[b] 不良染色体核型：①（DIPSS-plus）复杂染色体核型或者包括 +8、-7/7q-、i(17)q、-5/5q-、12p-、inv(3) 或 11q23 重排在内的 1 或 2 种染色体异常；②（MIPSS70-plus 2.0 版和 GIPSS）除 VHR 核型、正常核型或仅 20q-、13q-、+9、1 号染色体易位 / 重复、-Y 或除 -Y 外的性染色体异常以外的任何异常核型；[c]HMR：①（IPSS）：*ASXL1*、*SRSF2*、*EZH2* 或 *IDH1/IDH2*；②（MIPSS70-plus 2.0 版和 GIPSS）：*ASXL1*、*SRSF2*、*U2AF1Q157*；[d] 重度贫血：女性的血红蛋白值＜ 80 g/L 或男性的血红蛋白值＜ 90 g/L；[e] 中度贫血：女性的血红蛋白值为 80 ～ 99 g/L 或男性的血红蛋白值为 90 ～ 109 g/L；[f]VHR 染色体核型：-7、i(17q)、inv(3)/3q21、12p-/12p11.2、11q-/11q23 的单个或多个异常，不包括 +8 或 +9 的常染色体三倍体核型。HMR 为高风险分子突变，VHR 为非常高危［引自：Am J Hematol . 2023 May；98（5）：801-821.］[14]

二、典型病例

1．病例　患者男性，60 岁，2019 年 12 月因“明显乏力 1 个月余”就诊。血常规示：WBC 16.43 × 10^9/L、Hb 89 g/L，PLT 291 × 10^9/L。腹部彩超示脾厚 68 mm，长 115 mm。骨髓原始粒细胞占 6%，活检诊断骨髓纤维化。流式可见 3.6% 髓系原始细胞，表达 CD5、CD7、CD38、CD34、CD117、CD33、HLA-DR、CD13 及 CyMPO。染色体核型：46,XY[20]。MPN 相关基因突变：*JAK2*、*NRAS*、*SRSF2*、*SETBP1*、*ASXL1*、*TET2* 突变阳性。诊断为原发性骨髓纤维化（IPSS 高危，DIPSS 中危 -2，DIPSS-plus 中危 -2）。予芦可替尼、沙利度胺、达那唑、泼尼松、促红素及输血支持治疗，患者规律随访。2020 年 7 月发现左颈部多个淋巴结肿大，质地软，无触痛，淋巴结活检符合淋巴造血系统肿瘤，结合病史及免疫组化考虑为粒细胞肉瘤 / 急性髓系白血病。复查骨穿，结果显示原始细胞占 12.5%，外周血原始细胞＞ 20%，考虑为 MF-AML，染色体核型结果为 46,XY,del(13)(q12q14)[1]/47,sl,+del(13)(q12q14)[7]/48,sdl1,+mar[5]/49,sdl2,+19[6]/50,sdl3,+del(13)(q12q14)[1]（图 9-3-7、图 9-3-8）。2020 年 11 月于我院行异基因造血干细胞移植。移植后监测核型均为供者核型。2021 年 3 月复查骨穿，原始粒细胞 7.5%；流式示 5.39% 异常髓系表型细胞；间期 FISH 可见 41%XX 供者信号，考虑复发。

2．病例解析　该患者初诊染色体核型未见异常，MPN 基因突变检查发现 *JAK2V617F* 突变阳性，诊断为原发性骨髓纤维化。治疗半年后骨髓及外周血出现原始细胞且淋巴结出现粒细胞肉瘤，复查染色体出现 MF 患者常见的 13q- 为主的复杂核型，结合病史考虑为 MF 转 AML，患者具有复杂核型且伴髓外浸润，提示预后差，移植后监测染色体为供者核型 //46,XX[20]，于异基因造血干细胞移植后 4 个月间期 FISH 见 41% 供者细胞，临床考虑复发。

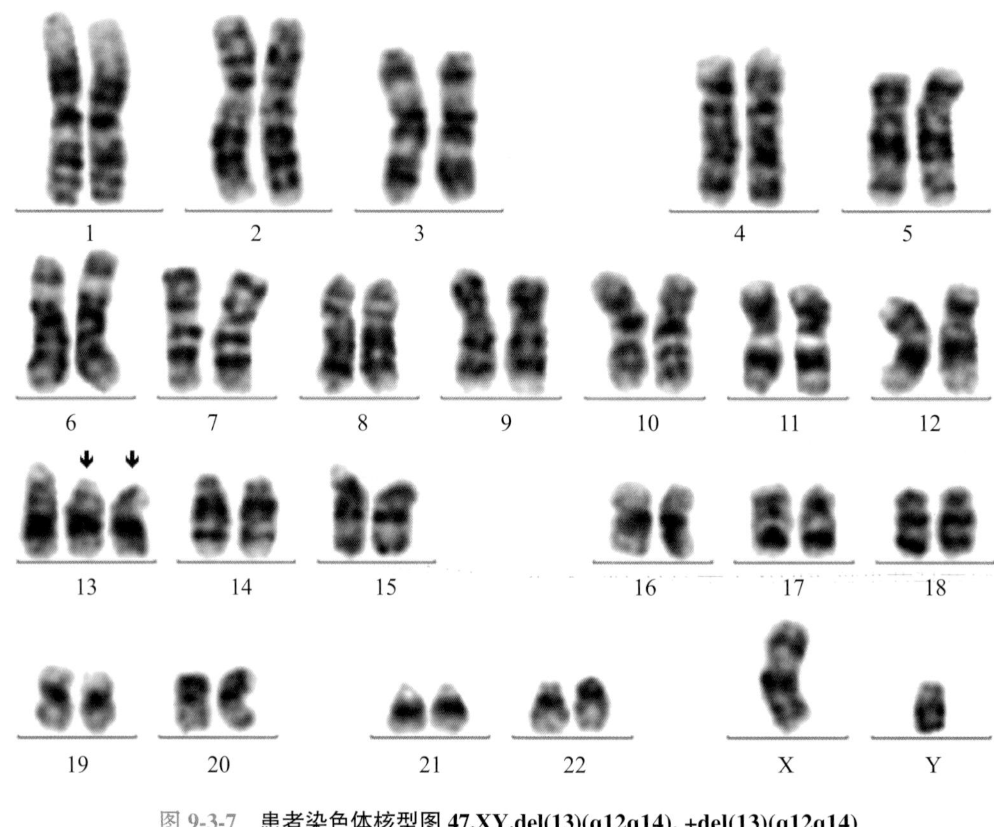

图 9-3-7 患者染色体核型图 47,XY,del(13)(q12q14), +del(13)(q12q14)

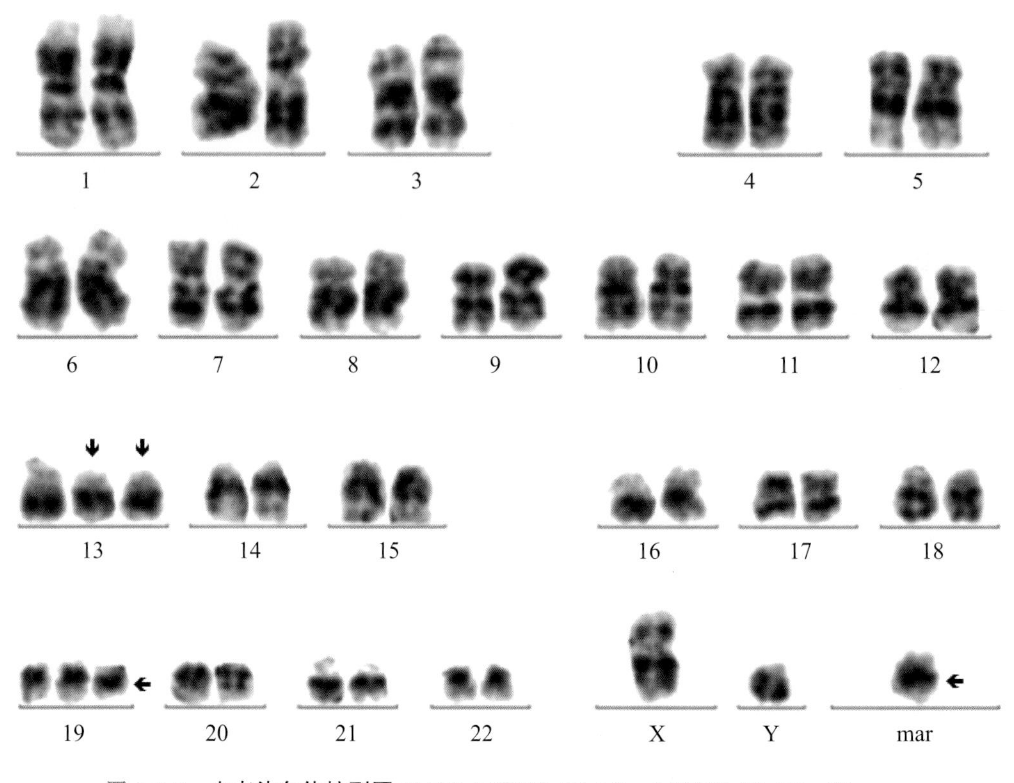

图 9-3-8 患者染色体核型图 49,XY,del(13)(q12q14),+del(13)(q12q14),+19,+mar

（孙 媛）

9

第四节　原发性血小板增多症

原发性血小板增多症（ET）是一种累及巨核细胞为主的MPN，常表现为外周血中血小板数量不断增多，骨髓中胞体较大的成熟巨核细胞增多为主，发病年龄多在50～60岁，女性发病率高于男性。常无特殊临床症状，体检发现血小板显著增加就诊。经研究发现，ET可能具有家族遗传倾向。

ET患者异常核型相对较少见，绝大多数患者核型正常，非特异性异常核型的发生率约为5%[10]。虽无特异性的染色体异常，临床上仍有必要进行常规染色体核型分析，尤其当需要排除Ph⁺或*BCR::ABL1*融合基因阳性的慢性髓系白血病（CML）时。随着疾病进展，可能出现新的异常核型。染色体异常与其他MPN相似，常见的染色体异常有+8、+9和20q-，13q-和5q-亦可见，除此之外7号和17号染色体异常也可出现。当单独5q-出现时，需要与MDS中的5q-综合征相鉴别。染色体核型的改变和异常克隆的增加往往提示疾病在向AML转变，检测到染色体核型的改变将有助于提示临床更早发现疾病的进展和转化。ET是一种相对良性的疾病，约3%ET可转化为AL，但转化原因不明。约50% ET患者*JAK2V617*突变可检测出阳性，该突变在ET患者中不具有特异性，突变阳性仅能作为排除反应性血小板增多的依据。*MPL W515K/L*突变阳性见于1%～4%ET患者，反应性血小板增多的患者亦无此类突变。已有研究总结了*CALR*突变相对于其他MPN突变的临床特征和预后差异[11,12,13]。与*JAK2*和*MPL*突变患者相比，带有*CALR*突变的MPN患者发病年龄更小，发生贫血、血小板增多、脾大以及显著白细胞增多的风险也较低。在ET中，*CALR*突变与较低的血栓形成风险有关；而在PMF中，相较于*JAK2*突变，*CALR*突变患者红细胞输注依赖率较低，总生存率提高。两种常见*CALR*突变相比，*CALR2*型患者较1型患者总体生存率低，但*CALR1*型患者血栓形成和骨髓纤维化风险更高。ET患者预后较其他MPN好[10]。ET患者中位生存期约为20年[6]，高于PV和PMF患者。

（孙　媛）

参考文献

[1] Cabagnols X，Defour JP，Ugo V，et al. Differential association of calreticulin type 1 and type 2 mutations with myelofibrosis and essential thrombocytemia：relevance for disease evolution. Leukemia，2015，29（1）：249-252.

[2] Huang xiu，Wu jiawei，Deng xuan，et al. Mutation profiles of classic myeloproliferative neoplasms detected by a customized next-generation sequencing-based 50-gene panel［J］. 生物组学研究杂志（英文版），2020，03（1）：13-20.

[3] James C，Ugo V，Le couédic JP，Staerk J，et al. A unique clonal JAK2 mutation leading to constitutive signalling causes polycythaemia vera. Nature，2005，434（7037）：1144-1148.

[4] Alvarez-larrán A，Bellosillo B，Pereira A，et al. JAK2V617F monitoring in polycythemia vera and essential thrombocythemia：clinical usefulness for predicting myelofibrotic transformation and thrombotic events. Am J Hematol，2014，89（5）：517-523.

[5] Andrieux JL，Demory JL. Karyotype and molecular cytogenetic studies in polycythemia vera. Curr Hematol Rep，2005，4（3）：224-229.

[6] Tefferi A，Guglielmelli P，Larson DR，et al. Long-term survival and blast transformation in molecularly annotated essential thrombocythemia，polycythemia vera，and myelofibrosis. Blood，2014，124（16）：2507-13：quiz 2615.

[7] Tang G，Hidalgo lopez JE，Wang SA，et al.

9

Characteristics and clinical significance of cytogenetic abnormalities in polycythemia vera. Haematologica, 2017, 102 (9): 1511-1518.

[8] Caramazza D, Begna KH, Gangat N, et al. Refined cytogenetic-risk categorization for overall and leukemia-free survival in primary myelofibrosis: a single center study of 433 patients. Leukemia, 2011, 25 (1): 82-88.

[9] Tefferi A. Myeloproliferative neoplasms: A decade of discoveries and treatment advances. Am J Hematol, 2016, 91 (1): 50-8.

[10] Zhou A, Afzal A, Oh ST. Prognostication in Philadelphia Chromosome Negative Myeloproliferative Neoplasms: a Review of the Recent Literature. Curr Hematol Malig Rep, 2017, 12 (5): 397-405.

[11] Merlinsky TR, Levine RL, Pronier E. Unfolding the Role of Calreticulin in Myeloproliferative Neoplasm Pathogenesis. Clin Cancer Res, 2019, 25 (10): 2956-2962.

[12] Rumi E, Pietra D, Pascutto C, et al. Clinical effect of driver mutations of JAK2, CALR, or MPL in primary myelofibrosis. Blood, 2014, 124 (7): 1062-9.

[13] Luque paz D, Kralovics R, Skoda RC. Genetic basis and molecular profiling in myeloproliferative neoplasms. Blood, 2023, 141 (16): 1909-1921.

[14] Tefferi A. Primary myelofibrosis: 2023 update on diagnosis, risk-stratification, and management [J]. Am J Hematol, 2023, 98 (5): 801-821.

第十章 继发性髓系肿瘤

一、概述

根据2022年版WHO分型[1]，继发性髓系肿瘤（secondary myeloid neoplasms）指一类继发于细胞毒性治疗后或由于胚系易感性诱发的髓系肿瘤。“细胞毒性治疗相关”以及“胚系突变相关”作为此类疾病的两个关键属性应作为诊断的限定词。对于符合其他诊断标准的急性髓系白血病（acute myeloid leukemia，AML）亚型，若为继发性髓系肿瘤，应在诊断中加上限定词，如“伴*KMT2A*重排AML（细胞毒性治疗后）”“胚系*RUNX1*突变相关的AML”等。

二、细胞毒性治疗后髓系肿瘤

（一）概述

细胞毒性治疗后髓系肿瘤（myeloid neoplasms post cytotoxic therapy，MN-pCT）既往被称为治疗相关性髓系肿瘤（therapy-related myeloid neoplasms，t-MNs），指因非髓系肿瘤性疾病而接受细胞毒药物治疗或放疗后继发的髓系肿瘤，属于放、化疗导致的一种远期合并症。包括细胞毒性治疗后AML（AML-pCT）、骨髓增生异常综合征（myelodysplastic syndrome，MDS）（MDS-pCT）以及MDS/骨髓增殖性肿瘤（myeloproliferative neoplasms，MPN）（MDS/MPN-pCT），既往分别被称为治疗相关性AML（therapy-related AML，t-AML）、治疗相关性MDS（therapy-related MDS，t-MDS）以及治疗相关性MDS/MPN（therapy-related MDS/MPN，t-MDS/MPN）。MN-pCT约占AML、MDS及MDS/MPN总体的10%～20%，其中AML-pCT占20%～30%，其发生概率取决于原发疾病及其采用的治疗方案，发生时间大约在细胞毒药物或放疗暴露后1～10年。5%～20%继发于非肿瘤性疾病，其余大部分继发于肿瘤性疾病放疗或化疗后（包括70%继发于实体肿瘤，30%继发于血液肿瘤）。随着肿瘤性疾病治疗措施的改进，更多患者可获得长期生存，因此MN-pCT发生概率也随之上升。

作为主要诱因的细胞毒药物主要包括烷化剂和拓扑异构酶抑制剂，MN-pCT的发生率与细胞毒药物的累积剂量呈显著正相关，此外还受遗传因素和药物在体内的代谢差异影响。烷化剂主要包括美法仑、环磷酰胺等，拓扑异构酶抑制剂包括以下几种：①拓扑异构酶Ⅰ抑制剂，如托泊替康和伊立替康；②拓扑异构酶Ⅱ抑制剂，如表鬼臼毒素类（依托泊苷和替尼泊苷等）、蒽环类（柔红霉素、多柔比星和伊达比星等）、蒽醌类（米托蒽醌）、吖啶类（安吖啶）及催化性抑制剂（阿克拉霉素）等。此外，部分抗代谢药物（如氟尿嘧啶、6-巯基嘌呤、氟达拉滨等）及多腺苷二磷酸核糖聚合酶抑制剂（PARP抑制剂）（如奥拉帕利、尼拉帕利、氟唑帕利）等药物也可诱导MDS/AML-pCT的发生。

临床上AML-pCT主要包括两大类，第一类为烷化剂或放疗所致AML-pCT，约占75%，大多数由MDS-pCT转化而来，起病较慢，通常发生在细胞毒性治疗起始后5～7年，常存在7号染色体或5号染色体完全或部分缺失。第二类为拓扑异构酶抑制剂所致AML-pCT，起病较快，通常为细胞毒性治疗起始后1～3年，且病程中无MDS表现。与烷化剂和放疗所致MDS/AML-pCT相比，拓扑异构酶Ⅱ抑制剂所致MDS/AML-pCT伴染色体平衡易位比例较高，常常出现涉及11q23（*KMT2A*基因）或21q22.1（*RUNX1*基因）或17q21.2（*RARA*基因）的重现性平衡易位。

（二）细胞遗传学特性

90%以上MN-pCT具有细胞遗传学异常，其中70%左右为非平衡异常，主要包括5号和7号染色体异常，其中5q-常合并复杂核型，伴有1

种或多种附加异常，如+8、13q-、20q-、11q-、3p-、-17或17p-、-18、-21等。约80%的5q-患者具有*TP53*基因突变或缺失。上述异常往往具有很长的潜伏期、具有MDS过程，多继发于烷化剂治疗或者放疗后患者。其余20%～30%遗传学异常表现为平衡性异常，主要包括涉及11q23的平衡易位如t(9;11)(p21.3;q23.3)和t(11;19)(q23.3;p13.1)等，以及累及21q22.1的平衡性易位如t(8;21)(q22;q22.1)和t(3;21)(q26.2;q22.1)等，其他异常如t(15;17)(q24.1;q21)和inv(16)(p13.1q22)亦常有发生。平衡性异常的潜伏期往往较短，患者没有明显的MDS阶段，直接发生AML-pCT，常继发于接受拓扑异构酶Ⅱ抑制剂的患者。QIAN等总结386例t-MDS/t-AML的细胞遗传学特征，染色体异常类型如表10-1所示[5]。

（三）分子遗传学特性

根据基因功能不同，AML-pCT的体细胞基因突变包括以下几大类：①表观遗传调控基因如*TET2*、*DNMT3A*、*IDH1/IDH2*、*EZH2*、*ASXL1*等突变；②RNA剪切体调控基因如*SRSF2*、*SF3B1*、*U2AF1*等突变；③转录调控基因如*TP53*、*RUNX1*等突变；④信号通路调控基因如*FLT3*等突变。上述体细胞基因突变在白血病发生中起重要作用，并与临床转归、疾病进展相关，并可预测治疗反应。绝大部分AML-pCT（＞70%）和MDS-pCT具有*TP53*突变，远高于原发性MDS或AML[2-4]。

表10-1 常见t-MDS/t-AML的细胞遗传学异常

核型	病例数（%）
正常核型	37（9.6）
异常核型	349（90.4）
5/7异常	259（67）
单纯5号染色体异常	79（20）
单纯7号染色体异常	95（25）
5号和7号染色体均有异常	85（22）
重现性平衡性易位	41（10.6）
t(11q23)	16（3）
t(3;21)或t(8;21)或t(21q22)	10（3）
t(15;17)	8（2）
inv(16)	7（2）
重现性非平衡性异常	21（5）
+8	10（3）
-13/del(13q)	3（1）
+Y，+11，del(11q)，del(20q)，+21	8（2）
其他异常	29（7.5）

（四）预后特征

MN-pCT患者一般预后不良，AML-pCT中位生存期8～10个月，5年OS一般不超过10%～20%，细胞遗传学异常、患者的体能状态以及原发疾病是影响预后的关键因素。伴有5号或7号染色体异常、复杂核型以及*TP53*突变的患者预后更差，中位生存时间＜1年。若伴*TP53*双突变或≥2种*TP53*突变、或同时伴有17p13/*TP53*缺失或杂合性缺失（loss of heterozygosity，LOH）预后尤其差。具有平衡性染色体易位的患者预后稍好，但是生存时间仍比具有同样异常的原发性AML、MDS或MDS/MPN差。APL-pCT治疗原则同原发性APL，预后良好。

（五）典型病例

1．病例一

（1）病例：患者女性，55岁，于2019年4月诊断滤泡性淋巴瘤（Ⅳ期A，IPI3分），给予R-CHOP（利妥昔单抗+环磷酰胺+多柔比星+长春地辛+地塞米松）方案化疗8个疗程，PET-CT评估达部分缓解（PR），给予利妥昔单抗巩固治疗4次。2020年9月13日出现高热，查血常规WBC 10.5×10^9/L，Hb 112 g/L，PLT 36×10^9/L，铁蛋白1101 ng/ml，sCD25 24691 pg/ml，NK细胞活性13.42%，持续发热但抗感染效果不佳，考虑噬血细胞综合征，于2020年9月21日给予依托泊苷+地塞米松+阿糖胞苷化疗，2020年10月26日复查骨髓增生Ⅲ级，原始粒细胞9%，原始单核细胞36%，幼稚单核细胞3%，骨髓形态符合FAB分型AML-M5，免疫分型异常髓系表型，幼稚细胞6.28%，表达CD117、CD33、CD38、CD13、CD45、CD123，部分表达CD34、HLA-DR，单核细胞占41.07%，为不完全成熟单核细胞。染色体核型47,XX,+i(1)(q10),t(9;11)(p21.3;q23)[2]/47,idem,add(18)(q23)[2]/79-88<4n>,XXXX,-X,+1,i(1)(q10)x2,-7,-9,t(9;11) (p21.3;q23)×2,-10,-12,-13,-20[cp8]（图 10-1）。用 LSI *KMT2A*(11q23) 分离探针检测，结果如下：共分析 200 个间期细胞，其中 180 个细胞为 1 红 1 绿 1 融合信号，提示具有涉及 *KMT2A* 基因易位异常；7 个细胞为 2 红 2 绿 2 融合信号，提示具有 *KMT2A* 基因易位的四倍体异常（图 10-2）。基因检测 *KMT2A*::*AF9/ABL1*=24.6%，*EVI1/ABL1*=166%，*WT1/ABL1*=30%，*FLT3-ITD* 阳性（突变负荷占 17%），*BRAF* 基因突变占 17.9%，*TP53* 无突变，诊断伴 t(9;11)(p21.3;q23)/*KMT2A* 重排 AML（细胞毒药物治疗后）。于 2020 年 10 月 29 日开始 AA 方案（阿糖胞苷 + 阿克拉霉素）化疗以及索拉非尼 0.6 g QD 治疗，11 月 4 日加西达本胺 5 mg QD，12 月 5 日复查骨髓原始细胞 2%，达 CR，*FLT3-ITD* 转阴，*KMT2A*::*AF9/ABL1*=3.6%，12 月 4 日给予阿扎胞苷 + 西达本胺 + 维纳托克治疗，2021 年 2 月 5 日给予大剂量阿糖胞苷巩固化疗，2021 年 3 月 17 骨髓原始单核细胞 53%，提示复发，染色体核型：46,XX,t(9;11)(p21.3;q23)[2]/49, idem,+i(1)(q10),+marx2[15]/49,idem,+add(1)(p11),+marx2[1]/49,idem,+i(1)(q10),del(11)(q11),+marx2[1]/47,idem,+add(1)(p11)[1]，2021 年 5 月死于疾病进展。

（2）病例解析：患者中年女性，因滤泡性淋巴瘤接受 R-CHOP 方案化疗 8 个疗程，化疗方案中含有拓扑异构酶抑制剂Ⅱ多柔比星和依托泊苷，1 年半后诊断为“伴 t(9;11)(p21.3;q23)/*KMT2A* 重排 AML（细胞毒药物治疗后）”，属于第二类 AML-pCT，病程中无 MDS 过程，染色体具有 t(9;11) 伴复杂核型，同时 *FLT3-ITD* 阳性，对常规化疗效果不佳，诱导化疗虽然获得 CR 但是早期复发，缓解期仅 2 个月，诊断 t-AML 后仅存活 7 个月，预后极差。

2．病例二

（1）病例：患者女性，56 岁，因“发现血象异常 5 个月”于 2023 年 7 月 7 日入院。患者 2023 年 2 月 7 日因卵巢癌服用奥拉帕利过程中出现意识模糊、二便失禁，至当地医院查血常规示 Hb 23 g/L，WBC、PLT 正常。给予输注红细胞、奥

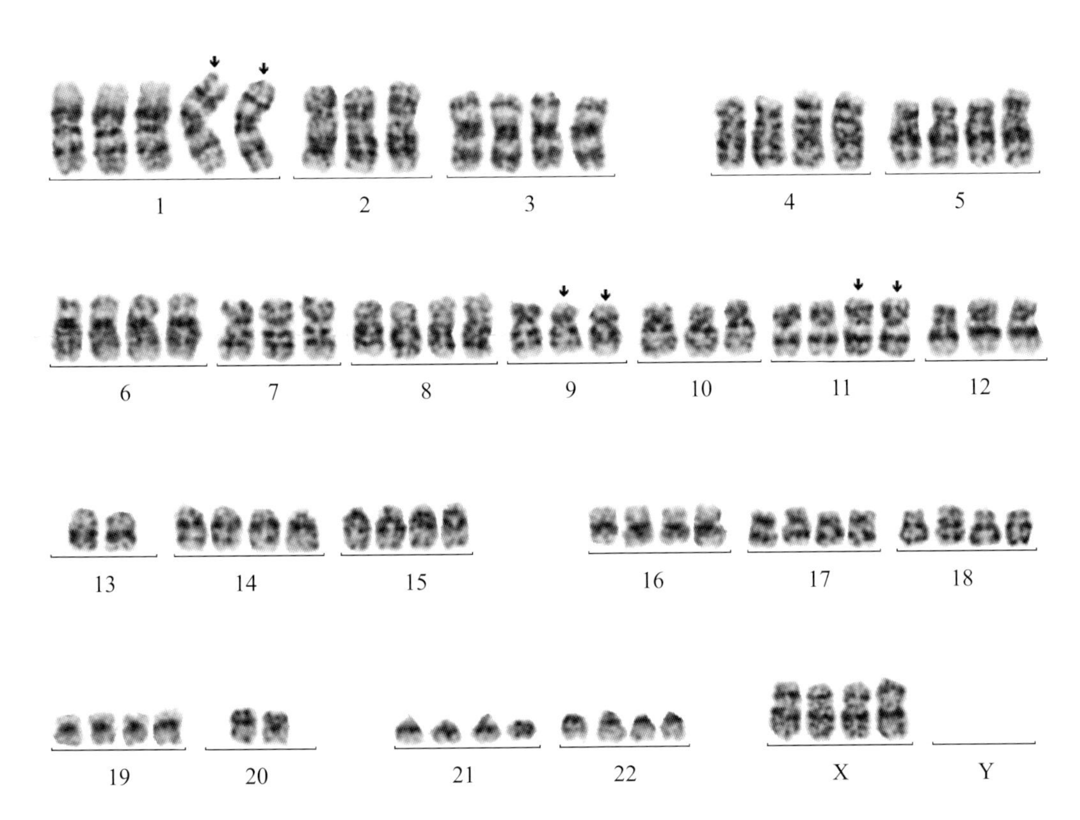

图 10-1　患者初诊时 G 带核型图 84<4n>,XXXX,+1,i(1)(q10)x2,-2,-7,-9,t(9;11)(p21.3;q23)x2,-10,-12,-13,-13,-20,-20（染色体结构异常如箭头所指）

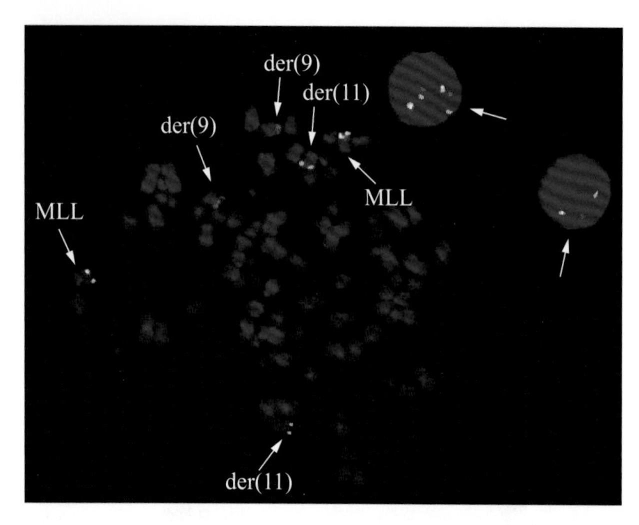

图 10-2 用 LSI *KMT2A*(11q23) 分离探针检测，右侧间期细胞为 1 红 1 绿 1 融合信号，提示具有 *KMT2A* 基因的易位异常；上方间期细胞和左侧中期细胞均为 2 红 2 绿 2 融合信号，提示具有 *KMT2A* 基因易位的四倍体异常

拉帕利减量等治疗。之后定期监测血常规，WBC、PLT 逐渐下降，间断使用粒细胞刺激因子及促红素。2023 年 6 月患者 WBC 降至 0.9×10^9/L，重度贫血，PLT（10 ~ 20）$\times10^9$/L，停奥拉帕利，间断输注红细胞、血小板支持治疗。入我院后查 WBC 3.86×10^9/L，Hb 66 g/L，PLT 12×10^9/L，外周血白细胞分类可见原始细胞 28%。骨髓形态：增生Ⅲ级，原始单核细胞 66%，幼稚单核 15%，符合 FAB 分型的 M5 型。免疫分型异常髓系表型幼稚细胞占 53.40%，表达 CD117、CD34、CD33、CD38、$CD13^{dim}$、CD15、CD71、MPO、CD45，部分细胞表达 CD16，不表达 CD19、CD7、CD5、CD56、CD2、CD4、CD123、HLA-DR、CD10、CD11b、CD65、CD66c、CD64、CD14、CD36、CD300e、CD11c、CD105、CXCR4，为异常幼稚髓细胞。单核细胞占 38.93%，表达 CD33、CD38、CD13、CD11b、CD16、CD15、CD64、CD11c、CD71、CD85k，部分细胞表达 $CD36^{dim}$，为异常偏幼稚单核细胞，比例增高；$CD34^+$ 幼稚细胞中 BCL-2 阳性细胞占 95.92%。染色体核型：33-42,XX,add(X)(q22)[14],add(1)(p36)[1],del(1)(p32p13)[6],del(1)(p22p13)[5],der(1)t(1;4)(p36;q25)del(1)(p22p13)[1],inv(1)(p36p11)[2],t(3;5)(p25;q15)[2],der(4)t(1;4)[1],del(5)(q31q33)[7],del(5)(q31q35)[3],del(7)(q32)[22],-8[22],-9[7],add(9)(p24),inv(11)(q21q23)[6],-16[22],-17[22],-18[22],-20[16],del(20)(q11)[4],add(21)(q22)[22],der(21)t(17;21)(q11;q22)[22],+der(21)t(17;21)[1],-22[21],+mar[22][cp22]（图 10-3、图 10-4），融合基因检测及 *WT1*、*PRAME*、*EVI* 等基因表达均未见异常，二代测序检测 *KRAS* 突变（变异丰度 6.6%）、*TP53* cDNA 外显子 4-10 序列可见缺失突变，突变类型 c.577_578del（变异丰度 48.8%），临床诊断 AML-pCT（伴复杂核型及 *TP53* 突变）患者接受阿扎胞苷及维纳克拉方案治疗 2 个疗程未缓解，于 2023 年 11 月死亡。

既往史：患者 2014 年确诊乳腺癌，于当地医院辅助化疗 2 个周期，后行左乳癌根治术，术后化疗 4 次，放疗 25 次。2018 年确诊右侧卵巢癌、大网膜转移，于当地医院辅助化疗 2 周期（紫杉醇酯质体 270 mg d1+ 卡铂 500 mg d2），后行全子宫加双附件加盆腔淋巴结加高位腹主动脉淋巴结加大网膜加阑尾切除术。术后化疗 4 周期（前 3 个周期紫杉醇酯质体 270 mg 联合卡铂 500 mg，第 4 周期紫杉醇酯质体 240 mg 联合卡铂 400 mg，2019 年 4 月化疗结束）。2021 年 4 月卵巢癌复发，行 5 周期化疗，2021 年 11 月开始服用奥拉帕利。

（2）病例解析：此患者中年女性，乳腺癌放化疗后第 9 年、卵巢癌化疗后第 5 年确诊治疗相关性 AML，伴 *TP53* 突变及复杂核型，从疾病演变过程来看具有下述特征：与放化疗密切相关（放化疗后 9 年发病），染色体为复杂核型 / 单体核型（包括 5q-、7q- 等），在 AML 发病前 5 个月出现血细胞减少，即有明显的 MDS 过程，上述特征均符合第一类 AML-pCT。此外，该患者 5 年前确诊卵巢癌并接受化疗，染色体异常出现累及 11q23 位点的异常，推测该患者可能兼具第一类和第二类 AML-pCT 特征，预后极其高危，治疗无效死亡，诊断 AML-pCT 后仅存活 4 个月。

（王 峥 赖悦云）

参考文献

[1] Khoury JD, Solary E, Abla O, et al. The 5th edition of the World Health Organization Classification of

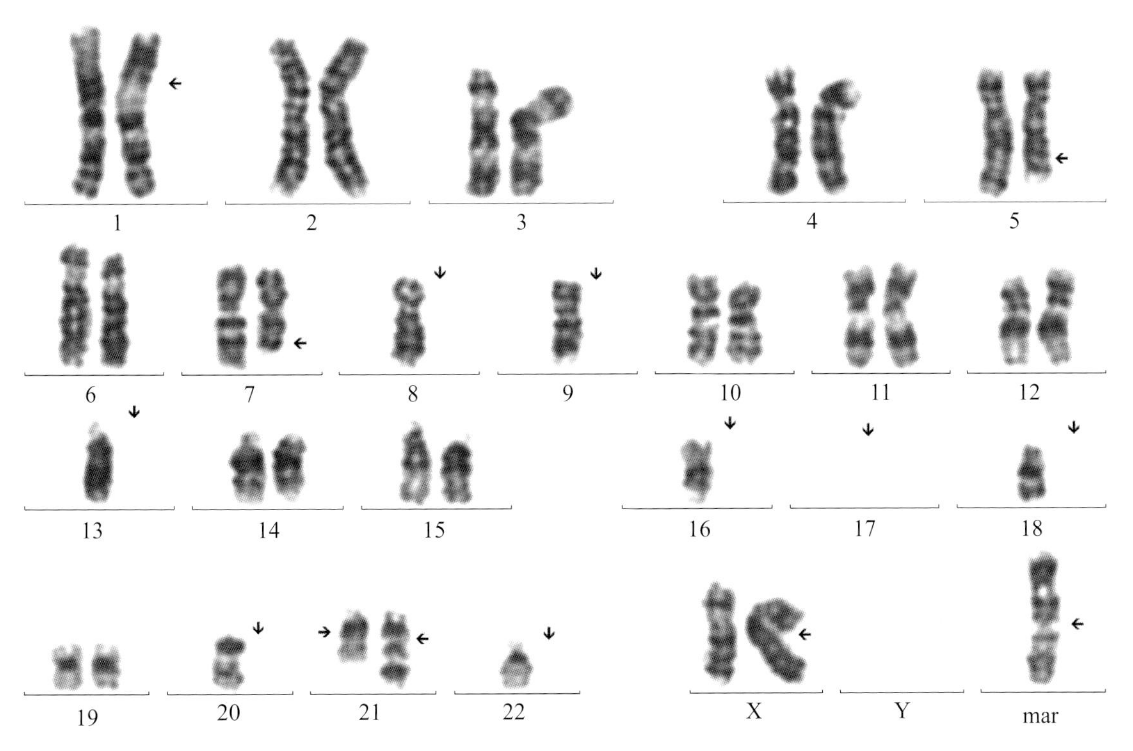

图 10-3　患者确诊 AML-pCT 时染色体核型图之一［38,X,add(X)(q22),inv(1)(p36p11),del(5)(q31q33),del(7)(q32),-8,-9,-13,-16,-17,-17,-18,-20,add(21)(q22),der(21)t(17;21)(q11;q22),-22,+ mar］，为复杂核型 / 单体核型（箭头所指）

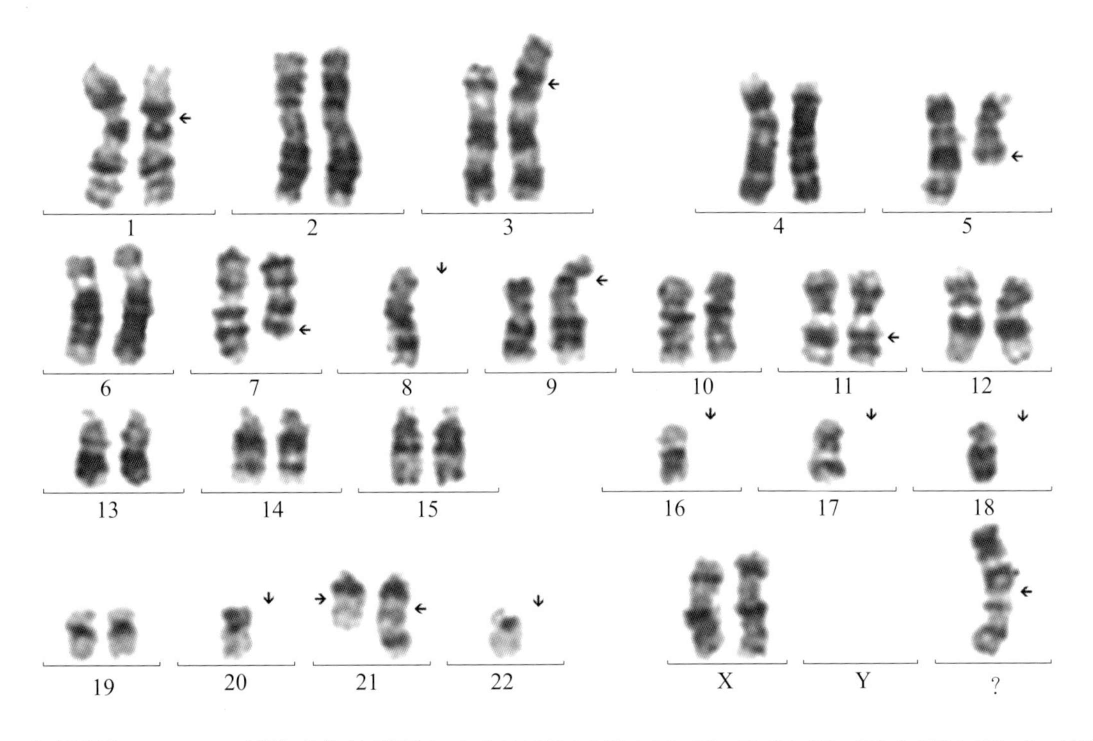

图 10-4　患者确诊 AML-pCT 时染色体核型图之二［41,XX,del(1)(p22p13),t(3;5)(p25;q15),del(7)(q32),-8,add(9)(p24),inv(11)(q21q23),-16,-17,-18,-20,add(21)(q22),der(21)t(17;21)(q11;q22),-22,+mar］，为复杂核型 / 单体核型（箭头所指）

10

Haematolymphoid Tumours: Myeloid and Histiocytic/Dendritic Neoplasms. Leukemia，2022，36（7）：1703-1719.

[2] Guru Murthy GS，Hamadani M，Dhakal B，Hari P and Atallah E. Incidence and survival of therapy related myeloid neoplasm in United States. Leuk Res, 2018，71：95-99.

[3] Calvete O，Mestre J，Jerez A，Solé F. The Secondary Myelodysplastic Neoplasms（MDS）Jigsaw. Cancers（Basel），2023，15（5）：1483.

[4] Goel H，Rahul E，Gupta I，Chopra A，Ranjan A，Gupta AK，Meena JP，Viswanathan GK，Bakhshi S，Misra A，Hussain S，Kumar R，Singh A，Rath GK，Sharma A，Mittan S，Tanwar P. Molecular and genomic landscapes in secondary & therapy related acute myeloid leukemia. Am J Blood Res，2021，11（5）：472-497.

[5] Qian Z，Joslin JM，Tennant TR，et al. Cytogenetic and genetic pathways in therapy-related acute myeloid leukemia. Chem Biol Interact，2010，184（1-2）：50-57.

第十一章 嗜酸性粒细胞增多性疾病

第一节 概 述

嗜酸性粒细胞增多相关疾病范围广泛，包括肿瘤性（原发性/克隆性）和非肿瘤性（继发性/反应性）疾病，可导致终末器官损害，其发病机制尚未明确。近年来，随着遗传学技术的飞速发展，对该组疾病的认识也不断深入，本章主要讨论血液系统克隆性疾病相关的嗜酸性粒细胞增多性疾病。

一、概念

嗜酸性粒细胞增多（eosinophilia）是指外周血中嗜酸性粒细胞比例升高超过正常上限范围（外周血白细胞的3% ~ 5%），临床多用嗜酸性粒细胞绝对值（absolute eosinophil count，AEC）（正常范围0.05×10^9/L ~ 0.5×10^9/L）作为参照。根据嗜酸性粒细胞绝对值增多的程度可分为轻度（< 1.5×10^9/L）、中度（1.5×10^9/L ~ 5.0×10^9/L）和重度（> 5.0×10^9/L）[1,2]。

嗜酸性粒细胞增多在临床中较为常见，现在临床多使用“高嗜酸性粒细胞增多症（hypereosinophilia，HE）”和“高嗜酸性粒细胞增多综合征（hypereosinophilic syndrome，HES）”这两种名称来描述明显的、持续性的嗜酸性粒细胞增多。HE是指持续性嗜酸性粒细胞增多，至少两次检查（间隔时间≥1个月）外周血中AEC > 1.5×10^9/L。HE常是某些造血系统肿瘤性疾病的主要表现之一，也可以是机体其他疾病导致的继发性/反应性的表现。HES与HE的主要区别在于有无嗜酸性粒细胞增多导致的器官受累。如果不能确定HE及其相关组织/器官损害的原因，则该疾病可列为特发性高嗜酸性粒细胞综合征。

二、分类

嗜酸性粒细胞相关疾病分类方法众多，常用的有国际嗜酸性粒细胞协会（Hypereosinophilic Diseases Working Group of the International Eosinophil Society）分类[2]和世界卫生组织（World Health Organization，WHO）分类[3,4]。

（一）国际嗜酸性粒细胞协会分类

建议分为四种类型：遗传性（家族性）[hereditary（familial）hypereosinophilia，HE_{FA}]、原发性（克隆性/肿瘤性）[primary（clonal/neoplastic）hypereosinophilia，HE_N]、继发性（反应性）[secondary（reactive）hypereosinophilia，HE_R]、意义不明的（hypereosinophilia of undetermined significance，HE_{US}）。

HE_N以嗜酸性粒细胞肿瘤性增生为特征，可与WHO定义的任何髓/淋系肿瘤相关。WHO明确定义的可能与嗜酸性粒细胞增多症相关的髓系肿瘤包括：系统性肥大细胞增多症（systemic mastocytosis，SM）、慢性髓系白血病（chronic myeloid leukemia，CML）、急性髓系白血病（acute myeloid leukemia，AML），尤其是伴inv(16)(p13q22)/*CBFβ*::*MYH11* AML、骨髓增生异常综合征/骨髓增殖性肿瘤（myelodysplastic syndrome/myeloproliferative neoplasm，MDS/MPN）、Ph染色体阴性骨髓增殖性肿瘤、急性B或T淋巴母细胞淋巴瘤（acute B-or T-lymphoblastic lymphoma，LBL）或混合性血液系统肿瘤（mixed-lineage neoplasms）[4-5]。

（二）世界卫生组织分类

WHO分类是最常用的分类方法。2016年版WHO分类将原发性、克隆性HE分为两大类别：①“伴嗜酸性粒细胞增多和*PDGFRA*、*PDGFRB*、或*FGFR1*异常，或伴*PCM1*::*JAK2*的髓系和淋系肿瘤”被定义为主要的类别；②“慢性嗜酸性粒细胞白血病，非特指型（chronic eosinophilic leukemia-not otherwise specified，CEL-NOS）”被归为骨髓增殖性肿瘤（MPN）。除上述酪氨酸激酶（tyrosine kinase，TK）融合基因外，涉及*FLT3*和*ABL1*基因的重排在伴嗜酸性粒细胞增多的髓系和淋系肿瘤（myeloid and lymphoid neoplasms with eosinophilia，M/LN_S-E_O）中亦有描述，但尚未被2016年版WHO分类定义为独立亚型。2022年版WHO分类将以前的“伴嗜酸性粒细胞增多和基因重排的髓系和淋系肿瘤”改为“伴嗜酸性粒细胞增多和伴TK基因融合的髓系和淋系肿瘤”，以明确这些血液肿瘤相应的分子遗传学变化。相对于其他嗜酸性粒细胞增多症，CEL的诊断标准已较明确，因此2022年版WHO分类在病名中删除了“非特指型（NOS）”的限定。本章仍以2016年版WHO分类为主要参考依据，2022年版WHO分类更新的遗传学内容将在相应的部分予以补充说明。

第二节　慢性嗜酸性粒细胞白血病（非特指型）

慢性嗜酸性粒细胞白血病（非特指型）（chronic eosinophilic leukemia-not otherwise specified，CEL-NOS）是一种罕见的、侵袭性的骨髓增殖性肿瘤。CEL-NOS的诊断思路首先在于排除特异的遗传学异常，如：Ph染色体/*BCR*::*ABL1*融合、*PDGFRA*/*PDGFRB*或*FGFR1*重排以及*PCM1*::*JAK2*、*ETV6*::*JAK2*或*BCR*::*JAK2*融合等。排除其他与嗜酸性粒细胞增多相关的急性或慢性原发性髓系肿瘤，如AML、MDS/MPN、SM、典型MPN等，方能诊断为CEL-NOS。如发现Ph染色体或*BCR*::*ABL1*融合基因阳性，则应诊断为CML，而不是CEL-NOS。

现临床诊断多参考2016年版WHO的诊断标准，如表11-2-1所示。

随着对CEL-NOS认识的加深，2022年，国际共识分类（International Consensus Classification，ICC）工作组更新了部分诊断标准，如表11-2-2所示。

表11-2-1　CEL-NOS的2016年版WHO诊断标准[3]

1	嗜酸性粒细胞增多（AEC ≥ 1.5 × 10⁹/L）
2	除外*BCR*::*ABL1*阳性的CML、真性红细胞增多症、原发性血小板增多症、原发性骨髓纤维化、慢性中性粒细胞白血病、慢性粒-单核细胞白血病和*BCR*::*ABL1*阴性的非典型CML
3	无*PDGFRA*、*PDGFRB*或*FGFR1*重排，无*PCM1*::*JAK2*、*ETV6*::*JAK2*或*BCR*::*JAK2*融合
4	外周血和骨髓中原始细胞的比例小于20%，无inv(16)(p13.1;q22)、t(16;16)(p13.1;q22)、t(8;21)(q22;q22.1)和其他AML诊断特征
5	存在克隆性细胞遗传学或分子遗传学异常*，或外周血中原始细胞比例≥ 2%，或骨髓中原始细胞比例≥ 5%

* 由于一些克隆性分子遗传异常（如*TET2*、*ASXL1*和*DNMT3A*突变）可能在少数老年人中发生，在没有任何明显的血液学异常的情况下，在仅根据老年人的分子遗传异常做出诊断之前，排除所有可能导致反应性嗜酸性粒细胞增多症的原因至关重要。

CEL-NOS，慢性嗜酸性粒细胞白血病（非特指型）；AEC，嗜酸性粒细胞绝对值；CML，慢性髓系白血病；AML，急性髓系白血病

表 11-2-2　CEL-NOS 的 2022 年 ICC 诊断标准[6]

1	外周血嗜酸性粒细胞增多 (AEC ≥ 1.5×10^9/L，占比≥白细胞的 10%)
2	外周血和骨髓中原始细胞比例＜ 20%，不符合其他 AML 诊断标准[a]
3	无酪氨酸激酶基因融合，包括 *BCR*::*ABL1*、其他 *ABL1*、*PDGFRA*、*PDGFRB*、*FGFR1*、*JAK2* 或 *FLT3* 融合
4	不符合其他明确定义的 MPN、慢性粒 - 单核细胞白血病或 SM[b] 的标准
5	骨髓表现为细胞增多，伴巨核细胞发育不良，伴有或不伴有其他谱系的发育不良，常伴有显著的纤维化，伴有嗜酸性细胞浸润，或骨髓中原始细胞比例≥ 5%，和（或）外周血中原始细胞≥ 2%
6	克隆性细胞遗传学异常和（或）体细胞突变[c]

注：CEL 的诊断需要满足全部 6 项标准

[a] 排除重现性遗传异常且原始细胞比例＜ 20% 的 AML。

[b] 嗜酸性粒细胞增多与 SM 相关。然而，“真正的”CEL-NOS 可能表现为 SM-AMN

[c] 在没有克隆性细胞遗传学异常和（或）体细胞突变或原始细胞增多的情况下，只要排除了其他导致嗜酸性粒细胞增多的原因，骨髓检查结果就足够支持诊断了

CEL-NOS，慢性嗜酸性粒细胞白血病（非特指型）；AEC，嗜酸性粒细胞绝对值；AML，急性髓系白血病；CEL，慢性嗜酸性粒细胞白血病；MPN，骨髓增殖性肿瘤；SM，系统性肥大细胞增多症；SM-AMN，系统性肥大细胞增多症伴相关的髓系恶性肿瘤

CEL-NOS 的细胞遗传学异常无明显特异性，可涉及染色体相互易位、单倍体、亚二倍体、三倍体等，常见的有 8 号染色体三体和 i(17)(q10)，亦可见 del(6q)、+7、del(10p)、t(9;12)(q34.1;p13.2)/*ETV6*::*ABL1*、t(12;13)(p13.2;q12.2)/*ETV6*::*FLT3* 等非特异性染色体异常。有研究认为部分染色体异常与免疫表型相关，例如 T 细胞的细胞遗传学 6q 异常、10p 缺失、三体 7 等可能与 $CD3^-$、$CD4^+$ 表型相关[7]。

第三节　伴嗜酸性粒细胞增多的髓系和淋系肿瘤

伴嗜酸性粒细胞增多的髓系和淋系肿瘤（myeloid and lymphoid neoplasms with eosinophilia，M/LN_S-E_O）临床表型由酪氨酸激酶（TK）基因（如 *PDGFRA*、*PDGFRB*、*FGFR1*、*JAK2*、*FLT3*、*ABL1*）和伙伴基因共同驱动。到目前为止，已经报道了大量的变异融合伙伴基因（＞ 70 个）和相关的遗传学改变[1]。2016 年版 WHO 分类中“伴嗜酸性粒细胞增多和 *PDGFRA*、*PDGFRB* 或 *FGFR1* 异常或伴 *PCM1*::*JAK2* 的髓系和淋系肿瘤”这一主要类别中最常见的染色体异常为位于 4q12 的 *PDGFRA* 重排、位于 5q31 ～ 33 的 *PDGFRB* 重排、位于 8p11 ～ 12 的 *FGFR1* 重排及位于 9p24 的 *JAK2* 重排。该病的诊断需要细胞遗传学和（或）分子学检测证实的 *TK* 基因重排的存在。

一、*PDGFRA*(4q12) 重排

（一）概述

伴 *PDGFRA* 重排的 M/LN_S-E_O 临床表现多变，CEL 是最常见的临床表现，MPN、AML、T-ALL、髓样肉瘤均有报道。该病诊断需要完善的实验室检查，Ph 阴性的 MPN 合并 CEL 的特征如脾大、血清维生素 B_{12} 显著升高、血清类胰蛋白酶升高以及骨髓肥大细胞增多和（或）纤维化，应怀疑此诊断。男性明显多于女性，尤其是年长的男性多见[8]。髓

外受累常见。

（二）细胞遗传学特征

PDGFRA 基因位于4q12，*PDGFRA* 重排是 M/LN$_S$-E$_O$ 中常见的遗传学异常。最常见的累及 *PDGFRA* 基因的异常是由位于4q12的 *CHIC2* 基因隐性缺失而形成 *FIP1L1*::*PDGFRA* 融合基因，占近1/2[8]。

1. del(4)(q12q12)/*FIP1L1*::*PDGFRA* 融合基因 *PDGFRA*、*FIP1L1* 和 *CHIC2* 均位于4q12，*CHIC2* 位于 *PDGFRA* 和 *FIP1L1* 两者之间，del(4)(q12q12) 的缺失导致 *FIP1L1*::*PDGFRA* 融合基因形成（图11-3-1），缺失的片段较小（800 kb），染色体核型分析无法分辨，目前临床主要推荐的检测方法为 FISH 或者 RT-PCR[9]。

2. 其他 *PDGFRA* 重排相关染色体异常 与其他伙伴基因形成融合的 *PDGFRA* 重排包括 *KIF5B*::*PDGFRA*/t(4;10)(q12;p11)、*CDK5RAP2*::*PDGFRA*/ins(9;4)(q33;q12q25)、*STRN*::*PDGFRA*/t(4;12)(q12;p13.2)、*TNKS2*::*PDGFRA*/t(4;10)(q12;q23.3)、*ETV6*::*PDGFRA*/t(4;12)(q12;p13)、*FOXP1*::*PDGFRA*/t(3;4)(p13;q12)、*BCR*::*PDGFRA*/t(4;22)(q12;q11.2) 等，这些染色体异常多可通过常规染色体核型分析检测出来，但是均应由 FISH 或 RT-PCR 进一步证实。附加染色体异常可有 del(5q)、+8 等。虽然怀疑该类疾病时推荐使用外周血样本进行 FISH 筛查[9]，但也有观点提出，在异常克隆比例较低时可能会出现 FISH 结果假阴性或者接近阈值而难以解释的情况（需 RT-PCR 确认为阳性），部分伴 *PDGFRA* 重排的 M/LN$_S$-E$_O$ 的诊断是基于骨髓检查或 RNA 测序分析发现的，提示骨髓检查的重要性，认为应首选骨髓样本进行 FISH 检测[8]。

（三）治疗和预后

伴 *PDGFRA* 重排的 M/LN$_S$-E$_O$ 对酪氨酸激酶抑制剂（tyrosine kinase inhibitors，TKIs）有良好的反应，首选伊马替尼作为一线治疗[10]，大多数伴 *PDGFRA* 重排的 M/LN$_S$-E$_O$ 患者可产生持久的血液学和分子学反应。几乎所有患者的血液学完全缓解通常在1个月内获得，达到分子学缓解的中位时间为治疗后3个月。伊马替尼的停用会导致复发，有时融合基因的阳性会早于血液学复发，因此动态监测尤为重要。建议对 *FIP1L1*::*PDGFRA* 阳性肿瘤患者进行持续治疗，并且在维持治疗的过程中定期进行 *FIP1L1*::*PDGFRA* 基因定量检测，维持治疗时3～6个月1次，停药后3个月检测1次。与 *FIP1L1*::*PDGFRA* 阳性患者类似，伊马替尼治疗变异型的 *PDGFRA* 重排患者亦有效。

TKIs 的应用极大程度上改善了患者的预后。关于 *FIP1L1*::*PDGFRA* 阳性患者伊马替尼耐药的报

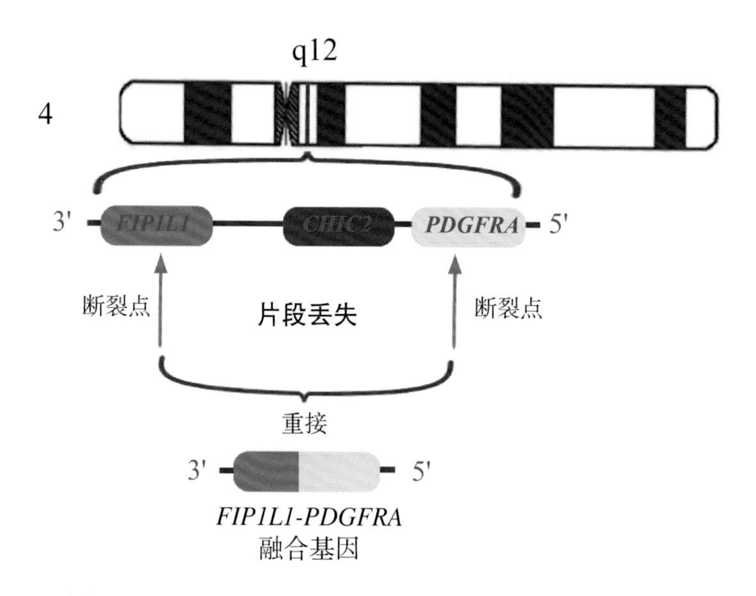

图11-3-1 *CHIC2* 缺失导致 *FIP1L1*::*PDGFRA* 融合基因形成

道较少，耐药的发生通常认为与激酶的伊马替尼结合部分的单碱基替换（*T674I* 突变）有关，有报道达沙替尼、尼洛替尼等二代 TKIs 在临床上可用于对伊马替尼耐药的 *PDGFRA* 相关 MPN 患者的挽救治疗，新的小分子多靶点激酶抑制剂如索拉菲尼[11,12]等可能获得短期疗效。

二、*PDGFRB*(5q31~33) 重排

（一）概述

伴 *PDGFRB* 重排的 M/LN$_S$-E$_O$ 多见于男性。相关的临床表现有 MPN、MDS/MPN，例如慢性粒-单核细胞白血病（chronic myelomonocytic leukemia，CMML）、非典型 CML（atypical CML，aCML）、幼年型粒-单核细胞白血病（juvenile myelomonocytic leukemia，JMML）或少见的髓系母细胞/继发性 AML（myeloid blast phase/secondary AML）[10]。

（二）细胞遗传学特征

PDGFRB 位于 5q31 ~ 33，较 *PDGFRA* 重排发生率低，t(5;12)(q33;p13) 是 *PDGFRB* 重排最常见的染色体异常类型。

1. t(5;12)(q33;p13)/*ETV6*::*PDGFRB* t(5;12)(q33;p13) 易位导致 *PDGFRB* 与位于 12p13 的 *ETV6* 基因并置形成 *ETV6*::*PDGFRB* 融合基因（图 11-3-2 及图 11-3-3）。该易位通过常规的染色体核型分析容易发现，但 t(5;12)(q33;p13) 并不一定形成 *ETV6*::*PDGFRB* 融合基因，需要 FISH 或 RT-PCR 进一步加以确认。

2. 其他 *PDGFRB* 重排相关染色体异常 目前发现的 *PDGFRB* 伙伴染色体至少有 30 多种，*PDGFRB* 与部分伙伴基因（如 *EBF1*、*SSBP2*、*TNIP1*、*ZEB2* 和 *ATF7IP*）形成的重排多见于 B-ALL，目前被归类为 Ph 样 B-ALL 而不是 M/LN$_S$-E$_O$[1]。通常在有足够中期分裂象的情况下，*PDGFRB* 重排的 M/LN$_S$-E$_O$ 患者经常规细胞遗传学分析应该具有 5q31 ~ 33 异常。但近年来的文献报道部分患者并未发现 5q31 ~ 33 核型异常，有观点认为这是由细胞遗传学上隐匿的 *PDGFRB* 重排导致的[8]。因此辅助分子遗传学手段进行验证尤为重要。有文献报道常规 FISH 未能检测到 *PDGFRB* 重排，但 RNA 测序揭示了存在 *PDGFRB* 重排（如 *AFAP1L1*::*PDGFRB*），提示 FISH 在检测 *PDGFRB* 重排异常时存在一定局限性。RNA 测序技术的应用增加了对 *PDGFRB* 隐匿重排的识别率，有研究认为在 *PDGFRB* 的 FISH 和（或）RNA 测序检测过程中应注意阈值不宜过高，避免因小克隆而导致的假阴性结果[13]。表 11-3-1 中列出了 *PDGFRB* 重排涉及的常见的染色体易位。

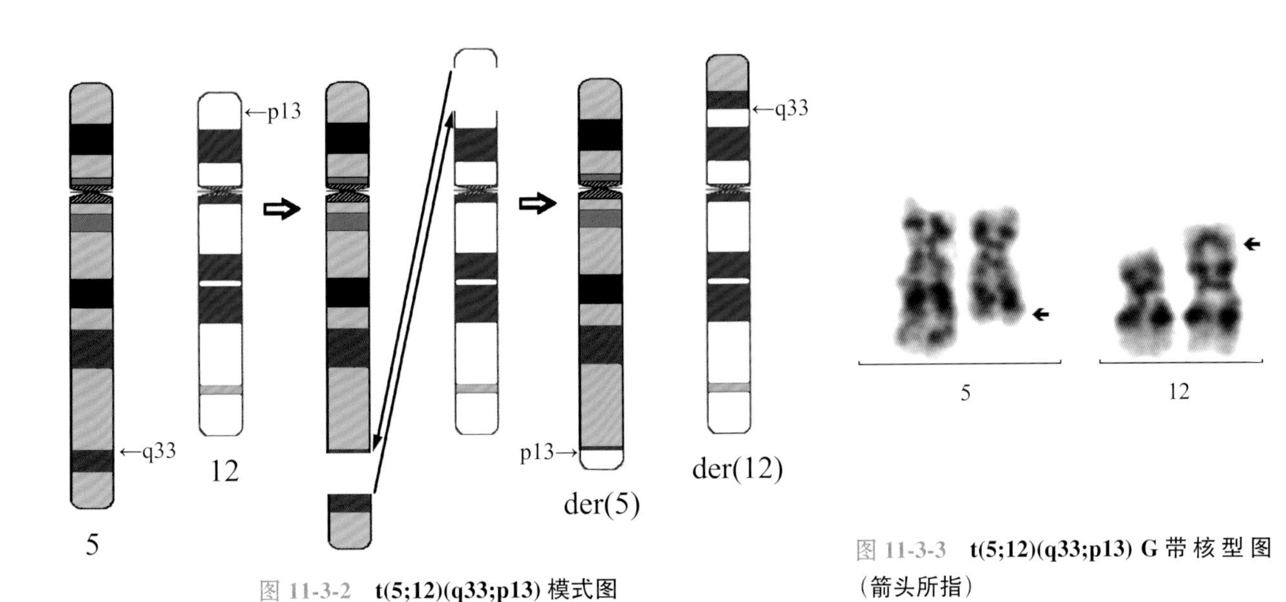

图 11-3-2 t(5;12)(q33;p13) 模式图

图 11-3-3 t(5;12)(q33;p13) G 带核型图（箭头所指）

11

表 11-3-1 伴 *PDGFRB* 重排的变异型易位相关髓系 / 淋系肿瘤 [3]

染色体易位	融合基因	血液学诊断
t(1;3;5)(p36;p22.2;q32)	*WDR48*::*PDGFRB*	CEL
der(1)t(1;5)(p34;q32)		
der(5)t(1;5)(p34;q15)		
der(11)ins(11;5)(p13;q15q32)	*CAPRIN1*::*PDGFRB*	CEL
t(1;5)(q21.3;q32)	*TPM3*::*PDGFRB*	
t(1;5)(q21.2;q32)	*PDE4DIP*::*PDGFRB*	MDS/MPN 伴嗜酸性粒细胞增多
t(2;5)(p16.2;q32)	*SPTBN1*::*PDGFRB*	
t(4;5;5)(q21.2;q31;q32)	*PRKG2*::*PDGFRB*	慢性嗜碱性粒细胞白血病
t(3;5)(p22.2;q32)	*GOLGA4*::*PDGFRB*	CEL 或 aCML 伴嗜酸性粒细胞增多
5q 的隐匿性缺失	*TNIP1*::*PDGFRB*	CEL 伴血小板增多
t(5;7)(q32;q11.2)	*HIP1*::*PDGFRB*	CMML 伴嗜酸性粒细胞增多
t(5;7)(q32;p14.1)	*HECW1*::*PDGFRB*	JMML
t(5;9)(q32;p24.3)	*KANK1*::*PDGFRB*	原发性血小板增多症不伴嗜酸性粒细胞增多
t(5;10)(q32;q21.2)	*CCDC6*::*PDGFRB*	aCML 或 MPN 伴嗜酸性粒细胞增多
t(5;12)(q32;q23)	*SART3*::*PDGFRB*	MPN 伴嗜酸性粒细胞增多症与骨髓纤维化
t(5;12)(q32;q24.1)	*GIT2*::*PDGFRB*	CEL
t(5;12)(q32;p13.3)	*ERC1*::*PDGFRB*	AML 伴嗜酸性粒细胞增多
t(5;12)(q32;q13.1)	*BIN2*::*PDGFRB*	aCML 伴嗜酸性粒细胞增多
t(5;14)(q32;q22.1)	*NIN*::*PDGFRB*	aCML（13% 伴嗜酸性粒细胞增多）
t(5;14)(q32;q32.1)	*CCDC88C*::*PDGFRB*	CMML 伴嗜酸性粒细胞增多
t(5;15)(q32;q15.3)	*TP53BP1*::*PDGFRB*	aCML 伴明显的嗜酸性粒细胞增多
t(5;16)(q32;p13.1)	*NDE1*::*PDGFRB*	CMML
t(5;17)(q32;p13.2)	*RABEP1*::*PDGFRB*	CMML
t(5;17)(q32;p11.2)	*SPECC1*::*PDGFRB*	JMML
t(5;17)(q32;q11.2)	*MY018A*::*PDGFRB*	MPN 伴嗜酸性粒细胞增多
t(5;17)(q32;q21.3)	*COL1A1*::*PDGFRB*	MDS 或 MPN 伴嗜酸性粒细胞增多
t(5;20)(q32;p11.2)	*DTD1*::*PDGFRB*	CEL

CEL，慢性嗜酸性粒细胞白血病；MDS，骨髓增生异常综合征；MPN，骨髓增殖性肿瘤；CML，慢性髓系白血病；aCML，非典型 CML；CMML，慢性粒 - 单核细胞白血病；JMML，幼年型粒 - 单核细胞白血病；AML，急性髓系白血病

（三）治疗和预后

伴有 *PDGFRB* 重排的 M/LN$_S$-E$_O$ 同样对伊马替尼敏感。小剂量的伊马替尼在临床上用于持续性嗜酸性粒细胞增多但不伴有特殊的分子遗传学异常的患者，部分患者可获得较好的疗效，提示此类患者可能存在隐匿的 *PDGFRA* 或 *PDGFRB* 重排或其他未知的致病靶点。因此，有观点认为对常规治疗无效的高嗜酸性粒细胞增多症患者，可以考虑进行伊马替尼经验性治疗，对治疗有效的患者建议行回顾性 RNA 测序检测。

三、*FGFR1*(8p11~12) 重排

（一）概述

伴 *FGFR1* 重排的 M/LN$_S$-E$_O$ 常称为 8p11 骨髓增殖性综合征（8p11 myeloproliferative syndrome，EMS），累及位于 8 号染色体短臂 1 区 1 带（8p11）的 *FGFR1* 基因，*FGFR1* 基因与伙伴基因融合后，持续活化 *FGFR1* 酪氨酸激酶活性，导致细胞增殖及恶性转化。该病临床表现复杂，多表现为 MPN、MDS/MPN，亦可表现为 AML、T-ALL、B-ALL/LBL 或混合表型急性白血病。EMS 在临床上较为罕见，任何年龄均可发生，虽然男性发病优势不像“*PDGFRA* 和 *PDGFRB* 重排相关 M/LN$_S$-E$_O$”中那么明显，但仍以 30 ~ 40 岁男性多见，可在短期内进展为急性白血病。该病容易误诊，且无特异性的免疫分型标志物，其诊断主要依赖于细胞遗传学和分子遗传学检测手段。

（二）细胞遗传学特征

FGFR1 定位于 8p11.2，*FGFR1* 重排多为相互易位导致，染色体核型大多不是隐匿型的，但是精确定位通常比较困难，核型分析报道的条带范围从 8p11 ~ 8p21 均有涉及，这可能是 8p11 的条带相对较小所致[8]。需要注意的是 8p11 涉及的染色体易位也不全是 EMS，需分子学检测手段进一步证实是否累及 *FGFR1* 基因。已确定的 *FGFR1* 伙伴基因有十余种（表 11-3-2）。不同的伙伴基因与 *FGFR1* 易位形成不同的融合基因，其临床表现亦各不相同。

1. t(8;13)(p11;q12)/*ZMYM2::FGFR1* 融合基因　*FGFR1* 重排中最常见的是 t(8;13)(p11;q12) 形成的 *ZMYM2::FGFR1* 融合基因，约占目前报道病例的 1/2，多为相互易位所致（图 11-3-4、图 11-3-5），

表 11-3-2　*FGFR1* 重排相关的染色体易位及融合基因[3]

染色体异常	融合基因
t(8;13)(p11.2;q12.1)	*ZMYM2::FGFR1*
t(8;9)(p11.2;q33.2)	*CNTRL::FGFR1*
t(6;8)(q27;p11.2)	*FGFR10P::FGFR1*
t(8;22)(p11.2;q11.2)	*BCR::FGFR1*
t(7;8)(q33;p11.2)	*TRIM24::FGFR1*
t(8;17)(p11.2;q11.2)	*MY018A::FGFR1*
t(8;19)(p11.2;q13.3)	*HERVK::FGFR1*
ins(12;8)(p11.2;p11.2p22)	*FGFR10P2::FGFR1*
t(1;8)(q31.1;p11.2)	*TPR::FGFR1*
t(2;8)(q13;p11.2)	*RANBP2::FGFR1*
t(2;8)(q37.3;p11.2)	*LRRFIP1::FGFR1*
t(7;8)(q22.1;p11.2)	*CUX1::FGFR1*
t(8;12)(p11.2;q15)	*CPSF6::FGFR1*

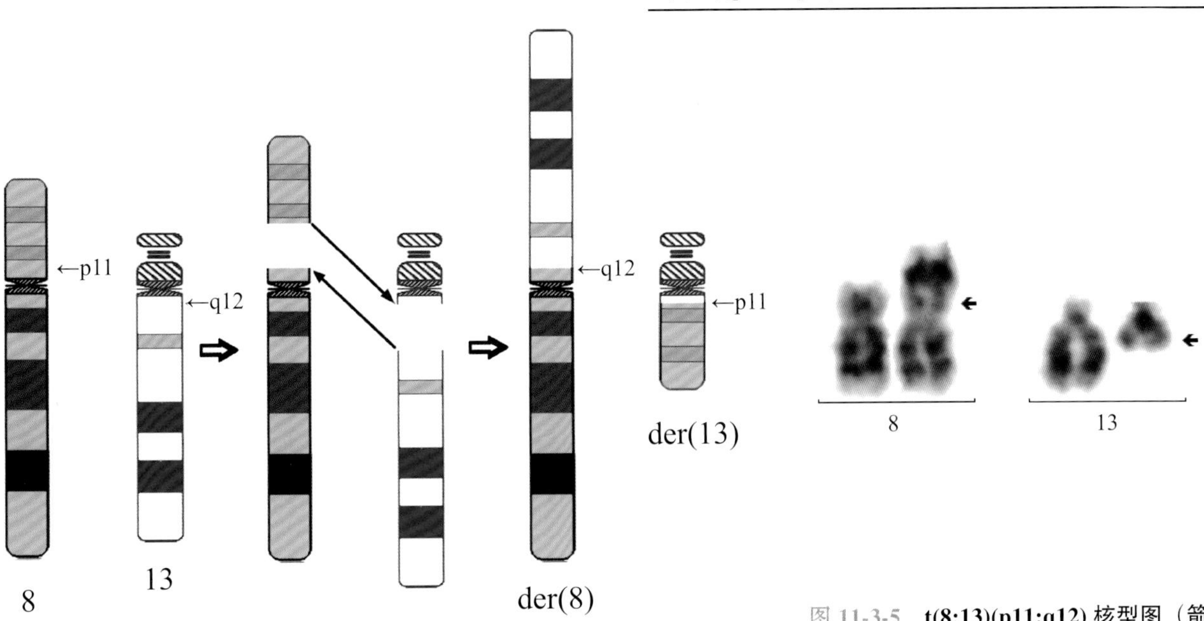

图 11-3-4　**t(8;13)(p11;q12) 模式图**

图 11-3-5　**t(8;13)(p11;q12) 核型图（箭头所指）**

11

罕见插入型的报道。伴 t(8;13)(p11;q12)/*ZMYM2*::*FGFR1* 的 EMS 患者更常见淋巴母细胞性淋巴瘤，临床多有全身淋巴结肿大，曾被命名为伴有 *ZMYM2::FGFR1* 的母细胞 T/ 髓系肿瘤。

2．其他 *FGFR1* 重排相关染色体异常　以 t(8;22)(p11;q11)/*BCR*::*FGFR1*（图 11-3-6）、t(8;9)(p11;q33)/*CNTRL*::*FGFR1*（图 11-3-7）和 t(6;8)(q27;p11)/*FGFR1OP*::*FGFR1*（图 11-3-8）较为常见，占 10% ~ 29%。伴 t(8;22)(p11;q11)/*BCR*::*FGFR1* 的 EMS 患者发病年龄偏大，常与 B-ALL 相关；伴 t(8;9)(p11;q33)/*CNTRL*::*FGFR1* 的 EMS 患者可表现为 CMML，多有扁桃体受累，且该类型单核细胞计数增多也更常见；伴 (6;8)(q27;p11)/*FGFR1OP*::*FGFR1* 的 EMS 患者中，嗜酸性粒细胞绝对计数增高显著，常有真性红细胞增多的表现。体细胞突变在 *FGFR1* 重排的病例中很常见，其中以 *RUNX1* 突变最多见[14]。

（三）治疗和预后

EMS 病程分慢性期和急变期，容易进展为急性白血病，预后极差。EMS 目前尚无公认统一的治疗方案，疾病慢性期可用羟基脲及淋巴瘤 CHOP 方案为基础的方案治疗，干扰素可能有效。该病对于常规的化疗方案通常不敏感，文献报道接受常规化疗（非移植）患者中位生存期仅为 1 年。异基因造血干细胞移植可能是目前唯一的有效治疗手段。与 *PDFGRA* 和 *PDFGRB* 重排的 M/LN$_S$-E$_O$ 不同，虽然酪氨酸激酶受体 *FGFR1* 是 TKIs 治疗的重要靶点，但 EMS 对伊马替尼不敏感。使用第三代 TKI 或小分子药物的临床试验正在进行中，*FGFR1* 抑制剂（如 Pemigatinib）已在临床试验和个体患者中证明了对伴 *FGFR1* 重排的 M/LN$_S$-E$_O$ 患者有效。

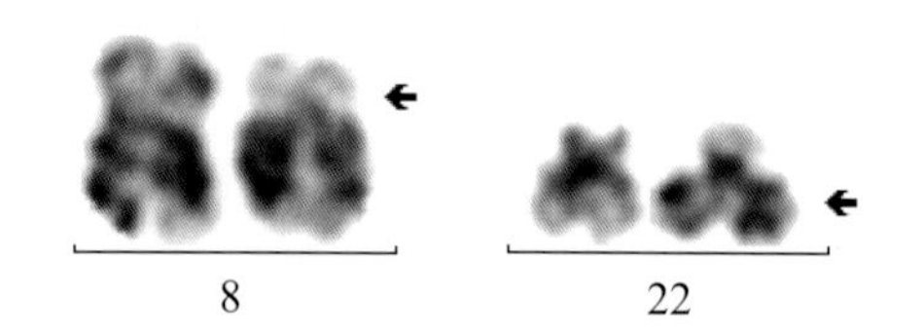

图 11-3-6　**t(8;22)(p11.2;q11.2) 核型图（箭头所指）**

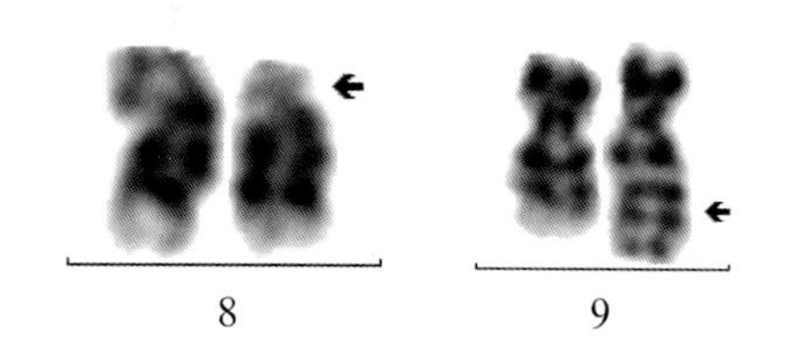

图 11-3-7　**t(8;9)(p11;q33.2) 核型图（箭头所指）**

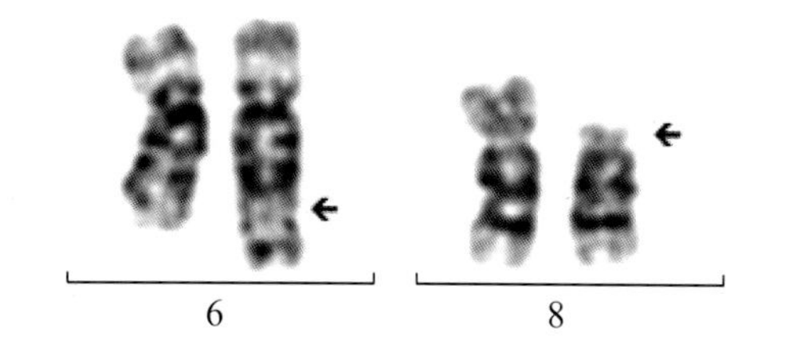

图 11-3-8　**t(6;8)(q27;p11) 核型图（箭头所指）**

（四）典型病例

1．病例　患者男性，49 岁，因“多发淋巴结肿大”于 2020 年 3 月就诊。当地医院病理：右侧腹股沟淋巴组织增生性病变；免疫组化：Ki-67 > 80%$^+$、CD1a$^+$、CD3$^+$、CD117$^+$ 散在、TDT$^+$，病理结果考虑淋巴结 T 淋巴母细胞性淋巴瘤 /ALL。骨髓增生活跃，嗜酸性粒细胞比例增高达 18%。免疫分型嗜酸细胞 13.9%，CD34$^+$ 细胞占有核细胞的 6.7%，表达 HLA-DR、CD19、CD10、cCD79a，部分表达 CD34、CD38、CD22，弱表达 CD20，不表达 CD15、CD7、CD117、CD5、CD16、CD13、CD33、CD4、CD8、CD3、cMPO、cCD3、CD56。染色体核型：46,XY,t(8;13)(q10;p10)[20]。骨髓病理 CD20$^+$、PAX5$^+$、CD10$^+$、CD5$^-$。当地诊断 T/B 淋巴母细胞性淋巴瘤（Ⅳ期 B），行 CHOP（环磷酰胺 + 多柔比星 + 长春新碱 + 泼尼松）方案（环磷酰胺 750 mg/m^2 d1，多柔比星 50 mg/m^2 d1，长春新碱 1.4 mg/m^2 d1，泼尼松 60 mg/m^2 d1 ~ 7）3 个疗程，VICP（长春地辛 + 伊达比星 + 环磷酰胺 + 泼尼松）方案（长春地辛 2 mg/d，d1、8、15、21；伊达比星 10 mg/d d1 ~ 3，d15 ~ 17；环磷酰胺 600 mg/d，d1，15，d22 ~ 28；泼尼松 40 ~ 60 mg/d，d1 ~ 28）4 周方案 1 个疗程。复查骨髓残留阳性，为寻求进一步诊治于 2020 年 8 月转至北京大学人民医院血液病研究所。入院后染色体核型示：46,XY,t(8;13)(p11;q12)[1]/47,idem,+21[1]/46,XY[18]（图 11-3-9）。免疫分型：可见异常幼稚 B 细胞（2.39%）和幼稚髓细胞（2.83%）。FISH 检测

[*FGFR1*（8p11）分离探针]：nuc ish(*FGFR1*x2)（3′ *FGFR1* sep 5′*FGFR1*x1）] [5/400]（图 11-3-10）。RQ-PCR：*ZMYM2*::*FGFR1* 定量为 0；RNA 测序提示 *ZMYM2*::*FGFR1* 融合基因（+）。临床诊断：8p11 骨髓增殖性综合征 [伴 t(8;13)]，T/B 淋巴母细胞性淋巴瘤（Ⅳ期 B）]。2020 年 8 月 10 日给予 Hyper-CVAD-B 方案（甲氨蝶呤 + 阿糖胞苷）（MTX 1 g/m² d1，阿糖胞苷 2 g/m² Q12h，d2 ~ d3）化疗后行 HSCT。移植后 1 ~ 2.5 个月复查显示形态 CR，但 RQ-PCR 检测显示 *ZMYM2*::*FGFR1*（+），考虑分子学复发，患者放弃进一步治疗出院后失访（此病例由北京大学血液病研究所提供）。

2. 病例解析 该患者起病时可见 t(8;13) 易位存在，但由于当地医院未进行相关的分子学检测，且染色体核型报告易位位点有偏差，错误报告为 46,XY,t(8;13)(q10;p10)[20]，因此未能明确 8p11 骨髓增殖性综合征的诊断。后续患者在北京大学血液病研究所就诊时发现染色体核型存在 t(8;13)(p11;q12)，虽然 FISH 检测和第一次 RQ-PCR 均未见 8p11 骨髓增殖性综合征的证据支持，但 RNA 测序显示存在 *ZMYM2*::*FGFR1* 融合基因，因此明确了 8p11 骨髓增殖性综合征的诊断。对该患者行 FISH 分析时，发现一个低比例的 *FGFR1* 分离的存在，但由于低于实验室检测阈值（5%），因此未能明确 *FGFR1* 的诊断，这可能是由于治疗后肿瘤细胞比例较低导致的假阴性结果，也有可能因探针未覆盖断裂位点导致。该患者第一次 RQ-PCR 检测亦显示阴性，考虑此患者 8p11（*FGFR1*）的断裂位点未在常规断裂位点的序列上，后改变 PCR 引物序列，移植后再次行 RQ-PCR 检测显示 *ZMYM2*::*FGFR1*（+）。该患者的诊疗过程提示对于 EMS 的诊断需要联合多种检测手段才能提高诊断的精确性，避免漏诊。该患者化疗效果不佳，虽然获得了短暂的形态学缓解，但移植后迅速复发，提示疾病预后差。

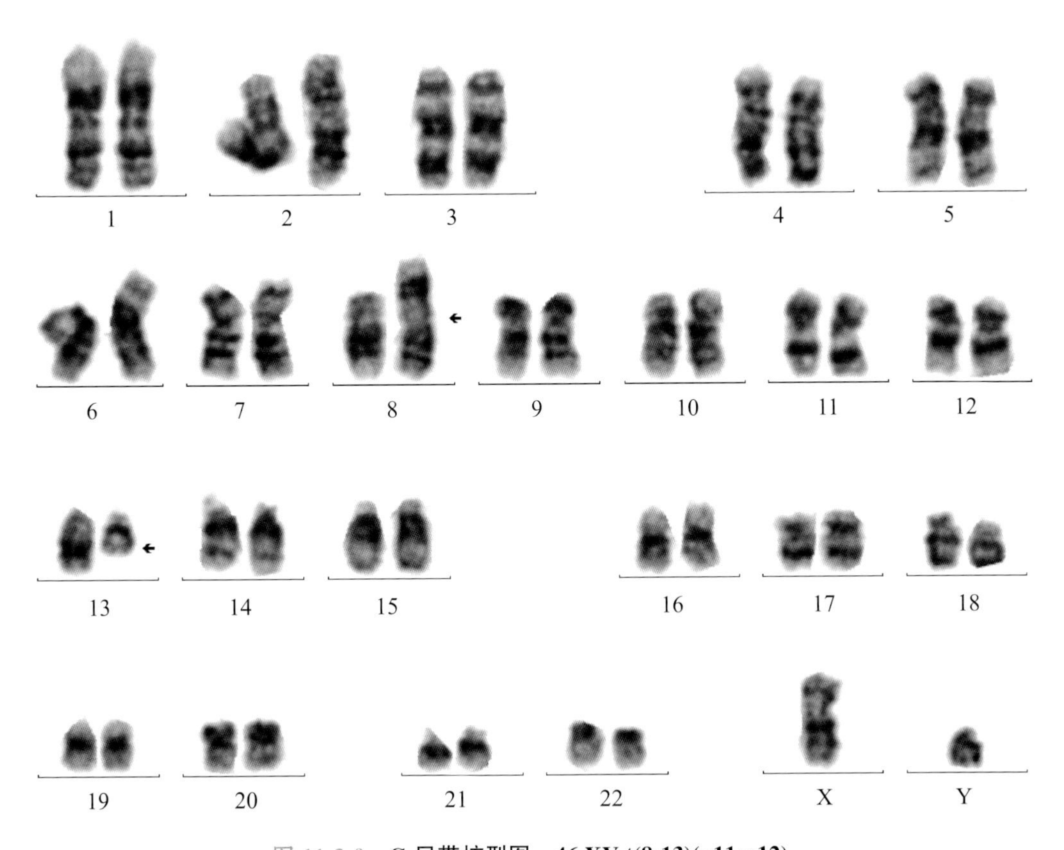

图 11-3-9 **G 显带核型图：46,XY,t(8;13)(p11;q12)**

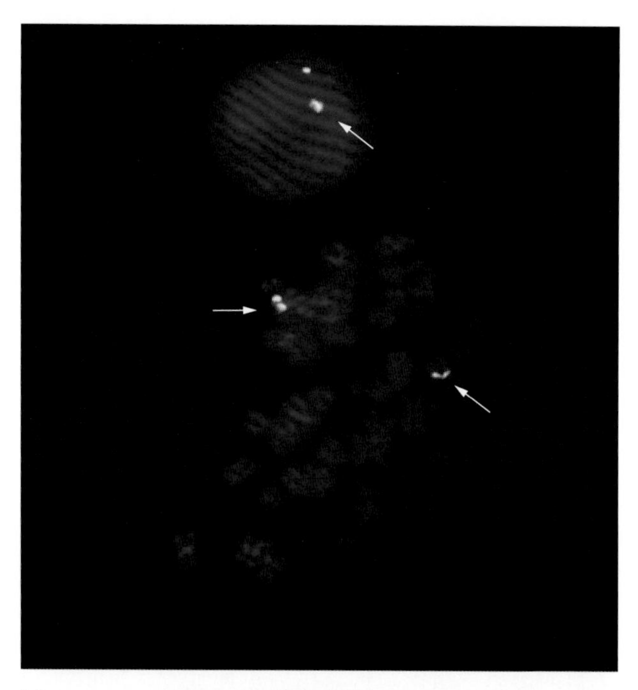

图 11-3-10 ***FGFR1*（双色分离探针）FISH 信号图：中期、间期细胞均显示 2 个融合信号，未见分离信号（箭头所指）**

四、*JAK2*(9p24) 重排

（一）概述

PCM1::*JAK2* 相关的 M/LN$_S$-E$_O$ 在 2016 年版 WHO 分类中被列为一种暂定亚型，2022 年版 WHO 分类正式将其纳入。该病比较罕见，关于此类疾病的遗传学机制尚不明确。伴 *JAK2* 重排的 M/LN$_S$-Eo 的诊断同样需要具有 *PCM1*::*JAK2* 融合基因或者其他变异型 *JAK2* 基因重排阳性，MPN、MDS/MPN 的 HE 是该病的主要临床特征，原发的 AML 和 ALL 也有报道，男性多见，临床进展迅速，呈侵袭性[15]。

（二）细胞遗传学特征

JAK2 定位于 9 号染色体短臂 2 区 4 带（9p24），t(8;9)(p22;p24) 形成 *PCM1*::*JAK2* 融合基因是该类疾病最常见的遗传学异常。出现 t(8;9)(p22;p24) 或者 t(9p24.1;v) 核型并不意味着一定存在 *JAK2* 重排，需 FISH 或分子学检测手段的进一步确认，文献报道只有 1/4 的 t(9p24.1;v) 病例是 *JAK2* 重排。*JAK2* 重排涉及的 9p 片段非常小，如果发生易位的伙伴染色体片段也比较小或者是插入易位类型，则难以通过染色体核型分析识别出来，除 FISH 和 RT-PCR 外，RNA 测序也有助于诊断。与 *PDGFRA* 和 *PDGFRB* 重排类似，该类疾病体细胞突变较 *FGFR1* 重排少见，有 *ASXL1*、*TET2*、*BCORL* 和 *EP300* 等基因突变的相关报道。伴有不同的染色体易位的组织病理学表现也不尽相同，伴 *PCM1*::*JAK2* 阳性的病例骨髓可有典型的“三联体”表现，即高嗜酸性粒细胞浸润、未成熟的红系前体细胞的聚集及骨髓纤维化。类似的特征也可见于髓外部位，有大量未成熟的红系前体细胞 / 原红细胞的聚集，表明 M/LN$_S$-E$_O$ 与 *PCM1*::*JAK2* 共同参与了髓外病变。部分病例可能表现为粒系造血功能障碍和巨核系造血功能障碍。而在 *BCR*::*JAK2* 和 *ETV6*::*JAK2* 变异型病例中尚未观察到骨髓“三联体”的报道。

1．t(8;9)(p22;p24)/*PCM1*::*JAK2* *PCM1*::*JAK2* 阳性疾病是一种侵袭性疾病，与 MPN 及 *JAK2V617F* 突变相关，急性白血病（初发和继发性）约占所有病例的 50%。该易位由于 8 号和 9 号染色体的易位片段小，常规的显带分析常常容易漏诊（图 11-3-11、图 11-3-12），需要联合 FISH（*JAK2* 双色分离探针）、RT-PCR 和 RNA 测序帮助诊断。

2．t(9;12)(p24.1;p13.2)/*ETV6*::*JAK2* 和 t(9;22)(p24.1;q11.2)/*BCR*::*JAK2* 这两种亚型是 t(8;9)(p22;p24)/*PCM1*::*JAK2* 的变异易位，在 M/LN$_S$-E$_O$ 中，*ETV6*::*JAK2* 和 *BCR*::*JAK2* 以外的变异型融合基因是极其罕见的。

（1）t(9;12)(p24.1;p13.2)/*ETV6*::*JAK2*：很难通过染色体核型分析检测出来，目前的病例报道多与 ALL 相关，表现为 B-ALL 的病例可能属于 Ph- 样 ALL，真正的伴 *ETV6*::*JAK2* 的 M/LN$_S$-E$_O$ 极其罕见，有 6q- 作为附加染色体异常的报道。

（2）t(9;22)(p24.1;q11.2)/*BCR*::*JAK2*：到目前为止，报告的病例不到 20 例，中位年龄 51 岁（2.7 ~ 67 岁），以男性为主，常见于 MPN、MDS/MPN，很少出现于 ALL 或 AML。多以 t(9;22)(p24.1;q11.2) 作为唯一的染色体异常，少数病例可见 7q-、+19 等附加异常，亦有插入易位以及三联易位的报道。伴 *BCR*::*JAK2* 融合基因阳性的患者的预后和治疗异质性很大，通常病程进展迅速，但

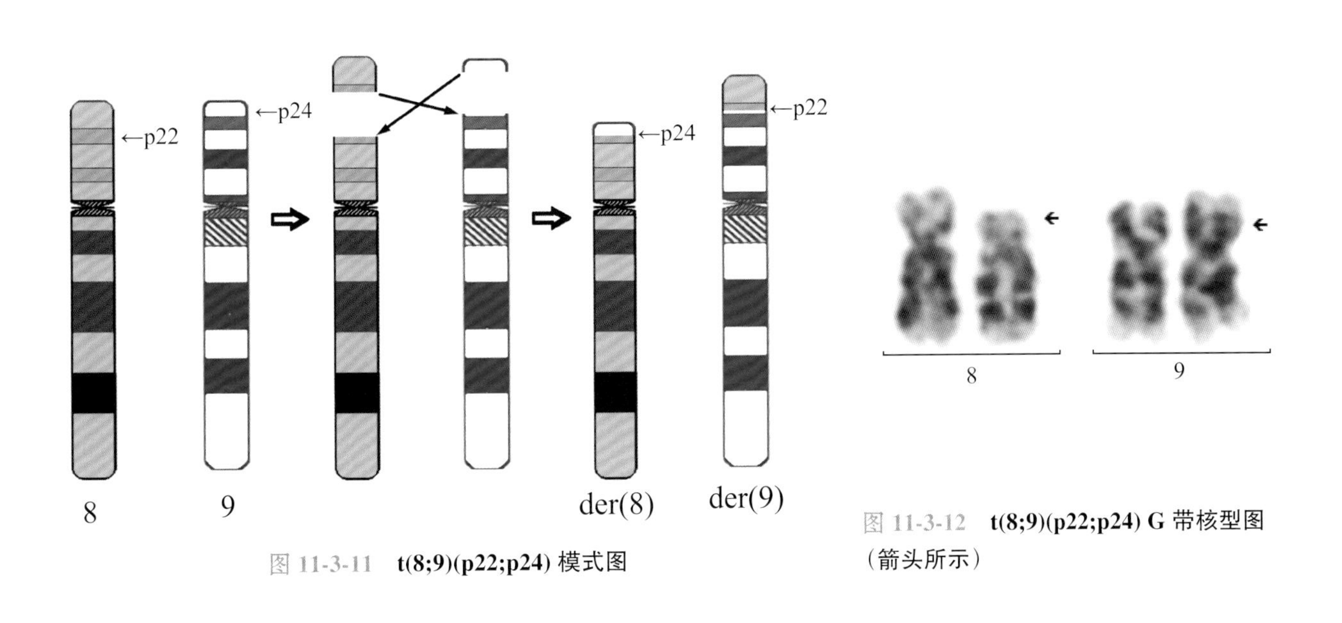

图 11-3-11 t(8;9)(p22;p24) 模式图

图 11-3-12 t(8;9)(p22;p24) G 带核型图（箭头所示）

也有移植后的患者预后良好获得长期生存的报道。

五、*FLT3* 和 *ABL1* 重排

FLT3 和 *ABL1* 两种重排未正式纳入 2016 年版 WHO 分类中，但在 2022 年版 WHO 分类中已经得到明确。*ETV6* 是这两种重排的最常见的伙伴基因，分别表现为由 t(12;13)(p13;q12) 形成的 *ETV6::FLT3* 融合基因，以及 t(9;12)(q34;p13) 导致的 *ETV6::ABL1* 融合基因。2022 年版 WHO 分类还将涉及 *TK* 基因的其他不太常见的遗传改变列为一个新的亚型，如 *ETV6::FGFR2*、*ETV6::LYN*、*ETV6::NTRK3*、*RANBP2::ALK*、*BCR::RET*、*FGFR1OP::RET* 等[4]，但相关数据较少，这里着重介绍 *FLT3* 和 *ABL1* 重排的相关内容。

FLT3 位于染色体 13q12 上，最常见的为 t(12;13)(p13;q12)/*ETV6::FLT3*，其他的伙伴基因有 *SPTBN1*/2p16、*GOLGB1*/3q13、*ZMYM2*/13q12、*TRIP11*/14q32、*CCDC88C*/14q32、*MYO18A*/17q12 和 *BCR*/22q11 等，部分 *FLT3* 重排 [t(13q12;v)] 可通过传统核型分析检测出来，例如 t(12;13)(p13;q12)/*ETV6::FLT3*，有些重排较为隐匿，如 t(13;13)(q12;q12)/*ZMYM2::FLT3*，核型分析很难识别，但是核型检测的结果都需要由 FISH、RT-PCR 或 RNA 测序等手段加以验证。*FLT3* 重排的病例通常表现为伴嗜酸性粒细胞增多症的 MPN、CMML、aCML、JMML 及与血液恶性肿瘤相关的 SM 等，髓外受累非常常见，包括 T-ALL/LBL、混合表型白血病、髓系肉瘤，以及罕见的 T 细胞淋巴瘤或 B-ALL/LBL[15]。*FLT3* 抑制剂，如舒尼替尼、索拉菲尼等用于该病的治疗，虽然相关的报道较为缺乏，但是多数患者观察到了血液学的快速改善。

ETV6::ABL1 多由复杂的重排引起，涉及易位和倒位，或在 9q34 插入 *ETV6* 或在 12p13 插入 *ABL1*，由于易位或插入的片段过小，并且三次断裂重排或染色体插入异常非常常见，很难通过传统核型分析检测到，因此 *ABL1* 重排的检测更有赖于 FISH 分离探针、RT-PCR 或 RNA 测序等手段。*ETV6::ABL1* 在 B/T-ALL、AML、MPN 和 MDS/MPN 等血液系统恶性肿瘤中均有报道。该亚型患者对 TKIs 靶向治疗的反应各不相同，部分患者（多为慢性期）达到了持久的血液学和分子学缓解。

第四节 FISH 检测在嗜酸性粒细胞增多性疾病中的应用

嗜酸性粒细胞相关疾病的诊断思路是在排除继发性疾病的基础上确认克隆性疾病的存在，然后根据遗传学的异常类型进一步明确亚型。遗传学亚型的明确对靶向药物的选择和治疗反应的监测都十分重要。

不可否认，传统的染色体核型分析有其局限性，而且存在相关的染色体核型并不意味着诊断的成立，遗传学的异常需要 FISH、PCR 或测序等手段加以确认。染色体核型分析容易受到隐匿易位、复杂易位和检测敏感性等因素影响，染色体阴性并不能完全排除该类疾病，必须以 FISH 等手段加以辅助。现有观点认为具有高度疑似临床特征的患者，无论是否有核型的异常，均应考虑行 FISH 检测，避免误诊和漏诊。2021 年 NCCN 指南[16]也建议怀疑相关疾病的所有患者均应进行 FISH 检测明确，并确认与 *TK* 融合基因重排相关的断裂点，以明确髓系 / 淋巴肿瘤的诊断。

基于 *PDGFRA*、*PDGFRB* 和 *FGFR1* 的伙伴基因众多，以及对于 *JAK2* 等相关基因认识的不足，现临床上 FISH 多采用双色分离探针初步筛查相应的染色体重排，较针对某一具体染色体易位的融合基因探针进行检测更全面，而具体的亚型则需要染色体核型结合多种分子学检测手段进一步明确。

但是 FISH 检测有其局限性，在 FISH 结果的判读中，还需要综合考虑各种影响因素，应当注意的是标本来源对于 FISH 检测也存在影响，外周血的 FISH 检测受到克隆大小的影响，不能确保精准地检测出缺失或重排等异常克隆的存在，有文献曾报道经 PCR 证实的 *FIP1L1*::*PDGFRA* 阳性的病例 FISH 结果为阴性或者因为接近阈值而难以解释的情况。因此，更推荐选择骨髓样本进行 FISH 分析。有文献报道[17]使用 Sanger 测序证实 *FIP1L1*::*PDGFRA* 融合基因阳性病例中，SNP-A、FISH 和 RNA 测序的骨髓样本的检测结果均为阴性，认为是由于骨髓中的肿瘤细胞过少，低于上述几种方法的检测水平所致。实验室阈值的设立[1]有可能影响检测结果，故有学者建议 FISH 检测阈值的设立不宜太高，避免漏诊，并且诊断中应采取多种检测手段互相辅助，RT-PCR 方法和 RNA 测序也是细胞遗传学检测方法的有力的补充手段，多种检测手段的相互补充可以有效地避免误诊和漏诊的发生。

除初诊时为明确诊断进行的相关检测外，NCCN 建议常规的染色体核型分析和 FISH 应在 TKIs 治疗后 3 个月开始监测，建议每 3 个月和 6 个月均需监测血液学、细胞遗传学和分子遗传学反应。

（王 楠）

（模式图绘制：邹志伟）

参考文献

[1] Reiter A，Gotlib J. Myeloid neoplasms with eosinophilia. Blood，2017，129（6）：704-714.

[2] Valent P，Klion AD，Horny HP，et al. Contemporary consensus proposal on criteria and classification of eosinophilic disorders and related syndromes. J Allergy Clin Immunol，2012，130（3）：607-612.

[3] Arber DA，Orazi A，Hasserjian R，et al. The 2016 revision to the World Health Organization classification of myeloid neoplasms and acute leukemia. Blood，2016，127（20）：2391-2405.

[4] Khoury JD，Solary E，Abla O，et al. The 5th edition of the World Health Organization Classification of Haematolymphoid Tumours：Myeloid and Histiocytic/Dendritic Neoplasms. Leukemia，2022，36（7）：1703-1719.

[5] Wang SA. The Diagnostic Work-Up of Hypereosinophilia. Pathobiology，2019，86（1）：39-52.

[6] Arber DA，Orazi A，Hasserjian RP，et al. International

Consensus Classification of Myeloid Neoplasms and Acute Leukemias: integrating morphologic, clinical, and genomic data. Blood, 2022, 140 (11): 1200-1228.

[7] Ravoet M, Sibille C, Gu C, et al. Molecular profiling of $CD3^-$ $CD4^+$ T cells from patients with the lymphocytic variant of hypereosinophilic syndrome reveals targeting of growth control pathways. Blood, 2009, 114 (14): 2969-2983.

[8] Pozdnyakova O, Orazi A, Kelemen K, et al. Myeloid/lymphoid neoplasms associated with eosinophilia and rearrangements of *PDGFRA*, *PDGFRB*, or *FGFR1* or with *PCM1-JAK2*. Am J Clin Pathol, 2021, 155 (2): 160-178.

[9] Shomali W, Gotlib J. World Health Organization-defined eosinophilic disorders: 2022 update on diagnosis, risk stratification, and management. Am J Hematol, 2022, 97 (1): 129-148.

[10] Butt NM, Lambert J, Ali S, et al. Guideline for the investigation and management of eosinophilia. Br J Haematol, 2017, 176 (4): 553-572.

[11] Lierman E, Folens C, Stover EH, et al. Sorafenib is a potent inhibitor of *FIP1L1-PDGFR*alpha and the imatinib-resistant *FIP1L1-PDGFR*alpha *T674I* mutant. Blood, 2006, 108 (4): 1374-1376.

[12] Al-Riyami AZ, Hudoba M, Young S, et al. Sorafenib is effective for imatinib-resistant *FIP1L1/PDGFRA T674I* mutation-positive acute myeloid leukemia with eosinophilia. Leuk Lymphoma, 2013, 54 (8): 1788-1790.

[13] Jawhar M, Naumann N, Knut M, et al. Cytogenetically cryptic *ZMYM2-FLT3* and *DIAPH1-PDGFRB* gene fusions in myeloid neoplasms with eosinophilia. Leukemia, 2017, 31 (10): 2271-2273.

[14] Strati P, Tang G, Duose DY, et al. Myeloid/lymphoid neoplasms with *FGFR1* rearrangement. Leuk Lymphoma, 2018, 59 (7): 1672-1676.

[15] Tzankov A, Reichard KK, Hasserjian RP, et al. Updates on eosinophilic disorder. Virchows Arch, 2023, 482 (1): 85-97.

[16] Gerds AT, Gotlib J, Bose P, et al. Myeloid/Lymphoid neoplasms with eosinophilia and *TK* fusion genes NCCN clinical practice guidelines in oncology. J Natl Compr Canc Netw, 2020, 18 (9): 1248-1269.

[17] Olsson-Arvidsson L, Norberg A, Sjogren H, et al. Frequent false-negative *FIP1L1-PDGFRA* FISH analyses of bone marrow samples from clonal eosinophilia at diagnosis. Br J Haematol, 2020, 188 (5): e76-e79.

11

第十二章

其他血液系统肿瘤

第一节　髓系肉瘤

一、概述

髓系肉瘤（myeloid sarcoma，MS）是一种由髓系原始及幼稚细胞组成的肿块，是由典型的骨髓原始细胞和粒细胞组成的弥漫性和浸润性细胞群，具有或不具有早幼粒细胞或中性粒细胞成熟的特征，发生在骨髓以外部位。其中，50% 的肿瘤为原始细胞型，43.5% 为原幼单核细胞型或单核细胞型，6.5% 为不同的组织型[1]。白血病患者体内任何部位的髓系细胞浸润都不属于 MS，除非它表现为组织结构消失的肿瘤肿块。根据发病特点 MS 大致被分为四种类型：新发孤立性 MS（1 型）、MS 伴急性髓系白血病（AML）（2 型）、伴有骨髓增生异常综合征（MDS）或骨髓增殖性肿瘤（MPN）或慢性髓系白血病（CML）加速期的 MS（3 型）以及 AML 复发出现 MS（4 型）。几乎身体的任何部位都可能形成 MS，最常受影响的是皮肤、淋巴结、胃肠道、骨骼、软组织、睾丸及中枢神经系统，乳房、心脏及肺的累及也有报道，男性比女性发病率高。淋巴结是 1 型、2 型和 3 型最常见的发病部位，但 4 型以皮肤和软组织最常见，骨性病变多见于 3 型，睾丸病变多见于 4 型[2]。AML 患者中 2.5% ～ 9% 伴有 MS，约不到 1% 的患者在没有骨髓侵犯的情况下发生 MS（即新发孤立性 MS）。

MS 病理诊断尤为困难，在常规光镜下，它可能被误诊为恶性淋巴增生性肿瘤、尤因肉瘤、低分化癌或其他血液肿瘤。以往 MS 的误诊率约为 75%。随着近年来计算机断层扫描（computed tomography，CT）、磁共振成像（magnetic resonance imaging，MRI）或正电子发射断层扫描（positron emission tomography，PET）等诊断方法的进步，这种情况有所改善，但仍有 25% ～ 47% 的病例被误诊。一旦被诊断为 MS，下一步必须进行骨髓活检或局部组织活检以确定 MS 是新发还是与骨髓肿瘤相吻合。使用组织样本的免疫组织化学分析、流式细胞术、荧光原位杂交分析（FISH）和分子遗传学分析，是常规确定 MS 类型的正确诊断方法[3]。MS 最常见的免疫表型为 CD33、CD34、CD68（KP1）、CD99、CD117 和 MPO 阳性；原始单核 / 单核细胞分化时，肿瘤细胞中溶菌酶、CD68（PG-M1）、CD163 常呈阳性，而 CD34、MPO 常呈阴性；MS 伴红系或巨核细胞分化可分别表达 GlyA、GlyC 及 CD61 或 CD71。在分子遗传学方面，已有报道表明，MS 与 AML 存在相同的分子学异常。15% 的 MS 患者 *fms* 相关的酪氨酸激酶 3 基因（*FLT3-ITD*）突变，预后不良。28% 的患者核磷蛋白基因（*NPM1*）突变，预后较好[4]。

MS 的预后总体较差，大多数患者如果不予治疗，最终会发展为 AML。对 345 例孤立性 MS 患者的回顾性分析中，3 年生存率优于无伴发 MS 的 AML。此外，不同发病部位的患者存活率也存在差异，与软组织、淋巴 / 造血组织或神经系统的原发部位相比，涉及骨盆 / 泌尿生殖器官、眼 / 性腺和胃肠道黏膜的 MS 的生存率更高。在对 131 例孤立性或继发性 MS 患者的分析中，孤立性 MS 和伴发 MS 的 AML 总生存率无显著统计学差异；而 MS 患者发展为 MDS 或 MPN 者的 1 年生存率显著降低，为 14.3%。CML 或 MDS 伴发 MS 的患者生存率比孤立性 MS 的患者差（5 年生存率，CML/MDS 伴发 MS 为 0%，孤立性 MS 为 28.6%，P=0.0028）[5]。对于孤立性 MS，在诱导缓解后，异基因造血干细胞移植（allogeneic-hematopoietic stem cell transplantation，allo-HSCT）是最佳选择，能改善患者预后，5年生存率能够达到48%[6]。同时，MS也是骨髓复发的先兆，有必要将复发的MS作为全身性疾病而不是局部复发来治疗，治疗方法取决于是否已经过化疗或异体造血干细胞移植。对于化疗后复发的患者，可以通过挽救性治疗方案再次诱导缓解，可考虑使用既往未用过的化疗方案。但8% ~ 20%接受过移植的患者复发也会出现孤立性MS，移植后的MS复发被认为是全身复发的第一表现，预后差。使用常规化疗手段难以有效治疗MDS/MPN伴MS（3型）和AML复发伴MS（4型）的患者，他们的情况类似于继发性AML和AML复发；CML患者伴随出现MS，意味着进入急变期，这些情况的预后均很差[7]。

二、核型特性

细胞遗传学异常对于MS的精准诊断、治疗以及预后评估有着极为重要的价值。孤立性MS中，新鲜获得的MS肿块建议通过组织匀浆的方法获得细胞悬液，然后进行FISH或常规的细胞遗传学分析，约50% MS患者伴有核型异常。值得一提的是，由于在诊断时MS经常被误诊为实体瘤，并且用常规方法不易收集到适合细胞遗传学分析的样本，因此大部分MS患者常常缺乏有效的细胞遗传学分析数据。基因组异常的大部分数据来自个别病例报告和相应骨髓的核型分析，MS样本用FISH检测较多。Pileri等的报告称，在71%的可评估患者中，FISH和常规细胞遗传学分析结果完全一致，这表明骨髓和外周血幼稚细胞的常规细胞遗传学和FISH分析可以互相补充，增加检出的准确性，避免遗诊和误诊。MS常见的核型异常有t(8;21)(q22;q22)、inv(16)(p13q22)/t(16;16)(p13;q22)、11q23重排、+8、-7，其他异常包括+4、+11、del(5q)、del(16q)、del(20q)等均有报道，t(15;17)(q24;q21)相对报道较少[8]。

t(8;21)(q22;q22)易位是最常见的与MS相关的细胞遗传学异常之一，导致*RUNX1*::*RUNX1T1*基因重排，儿童人群中多见，t(8;21)与眼眶中出现的MS相关，预后较好[9]。inv(16)是另一种常见MS细胞遗传学异常，导致*CBFβ*::*MYH11*基因重排，特别是在腹部胃肠道MS中发生率高，在小肠中可以观察到浆细胞样树突状细胞的病灶，预后也比较好[10]。11q23重排，常与其他染色体发生易位，也就是累及*KMT2A*的基因重排，在婴儿和儿童AML发生MS的患者中特别普遍，预后差[11]。+8在累及皮肤和乳腺的MS中更常见，-7则没有特别的累及部位，预后均不良。近期，APL患者中MS的报道也呈上升趋势，与t(15;17)/*PML*::*RARα*基因重排相关，大多数发生在中枢神经系统，治疗手段通常是ATRA、化疗和放疗的联合治疗，效果较好[4]。

（邬志伟）

第二节 骨髓增生异常综合征/骨髓增殖性肿瘤

一、概述

骨髓增生异常综合征（myelodysplastic syndrome，MDS）/骨髓增殖性肿瘤（myeloproliferative neoplasms，MPN）是一种起源于造血干细胞的独特的髓系肿瘤，具有MDS和MPN的双重特征。2016年版WHO造血和淋巴组织肿瘤分类[12]将MDS/MPN分为5种亚型：慢性粒-单核细胞白血病（chronic myelomonocytic leukemia，CMML）、*BCR*::*ABL1*阴性的非典型慢性粒细胞白血病（atypical chronic myeloid leukemia，aCML）、幼年型粒-单核细胞白血病（juvenile myelomonocytic leukemia，JMML）、MDS/MPN伴环形铁粒幼细胞和血小板增多（MDS/MPN-ring sideroblasts and thrombocytosis，MDS/MPN-RS-T）及MDS/MPN-未分类（MDS/MPN-unclassifiable，MDS/MPN-U）。

本章将对此5种亚型的遗传学异常进行介绍。

2022年版WHO造血和淋巴组织肿瘤分类修订了MDS/MPN的分型和命名[13]，主要修改内容如下。

（1）关于CMML的诊断标准和分型：①持续增多的单核细胞计数绝对值从 $1.0\times10^9/L$ 降为 $0.5\times10^9/L$，并且要求外周血中单核细胞比例≥10%，同时外周血和骨髓中原始细胞比例＜20%；②根据外周血白细胞数将CMML分为骨髓增生异常型CMML（MD-CMML，WBC＜ $13\times10^9/L$）和骨髓增殖异常型CMML（MP-CMML，WBC≥ $13\times10^9/L$）两种亚型，并且取消了CMML-0亚型。

（2）aCML重新命名为伴中性粒细胞增多的MDS/MPN。

（3）JMML不再属于MDS/MPN范畴，归为MPN一个亚型。

（4）MDS/MPN-RS-T这个名称暂时保留，但是伴*SF3B1*突变的MDS/MPN-RS-T命名为伴*SF3B1*突变和血小板增多的MDS/MPN。

（5）“MDS/MPN，未分类”修改为“MDS/MPN，非特指”。

二、常见骨髓增生异常综合征/骨髓增殖性肿瘤的遗传学特性

（一）慢性粒-单核细胞白血病

1．概述 CMML是一种克隆性造血干细胞疾病，既有MDS的特征，也有MPN的特征。CMML多见于老年患者（中位年龄70岁左右），男性多见，可进展为AML，其中位生存时间常小于36个月。CMML的预后和多种因素相关，主要包括年龄、白细胞计数、外周血和骨髓的幼稚细胞计数、细胞遗传学异常、贫血、血小板计数及*ASXL1*突变等。高龄、高白细胞计数、外周血/骨髓幼稚细胞比例增加、细胞遗传学异常、贫血、血小板增加以及伴随*ASXL1*突变等因素常提示CMML预后不良。

2．遗传学特性 20%～40%的CMML患者有克隆性的细胞遗传学异常，CMML的细胞遗传学异常缺乏特异性，常见异常为+8（占23%）、-Y（占20%）、-7/del(7q)（占14%）、del(20q)（占8%）、+21（占8%）、der(3q)（占8%）和复杂核型或单体核型[14]。基于临床及细胞遗传学特性建立的CMML特定预后积分系统（CMML specific prognostic scoring system，CPSS），根据细胞遗传学异常将CMML分为3个预后等级，即高危组（+8、7号染色体异常和复杂核型）、中危组（除外高危和低危的细胞遗传学异常）和低危组（正常核型和-Y）（表12-2-1）。高危组、中危组和低危组的5年生存率分别为4%、26%和35%[15]。

约90%的CMML患者有重现性基因突变（平均10～12个突变位点/kb），最高频的3个突变基因分别是*TET2*（60%）、*SRSF2*（50%）和*ASXL1*（40%）[16]（表12-2-2）。其中*TET2*突变和预后良好相关，*ASXL1*突变和预后不良相关。常见*TET2*和*SRSF2*同时出现突变，这是伴单核细胞增多的髓系肿瘤中所特有的现象[17,18]。*NPM1*突变在CMML患者中比较少见，但是CMML患者出现*NPM1*突变时，常提示该患者进展为AML的风险增加。CMML患者初诊时较少发生*TP53*突变（＜1%），当患者接受治疗后*TP53*突变频率会相应增加[19,20]。

2016年，Chiara Elena等[21]将基因突变和细胞遗传学特性融合，建立了新的遗传学预后积分（表12-2-3），根据积分将CMML的CPSS遗传学预后分为4组：低危组（0分），中危-1组（1分），中危-2组（2分）和高危组（≥3分），该研究表明纳入基因突变的遗传学预后分组比单纯细胞遗传学预后分组具有更优的预后分层价值。Patnaik等研究表明 $TET2^{mut}/ASXL1^{wt}$ 是预后良好指标，其中位生存期38个月，明显优于 $ASXL1^{wt}/TET2^{wt}$（19

表12-2-1 CMML的CPSS-细胞遗传学预后等级

CMML细胞遗传学预后分组	细胞遗传学异常类型	转化为AML风险[b]		5年生存率
低危组	正常核型、-Y[a]	12%	27%	35%
中危组	低危、高危以外的异常核型	20%	33%	26%
高危组	+8、7号染色体异常、复杂核型	42%	42%	4%

[a] 染色体核型只有Y染色体丢失

[b] 分别为第2年和第5年进展为AML的概率

表 12-2-2 CMML 基因突变频率

主要类型基因突变	基因名称	突变频率
表观遗传调控		
组蛋白修饰	*ASXL1*[a]	40%
	EZH2	5%
DNA 甲基化	*TET2*[b]	60%
	DNMT3A[a]	5%
组蛋白修饰 +DNA 甲基化	*IDH1*	1%
	IDH2	5% ~ 10%
信号传导相关	*JAK2 V617F*	5% ~ 10%
	CBL	15%
	NRAS[a]	15%
	KRAS	10%
	PTPN11	5%
	FLT3	< 5%
mRNA 前体剪接相关	*SRSF2*	50%
	SF3B1	5% ~ 10%
	U2AF1	5% ~ 10%
	ZRSR2	5%
转录相关	*RUNX1*[a]	15%
	SETBP1[a]	15%
DNA 损伤相关	*TP53*	1%
	PHF6	5%

[a] 研究报道 CMML 中 *ASXL1*、*DNMT3A*、*NRAS*、*RUNX1* 和 *SETBP1* 突变是独立预后因素，与预后不良相关。

[b] 单独 *TET2* 突变对 CMML 患者的总体生存（OS）和无进展生存（PFS）无影响，但是近年来文献报道 *TET2* 突变伴随 *ASXL1* 野生型（$TET2^{mut}/ASXL1^{wt}$）时与预后良好相关。

个月）、$ASXL1^{mut}/TET2^{wt}$（21 个月）以及 $ASXL1^{mut}/TET2^{mut}$（16 个月）（P=0.016）[22]。

此外，Chiara Elena 等[21]根据遗传学预后积分、是否依赖红细胞输注、白细胞计数及骨髓原始细胞比例等参数建立新的“临床 / 分子学 CPSS 预后分层系统”即“CPSS-Mol”，根据 CPSS-Mol，将 CMML 分为 4 个预后等级，即低危组（0 分）、中危 -1 组（1 分）、中危 -2 组（2 ～ 3 分）和高危组（≥ 4 分）（表 12-2-4）。4 组中位 OS 分别为未达到、68 个月、30 个月和 17 个月（P < 0.001），2 年 AML 转化率分别为 0%、8%、24% 和 52%（P < 0.001）。

3．典型病例

（1）病例：患者女性，47 岁，因“乏力、耳鸣”于 2019 年 5 月就诊。查体肝脾肋下未触及。血常规示 WBC 88.87 × 10^9/L，Hb 74 g/L，PLT 42 × 10^9/L，单核细胞 25.77 × 10^9/L（原幼单核细胞占 11%）。骨髓中原幼单核细胞为 6.5%，可见 Auer 小体，粒系有病态造血。染色体核型分析结果：46,XX,t(7;11)(p15;p15)[20]（图 12-2-1），融合基因 *NUP98*::*HOXA9* 阳性，确诊为 CMML（2016 年版 WHO 分型为 CMML-2 型，2022 年版 WHO 分型为 MP-CMML 型）。先后经 DA、IA 诱导化疗后，该患者达到完全缓解。2019 年 9 月经 Bu+CTX+Flu+Ara-C+ATG 方案预处理后，该患者行同胞供者异基因造血干细胞移植。移植后 10 个月融合基因 *NUP98*::*HOXA9* 弱阳性提示分子生物学复发，再次回输供者造血干细胞，移植后 27 个月患者死于疾

表 12-2-3 CPSS 遗传学预后积分表

积分	CPSS 细胞遗传学预后分组*	*ASXL1*	*NARS*	*RUNX1*	*SETBP1*
0	低危组	正常	正常	正常	正常
1	中危组	突变	突变	—	突变
2	高危组	—	—	突变	—
CPSS 遗传学预后分组	**积分**				
低危组	0				
中危 -1 组	1				
中危 -2 组	2				
高危组	≥ 3				

* CPSS 细胞遗传学预后分组参见表 12-2-1

表 12-2-4 CPSS-Mol 预后积分及分组

积分	CPSS 遗传学预后分组	骨髓原始细胞比例	白细胞计数	是否依赖红细胞输注
0	低危组	< 5%	< 13×10^9/L	否
1	中危 -1 组	≥ 5%	≥ 13×10^9/L	是
2	中危 -2 组	—	—	—
3	高危组	—	—	—
CPSS-Mol 预后分组	**CPSS-Mol 积分**	**中位 OS（月）**	**2 年 AML 转化率（%）**	
低危组	0	未达到	0	
中危 -1 组	1	68	8	
中危 -2 组	2 ~ 3	30	24	
高危组	≥ 4	17	52	

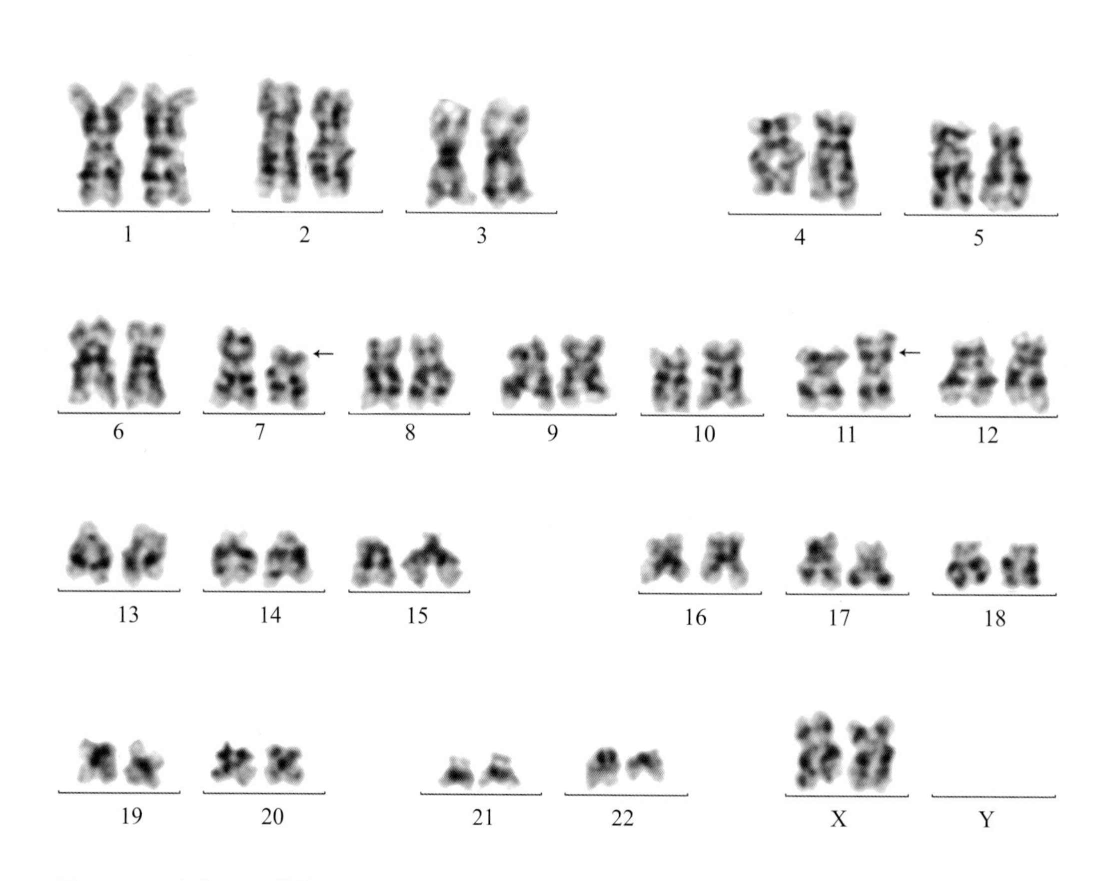

图 12-2-1 患者 G 显带核型图 46,XX，t(7;11)(p15;p15)，箭头所指为 der(7) 和 der(11)（箭头所指）

病复发，该患者的整体生存时间为 31 个月。

（2）病例解析：本例患者外周血单核细胞计数绝对值为 25.77×10^9/L（占比为 29%），外周血和骨髓中原幼单核细胞比例< 20%，并且外周血 WBC > 13×10^9/L，因此确诊为 MP-CMML 型。该患者携带 t(7;11)(p15;p15) 易位，此异常可见于 MDS、CML 加速期 / 急变期、急性白血病和治疗相关髓系肿瘤中，提示预后不良。t(7;11)(p15;p15) 导致 *NUP98*::*HOXA9* 融合，后者参与诱导白血病发生，文献报道中位生存期仅 8 ~ 13 个月，allo-HSCT 是目前改善 *NUP98*::*HOXA9* 不良预后的首选方法 [23,24]。

（二）*BCR::ABL1* 阴性的非典型慢性髓性白血病（aCML）

2022 年版 WHO 造血和淋巴组织肿瘤分类将 aCML 重新命名为伴中性粒细胞增多的 MDS/MPN，是一种 *BCR::ABL1* 基因阴性，无 *PDGFRA*、*PDGFRB*、*FGFR1* 重排及 *PCM1::JAK2* 融合基因的罕见的 MDS/MPN 亚型，其特点为白细胞持续增加（WBC ≥ 13 × 10^9/L），外周血或者骨髓原始细胞比例< 20%，中性幼稚粒细胞（早幼粒细胞、中幼粒细胞、晚幼粒细胞）占白细胞总数≥ 10%。aCML 的典型特征是显著的粒系增生异常伴或不伴红系、巨核细胞系形态异常，同时缺乏或仅有少量的嗜碱性粒细胞，无明显的免疫表型特征。aCML 的细胞遗传学异常检出率为 30% ～ 40%，最常见的细胞遗传学异常是 +8，此外单体 7、del(12p) 亦较为常见，但是上述细胞遗传学异常均无特异性[25-27]。aCML 中常见 *SETBP1*（约 33%）和 *ETNK1* 突变，*SETBP1* 突变与 aCML 不良预后相关[28]。MPN 相关基因突变如 *JAK2* 突变（包括 *V617F*）、*CALR* 突变和 *MPL* 突变在 aCML 中比较罕见，*CSF3R* 突变仅见于< 10% 的 aCML 患者，根据 *CSF3R* 突变可以辅助鉴别 aCML 和慢性中性粒细胞白血病（chronic neutrophilic leukemia，CNL）。随着病程发展，约 40% 的 aCML 向急性白血病进展，预后不良。目前并无统一的治疗方案，主要采用 MDS 的治疗方案，allo-HSCT 是目前根治 aCML 的唯一途径。

（三）幼年型粒 - 单核细胞白血病（JMML）

JMML 是 MDS/MPN 中唯一发生于儿童的克隆性造血系统疾病，主要以粒细胞和单核细胞增生为特征。JMML 好发于 0 ～ 14 岁儿童，占所有儿童白血病不足 2% ～ 3%，男性多见。10% 的 JMML 患者伴有神经纤维瘤病 Ⅰ 型（NF-1）。大约 25% 的 JMML 患者细胞遗传学异常有 -7，但是该异常对 JMML 无特异性。

大部分 JMML 患者会伴随 *RAS* 通路相关基因的胚系或体细胞突变，如 JMML 患者细胞遗传学出现 -7 时常伴随 *KRAS* 突变。JMML 患者伴随 *KRAS* 或 *NRAS* 突变时，患者无进展生存期（progression-free survival，PFS）短，提示疾病进展很快，需尽早接受 HSCT 治疗[29]。和 *RAS* 通路相关基因突变类似，JMML 患者伴随 *SETBP1* 突变和 *JAK3* 突变时，常提示疾病快速进展和预后不良[30,31]，而携带 *CBL* 和 *PTPN11* 胚系突变的 JMML 症状可能会自发性消退。

（四）MDS/MPN 伴环形铁粒幼细胞和血小板增多（MDS/MPN-RS-T）

2016 年版 WHO 造血和淋巴组织肿瘤分类将难治性贫血伴环形铁粒幼细胞和血小板增多（refractory anemia with ring sideroblasts and thrombocytosis，RARS-T）认定为一个正式病种（亚型），并改称为 MDS/MPN 伴环形铁粒幼细胞和血小板增多（MDS/MPN-RS-T）。

MDS/MPN-RS-T 表现为贫血、骨髓发育不良、伴环形铁粒幼细胞（≥ 15%）和血小板持续增多（≥ 450 × 10^9/L），同时原始细胞比例不高（外周血< 1%，骨髓< 5%）且伴随巨核细胞增多、巨核细胞胞体大及形态异常。MDS/MPN-RS-T 中位诊断年龄为 71 ～ 75 岁，15% ～ 20% 的 MDS/MPN-RS-T 患者具有细胞遗传学异常，最常见的细胞遗传学异常是 +8（约 4%），复杂核型或单体核型非常少见（0 ～ 3%）。中位生存时间约 6 年，比 ET 短，但比 MDS-RS 长，向 AML 转化率约为 2%，其中 Hb < 100 g/L、异常染色体核型（除外 -Y）与不良预后相关[32]。Patnaik 等根据异常核型（2 分）、*ASXL*1（1 分）或 *SETBP1*（1 分）基因突变和 Hb < 100 g/L（1 分）将 MDS/MPN-RS-T 患者进行预后分层（表 12-2-5），即低危组（0 分）、中危组（1 分）和高危组（≥ 2 分），中位 OS 分别为 80 个月、42 个月和 11 个月（P=0.01）[32]。2022 年梅奥 - 莫菲特癌症中心合作研究发现异常核型和 Hb < 100 g/L 是 MDS/MPN-RS-T 的预后不良因素，而基因突变包括 *SF3B1*、*ASXL1* 及 *JAK2V617F* 突变均未显示独立的预后意义。根据异常核型（1 分）、Hb < 100 g/L（1 分）将 MDS/MPN-RS-T 分为 3 个风险组：低危组（0 分）、中危组（1 分）和高危组（2 分），三组中位 OS 分别为 10.5 年、4.8 年和 1.5 年（P=0.0009）[33]。

超过 85% 的 MDS/MPN-RS-T 患者具有 *SF3B1*

表 12-2-5 MDS/MPN-RS-T 预后积分及分组

预后因素	评分	预后分组	积分	中位 OS（月）
异常核型	2	低危组	0	80
ASXL1 突变	1	中危组	1	42
SETBP1 突变	1	高危组	≥ 2	11
Hb ＜ 100 g/L	1			

突变[34-35]。2022 年版 WHO 造血和淋巴组织肿瘤分类将 *SF3B1* 突变列为诊断依据，并且根据其突变状态将 MDS/MPN-RS-T 重新分类：如果 *SF3B1* 发生突变（不管环形铁粒幼细胞比例），均诊断为 MDS/MPN 伴血小板增多和 *SF3B1* 突变；如果 *SF3B1* 未发生突变，且环形铁粒幼细胞≥ 15%，依旧诊断为 MDS/MPN-RS-T。

（五）MDS/MPN，未分类（MDS/MPN-U）

MDS/MPN-U 是指具有支持 MDS 和 MPN 诊断的临床、实验室或形态学依据，但是不满足 CMML、aCML、JMML 和 MDS/MPN-RS-T 诊断标准的一类疾病。此类疾病的明确诊断对治疗方案的选择具有重要意义。

大约 50% 的 MDS/MPN-U 患者有细胞遗传学异常，其中 +8（占 15%）、复杂核型（占 15%）和 -7（占 10%）最常见，但是这些异常在 MDS/MPN-U 中没有特异性。MDS/MPN-U 可伴随 *TET2*、*NRAS* 和 *CBL* 等基因突变，出现 *TP53* 和 *CBL* 突变时常提示预后不良[36]。

（赵佳炜）

参考文献

[1] Pileri SA，Ascani S，Cox MC，et al. Myeloid sarcoma：clinico-pathologic，phenotypic and cytogenetic analysis of 92 adult patients. Leukemia，2007，21（2）：340-350.

[2] Kawamoto K，Miyoshi H，Yoshida N，et al. Clinicopathological，cytogenetic，and prognostic analysis of 131 myeloid sarcoma patients. Am J Surg Pathol，2016，40（11）：1473-1483.

[3] Bakst RL，Tallman MS，Douer D，et al. How I treat extramedullary acute myeloid leukemia. Blood，2011，118（14）：3785-3793.

[4] Lontos K，Yabes JG，Farah RJ，et al. Impact of upfront chemotherapy on overall survival in isolated myeloid sarcoma. Leukemia，2021，35（4）：1193-1196.

[5] Shahin OA，Ravandi F. Myeloid sarcoma. Curr Opin Hematol，2020，27（2）：88-94.

[6] Davide L，Anna C，Carla F，et al. Clinical outcome of myeloid sarcoma in adult patients and effect of allogeneic stem cell transplantation. Results from a multicenter survey. Leuk Res，2017，53：74-81.

[7] Klco JM，Welch JS，Nguyen TT，et al. State of the art in myeloid sarcoma. Int J Lab Hematol，2011，33（6）：555-565.

[8] Oravcva I，Mikuskova E，Leitnerova M，et al. A unique clinical presentation of de novo acute promyelocytic leukemia as a myeloid sarcoma of the breast. Int J Hematol，2018，108（5）：550-553.

[9] Felice MS，Zubizarreta PA，Alfaro EM，et al. Good outcome of children with acute myeloid leukemia and t(8;21)(q22;q22)，even when associated with granulocytic sarcoma. Cancer，2000，88（8）：1939-1944.

[10] Dalland JC，Meyer R，Ketterling RP，et al. Myeloid sarcoma with CBFB-MYH11 fusion [inv(16) or t(16;16)] prevails in the abdomen. Am J Clin Pathol，2020，153（3）：333-341.

[11] Xu LH，Wang Y，Chen ZY，et al. Myeloid sarcoma is associated with poor clinical outcome in pediatric patients with acute myeloid leukemia. J Cancer Res Clin Oncol，2020，146（4）：1011-1020.

[12] Swerdlow S H，Campo E，Lee N，et al. WHO Classification of Tumours of Haematopoietic and Lymphoid Tissues. 4th ed. Lyon：International Agency

for Research on Cancer, 2017.

[13] Khoury JD, Solary E, Abla O, et al. The 5th edition of the World Health Organization Classification of Haematolymphoid Tumours: Myeloid and Histiocytic/Dendrictic Neoplasms. Leukemia, 2022, 36 (7): 1703-1719.

[14] Wassie EA, Itzykson R, Lasho TL, et al. Molecular and prognostic correlates of cytogenetic abnormalities in chronic myelomonocytic leukemia: a Mayo Clinic-French Consortium Study. Am J Hematol, 2014, 89 (12): 1111-1115.

[15] Such E, Cervera J, Costa D, et al. Cytogenetic risk stratification in chronic myelomonocytic leukemia. Haematologica, 2011, 96 (3): 375-383.

[16] Coltro G, Mangaonkar AA, Lasho TL, et al. Clinical, molecular, and prognostic correlates of number, type, and functional localization of TET2 mutations in chronic myelomonocytic leukemia (CMML) -a study of 1084 patients. Leukemia, 2020, 34 (5): 1407-1421.

[17] Itzykson R, Duchmann M, Lucas N, et al. CMML: Clinical and molecular aspects. Int J Hematol, 2017, 105 (6): 711-719.

[18] Patnaik MM, Tefferi A. Chronic myelomonocytic leukemia: 2020 update on diagnosis, risk stratification and management. Am J Hematol, 2020, 95 (1): 97-115.

[19] Peng J, Zuo Z, Fu B, et al. Chronic myelomonocytic leukemia with nucleophosmin (NPM1) mutation. Eur J Haematol, 2016, 96 (1): 65-71.

[20] Patnaik MM, Vallapureddy R, Yalniz FF, et al. Therapy related-chronic myelomonocytic leukemia (CMML): Molecular, cytogenetic, and clinical distinctions from de novo CMML. Am J Hematol, 2018, 93 (1): 65-73.

[21] Elena C, Gallì A, Such E, et al. Integrating clinical features and genetic lesions in the risk assessment of patients with chronic myelomonocytic leukemia. Blood, 2016, 128 (10): 1408-1417.

[22] Patnaik MM, Lasho TL, Vijayvargiya P, et al. Prognostic interaction between ASXL1 and TET2 mutations in chronic myelomonocytic leukemia. Blood Cancer J, 2016, 6 (1): 385-390.

[23] Wei S, Wang S, Qiu S, et al. Clinical and laboratory studies of 17 patients with acute myeloid leukemia harboring t(7;11)(p15;p15) translocation. Leuk Res, 2013, 37 (9): 1010-1015.

[24] 李玉龙，邹成业，董晓燕，等．伴 t (7; 11) (p15; p15) /NHA9 的骨髓增生异常综合征二例报告并文献复习．中华血液学杂志，2020，41 (5)：425-427.

[25] Meggendorfer M, Jeromin S, Haferlach C, et al. The mutational landscape of 18 investigated genes clearly separates four subtypes of myelodysplastic/myeloproliferative neoplasms. Haematologica, 2018, 103 (5): 192-195.

[26] Patnaik MM, Barraco D, Lasho TL, et al. Targeted next generation sequencing and identification of risk factors in World Health Organization defined atypical chronic myeloid leukemia. Am J Hematol, 2017, 92 (6): 542-548.

[27] Patnaik MM, Lasho TL. Genomics of myelodysplastic syndrome/myeloproliferative neoplasm overlap syndromes. Hematology Am Soc Hematol Educ Program, 2020, 2020 (1): 450-459.

[28] Piazza R, Valletta S, Winkelmann N, et al. Recurrent SETBP1 mutations in atypical chronic myeloid leukemia. Nat Genet, 2013, 45 (1): 18-24.

[29] Niemeyer CM, Flotho C. Juvenile myelomonocytic leukemia: who's the driver at the wheel? Blood, 2019, 133 (10): 1060-1070.

[30] Stieglitz E, Taylor-Weiner AN, Chang TY, et al. The genomic landscape of juvenile myelomonocytic leukemia. Nat Genet, 2015, 47 (11): 1326-1333.

[31] Stieglitz E, Troup CB, Gelston LC, et al. Subclonal mutations in SETBP1 confer a poor prognosis in juvenile myelomonocytic leukemia. Blood, 2015, 125 (3): 516-524.

[32] Patnaik MM, Lasho TL, Finke CM, et al. Predictors of survival in refractory anemia with ring sideroblasts and thrombocytosis (RARS-T) and the role of next-generation sequencing. Am J Hematol, 2016, 91 (5): 492-498.

[33] Mangaonkar AA, Lasho TL, Ketterling RP, et al.

12

Myelodysplastic/myeloproliferative neoplasms with ring sideroblasts and thrombocytosis (MDS/MPN-RS-T): Mayo-Moffitt collaborative study of 158 patients. Blood Cancer J, 2022, 12 (2): 26.

[34] Patnaik MM, Tefferi A. Refractory anemia with ring sideroblasts (RARS) and RARS with thrombocytosis: "2019 Update on Diagnosis, Risk-stratification, and Management". Am J Hematol, 2019, 94 (4): 475-488.

[35] Arber DA, Orazi A, Hasserjian R, et al. The 2016 revision to the World Health Organization classification of myeloid neoplasms and acute leukemia. Blood, 2016, 127 (20): 2391-2405.

[36] Mangaonkar AA, Swoboda DM, Coltro G, et al. Clinicopathologic characteristics, prognostication and treatment outcomes for myelodysplastic/myeloproliferative neoplasm, unclassifiable (MDS/MPN-U): Mayo Clinic-Moffitt Cancer Center study of 135 consecutive patients. Leukemia, 2020, 34 (2): 656-661.